M. Heck · M. Fresenius

Repetitorium Anaesthesiologie

Vorbereitung auf die anästhesiologische Facharztprüfung
und das Europäische Diplom für Anästhesiologie

3., vollständig überarbeitete Auflage

Mit 79 Abbildungen und 183 Tabellen

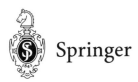

Springer

Dr. med. Michael Heck
Weberstr. 10
D-69120 Heidelberg
E-mail: Dr.M.Heck@web.de
http://www.die-anaesthesie-praxis.de

Dr. med. Michael Fresenius
Abteilung für Anästhesie und Intensivtherapie
Kreiskrankenhaus Sinsheim
Alte Waibstädter Str. 2
D-74889 Sinsheim
E-mail: Msfresi@aol.com

ISBN 3-540-67331-8 Springer-Verlag Berlin Heidelberg New York

Die Deutsche Bibliothek – CIP-Einheitsaufnahme

Heck, Michael: Repetitorium Anaesthesiologie: Vorbereitung auf die anästhesiologische Facharztprüfung und das europäische Diplom für Anästhesiologie/Michael Heck; Michael Fresenius. – 3.vollst. überarb. Aufl. – Berlin; Heidelberg; New York; Barcelona; Hongkong; London; Mailand; Paris; Singapur; Tokio: Springer 2001
ISBN 3-540-67331-8

Dieses Werk ist urheberrechtlich geschützt. Die dadurch begründeten Rechte, insbesondere die der Übersetzung, des Nachdrucks, des Vortrags, der Entnahme von Abbildungen und Tabellen, der Funksendung, der Mikroverfilmung oder der Vervielfältigung auf anderen Wegen und der Speicherung in Datenverarbeitungsanlagen, bleiben, auch bei nur auszugsweiser Verwertung, vorbehalten. Eine Vervielfältigung dieses Werkes oder von Teilen dieses Werkes ist auch im Einzelfall nur in den Grenzen der gesetzlichen Bestimmungen des Urheberrechtsgesetzes der Bundesrepublik Deutschland vom 9. September 1965 in der jeweils geltenden Fassung zulässig. Sie ist grundsätzlich vergütungspflichtig. Zuwiderhandlungen unterliegen den Strafbestimmungen des Urheberrechtsgesetzes.

Springer-Verlag ist ein Unternehmen der BertelsmannSpringer Science+Business Media GmbH
http://www.Springer.de
© Springer-Verlag Berlin Heidelberg 2001
Printed in Italy

Die Wiedergabe von Gebrauchsnamen, Handelsnamen, Warenbezeichnungen usw. in diesem Werk berechtigt auch ohne besondere Kennzeichnung nicht zu der Annahme, daß solche Namen im Sinne der Warenzeichen- und Markenschutz-Gesetzgebung als frei zu betrachten wären und daher von jedermann benutzt werden dürften.

Produkthaftung: Für Angaben über Dosierungsanweisungen und Applikationsformen kann vom Verlag keine Haftung übernommen werden. Derartige Angaben müssen vom jeweiligen Anwender im Einzelfall anhand anderer Literaturstellen auf ihre Richtigkeit überprüft werden.

Lektoratsplanung: U. Hartmann, Heidelberg
Umschlaggestaltung: de'blik, Berlin
Satz: Goldener Schnitt, Sinsheim

Gedruckt auf säurefreiem Papier   SPIN: 10754847   22/3130   5 4 3 2 1 0

Vorwort zur 3. Auflage

Das Repetitorium Anaesthesiologie geht bereits nach knapp 3 Jahren in die 3. Auflage. Die beständig hohe Nachfrage nach diesem Buch haben uns auch diesmal wieder motiviert, den Anforderungen unserer Leser nach knapp formuliertem und aktuellem Wissen nachzukommen.

Umfassende Ergänzungen und Erweiterungen sowohl auf dem anästhesiologischen als auch intensivmedizinischen Bereich machten die Herausgabe zweier eigenständiger Werke notwendig.

So wurden alle bereits vorhanden Kapitel komplett aktualisiert, durch anschauliches Bildmaterial bereichert und um zahlreiche klinisch relevante Kapitel erweitert. So werden neue Substanzen, wie das Muskelrelaxanz Rapacuronium, klinisch interessante Weiterentwicklungen, wie die Pro-Seal-Larynxmaske, neue gesetzliche Veränderungen bzw. Richtlinien, wie das Transfusionsgesetz oder die Guidelines zur Reanimation, bei der Überarbeitung des Buches berücksichtigt.

Die bisherigen intensivmedizinischen Kapitel finden sich nun in überarbeiteter und erweiterter Form im *Repetitorium Intensivmedizin*.

Wir hoffen hiermit den Erwartungen unserer Lesern weiterhin zu entsprechen. Für die konstruktiven Hinweise zur Verbesserung der beiden vorangegangenen Auflagen möchten wir uns bei den zahlreichen Lesern vielmals bedanken und würden uns auch zukünftig über Anregungen und Kritik sehr freuen. Weiterhin bedanken wir uns bei zahlreichen Probelesern, sowie bei Frau Hartmann vom Springer-Verlag und Herrn Kusche vom Herstellungs-Service, die uns bei der Realisierung des Werkes unterstützt haben.

Heidelberg, im Mai 2001

MICHAEL HECK
MICHAEL FRESENIUS

Vorwort zur 2. Auflage

Der Grundstein zu diesem Buch wurde im Rahmen unserer Vorbereitungen auf die anästhesiologische Facharztprüfung gelegt. Zu diesem Zweck haben wir das uns als relevant erscheinende Wissen aus einer Vielzahl von Lehrbüchern und aktuellen Fachzeitschriften zusammengefaßt. Das daraus entstandene Skript stieß bei vielen unserer Kolleginnen und Kollegen auf großes Interesse. Ihrer Anregung ist es zu verdanken, daß es nun einem größeren Leserkreis zugänglich gemacht wird.

Das „Repetitorium Anaesthesiologie" stellt eine Erweiterung und Aktualisierung unseres Facharztskriptes dar. Es ermöglicht einen raschen Überblick über das anästhesiologische, intensivmedizinische und schmerztherapeutische Stoffgebiet. Sowohl zur Prüfungsvorbereitung als auch bei klinischen Fragestellungen bietet es eine Hilfestellung. Auf die Einbeziehung des aktuellen Wissensstandes haben wir dabei besonderen Wert gelegt. In Anbetracht der Fülle des Stoffes können wir jedoch keinen Anspruch auf Vollständigkeit erheben.

Für Kritik und Vorschläge zur Verbesserung dieses Buches sind wir sehr dankbar.

An dieser Stelle möchten wir Herrn Dr. R. Amann für seine Beurteilung des Rohskriptes und Aufforderung zur Veröffentlichung danken. Herrn Priv.-Doz. Dr. Hubert Böhrer möchten wir für seine fachkundigen Hinweise unseren Dank aussprechen. Für die kritische Durchsicht des Manuskriptes, bei der sich wertvolle Anregungen ergaben, sei insbesondere Frau Dr. Sabine Neff und Herrn Dr. Jens Schröter gedankt. Ebenso danken wir unseren klinischen Lehrern, insbesondere Herrn Professor Dr. Eike Martin, für die Unterstützung.

Heidelberg, im August 1998   MICHAEL HECK
MICHAEL FRESENIUS

Geleitwort zur 3. Auflage

Dieses Repetitorium Anaesthesiologie von Heck und Fresenius aus dem Springer-Verlag ist der "junge Klassiker" unter den zahlreich vorhandenen Lehrbücher unseres Faches. Zu dem hohen Stellenwert dieses Lehrbuches unter den in Ausbildung befindlichen Anästhesisten haben ganz entscheidend die fachkompetente Darstellung der Wissensinhalte, der strukturelle Aufbau des Buches und die zahlreichen Illustrationen beigetragen.

In der neuen 3. Auflage haben die Autoren - der zunehmenden Fülle der Stoffgebiete gerecht werdend – die Lehrinhalte von Anästhesiologie und Intensivmedizin erstmalig in zwei separaten Bänden zusammengefasst.

Der hier vorliegende Band Anaesthesiologie ist gründlich überarbeitet, in den Wissensinhalten erheblich erweitert und auf den aktuellsten Wissensstand gebracht worden. So sind Neuentwicklungen wie beispielsweise die Pro-Seal-Larynxmaske bzw. das moderne Relaxans ndMR Rapacuronium und neue Gerinnungspräparate wie Novoseven in das Repetitorium aufgenommen und im Detail beschrieben. Außerdem haben die im August 2000 verabschiedeten internationalen Reanimationsrichtlichtlinien und das Transfusionsgesetz Eingang in das Buch gefunden. Darüber hinaus wurden neue Kapitel zu den Themen Schock, NPPE und Nadelstichverletzungen in dieses Lehrbuch aufgenommen. Trotz der Detailfülle liegt die Stärke dieses Buches in der Übersichtlichkeit, wozu vor allem die zahlreichen Abbildungen beitragen, die die Inhalte veranschaulichen und vertiefen. Ihre sorgfältige didaktische Bearbeitung gewährleistet, dass die Wissensinhalte einprägsam vermittelt werden.

Das Repetitorium Anaesthesiologie ist von den Autoren zur Vorbereitung auf die anästhesiologische Facharztprüfung und das Europäische Diplom für Anästhesiologie konzipiert. Es wird dem hohen Anspruch an eine optimale Vorbereitung auf diese Prüfungen uneingeschränkt gerecht.

Ich wünsche diesem Buch von ganzem Herzen und aus tiefster Überzeugung um seine Qualität den ihm zustehenden Erfolg.

Heidelberg, im Mai 2001
Prof. Dr. med. HUBERT J. BARDENHEUER
Klinik für Anästhesiologie
der Universität Heidelberg

Geleitwort zur 2. Auflage

Das Angebot umfassender Lehrbücher in unserem Fachgebiet hat sich erheblich gesteigert. Die Notwendigkeit, das umfangreiche und breit gefächerte Wissen in Form von Repetitorien komprimiert darzustellen, erscheint sinnvoll. Meine beiden Mitarbeiter, Herr Dr. Michael Heck und Herr Dr. Michael Fresenius, haben sich in dem vorliegenden Buch der sicherlich nicht ganz einfachen Aufgabe gestellt, das benötigte Fachwissen sowohl für die anästhesiologische Facharztprüfung als auch für das Europäische Diplom für Anästhesiologie in dieser Form zu vermitteln. Stichwortartig werden die essentiellen Daten und Fakten aller Teilgebiete unseres Faches sehr übersichtlich zusammengefaßt. Die gewählte Themengliederung erleichtert dem Leser sehr rasch den Zugriff, z. B. sich über die verschiedenen Substanzgruppen der von uns eingesetzten Medikamente zu informieren. Auch allgemeine Fragen wie Prämedikation, Narkosesystem oder Monitoring werden prägnant und übersichtlich dargestellt. Die ausführliche Darstellung spezieller Anästhesien bzw. Anästhesietechniken in den verschiedenen operativen Disziplinen sowie bei speziellen Krankheitsbildern ist eindeutiger Schwerpunkt dieses Repetitoriums. Darüber hinaus werden den anästhesiebedingten Komplikationen entsprechend Raum geschenkt. Die wesentlichen Aspekte der Intensivmedizin einschließlich Beatmung und Beatmungsstrategie werden sehr komprimiert beschrieben, aber nichtsdestoweniger informativ gestaltet. Wesentliche Aspekte der Notfallmedizin sind berücksichtigt, aber auch die wichtigsten physiologischen Grundlagen einprägsam formuliert.

Es bedarf nicht der Erwähnung, daß ein solches Buch sich nur auf das Wissen von großen Lehrbüchern berufen kann. Wenn dieses Wissen verfügbar ist, dann stellt dieses Repetitorium in der Tat eine optimale Vorbereitung für die Facharztprüfung bzw. auch für das Europäische Diplom für Anästhesiologie dar. Ein Anspruch auf Vollständigkeit kann nicht erhoben werden, trotz des relativ großen Umfangs. Für ein Repetitorium hätte dies den geplanten Umfang gesprengt. Den beiden Kollegen ist mit der Erstellung dieses Buches die optimale Ergänzung gelungen, um das aus den Lehr- und Datenbüchern vorhandene Wissen anhand eines solchen Repetitoriums überprüfen zu können. Ich wünsche diesem Buch den ihm zustehenden Erfolg und v. a. konstruktive Kritik und Vorschläge, um es noch besser gestalten zu können.

Heidelberg, im August 1998
                                                            Prof. Dr. med. E. MARTIN
Klinik für Anästhesiologie
der Universität Heidelberg

Geleitwort zur 2. Auflage

Die Autoren des *Repetitorium Anaesthesiologie*, M. Heck und M. Fresenius, haben es sich zur Aufgabe gemacht, diejenigen, die sich auf die Facharztprüfung, das Facharztgespräch oder eine vergleichbare Wissens- und Könnensanalyse vorbereiten oder die gar als Fachärzte für Anästhesiologie am Facharztexamen der Europäischen Akademie für Anästhesiologie (und UEMS) teilnehmen wollen, eine Art „Evidence-based-Standardwissen" in repetierfähiger Form zur Verfügung zu stellen, das ihnen diese Vorbereitung erleichtert.

Sogenannte Facharztexamina oder -gespräche werden in den einzelnen Ärztekammerbereichen unterschiedlich bezeichnet und unterschiedlich gehandhabt, wobei Ergebnisse aus einem Bereich nicht notwendigerweise mit denen anderer Bereiche qualitativ identisch sein müssen.

In weiser Voraussicht hat vor mehr als 10 Jahren die Europäische Akademie für Anästhesiologie ein freiwilliges Examen eingerichtet für Fachärzte der unterschiedlichsten europäischen Länder, die einen gemeinsamen „Standard" anstreben. Dieses Examen ist – obwohl mit relativ hohen Kosten belastet – in der Zwischenzeit von mehr als 1000 europäischen Anästhesisten abgelegt worden.

Kammerspezifisches Facharztgespräch und europäisches Facharztexamen ergänzen sich also gewissermaßen, wenngleich die Tatsache, daß die Europäische Akademie und die UEMS nur Kandidaten zulassen, die bereits das nationale Facharztexamen absolviert haben, nicht eben für deren Vertrauen in die Qualität nationaler Facharztexamina spricht. Den hohen Ansprüchen des Europäischen Facharztexamens liegt das englische Facharztexamen, das ebenso wie das US-amerikanische für seinen hohen Standard berühmt (bis berüchtigt) ist, zugrunde. So werden denn auch Kandidaten, die das Examen der Europäischen Akademie für Anästhesiologie erfolgreich absolviert haben, so behandelt, als wenn sie bereits die beiden ersten Teile des englischen Facharztexamens bestanden hätten, eine späte Anerkennung der freiwilligen und sehr arbeitsaufwendigen Vorbereitungen für das Europäische Facharztexamen.

Für die Vorbereitung haben die jungen Kollegen Heck und Fresenius aus dem Heidelberger Institut für Anästhesiologie die „vier Säulen der Anästhesiologie" – klinische Anästhesie inklusive perioperative Medizin, Schmerztherapie, Intensivtherapie und Notfallmedizin – gleichwertig behandelt.

Das Repetitorium umfaßt mehr als 1000 Seiten und mag diesen und jenen vom Umfang her zunächst erschrecken. Wissenschaftler und Kliniker fordern Evidence Based Medicine (EBM) für ihre Patienten, Politiker bisweilen als Methode, um

Ärzte, die im Interesse des Patienten auf Therapiefreiheit bestehen, zu reglementieren. Nur so aber ist eine Übertragung gesicherten Wissens (allerdings unterschiedlicher Sicherheitsstufen) aus der Forschung in den klinischen Alltag möglich. Diese Zielsetzung hat sich das Repetitorium zur Hauptaufgabe gemacht. Tabellen, Abbildungen und spezielle Kennzeichnungen besonders wichtiger Zusammenhänge und Texte sollen dem „Repetierenden" in einem ökonomischen Zeitraum die Überprüfung seines Wissens erleichtern und dort Nachlesemöglichkeiten belassen, wo dies aus seiner Sicht erforderlich ist.

Der *Anästhesieteil* des Repetitoriums gibt einen Überblick über die gängigen zur Allgemein- und Regionalanästhesie gebräuchlichen Substanzen und Methoden, geht auf die anästhesierelevanten Risiken und Krankheitsbilder ein, behandelt auch die täglich auftretenden Nebenwirkungen und Komplikationen oder in der Terminologie des Qualitätsmanagements ausgedrückt: „AVB". Die speziellen Aspekte der klinischen Anästhesie in den verschiedenen Fachgebieten und bei verschiedenen Eingriffen nehmen einen beachtlichen Umfang ein, wobei auch auf die Anästhesiekriterien bei sogenannter minimal-invasiver Chirurgie eingegangen wird. Der akuten postoperativen Schmerztherapie und ihren organisatorischen Möglichkeiten ist ein separates Kapitel gewidmet.

Tätigkeit in der *Intensivmedizin* muß heute als Full-time-Job mit den erforderlichen Qualitäten und Qualifikationen betrieben werden. Dem haben die Fachgebiete mit intensivmedizinischen Versorgungsaufgaben – zusammengeschlossen in der DIVI –, zu denen die Anästhesiologie selbstverständlich gehört, durch Qualitätskriterien Rechnung getragen und für den, der sie in „einem gehobenen Umfang" praktizieren will, mit der Notwendigkeit einer insgesamt zweijährigen Weiterbildung in der Intensivmedizin versehen.

Dieses interdisziplinäre Konzept hat auch auf europäischer Ebene Anklang gefunden und ist vermutlich geeignet, Diskussionen um die Einführung einer eigenen Spezialität „Intensivmedizin" zu beenden. Die Zuerkennung einer sogenannten „speziellen Kompetenz" soll an deren Stelle treten. Der Inhaltskatalog des Kapitels *Intensivmedizin* vermittelt einen Eindruck über das, was heute von einem „anästhesiologischen Intensivmediziner" für das Facharztexamen nationalen, aber auch europäischen Zuschnitts verlangt werden muß.

Gleichartig ist die Situation für die *Notfallmedizin*, auch hier konnte im europäischen Konzert die Diskussion um ein eigenes Fachgebiet relativiert werden — mit der Alternativlösung einer speziellen Kompetenz für die Fachgebiete, die notfallmedizinische Verantwortung übernehmen.

Die Kapitel *Physiologische Grundlagen* und der Anhang *Historie auf einen Blick* mögen etwas stiefmütterlich plaziert anmuten. Das Konzept der Autoren geht jedoch davon aus, daß der in Vorbereitung für dieses oder jenes Examen Befindliche zunächst einmal harte Fakten bei den „vier Säulen" sucht und danach ggf. auf deren physiologische Grundlagen zurückgreifen will. Wer das Europäische Facharztexamen und seine Inhalte kennt, wird wissen, daß die dort gestellten Fragen ein hohes Maß an physiologischen, pathophysiologischen und pharmakologischen Kenntnissen voraussetzen. Dieses Kapitel muß daher trotz seiner Plazierung im Kontext zu den vorhergehenden klinischen Abhandlungen gesehen und auch gewertet werden.

Historie eines Fachgebietes wird zumindest bei uns – von wenigen Ausnahmen abgesehen – von Examenskandidaten eher als nebensächlich bewertet. Unsere englischen Kollegen sehen dies aufgrund ihrer wesentlich längeren Anästhesietradition anders. So soll dieses Geleitwort mit einem sinngemäßen Zitat von A. Leach aus Liverpool schließen, das aus dem Editorial I "Old Ideas, New Applications" aus der Augustausgabe des *British Journal of Anaesthesia* (S. 113–115) stammt:

„Mit der Entwicklung und den Fortschritten der Anästhesiologie kann von den Pionieren und den Experimentatoren unseres Fachgebietes immer noch viel gelernt werden. Ihre Fähigkeiten zur Beobachtung und ihre Fertigkeiten sollten keinesfalls gering bewertet werden, nur weil ihre Methoden manchmal in die falsche Richtung führten und ihre Ausrüstung etwas primitiver war als unsere. Wichtig ist, daß wir ihre Kenntnis bewahren und weise nutzen, nicht nur zum Wohl unserer Patienten, sondern auch zum Vorteil von Studenten, Ärzten und Wissenschaftlern, die in unseren Fußstapfen nachfolgen."

Mainz, im August 1998
Prof. Dr. W. Dick
Klinik für Anästhesiologie
der Johann-Gutenberg Universität

Inhaltsverzeichnis

Abkürzungsverzeichnis XVII

Anästhetika

1 Inhalationsanästhetika 3
2 Injektionsanästhetika 29
3 Opioide 51
4 Muskelrelaxanzien 69
5 Lokalanästhetika 95

Allgemeine Anästhesie

6 Prämedikation 115
7 Narkosesysteme 131
8 Atemwegsmanagement 149
9 Regionalanästhesie 173
10 Monitoring 221

Spezielle Anästhesie

11 Anästhesie in der Allgemein- oder Abdominalchirurgie 261
12 Anästhesie in der Gefäßchirurgie 263
13 Anästhesie in der Urologie 277
14 Anästhesie in der Gynäkologie und Geburtshilfe 283
15 Erstversorgung und Anästhesie bei Neugeborenen 315
16 Anästhesie bei Kindern 323
17 Anästhesie in der Hals-Nasen-Ohren-Heilkunde 349
18 Anästhesie in der Mund-Kiefer-Gesichtschirurgie 355
19 Anästhesie in der Augenheilkunde 359
20 Anästhesie in der Traumatologie und Orthopädie 363
21 Anästhesie in der Neurochirurgie 367
22 Anästhesie in der Thoraxchirurgie 393
23 Anästhesie in der Kardiochirurgie 407
24 Anästhesie zur Lebertransplantation 431
25 Anästhesie bei geriatrischen Patienten 441
26 Anästhesie bei minimal-invasiver Chirurgie 445
27 Anästhesie bei Herzschrittmacherpatienten 449

28 Kontrollierte Hypotension 457
29 Anästhesie bei ambulanten Operationen 469
30 Schmerztherapie 473

Anästhesie relevante Krankheitsbilder

31 Neuromuskuläre Erkrankungen 505
32 Endokrinologische Erkrankungen 513
33 Chronisch-obstruktive Atemwegserkrankungen 525
34 Anästhesie bei Niereninsuffizienz 535
35 Anästhesie bei Leberinsuffizienz 539
36 Anästhesie bei Adipositas 543
37 Anästhesie bei Rauchern 547
38 Maligne Hyperthermie 549
39 Porphyrie 567

Komplikationen

40 Anästhesierisiko 573
41 Anaphylaktische Reaktion 575
42 Aspiration 583
43 Herzrhythmusstörungen 587
44 Hypothermie 595
45 TUR-Syndrom 599
46 Übelkeit und Erbrechen 603
47 Zentrales anticholinerges Syndrom 609
48 Intraoperative Wachzustände 613
49 Negative pressure pulmonary edema 615
50 Nadelstichverletzung 617

Notfallmedizin

51 Polytrauma 623
52 Anästhesie bei Verbrennungen 629
53 Lungenembolie 635
54 Schock 645
55 Kardiopulmonale Reanimation 649

Physiologische Grundlagen

56 Physiologie der Atmung 667
57 Wasser-Elektrolyt- und Säure-Basen-Haushalt 693
58 Blutgerinnung 713

59 Blut und Blutprodukte 751
60 Kardiovaskulär wirksame Medikamente 783

Anhang

61 Endokarditisprophylaxe 799
62 Historie auf einen Blick 803
63 Anhang 805
Umrechnungstabellen für Laborwerte – Normwerte (SI-Einheiten) 810

Stichwortverzeichnis 815

Abkürzungen

Erläuterung einiger Abkürzungen

Abkürzung	Bedeutung
AAA	abdominelles Aortenaneurysma
$AaDO_2$	alveoloarterielle Sauerstoffpartialdruckdifferenz
ACh	Acetylcholin
ACT	„activated clotting time"
ADH	antidiuretisches Hormon
AEP	akustisch evozierte Potentiale
AGW	Atemgrenzwert
AK	Antikörper
ALI	„acute lung injury"
AMV	Atemminutenvolumen
Anm	Anmerkung
ANV	akutes Nierenversagen
AP	arterieller Systemdruck
ARDS	„acute respiratory distress syndrome" (früher: „adult respiratory distress syndrome")
AS	Aminosäuren
ASA	American Society of Anesthesiologists
ASB	„assisted spontanuous breathing"
ASS	Acetylsalicylsäure
ATC	„automatic tube compensation"
$avDO_2$	arteriovenöse Sauerstoffdifferenz
BE	„base excess" (Basenüberschuß)
BEL	Beckenendlage
BGA	Blutgasanalyse oder Bundesgesundheitsamt (aus Kontext ersichtlich)
BIPAP	„biphasic positive airway pressure"
BtMVV	Betäubungsmittelverordnung
BZ	Blutzucker
C	Compliance
CAO	„chronic airflow obstruction"
c_aO_2	arterieller Sauerstoffgehalt
CARS	„compensatory antiinflammatoric response syndrome"
CAVHD	kontinuierliche arteriovenöse Hämodialyse
CAVHF	kontinuierliche arteriovenöse Hämofiltration bzw. Spontanfiltration
CBF	zerebraler Blutfluß (Hirndurchblutung)
CBV	zerebrales Blutvolumen
CC	„closing capacity" (Verschlußkapazität)
CHE	Cholinesterase

Abkürzung	Bedeutung
CI	Herzindex
CIP	„critical illness polyneuropathy"
C_{LA}	Konzentration des Lokalanästhetikums
C_m	minimale Konzentration
$CMRO_2$	„cerebral metabolic rate for oxygen" (zerebraler Metabolismus)
CO	Herzzeitvolumen (Herzminutenvolumen)
CO_2	Kohlendioxid
COLD	„chronic obstructive lung disease"
COPD	„chronic obstructive pulmonary disease"
COT	„clot observation time"
CPAP	„continuous positive airway pressure"
CPP	zerebraler Perfusionsdruck
CPPV	„continuous positive pressure ventilation"
CSE	kombinierte Spinal- und Epiduralanästhesie
CSF	Liquor cerebrospinalis
CV	„closing volume" (Verschlußvolumen)
c_vO_2	venöser Sauerstoffgehalt
CVVHD	kontinuierliche venovenöse Hämodialyse
CVVHDF	kontinuierliche venovenöse Hämodiafiltration
CVVHF	kontinuierliche venovenöse Hämofiltration
DBS	Double-burst-Stimulation
DD	Differentialdiagnose
DIC	disseminierte intravasale Koagulopathie (Verbrauchskoagulopathie)
DK	Blasendauerkatheter
DL_{CO}	Diffusionskapazität der Lunge für CO
DLV	„different lung ventilation" (seitendifferente Beatmung)
DO_2	Sauerstoffangebot
$ECCO_2R$	extrakorporale CO_2-Elimination
ECMO	extrakorporale Membranoxygenierung
ECT	„ecarin clotting time"
EDCF	„endothelium-derived contracting factor"
EDRF	„endothelium-derived relaxing factor"
EDV	enddiastolisches Volumen
EF	Ejektionsfraktion (Auswurffraktion)
EK	Erythrozytenkonzentrat
EKK	extrakorporaler Kreislauf
EKZ	extrakorporale Zirkulation
EMLA	eutektische Mixtur von Lokalanästhetika
ERV	exspiratorisches Reservevolumen
ESV	endsystolisches Volumen
ESWL	extrakorporale Stoßwellenlithotripsie
$etCO_2$	endexspiratorische CO_2-Konzentration (in Vol.-%)
F_AO_2	alveoläre Sauerstoffkonzentration
FCKW	fluorierte Chlorkohlenwasserstoffverbindungen
FDA	Food and Drug Administration
FEV_1	Ein-Sekunden-Kapazität
FEV_1/FVC	relative Ein-Sekunden-Kapazität in %
$F_{ex}CO_2$	exspiratorische CO_2-Konzentration

Abkürzung	Bedeutung
FFP	Fresh-frozen-Plasma
FFS	freie Fettsäuren
FG	Frühgeborene
F_iO_2	inspiratorische Sauerstoffkonzentration
FKW	fluorierte Kohlenwasserstoffe
FRC	funktionelle Residualkapazität
FS	Fettsäuren
FSP	Fibrin(ogen)spaltprodukte
FVC	forcierte Vitalkapazität
GABA	γ-Aminobuttersäure
GCS	Glasgow Coma Scale
GFR	glomeruläre Filtrationsrate
GHB	γ-Hydroxybuttersäure
GI	gastrointestinal
GISA	Glykopeptid-intermediär empfindlicher Staphylococcus
HF	Herzfrequenz
HFV	„high frequency ventilation" (Hochfrequenzbeatmung)
HLM	Herz-Lungen-Maschine
HMV	Herzminutenvolumen
HPV	hypoxische pulmonale Vasokonstriktion
HTPL	Herztransplantation
HWZ	Halbwertszeit
HZV	Herzzeitvolumen (Herzminutenvolumen)
IAP	intraabdomineller Druck
ICP	intrazerebraler Druck
ICR	Interkostalraum
ID	Innendurchmesser
IHSS	idiopathische hypertrophe Subaortenstenose
Ind	Indikation
IPPV	„intermittent positive pressure ventilation" (kontrollierte Beatmung)
IRDS	„infant respiratory distress syndrome"
IRV	inspiratorisches Reservevolumen
ITN	Intubationsnarkose
KG	Körpergewicht
KH	Kohlenhydrate
KI	Kontraindikation
KOD	kolloidosmotischer Druck
KOF	Körperoberfläche
LA	Lokalanästhetikum (Lokalanästhetika)
LAP	linker Vorhofdruck
LCT	„long chain triglycerides" (langkettige Triglyceride)
LE	Lungenembolie
LTPL	Lebertransplantation
LVEDP	linksventrikulärer enddiastolischer Druck
LVEDV	linksventrikuläres enddiastolisches Volumen
LVEF	linksventrikuläre Ejektionsfraktion (Auswurffraktion)

Abkürzung	Bedeutung
LVF	linksventrikuläre Pumpfunktion
LVP	linker Ventrikeldruck
LVSWI	linksventrikulärer Schlagarbeitsindex
MAC	minimale alveoläre Konzentration
MAP	mittlerer arterieller Druck
MCT	„middle chain triglycerides" (mittelkettige Triglyceride)
MEP	motorisch evozierte Potentiale
MER	Muskeleigenreflex
MG	Molekulargewicht
MM	Muttermund
MMEF	maximaler mittlerer exspiratorischer Flow
MODS	„multiple organ dysfunction syndrome"
MOV	Multiorganversagen
MPAP	mittlerer Pulmonalarteriendruck
MR	Muskelrelaxanzien
MRSA	Methicillin-resistenter Staphylococcus aureus
MRSE	Methicilin-resistenter Staphylococcus epidermidis
MS	Magensonde
MSSA	Methicillin-empfindlicher Staphylococcus aureus
N_2	Stickstoff
N_2O	Stickoxidul (Lachgas)
ndMR	nichtdepolarisierende Muskelrelaxanzien
NLA	Neuroleptanästhesie
NMB	neuromuskuläre Blockade
NMDA	N-Methyl-D-Aspartat
NMH	niedermolekulares Heparin
NMM	neuromuskuläres Monitoring
NO	Stickstoffmonoxid
NSAID	„nonsteroidal anti-inflammatory drugs" (nichtsteroidale Antiphlogistika)
NTPL	Nierentransplantation
NW	Nebenwirkung
NYHA	New York Heart Association
O_2	Sauerstoff
P	Druck
p	Partialdruck
PAK	Pulmonalarterienkatheter
p_AO_2	alveolärer O_2-Partialdruck
p_aO_2	arterieller O_2-Partialdruck
PAP	Pulmonalarteriendruck
pAVK	periphere arterielle Verschlußkrankheit
PCA	patientenkontrollierte Analgesie
PCEA	patientenkontrollierte Epiduralanalgesie
pCO_2	CO_2-Partialdruck
PCWP	Pulmonalkapillardruck = Wedgemitteldruck
PDA	Periduralanästhesie
PDK	Periduralkatheter

Abkürzung	Bedeutung
PEEP	„positive endexpiratory pressure" (positiver endexspiratorischer Druck)
PEG	perkutane endoskopische Gastrostomie
$p_{et}CO_2$	endexspiratorischer CO_2-Partialdruck
Pha	Pharmakologie
pH_i	intramukosaler pH-Wert
PONV	„postoperative nausea and vomiting" (postoperative Übelkeit und Erbrechen)
ppm	parts per million = ml/m^3
p_sO_2	partielle oder funktionelle Sauerstoffsättigung
PTC	„post tetanic count" (posttetanische Zahl)
PTT	partielle Thromboplastinzeit
PTZ	Thrombinzeit
p_vO_2	gemischtvenöser Sauerstoffpartialdruck
PVR	pulmonaler Gefäßwiderstand
Q_L	Lungenperfusion
Q_s/Q_t	intrapulmonaler Shunt
R	Resistance (Atemwegswiderstand)
RAP	rechter Vorhofdruck
RBF	renaler Blutfluß
RQ	respiratorischer Quotient
RR	systemarterieller Blutdruck (nach Riva-Rocci)
RV	Residualvolumen
RVEF	rechtsventrikuläre Ejektionsfraktion (Auswurffraktion)
RVP	rechter Ventrikeldruck
RVSWI	rechtsventrikulärer Schlagarbeitsindex
RWBS	regionale Wandbewegungsstörungen
RZ	Reptilasezeit
S_aO_2	fraktionelle arterielle Sauerstoffsättigung
SHT	Schädel-Hirn-Trauma
SI	Schlagvolumenindex
SIRS	„systemic inflammatoric response syndrome"
SO_2	fraktionelle Sauerstoffsättigung
SPA	Spinalanästhesie
SSEP	somatosensorisch evozierte Potentiale
SSW	Schwangerschaftswoche
SV	Schlagvolumen
SVES	supraventrikuläre Extrasystole(n)
$S_{vj}O_2$	jugularvenöse Sauerstoffsättigung
SVR	systemischer Gefäßwiderstand
TAA	thorakales Aortenaneurysma
TAAA	thorakoabdominelles Aortenaneurysma
TAT	Thrombin-Antithromin-III-Komplex
TEE	transösophageale Echo(kardio)graphie
TEG	Thrombelastogramm
TFA	Trifluoracetylchlorid
TG	Triglyzeride

Abkürzung	Bedeutung
THAM	Tris-Hydroxy-Aminomethan
TIVA	totale intravenöse Anästhesie
TK	Thrombozytenkonzentrat
TLC	totale Lungenkapazität
TOF	„train-of-four"
TRALI	„transfusion-related acute lung injury"
TUR-Blase	transurethrale Elektroresektion der Blase
TUR-Prostata	transurethrale Elektroresektion der Prostata
UBF	uteriner Blutfluß
UFH	normales (unfraktioniertes) Heparin
URS	Ureterorenoskopie
V_A	alveoläre Ventilation
V_A/Q	Ventilations-Perfusions-Verhältnis
VC	Vitalkapazität
VCO_2	CO_2-Produktion
V_D	Totraumvolumen
VES	ventrikuläre Extrasystole(n)
VK	Verteilungskoeffizient
VO_2	Sauerstoffaufnahme (Sauerstoffverbrauch)
V_T	Tidalvolumen (Atemzugvolumen)
VT	ventrikuläre Tachykardie
VVBP	venovenöse Biopumpe (Bypass)
vWF	von-Willebrand-Jürgens-Syndrom
WM	Wirkmechanismus
WW	Wechselwirkung
ZVD	zentraler Venendruck

Anästhetika

1 Inhalationsanästhetika

Historie

1842 Horace Wells demonstrierte eine erfolglose Lachgasanästhesie im Massachusetts General Hospital in Boston
16.10.1846 T.G. Morton: erste erfolgreiche, öffentliche Ätheranästhesie am Patienten Gilbert Abbott mit Parotistumor
1959–1966 Terrell et al. synthetisierten 700 verschiedene Methyl-Äthyläther, von denen die 347. Substanz das Enfluran, die 469. Substanz das Isofluran und die 653. Substanz das Sevofluran waren

WM: Verstärkung inhibitorischer Funktionen oder Dämpfung der Erregungsübertragung in Synapsen oder Nervenendigungen von Axonen. Der Wirkort und Wirkmechanismus auf molekularer Ebene mit Störung des Ionentransports ist bisher noch nicht geklärt. Es existieren daher verschiedene Theorien

Narkosetheorien

1. **Theorie des kritischen Volumens**
   1954 Mullins
   Absorption der Anästhetika in die doppelschichtige Phospholipidschicht der neuronalen Membran → Volumenexpansion mit Obstruktion der Proteinkanäle für den Natriumeinstrom → Erregbarkeit ↓
2. **Fluidizationstheorie (Verflüssigungstheorie)**
   1973 Trudell
   Störung der parallel angeordneten Fettalkylketten und deren Mobilität innerhalb der Phospholipidmembran → Störung der Membranproteine (Ionophorenkanäle)
3. **Gashydrattheorie**
   1961 Pauling und Miller
   Bildung von hydratisierten Mikrokristallen in der hydrophilen Schicht der Zellmembran → Wechselwirkung mit Membranproteinen
   (Einwand gegen diese Theorie: Gashydrate sind instabil und nur kurzlebig, außerdem sind einige Anästhetika zur Gashydratbildung nicht fähig)

4. **Proteinvermittelte Wirkung**
Hemmung des Abbaus von γ-Aminobuttersäure (GABA) → Verschiebung des GABA/NMDA-Gleichgewichtes zugunsten der GABA-ergen Hemmung (NMDA = N-Methyl-D-Aspartat)

Allgemeines

Dampfdruck

- jedes Inhalationsanästhetikum besitzt seinen eigenen, **spezifischen Dampfdruck**, der temperaturabhängig ist (je höher die Temperatur, desto höher der Dampfdruck)

Dalton-Gesetz
- der **Gesamtdruck** eines Gasgemisches ergibt sich aus der **Summe der Partialdrucke** aller im Gemisch vorhandenen Gase
  $p_G = p_1 + p_2$ (p_G = Gesamtgasdruck, p_1 = Gasdruck 1, p_2 = Gasdruck 2)
- die Beimischung eines Fremdgases vermindert anteilsmäßig den Partialdruck der physiologischen Atemgase im Inhalationsgemisch
- der **Partialdruck** bestimmt die Geschwindigkeit, mit der sich ein Gleichgewicht zwischen Konzentration des Anästhetikums in der Atemluft und im Blut einstellt
- die im Blut **physikalisch gelöste Gasmenge** (n) ist direkt proportional dem Partialdruck (p) des Anästhetikums im Blut, d. h. die Löslichkeit nimmt mit steigendem Partialdruck zu

Henry-Gesetz
$p = n \times K (T)$

p = Gasdruck, n = Anzahldichte der in der Flüssigkeit gelösten Gasmoleküle, K = Löslichkeitskoeffizient, T = Temperatur

Meyer-Overton-Regel
- die Potenz eines volatilen Anästhetikums ist zu seiner Lipophilie proportional

Ferguson-Regel
- der Dampfdruck ist umgekehrt proportional zur biologischen Wirksamkeit

Partialdrücke der Atemgase auf Meereshöhe (760 mmHg)

Atemgas	Einatemluft (mmHg)	Alveolarluft (mmHg)	Ausatemluft (mmHg)
Sauerstoff (O_2)	159	104	120
CO_2	0,3	40	27
Stickstoff (N_2)	597	569	566
H_2O	3,7	47	47

$p_{Gas} = p_{Baro} \times$ Gasanteil → z. B. Sauerstoff : 760 mmHg × 0,21 = 159,6

Aufnahme und Verteilung

- **Beginn der Anästhesie,** wenn im Gehirn der entsprechende Partialdruck (p_{br}) erreicht ist, als Maß hierfür dient der alveoläre Partialdruck (p_A)
- **Gradienten des Partialdruckes der Einleitungsphase („Gaskaskade"):**
Verdampferdruck > p_i (inspiratorisch) > p_A (alveolär) > p_a (arteriell) > p_{br} (Gehirn)

Löslichkeit

- von besonderer Bedeutung sind zwei Verteilungskoeffizienten (VK): Blut-Gas-VK und Gehirn-Blut-VK
- bei einem hohen Blut-Gas-VK wird viel Gas im Blut gespeichert und der zerebrale Partialdruck (p_{br}) gleicht sich nur langsam dem alveolären Partialdruck (p_A) an, d. h.:
je größer die Löslichkeit (Blut-Gas-VK), desto langsamer Ein- und Ausleitung und umgekehrt!

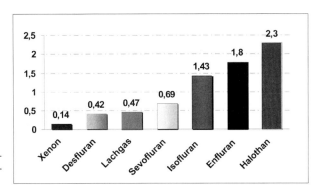

Abb. 1.1. Blut-Gas-Verteilungskoeffizient volatiler Anästhetika und Narkosegase

Aufnahme eines Anästhetikums

in die Lunge (p_A) ist abhängig von
- Löslichkeit im Blut (= Blut-Gas-Verteilungskoeffizient)
- Herzzeitvolumen (HZV) (hohes HZV → langsame Anflutung)
- alveolopulmonalvenöse Partialdruckdifferenz des Anästhetikums

in das Gewebe (Gehirn, Fett, Muskulatur) (p_{Gewebe}) ist abhängig von
- Löslichkeit im Gewebe (= Gewebe-Blut-VK)
- Durchblutung des Gewebes (Anteil am HZV): während gut durchblutete Gewebe (Gehirn, Herz, Nieren [75% des HZV]) bereits aufgesättigt sind (10–15 min), nehmen andere noch lange Zeit das Anästhetikum auf (z. B. Haut, Muskulatur [90 min], Fett [bis zu Stunden])
- Partialdruckdifferenz des Anästhetikums zwischen Blut und Gewebe

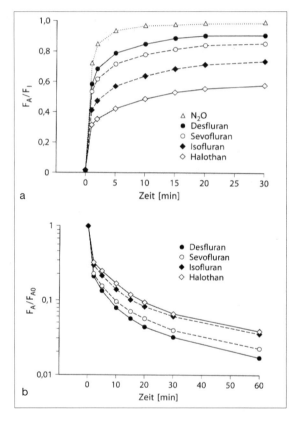

Abb. 1.2a, b. Kinetik der Anflutung (a) und Elimination (b) von volatilen Anästhetika (Mod. nach Yasuda et al., Anaesth. Analg 1991)

Modifizierende Faktoren
- Konzentration in der Inspirationsluft (Second-gas-Effekt, s. unten)
- Ventilaton (bes. bei gut löslichen Anästhetika)
- Größe des HZV (und Verteilung auf einzelne Gewebe)

Konzentrationseffekt
Je höher die inspiratorische Gaskonzentration, desto rascher der Anstieg der alveolären Konzentration. Rasche Diffusion ins Blut bei hoher inspiratorischer Konzentration führt zur Konzentrationerniedrigung im verbleibenden kleineren Volumen. Durch das entstehende „Vakuum" wird um so schneller neues Anästhetikum in die Alveolen gesaugt

Second-gas-Effekt
Durch Kombination von volatilen Anästhetika mit Lachgas steigt deren alveoläre Konzentration rascher an als wenn das Anästhetikum allein zugeführt würde. Die rasche Diffusion des Lachgases führt zu Volumenverlust in den Alveolen, durch den die Konzentration der volatilen Anästhetika im verbleibenden kleineren Volumen erhöht wird

MAC-Wert
MAC-Wert = minimale alveoläre Konzentration
- ist die Konzentration, bei der 50% aller Patienten auf die Hautinzision nicht mehr mit Abwehrbewegungen reagieren
- der MAC-Wert aller volatilen Anästhetika ist von verschiedenen Faktoren **abhängig!**

Modifizierende Faktoren sind:
MAC ↓:
- Schwangerschaft, Neugeborene, hohes Alter
- Hypothermie, Hypotension (MAP < 40 mmHg), Hypoxie (p_aO_2 < 38 mmHg)
- Anämie, Hyponatriämie
- zentral wirksame Medikamente z. B. Opiate (außer bei Abhängigkeit und Toleranz), Barbiturate, Benzodiazepine, α_2-Agonisten, Lithium, akute Alkoholintoxikation

MAC ↑:
- Säuglinge und Kleinkinder
- Hyperthermie, Hypernatriämie
- chronischer Alkoholismus, Fieber, MAO-Hemmer

MAC ±:
- Geschlecht, Anästhesiedauer
- Hyper-, Hypothyreose, Hyper-, Hypokaliämie
- p_aO_2 > 38 mmHg
- p_aCO_2 von 15–95 mmHg

Die in der Literatur angegebenen MAC-Werte beziehen sich auf Patienten in der Altersgruppe zwischen 35 und 40 Jahren!

2 Beispiele der Altersabhängigkeit des MAC-Wertes:

Sevofluran (nach Angabe der Firma Abbott)

Alter (Jahre)	MAC unter reinem Sauerstoff (Vol.-%)	MAC unter 65% N_2O + 35% O_2 (Vol.-%)[a]
<3	2,3–2,6	2,0
3–5	2,5	nicht gemessen
5–12	2,4	nicht gemessen
25	2,5	1,4
35	2,2	1,2
40	2,05	1,1
50	1,8	0,98
60	1,6	0,87
80	1,4	0,7

[a] bei Kindern: 60% N_2O + 40% O_2

Desfluran (nach Angabe der Firma Pharmacia & Upjohn)

Alter (Jahre)	MAC unter reinem Sauerstoff (Vol.-%)	MAC unter 60% N_2O + 40% O_2 (Vol.-%)
< 1	9–11	6–8
1–12	7–9	6–7
18–30	6–7	4
30–65	6	2–3
> 65	5–6	1–2

modifizierte MAC-Definitionen
MAC-Awake, MAC-Intubation, MAC-adrenerge Reaktion, ...

Messung von volatilen Anästhetika

- Messung im Haupt- oder Nebenstromverfahren
- die Messung von Lachgas (N_2O) und volatilen Anästhetika im Narkosesystem erfolgt wie bei der CO_2-Messung auf der Basis von Infrarotlichtabsorption, dabei werden jedoch für CO_2, N_2O und die verschiedenen Inhalationsanästhetika jeweils **unterschiedliche Wellenlängen** benutzt
    - monochromatisch bei 3,3 μm Wellenlänge keine Unterscheidung der diversen volatilen Anästhetika möglich
    - polychromatisch (> 10 μm Wellenlänge) → Differenzierung möglich

Das „ideale" Inhalationsanästhetikum

Das „ideale" Inhalationsanästhetikum existiert bisher nicht. Wünschenswerte Charakteristika sind

Physikalische Eigenschaften

- **nichtentzündbar/nichtexplosiv**
- **verdampfbar** bei Raumtemperatur und normalem Luftdruck in vorhersagbarer und zuverlässiger Weise
- **chemische Stabilität:** lange Haltbarkeit und in großem Temperaturbereich stabil, keine Reaktion mit Metall, Gummi oder Plastikmaterialien, in UV-Licht stabil und keinerlei Zusatz von Konservierungsstoffen notwendig
- **keine Reaktion mit CO_2-Absorberkalk** (keine toxischen Produkte)
- **Umweltneutralität:** es sollte weder destruktiv auf Ozon wirken noch andere Umweltveränderungen hervorrufen, auch wenn es in geringsten Mengen in die Atmosphäre freigesetzt wird
- **kostengünstig** und leicht herstellbar

Biologische Eigenschaften

- **angenehmer Geruch** beim Einatmen, **keine Irritation der Atemwege** ($\Rightarrow$ keine Sekretionszunahme)
- **niedrige Blut-Gas-Löslichkeit** ist wünschenswert ($\Rightarrow$ kurze Anflutung, rasche Erholung von der Anästhesie, sowie gute Steuerbarkeit)
- **hohe Wirkungsstärke.** Eine hohe Potenz ermöglicht den Einsatz niedriger Konzentrationen mit potentiell hohen O_2-Anteilen
- **hohe analgetische Potenz**
- **minimale Nebenwirkungen** auf andere Systeme, z. B. auf Herz-Kreislauf-System, Leber, Niere oder Lunge
- **keine Biotransformation** und keine Reaktion mit anderen Substanzen
- **nichttoxisch** bei niedrigdosierter, chronischer Exposition wie z. B. im Operationssaal

Keines der derzeit üblichen volatilen Anästhetika erfüllt alle diese Kriterien
- die volatilen Anästhetika besitzen alle mehr oder weniger negative Auswirkungen auf die Myokardfunktion und auf das respiratorische System, und sie unterliegen alle mehr oder weniger der Metabolisierung und Biotransformation
- alle drei fluorierten Chlor-Kohlenwasserstoffverbindungen (FCKW) Halothan, Enfluran und Isofluran tragen zur Zerstörung der Ozonschicht der Atmosphäre bei (s. unten)

Anästhetika

	Lachgas	Halothan	Isofluran	Enfluran	Sevofluran	Desfluran
	N_2O	fluorierter Kohlenwasserstoff CF_3-CHClBr als Stabilisator: 0,01% Thymol	fluorierter Methyl-Äthyläther CHF_2-O-CHCl-CF_3	fluorierter Methyl-Äthyläther CHF_2-O-CF_2-CHFCl (Strukturisomer von Isofluran)	fluorierter Methyl-Isopropyläther CH_2F-O-CH=$(CF_3)_2$	fluorierter Methyl-Äthyläther CHF_2-O-CHF-CF_3 (ähnelt der Struktur von Isofluran, kein Cl-Atom)
zum Vergleich Äther (Diäthyläther) H-C-C-O-C-C-H (H's)	N≡N=O	F-C-C-Br (F H / F Cl)	H-C-O-C-C-F (F Cl F / F H F)	H-C-O-C-C-F (F F Cl / F F H)	F-C-O-C (H / H F-C-F / F-C-F / F)	H-C-O-C-C-F (F F F / F H F)
bei Raumtemp.	gasförmig	flüssig	flüssig	flüssig	flüssig	noch flüssig
Siedepunkt	-88,5°C	50,2°C	48,5°C	56,2°C	58,5°C	22,8°C (23,5°C)
Dampfdruck bei 20°C	39000 mmHg ≈ 52 atm	243 mmHg	238 mmHg	175 mmHg	160 mmHg	669 mmHg ≈ 1 atm
Molekulargewicht	44	197,4	184,5	184,5	200,5	168
MAC (Erw.) in O_2	104 Vol.-%	0,7–0,8 Vol.-%	1,15 Vol.-%	1,7 Vol.-%	2,05 Vol.-%	6–7 Vol.-%
MAC (Erw.) mit 70% N_2O		0,3 Vol.-%	0,5 Vol.-%	0,6 Vol.-%	1,1 Vol.-%	2,8 Vol.-%
MAC (Kinder) in reinem O_2		1,0 Vol.-%	1,4–1,6 Vol.-%		2,03–2,49	
Blut-Gas-VK	0,47	2,3	1,4	1,8	0,69	0,42
Gehirn-Blut-VK	1,1	2,9	2,6	1,4	1,7	1,3
Fettgewebe/Blut-VK	2,3	51,1	45	36	47,5	27,2
Reaktion mit Metallen	nein	Ja (Korrosion)	nein	nein	nein	nein
Narkoseein- und ausleitung		relativ rasch 5–10 min	relativ rasch	relativ rasch	schnell	schnell

Fortsetzung

	Lachgas	Halothan	Isofluran	Enfluran	Sevofluran	Desfluran
Biotransformation	keine (0,004% durch Darmbakterien)	≈ 20% (11–55%)	0,2%	2–5%	3–6%	0,02–0,03% (0,1%)
Besonderheiten	gute Analgesie über µ-Opioidrezeptoren allein keine Narkose; **Diffusion in luftgefüllte Räume, Diffusionshypoxie** möglich bei Anwendung > 6 h Knochenmarkdepression, -aplasie durch Oxidation des Cobaltions im Vit. B_{12}- Molekül ▲ Einsatz in ersten beiden Schwangerschaftsdritteln in Frage gestellt	neg. chrono-, ino-, dromotrop; **Sensibilisierung gegenüber Katecholaminen und Theophyllin** **Bronchodilatation**, geringste Irritation des respirator. Systems **Halothanhepatitis:** 1:35000, bes. bei Frauen, mittl. Alter, Adipositas, Hypoxie, wiederholter Anwendung	**Schleimhautreizung** Einleitung durch Atemdepression + Atemanhalten verlängert ausgeprägtester Vasodilator; Coronary-steal-Syndrom gelegentlich Tachykardie bei 2 MAC% → ioselektrisches EEG	**Krampfneigung** im ZNS ↑ bei > 5 Vol.-% + Hyperventilation 0,5–1,5 Vol.-% antikonvulsiv Abbauprodukt Fluorid < 50 µmol/l → **nephrotoxisches Potential bei ↑↑** Dosierung	**reagiert mit Atemkalk**, (Mischungen aus Hydroxiden NaOH, Ca(OH)$_2$, in USA: Ba(OH)$_2$) ⇒ Compound A CF$_2$=C(CF$_3$)-O-CH$_2$F (unter 1,0 l Frischgasflow ca. 20–30 ppm) → Abbau der Compound A durch β-Lyase zu einer nephrotoxischen Verbindung Fluoridionenanstieg → Nephrotoxizität bis heute nicht erwiesen auch nicht bei Niereninsuffizienz kein stechender Geruch, keine Schleimhautreizung, kardiale Wirkung ähnlich wie Isofluran hohe Löslichkeit im Fettgewebe (2× von Desfluran) Abbau zu Hexafluorisopropanol, F und CH$_2$O	**sehr stabil;** **Dampfdruck** entspricht **nahezu atmosph. Druck** (760 mmHg) bei Raumtemp. ⇒ spezieller Verdampfer notwendig; **stechender Geruch** → hoher Prozentsatz Husten und Atemanhalten, ↑ Inzidenz für Laryngospasmus bei Maskeneinleitung bei Kindern; (in Komb. mit N$_2$O nicht so sehr) kardiale Wirkung ähnlich wie Isofluran **starke Sympathikus-Stimulation** bei schneller Konzentrationsänderung

Äther (Diäthyläther)

- $CH_3-CH_2-O-CH_2-CH_3$
- explosiv

Pha:
- hohe Blutlöslichkeit (**Blut-Gas-VK: 12,1**) ⇒ klingt nur langsam ab (erneutes Exzitationsstadium)
- Siedepunkt: 34,6 °C
- Dampfdruck: 450 mmHg
- Molekulargewicht: 74,1
- gute Muskelerschlaffung (wirkt Curare-artig) besonders in höherer Dosierung
- Metabolisierung: 6% (Abbau durch O-Dealkylierung mit Spaltung der Ätherbrücke → Metaboliten Acetaldehyd und Ethanol)

MAC: 1,92 Vol.-% in 100% O_2 (Toleranzstadium 3–4 Vol.-%)

NW:
- reizt Schleimhäute mit Salivation, Bronchialsekretion und Larynogspasmus → Gabe eines Anticholinergikums bei der Prämedikation unbedingt erforderlich! Bei der Einleitung: reflektorisch Atemstillstand möglich!
- Katecholaminfreisetzung mit Gefahr der Hyperglykämie bei Diabetikern

! Klinisch in den Industrieländern nicht mehr eingesetzt, in den Entwicklungsländern das am meisten verwendete Narkosemittel in Form der Äthertropfnarkose mit der Schimmelbusch-Maske oder mittels EMO-Ätherverdampfer (**E**pstein-**M**acintosh-**O**xford) im Nichtrückatmungssystem

Stadien der Narkose nach Guedel (Einteilung für Diäthyläther, 1920)

	Stadium		Pupillen	Atmung
1	Rausch (Amnesie und Analgesie)	endet mit Bewußtseinsverlust, Toleranz gegenüber Schmerz	eng	regelmäßig
2	Exzitation (Erregung)	Tonus ↑, Würgen, Erbrechen	erweitert	unregelmäßig
3	chirurgische Toleranz Planum 1–4	Tonus ↓, Augen wandern anfangs umher (Planum 1)	eng, weiter werdend	regelmäßig, nimmt im Verlauf ab
4	Asphyxie	drohender Herzstillstand	max. weit und reaktionslos	Atemstillstand

Halogenierte Kohlenwasserstoffe: Chloroform, Trichlorethylen, Halothan

Halothan (Fluothane)

- 1951 von Suckling synthetisiert; seit 1958 in der BRD klinisch eingesetzt
- fluorierter (halogenierter) Kohlenwasserstoff (CF_3-CHClBr) (ähnlich Chloroform $CHCl_3$, Trichlorethylen $CHClCCl_2$) mit **guter narkotischer und schlechter analgetischer** Wirkung
- relativ leicht herzustellen, jedoch chemisch instabil und zerfällt in Anwesenheit von Licht → Aufbewahrung in dunklen Flaschen mit 0,01% Thymol als Stabilisator

Pha:
- Blut-Gas-VK: 2,3
- da es **wenig irritierend auf das respiratorische System** wirkt, wurde es trotz eines im Vergleich mit anderen Inhalationsanästhetika (außer Äther 12 und Methoxyfluran 15) hohen Blut-Gas-VK von 2,3 und daraus resultierendem langsamstem An- und Abfluten dennoch (bis zur Einführung von Sevofluran) am häufigsten zur Inhalationseinleitung, vorwiegend in der Kinderanästhesie benutzt
- Metabolisierung: ≈ 20% (11–55%)

MAC:
- MAC (Erw.) in O_2:   0,7–0,8 Vol.-%
- MAC (Erw.) mit 70% N_2O: 0,3 Vol.-%
- MAC (Kinder) in reinem O_2: 1,0 Vol.-%

NW:
- am Herz:
  - neg.-chronotrop (Bradykardie ⇒ HMV ↓)
  - neg.-inotrop (→ RR ↓) ⇒ myokardialer O_2-Verbrauch ↓, Koronarperfusion ↓
  - neg.-dromotrop (→ AV-Block)
  - begünstigt Reentryphänomene
  - Dämpfung der Sympathikusaktivität
- sensibilisiert Myokard gegenüber Katecholamine und Theophyllin → Rhythmusstörungen, Extrasystolien
  Cave: Halothan bei HNO-Op., wenn Lokalanästhetikum mit Adrenalinzusatz (1:200000 = 5 µg/ml) eingespritzt wird. Die Adrenalindosis sollte auf max. 1 µg/kg begrenzt werden. Kinder scheinen höhere Dosen von subkutanem Adrenalin ohne Rhythmusprobleme zu tolerieren als Erwachsene
- Bronchodilatation (bes. bei ↑ Bronchomotorentonus)
- atemdepressiv (bes. bei höheren inspir. Konz. + längerer Dauer) (CO_2-Ansprechkurve verändert), V_T ↓, AF ± oder ↑, FRC ↓, Compliance ±
- intrakranieller Druck ↑ + Hirndurchblutung ↑ (infolge Anstieg des Blutvolumens)

- gering muskelrelaxierend (verstärkt Wirkung von Muskelrelaxanzien)
- gute Uterusrelaxation (ab 0,8 MAC Reaktion auf Oxytocin unterdrückt, bei höheren inspiratorischen Konzentrationen ⇒ Atonie → Blutungen möglich)
- RBF ↓, GFR ↓, Splanchnikusdurchblutung ↓, Leberdurchblutung ↓
- „**Halothanhepatitis**" (1: 35.000) schwere und tödliche Lebernekrosen, 2–5 Tage nach Exposition (zentrolobuläre Nekrosen, Ausschlußdiagnose!)
  ↑ **Risiko:** Frauen, > 35–40 Jahre, Adipositas, Hypoxie (durch Halothan selbst ↓ Leberperfusion), wiederholte Anwendung auch nach Jahren ⇒ kein Halothan bei entsprechendem Risikoprofil (⇒ früher keine Mehrfachnarkosen innerhalb von 3 Monaten)
- die Metabolisierungsrate von Halothan beträgt ≈ 20% →
  Abbau z. T. über Reduktion (Adipositas und Hypoxie führen zu gesteigertem reduktivem Stoffwechsel) → ↑ Radikale;
  überwiegend Metabolisierung durch Oxidation → es entsteht (Cytochrom P_{450}-2E1-abhängig) als Hauptmetabolit **Trifluoressigsäure,** Chlorid-, Bromidionen und **Trifluoracetylchlorid** (TFA), das sehr reaktiv ist (direkte Toxizität nicht nachgewiesen);
  Autoimmunhepatitis (TFA als Hapten ⇒ Antikörper (AK) gegen Hepatozyten)
- Möglichkeit der Bildung von Haloalkenen mit trockenem Atemkalk (2-Brom-2-chlor-1,1-difluoretylen; BCDFE),
  toxische Werte (250 ppm) auch im Modell nie erreicht

KI:
- schwere Lebererkrankungen
- Ikterus/Transaminasenanstieg nach früheren Halothannarkosen
- Hirndruck
- bekannte maligne Hyperthermie
- Wiederholungsnarkose innerhalb von 3 Monaten

! Nach halothanassoziiertem Leberschaden keine halogenierten Inhalationsanästhetika verwenden (mögliche Kreuzreaktion; AK gegen TFA)

Ätherderivate: Isofluran, Enfluran, Sevofluran, Desfluran

Isofluran (Forene)

- 1965 synthetisiert, 1984 in der BRD klinisch eingeführt
- fluorierter Methyl-Äthyläther (CHF_2-O-CHCl-CF_3), Strukturisomer von Enfluran
- chemisch stabil, kein Stabilisatorzusatz, löst sich in Gummi
- gute narkotische und schlechte analgetische Wirkung

Pha: • Blut-Gas-VK: 1,4
⇒ aber wegen Atemdepression und Reizung der Atemwege (stechender Geruch) mit Sekretionszunahme schlecht zur Maskeneinleitung geeignet
• geringe Metabolisierung: 0,2% → Entstehung von Fluoridionen und Trifluoressigsäure

MAC:	• MAC (Erw.) in O_2:	1,15 Vol.-%
	• MAC (Erw.) mit 70% N_2O:	0,5 Vol.-%
	• MAC (Kinder) in reinem O_2:	1,4–1,6 Vol.-%

NW: • gering neg.-inotrop (Enfluran < Isofluran < Halothan), MAP ↓
• RR ↓ durch Vasodilatation ⇒ SVR ↓
• Coronary-steal-Syndrom in **hohen** Konzentrationen (>1,5 MAC) bei Koronarkranken möglich (von manchen Autoren angeschuldigt)
• keine wesentliche Sensibilisierung gegenüber Katecholaminen
Cave: bei HNO-Op., wenn Lokalanästhetikum mit Adrenalinzusatz (1:200000 = 5 µg/ml) eingespritzt wird. Die Adrenalindosis sollte auf max. 2–3 µg/kg begrenzt werden. Kinder scheinen höhere Dosen von subkutanem Adrenalin ohne Rhythmusprobleme zu tolerieren als Erwachsene
• gelegentlich Tachykardie (vorwiegend bei jüngeren Patienten)
• Bronchodilatation (geringer als bei Halothan)
• Atemdepression (stärker als bei Halothan)
• intrakranieller Druck ↑ und Hirndurchblutung ↑ (durch Anstieg des Blutvolumens), jedoch Reduktion des zerebralen Metabolismus ($CMRO_2$)
• gute Uterusrelaxation (→ postpartale Blutungen möglich!)
• potentielle Hepatotoxizität, keine Nephrotoxizität, da geringe Metabolisierung (jedoch mögliche kreuzreagierende AK gegen TFA, s. Halothan)
KI: • Hirndruck
• bekannte maligne Hyperthermie
• Patienten mit früherem halothanassoziiertem Leberschaden

Enfluran (Ethrane)

• Einführung in der BRD 1976
• fluorierter Methyl-Äthyläther(CHF_2-O-CF_2-CHFCl) (Strukturisomer von Isofluran)
• chemisch stabil, kein Stabilisatorzusatz

Pha: • Blut-Gas-VK: 1,8
• Metabolisierung: 2–5% → Entstehung von Fluoridionen und Chlordifluoracetat

MAC:	• MAC (Erw.) in O_2:	1,7 Vol.-%
	• MAC (Erw.) mit 70% N_2O:	0,6 Vol.-%

NW:
- neg.-inotrop (Enfluran < Isofluran < Halothan), SVR ↓, Kontraktilität ↓, Koronardurchblutung und myokardialer O_2-Verbrauch ↓
- keine Sensibilisierung gegenüber Katecholamine
- Bronchodilatation
- Atemdepression
- Muskelrelaxation (zentral und direkte Wirkung an Muskelendplatte!), Uterusrelaxierung
- **Krampfneigung im ZNS ↑** (bei Konzentrationen über 3 (5) Vol.-% und Hyperventilation kann Enfluran im EEG paroxysmale epileptiforme Aktivitäten hervorrufen),
antikonvulsive Wirkung in niedriger Dosierung (0,5–1,5 Vol.-%)
- wird zu 2% metabolisiert (Abbauprodukt Fluorid), normalerweise werden keine nierentoxischen Fluoridwerte erreicht, jedoch **potentiell nephrotoxisch** (Fluoridwerte > 50 µM/l führen zu high-output renal failure). Dies soll bei normalen Narkosedosierungen nicht auftreten. Bei adipösen Patienten durch veränderten Abbau vermehrt Anfall von Fluoriden
- einzelne Fallbeschreibungen: Lebernekrosen

KI:
- zerebrales Krampfleiden (bei Verwendung Hyperventilation vermeiden)
- Hirndruck
- bekannte maligne Hyperthermie

Methoxyfluran (Penthrane)

- halogenierter Äther (2,2-Dichlor-1,1-Difluorethylmethyläther) mit fruchtigem Geruch

```
      H    F  Cl
      |    |  |
  H—C—O—C—C—H
      |    |  |
      H    F  Cl
```

Pha:
- Blut-Gas-VK: 13 (sehr hoch)
- MG: 165,4
- Stabilisatorzusatz: 0,01% Butylhydroxytoluol
- Dampfdruck bei 20 °C: 24 mmHg
- Siedepunkt: 105 °C
- hohe Fettlöslichkeit mit Anreicherung von Methoxyfluran im Fettgewebe
- hohe Adsorption von Methoxyfluran an Beatmungsschläuchen
- **Biotransformation: 50-70%** werden in der Leber und Niere metabolisiert u.a. zu nephrotoxischen Fluoridionen und Oxalsäure (maximale Fluoridionenkonzentration erst nach 2-3 Tagen, bis zum 6. Tag anhaltend)
- ▶ somit das potenteste Inhalationsanästhetikum, das bisher auf dem Markt war

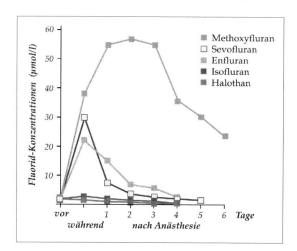

Abb. 1.3. Serum-Fluoridkonzentration nach Exposition mit verschiedenen Inhalationsanästhetika

MAC:
- MAC (Erw.) in O_2: 0,16 Vol.-%
- MAC (Erw.) mit 70% N_2O: 0,07 Vol.-%

NW: • **Nephrotoxizität** und Induktion eines Vasopressin-resistenten polyurischen Nierenversagens (NV) mit Serumhypernatriämie, Hyperosmolarität und erhöhten Kreatinin- und Harnstoffwerten → daher nicht mehr zu Narkosezwecken eingesetzt

> ❗ Im Gegensatz zu Sevofluran wird Methoxyfluran zu einem erheblichen Anteil auch in der Niere biotransformiert (Cytochrom-P450-Isoenzyme 2E1, 2A6, 2B6, 2C9/10,3A) → lokale Bildung von nephrotoxischen Fluoriden in der Niere! (s. auch Sevofluran)

Sevofluran (Sevorane)

- fluorierter Methyl-Isopropyläther (CH_2F-O-CH-CF_3-CF_3)
- 1968 erstmals synthetisiert, seit 1990 in Japan klinisch zugelassen, seit 1995 in Deutschland
- in klinisch üblichen Konzentrationen nichtentflammbar

Pha: • niedriger **Blut-Gas-Löslichkeitskoeffizient von 0,69**
→ schnelle An- und Abflutung → schnelle unproblematische Narkoseeinleitung auch beim Erwachsenen (das Einatmen von 5 Vol.-% Sevofluran führt beim nicht-prämedizierten Patienten innerhalb von 109 ± 25 s zum Bewußtseinsverlust)

- nicht schleimhautreizend → ersetzt zunehmend Halothan als Einleitungsanästhetikum in der Kinderanästhesie
- Metabolisierung: 3-6%
  Abbau zu
  - **Fluoridionen** (mittlere Konzentration ca. 20-35 µmol/l nach 1-2 MAC-Stunden, Elimination bei niereninsuffizienten Patienten verlängert, höhere Fluoridionenkonzentration bei Adipositas [wie bei Enfluran])
  - CH_2O und
  - **Hexafluorisopropanol**, welches glukuroniert und renal ausgeschieden wird (Sevofluran ist das einziges Inhalationsanästhetikum, das einer Phase-II-Metabolisierung unterliegt!)

Die Serumfluoridionenkonzentration liegt teilweise über der von Methoxyfluran abgeleiteten nephrotoxischen Konzentration von 50 µmol/l, jedoch ohne schädigenden Einfluß bei Patienten *ohne* und *mit* eingeschränkter Nierenfunktion; max. Konzentration ca. 2-3 h nach Anästhesie mit Abfall auf das Ausgangsniveau 1-3 Tage später → Sevofluran wird nur zu einem geringem Teil im Nierengewebe metabolisiert → renale Aktivität der Cytochrom-P_{450}-Isoenzyme 2A1, 2A6, 3 A4 ↓. Metabolisierung sonst hauptsächlich *hepatisch* durch die P_{450} 2E1. → **Cave:** Enzyminduktion durch Isoniazid, Alkohol, Phenobarbital und Fasten; Enzymblockade durch Disufiram

> **!** Sevofluran ist das einzige volatile Anästhetikum, das nicht zu Trifluoressigsäure metabolisiert wird (keine hepatische Schädigung möglich)

MAC:
- MAC (Erw.) in O_2: 2,05 Vol.-%
- MAC (Erw.) mit 70% N_2O: 1,1 Vol.-%
- MAC (Kinder) in O_2: 2,0–2,5 Vol.-%

NW:
- ausgeprägte kardiale und respiratorische Nebenwirkungen treten nicht auf (kardiale Wirkungen ähnlich dem Isofluran)
- keine Sensibilisierung auf Katecholamine
- höhere Inzidenz an **deliranten Zuständen** und Exzitationen in der Aufwachphase bei **männlichen Kindern im Vorschulalter** (3-5 Jahre) nach Sevoflurannarkose im Vergleich zu Halothan (40% vs. 10% in einer Studie nach Aono et al.)
- Sevofluran reagiert mit **Atemkalk**
  - Mischungen aus den Hydroxiden NaOH, $Ca(OH)_2$, $Ba(OH)_2$ zu verschiedenen, evtl. toxischen Metaboliten (5 Substanzen: 4 klinisch nicht relevant, eine davon (**Compound A**) hat toxisches Potential ab wahrscheinlich 100 ppm → schädigt Nierentubuli

$$CH_2F-O-C=CF_2$$
$$\quad\quad\quad\quad |$$
$$\quad\quad\quad CF_3$$

Compound A (Pentafluorisopropenylfluormethyl**e**ther [PIFE])

→ Compound A wird im Rahmen der **Cannizarro**-Reaktion wiederum zu Compound B (zu ca. 5%) umgesetzt!

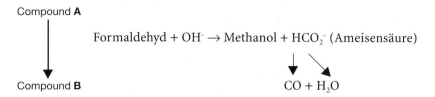

- im klinischen Alltag muß mit maximal 40 ppm gerechnet werden
- Vinyläther wie Compound A werden durch die Glutathion-S-Transferase mit Glutathion gekoppelt und nach enterohepatischem Kreislauf in der Nierentubuluszelle durch die **β-Lyase** zu Thioacylverbindungen wieder gespalten.
- ▶ bei Versuchen an Ratten höhere Toxizität von Compound A, da β-Lyase-Aktivität 8- bis 30fach höher als beim Menschen

Degradation von Sevofluran im Absorber ist abhängig von:
- Temperatur: je höher die Temperatur, desto mehr Compound A (Natronkalk max. 44 °C; Bariumkalk max. 50 °C) → das Ausmaß des Temperaturanstiegs ist wiederum abhängig von der Frischgasflußrate, der Patientenstoffwechselaktivität und der Ventilation
  - Konzentration von Sevofluran → 1-1,5 h bei 2 Vol.-% = 15-20 ppm Compound A
- Frischgasflow: je niedriger, desto mehr Compound A

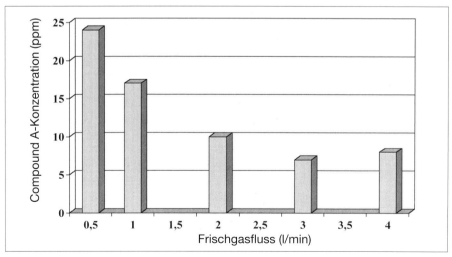

Abb. 1.4. Resultierende Compound A-Konzentration in Abhängigkeit vom Frischgasflow (gemessen im In-vitro-Kreissystem mit NaOH-CO_2-Absorber)

- Bildung von CO_2: je mehr CO_2 absorbiert werden muß, desto höher die Absorbertemperatur und somit die Compound-A-Konzentration
- Zusammensetzung des Atemkalks (Bariumkalk-Absorber induzieren höhere Compound-A-Verbindungen) → nach 10-stündiger Narkose kommt es zu einem Abfall der Compound-A–Konzentration (Reaktionsvermögen des CO_2-Absorbers ↓)
  ▶ der neu auf den Markt kommende **Atemkalk Amsorb** (er enthält neben $Ca(OH)_2$ auch $CaSO_4$ und $CaCl_2$) soll nur noch zu einer geringfügigen Compound-A-Bildung führen!

▶ In **Deutschland** ist Sevofluran zur Low-flow- und Minimal-flow-Anästhesie ohne zeitliche Begrenzung zugelassen!
Die FDA hat für den amerikanischen Kontinent Anfang 1999 Sevofluran bei einem Frischgasflow von 1 Liter/min für Narkosen mit einer maximalen Dauer von 2 Stunden zugelassen!

Desfluran (Suprane)

- fluorierter Methyl-Äthyläther (CHF_2-O-CHF-CF_3) (ähnelt in der Struktur Isofluran, besitzt jedoch kein Chlorid-Ion)
- klinische Zulassung in den USA bereits 1992, Deutschland 1995

Pha:
- niedriger Blut-Gas-VK: 0,42
- ⇒ bietet sich daher zur Inhalationseinleitung an, allerdings **stechender Geruch** ⇒ bei Maskeneinleitung in hohem Prozentsatz Husten und Atemanhalten, bei Kindern erhöhte Inzidenz an Laryngospasmus
- hoher Dampfdruck (664 mmHg) entspricht nahezu dem atmosphärischen Druck bei Raumtemperatur, sodaß ein spezieller Verdampfer notwendig ist
- günstig für Anästhesie im geschlossenen System, reagiert nicht mit dem Atemkalk
- sehr stabil (Metabolisierung: ≈ 0,02–0,03%)

MAC:
- MAC (Erw.) in O_2: 6–7 Vol.-%
- MAC (Erw.) mit 70% N_2O: 2,8 Vol.-%

NW:
- kardiale Wirkungen ähnlich dem Isofluran
- bei schneller Konzentrationserhöhung starke Sympathikusstimulation
- tierexperimentell hohe biologische Stabilität des Moleküls mit fehlender Toxizität

Kohlenmonoxid (CO)-Bildung durch volatile Anästhetika im CO_2-Absorber

- **CO-Bildung bei gleichen MAC-Werten** durch Degradation am trockenem
  - **Bariumhydroxid**-Atemkalk: Desfluran (bis 8000 ppm) > Enfluran (bis 4000 ppm) > Isofluran (bis 600 ppm) oder
  - **Natriumhydroxid**-Atemkalk: Desfluran = Enfluran > Isofluran
- bei CO-Bildung unter **äquimolarer Konzentration** zeigt **Enfluran** eine größere CO-Produktion als **Desfluran** und letztgenannte Substanz wiederum eine größere als **Isofluran**
- ▶ bei **Halothan** und **Sevofluran** vernachlässigbare geringe CO-Bildung
- resultierende Bildung von Carboxyhämoglobin (z.T. ≥ 30%) → Blockade der Sauerstoffbindung an das Häm-Molekül des Hämoglobins und zusätzlich Linksverschiebung der Sauerstoffbindungskurve mit erhöhter Sauerstoffaffinität von Hb-O_2 (schlechtere Gewebsoxygenierung)

CO-Bildung
abhängig vom
- Wassergehalt des Atemkalks → je trockener, desto mehr CO-Bildung
  - ▶ frischer Atemkalk hat normalerweise einen Wassergehalt von ca. 15%
- „Absorber-Typ" (Bariumhydroxid- > Natriumhydroxid-Absorber)
- Temperatur → je heißer der Atemkalk, desto größer die CO-Produktion

Inzidenz
erhöhter CO-Werte (> 30 ppm) unter Inhalationsanästhesie:
- 0,46% bei der ersten Anästhesie am Tag im OP-Bereich
- 2,9% bei einer Anästhesie im „Klinikaußenbereich"
- für alle Allgemeinanästhesien: ca. 0,3%

▶ die CO-Bildung kann reduziert werden durch:
  - Verwendung von frischem, feuchtem Atemkalk (die erneute oder zusätzliche Befeuchtung des Atemkalks mit Aqua dest. wird nicht empfohlen → unregelmäßige Verteilung der Feuchtigkeit im Absorber mit **verminderter CO_2-Absorptionskapazität**)
  - Anwendung eines niedrigen Frischgasflußes (low- bzw. minimal-flow)
  - zusätzliche Absorberbefeuchtung

! Registrierung der CO-Bildung mittels Messung des Carboxyhämoglobinkonzentration im Patientenblut → Blutgasanalyse mit CO-Oxymeter! Die pulsoxymetrische Registrierung zeigt während CO-Intoxikationen falsch-hohe Werte

22 Anästhetika

Empfehlung
Vermeidung der intraoperativen CO-Bildung durch Wechsel des Atemkalks bei starker Erwärmung oder Verfärbung des Atemkalks, nach verzögerter Inhalationseinleitung, mind. jedoch einmal pro Woche, sowie Befüllung eines länger nicht verwendeten Beatmungsgerätes mit frischem Absorber.

Stickoxydul (Lachgas, N_2O)

- 1772 von Priestley, Leeds, synthetisiert
- ≈ 1844 Anwendung von Zahnärzten
- nichtexplosiv, unterstützt jedoch Brennvorgänge
- völlig inertes Gas (farb-, geruchs-, geschmacklos), keine Schleimhautirritation
- bei Raumtemperatur gasförmig
- Aufbewahrung: in grauen Stahlflaschen (GB, USA in blauen Stahlflaschen ≈ neue ISO 32 Norm). 75% in flüssiger Form, Rest ist gasförmig und steht im Gleichgewicht mit der flüssigen Form
- Gas mit einer kritischen Temperatur von 36,5 °C, sein kritischer Druck beträgt 72,6 bar. Umwandlung vom flüssigen in den gasförmigen Zustand benötigt Wärme → bei Entnahme von Lachgas aus der Flasche kommt es zu Abkühlungsvorgängen. Der Druck innerhalb der Lachgasflasche bleibt gleich, bis die Flasche fast leer ist, d. h. es ist kein Rückschluß vom Druck in der Flasche auf den Füllungszustand möglich. Erst wenn das flüssige Lachgas vollständig aufgebraucht ist, kommt es zu einem raschen Druckabfall in der Flasche. Der Füllungszustand einer Lachgasflasche läßt sich somit nur durch **Wiegen** bestimmen (Leergewicht der Flasche ist außen markiert):
Lachgasgehalt = N_2O (Liter) = (Istgewicht − Leergewicht) × 500
- Lachgas wird hergestellt, indem Ammoniumnitrat auf 245–270 °C erhitzt wird; als Verunreinigungsprodukte entstehen NO und NO_2, die beide toxisch wirken

Pha:
- gute Analgesie, schlechte Narkose (keine Mononarkose möglich) Analgesie wird über µ-Opioidrezeptoren vermittelt
- niedriger Blut-Gas-VK: 0,47
⇒ schlecht löslich ⇒ schnelle Gleichgewichtseinstellung zwischen Partialdruck in Alveolen und Gehirn
- keine Biotransformation
- keine Biotransformation, jedoch Verstoffwechselung von Darmbakterien zu einem sehr geringen Anteil (0,004%) zu N_2

MAC: MAC-Wert: 104 Vol.-%
⇒ selbst bei 80 Vol.-% wird keine ausreichende Narkose erreicht, es besteht hierbei jedoch schon Hypoxiegefahr. Deshalb sollen 70 Vol.-% nicht überschritten werden (50–70 Vol.-% klinisch üblich)

Ind:
- N_2O wird im Wesentlichen zur Supplementierung anderer Anästhetika (Inhalations- oder i.v.-Anästhetika) eingesetzt, um deren Dosis und damit auch NW zu verringern (s. auch Second-gas-Effekt)

NW:
- leichte zentrale Sympathikusstimulation (Katecholaminspiegel ↑)
- direkt neg.-inotrop ⇒ HZV ↓ (bei reduzierter LVF, am gesunden Herzen gering ausgeprägt)
- keine oder geringe Atemdepression, Induktion einer Hyposmie (verstärkt die durch Thiopental verursachte Atemdepression, bes. in Kombination mit Opioiden)
- **intrakranieller Druck ↑** (zerebrale Vasodilatation)
- **Diffusion in luftgefüllte Räume!** N_2O ist 35-fach besser löslich als N_2 Blut-Gas-VK = 0,013. Dehnbare Höhlen (z. B. Darm) vergrößern konsekutiv ihr Volumen, während nichtdehnbare Höhlen (z. B. Tubuscuff, Mittelohr) ihren Innendruck steigern, da Lachgas schneller in den Hohlraum diffundiert, als Stickstoff herausströmt
- **Diffusionshypoxie** bei Ausleitung möglich. Bei Abstellen der Lachgaszufuhr führt die niedrige Blut-Gas-Löslichkeit zu einer raschen pulmonalen Abatmung des im Körper vorhandenen Lachgases. Es wird so schnell vom Blut in die Alveolen abgegeben, sodaß es dort Sauerstoff verdrängen und eine Diffusionshypoxie verursachen kann
- keine Wirkung auf Leber, Niere, Muskeln
- bei langer Anwendung (> 6 h) kann es zu einer **Knochenmarkdepression und -aplasie** mit megaloblastärer Anämie, Leuko- und Thrombopenie kommen (auch bei Anwendungszeit < 6 h ist eine Störung des Vitamin B_{12}-Stoffwechsels ebenfalls möglich)
Cave: Anamnese, erhöhtes MCV und MCH bei Risikopatienten: vorbestehender Vitamin B_{12}-Mangel nach Gastrektomien, Ileumresektionen, Blindloop-Syndrom mit bakterieller Überwucherung des Darmes, chronischer Alkoholismus, bei Fischbandwurmbefall sowie strengem Vegetarismus
Ursache: Oxidation von Cobaltatomen (Co^+ zu Co^{3+}) des Adenosyl- und Methyl-Cobalamins (= Vitamin B_{12}) durch N_2O.
Vitamin B_{12} ist ein Co-Faktor der Methioninsynthase, die die Reaktion von Methyltetrahydrofolsäure zu Tetrahydrofolat und **Homocystein** und Methionin katalysiert. Hierdurch kommt es zu einer Homocysteinämie (Risikofaktor für koronare Herzerkrankung und zerebralem Insult). Lachgas **hemmt** somit die hepatische **Methioninsynthase**, die an der Folsäure- und DNA-Synthese (Desoxythymidinsynthese) beteiligt ist **(Mitosehemmung)**.
Vitamin B_{12}-Mangel ⇒ Störung der DNA-Synthese, sowie Synthesestörung von Cholin, cholinhaltiger Phospholipide und Myelin. Demyelinisierungsprozesse und Störung des Knochenmarks (Leukopenie, Thrombozytopenie und ggf. megaloblastärer Anämie) jedoch erst nach längerer Latenz 2,5–8 Wochen!)
⇒ teratogene und abortfördernde Wirkungen (signifikant erst jenseits von 1000 ppm)
Diese Effekte ließen sich durch die prophylaktische Gabe von Folsäure verhindern

> **!** Aus diesen Gründen sollte der Einsatz von Lachgas in den ersten beiden Schwangerschaftsdritteln eingeschränkt bzw. reduzierte Konzentrationen (< 50%) angewendet werden

▶ **Anmerkung:**
Studien beim Menschen haben sich meist auf die retrospektive Analyse bei geburtshilflichen Patientinnen und beim Op.-Personal konzentriert. Bei beiden wurde eine erhöhte Spontanabortrate nachgewiesen. Jedoch konnte bis zum jetzigen Zeitpunkt in keiner Studie eine erhöhte Inzidenz kongenitaler Abnormalitäten beim Vergleich von während der Schwangerschaft operierten Kollektiven und entsprechenden Kontrollgruppen gezeigt werden

KI:
- Ileus (evtl. max. 50 Vol.-%)
- Pneumothorax, wenn keine Drainage vorhanden ist
- Pneumozephalus
- Pneumoperitoneum
- Mediastinalemphysem
- Hirndruck
- Zwerchfellhernie
- sitzende Position und LTPL mit VVBP (venovenöser Biopumpe): Luftemboliegefahr
- relativ: Tympanoplastik
- ▶ **Cave:** Diffusionshypoxie bei Narkoseausleitung (daher 100% O_2)

▶ 50 Vol.-% N_2O bei:
- KHK
- Sectio
- Frühschwangerschaft (Mitosehemmung)

Gefahren der Narkosegasbelastung

Metabolisierung halogenierter Inhalationanästhetika

Halothan	• ca. 20% Metabolisierung (hauptsächlich zu Trifluoressigsäure via Cytochrom P_{450}) • chronische Exposition subanästhetischer Konzentrationen → gesteigerter Pharmakametabolismus • gesteigerte Halothanmetabolisierung nach Enzyminduktion z. B. durch Phenobarbital
Enfluran	• ca. 2–3% Metabolisierung (langsame Biotransformation durch oxydative Dehalogenierung [F⁻]) • durch chronische Exposition keine Beeinflussung der hepatischen P_{450}-Aktivität oder Defluorination
Isofluran	• ca. 0,2% Metabolisierung (z. T. Trifluoressigsäure) • chronische Exposition steigert die hepatische P_{450}-Aktivität nicht

Inhalationsanästhetika 25

Toxizität von Inhalationsanästhetika

Halogenierte Inhalationanästhetika: verschiedene Wirkungen

Akute Toxizität
- Wirkungen auf die Leber („Halothanhepatitis", Lebernekrose 1:35000)
- Nireneneffekte (F$^-$ bei Methoxyfluran, jedoch unterhalb toxischer Schwelle bei Enfluran, Isofluran, gesteigert unter Enzyminduktion)
- keine Gonadeneffekte bei chronischer Exposition beim Menschen

Chronische Toxizität
(grundsätzlich geringes Potential, jedoch eine große Zahl chronisch Exponierter)
- Mutagenität – Langzeit- und Kurzzeituntersuchungen beim Menschen negativ
- Karzinogenität – fraglich geringe Risikosteigerung bei chronischer Exposition für Frauen
  – generell nach experimentellen Untersuchungen bei Tieren und Menschen → kein karzinogenes Risiko im Operationssaal
- Teratogenität – nach Langzeitexposition (Stunden – Tage) in anästhetischen Dosen in der Schwangerschaft
  – Verhaltensteratogenität (bei Nagetieren)

▶ **Anmerkung:**
- Halothan erhöht bei Tieren die Inzidenz von Gaumendefekten und Spontanaborten
- Isofluran verursacht ein erhöhtes Auftreten von Gaumenspaltendefekten bei Mäusen, jedoch nicht bei Ratten

Umweltbelastende Wirkungen von Inhalationsanästhetika

Arbeitsplatzkontamination abhängig von
- Narkoseverfahren und Frischgasflow
- Leckagen im Hochdruck-, Dosier- und Beatmungssystem
- funktionierender Narkosegasabsaugung (Maskennarkose ohne Absaugung)
- Disziplin am Arbeitsplatz
- Raumklimatisierung (Luftwechselrate, Rezirkulation der Raumluft) besonders im Aufwachraum

Ozonschicht (ozonzerstörend)
- alle drei fluorierten Chlorkohlenwasserstoffverbindungen (FCKW) Halothan, Enfluran und Isofluran tragen zur Zerstörung der Ozonschicht in der Atmosphäre bei, wobei die Schädigungspotenz unterschiedlich ist (Bromide > Chloride >> Fluoride)
  $Cl + O_3 \rightarrow ClO + O_2$
  $ClO + O \rightarrow Cl + O_2$
  ⇒ Narkosegasabsaugung bzw.-filter sind notwendig
- Ozonabbaupotential für Halothan 0,36, Enfluran und Isofluran 0,02 (FCKW 1,0), außerdem haben sie nur eine Lebensdauer von 3 Jahren gegenüber 70–140 Jahre bei den FCKW-Stoffen
- Anteil des medizinischen Gases liegt sicher unter 2%

▶ Desfluran und Sevofluran sind keine fluorierten Chlorkohlenwasserstoffe (FCKW), sondern fluorierte Kohlenwasserstoffe (FKW)!

MAK Werte (maximale Arbeitsplatzkonzentration)/ Richtwerte in einigen Ländern

	N_2O [ppm]	Halothan [ppm]	Enfluran [ppm]	Isofluran [ppm]	Jahr
Deutschland	100 über 8 h; max. 200 für < 30 min	5	20	10	1993
Hamburg/ Saarland	50	5	10	10	1990
Belgien	50	50	75	–	1990
Frankreich	–	50	75	–	
Italien	50	2,5	5	–	
Österreich	–	5	–	–	
Schweiz	100	5	10	10	
USA	$50^1/25^2$	$50^1/2^2$	$75^1/2^2$	$-/2^2$	1988

ppm = parts per million = ml/m³
[1] Empfehlung der American Conference of Govermental and Industrial Hygienists (**ACGIH**)
[2] Empfehlung des National Institute for Occupational Safety and Health (**NIOSH**) für alle halogenierten Anästhetika: durchschnittlicher 8-Stunden-Höchstwert von 2 ppm (für die Anästhetika alleine) und 0,5 ppm in Kombination mit N_2O

▶ die MAK-Werte wurden „willkürlich" festgelegt und basieren auf keiner wissenschaftlichen, toxischen Untersuchung!

Für Desfluran und Sevofluran liegen gegenwärtig bundesweit keine MAK-Richtlinien vor!

Xenon – als Alternative zum Lachgas?

- 1898 von Ramsay und Travers entdeckt
- 1935 Behnke entdeckt die narkotische Wirkung der Edelgase unter hyperbaren Bedingungen (4 atm) → Xenon ist das einzige Edelgas, das einen narkotischen Effekt unter Atmosphärendruck besitzt!
- 1951 erste Xenonnarkose durch Cullen und Gross
- 1990 erste größere Patientenstudie von Lachmann
- farb-, geruch- und geschmackloses, nichtexplosives **Edelgas**
- inert und untoxisch
- 5mal schwerer als Luft
- wirkt ca. 1,5fach stärker **analgetisch** als Lachgas, ist euphorisierend und hat eine stärkere anästhetische Komponente als Lachgas; **postanalgetischer** Effekt über die Xenonanwendung hinaus → geringerer postoperativer Analgetikabedarf

- teuer (≈ 6 US $/Liter im Jahr 1995) und in nur geringer Konzentration in der Luft vorhanden (0,086 ppm)
- Rückgewinnung des exhalierten Xenons durch Verflüssigung unter Kühlung (+16 °C = kritische Temperatur) und Kompression (55–60 atm)
- Isotop ^{133}Xenon (HWZ: 5,25 Tage) dient u.a. der Messung der zerebralen Perfusion

WM:
- wahrscheinlich Inhibierung von exzitatorischen NMDA-Rezeptoren

Pha:
- Siedepunkt: -108,1 °C
- sehr niedriger Blut-Gas-VK: **0,14** ⇒ in 120–150 s volle Aufsättigung
- schnelle Wash-in-Phase (bei 3 l/min Frischgasflow unter einer Konzentration von 70% Xenon ist nach 2,5 min die Wash-in-Phase abgeschlossen)
- im Vergleich zu anderen Edelgasen wie Argon hat Xenon schon unter Atmosphärendruck eine sedierende Komponente
- keine Metabolisierung

MAC:	MAC-Wert **71** Vol.-%

NW:
- stabile Hämodynamik: kein Abfall des MAP (im Gegensatz zu den volativen Anästhetika wie z. B. Isofluran, Desfluran), leichter Anstieg der Herzfrequenz, keine Änderung des SVR oder des Herzindex
- niedrigere Adrenalin- und Cortisolplasmaspiegel unter Xenonanästhesie
- ggf. diskrete Hirndrucksteigerung durch Anstieg des CBF → Anwendung nur unter entsprechendem Monitoring
- **Cave:** Diffusion in Hohlräume und Akkumulation bei längerer Xenondisposition (> 1,5h) und Gefahr der Diffusionshypoxie beim Abfluten
- kein Trigger der malignen Hyperthermie, keine Teratogenität
- F_iO_2 auf 30% begrenzt
- kann ggf. Emesis und Nausea verursachen
- höhere Dichte und Viskosität im Vergleich zu Lachgas → Zunahme der Resistance (0,23 cm H_2O × l^{-1} × s^{-1}) → **Cave:** Xenoneinsatz bei COPD-Patienten!

> **!** Ob die Xenonanästhesie zukünftig über ein vollautomatisches Minimalflow-System durchführbar ist, wird sich zeigen müssen.
> Weitere Alternative: Recycling von Anästhesiegasen

2 Injektionsanästhetika

Wirkmechanismen und Pharmakologie

WM:
- **biophysikalische Theorie** (direkte Beeinflussung der Zellmembran)
- **Transmittertheorie** (Interaktion mit Neurotransmittern) z. B. GABA Veränderung GABA-mimetischer Übertragung; GABA = inhibierender Neurotransmitter, Stimulation postsynaptischer GABA-Rezeptoren ⇒ Hyperpolarisation (Hemmung) postsynaptischer Neurone

Pha:
- hypnotische Wirkung wird durch **Umverteilung** beendet (bes. wichtig, wenn das Gewebe aufgesättigt ist, z. B. bei hoher Einzeldosis, mehrfacher Nachinjektion, kontinuierlicher Infusion ⇒ Wirkungsverlängerung)
- volatile Anästhetika reduzieren die Durchblutung und den Metabolismus der Leber → Clearance ↓, HWZ ↑ (bes. Methohexital, Etomidat, Ketamin)
- ältere Patienten benötigen geringere Einleitungsdosis (verlangsamte Umverteilung oder veränderte Verteilung des HZV zu den Organen)

	Clearance (ml/kg/min)	HWZ (Std)	Hepatische Ausscheid.	Vdss * (l/kg)	Proteinbindung (%)
Thiopental	3,4	11,4	0,15	1,2–3,8	85
Methohexital	10,9	3,9	0,50	76	73
Etomidat	17,9	4,6	0,9	2,2–4,5	77
Propofol	59,4	0,9	0,9	2,6–10	97
Ketamin	16–18	2–3	0,9	2,5–3,5	≈ 30
S(+)-Ketamin	20–33	2–3,5		3,5–5,5	
Diazepam	0,4	32	0,03	1–3	98
Midazolam	7,5	2,5	0,51	1,0–2,0	94

*Vdss = Verteilungsvolumen im Steady state

Anästhetika

Wirkung auf das kardiovaskuläre System

	Arterieller Mitteldruck	Herzfrequenz	HZV	SVR	Venodilatation
Thiopental	↓	↑	↓	↔ ↑	↑
Methohexital	↓	↑↑	↓	↔	↑
Etomidat	↔	↔	↔	↔	↔
Propofol	↓	↓	↔ ↓	↓	↑
Ketamin	↑↑	↑↑	↑	↑	↔
Diazepam	↔ ↓	↓ ↑	↔	↑ ↓	↑
Midazolam	↔ ↓	↓ ↑	↔ ↓	↔ ↓	↑

Wirkung auf das ZNS

	zerebraler Blutfluß	zerebraler Metabolismus	Intrakranieller Druck
Thiopental	↓↓	↓↓	↓↓
Methohexital	↓↓	↓↓	↓↓
Etomidat	↓↓	↓↓	↓↓
Propofol	↓↓	↓↓	↓↓
Ketamin	↑↑	↑	↑
Diazepam	↓	↓	↓
Midazolam	↓	↓	↓

Wirkung auf die Atmung

	Atemdepression	Atemwegswiderstand
Thiopental	↑↑	↔
Methohexital	↑↑	↔
Etomidat	↑	↔
Propofol	↑↑	↔
Ketamin	↔	↓↓
Diazepam	↑	↔
Midazolam	↑	↔

Barbiturate

- Derivate der Barbitursäure und Substitution am C_2, Synthese aus Harnstoff und Malonsäure
- sog. Schlaferzwinger

WM:
- globale Dämpfung aller erregbaren Gewebe, bes. ZNS-Dämpfung (funktionelle Hemmung der Formatio reticularis im Hirnstamm)
- Senkung des ICP (Reduktion um 50% vom Ausgangsdruck, da zerebrales Blutvolumen ↓ und zerebraler Gefäßwiderstand ↑)
- O_2-Bedarf des Gehirnstoffwechsels ↓
- antikonvulsiv
- schneller Wirkungseintritt (10–20 s)
- kurze Wirkdauer weniger durch Eliminationshalbwertszeit (HWZ), d. h. Metabolisierung (Leber), als vielmehr durch Umverteilungsphänomene (Verteilungshalbwertszeit ≈ 3 min) im Organismus (Blut → ZNS, Lunge, Leber → Muskel-, Fettgewebe) bestimmt. Nicht bei wiederholter Gabe ⇒ Wirkdauer↑
- **hohe Plasmaeiweißbindung;** aufgrund der hohen Proteinbindung (> 90%) wird nur < 1% unverändert renal ausgeschieden, aber verminderte Proteinbindung bei urämischen Patienten → eine um 5% geringere Plasmaeiweißbindung bewirkt 50%ige Zunahme der wirksamen Konzentration → Dosisreduktion oder anderes Injektionsanästhetikum

Ind:
- Narkoseeinleitung
- kurze schmerzlose Eingriffe (z. B. Kardioversion mit Methohexital)
- Krampfzustände (früher Narkoanalyse, Elektrokrampftherapie)

NW:
- dosisabhängige kardiovaskuläre Depression
  - neg.-inotrop, Vasodilatation (art./ven.), RR ↓, HMV ↓ (Thiopental > Methohexital)
- reflektorische Tachykardie
- dosisabhängige Atemdepression (zentral) → Apnoe
- Laryngo-, Bronchospasmus und Singultus (bes. bei flacher Anästhesie)
- allergische Reaktion (Histaminfreisetzung)
- Venenreizung
- Enzyminduktion in Leber (Porphyrinsynthese gesteigert ⇒ Induktion eines Porphyrieanfalls, Beeinflussung des Metabolismus zahlreicher Pharmaka)
- unwillkürliche Muskelbewegungen, keine Muskelrelaxierung
- keine Analgesie, vielmehr Hyperalgesie im niedrigen Dosisbereich
- Kumulation
- versehentliche intraarterielle Injektion → Gefäßspasmus, Gangrän; paravale Injektion → Gewebsnekrose

KI:
- akute hepatische Porphyrie!! (Kunstfehler per se)
- schwerer Leberschaden → deutliche Wirkungsverlängerung
- schwere Hypovolämie, Schock
- manifeste Herzinsuffizienz (akuter Myokardinfarkt)
- Mitralklappenstenose
- Atemwegsobstruktion (Asthma bronchiale) und Dyspnoe
- Barbituratallergie

▶ **Cave:**
- Myasthenie
- Antabus
- „schlechte Venen" mit Gefahr der paravenösen Injektion

Methohexital (Brevimytal)

- 1 Fl. à 100 mg oder 500 mg
  1%ige bzw. 5%ige Lösung: (10 oder 50 mg/ml)
- stark alkalisch (pH ≈ 11)
- methyliertes Oxybarbiturat (O_2-Atom an C2)

Pha:
- kürzere Wirkdauer als Thiopental (bei 100 mg ist der Patient nach 5–10 min wach, durch rasche Umverteilung ins Gewebe)
- HWZ: (1,5)–3,9–(5) h

> **Dosis: Narkoseeinleitung:**
> - **Erw.:** 1–1,5 mg/kg i.v.
> - **Kinder:** bis 2 mg/kg i.v.
> - **rektal:** 20–30 mg/kg
> - **i.m.:** 5 mg/kg

NW:
- weniger kreislaufdepressiv als Thiopental

Thiopental (Trapanal)

- 1 Fl. à 0,5 g oder à 2,5 g
  2,5%ige bzw. 5%ige Lösung: (25 oder 50 mg/ml)
- stark alkalisch (pH ≈ 10,6)
- Thiobarbiturat (Schwefel an C2)
- HWZ: 10–12 h

> **Dosis: Narkoseeinleitung:**
> - **Erw.:** 3–5 mg/kg i.v.
> - **Kinder:** bis 7 mg/kg i.v.
> - **rektal** (Kinder ab 10 kg): 30 mg/kg (1% oder 2,5%ige Lsg.); maximal 1,0 g

NW:
- stärker kreislaufdepressiv als Methohexital

Phenobarbital (Luminal, Luminaletten)

- 1 Amp. à 1 ml = 200 mg auf 10–20 ml verdünnt (1 ml = 10–20 mg)
- 1 Tbl. = 100 mg
- Luminaletten 1 Tbl. = 15 mg
- stark alkalisch (pH ≈ 11)

Pha:
- hypnotische Wirkung (8–16 h)
- 30%ige renale Elimination (Cave: Niereninsuffizienz)

> **Dosis: für intermittierende Sedierung:**
> - z. B. bei beatmeten Kindern: 5 mg/kg i.v.
>
> **als Antikonvulsivum:**
> - Erw.: 1–3 mg/kg in 2 Dosen tgl. p.o.
> - Kinder: 3–4 mg/kg in 2 Dosen tgl. p.o.

NW:
- starke Enzyminduktion!

Etomidat (Hypnomidate, Etomidat -Lipuro)

- carboxyliertes Imidazolderivat
- 1965 von Janssen synthetisiert
- gelöst in 35% Propylenglykol (pH 3,4; Osmol. ↑ mit 4900 mosmol/l) oder als Lipidemulsion seit 1990 (pH: 7,4; Osmol. 390 mosmol/l)
- 1 Amp. à 10 ml = 20 mg (2 mg/ml)

WM:
- dämpfend auf Formatio reticularis durch GABA-mimetischen Effekt

Pha:
- sehr kurz wirkendes i.v.-Narkotikum
- Wirkeintritt: 30–60 s
- Wirkdauer: 3–5 min (Umverteilung)
- HWZ: ca. 4,6 h
- rasch metabolisiert (Abbau hauptsächlich hepatisch und durch Plasma-Esterasen)
- geringe Senkung des ICP (≈ 36% vom Ausgangswert)

Ind:
- kurze schmerzlose Eingriffe (z. B. Kardioversion)
- zur Einleitung für Inhalationsanästhesien weniger geeignet, da kurze Wirkdauer und keine analgetische Potenz (evtl. mit genügend Fentanyl und Nachinjektion, bevor Inhalationsanästhetikum anflutet)
- kreislauf-und leberschonend (Koronardilatation, -durchblutung um 20% ↑ → „Luxusperfusion", daher bes. bei Risikopatienten eingesetzt)
- große therapeutische Breite (kann beim Herzkranken auch zu Beeinträchtigung des kardiovaskulären Systems führen, aber weniger als andere Einleitungssubstanzen → MAP: 10% ↓, SVR: 12% ↓, HF: 10% ↑)

> **Dosis: Narkoseeinleitung:** 0,15–0,3 mg/kg i.v.

NW:
- Übelkeit und Erbrechen (bei 30% der erwachsenen Patienten)
- **Myoklonien** infolge neuronaler Enthemmung auf spinaler Ebene (im EEG kein Krampfpotential) → durch Prämedikation mit Benzodiazepin, Vorinjektion von Fentanyl können diese meist vermindert werden
- nicht zur Langzeitanwendung geeignet → konzentrationsabhängige und **reversible Hemmung der Kortisolsynthese** (11-β-Hydroxylase), hält nach einer Einleitungsdosis mind. 4–6 ggf. bis 24 h an und kann möglicherweise mit der Wundheilung und der Resistenz gegen Infektionen interferieren. Bei kardiochirurgischen Patienten führte die kurzfristige kontinuierliche Etomidatinfusion (0,36 mg/kg/h) zu keinem unterschiedlichen Kortisolspiegel im Vergleich zu Midazolam, jedoch geringerer Stimulierbarkeit der NNR durch ACTH-Gabe daneben auch Hemmung der 17-α-Hydroxylase → Mineralokortikoidsynthese ↓
- Injektionsschmerz! (30–80%) bei Etomidat Lipuro deutlich geringer
- keine Histaminausschüttung

Propofol (Disoprivan, Propofol, Propofol-Lipuro)

- 2,6-Diisopropylphenol
- 1977 von Kay und Rolly synthetisiert, 1989 klinisch eingeführt; erste getestete Substanz war noch in Cremophor EL gelöst (allerg. Reaktion ↑)
- Wirksubstanz in Öl/Wasseremulsion gelöst (10% Sojaöl, 1,2% Eiphospatid, 2,5% Glycerin), bei Propofol-Lipuro 1% (Sojaöl, mittelkettige Triglyceride, Glycerol, Eilecithin, Natriumoleat)
- 1%ige Lösung (10 mg/ml)
- 2%ige Lösung (20 mg/ml): mehr Propofol bei weniger Fett
  (1%ig: 0,1 g/ml, 2%ig: 0,05 g/ml)
- pH: 6–8,5

Pha:
- in Leber metabolisiert (mit Glukuronsäure konjugiert), Ausscheidung inaktiver Metaboliten zu 88% über Niere
- Clearance 1,5–2,2 l/min d. h. Cl größer als der Leberfluß von 1,5 l/min → **extrahepatische Metabolisierung!** ggf. in der Lunge, da hier ein nennenswerter pulmonaler First-pass-Effekt stattfindet
- kurze Wirkdauer (4–6 min) durch schnelle Umverteilung ⇒ rasches Erwachen: Aufwachkonzentration: 1µg/ml; Hautschnitt: 3–6 µg/ml notwendig
- HWZ: ≈ 55 min
- ▶ Propofol 2% besitzt ein größeres Verteilungsvolumen und eine deutlich verlängerte terminale HWZ ($t_{1/2}$) bei Langzeitsedierung im Vergleich zur 1%igen Lösung
- Senkung des ICP (Reduktion um ≈ 51%) und Senkung des O_2-Verbrauchs um ≈ 36%
- keine Analgesie

- **antiemetische Wirkung**, z. B. postoperativ: 10 mg-Boli oder 1 mg/kg/h während des Eingriffs → Reduktion der Inzidenz von Übelkeit und Erbrechen (von 65% auf 10%) in der postoperativen Frühphase
  ▶ die antiemetische Wirkung von Propofol beruht wahrscheinlich auf:
    - einer dämpfenden Wirkung auf die kortikalen / subkortikalen Afferenzen, einschließlich des Brechzentrums,
    - einer unspezifischen Wirkung auf den $5-HT_3$-Rezeptor und
    - einer Verminderung der Serotoninfreisetzung im ZNS
- bronchodilatorischer Effekt mit Reduktion des Atemwegswiderstandes in hoher Dosierung (≥ 2,5mg/kg)

Ind:
- Narkoseeinleitung (auch bei akuter hepatischer Porphyrie!)
- kurze schmerzlose Eingriffe (z. B. Kardioversion)
- TIVA (Alfentanil, Remifentanil-Perfusor)
- Larynxmaske (gute Reflexdämpfung des Hypopharynx)
- Langzeitsedierung (Dosissteigerung zwischen 8. und 12. Tag kann durch Analgetikagaben verhindert werden!)

Dosis: Narkoseeinleitung: (langsam nach Wirkung injizieren)
- **Erw.:** 1,5–2,5 mg/kg i.v.
- **Kinder** > 8 Jahre: ca. 2,5 mg/kg i.v.;
  < 8 Jahre: 2,5–4 mg/Kg i.v.

Narkoseaufrechterhaltung:
- 25–50 mg Boli (2,5–5 ml) ca. alle 10 min
- **Perfusor:** 6–12 mg/kg/h (0,1–0,2 mg/kg/min) ≈ 30–50 ml/h
- **Sedierung:** 1–4 mg/kg/h

▶ evtl. höhere Dosierung bei Einsatz der Larynxmaske notwendig
▶ geringere bzw. langsamere Dosierung bei:
  – älteren Patienten und Patienten der Risikogruppen ASA III und ASA IV
  – Atem-, Herz-, Leber- oder Nierenfunktionsstörung
  – Hypovolämie (möglichst vorher kompensieren)

NW:
- Atemdepression (vorübergehende Apnoe)
- kardiovaskuläre NW: dosisabhängig RR ↓ infolge neg.-Inotropie und Vasodilatation (bei langsamer Injektion geringer ausgeprägt)
- Bradykardie (bes. unter β-Blockertherapie)
- **Injektionsschmerz** → Vorgabe von 2 ml Lidocain 1% in gestaute Vene
- sehr selten Histaminfreisetzung (Erythem mit Bronchospasmus)
- 10% Muskelzuckungen und unwillkürliche Bewegungen bei Einleitung (nichtepileptische Myoklonien!)
- sexuelle Enthemmung
- EEG-Veränderungen nach Propofol gleichen denen von Thiopental; jedoch selten verzögert auftretende Krampfanfälle (epileptogene Akti-

vität) bei positiver Anamnese (1:50.000) beschrieben. Bei der Elektrokrampftherapie ist die Dauer der ausgelösten Krampfanfälle aber kürzer als bei Methohexital
- Hustenreiz in 5 % der Fälle; nasaler Juckreiz
- **zusätzliche Fettzufuhr** bes. 1%ige Lösung bei Langzeitgabe wichtig (1 ml = 0,1 g Fett)
- Laktazidose, Leberverfettung, Leberversagen (bes. bei Kleinkindern unter kontinuierlicher Infusion)
- Pankreatitis
- Grünverfärbung des Urins bei Langzeitanwendung

KI:
- Schwangerschaft
- **Cave:** Fettstoffwechselstörungen
- Kinder < 16 Jahre zur Sedierung
- Propofol: Kinder < 3 Jahre zur Einleitung und Aufrechterhaltung einer Allgemeinanästhesie
- Propofol-Lipuro: Kinder < 1 Monat zur Einleitung und Aufrechterhaltung einer Allgemeinanästhesie (seit 2001). Die Zulassung für Disoprivan nach dem 1. Lebensmonat ist nur noch eine Frage der Zeit
- ▶ bei ambulanter Anästhesie mit Epilepsie in der Anamnese evtl. nur bei fehlenden Alternativen anwenden

Bakterielle Kontamination
- Gefahr der bakteriellen Kontamination der lipidhaltigen Propofollösung bereits 6 Stunden nach Ampullenöffnung! Die Infusion aus einem Infusionssystem darf 12 Stunden nicht überschreiten
- der Zusatz von 0,005 Gew.-% Dinatriumedatat (EDTA), bei Disoprivan (Zeneca), soll das Wachstum von Mikroorganismen hemmen bzw. verzögern.

Das Wachstum häufig vorkommender Mikroorganismen soll so verzögert werden, daß nach extrinsischer Kontamination die Titerzunahme innerhalb von 24 h nicht mehr als das Zehnfache beträgt. Dies entspräche dem mikrobiellen Wachstumspotential einer Nichtlipid-Infusion
- der EDTA-Zusatz hat keine Auswirkung auf die Pharmakokinetik und keine klinisch relevanten Effekte auf die Kalzium- oder Magnesiumspiegel (lediglich 1 Studie zeigte eine vermehrte Zinkausscheidung über den Urin)
- in den USA ist Propofol seit 1996 mit EDTA-Zusatz auf dem Markt

> **! Anmerkung:**
> **Vorteile**
> - Angenehmes Einschlafen (besonders bei Perfusornarkoseeinleitung)
> - keine Kumulation (ideal zur Kurzzeitsedierung)

Ketamin (Ketanest, Ketanest S)

- Ketanest 1%ige oder 5%ige Lösung (10 mg/ml oder 50 mg/ml)
  1 Amp. à 5 ml = 50 mg oder 1 Inj.Fl. à 20 ml = 200 mg (10 mg/ml)
  1 Amp. à 2 ml = 100 mg oder 1 Inj.Fl. à 10 ml = 500 mg (50 mg/ml)
- Ketanest S 0,5%ige oder 2,5%ige Lösung (5 mg/ml oder 25 mg/ml)
  1 Amp. à 5 ml = 25 mg oder 1 Inj.Fl. à 20 ml = 100 mg (5 mg/ml)
  1 Amp. à 2 ml = 50 mg oder 1 Inj.Fl. à 10 ml = 250 mg (25 mg/ml)
- Phenzyklidin-Derivat, chemisch verwandt mit Halluzinogenen
- Razemat aus S(+)- und R(-)-Ketamin
- Razemat 1964 in den USA und 1969 in Deutschland eingeführt
  S(+)-Ketamin 1997 auf dem Deutschen Markt eingeführt
- pH: 3,5–5,5

WM: Theorien:
1. zentraler Muskarin-Rezeptorenantagonist → Wirkung durch Physostigmin(zentral wirksam!) antagonisierbar
2. Opioid-Rezeptoragonist (μ → Analgesie, σ → Dysphorie) → Effekt durch Naloxon teils antagonisierbar
3. nichtkompetitiver N-Methyl-D-Aspartat- Rezeptorantagonist (L-Glutamat)
4. Hemmung spannungsgesteuerter Natriumkanäle → lokalanästhetische Wirkung
5. Einfluß auf die zentrale und periphere monoaminerge Neurotransmission
- **keine echte Hypnose, sondern „dissoziative Bewußtlosigkeit"** (erscheint von der Umgebung abgekoppelt, ohne daß Schlafzustand eintritt [Katalepsie]) EEG-Veränderungen weisen auf eine Dissoziation von Thalamus und limbischem System hin
- Assoziationen sind zerschlagen bis zur Bewußtlosigkeit ⇒ Traumerlebnisse und Halluzinationen bes. in der Aufwachphase, daher Kombination mit Benzodiazepin sinnvoll (bei Kindern weniger vorkommend)

Pha: Razemat:
- Wirkeintritt: i.v.: ≈ 30 s, i.m.: 5–10 min
- Wirkdauer: i.v.: 5–15 min, i.m.: 10–25 min
- HWZ: 2–3 h
- geringe Proteinbindung im Plasma an α_1-Glykoproteinen (22–47%)
- hohe Lipophilie (5- bis 10mal größer als die von Thiopental)
- Abbau hauptsächlich in der Leber (Demethylierung über Cytochromoxidase P_{450}) zu Norketamin (1/3–1/5 anästhetische Potenz der Ausgangssubstanz), nur 4% unveränderte Ausscheidung über Niere
- langsam injizieren (Kreislaufstimulation)
- **potentes Analgetikum**, Kreuztoleranz mit Opioiden (wirkt möglicherweise partiell an den Opiatrezeptoren)
- Amnesie
- laryngeale und pharyngeale Reflexe und genereller Muskeltonus bleiben relativ gut erhalten, dies ist jedoch kein Aspirationsschutz!

S(+)-Ketamin:
- besitzt im Vergleich zum Razemat signifikant kürzere Aufwachzeiten, geringere psychomimetische Reaktionen, bessere analgetische Nachwirkung bei unveränderte Kreislauf- und endokrinen Reaktionen
- S(+)-Ketamin besitzt ein etwas größeres Verteilungsvolumen und eine leicht erhöhte Clearance
- anästhetisches Verhältnis S(+) : Razemat : R(-) = 3 : 1,7 : 1

Ind:
- kleinere chirurgische Eingriffe an der Körperoberfläche
- Narkoseeinleitung bei Patienten im Schock und bei Asthma bronchiale
- gelegentlich bei unkooperativen Kindern zur i.m.-Narkoseeinleitung
- Notfalltherapie: Verbrennungen, Bergung (i.m.)
- Analgosedierung in der Intensivmedizin, bes. bei Patienten mit Störungen der gastrointestinalen Motilität oder obstruktiven Ventilationsstörungen

---

Dosis: Ketamin (Ketanest):
Analgesie (in der Notfallmedizin):
- 0,25–1 mg/kg i.v. oder 0,5–2 mg/kg i.m.

Analgesie (mit Beatmung):
- 0,5–1 mg/kg i.v. oder 2–4 mg/kg i.m.

Narkoseeinleitung:
- 1–2 mg/kg i.v. oder 4–6–(8) mg/kg i.m.
  (evtl. halbe Initialdosis nach 10–15 min)

zur Analgosedierung:
- 0,3–1,0 mg/kg/h (kombiniert mit Midazolam 0,03–0,15 mg/kg/h)

S(+)-Ketamin (Ketanest S):
- die halbe Dosis vom Razemat

NW:
- einzige Einleitungssubstanz, die eine Stimulation des kardiovaskulären Systems bewirkt
- Sensibilisierung des Herzens gegen Katecholamine
- **zentraler Sympathikustonus** ↑ ⇒ Tachykardie, RR ↑ (Pulmonalis- und Hirndruckerhöhung; CO_2-Reagibilität der Hirngefäße bleibt jedoch erhalten)
- Anstieg des **myokardialen O_2-Verbrauchs**
- Bronchodilatation
- Uteruskontraktion
- verstärkte **Schleimsekretion!** (Atropingabe empfohlen)
- wegen psychomimetischer Wirkung nicht als Monoanästhetikum geeignet. Stattdessen „**Ataranalgesie**" (Sedierung und Analgesie) in Kombination mit Benzodiazepinen
- in der Regel keine Atemdepression (jedoch bei ↑ Dosen oder Kombination mit hohen Dosen von Benzodiazepinen)
- Steigerung des Muskeltonus, unfreiwillige Spontanbewegungen
- Übelkeit und Erbrechen relativ häufig

KI:
- manifeste Herzinsuffizienz, KHK, Aorten-, Mitralstenose
- ausgeprägte arterielle Hypertonie
- erhöhter intrakranieller Druck (unter Spontanatmung)
- perforierte Augenverletzungen
- Präeklampsie, Eklampsie, Uterusruptur, Nabelschnurvorfall
- Epilepsie und psychiatrische Erkrankungen
- manifeste Hyperthyreose

▶ **Anmerkung:** Hinweise auf neuroprotektiven Effekt (Glutamatantagonsimus am NMDA-Rezeptor, Inhibition von L-Typ-Kalziumkanälen, Beeinflussung des NO-cGMP-Systems)

γ-Hydroxybuttersäure (Somsanit)

- 1 Amp. à 10 ml = 2 g (200 mg/ml)
- natürliches Stoffwechselprodukt, 1964 von Laborit klinisch eingeführt
- hoher Natriumgehalt (18 mval/g)

WM:
- wirkt wahrscheinlich über eigenen Rezeptor mit Hyperpolarisation infolge Erhöhung der Chlorid-Leitfähigkeit → keine gegenseitige Kompetition von γ-Hydroxybuttersäure (GHB) und GABA
- Wirkort: Gyrus postcentralis, unspezifische thalamisches Projektionssystem und ARAS (aufsteigendes retikuläres aktivierendes System)
- Elimination nach Umwandlung der GHB über Succino-Semialdehyd und Bernsteinsäure im Citronensäurezyklus zu $H_2O + CO_2$ und zu einem geringen Teil über β-Oxidation ($2 \times GHB + 2 H^+ + 9 O_2 \rightarrow 8 CO_2 + 8 H_2O + 2 Na^+$)
- Ausbildung einer metabolischen Alkalose → +0,5 mM/l pro Gramm γ-Hydroxybuttersäure
- erhaltene Spontanatmung AMV ↑, AF ↓, überproportionale Zunahme des V_T ↑, erhaltene CO_2-Reagibilität
- kardiale Wirkung: HF sinkt um 10–15% vom Ausgangswert bei beatmeten Patienten; leichter Anstieg des systol. RR → gute Kreislaufstabilität!
- bei Hypovolämie oder hämorrhagischem Schock: Anstieg von MAP und HZV (Anstieg des venösen Rückstroms, Steigerung der myokardialen Kontraktilität sowie small volume resuscitation [23%iges NaCl!])
- Einsatz bei erhöhten Hirndruck vorteilhaft (Reduktion des Ödems, ICP ↓)

Pha:
- HWZ: 30–40 min nach Bolus von 60 mg/kg jedoch interindividuell unterschiedliche Aufwachzeiten bei Serumkonzentration von 90–100 µg/ml
- Wirkdauer eines Einmal-Bolus ca. 1–2 h

Ind:
- Langzeitsedierung

Dosis: narkotische Dosis: 60–90 mg/kg
Analogsedierung: 5 Amp. Somsanit à 2 g/10 ml (= 10 g)
initial Bolus: 50 mg/kg, dann 10–20 mg/kg/h ≈ 3–10 ml/h

NW:
- Hypernatriämie
- Erbrechen, spontaner Urinabgang
- metabolische Alkalose → +0,5 mmol/l pro Gramm Somsanit
- **Myoklonien**, prokonvulsiver Effekt (**Cave:** Epileptiker!)
- pharmakonbedingte reversible Mydriasis

KI:
- Gekannte Epilepsie

▶ **Anmerkung:**
- Antagonisierung durch Physostigmin möglich (damit Wirkung über Hemmung cholinerger Systeme nicht ausgeschlossen!)
- möglicherweise analgetische Komponente durch Freisetzung endogener Opioide (β-Endorphin)
- Suchtpotential (z. T. als Liquid Ecstasy mißbraucht)

Benzodiazepine

- Tranquilizer, keine Anästhetika im eigentlichen Sinne

WM:
- wirken als spezifischer Benzodiazepinrezeptoragonisten, hauptsächlich zentral, bes. limbisches System (Formatio reticularis) durch Verstärkung der hemmenden GABAergen Wirkung über spezielle 1977 erstmals nachgewiesene Rezeptoren (Möhler/Okada) → Öffnungsfrequenz der Chloridkanäle ↑ (im Gegensatz zu Barbituraten: Verlängerung der Kanalöffnungszeit)

    Es gibt **2 verschiedene GABA-Rezeptortypen:**
    $GABA_A$: prä- und postsynaptisch, Erhöhung der Cl^--Permeabilität
    $GABA_B$: Hemmung des präsynaptischen Ca^{2+}-Einstroms
- sedierend → hypnotisch (dosisabhängig)
- anxiolytisch
- anterograde Amnesie
- antikonvulsiv
- kortikale Depression bei hohen Dosen
- zentral muskelrelaxierend (auf Rückenmarksebene)
- keine analgetische Wirkung
- nicht nur Hypnotika wie Barbiturate führen zu einem veränderten Schlafmuster (Reduktion der Anzahl und Dauer der tiefen Schlafstadien), sondern auch die potenten Benzodiazepine (Midazolam, Flunitrazepam, Triazolam) verändern den physiologischen Schlafrhythmus: Abnahme der prozentualen Verteilung des REM-Schlafes in der ersten Nachthälfte und Zunahme des REM-Anteils in der zweiten Hälfte → unruhiger Schlaf in den frühen Morgenstunden.
  Bei mittellang wirkenden Präparaten, wie z. B. Lormetazepam (Noctamid) ist das Schlafmuster nicht verändert und infolge der langen Halbwertszeit ist ein anxiolytischer Effekt noch in den Morgenstunden vor der Operation vorhanden

Pha:
- hohes Verteilungsvolumen (1–3 l/kg)
- hohe Proteinbindung: (80–90%) → Wirkungsverlängerung bei Niereninsuffizienz → Dosisreduktion, evtl. Akkumulation aktiver Metaboliten
- Lipophilie
- intensiver First-pass-Effekt
- **Metabolisierung** über 3 verschiedene Stoffwechselwege:
  1. Demethylierung und Dealkylierung
  2. Hydroxylierung
  3. einfache Glukuronidierung, welche **altersunabhängig** ist!
  → bes. Lorazepam, Lormetazepam, Oxazepam, Temazepam!
- o. g. Benzodiazepine machen keine Enzyminduktion! Überwiegende hepatische Verstoffwechselung → Kumulation und Wirkungsverlängerung bei Leberzirrhose
- Ausscheidung z. T. biliär, dadurch enterohepatische Rezirkulation aktiver Metaboliten bes. bei Diazepam möglich. Für die Wirksamkeit wichtig ist der intakte Diazacycloheptanring!

Übersicht Benzodiazepine

	HWZ > 24 h = lang wirkend	
Generic name	Handelsname	HWZ (h)
Diazepam	Valium, Diazemuls	32
Chlordiazepoxid	Librium	18
Clonazepam	Rivotril	34
Flurazepam	Dalmadorm	(Metabolit 87)
Dikaliumclorazepat	Tranxilium	18 (30–65)!

	HWZ 5–24 h = mittellang wirkend	
	Handelsname	HWZ (h)
Flunitrazepam	Rohypnol	15
Lorazepam	Tavor	14
Lormetazepam	Ergocalm, Noctamid	9
Nitrazepam	Mogadan	28
Temazepam	Planum, Remestan	12
Oxazepam	Adumbran	12
Bromazepam	Lexotanil	12

	HWZ < 5 h = kurz wirkend	
	Handelsname	HWZ (h)
Midazolam	Dormicum	2,5
Triazolam	Halcion	2,3
Ro 48-6791	in klinischer Erprobung	

Vorteile
- in niedrigen Dosen wenig Einfluß auf Bewußtseinslage
- wenig unerwünschte Nebenwirkungen
- geringe Toxizität

Ind:
- Sedierung, Schlafmittel bei Regionalanästhesie (Midazolam)
- Kombination mit Ketamin
- intraoperativ in Kombination mit Opioiden
- Therapie von Krämpfen und Epilepsien
- Prämedikation (Midazolam, Dikaliumclorazepat, Flurazepam, Flunitrazepam)
- Einleitung bei Risikopatienten
- Antikonvulsivum (z. B. Lokalanästhetika induzierte Krämpfe)

NW:
- kardiovaskuläre Wirkung ist gering
  Cave: z. B. Midazolam, bes. bei alten Patienten verstärkte Wirkung möglich!
- Atemdepression gering (in Kombination mit Opioiden verstärkt und verlängert)
- große therapeutische Breite → **Cave:** Gewöhnung/Sucht
- Kumulation einiger Präparate (bes. bei eingeschränkter Leber- oder Nierenfunktion)
- paradoxe Reaktionen bei Kinder und geriatrischen Patienten möglich! Inzidenz bei Midazolam ≈ 1%
  Cave: Mißdeutung als unzureichende Prämedikation

KI:
- Myasthenia gravis
- Alkoholintoxikation
- Sectio caesarea

Diazepam (Valium, Diazemuls)

- 1 Amp. à 2 ml = 10 mg
- wasserunlöslich; enthält Propylenglykol → fällt mit anderen Medikamenten aus
- pH: 6,6–6,9 ⇒ schmerzhafte Injektion (nicht bei in Fett gelöstem Diazemuls)

Pha:
- HWZ: 24–57 h → sehr lang wirksam → Abau über pharmakologisch wirksame Metaboliten (HWZ = 2–4 Tage!)

NW:
- Venenreizung, Thrombophlebitis

> **Dosis: Einleitung:** ≈ 0,1– 0,2 mg/kg i.v.
> **Prämedikation:** 0,2 mg/kg i.m. oder p.o.

Flunitrazepam (Rohypnol)

- 1 Amp. à 1 ml = 2 mg
- wasserunlöslich; enthält Propylenglykol → fällt mit anderen Medikamenten aus

Pha: • HWZ: 16–22 h → mittellang wirksam, Wirkdauer ≈ 1½–4 h
NW: • periphere Vasodilatation

> **Dosis: Einleitung:** ≈ 0,015–0,03 mg/kg i.v.
> **Prämedikation:** 1–2 mg/70kg p.o.

Midazolam (Dormicum)

- 1 Amp. à 1 ml = 5 mg; 1 Amp. à 3 ml = 15 mg
- 1 Amp. à 5 ml = 5 mg
- 1 Tbl. à 7,5 mg
- wasserlöslich; pH: 3,5

Pha: • HWZ: 1–3 h → kurz wirksam, Wirkdauer ≈ 45 min (–90 min)
NW: • leichter RR ↓, **Cave:** alte Patienten

> **Dosis: Einleitung:** ≈ 0,1–0,2 mg/kg i.v. (langsam)
> **Perfusor:** 2–5 µg/kg/min ≈ 0,1–0,3 mg/kg/h
> **Sedierung:** ≈ 0,03–0,1 mg/kg i.v.
> **Prämedikation:**
> - **Erw.:** 3,75–7,5 mg p.o. (20–45 min präop.) oder 0,1–0,2 mg/kg i.m. (5–15 min präop.)
> - **Kinder:** 0,4–0,5 mg/kg Midazolamsaft p.o.
> - **nasal:** 0,2 mg/kg (bitterer Geschmack)
> - **rektal:** 0,5–0,75 mg/kg

▶ **Koinduktion:**
- Grundlage ist die synergistische und supraadditive Wirkung kombinierter Medikamente
- die Vorgabe von **Midazolam** (0,02–0,05 mg/kg) ca. 1–3 min vor der eigentlichen Hypnotikumgabe führt zur **Reduktion** der notwendigen **Induktionsdosis** von Propofol, Barbiturat oder Inhalationsanästhetika und zur Reduktion des zur **Aufrechterhaltung** notwendigen Anästhetikabedarfs. Dieser Effekt hält für ca. 30–40 min an. Dies führt bei kurzen Eingriffen zwar zu einer stärkeren Sedierung 15–30 min nach dem Eingriff, aber 1 h nach dem Eingriff bestehen keine Unterschiede mehr
- neben verbesserter Intubationsqualität kommt es auch zur Verbesserung der Insertionsbedingungen der Larynxmaske

Verschiedene Applikationsformen von Midazolam zur Prämedikation von Kindern

Applikation	Dosierung (mg/kg)	Bioverfügbarkeit (%)	Wirkeintritt (min)	Max. Plasmaspiegel (min)
oral	0,4–0,5	15–30	12–18	≈ 50
rektal	0,5–0,75	40–50	7–10	≈ 16
nasal	0,2	56–60	1–5	≈ 10
i.m.	0,2	80	1–5	≈ 5–15
i.v.	0,03–0,1	100	< 1	≈ 2

- ▶ **Verlängerung der Wirkdauer** (Hemmung des Midazolammetabolismus) durch folgende Substanzen: Cimetidin, Erythromycin, Isoniazid, Ketoconazol, Metoprolol, Propranolol, Valproinsäure
- ▶ **Reduktion der Midazolamwirkung** durch Theophyllin (fragliche Adenosinblockade) und Beschleunigung des hepatischen Midazolammetabolismus durch Rifampicin

Dikaliumclorazepat (Tranxilium)

- 1 Amp. à 50/100 mg
- 1 Tbl. à 20/50 mg, 1 Kps. à 5/10/20 mg

Pha: HWZ: 30–65 h → lang wirksam

> **Dosis: Prämedikation:** 10–40 mg p.o.
> **bei Angstzuständen:** 50–100 mg i.v. (max. 300 mg/Tag)

Oxazepam (Adumbran)

- 1 Tbl. à 10/50 mg

Pha: HWZ: 12–14 h → mittellang wirksam

> **Dosis: Prämedikation:** 5–10–20 mg p.o.

Flurazepam (Dalmadorm)

- 1 Tbl. à 30 mg

Pha: HWZ: Metabolit bis 87 h → lang wirksam

> **Dosis: Prämedikation:** 30 mg abends p.o.

Ro 48-6791

- neues Imidazol-Benzodiazepin
- in klinischer Erprobung

Pha:
- im Vergleich zu Midazolam 3,5-fach höhere Clearance (1,48 l/min) und 3-fach höheres Verteilungsvolumen (19,7 l/kg)
  → kürzere Aufwachzeit bis zur vollen Orientierung (17 vs. 54 min für Midazolam)

Benzodiazepinantagonist

Flumazenil (Anexate)

- Imidazolbenzodiazepin
- spezifischer Benzodiazepin**antagonist**
- 1 Amp. à 5 ml = 0,5 mg
- HWZ: 15 min

Ind:
- benzodiazepinbedingter Narkoseüberhang
- Differentialdiagnose verzögerter Aufwachreaktionen

> **Dosis:**
> - initial 0,2 mg, dann 0,1 mg-weise bis ausreichende Wirkung (max. 1 mg)
> - evtl. Perfusor mit 10 Amp. Flumazenil à 0,5 mg/5 ml (= 5 mg) mit 2-4 ml/h beginnend, dann 1-2 ml/h = 0,1-0,2 mg/h

KI:
- Benzodiazepintherapie aufgrund einer Epilepsie, Angstzuständen und Selbstmordneigung
- strenge Indikationsstellung bei Kindern < 15 Jahre, während Schwangerschaft und Stillperiode

Benzodiazepinpartialagonist

Abecarnil

- β-Carbolin: Anxiolytikum gegenwärtig in Phase-III-Studie

Chloralhydrat (Chloralhydrat-Rectiole)

- 1 Miniaturklistier (Rectiole) à 3 ml enthält 0,6 g
- Umwandlung zum hypnotisch wirksamen **Trichloräthanol**, Sensibilisierung von Katecholaminrezeptoren

WM: • Wirkung ist auf das Großhirn beschränkt: beruhigend, einschläfernd, entkrampfend; wird rasch abgebaut (HWZ: 4 min; Metaboliten: 6 – 10 min)
Ind: • Narkoseeinleitung
• Sedierung
• Akutbehandlung von Krampfanfällen jeglicher Genese (Fieberkrämpfe, Status epilepticus)

Dosis: • 30–50 mg/kg (Säuglinge: ½–1 Rectiole, Kleinkinder: 1–2 Rectiolen, Schulkinder: 2–3 Rectiolen)

NW: • selten Schleimhautreizungen am Anwendungsort

Weitere Injektionsanästhetika

Propranidid (Epontol oder Sombrevin in der ehemal. DDR)

• ultrakurzwirksames Narkotikum
• keine analgetische Potenz

Pha: • Spaltung durch Pseudocholinesterase
Ind: • keine

Dosis: 5–7 mg/kg bewirkt 3- bis 4minütige Narkose

NW: • hohe Kardiodepressivität → Hypotension, HZV ↓
• periphere Vasodilatation, HF ↑ → O_2-Verbrauch ↑
• sekundäre Histaminfreisetzung → anhaltende Hypotension

▶ **Anmerkung:**
hypererge Reaktionen (1: 5000–1:70.000) → Cremophor EL als Lösungsvermittler → 1984 wurde das Präparat **vom westdeutschen Markt genommen**

Althesin

• Mischung aus 2 Steroidverbindungen
• Alphaxalon und Alphadolon (hypnotische Potenz 50% von erstgenannter Substanz)

Dosis: 1,5–2 mg/kg

NW: • kardiodepressiv
• Husten, Schluckauf und Laryngospasmus (Inzidenz 5–15%)
• hypererge Reaktionen

▶ **Anmerkung:**
hypererge Reaktionen (1:900–1:1000) → seit 1984 **nicht mehr im Handel**

Pregnanolon (Eltanolon)

- 4 mg 5β-Pregnanolon
- gelöst in 200 mg Sojaöl, 18 mg Eiphosphatid, 70 mg Triglyzeride, 17 mg Glycerol
  → Progesteronderivat
- pH: um 7,5

Pha:
- hohe totale Clearance (30–51 ml/kg/min)
- hohes Verteilungsvolumen (3,75–5,6 l/kg)
- HWZ: 0,9–1,4 h
- hohe therapeutische Breite

Dosis: 0,6 mg/kg (ED_{50}: 0,4 mg/kg)

NW:
- Kontraktilität ↓, HZV ↓ und periphere Vasodilatation → Hypotension
- HF ↑ → O_2-Verbrauch ↑
- Temperatur ↑ infolge pyrogener Eigenschaft
- schlechte Steuerbarkeit mit ausgeprägter Hysterese → lange Aufwachzeiten
- massive Myokloni und zerebrale Krampfanfälle

▶ **Anmerkung:**
Die Nebenwirkungen führten zur Einstellung der klinischen Erprobung!

Neues Steroidinjektionsanästhetikum ORG 21465

- wasserlösliches, hypnotisches Steroidderivat ORG 21465
  [= 2β-, 3α-, 5α-3-Hydroxy-2-(2,2 dimethylmorpholin-4-yl)-pregnan-11,20-dion]
- derzeit noch in klinischer Erprobung

Pha:
- bei einer Dosierung von 1 mg/kg tritt Bewußtlosigkeit innerhalb von 60 s ein
- Zeit bis zum Wiederöffnen der Augen und Bewegung der Extremitäten nach Aufforderung: ca. 10 min

Ind:
- ggf. Narkoseinduktion

Dosis: 0,8–1,8 mg/kg

NW:
- Injektionsschmerz
- hohe Inzidenz von dosisabhängigen, exzitatorischen Phänomenen ohne EEG-Korrelat
- Abfall des systolischen Blutdrucks (10–15% vom Ausgangswert)
- Anstieg der Herzfrequenz (10–20%)

! Anmerkung:
- Keine Histaminfreisetzung
- keine Apnoephase

Anhang Neuroleptikum

Droperidol (Dehydrobenzperidol, DHB)

- 1 Amp. à 2 ml = 5 mg; à 10 ml = 25 mg
- 1 ml = 2,5 mg
- Butyrophenonderivat (Neuroleptikum)
- kein Hypnotikum ⇒ Kombination mit Einleitungsanästhetikum notwendig
- pH: 7,4
- Produktion wird voraussichtlich künftig eingestellt

Pha:
- kompetitive Hemmung zentraler Rezeptoren (Dopamin, Noradrenalin, Serotonin, GABA) v. a. im Hirnstamm, limbischem System, Nucleus niger, Hypothalamus
- Distanzierung gegenüber Umgebung („mineralisierend"), Patienten wirken äußerlich ruhig
- antipsychotisch
- HWZ: 2,5 h, dennoch Wirkdauer bis 2-6-24 h
- hohe Plasmaproteinbindung: 90%

Ind:
- Neuroleptanästhesie
- Supplementierung anderer Anästhetika
- Antiemetikum
- gelegentlich intraop. zur Blutdrucksenkung

Dosis: klassische Neuroleptanästhesie:
- initial: 0,1–0,3 mg/kg i.v. (5–25 mg/70kg)
- Wdh: möglichst vermeiden (2,5–5 mg/70kg)

Antiemetikum:
- 1,25–2,5 mg i.v.

NW:
- RR ↓ durch α-Blockade (→ Vasodilatation)
- Auslösung von Blutungen bes. bei Augen- und HNO-Op.
- meist vorübergehende Tachykardie
- **antiemetisch** (gut, da Fentanyl emetisch wirkt)
- Blockade der zentralen Dopaminrezeptoren

- (gelegentlich) **extrapyramidale Bewegungsstörungen** (Dyskinesien, parkinsonartige Muskelrigidität, Blickkrämpfe) und paradoxe Wirkung (einige Patienten reagieren mit Angst, Verwirrtheit, Dysphorie, innerer Unruhe)
- Verminderung des Suchtpotentials anderer Medikamente

KI:
- Hypovolämie, Schock, AV-Block II, Digitalis-Intoxikation
- Epilepsie, Enzephalitis, endogene Depression
- Geburtshilfe
- Parkinsonismus, extrapyramidale Symptomatik
- Phäochromozytom
- Kinder

3 Opioide

Wirkmechanismen und Opioidrezeptoren

WM:
- Interaktion mit spezifischen zentralen und peripheren Opioidrezeptoren
- Identifikation durch Pert und Snyder im Jahr 1973
- die meisten gebräuchlichen Opioide wirken bevorzugt am µ-Opioidrezeptor, jedoch mit unterschiedlicher Affinität
- µ-Rezeptoren erhöhen die **K$^+$-Durchlässigkeit** der Membran und induzieren so eine Zellhyperpolarisation
- κ-Rezeptoren hemmen die **Ca^{2+}-Kanäle**, wodurch die Öffnung der Vesikel und Transmitterfreisetzung infolge fehlenden Kalziumeinstroms ausbleibt

Opioidrezeptoren und Wirkung von Opioiden

Rezeptortyp	Lokalisation	wahrscheinliche Wirkung
µ$_1$ (Mü$_1$) µ$_2$ (Mü$_2$)	supraspinal	supraspinale Analgesie Atemdepression kardiovaskuläre Wirkungen Skelettmuskelrigidität ↑ Prolaktinsekretion
µ$_2$ (Mü$_2$)	spinal	spinale Analgesie gastrointestinale Wirkungen Euphorie, Sucht
µ (Mü)	peripher	periphere Analgesie gastrointestinale Wirkungen Pruritus
κ (Kappa)	supraspinal spinal peripher spinale,	periphere Analgesie Sedierung ↓ ADH Freisetzung
δ (Delta)	supraspinal spinal peripher	gastrointestinale Wirkungen Modulation der µ-Rezeptoren, Anzahl nimmt nach der Geburt noch zu
unbekannt		Miosis, Übelkeit und Erbrechen

Dichteverteilung der Rezeptortypen im ZNS
- Kortex (κ > δ > µ)
- Striatum (δ > κ > µ)
- Hirnstamm (µ > δ > κ)
- spinal (µ > δ > κ)

Einteilung der Opioide

I Reine Agonisten

morphinartige, z. B. Morphin, Fentanyl, Alfentanil, Sufentanil, Remifentanil, Pethidin, Piritramid (µ-, κ-, δ-Agonisten)

IIa Agonisten-Antagonisten

z. B. Pentazocin (κ-Agonist, µ-Antagonist), Nalbuphin (κ-Agonist, µ-, δ-Antagonist), Kombination von Tilidin + Naloxon (Valoron)

IIb Partialagonisten

z. B. Buprenorphin (partialer Agonist für µ-Rezeptoren und κ-Antagonist)

> ❗ Partialagonisten wirken nach alleiniger Gabe agonistisch, bei Zufuhr nach vorheriger Gabe reiner Agonisten heben sie deren Wirkung teilweise oder vollständig auf

III Reine Antagonisten

z. B. Naloxon (µ-, κ-, δ-Antagonist)

Wirkungen, Nebenwirkungen und Pharmakologie

ZNS-Wirkungen und Nebenwirkungen von Opioiden

- **Analgesie** (Minderung von Schmerzempfindung und affektiver Reaktion auf Schmerzen)

NW:
- Euphorie (bei schmerzfreien Patienten eher Dysphorie)
- Sedierung
- zentrale Atemdepression
- Miosis
- Dämpfung des Hustenreflexes
- Harnverhalt
- zentrale Vagusstimulation (bes. Morphin)
- Übelkeit und Erbrechen durch Triggerung der Area postrema am Boden des IV. Ventrikels → Früheffekt
- Krampfanfälle bzw. Myoklonien (in hohen Dosen, bzw. Metabolit des Pethidin [Norpethidin] als ZNS-Stimulans)

- selten Schwitzen und Ödembildung aufgrund permanenter Vasodilatation bei Langzeittherapie

Kardiovaskuläre Wirkungen
- Bradykardie, vermutlich durch Stimulation vagaler und Hemmung sympathischer Efferenzen
- arterielle und venöse Dilatation ist gering

Respiratorische Wirkungen
- dosisabhängige zentrale Atemdepression
  ($\uparrow p_aCO_2$, $\downarrow$ Atemfrequenz, $\uparrow$ Tidalvolumen, $\downarrow$ AMV, $\downarrow$ Atemanreiz auf $\uparrow p_aCO_2$)
  verstärkt bei älteren Patienten oder bei Kombination mit anderen Anästhetika
- Hypoventilation ($p_aCO_2\uparrow$) $\Rightarrow$ Hirndruckanstieg, daher frühzeitig gefährdete Patienten beatmen!

Gastrointestinale und hepatorenale Wirkungen
- Erhöhung des Sphinktertonus (Spinkter Oddi)
- Minderung der gastrointestinalen Motilität
- Harnretention (Tonus des Blasensphinkters $\uparrow$) bei Harndrang (M. detrusor)

Muskuläre Wirkungen
- $\uparrow$ Tonus der Bronchialmuskulatur in hohen Dosen, bes. Morphin (Bronchokonstriktion) $\Rightarrow$ Kontraindikation: Asthma bronchiale
- **Muskelrigidität** (bes. Remifentanil, Alfentanil, Sufentanil) bei schneller Injektion und älteren Patienten; wird durch N_2O verstärkt.
  Die Muskelrigidität beruht auf extrapyramidal motorischen Mechanismen. Ursächlich soll ein vermehrter Abbau von Dopamin im Striatum sein, was zu einem Mangel dieses Neurotransmitters an den Rezeptoren führt und eine Aktivitätszunahme cholinerger Neurone in den Stammganglien bedingt. Die gesteigerte cholinerge Aktivität verursacht eine Tonuszunahme der quergestreiften Muskulatur, die eine adäquate Maskenbeatmung z. T. unmöglich machen kann. Begünstigt wird das Auftreten durch eine zu rasche Bolusinjektion!
  Eine Durchbrechung gelingt mit kleinen Dosen Succinylcholin (20 mg i.v.). Zentral angreifende Medikamente, die die cholinerge Aktivität im Striatum reduzieren penetrieren die Blut-Hirn-Schranke zu langsam. Einen gewissen Schutz scheint die vorherige Applikation von Atropin i.v. zu geben, was jedoch nicht eindeutig bewiesen ist.
  Die muskuläre Rigidität scheint direkt mit der **Anschlagzeit** der Opioide zu korrelieren. Da Opioidantagonisten die Tonuserhöhung aufheben können, vermutet man, daß dieser Effekt über µ-Rezeptoren vermittelt wird

Andere Wirkungen
- Toleranz, Abhängigkeit
- Juckreiz (Histaminwirkung)
- allergische Reaktionen sind selten; eher Urtikaria oder andere Hautreaktionen durch lokale Histaminwirkung als anaphylaktoide Reaktionen

54   Anästhetika

- hormonelle Beeinflussung bei Langzeittherapie
  - Prolaktin ↑, ADH ↓, ACTH ↓, Kortisol ↓, Adrenalinspiegel ↑ (Tachykardie, RR-Anstieg bei adäquater Analgesie im Rahmen einer NLA möglich!)
  - sekundäre Amenorrhö → opioidbedingte Östrogensynthesehemmung

Abbau der Opioide Fentanyl, Sufentanil, Alfentanil

1. **Hepatische** Konjukation mit Glukuronsäure, Schwefelsäure oder Demethylierung zu einem geringen Teil (5%)
2. **Renale** Elimination der konjugierten Form oder
3. **Biliäre** Ausscheidung der unkonjugierten Form

d. h. eingeschränkter Abbau und Ausscheidung bei Leber- und Niereninsuffizienz

Wirkdauer

- die **Lipidlöslichkeit** des Opioids bestimmt die Membranpassage, somit den Wirkungseintritt und die Wirkdauer
  - Cimetidin ⇒ Verlängerung der HWZ von Fentanyl durch ↓ Leberdurchblutung
  - MAO-Hemmer und trizyklische Antidepressiva ⇒ Wirkungsverstärkung und -verlängerung (Anstieg der Körpertemperatur, Verwirrtheits- und Erregungszustände, Krampfanfälle) besonders bei **Pethidin**
- **hohes Verteilungsvolumen** → längere Wirkdauer:
  Fentanyl > Sufentanil > Alfentanil > Remifentanil

Pharmakologische Daten

	max. Wirkung (min)	Elimin.-HWZ (Std)	Lipidlöslichkeit (Octanol/ H_2O-Koeffizient)	Protein-Bindung (%)	Clearance (ml/kg/min)	Verteilungsvolumen (l/kg)
Morphin	15–30	1,9	6	30	14,7	3,2–3,4
Fentanyl	4–5	3,1–3,65	816	84	13 (8–21)	4,0
Alfentanil	1–1,5	1,2–1,6	128	92	3–9	0,86
Sufentanil	2–3	2,5–2,7	1757	93	12,7	1,7
Remifentanil	1–1,5	4–14 min	18	70	30–40	0,2–0,4
Pethidin	15	3–4,4	39	60	12	2,8–4,2

Relative Potenz, Dosis und mittlere Wirkdauer intravenöser Opioide

Generic-name	Handels-name	Potenz	Analgesie-Dosis (mg/kg i.v.)	Analgesie Dosis (mg/70 kg i.v.)	mittl. Wirkdauer (h)
Fentanyl	Fentanyl-Janssen	100–300	1–2 µg	0,05–0,1	0,3–0,5
Alfentanil	Rapifen	40–50	10–30 µg	0,5–1	0,1–0,2
Sufentanil	Sufenta	500–1000	0,1–0,2 µg	10–20 µg	0,2–0,3

Relative Potenz, Dosis und mittlere Wirkdauer intravenöser Opioide (Fortsetzung)

Generic-name	Handels-name	Potenz	Analgesie-Dosis (mg/kg i.v.)	Analgesie Dosis (mg/70 kg i.v.)	mittl. Wirkdauer (h)
Remifentanil	Ultiva	200	0,4–0,8 µg	40–80 µg	0,05–0,1
Buprenorphin	Temgesic	30–60	2–4 µg	0,15–0,3	6–8
Hydromorphon	Dilaudid	6–7,5		1–1,5	3–5
L-Methadon	Polamidon	2–3	0,1–0,2	7,5–10	4–8
Morphin	Morphin Merck (MSI)	1	20–100 µg	5–10	3–5
Piritramid	Dipidolor	0,7	0,1–0,3	7,5–15	4–6
Nalbuphin	Nubain	0,5–0,8	0,2–0,4	15–30	1–3
Pentazocin	Fortral	0,3–0,5	0,4–0,7 mg	30–50	2–3
Pethidin (Meperidin)	Dolantin	0,1	0,5–1,5 mg	50–100	2–4
Tramadol	Tramal	0,05–0,1	0,5–2 mg	50–100	2–4

Relative Potenz, Dosis und mittlere Wirkdauer oraler / transdermaler Opioide

Generic-name	Handels-name	Potenz	Durchschnitt-liche Einzeldosis (mg/70 kg p.o.)	mittl. Wirkdauer (h)
Fentanyl	Durogesic	100-300	2,5–40 transdermal	72 transdermal
Buprenorphin	Temgesic, Temgesic forte	30–60	0,2–0,4	6–8
Hydromorphon	Palladon	6–7,5	4–24	12
L-Methadon	Polamidon	2–3	7,5–10	4–8
Morphinsulfat in retardierter Form	MST Mundipharma	1	10–60–(100)	8–12
Morphinsulfat	Sevredol	1	10–20	4
Oxycodon	Oxygesic	0,7	10–40	8–12
Dihydrocodein	DHC	0,1–(0,2)	60–120	8–12
Tramadol	Tramal, Tramundin, Tramal long	0,05–0,1	50–100	2–4 8–12 (ret.)

I. AGONISTEN

Morphin (Morphin Merck, MST, MSI Mundipharma)

- reiner µ-Agonist
- 1 Amp. à 1 ml = 10 mg oder à 1 ml = 20 mg verfügbar!
- 1 Retardtbl. à 10/30/60/100/200 mg Morphin

56 Anästhetika

Pha:
- großes Verteilungsvolumen, **schlecht lipidlöslich** ⇒ hydrophiles Gewebe, bes. Skelettmuskulatur → geringe Plasmakonzentrationen, keine Korrelation zu Wirkung
- hoher First-pass-Effekt (20–40% Bioverfügbarkeit) → oral 3mal höhere Dosis
- in Leber glukuronidiert (Morphin-3-Glukuronid und Morphin-6-Glukuronid: [10:1]) M-3-G bereits 2–3 min nach Injektion nachweisbar, die Metaboliten haben eine deutlich längere HWZ von bis zu 72 h
  10% unveränderte Ausscheidung über Niere
- analgetische Plasmakonzentration: 50–150 ng/ml
- max. Wirkung nach i.v.-Gabe erst nach 15–30 min
- HWZ: 114 min
- Wirkdauer: 3–5 h
- MAC ↓ bis 67% durch 5 mg/kg (im Tierversuch)

Ind:
- Schmerztherapie
- Lungenstauung infolge akuter Linksherzinsuffizienz
- Sedierung bei Myokardinfarkt (Vor- und Nachlastsenkung)

Dosis:
- **i.v.:** 5–10 mg langsam verdünnt (20–100 µg/kg)
- **Perfusor:** 10 Amp. à 10 mg + 40 ml NaCl 0.9% 1–4 ml/h
- **s.c./i.m.:** 10–30 mg, (50–200 µg/kg) initial 10 mg
- **oral:** 2 × 1–2 Retard-Tbl. à 10–30 mg je nach Bedarf auch ↑ Dosis
- **epidural:** 1–4 mg (20–100 µg/kg) verdünnt in 10 ml NaCl 0,9%
- **intrathekal:** 0,5–1,0 mg (20 µg/kg) verdünnt in 4 ml NaCl 0,9%

NW:
- s. Opioide
- zentrale Atemlähmung, bes. bei schneller i.v.-Gabe
- zentrale Vagusstimulation mit Bradykardie, Miosis, Übelkeit, Erbrechen
- direkter vasodilatierender Effekt mit „venösem Pooling"
- Vasodilatation (RR ↓) infolge **Histaminfreisetzung**, gel. mit Schweißausbrüchen und Tonuserhöhung der glatten Muskulatur ⇒ **Bronchokonstriktion**
- unveränderte renale Ausscheidung ≈ 10%, jedoch kumuliert bei Niereninsuffizienz das Morphin-6-Glukuronid
- bei epiduraler Gabe: frühe (30–45 min) und späte (6–24 h) Atemdepression möglich!

KI:
- Asthma bronchiale
- Gallenkolik
- Schwangerschaft und Stillzeit nur bei strenger Indikationsstellung

Fentanyl (Fentanyl-Janssen, Durogesic-Pflaster)

- reiner µ-Agonist
- 1 Amp. à 2 ml = 0,1 mg, à 10 ml = 0,5 mg
- 1 ml = 0,05 mg = 50 µg
- Fentanyl-Pflastergrößen: 10 cm^2 (25 µg/h), 20 cm^2 (50 µg/h), 30 cm^2 (75 µg/h), 40 cm^2 (100 µg/h)

Pha:
- 100-fach stärker als Morphin (analgetisch und NW)
- max. Wirkung nach ca. 4–5 min (Fentanyl transdermal nach 12–24 h)
- kurze Wirkung durch Umverteilung (lipophil)
- hypnotische Wirkung: 10 min (länger bei hoher Loading-Dosis)
- analgetische Wirkung: 20–30 min (länger bei hoher Loading-Dosis; Fentanyl transdermal 60–72 h)
- in Leber N-dealkyliert oder hydroxyliert, 6–10% unveränderte renale Ausscheidung
- Plasmakonzentration von 30 ng/ml ⇒ MAC ↓ bis 66% (im Tierversuch)
- HWZ: 185–219 min

Ind:
- intraoperative Analgesie (mit Beatmung)
- Neuroleptanästhesie (NLA)
- Analgosedierung in der Intensivmedizin

NW:
- s. Opioide
- stark atemdepressiv ⇒ es muß immer Beatmungsmöglichkeit vorhanden sein!
- geringe Histaminausschüttung (Bronchokonstriktion geringer als bei Morphin)
- Rebound-Effekt möglich → postoperative Überwachung!

KI:
- Schwangerschaft und Stillzeit
- **Cave:** Hypovolämie, Schock, Asthma bronchiale

Dosis:
- **Narkoseeinleitung:** initial: 1–5 µg/kg (0,1–0,3 mg/70kg) i.v.
- **Narkoseeinleitung NLA:** 5–10 µg/kg (0,35–0,7 mg/70kg) i.v.
- **repetitiv:** 1–3 µg/kg (0,05–0,2 mg/70kg) i.v.
- **als Monoanästhetikum:** 50–100 µg/kg i.v.
- **Perfusor zur Analgosedierung beatmeter Patienten:**
  z. B. Fentanyl/Midazolam (1,5 mg Fentanyl + 90 mg Midazolam)
  Dosis: 2–12 ml/h (6–360 µg/h Fentanyl)
  Fentanyl/DHB (2 mg Fentanyl + 25 mg DHB)
  Dosis: 1–10 ml/h (4–400 µg/h Fentanyl)
- **epidural:** 0,05–0,1 mg (hierfür offiziell nicht zugelassen)
- **transdermal:** Durogesic → kontinuierliche Freisetzung von 2,5 µg/h/cm² Pflaster

---

Äquipotenz von Morphin und Fentanyl transdermal (Durogesic)

Morphin i.v. (mg/Tag)	Morphin p.o. (mg/Tag)	Durogesic (µg/h)	Pflastergröße (cm²)
22	90	25	10
37	150	50	20
52	210	75	30
67	270	100	40
je weitere 15	je weitere 60	je weitere 25	je weitere 10

Alfentanil (Rapifen)

- reiner µ-Agonist
- 1 Amp. à 2 ml = 1 mg, à 10 ml = 5 mg
- 1 ml = 0,5 mg

Pha:
- schneller und kürzer wirksam als Fentanyl, wirkungsschwächer
- maximale Wirkung nach 1 min → 90% ist nichtionisiert und schnell ZNS-gängig, trotz geringer Lipophilie
- nach hepatischer Inaktivierung (Glukuronidierung), unveränderte renale Ausscheidung nur 0,4%
- Wirkdauer: ≈ 11 min
- HWZ: 70–98 min

Ind:
- TIVA und balancierte Anästhesie bei kurzen Eingriffen
- Analgosedierung
- On-top-Analgesie

Dosis:
- **Narkoseeinleitung:** initial 10–30 µg/kg (0,5–2 mg/70 kg)
- **repetitiv:** 10 µg/kg (0,5–1 mg/70 kg) je nach Bedarf
- **Perfusor:** 20–60 µg/kg/h
  z. B. 5 mg Rapifen = 10 ml + 40 ml NaCl
  (1 ml = 0,1 mg) mit ≈14–42 ml/h
- **i.v.-Analgosedierung:**
  10 µg/kg Erstdosis
  Repetitionsdosis die Hälfte langsam innerhalb 30 s i.v.
  vorweg Atropin 0,25 mg i.v. empfehlenswert
- **epidural:** 0,1–0,5 mg

▶ Bei älteren Patienten Dosisreduktion um 30–40%

NW:
- s. Opioide
- verstärkte Thoraxrigidität und Bradykardie ⇒ langsame Injektion, evtl. 0,25 mg Atropin vorspritzen

KI:
- Schwangerschaft und Stillzeit

Sufentanil (Sufenta)

- reiner µ-Agonist
- 1 Amp. à 5 ml = 0,25 mg (1 ml = 0,05 mg = 50 µg)
- Sufenta mite10: 1 Amp. à 10 ml = 50 µg (1 ml = 5 µg)
- Sufenta epidural 1 Amp. à 2 ml = 10 µg (1 ml = 5 µg)

Pha:
- stärkstes Opioid, 500–1000-fach stärker als Morphin
- im Plasma an saures α_1-Antitrypsin gebunden (93%)

- höchste Affinität zum µ-Rezeptor neben Buprenorphin und höhere hypnotische Potenz
- max. Wirkung nach ca. 2-3 min
- hohe Lipophilie → rasche Penetration ins ZNS
- HWZ: 148-164 min
- Dealkylierung und O-Methylierung in der Leber zu Desmethylsufentanil (10% Aktivität von Sufentanil), unveränderte renale Ausscheidung 5-10%

Ind:
- intraoperative Analgesie (mit Beatmung!)
- Neuroleptanästhesie (NLA)
- Analgosedierung in der Intensivmedizin

Dosis: abhängig von Op.-Dauer

Op.-Dauer	Eingriff z. B.	Einleitung initial bis Hautschnitt	repetitiv
1-2 h	Osteosynthese, Hysterektomie, Cholecystektomie	0,3-1 µg/kg	0,15-0,7 µg/kg 10-50 µg/70 kg, je nach Bedarf
2-8 h	Colectomie, Nephrektomie, Gastrektomie	1-5 µg/kg	0,15-0,7 µg/kg 10-50 µg/70 kg, je nach Bedarf
4-8 h	Kardiochirurgie (ACVB, MCB, Klappenersatz)	2-8 µg/kg	vor Sternotomie: 0,35-1,4 µg/kg 25-100 µg/70 kg je nach Bedarf
4-8 h	Monoanästhesie (100% O_2) z. B. Neurochirurgie, Kardiochirurgie	7-20 µg/kg	0,35-1,4 µg/kg 25-100 µg/70 kg je nach Bedarf

- **Perfusor:** (Sufenta mite 10 pur: 1 ml = 5 µg)
  mit N_2O: 0,5-1,0 µg/kg/h = 0,1-0,2 ml/kg/h ≈ 7-14 ml/70 kg/h
  ohne N_2O: 0,9-1,5 µg/kg/h = 0,18-0,75 ml/kg/h ≈ 12-20 ml/70 kg/h
- **Analgosedierung beatmeter Patienten:**
  0,6-1 µg/kg/h = 0,1-0,2 ml/kg/h ≈ 7-14 ml/70 kg/h
  postoperativ Nachbeatmung zur Spontanisierung (Weaning):
  0,2-0,35 µg/kg/h = 0,04-0,07 ml/kg/h ≈ 3-5 ml/70 kg/h
- **epidural:** 10-25-(50) µg (Wirkeintritt nach 5-7 min)

NW:
- s. Opioide
- verstärkte Thoraxrigidität (bis 30%) ⇒ langsame Injektion, evtl. 0,25 mg Atropin vorspritzen
- bei epiduraler Gabe frühe Atemdepression möglich (10 min); späte Atemdepression fast ausgeschlossen, da wegen hoher Lipophilie rasche Penetration in Liquor

KI:
- Schwangerschaft und Stillzeit

Remifentanil (Ultiva)

- reiner µ-Agonist
- seit 3/1996 in BRD im Handel, erst seit 1.2.1998 BTM-pflichtig
- 1 Amp. à 1 mg, 2 mg, 5 mg (Trockensubstanz)
  1 ml = je nach Verdünnung

WM:
- Aktivierung der regulatorischen Guanosintriphosphat (GTP)-bindenden Proteine über die diversen Opioidrezeptoren ⇒ hierdurch Hemmung der Adenylatzyklase und cAMP-Synthese, Aktivierung von Kaliumkanälen und Hemmung von potentialabhängigen Kalziumkanäle

Pha:
- ca. 200fache Wirkstärke im Vergleich zu Morphin
- schnelle Anschlagszeit, max. Wirkung nach 1–1,5 min
- geringe Lipophilie (Wert: 18) ⇒ weniger als 5% werden im Fettgewebe angereichert
- geringes Verteilungsvolumen (0,39–0,25 l/kg)
- geringere Plasmaproteinbindung (70%; davon etwa 1/3 an α_1-saures Glykoprotein)
- hohe Clearance (30–40 ml/kg/min)
- kurze HWZ: 4–14 min
- Gruppe der **EMO** (Esterasemetabolisierte Opioide)
  - zu **98% extrahepatischer Abbau** durch **unspezifische Blut- und Gewebsesterasen Esterhydrolyse**
  - Abbau zu **zwei Metaboliten**, welche **renal ausgeschieden** werden 95–98% zu GR 90291, dessen analgetische Potenz nur ≈ 1/300–1/4600 beträgt, 2–5% zu GR 94219
- keine Wirkverlängerung bei genetischem Pseudocholinesterasemangel (im Vergleich zu Succinylcholin!)
- bei **Niereninsuffizienz** Ausscheidung des Hauptmetaboliten (GR 90291) allerdings verzögert (klinisch nicht relevant)
- „context-sensitive half time": 3–4 min (Zeit bis zum 50%igen Abfall der Pharmakonzentration nach kontinuierlicher Applikation) → 5–10 min nach Infusionsstopp ist keine Opioidwirkung mehr vorhanden, Spontanatmung nach 2,5–4,6 min
- während Hypothermie (z. B. bei kardiopulmonalem Bypass) kommt es zu einer klinisch nicht relevanten Reduktion der Remifentanilclearance bzw. einem Anstieg der Plasmakonzentration (30 µg/l vs. 52 µg/l unter hypothermer, extrakorporaler Zirkulation)
- Reduktion des MAC-Wertes der meisten volatilen Anästhetika während einer Remifentanil-Infusion (z. B. Isofluran: 1,0 µg/kg/min Remifentanil reduzieren den MAC-Wert um ca. 50%)
- **enthält exzitatorische Aminosäure Glycin** → daher **keine** epidurale oder intrathekale Applikation!

Ind:
- intraoperative Analgesie (mit Beatmung!)
- Analgosedierung

Dosis:
- **Narkoseeinleitung:** 0,5–1 µg/kg i.v. (über mind. 30 s!) oder **20–60 µg/kg/h** (0,3–1 µg/kg/min) über Perfusor
- **Narkoseaufrechterhaltung** unter Propofol- oder Isoflurananästhesie ≈ **10–30 µg/kg/h** über Perfusor (≈ 0,2–0,5 µg/kg/min)
  Anm.: mit N_2O eher unterer Bereich, ohne N_2O eher oberer Bereich

Richtwerte:
Perfusor mit 1 mg auf 50 ml NaCl 0,9% (1 ml = 20 µg):
  Einleitung: ≈ 20–60 µg/kg/h = 1–3 ml/kg/h,
  Aufrechterhaltung: ≈ 10–30 µg/kg/h = 0,5–1,5 ml/kg/h
Perfusor mit 5 mg auf 50 ml NaCl 0,9% (1 ml = 100 µg):
  Einleitung: ≈ 20–60 µg/kg/h = 0,2–0,6 ml/kg/h,
  Aufrechterhaltung: ≈ 10–30 µg/kg/h = 0,1–0,3 ml/kg/h

▶ **Cave** bei:
- **suffizienter Spontanatmung über Larynxmaske:** 2-4 µg/kg/h (0,03-0,07 µg/kg/min) kontinuierlich über Perfusor **mit** ca. 6-8 mg/kg/h Propofol-Infusion
- **„Infusionsanalgesie" ohne zusätzliche Sedativa:** 12-18 µg/kg/h (≈ 0,2–0,3 µg/kg/min) kontinuierlich über Perfusor
- **postoperativer Analgesie:** 2,4–6 µg/kg/h (0,04-0,1 µg/kg/min) z.B. Perfusor mit 1 mg auf 50 ml NaCl 0,9% (1 ml = 20 µg):≈ 0,1-0,3 ml/kg/h

! Cave:
Bolusapplikation wegen Gefahr der respiratorischen Insuffizienz und der Skelettmuskelrigidität, die eine Beatmung unmöglich machen kann; wenn unbedingt notwendig, dann max. 0,4–0,8 µg/kg nach Prämedikation mit Midazolam oder Atropin langsam applizieren!

Dosisreduktion bei alten Patienten um 50%, da hier vermehrt hämodynamische Nebenwirkungen (Hypotension und Bradykardie) auftreten. Hämodynamische Beeinflussung durch erhöhte zentrale Vagusaktivität und/oder reduzierte Sympathikusaktivität und nicht durch Histaminfreisetzung wie z. B. bei Morphin

NW:
- s. Opioide
- **höchste Muskelrigidität** ⇒ extrem langsame Injektion, besser mit Perfusor, evtl. 0,25 mg Atropin vorspritzen
- Übelkeit, Erbrechen, Hypotonie
- On-Off-Effekt der Antinozizeption → schnell auftretende Schmerzen nach Abstellen des Remifentanil-Perfusors können durch die Applikation von anderen Opioiden (z. B. Piritramid) 20–30 min vor Perfusorstopp weitgehend vermieden werden!

KI:
- Schwangerschaft, Stillzeit (geht nach tierexperimentellen Untersuchungen in die Muttermilch über)
- Kinder < 2 Jahre

Pethidin, Meperidin (Dolantin)

- reiner µ-Agonist
- 1 Amp. à 1 ml = 50 mg
- 25 Trp.(≈ 1 ml) = 50 mg, 1 Supp. = 100 mg

Pha:
- maximale Wirkung nach ca. 15 min
- Wirkdauer: 2–4 h
- HWZ: 3,2–4,4 h
- Metabolisierung in Leber, dabei Entstehung des Metaboliten **Norpethidin** als ZNS-Stimulanz (halbe analgetische, doppelte krampfauslösende Potenz) mit HWZ 8–12 h, **Cave:** hohe Dosen 3–4 g
- weniger als 5% werden renal ausgeschieden ⇒ pH abgängig: pH < 5 → 25%ige renale Ausscheidung, Norpethidin ist von der Nierenausscheidung abhängig!

Ind:
- akute Schmerzen
- postop. „Shivering"

> **Dosis:**
> - **i.v.:** ≈ 0,5–1 mg/kg langsam i.v. (25–100 mg) alle 3–4 h wiederholbar
> - **p.o., s.c., i.m.:** 0,5–2 mg/kg (25–150 mg)
> - **max. Tagesdosis:** 500 mg (10 Amp.)

NW:
- s. Opioide
- geringste Spasmogenität aller Opioide (Gabe bei Pankreatitis möglich)
- RR-Abfall → langsam applizieren!
- stärkere Sedierung und Euphorie als Morphin
- geringe Beeinflussung der Uteruskontraktilität

KI:
- Schwangerschaft und Stillzeit am besten geeignet, jedoch nur bei strenger Indikationsstellung

▶ **Cave:** Epileptiker (Norpethidin) und Patienten unter MAO-Hemmer-Therapie!

Piritramid (Dipidolor)

- reiner µ-Agonist
- 1 Amp. à 2 ml = 15 mg (1 ml = 7,5 mg)

Pha:
- Metabolisierung in Leber, 10% unverändert renale Ausscheidung
- max. Wirkung nach ca. 10 min
- Wirkdauer: 4–6 h

Ind:
- akute Schmerzen

> **Dosis:** • **i.v.:** 0,1–0,3 mg/kg (7,5–22,5 mg) alle 6 h wiederholbar
>   Kinder < 5 kg: 0,03 mg/kg, ggf. wdh. nach 20–30 min
> • **i.m.:** 0,2–0,4 mg/kg (15–30 mg)

NW: • s. Opioide
- geringe Spasmogenität
- stärkere Sedierung als Morphin, kaum euphorisierend
- kaum Übelkeit und Erbrechen im Vergleich zu Morphin

KI: • Schwangerschaft und Stillzeit nur bei strenger Indikationsstellung

Tramadol (Tramal)

- schwacher µ-Agonist
- 1 Amp. à 1 ml = 50 mg; 1 Amp. à 2 ml = 100 mg
- 20 Trp. (0,5 ml) = 50 mg, 1 Kps. = 50 mg, 1 Supp. = 100 mg
- Tramal long 1 Retardtbl. = 100/150/200 mg

Pha: • HWZ: 6 h
- maximale Wirkung nach ca. 10 min
- Wirkdauer: 2–4 h (Retardtbl. 8–12 h)

Ind: • akute und chronische Schmerzen

> **Dosis:** • **i.v.:** 0,5 – 1,5 mg/kg (50–100 mg)
>   Kinder > 1 Jahr: 1–2 mg/kg i.v.
> • **i.m., s.c.:** 1 – 2 mg/kg
> • **p.o.:** 50–200 mg

NW: • s. Opioide
- stärkere Übelkeit und Erbrechen im Vergleich zu Morphin
- spasmolytisch

KI: • Schwangerschaft und Stillzeit (bisher nur unzureichende Erkenntnisse über mögliche mutagene oder toxische Risiken für das ungeborene Kind bzw. den Säugling)

Oxycodon (Oxygesic)

- semisynthetischer, reiner µ-Agonist, seit 1998 in Deutschland für die **orale** Schmerztherapie auf dem Markt
- nur **oral** verfügbar
- 1 Retardtbl. = 10/20/40 mg Oxycodon
- Potenz im Vergleich zu Morphin: ca. 0,7

Pha:
- hohe Bioverfügbarkeit (ca. 60-85%) → orale Äquivalenz zu Morphin wie 1:2, d.h. 30 mg Oxycodon entsprechen 60 mg Morphin
- keine aktiven Metaboliten wie z.B. beim Morphin
- kein Ceiling-Effekt
- Wirkbeginn nach ca. 60 min
- HWZ: 4-6 h
- Wirkdauer: ca. 12 h

Ind:
- starke und stärkste Schmerzen

> **Dosis:**
> - **oral:** 2 × 1 Tbl. (10/20/40)
>   Umrechnung von oralem Morphin auf Oxycodon = 2:1, jedoch umgekehrt sollte mit 1:1 begonnen werden!

NW:
- s. Opioide, jedoch geringe Inzidenz an Übelkeit und Erbrechen sowie Verwirrtheitszustände im Vergleich zu Morphin
- geringere Kumulationsgefahr bei Niereninsuffizienz

KI:
- Kinder < 12 Jahren
- Asthma bronchiale
- Gallenkolik
- Schwangerschaft und Stillzeit nur bei strenger Indikationsstellung

Hydromorphon (Dilaudid/Palladon)

- reiner µ-Agonist, bes. für die **orale** Therapie des chronischen Schmerzpatienten mit **Niereninsuffizienz** geeignet
- 1 Amp. (Dilaudid) á 1 ml = 2,0 mg Hydromorphon
- 1 Retardtbl. (Palladon) = 4, 8, 16, 24 mg Hydromorphon
- Potenz im Vergleich zu Morphin: ca. 6-7,5

Pha:
- stabile orale Bioverfügbarkeit (ca. 36%)
- niedrige Plasmaeinweißbindung (ca. 8%, daher keine Verdrängung anderer Medikamente aus der Proteinbindung)
- keine aktiven Metaboliten → geeignet daher auch bei Patienten mit Niereninsuffizienz
- kein Ceiling-Effekt, d.h. keine klin. relevante Wirkbegrenzung nach oben
- Wirkbeginn nach ca. 2 h (Retardtab.)
- Wirkdauer für Retardform: ca. 12 h
- kurze HWZ: 2,6 h

Ind:
- starke und stärkste Schmerzen
- starker Hustenreiz

> **Dosis:**
> - **oral:** 2 × 4 mg, ggf. um jeweils 4 mg (= 30 mg Morphin) steigerbar
> - **i.v.:** Erwachsene und Kinder über 12 Jahre: 1-1,5 mg i.v. (1-2 mg i.m./s.c.)

NW:
- s. Opioide
- Urticaria
- ▶ unter Cimetidingaben: höhere Plasmakonzentrationen von Hydromorphon

II. PARTIALAGONISTEN und AGONISTEN/ANTAGONISTEN

- Bei Dosisteigerung oberhalb des therapeutischen Bereichs kommt es zu einem **„Ceiling-Effekt"**, d. h. durch Dosissteigerung nimmt die Analgesie und Atemdepression nicht zu, jedoch die Nebenwirkungen, wie Übelkeit, Erbrechen und Dysphorie

Pentazocin (Fortral)

- Agonist (κ) und Antagonist (μ)
- 1 Amp. à 1 ml = 30 mg
- 1 Kps. = 50 mg, 1 Supp. = 50 mg

Pha:
- hoher First-pass-Effekt: Bioverfügbarkeit ca. 20%
- Elimination durch Oxidation und Glukuronidierung
- maximlae Wirkung nach ca. 10 min
- HWZ: 2–3 h
- Wirkdauer: 2–3 h

Ind:
- akute Schmerzen

Dosis:	**i.v.:** 0,3–0,7 mg/kg (15–30 mg)
	i.m.: 1 mg/kg

NW:
- s. Opioide
- RR↑ und PAP↑, Katecholaminfreisetzung, Herzarbeit und O_2-Verbrauch↑
- „Ceiling-Effekt": ab 90 mg
- Dysphorie in hohen Dosen (Bindung des (+)-Isomers an den Sigma-Opioidrezeptor)

Buprenorphin (Temgesic)

- Partialagonist (μ) und Antagonist (κ) (Partialagonisten wirken nach alleiniger Gabe agonistisch, bei Zufuhr nach vorheriger Gabe reiner Agonisten heben sie deren Wirkung teilweise oder vollständig auf)
- 1 Amp. à 1 ml = 0,3 mg
- 1 Tbl. = 0,2 mg

Pha:
- Metabolisierung in Leber, 10% unverändert renale Ausscheidung
- Eiweißbindung: 96%
- Wirkungseintritt nach 5 min
- maximale Wirkung nach ca. 60 min
- Wirkdauer: 6–8 h
- HWZ: 2–5 h

Ind:
- akute und chronisch schwere Schmerzen

> **Dosis:**
> - **sublingual:** 2–6 µg/kg (0,2–0,4 mg), alle 6–8 h wiederholbar
> - **i.m., i.v.:** 2–4 µg/kg (0,15–0,3 mg), alle 6–8 h wiederholbar
> - **max. Tagesdosis:** 1,2 mg

NW:
- s. Opioide
- mögliche Minderung der Wirkung reiner Opioidagonisten durch Verdrängung aufgrund höherer Rezeptoraffinität
- wegen hoher Rezeptoraffinität mit Antagonist Naloxon (kein Antidot) nur geringe Wirkung erzielen
- bei Atemdepression evtl. Gase von 1 Amp. Doxapram (Dopram) = 20 mg langsam i.v. (Kurzinfusion). **Cave:** RR↑ durch Adrenalinausschüttung, (HWZ: 6–15 min) oder Amiphenazol (Daptazile) 150 mg i.v.
- mögliche Entzugssymptomatik erst mit einer Latenz von 1–2 Wochen
- **"Ceiling-Effekt"** ab 1,2 mg

KI:
- Schwangerschaft und Stillzeit nur bei strenger Indikationsstellung

L-Methadon (L-Polamidon)

- Opioidagonist mit niedrigen Suchtpotential
- linksdrehendes Enantiomer von Methadon
- 2- bis 3fach stärker als Morphin
- 1 Amp. à 1 ml = 2,5 mg
- Trp.: 1 ml = 5 mg

Pha:
- Wirkeintritt nach ca. 20 min
- maximale Wirkung nach ca. 40 min
- Wirkdauer: 6–8 h
- HWZ: 18–24-(60) h

Ind:
- Entwöhnung
- Prämedikation bzw. Substitution bei Drogenabhängigen perioperativ

> **Dosis:**
> - **Entwöhnung:** 3- bis 6 × ½–1 Amp. i.v., s.c.
> - **Prämedikation Opiatabhängiger:** 5–10 mg i.m.
>   (p.o.: 10–20 mg → Wirkbeginn nach 30–60 min)
> - **tägliche Erhaltungsdosis:** 0,5–0,8 mg/kg p.o.
>   (nicht über 1,0 mg/kg, da Kumulationseffekte auftreten, bes. bei Leberinsuffizienz)

Nalbuphin (Nubain)

- Agonist (κ) und Antagonist (μ, δ)
- 1 Amp. à 1 ml = 10 mg; à 2 ml = 20 mg
- 1 ml = 10 mg

Pha:
- maximale Wirkung nach ca. 10 min
- Wirkdauer: 1–3 h
- HWZ: 2,5–3 h

Ind:
- Antagonisierung opioidinduzierter Atemdepression bei erhaltener Analgesie

Dosis:
- **Antagonisierung atemdepressiver Wirkungen:** 0,015 mg/kg i.v.
- **Analgetikum:** 0,1–0,25 mg/kg i.v.
- **max. Gesamtdosis:** 100 mg

NW:
- s. Opioide
- geringere Atemdepression
- **„Ceiling-Effekt"** ab 240 mg

III. ANTAGONISTEN

Naloxon (Narcanti)

- reiner Antagonist (μ, κ, δ)
- 1 Amp. à 1 ml = 0,4 mg

Pha:
- Wirkdauer: 30–45 min
- Wirkungseintritt nach ca. 30 s

Ind:
- Antidot (Überdosierung von Opioiden)

Dosis: 1:5 (1:10) verdünnt i.v. titrieren (≈ 1 µg/kg fraktioniert i.v.)
(bis Patient ansprechbar, anschließend gleiche Dosis evtl. i.m.) oder kontinuierlich: 5 µg/kg/h i.v.

! Cave:
- Rebound-Effekt wegen kurzer HWZ (64 min)!! → Fentanyl-HWZ: 3–4 h
- Entzugssymptomatik
- KHK (Herzfrequenz ↑, RR ↑)
- infolge sympathischer Stimulation ggf. Lungenödem bei gesunden Patienten

Nalmefene (Revex)

- in Deutschland nicht im Handel

Pha: • Wirkdauer bis zu 4 h
Ind: • Antidot (Überdosierung von Opioiden)

Dosis: 0,1–1,0 µg/kg i.v.

4 Muskelrelaxanzien

Neuromuskuläre Übertragung und Wirkmechanismen

Neuromuskuläre Übertragung

Nahe der Skelettmuskulatur zweigt sich das motorische Axon in viele unmyelinisierte Füßchen auf, in deren Vesikel sich Acetylcholin (ACh) befindet. Eine eintreffende Erregung setzt ACh frei, das durch den synaptischen Spalt zum cholinergen Rezeptor in der subsynaptischen Membran der Muskelzelle diffundiert. Durch Bindung von ACh an den Rezeptor ändert sich die Membranpermeabilität für Na^+ und K^+ (Na^+ in die Zelle, K^+ heraus). Dies bewirkt eine Potentialänderung. Überschreitet das Endplattenpotential einen Schwellenwert, so wird ein Aktionspotential ($\rightarrow$ Muskelkontraktion) ausgelöst. ACh wird von der Endplattenregion durch Diffusion und enzymatischen Abbau durch Acetylcholinesterase rasch entfernt.

> **!** Zur Erinnerung: Acetylcholin (ACh) ist auch Übertragerstoff in allen autonomen Ganglien; sympathisch und parasympathisch!

Überträgerstoffe im peripheren vegetativen Nervensystem

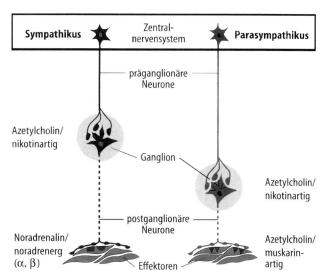

Abb 4.1. Überträgerstoffe und die entsprechenden Rezeptoren im peripheren Sympathikus und Parasympathikus

Historie

23.1.1942 Griffith und Johnson applizieren erstmalig Curare während einer Appendektomie unter Cyclopropananästhesie
1948 Einführung von Gallamin
1949 Einführung von Succinylbischolin

Wirkmechanismus

- Hauptwirkungsort der Muskelrelaxanzien ist die neuromuskuläre Endplatte (motor. Nervenende/synaptischer Spalt/motorische Endplatte) mit Acetylcholin-Rezeptoren = nikotinartige cholinerge Rezeptoren)
- Beeinflussung des Glomus caroticus durch ndMR → Steigerung des Atemzugvolumens bzw. Minutenvolumens als Antwort auf einen hypoxischen Reiz ist deutlich reduziert

Rezeptoraufbau
- Glykoprotein (MG: 250.000) aus 5 Untereinheiten aufgebaut (2α-, 1β-, 1δ-, 1ε- Untereinheit) mit HWZ: 1 Woche
- bei Denervierung: Rezeptorumbau → statt ε-Untereinheit eine γ-Einheit (sensibler auf Agonisten: Hyperkaliämie) mit HWZ: 24 h

Neuromuskuläre Blockade

Muskelrelaxanzien (MR) bewirken eine reversible Lähmung der Muskulatur, wenn mehr als 70–80% der Rezeptoren durch das Relaxans besetzt sind. Eine komplette Blockade tritt erst ein, wenn 90–95% besetzt sind.

Nichtdepolarisationsblock

- ein Muskelrelaxans besetzt den Rezeptor, ohne daß eine Erregung ausgelöst wird
- kompetitive Blockade zw. ACh und Muskelrelaxans
- Tubocurarin bewirkt durch „Verstopfen" der Ionenkanäle einen „nichtkompetitiven Nichtdepolarisationsblock"
- Merkmale:
  - Verminderung der Amplitudenhöhe im TOF
  - Fading (TOF-Quotient wird mit zunehmender Blockade kleiner)
  - posttetanische Potenzierung

Depolarisationsblock (Phase-I-Block)

- Depolarisierende Muskelrelaxanzien bewirken beim Besetzen des Rezeptors eine Kontraktion. Halten anschließend den Rezeptor wegen langsamen Abbaus länger besetzt und damit erregungsunfähig
- Kann nicht antagonisiert werden!
- **Merkmale:**
  - Verminderung der Amplitudenhöhe im TOF
  - kein Fading (TOF-Quotient bleibt hingegen unverändert)
  - keine posttetanische Potenzierung

Dualblock (Phase-II-Block)

Bei mehrfachen Nachinjektionen (Einzeldosis > 3 mg/kg) oder kontinuierlicher Infusion (Gesamtdosis >7 mg/kg) ändern sich die blockierenden Eigenschaften von Succinylcholin. Die postsynaptische Membran muß immer weniger depolarisiert werden, damit ein lang anhaltender Block eintritt. Zum Schluß besteht die Blockade auch ohne Depolarisation. Bei voller Ausprägung liegt eine kompetitive Hemmung (Fading) vor. Er wird daher als Dualblock bezeichnet und kann teilweise mit Cholinesterasehemmern antagonisiert werden.
Diskutierte Ursachen: Ionenkanalblockade, Desensibilisierung des Rezeptors, präsynaptische Effekte des Succinylcholins.

Einteilung der Muskelrelaxanzien

I depolarisierende MR
Suxamethonium, Decamethonium, Hexcarbacholin

II nichtdepolarisierende MR (ndMR)
A. Chemischer Struktur:
  1. Steroidderivate (Vecuronium, Rocuronium, Pancuronium, Pipecuronium, Rapacuronium)
  2. Benzylisochinolinderivate (Atracurium, Cis-Atracurium, Doxacurium, Mivacurium)
  3. Toxiferinderivat (Alcuronium)

B. Wirkdauer:
  1. Ultrakurzwirksame MR (keines)
  2. Kurzwirksame MR (Mivacurium, Rapacuronium)
  3. Mittelkurzwirksame MR (Atracurium, Vecuronium, Rocuronium, Cis-Atracurium, Alcuronium)
  4. Langwirksame MR (Pancuronium, Pipecuronium, Doxacurium)

Ideales Muskelrelaxans

Das ideale Muskelrelaxans ist gekennzeichnet durch
- raschen Eintritt der neuromuskulären Blockade
- keine Akkumulation
- nichtdepolarisierende Eigenschaft
- kurze Wirkdauer
- schnelle Erholungszeit
- keine klinisch relevanten unerwünschten Nebenwirkungen
- möglichst uneingeschränkte Lagerung bei Raumtemperatur
- geringer Preis

Depolarisierende Muskelrelaxanzien

Suxamethonium, Succinylcholin (Lysthenon, Succinyl-Asta, Pantolax)

- 1 Amp. à 5 ml = 100 mg
- 1 ml = 20 mg

WM:
- besetzen ACh-Rezeptoren (an motorischer Endplatte) und lösen eine Depolarisation (unkoordinierte Muskelkontraktion) aus. Da sie nicht so schnell wie ACh abgebaut werden, bleibt die Depolarisation zunächst bestehen und damit unerregbar = Depolarisationsblock (Phase-I-Block)
- stimuliert alle cholinergen autonomen Ganglien ⇒ NW

Pha:
- Abbau durch Pseudo-Cholinesterase (CHE) im Plasma vor Erreichen der motorischen Endplatte (nur ein kleiner Teil erreicht die motor. Endplatte)
- Abbau vermindert bei atypischer CHE (heterozygot in 4%, homozygot in 0,04%); bei Leberzirrhose, Lebermetastasen
- kein Antidot verfügbar
- rascher Wirkungseintritt: 60–90 s
- kurze Wirkdauer: 7–12 min
- Erholungsindex: 3–4 min
- nicht plazentagängig

Ind:
- Ileuseinleitung
- bei erwarteter schwieriger Intubation (z. B. Gesichtsanomalien)
- kurzdauernde Relaxierung (Elektrokrampftherapie)

> **Dosis:**
> - 1–1,5 mg/kg
> - Präkurarisierung + Atropingabe (Antagonisierung muskarinartiger Wirkungen) empfohlen

▶ Präkurarisierung ist bei Kindern < 10 Jahre nicht notwendig, da Faszikulationen in diesem Alter unbekannt sind!

NW:
- Hyperkaliämie (durch intra-extrazelluläre Verschiebungen) mit Gefahr der Asystolie
- Bradykardie (parasympathische muskarinartige Ganglien am Herz, Sinusknoten) → Knotenrhythmus
- Herzrhythmusstörungen
- vermehrte Speichel- und Bronchialsekretion
- Anstieg des intragastralen Druckes um 30 cmH$_2$O durch Kontraktion der Bauchmuskulatur → Erbrechen, Aspiration
- Muskelkater → Anzahl der Aktionspotentiale in der motorischen Einheit, und nicht die sichtbaren Muskelfaszikulationen sind für die Intensität des Muskelkaters entscheidend
- Myoglobinurie
- ↑ ICP (um ≈ 5 mmHg)
- ↑ Augeninnendruck (IOD) → 5-10 mmHg mit Maximum nach 2-4 min
- Histaminfreisetzung (Allergie: Erythem, Bronchospasmus)
- verlängerte Wirkung bei Pseudo-CHE-Mangel oder atypischer CHE (S. 92)
- kann maligne Hyperthermie triggern!

KI:
- maligne Hyperthermie
- Hyperkaliämie
- schwere Verbrennungen (bis 10 Wochen) und Polytrauma (von 1.-10. Woche)
- schwere abdominelle Infektionen ab 1 Woche, Sepsis (katabole Phase), Bettlägrigkeit, Nierenversagen
- atypische CHE, stark verminderte Pseudo-CHE
- perforierende Augenverletzung (↑ Augeninnendruck)
- paroxysmale idiopathische Myoglobinurie
- neuromuskuläre Störungen, wie Myotonien (erste 6 Monate → schwere Muskelkontrakturen, die eine Beatmung für 2-4 min unmöglich machen)
  - Poliomyelitis
  - amyotrophe Lateralsklerose
  - Muskeldystrophie
  Cave: ↑ Inzidenz von maligner Hyperthermie
  - Rückenmarkläsionen (→ K$^+$ ↑), außer in Akutphase nach Trauma
  - multiple Sklerose
  - Tetanus
  - Hemi-, Paraplegie
  - Myasthenia gravis (Unempfindlichkeit oder rascher Phase-II Block möglich)

Dekamethonium

- keine klinische Anwendung
- Wirkdauer: 10 min

Dosis: 0,05-0,07 mg/kg (Höchstdosis: 10 mg)

Nichtdepolarisierende Muskelrelaxanzien (ndMR)

WM:
- verdrängen ACh kompetitiv von motorischen Endplatte ohne eine Depolarisation auszulösen = Nichtdepolarisationsblock

Pha:
- antagonisierbar durch CHE-Hemmer Neostigmin (Prostigmin), Pyridostigmin (Mestinon)
- Reihenfolge der Lähmung: Auge – Finger – Zehen – Extremitäten – Stamm – Interkostalmuskulatur – Zwerchfell
- **Steroidderivate:** alle mit Endung -**curonium** (außer Alcuronium)
- **Benzylisochinolinderivate:** alle anderen mit -**curium**

KI:
- Myasthenie
- Lambert-Eaton-Syndrom (paraneoplastische Myasthenie)
- schwere Elektrolytstörungen
- primäre Myopathien (s. unten)

Einzelne Substanzen unterscheiden sich v. a. durch:
- Wirkungseintritt bzw. Wirkdauer
- Wirkung an anderen nikotinartigen (Sympathikus und Parasympathikus präganglionär) bzw. muskarinartigen (Parasympathikus postganglionär) Rezeptoren. NdMR gehen nur schwache Wechselwirkungen mit den **postganglionären**, parasympathischen Übertragungsstrukturen ein. Sie binden dabei an muskarinartigen Acetylcholinrezeptoren vom Typ M_2 und M_3. Aktivierung der M_3-Rezeptoren bewirkt eine Bronchokonstriktion, die der M_2-Rezeptoren eine Bradykardie und Bronchodilatation. Zunahme der Herzfrequenz durch Blockade der M_2-Rezeptoren gehört bei einigen MR (Gallamin und Pancuronium) zum Wirkspektrum
- Histaminfreisetzung
- Elimination (renal, hepatisch)

! **Merke:** Die Anschlagzeit eines Muskelrelaxans kann durch die x-fache Gabe der ED_{95}-Dosis – auf Kosten einer verlängerten Wirkdauer – verkürzt werden. Je geringer die neuromuskulär blockierende Wirkung der Substanz, desto kürzer die Anschlagszeit

Alcuronium (Alloferin)

- 1 Amp. à 5 ml = 5 mg, à 10 ml = 10 mg
- 1 ml = 1 mg

Pha:
- Wirkung nach 1–2 min
- Wirkdauer: ≈ 20–30 min
- Erholungsindex: 12–13 min
- nicht plazentagängig
- **renale** Ausscheidung 80–85 %, 15–20 % Galle, keine Biotransformation

> **Dosis:**
> - **initial:** 0,2–0,3 mg/kg
> - **Wdh.:** 0,03 mg/kg alle 15–25 min
> - **Präkurarisierung:** 2–3 mg

NW:
- ganglienblockierend, vagolytisch (evtl. Tachykardie)
- Histaminfreisetzung bes. in höheren Dosen ⇒ Tachykardie, RR ↓, Bronchokonstriktion, Erythem

Pancuronium (Pancuronium Organon)

- 1 Amp. à 2 ml = 4 mg
- 1 ml = 2 mg

Pha:
- verzögerte Wirkung nach 3–5 min
- Wirkdauer: ≈ 90–120 min
- Erholungsindex: 30–45 min
- kaum plazentagängig
- **renale** Ausscheidung 85 %, 15 % in Leber metabolisiert (Deacetylierung) (3 Metabolite besitzen relaxierende Wirkung)
  Cave: kumulative Eigenschaften!
- Hemmung der Pseudocholinesterase

> **Dosis:**
> - **initial:** ≈ 0,07–0,1 mg/kg
> - **Wdh.:** 0,015 mg/kg
> - **Präkurarisierung:** 1–1,5 mg

NW:
- Tachykardie, RR ↑ (blockiert muskarinartige parasympath. Ganglien am Herz und setzt Katecholamine frei und hemmt deren Wiederaufnahme)

Pipecuronium (Arpilon; Arduan)

- 1980 in Ungarn entwickelt

Pha:
- Wirkung nach 3–5 min
- Wirkdauer: ≈ 90–120 min
- Erholungsindex: 30–45 min
- **renale** Ausscheidung > 90 %, hepatisch < 10 %
- aktiver Metabolit 3-Hydroxypipecuronium (50%ige Potenz der Ausgangssubstanz)

> **Dosis:**
> - **initial:** 0,08–0,1 mg/kg
> - **Wdh.:** 0,01 mg/kg nach 60–70 min
> - **Kinder:** ein Drittel geringere ED_{95} (0,05 mg/kg) und kürzere Wirkdauer

Anästhetika

NW:
- keine Histaminfreisetzung
- keine kardiovaskulären Nebenwirkungen

Vecuronium (Norcuron)

- 1 Amp. 4 mg (Pulver), Verdünnung meist 2 Amp. auf 4 ml NaCl 0,9%
- 1 ml = 2 mg (meist üblich)

Pha:
- Wirkung nach 3–4 min
- Wirkdauer: 35–45 min
- Erholungsindex: 10–15 min
- kaum plazentagängig
- hepatische Aufnahme und **biliäre Ausscheidung** 50–60% (40–50% renal)
- Metaboliten: 3-Hydroxy-; (50%ige Potenz); 17-Hydroxy-; 3,17-(Di)Hydroxy-Vecuronium (10%ige Potenz der Ausgangssubstanz)
- ▶ verlängerte NMB bei gehäufter Repetition durch Akkumulation von 3-Hydroxy-Vecuronium

Dosis:
- **initial:** ≈ 0,08–0,1 mg/kg
- **Wdh.:** 0,02–0,05 mg/kg
- **Präkurarisierung:** 1 mg
- **Perfusor:** ≈ 0,05–0,1 mg/kg/h (1,0–1,7 µg/kg/min)
  z. B. (5 Amp. = 20 mg auf 50 ml NaCl [1 ml = 0,4 mg]) bei längerer Perfusorapplikation kann der NMB durch Akkumulation von 1-17-Dihydroxy-Vecuronium abnehmen (geringere Potenz)!

NW:
- geringste NW ⇒ bei Niereninsuffizienz anwendbar (billiäre Ausscheidung)
- keine Wirkung auf autonome Ganglien
- keine Histaminfreisetzung, jedoch Hemmung des Histaminabbaus (Histaminmethytransferase-Aktivität ↓)

Rocuronium (Esmeron)

- 1 Amp. à 5 ml = 50 mg, à 10 ml = 100 mg
- 1 ml = 10 mg
- „Rapid-onset-Vecuronium", 5mal weniger potent als Vecuronium

Pha:
- Wirkung nach 1,5–3 min
- Wirkdauer: 30–40 min
- HWZ: 70 min
- Erholungsindex: 10–15 min
- ED_{95}: 0,3-(0,4) mg/kg
- Clearance: 3–4 ml/kg/min
- **keine Metabolisierung** im Vergleich zu Vecuronium, –30% hepatisch gespeichert

- **Ausscheidung** > 70% über die Leber (**unverändert biliär**), (nur ≈ 10–30% renal)
- gute Steuerung über Perfusor möglich

Dosis:
- **initial:** 0,5–0,6 mg/kg;
- **Wdh.:** 0,05–0,1 mg/kg
- **Perfusor:** ≈ 0,5–0,7 mg/kg/h (9–12 µg/kg/min)

NW:
- keine Histaminfreisetzung
- geringe vagolytische Wirkung (leichter RR ↑ und Herzfrequenz ↑, bei Kleinkindern stärker ausgeprägt)
- das Priming führt bei Rocuronium zu keiner kürzeren Anschlagszeit!

Rapacuronium (Raplon)

- steroidales ndMR; seit 1993 in klinischer Erprobung
- ca. 20mal geringere Potenz als Vecuronium

Pha:
- Wirkung nach 60-90 s (1,5 mg/kg)
- das hohe Konzentrationsgefälle zwischen Plasma und Wirkort (bei 1,5 mg/kg) bewirkt einen schnellen Wirkungseintritt
- Wirkdauer: ≈ 15-25 min
- Erholungsindex: ≈ 5-7 min bei 1,5 mg/kg
- ED_{95}: 0,75 mg/kg
- hohe initiale Clearance (10-15 ml/kg/min); hohe Lipophilität
- unterliegt nur zu einem kleinen Teil der **Metabolisierung**. Umbau in erster Linie durch nicht-enzymatische Hydrolyse zum 3-OH-Metabolit ORG 9488 (50%ige Potenz der Ausgangssubstanz), 22% von Rapacuronium bzw. seinem 3-OH-Metaboliten werden in 24h über die Nieren ausgeschieden
- bei alten Patienten: Anschlagzeit, Wirkdauer und Erholungszeiten um ca. 20- 30% verlängert (jedoch Zunahme der Streubreite)
- bei Leberzirrhose: erhöhte Plasmaclearance (raschere Anschlagzeit, verkürzte Wirkdauer)
- bei Niereninsuffizienz bisher keine publizierten Daten

Dosis: initial: 1,5 -2,0 mg/kg

NW:
- Herzfrequenzanstieg um ca. 20% (aufgrund der vagal blockierenden Potenz) bei konstantem Blutdruck
- obstruktive Ventilationsstörung bei ca. 12% der Patienten

▶ eine Antagonisierung des neuromuskulären Blocks ist auch bei tiefer Blockade bereits möglich.

- Wirkmechanismus auch über ausgeprägte Hemmung der präsynaptischen nACH-Rezeptoren (ACH-Ausschüttung ↓), sowie Blockierung der Kalziumkanäle (Muskelzellkontraktion ↓, Durchblutung ↑)

Atracurium (Tracrium)

- Erstbeschreibung von Atracurium 1983 durch Stenlake (synthetisiert 1982)
- 1987 wurde Atracurium in Deutschland zugelassen
- 1 Amp. à 2,5 ml = 25 mg, à 5 ml = 50 mg
- 1 ml = 10 mg

Pha:
- 10 Stereoisomere
- Wirkung nach 3–4 min
- Wirkdauer: ≈ 35–45 min
- Erholungsindex: 10–15 min
- pH: 3,25–3,65 (zur Vermeidung des in-vitro-Zerfalls)
- kaum plazentagängig
- kühl lagern → bei Raumtemperatur Wirkverlust 5%/Monat
- $^1/_3$ **Hofmann-Elimination** (von Leber- und Nierenfunktion unabhängig jedoch pH- und temperaturabhängig)
  $^2/_3$ Spaltung durch **unspezifische Plasmaesterasen** (**nicht** Pseudocholinesterase!)
  Abbauprodukte:
  1. Pentametyldiacrylat und 2mal **Laudanosin** (ZNS-stimulierend und vaso- dilatierend)
  2. Quarternäre Säure und quarternärer Alkohol
- gute Steuerung über Perfusor möglich

> **Dosis:**
> - **initial:** 0,3–0,5 mg/kg
> - **Wdh.:** 0,1–0,2 mg/kg alle 15–20 min
> - **Präkurarisierung:** 5–10 mg
> - **Perfusor:** ≈ 0,3–0,4 mg/kg/h (4–8 µg/kg/min)
>   z. B. (4 Amp. à 2,5 ml = 100 mg + 40 ml 0,9% NaCl 0,9% [1 ml = 2 mg])
> - **Kinder > 1 Jahr:** gleiche Dosierung wie Erwachsene

NW:
- Histaminfreisetzung (RR ↓, Tachykardie, Bronchospasmus) ⇒ langsam injizieren, Spülen des venösen Zugangs vor und nach Injektion mit NaCl 0,9%
  ▶ **Cave:** bei Allergie- oder Asthmaanamnese ↑ Inzidenz eines Bronchospasmus, ggf. H_1 + H_2-Blocker vorab
- sehr selten Laryngospasmus
- bei Leber- und Niereninsuffizienz anwendbar (Hofmann-Eliminierung)
- Metabolit: Laudanosin mit epileptogener Eigenschaft; führt zur Erhöhung des MAC-Wertes, renale Ausscheidung

▶ Die Wirkung von Atracurium ist bei Verbrennungs- und Sepsispatienten aufgrund eines erhöhten Verteilungvolumens abgeschwächt, ggf. Abregulation von nikotinergen, cholinergen Rezeptoren

Cis-Atracurium (Nimbex)

- Cis-Cis-Isomer des Atracuriums
- 3–4mal stärker wirksam als Atracurium
- 15% des Atracuriumrazemats besteht aus dem Cis-cis-Atracurium
- 1 Amp. à 5 ml = 10 mg
- 1 ml = 2 mg

Pha:
- Wirkung nach 4–6 min
- Wirkdauer: ≈ 40–50 min
- HWZ: 22–26 min
- ED_{95}: 0,05 mg/kg
- Erholungsindex: 10–15 min
- Abbau hauptsächlich über die **Hofmann-Elimination** zu 70–80% und nur zu einen geringen Teil über unspezifische **Esterhydrolyse** → 80–90% weniger Laudanosin, bei Nierengesunden konnte zu 15% Cisatracurium im Urin nachgewiesen werden → organunabhängige hepatische und renale Elimination!

Dosis:
- **initial:** 0,1 mg/kg
- **Wdh.:** 0,02 mg/kg
- **Perfusor:** ≈ 0,05–0,1 mg/kg/h (1–2 µg/kg/min)

NW:
- keine Histaminfreisetzung (auch bei 5-facher ED_{95})
- keine kardiovaskulären Nebenwirkungen

Mivacurium (Mivacron)

- Zulassung: 1992 USA, 1993 England
- 1 Amp. à 5 ml = 10 mg, à 10 ml = 20 mg
- 1 ml = 2 mg
- pH der Lösung: 4,5 → **Cave:** keine Mischung oder simultane Injektion mit alkalischen Substanzen (z.B. Barbiturate)

Pha:
- 3 Isomere (trans-trans, cis-trans sind 10mal stärker)
- Zusammensetzung des Razemats: 52–62% trans-trans-, zu 34–40% cis-trans und zu 5–8% das cis-cis-Stereoisomer
- 3 Metabolite: Quarternärer Aminoalkohol, Quarternärer Monoester, Dicarbonsäure
- Wirkung nach 3–5 min
- Wirkdauer: ≈ 13–25 min → Wirkdauer bis zu 25%iger Erholung: 15–20 min, bei 0,15 mg/kg bzw. 20–25 min bei ED von 0,25mg/kg; Kinder weisen eine kürzere Wirkdauer auf (≈ 10 min bei 0,2 mg/kg)

- ED_{95} für 2–6 Monate alte Säuglinge: 65 µg/kg; ED_{95} für 7–11 Monate alte Säuglinge: 83 µg/kg; ED_{95} für Erwachsenen: 75–80 µg/kg
- HWZ: 1,8–3 min (cis-cis-Stereoisomer: ≈ 55 min)
- Erholungsindex: 6–8 min
- rascher **Abbau** aller Stereoisomere über **Plasma-CHE** (95-99%) → 70% der Geschwindigkeit der Hydrolyse von Succinylcholin, < 5% renal
- ▶ unterschiedliche Clearance der einzelnen Stereoisomere: Cis-trans (> 90 ml/kg/min) > Trans-trans (> 50 ml/kg/min) > Cis-cis (5 ml/kg/min)

Dosis:
- initial: 0,15–0,25 mg/kg; (Kinder ↑, Säuglinge ↑↓, Niereninsuffizienz ↓)
- **Wdh.:** 0,05–0,1 mg/kg alle 15-(20) min
- **Perfusor:** ≈ 0,3–0,4 mg/kg/h (4–8 µg/kg/min) für Erwachsene; z. B. (4 Amp. à 10 ml = 80 mg pur [1 ml = 2 mg]): bei Säuglingen: 12–15 µg/kg/min, bei jedoch erheblicher Streubreite (7–25 µg/kg/min) infolge unterschiedlicher Aktivität der Cholinesterase → NMM ist daher indiziert

NW:
- in hoher Dosierung (schnelle Applikation von 3mal ED_{95}) Histaminliberation
- Flush bei schneller Injektion (auch bei normaler Dosierung) ⇒ langsam injizieren über mind. 30 s, Spülen des venösen Zugangs vor und nach Injektion mit NaCl 0,9%
- Wirkungsverlängerung bei Leber- und Niereninsuffizienz (↓ Plasma-CHE)
- Mivacurium **könnte notfalls antagonisiert werden**, da die unspezifischen Cholinesterase Inhibitoren stärker die Acetylcholinesterase als die Pseudocholinesterase hemmen, die für den Abbau von Mivacurium verantwortlich ist. Aufgrund der kurzen Eliminationszeit von Mivacurium dürfte eine Antagonisierung klinisch nur sehr selten notwendig sein! Bei Antagonisierung eines tiefen NMB ist Edrophonium dem Prostigmin vorzuziehen ⇒ rascher Wirkungseintritt, fehlende Hemmung der Plasmacholinesterase, verkürzte Erholungszeit, Antagonisierung auch eines tiefen Blocks (T1 = 5%) möglich

KI:
- **Säuglinge unter 2 Monaten!** Patienten mit Plasmacholinesterasemangel oder Überempfindlichkeit gegenüber Mivacurium; relative KI: Asthmatiker

Cave: unterschiedliche Pseudocholinesteraseaktivitäten:
Bei **Neugeborenen** ist die Aktivität im Vergleich zum Erwachsenen um 50% **reduziert** und bei **3-6 Monate** alten Säuglingen um das 2- bis 3fache **erhöht!**
Weiterhin **reduzierte Plasmacholinesteraseaktivität bei**
- Schwangeren
- Patienten mit Leber- oder Nierenerkrankungen
- Neoplasien
- Kollagenosen und Hypothyreoidismus
- bei folgender Medikamenteneinnahme: MAO-Hemmer, antimitotische Substanzen, Pancuronium, Bamuterol, Organophosphate

Doxacurium (Nuromax)

- Zulassung: 1992 USA
- fünf Stereoisomere

Pha:
- Wirkung nach 5–7 min
- Wirkdauer: 90–120 min
- Erholungsindex: 30–45 min
- keine Metabolisierung, renale Ausscheidung > 90%, biliär < 10%
- keine Kumulation

> **Dosis:**
> - **initial:** 0,05 mg/kg;
> - **Präkurarisierung:** 0,005 mg/kg

NW:
- keine kardiovaskulären Nebenwirkungen
- keine Histaminfreisetzung (erst oberhalb der 10-× ED_{95})

Tabellarische Übersicht Muskelrelaxanzien

Präparat	Intubat.- Dosis ≈ 2-mal ED_{95} [mg/kg]	Anschlagszeit nach 2-mal ED_{95} [min]	Wirkdauer nach 2-mal ED_{95} [min]	Erholungsindex [min]
Ultrakurzwirksame MR Suxamethonium (Lysthenon)	1,0	1–1,5	7–12	3–4
Kurzwirksame MR Rapacuronium (Raplon)	2,0	1–1,5	15–25	5–7
Mivacurium (Mivacron)	0,2	3–5	15–25	6–8
Mittelkurzwirksame MR Alcuronium (Alloferin)	0,3	1–2	20–30	12–13
Atracurium (Tracrium)	0,5	3–4	35–45	10–15
Cis-Atracurium (Nimbex)	0,1	4–6	40–50	10–15
Rocuronium (Esmeron)	0,6	1,5–3	30–40	10–15
Vecuronium (Norcuron)	0,1	3–4	35–45	10–15
Langwirksame MR Pancuronium (Pancuronium Organon)	0,15	3–5	90–120	30–45
Pipecuronium (Aprilon, Arduan)	0,1	3–5	90–120	30–45
Doxacurium (Nuromax)	0,05	5–7	90–120	30–45

Die Zahlenangaben sind näherungsweise und können individuell sehr variieren.
Mod. nach Donati (Anesth Analg, 2000;90: S2-6)

= Steroidderivat   = Benzylisochinolin

Tabellarische Übersicht Muskelrelaxanzien

Präparat	Metabolismus/ Elimination	Histamin- freisetzung	Herz-Kreislauf- Reaktionen	Besonderheiten
Suxamethonium (Lysthenon)	Pseudo-CHE	+	Hyperkaliämie → Asystolie Bradykardie Herzrhythmus- störungen	depolarisierendes MR!
Alcuronium (Alloferin)	Niere (80–85%) Galle (15–20%) Ø Meta- bolisierung	+	RR ↓	nicht plazentagängig, Ganglienblockade
Pancuronium (Pancuronium Organon)	Niere (85%) Leber (15%)	Ø – gering	Tachykardie, RR ↑, (blockiert kardiale muskari- nerge Rezeptoren)	nicht plazentagängig,
Pipecuronium (Arpilon, Arduan)	Niere (> 90%)	Ø	Ø	
Vecuronium (Norcuron)	Leber (50–60%) Niere (40–50%)	Ø (Hemmung der Histamin methyltrans- ferase)	Ø	nicht plazentagängig, keine Ganglien- blockade
Rocuronium (Esmeron)	Leber (>70%) Niere (10–30%)	Ø	leichter RR↑ und Herz- frequenz↑	
Rapacuronium (Raplon)			Tachykardie	
Atracurium (Tracrium)	¹/₃ Hofmann-Elim. ²/₃ Ester-Hydrolyse Metabolit: Laudanosin	++	RR ↓ ↓ Tachykardie	
Cis-Atracurium (Nimbex)	vorwiegend Hofmann- Elimination, kaum Esterhydrolyse	Ø		
Mivacurium (Mivacron)	rasche Ester- hydrolyse durch Plasma CHE	+ (in hoher Dosierung)	Ø	
Doxacurium (Nuromax)	Niere (>90%)	Ø	Ø	

= Steroidderivat

= Benzylisochinolinderivat

Neuromuskuläres Monitoring (NMM) – Überwachung der neuromuskulären Blockade (NMB)

Historie des NMM

1941	Harvey u. Masland	Erste Messung der NMB mittels elektrischer Nervenstimulation
1955	Botelh	Mechanomyographische Messung und Elektromyographische Registrierung
1958	Christie und Churchill-Davidson	Einführung des ersten Nervenstimulators für die intraoperative Überwachung

Begriffe der Pharmakologie

ED_x
O die Dosis eines Muskelrelaxans, die eine Hemmung der neuromuskulären Überleitung um x % des Ausgangswertes bewirkt, z. B. ED_{50}, ED_{95}

Anschlagszeit
- Zeit vom Ende der Injektion eines Muskelrelaxans bis zum Erreichen des maximalen, neuromuskulär blockierenden Effekts. Abhängig von der Dosis (x-fache ED_{95} → kürzere Anschlagszeit) und vom Priming (Vorgabe einer geringen MR-Dosis)

Erholungsindex (recovery index)
- Zeit zwischen 25% bis 75%ige Erholung von einer neuromuskulären Blockade

Klinische Wirkdauer
- Zeit von Ende der Injektion des Muskelrelaxans bis zu einer Erholung auf 25% des Ausgangswertes

> **!** Merke: Während die **Anschlagszeit**, die klinische **Wirkdauer** und die **Gesamtwirkdauer** von der **Dosis abhängig** sind (x-fache ED_{95} ⇒ längere Wirkdauer bei kürzerer Anschlagszeit), ist der **Erholungsindex dosisunabhängig!**

Autonome Sicherheitsreserve
- Verhältnis von ganglionärer blockierender zu neuromuslulär blockierender Dosis eines Muskelrelaxans z. B. bei d-Tubocurarin gleich dem Wert 1

Relaxometrie (Nervenstimulation)

Die unvollständige neuromuskuläre Erholung ist ein Hauptfaktor anästhesiebedingter Morbidität und Mortalität. Die wesentliche klinische Bedeutung des

neuromuskulären Monitorings liegt in der intraoperativen objektiven Registrierung des Ausmaßes der neuromuskulären Blockade sowie der frühzeitigen Erkennung von Restblockaden in der Ausleitphase.
- am häufigsten wird ein peripherer Nerv, meist der N. ulnaris am Handgelenk stimuliert und dabei die Kontraktion beobachtet oder aufgezeichnet.
▶ der zum Monitoring von Muskelrelaxanzien herangezogene „Kennmuskel" M. adductor pollicis unterscheidet sich hinsichtlich Wirkungseintritt und Sensibilität von der Larynxmuskulatur und der Zwerchfellmuskulatur → Husten während der Intubation oder intraoperative Diaphragmakontraktionen trotz kompletter Blockade des M. adductor pollicis möglich!
→ Am besten korreliert der M. orbicularis oculi mit der Larynxmuskulatur!

▶ Nach einer jüngsten Umfrage benutzen in Deutschland nur 12% der befragten Änästhesisten regelmäßig einen Nervenstimulator; in England hingegen sind es 52%
▶ Der Anteil von neuromuskulären Restblockaden bei Eintreffen im AWR sind vom Muskelrelaxans abhängig:
Pancuronium 20-48%, Vecuronium 8-9%, Atracurium bis 4%, Mivacurium überraschenderweise bis 12%

Einzelreiz
- **einfachste Stimulationsform** mit einer Frequenz von 1 Hz zur Überprüfung der korrekten Nervenstimulation und zum Einstellen der Reizstromstärke
- die **Einzelreizung mit 0,1 Hz** (d. h. ein Stimulus alle 10 s) ist **Standard** für die Erstellung von **Dosis-Wirkungs-Beziehungen** der Muskelrelaxanzien
- Kontrollwert vor MR-Gabe ist obligat für diese Reizart

Tetanischer Reiz
- tetanische Stimulation mit einer Frequenz von 50 Hz über 5 s
- ab einer Stimulationsfrequenz über 5 Hz verschmelzen die Einzelantworten miteinander, da der Muskel während der Nervenstimulation nicht in die Ruhelage zurückkehrt

Posttetanische Potenzierung
- ca. 1–2 min anhaltende Verstärkung der evozierten Muskelkontraktion nach einer tetanischen Stimulation aufgrund einer verstärkten ACh-Ausschüttung an der motorischen Endplatte

Post tetanic count, posttetanische Zahl (PTC)
- bezeichnet während einer tiefen nicht-depolarisierenden neuromuskulären Blockade die Anzahl der Einzelreize, die nach einer tetanischen Stimulation (50 Hz für 5 s) wieder zu einer Muskelantwort führen (insgesamt werden 10-15 Einzelreize mit 1 Hz abgegeben)
- Beurteilung des tiefen Relaxierungsgrades, bei dem keine TOF-Antworten mehr vorhanden sind

Train-of-Four (TOF)
- Reizmuster bestehend aus einer Serie von vier Reizen, die mit einer Frequenz von **2 Hz** aufeinanderfolgen
- der Train-of-Four (TOF) ist die am weitesten verbreitete Methode zur apparativen Überwachung der neuromuskulären Funktion.
- der zeitliche Abstand zwischen zwei TOF-Stimulationen sollte zur Vermeidung von Interferenzen mindestens 10 s betragen
- im Gegensatz zur Einzelreizung keine Ausgangs- oder Kontrollstimulation notwendig
- ▶ werden noch 2 Reizantworten innerhalb der Vierfach-Serie wahrgenommen, liegt noch eine ausreichende chirurgische Relaxation vor

TOF-Quotient
- der TOF-Quotient entspricht dem Verhältnis der vierten zur ersten Reizantwort beim TOF (T_4/T_1) als Maß der neuromuskulären Ermüdung einer partiellen nichtdepolarisierenden Blockade
- ▶ bereits ab einer TOF-Ratio von 0,4–0,5 werden vom Untersucher alle vier Reizantworten sowohl taktil als auch visuell als gleich angesehen! Restblockaden oberhalb einer Grenze von 0,5 können daher nur durch *quantitative* Messung sicher erkannt werden!
- ▶ früher wurde ein TOF > 0,7 als Hinweis für eine ausreichende klinische Erholung von einer Muskelblockade angesehen. Neuere vergleichende Untersuchungen fordern für eine suffiziente neuromuskuläre Funktion einen TOF-Wert von 0,9!

Double-burst-Stimulation (DBS)
- Reizmuster bestehend aus **zwei Reizserien mit jeweils drei kurzen (20 ms) 50-Hz-Tetani** im Abstand von 0,75 s mit jeweils zwei bis vier Einzelreizen
- der Mindestabstand zwischen Doppelsalvenstimulationen sollte > 15 s betragen
- die taktile Erfassung des Ermüdungsphänomens gelingt mit diesem Reizmuster bis zu einer neuromuskulären Restblockade, die einem TOF-Quotienten von ca. 0,6 entspricht

> **! Cave:** Eine Einzeldosis Succinylcholin zur Verlängerung einer nichtdepolarisierenden neuromuskulären Blockade kann eine partielle Antagonisierung, also das Gegenteil der beabsichtigten Wirkung erzeugen, wenn es vor vollständiger Erholung der neuromuskulären Funktion injiziert wird. Eine additive Wirkung ist nur bei einer Kombination zweier Substanzen aus derselben chemischen Klasse (s. oben) zu erwarten

A Elektromechanographisches NMM

- Golden standard: 200 g Vorspannung notwendig, störanfällig
- Beurteilung der Kraftentwicklung (6–9 kg)
- Messung in Kontraktionsrichtung des Testmuskels als Voraussetzung
- für wissenschaftliche Untersuchungen

B Elektromyographisches NMM (Datex)

- weitverbreitetes Monitoringverfahren
- Messung des Elektromyogramms, nicht der Kraft (Dantrolen beeinflußt z. B. nur die elektromechanische Messung!)
- ca. 15 % Unterschätzung des Relaxierungsgrades im Vergl. zu A

C Akzelerographisches NMM (TOF-Guard, TOF-Watch)

- piezoelektrischer Baustein, kleiner Silikonstreifen mit verschiedenen Widerständen → Messung der Beschleunigung
- basiert auf dem 2. Newton-Gesetz, wobei die Kraft direkt proportional zur Beschleunigung ist ($F = m \times a$)
- ein Kontrollwert vor Gabe des Muskelrelaxans ist nicht notwendig! → zur intraoperativen Überprüfung einer NM-Blockade bestens geeignet

D Plethysmo-mechanographisch (PMG)

- Registrierung der Druckveränderungen in einem um die Hand gewickelten und mit NaCl gefüllten Schlauch
- gute Korrelation von PMG und EMG

> **Merke:**
> - $TOF_{0,7}$ ist von der Meßmethode unabhängig
> - **Anschlagszeit** ist mechanomyographisch gemessen **kürzer** und der **T1-Wert** ist **zum** selben Meßzeitpunkt **prozentual höher**
> - **klinische Einschätzung des Relaxierungsgrades:**
>   - Patient atmet kraftvoll, hustet, kann Augen gut öffnen und offenhalten, Kopf anheben und für > 10 s halten, Händedruck → entspricht TOF > 0,5 bis max. 0,8
>   - Zungenspatel-Test (mit Schneidezähnen auf Zungenspatel beißen, während der Untersucher versucht diesen wegzuziehen) → entspricht TOF > 0,85

Fehlerquellen

Mechanomyographisch	Akzelerographisch	Elektromyographisch
Inkonstante Vorspannung [2–3 Newton]; zu kurze Stabilisierungsphase	gegenwärtig keine hinreichende Validierung für Phase I+II-Studien	Körper- bzw. periphere Hauttemperatur < 35 ° bzw. 32 °C, zu kurze Signalstabilisierungszeit
Gerätetyp: Myograph 2000 der Firma Organon Teknika GmbH, D-69214 Eppelheim	Gerätetyp: Accelerograph der Firma Organon Teknika GmbH, D-69214 Eppelheim	Gerätetyp: DATEX-Relaxograph der Firma Hoyer Medizintechnik GmbH, D-26209 Bremen

Cholinesterase

Echte oder wahre Cholinesterase (CHE)

- **Synonyma:** Typ-I-Cholinesterase, α-Cholinesterase, **Acetylcholinesterase**
- die echte Cholinesterase: Enzym, das die Spaltung von Acetylcholin zu Cholin und Acetat katalysiert

Unspezifische oder unechte Cholinesterase (CHE)

- **Synonyma:** Typ-II-Cholinesterase, β-Cholinesterase, Butyrylcholinesterase, Tributyrinase, **Pseudocholinesterase, Plasmacholinesterase**
- ein in Serum, Darmmukosa und Pankreas nachweisbares Enzym (Glykoprotein), das von der Leber synthetisiert wird und das im Unterschied zur Acetylcholinesterase außer Acetylcholin auch zahlreiche andere Cholinester spaltet (systematische Bez.: Acetylcholin-acyl-hydrolase)
- verhindert die Reaktion von Acetylcholin an anderen Organen (d. h. beschränkt die Acetylcholin-Wirkung auf die cholinergen Synapsen)
- effektivstes Enzym im menschlichen Körper, dessen physiologische Funktion unbekannt ist
- HWZ: ca. 5–12 Tage
- Reduktion der klinischen Aktivität des Enzyms durch: Cyclophosphamid, Thiotepal, Bambuterol (Asthmamittel), sowie bei Urämie, Verbrennung, Bronchial-Ca und Finalstadium eines Leberschadens

Atypische Cholinesterase (CHE)
- genetische Veränderungen der Pseudocholinesterase (s. Ursachen verlängerter Wirkungsdauer depolarisierender Muskelrelaxanzien)

Cholinesterase-Hemmer (Parasympathikomimetika)

WM:
- hemmen Cholinesterase (CHE) und führen somit zu einer Erhöhung der Acetylcholin (ACh)-Konzentration.
  Bevor ein Antagonist gegeben wird, sollte eine Spontanerholung auf 25% der neuromuskulären Überleitung abgewartet werden (entspricht ≈ 3–4 Impulsen beim TOF). Unter dieser Vorbedingung ist mit ≈ 1 mg Neostigmin oder ≈ 10 mg Pyridostigmin eine Antagonisierung der Restblockade zu erreichen

Verschiedene Substanzen:
Edrophonium greift rasch an der anionischen Bindungsstelle der Cholinesterase an und setzt präsynaptisch ACH frei, während Neostigmin und Pyridostigmin am esteratischen Zentrum binden!

O. g. Substanzen sind infolge eines quatärnären N-Atom nicht ZNS-gängig (im Gegensatz zu Physostigmin [Anticholium]).

Neostigmin (Prostigmin, Neostigmin 0,5/1,0 Curamed)

- 1 Amp. à 1 ml = 0,5/1,0 mg!

Pha:
- Wirkeintritt: 1–5 min (Maximum: 7–10 min)
- Wirkdauer: 60 min
- HWZ: 80 min
- 50%ige renale Ausscheidung

Ind:
- Antagonisierung (indirekt) von nichtdepolariesiernden Muskelrelaxanzien
- auch bei Darmatonie, Harnverhaltung

Dosis: Antagonisierung von Muskelrelaxanzien:
- 1–2 mg (0,03–0,06 mg/kg, max. 0,08 mg/kg) i.v. (evtl. ½ i.v., ½ i.m.)

Darmatonie:
- 1,5–3 mg (max. 0,08 mg/kg) als Kurzinfusion i.v.

▶ da durch Erhöhung der ACh-Konzentration **auch muskarinartige** parasympatische Nebenwirkungen hervorgerufen werden, Kombination mit Atropin (0,015 mg/kg) oder Glykopyrronium (0,007 mg/kg)
   Dosisrelation: 0,5 mg Atropin/1–1,5 mg Neostigmin ($\approx$ 1:2–1:3)
                           0,25 mg Glykopyrronium/1 mg Neostigmin ($\approx$ 1:4)

NW: **muskarinartige** parasympathische Nebenwirkungen:
- Bradykardie
- ↑ Speichel- und Bronchialsekretion
- gesteigerte Darmmotorik
- Bronchokonstriktion
- Miosis
- Kontraktion der Harnblase (Harndrang)
- Übelkeit und Erbrechen (2- bis 4mal ↑)
- bei Myasthenia gravis Auslösung einer cholinergen Krise möglich
- bei Muskeldystrophien Verstärkung einer pancuroniuminduzierten neuromuskulären Blockade

KI: • Asthma bronchiale
- Bradyarrhythmie
- AV-Block

▶ eine Antagonisierung der MR-Blockade sollte **bei gastrointestinalen Eingriffen** wenn möglich nicht durchgeführt werden, da es dadurch bis zu einen 10-fachen Anstieg des intraluminalen Drucks, Hyperperistaltik und Neostigmin-induzierte Abnahme der mesenterialen Perfusion kommen kann! → Gefährdung der frischen Darmanastomosen!

▶ klinische Einschätzung der antagonistischen Wirkung: Patient atmet kraftvoll, hustet, kann Augen gut öffnen und offenhalten, Kopf anheben und für > 10 s halten, Händedruck

Pyridostigmin (Mestinon)

- 1 Amp. à 5 ml = 25 mg
- 1 Tbl. à 10 mg, 1 Drg. à 60 mg, 1 Ret-Tbl. à 180 mg

Pha: • Wirkeintritt: 2–5 min (Maximum: 12–16 min)
- Wirkdauer: 90 min
- HWZ: 110 min
- 75%ige renale Ausscheidung

Ind: • Antagonisierung (indirekt) von nichtdepolariesiernden Muskelrelaxanzien
- auch bei Darmatonie, Harnverhaltung
- Myasthenia gravis (retard Tbl.)

Dosis: Antagonisierung von Muskelrelaxanzien:
- 10–20 mg (0,1–0,2 mg/kg, max. 0,3 mg/kg) i.v.

Darmatonie:
- 15–30 mg (max. 0,4 mg/kg) als Kurzinfusion i.v.

▶ da durch Erhöhung der ACh-Konzentration **auch muskarinartige** parasympatische Nebenwirkungen hervorgerufen werden, Kombination mit Atropin (0,015 mg/kg) oder Glykopyrronium (0,007 mg/kg) ⇒
Dosisrelation: 0,5 mg Atropin/25 mg Pyridostigmin (≈ 1:5)
0,25 mg Glykopyrronium/25 mg Pyridostigmin (≈ 1:10)

NW: • s. Neostigmin
KI: • s. Neostigmin

Edrophonium (Tensilon)

- in BRD nicht im Handel

Pha:
- Wirkeintritt: 1–2 min
- Wirkdauer: 40–65 min
- HWZ: 110 min
- Glukuronidierung in Leber

Ind:
- Antagonisierung (indirekt) von nichtdepolariesiernder Muskelrelaxanzien
- Myastenia-gravis-Differenzierung zw. cholinerger und mystenerger Krise

> **Dosis:**
> - 0,5–1 mg/kg (+ 0,25 mg Atropin)

NW: • s. Neostigmin, jedoch geringer ausgeprägt
KI: • s. Neostigmin

Anticholinergika (Parasympatholytika)

Atropin (Atropinsulfat)

- 1 Amp. à 1 ml = 0,5 mg; (als Antidot 1 Amp. à 10 ml = 100 mg)

WM: • hemmt kompetitiv die **muskarinartige** Wirkung von ACh
Pha:
- penetriert die Blut-Hirn-Schranke
- Wirkeintritt: 1–2 min
- Wirkdauer: 30–60 min
- HWZ: > 12 h

Ind:
- Sinusbradykardie
- Prämedikation zur Prävention vagaler Wirkungen (nur noch bei speziellen Indikationen)
- Hemmung unerwünschter cholinerger Nebenwirkungen bes. von Neostigmin, Alfentanil, Remifentanil (Bradykardie, Thoraxrigidität), Ketamin (Schleimsekretion)
- Spasmen (Koliken) im Magen-Darm-Bereich und der Gallen- und Harnwege
- Hemmung der Sekretion des Magens und der Bauchspeicheldrüse
- Antidot bei Alkylphosphatvergiftungen (E605,...)

> **Dosis:**
> - 0,005–0,015 mg/kg i.v. (z. B. 0,25–0,5 mg i.v., wdh. bis 2 mg) (0,04 mg/kg blockieren die Vagusaktivität am Herzen vollständig)
> - **Prämedikation:** 0,01 mg/kg p.o., i.m. oder s.c.; Kinder: bis 0,02 mg/kg
> - **bei Vergiftungen mit Phosphorsäureestern:** initial 5 mg (bis zu 100 mg!) (1 Amp. à 10 ml = 100 mg), anschl. Perfusor mit 500 mg (0,5–20 ml/h)

NW:
- Hemmung der Drüsensekretion: Speichel-, Bronchial- und Schweißdrüse → Temp.↑ („Atropinfieber") und Mundtrockenheit
- Herzfrequenzsteigerung
- AV-Überleitung ↓
- Magen-Darm-Peristaltik ↓
- geringe Bronchialdilatation
- Mydriasis, Akkomodationsstörungen
- zentrales anticholinerges Syndrom (ZAS)

KI:
- Mitral- oder Aortenstenose (→ VO_2 ↑)
- Phäochromozytom
- Tachyarrhythmie
- bei SPA/PDA (wegen Mundtrockenheit)

▶ Anmerkung:
- bei Glaukom Atropin in niedriger Dosierung durchaus möglich, sobald das Glaukom lokal gut eingestellt ist
- bei Aorteninsuffizienz Tachykardie 100–110/min erwünscht (→ kürzere Diastolenzeit → geringeres Regurgigationsvolumen)

Applikation	Dosierung (mg/kg)	Wirkungseintritt (min)	Maximum (min)
oral	0,01 –0,02	Resorption variabel	Resorption variabel
rektal	0,01 –0,02	15–20	30–40
i.m.	0,01 –0,02	2– 5	10–20
i.v.	0,005–0,02	< 1	1– 2

Glykopyrronium (Robinul)

- 1 Amp. à 1 ml = 0,2 mg

WM:
- hemmt kompetitiv die **muskarinartige** Wirkung von Acetylcholin

Pha:
- penetriert nicht die Blut-Hirn-Schranke **und hemmt die Salivation deutlich stärker als Atropin**
- Wirkeintritt: 2–3 min
- Wirkdauer: 30–60 min

Ind:
- Sinusbradykardie
- Prämedikation zur Prävention vagaler Wirkungen (nur noch bei speziellen Indikationen)
- Hemmung unerwünschter cholinerger Nebenwirkungen bes. von Neostigmin, Alfentanil, Remifentanil (Bradykardie, Thoraxrigidität), Ketamin (Schleimsekretion)
- Spasmen des Magen-Darm-Traktes

Dosis:
- 2,5–7,5 µg/kg (z. B. 0,1–0,2 mg) s.c., i.m. oder i.v.
- **Prämedikation:** 0,005 mg/kg p.o., i.m. oder s.c.;
  Kinder: bis 0,01 mg/kg

KI:
- Mitral- oder Aortenstenose ($\rightarrow DO_2 \uparrow$)
- Phäochromozytom
- Tachyarrhythmie
- bei SPA/PDA (wegen Mundtrockenheit)

Anm:
- Robinul für Kinder < 12 Jahre nur zur Operationsvorbereitung

NW:
- Hemmung der Drüsensekretion (Speichel-, Bronchial- und Schweißdrüsen $\rightarrow$ Temp. $\uparrow$, und Mundtrockenheit)
- Herzfrequenzsteigerung
- AV-Überleitung $\downarrow$
- Magen-Darm-Peristaltik $\downarrow$
- geringe Bronchialdilatation
- Mydriasis, Akkomodationsstörungen

	Atropin	Scopolamin	Glykopyrronium
Tachykardie	+++	+	++
Salivationshemmung	+	+++	++
Sedierung	+	+++	Ø
Mydriasis, Akkomodationsstörungen	+	++	Ø
ZAS	+	++	Ø
Augeninnendruck $\uparrow$	+	++	+
Antiemesis	Ø/–	+++	Ø
Verschlußdruck (unterer Ösophagus)	++	+++	++
Körpertemperatur	+	++	+/++

Ursachen verlängerter Wirkungsdauer depolarisierender Muskelrelaxanzien

I. Atypische CHE

- genetische Veränderungen der Pseudocholinesterase

Diagnose: Dibucain-Test (wurde 1957 von Kalow und Genest eingeführt). Dibucain ist ein Amidlokalanästhetikum mit langer HWZ. Dibucain hemmt in-vitro die Plasma-CHE. Normale Plasma-CHE wird stärker gehemmt als atypische CHE. Die prozentuale Hemmung wird als Dibucainzahl bezeichnet.

Dibucainzahl = 80: normale Plasma-CHE
Dibucainzahl = 50 (25–65): heterozygote Form 4% (1:480) führt selten zu Problemen
Dibucainzahl ≈ 20: homozygote atypische Form 0,04% (1:2500–3200)

Differenzierung nach 4 Genotypen

Genotyp		Dibucainzahl	Wirkung	Dauer der Succinylcholinwirkung
usual	$E_1^u E_1^u$ $E_1^u E_1^a$	70–85	normale Hydrolyse	ca. 5 min
atypical	$E_1^u E_1^f$ $E_1^a E_1^s$	50–65	dibucain resistent	10–30 min
fluoride	$E_1^f E_1^f$ $E_1^a E_1^a$	16–5	fluorid-resistent	–4 h
silent	$E_1^s E_1^s$	0–5	Fehlen jeglicher Enzymaktivität	–9 h

II. Stark verminderte Pseudo-CHE

- für das Auftreten verlängerter Apnoe muß die Enzymaktivität > 75% reduziert sein (Häufigkeit ≈ 5%)
- Vorkommen: Schwangerschaft, Neugeborene, Kleinkinder, chronische Lebererkrankungen, Malignome. Eine verlängerte Blockade durch Succinylcholin wurde auch nach Therapie mit Metoclopramid (Paspertin) gefunden

III. Dualblock (Phase-II Block)

- bei rezidivierender Gabe oder kontinuierlicher Infusion ändern sich die blokkierenden Eigenschaften von Succinylcholin ⇒ evtl. Phase-II-Block (Einzeldosis >3 mg/kg oder Gesamtdosis > 7 mg/kg). Die postsynaptische Membran muß immer weniger depolarisiert werden, damit ein lang anhaltender Block eintritt. Zum Schluß besteht die Blockade auch ohne Depolarisation. Bei voller Ausprägung liegt eine kompetitive Hemmung vor. Diskutierte Ursachen: Ionenkanalblockade, Desensibilisierung des Rezeptors, präsynaptische Effekte des Succinylcholins

Therapie:
Bei Überhang von Succinylcholin (CHE-Mangel bzw. Dualblock):
Nachbeatmung
Bei CHE-Mangel:
evtl. Plasma-Gabe (Cave: Infektionsgefahr) oder hochgereinigte CHE (Hepatitisrisiko nicht sicher ausgeschlossen)

▶ Ein Dualblock (Phase-II-Block) kann teilweise mit Cholinesterasehemmern antagonisiert werden

Ursachen verlängerter Wirkungsdauer nichtdepolarisierender Muskelrelaxanzien

Läßt sich nach Gabe von Cholinesterasehemmern ein neuromuskulärer Block nicht oder nicht ausreichend antagonisieren, so müssen folgende Punkte beachtet werden:
- Überdosierung
- Zeitpunkt der Antagonisierung (Antagonisierung nur sinnvoll, wenn Blockade nicht zu intensiv und bereits eine geringe Spontanerholung eingetreten ist – mindestens eine Reizantwort beim TOF
- Säure-Base-Status (bzw. Azidose, metabol. Alkalose $\Rightarrow \downarrow$ Neostigminwirkung)
- Elektrolytstörungen (Ca$^{++}\downarrow$, K$^+\downarrow$, Mg$^{++}\uparrow \Rightarrow$ verstärke neuromuskuläre Blockade)
- Körpertemperatur (Hypothermie $\Rightarrow$ Blockadeverlängerung)
- Arzneimittelinteraktionen (Inhalationsanästhetika [Iso > Halo > N$_2$O], Diuretika (Hypokaliämie), Lokalanästhetika und Antiarrhythmika, Magnesiumsulfat (Kalziumantagonismus an motor. Endplatte), Lithium, Antibiotika (Aminoglykoside...)
- verzögerte Ausscheidung (Leber- bzw. Niereninsuffizienz je nach Abbauweg)
- Alter
- Rückenmarkläsionen
- amyotrophe Lateralskleose
- Poliomyelitis
- Myasthenis gravis (s. dort), Lambert-Eaton-Syndrom (paraneoplastische Myasthenie)
- multiple Skerose (s. dort)
- bei Mivacurium auch Veränderungen der Pseudocholinesterase
    - atypische CHE
    - stark verminderte Pseudo-CHE

5 Lokalanästhetika

Historie

1884 erste Lokalanästhesie mit Cocain durch den Ophthalmologen Carl Koller

Weitere Jahreszahlen der klinischen Einführung in Deutschland folgender Lokalanästhetika:

1905	Procain	1963	**Bupivacain**
1932	Tetracain	1970	2-Chlorprocain
1948	**Lidocain**	1971	Etidocain
1957	Mepivacain	1987	Articain
1960	**Prilocain**	**1997**	**Ropivacain**

Einteilung der Lokalanästhetika (LA)

Aufbau

- Lokalanästhetika bestehen aus 3 Aufbaugruppen:
  aromatische Gruppe, Ester oder Amidbrücke und CH_2-Gruppe (= Zwischenkette), Aminogruppe
- Molekuargewicht der LA: 220-288

Aminoester: (-O-CO-)-Verbindungen

- Chlorprocain (Nesacain), Procain (Novocain), Tetracain (Pantocain), Cocain
- **Spaltung durch Pseudocholinesterase** in Serum, Erythrozyten und Leber (hauptsächlich organunabhängig)
  Metabolit **Paraaminobenzoesäure** ist für allergische Reaktionen verantwortlich (Cocain hat im Gegensatz zu den anderen Ester-LA einen signifikant höheren Lebermetabolismus)
- Proteinbindung der LA an Albumin und zu einem geringeren Teil an α_1- Glykoprotein

96 Anästhetika

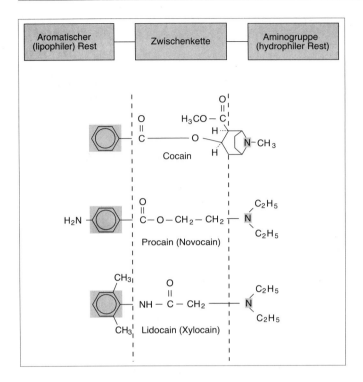

Struktur der Lokalanästhetika

Aminoamide: (-NH-CO-)-Verbindungen

- Lidocain (Xylocain), Prilocain (Xylonest), Etidocain (Duranest), Articain (Ultracain) und die Pipecoloxylidid-Derivate Mepivacain (Scandicain, Meaverin), Bupivacain (Carbostesin) und Ropivacain (Naropin), Levobupivacain (in den USA als Chirocaine seit 2000 auf dem Markt)
- **Abbau in Leber:**
    - **Lidocain:** Dealkylierung zu Monoethylglycin-xylidid (MEGX) + Glycinxylidid (GX) → Metabolismus ist durch die hepatische **Durchblutung** limitiert! (s. MEGX-Test). Die Dealkylierungsabbauprodukte von Lidocain haben ebenfalls eine lokalanästhetische Wirkung!
    - **Mepivacain:** Hydroxylierung des aromatischen Ringes
    - **Prilocain:** Hydroxylierung und **Hydrolyse der Amidbindung** ⇒ Metabolit Ortho-Toluidin (**Cave:** Methämoglobinbildner); zusätzlicher **extrahepatischer** "Abbau" von Prilocain in **Lunge** und Niere → die starke Absorption von Prilocain in der Lunge sowie das **hohe Verteilungsvolumen** bieten einen Schutz vor Intoxikationsreaktionen und macht dieses Lokalanästhetikum für die intravenöse Regionalanästhesie besonders geeignet!
- ▶ **Cave:** manche Präparate in **50-ml Flaschen** enthalten als Konservierungsstoff **Methylparaben,** das allergisch wirksam werden kann (keine allergen wirkenden Metaboliten, deshalb Allergien sehr selten)

Physiologische Grundlagen

Einteilung und Funktion von Nervenfasern (nach Erlanger/Gasser)

Gruppe	Myelin	Ø (µm)	Leitungsgeschw. (m/s)	Funktion	Empfindlichkeit auf LA
A-Faser				somatisch	
A-α	ja	≈ 15	70–120	Motorik, Propriozeption	+
A-β	ja	≈ 8	50	Motorik, Berührung, Druck	++
A-γ	ja	≈ 5	≈ 20	Muskeltonus, Propriozeption	+++
A-δ	ja	< 3	≈ 15	Schmerz, Temperatur	++++
B-Faser	ja	3	≈ 7	präganglionär sympathisch	++++
C-Faser	nein	1	≈ 1	Schmerz, Temperatur, postganglionär sympathisch	++++

Ø = Druckmesser

Im Organismus sind **2 getrennte Schmerzleitungssysteme** vorhanden:
- rasch leitendes über **A-δ-Fasern** (epikritisch) → stechender, gut lokalisierbarer Schmerz
- langsam leitendes über **C-Fasern** (protopatisch) → dumpfer, schlecht lokalisierbarer, lange anhaltender Schmerz

Membranpotential (Ruhepotential)

- Ionenkonzentrationsgradient (intrazellulär: $Na^+\downarrow$, $K^+\uparrow$, extrazellulär: $Na^+\uparrow$, $K^+\downarrow$) erzeugt ein elektrochem. **Ruhepotential** von -70 bis -90 mV
- das Potential wird aufrechterhalten durch selektiven Ausschluß der Na^+-Ionen von der Innenseite der Membran. K^+-Ionen können frei diffundieren, aber ein Konzentrationsgradient intra- zu extrazellulär von 30:1 bleibt erhalten (Ursache: aktiver Austausch von intrazellulärem Na^+ gegen extrazelluläres K^+ und negativ geladene intrazelluläre Proteine halten K^+-Ionen zurück)

Depolarisation

- Erregung ⇒ **Zunahme der Permeabilität für Na^+**, ⇒ Ruhepotential ↓, bei -50 mV maximale Durchlässigkeit für Na^+-Ionen. Der nachfolgende massive Na^+-Einstrom kehrt das Membranpotential um (+30 – 40 mV) = **Depolarisa-**

tion. Die Depolarisation wird als **Aktionspotential** an der gesamten Axonmembran entlanggeleitet
- **Repolarisation:** Permeabilität für Na$^+$ nimmt ↓, Permeabilität für K$^+$ nimmt ↑ bis das **Ruhemembranpotential** wiederhergestellt ist (durch aktive Pumpmechanismen)

Wirkmechanismus der Lokalanästhetika

- LA behindern den schnellen Na$^+$-Einstrom in die Zelle (Aktionspotential)
- LA binden mit ihren beiden Enden an zwei Phosphatgruppen der **Phospholipidbestandteile der Membran** ⇒ Depolarisation der Nervenmembran verhindert ⇒ **Nichtdepolarisationsblock.**
  Der Natriumrezeptor wird primär vom Innern der Zelle erreicht, weshalb das LA im ungeladenen Zustand durch die Nervenzellmembran diffundieren muß, um sich dann im geladenen Zustand (intrazellulär pH ↓) an den Rezeptor zu binden
- **Einlagerung in die Membran** → Druck von außen auf den Na$^+$-Kanal.
  Dünne nichtmyelinisierte Nervenfasern werden früher ausgeschaltet als dicke myelinisierte (Ausnahme: myelinisierte präganglionäre sympathische B-Fasern)
  - Amplitude des Aktionspotentials nimmt ab
  - Anstiegsgeschwindigkeit des Aktionspotentials wird geringer
  - Depolarisationsschwelle wird erhöht
  - Leitungsgeschwindigkeit wird langsamer
  - Refraktärperiode nimmt zu
- **Theorie vom moduliertem Rezeptor**
  höhere Bindung der LA am offenen oder inaktiviertem Kanalzustand (kurz zuvor wiederholt stimulierte Nerven), im Vgl. zu Na$^+$-Kanälen im ruhenden Zustand

Aktive Form der Lokalanästhetika

Lokalanästhetika (LA) sind Salz-Basen-Gemische aus Aminoestern bzw. Aminoamiden

$$R1\text{–}\underset{R3}{\overset{R2}{N^+}}\text{–}H \quad Cl^- \quad \longleftrightarrow \quad R1\text{–}\underset{R3}{\overset{R2}{N}} \quad +H^+$$

Kation (Salz)   **Base**   Proton

Es besteht ein Dissoziationsgleichgewicht zwischen Kation und Base:

- das **Kation** (quartäres Amin, Salz = dissoziierte Form) **ist die aktive Form des LA** und ist somit bestimmend für die Blockade (analog vierbindige Stickstoffverbindungen: Acetylcholin oder Muskelrelaxanzien)
- schwach basische Amine sind gut lipid-, aber schlecht wasserlöslich
- nur die **freie Base** (tertiäres Amin, undissozierte Form) **kann die Lipidbarriere** des Gewebes durchdringen
- **Salze** der Base sind gut wasserlöslich und bleiben in wässriger Lösung stabil. Handelpräparate enthalten daher ein Hydroxid-Salz der Base, das in Wasser löslich ist (nicht in organischen Lösungsmitteln)

pKa-Wert (Dissoziationskonstante des LA)
- pKa-Wert ist der pH, an dem Verhältnis Kation zu Base gleich 1:1 ist
- pKa-Wert ergibt sich aus der Gleichung von Henderson-Hasselbalch:

$$pKa = pH - \log \frac{[Base]}{[Kation]}$$

- **je höher der pKa-Wert** eines LA, desto **größer** ist der **Anteil der ionisierten** LA-Konzentration d.h bei einem pH-Wert von 7,4 liegt z. B. Bupivacain (pKa = 8,1) zu ≈ 85% in ionisierter (dissoziierter) Form vor, Mepivacain (pKa = 7,6) zu 61% oder anders ausgedrückt
- **je kleiner der pKa-Wert, desto kürzer die Anschlagszeit** (Basenanteil ↑)

! der pKa sinkt mit steigender Temperatur!

- pKa-Werte der LA liegen zwischen 8,9 (Procain) und 7,6 (Mepivacain)

Nichtionisierter (undissozierter) Anteil bei pH-Wert von 7,4

generic name	pKa	undissozierter Anteil (%)	generic name	pKa	undissozierter Anteil (%)
Procain	8,9	3	Tetracain	8,5	7
Bupivacain	8,1	15	Ropivacain	8,1	15
Lidocain	7,9	25	Etidocain	7,7	33
Prilocain	7,9	24	Mepivacain	7,6	39
EMLA		80	Articain	7,8	

- bei Infiltration entzündeten Gewebes (saurer Gewebs-pH) → schlechte Penetration, damit schlechte Wirksamkeit
- Geburtshilfe: bei fetaler Azidose Kationen ↑ beim Fetus, schlechte Rückdiffusion in der Plazenta → „ion-trapping", d. h. LA-Anreicherung im fetalen Blut, Toxizität ↑

Anästhetika

Auswirkung von pH-Veränderungen

pH < pKa (Azidose)	pH = pKa	pH > pKa (Alkalose)
Kationen ↑ Penetration ↓ Blockadequalität ↑	Kation : Base = 1 : 1	Base ↑ Penetration ↑ Blockadequalität ↓

Minimale Konzentration (C_m)
- C_m = **minimale Konzentration**, mit der ein Nerv innerhalb 10 min geblockt werden kann
- → je dicker die Nervenfaser, desto größer die C_m
- C_m ↑ bei niedrigem pH
- umgekehrt proportional zur Kalziumionenkonzentration
- ruhende Nerven sind weniger empfindlich als kurz zuvor wiederholt stimulierte Nerven

Die **Wahl des Lokalanästhetikums** richtet sich v. a. nach **Wirkungseintritt** und **Wirkdauer**

Wirkungseintritt

ist abhängig von
- pK_a-Wert des Lokalanästhetikums (ein pK_a-Wert nahe dem physiologischen pH-Werts fördert einen schnellen Wirkbeginn: Mepivacain > Lidocain > Etidocain > Bupivacain und Ropivacain > Tetracain > Chlorprocain)
- **Lipophilie und Ionisierungsgrad** des LA
    dies kann gesteigert werden durch
        A. **Alkalisierung des LA** durch
            1–2 mval $NaHCO_3$ pro 10 ml LA
            ⇒ ↑ Basenanteil ⇒ ↑ Penetrationsgeschwindigkeit
        B. **Erwärmung des LA** (⇒ pKa-Wert sinkt!)
- **pH-Wert des Gewebes**
- **Injektionsort**
- **Dosis**
- CO_2-**Zusatz** begünstigt die Penetration durch Nervenhüllen (ist klinisch nicht bedeutend, da rasche Pufferung im Gewebe)

▶ der Wirkungseintritt kann jedoch nicht durch Konzentrationserhöhung oder Adrenalinzusatz verkürzt werden

Wirkdauer

ist abhängig von
- **Proteinbindung des LA**
  hohe Proteinbindung ⇒ lansamere Freisetzung ⇒ längere Wirkung
  (weniger Proteinbindung an Albumin, sondern an α_1-**saures Glykoprotein**)

Schwach	Mittelstark	Stark
kurz (30–60 min)	mittel (60–120 min)	lang (-400 min)
Procain, 2-Chlorprocain	Prilocain, Lidocain, Mepivacain	Articain, Tetracain, Etidocain, Bupivacain, Ropivacain

Proteinbindung und Plasma-HWZ

Generic name	Handelsname	Proteinbindung (%)	Plasma-HWZ (h)
Procain	Novocain	6	0,14
Prilocain	Xylonest	55	1,6
Lidocain	Xylocain	64	1,6
Tetracain	Pantocain	76	
Mepivacain	Scandicain, Meaverin	77	1,9
Articain	Ultracain	95	2
Etidocain	Duranest	94	2,7
Ropivacain	Naropin	94	2,5
Bupivacain	Carbostesin, Bupivacain Woelm	96	2,7

Verlängerung der Wirkdauer
- **Vasokonstriktorenzusatz:** z. B. Adrenalin (1:200000 bzw. 5 µg/ml), Phenylephrin, Noradrenalin, Ornipressin (POR 8)
  ⇒ ↓ Toxizität + Durchblutung ↓ ⇒ Resorption des LA ↓ ⇒ Anschlagzeit ↑, **Wirkdauer** ↑ um mehr als 100% (**nicht** bei PDA mit Bupivacain, Etidocain, Prilocain; motorische Blockade aber verstärkt)
▶ die Gabe von Vasokonstriktoren bei Ropivacain führt zu keiner Verlängerung der Wirkdauer infolge Vasokonstriktion (Ropivacain besitzt eine eigene vasokonstriktive Aktivität!).
  Die **Durchblutung** beeinflusst Wirkeintritt und Wirkdauer.

Anästhetika

> **! Cave:**
> - Maximale Gesamtdosis 250 µg (≈ 3–4 µg/kg) Adrenalin
> - möglichst **kein Adrenalinzusatz** bei:
>   schlecht eingestellter Hypertonie, Mitralstenose, instabiler Angina pectoris, Hyperthyreose, Diabetes mellitus, Gefäßerkrankungen, i.v.-Regionale, Endarteriengebiete (Finger, Zehen, äußeres Ohr, Penis)
> - bei Ornipressinzusatz (POR 8) sind Kammerflimmern und Herzstillstände beschrieben (Reanimation meist erfolglos)!

- **Weitere Zusätze:**
  z. B. 0,5 µg/kg Clonidin (Gabe von 30–90 µg als Zusatz zum Bupivacain 0,5% bei der SPA verlängert z. B. die Anästhesie um 30% und reduziert den Torniquet-Schmerz) oder Opioide, wie Sufentanil epidural)
- **Konzentration des LA und der Dosis**
- **Mischung von LA**
  z. B. periphere Nervenblockade (PNB) mit 20 ml Prilocain 2% + 20 ml Bupivacain 0,375% (die Anschlagszeit nähert sich der von Prilocain, die Wirkdauer nähert sich der von Bupivacain, geringere Toxizität in der Mischung als Bupivacain) oder
  20 ml Prilocain 1% + 20 ml Bupivacain 0,5% oder
  30–40 ml Prilocain 1% + 10 ml Ropivacain 1% oder Bupivacain 0,5%
- **Injektionsort bzw. Blockadetechnik**
  Plexus brachialis > PDA
- **kontinuierliche Blockade (Kathetertechnik)**
  Kombination SPA/PDA (= CSE)
- in lipidhaltigen Trägersubstanzen (Liposomen) → 130 % Wirkungsverlängerung

Reihenfolge der Blockade

1. Präganglionärer Sympathikus (Gefäßdilatation, Warmwerden der Haut, RR ↓)
2. Schmerz, Temperatur
3. Berührung, Druck
4. Motorik, Vibrations- und Lageempfinden

Blockarten

Wedensky-Block
- C_m des Nerven ist gerade schon erreicht, einzelne Impulse werden nicht weiter geleitet, aber bei Dauerstimulation durchbricht jeder 2. oder 3. Impuls die Schwelle und wird weitergeleitet, d. h. bei einzelnen Nadelstichen kein Schmerzempfinden, bei Hautschnitt aber Schmerz (jedoch geringer als ohne LA) ⇒ abwarten, evtl. nachinjizieren, falls erforderlich ITN

Radialblock
- Diffusion des LA zentripetal (Blockade von außen nach innen)

Longitudinalblock
- $C_{LA} > C_m$: Blockade von 2 oder mehr Ranvierschen Schnürringen
  C_{LA}: Konzentration des Lokalanästhetikums am Wirkort

Reduktionsblock
- A-δ-Fasern aufgrund eines geringeren Schnürringabstand schon geblockt ($C_{LA} > C_m$), während Motorik noch vorhanden (A-α- und A-β-Fasern [$C_{LA} < C_m$])

Differentialblock
- = Reihenfolge des sensorischen Empfindungsverlustes: Sympathikus – Schmerz – Temperatur – Berührung – Druck – zuletzt Motorik
- der Patient ist schmerzfrei (A-δ- und C-Fasern blockiert), kann jedoch noch Berührung und Lage empfinden und Muskeln anspannen (A-β- und A-α-Fasern nicht blockiert) ⇒ beruhigen, abwarten, evtl. nachinjizieren

Nebenwirkungen der LA

I. Lokale Gewebstoxizität bzw. Neurotoxizität

4 Mechanismen
- Schädigung der Schwannschen Zellen mit konsekutiver Demyelinisierung
- Schädigung des Axons selbst
- Störung des periaxonalen Milieus
- Störung der nervalen Blutversorgung

Rate an neurologischen Schäden: ~0,3%
Zwei größere Fallreihen an Komplikationen bekannt:
- Anfang der 80ger Jahre: Applikation hoher, repetitiver **Chlorprocain**dosen (2–3%) in der Geburtshilfe → Schädigung vielleicht durch Kombination des Antioxidans Natriumbisulfit mit niedrigen pH-Wert (2,7–4) des LA
- bei kontinuierlicher SPA: hyperbares **Lidocain mit 7,5% Glukose** über 28-G-Katheter

II. Systemische Toxizität

- Inzidenz 0,08–0,2% (ZNS, Herz-Kreislauf)

Urs: toxische Wirkungen beruhen meist auf zu hohen Plasmaspiegeln

Anästhetika

Toxische Plasmakonzentration (µg/ml)

generic name	toxische Plasmakonzentration (µg/ml)	generic name	toxische Plasmakonzentration (µg/ml)
Procain	35	Ropivacain	>4
Lidocain	>5-(12)	Tetracain	2,5
Mepivacain	>5-(12)	Etidocain	2
Prilocain	>5-(12)	Bupivacain	1,5

Ursachen zu hoher Plasmaspiegel

- intravasale Injektion
- Überdosierung
- rasche Resorption vom Injektionsort
  - Ausmaß der Resorption in Abhängigkeit vom Injektionsort
  - höhere Plasmaspiegel:
    Interkostalblockade > tracheal, bronchial > Kaudalanästhesie > PDA > Plexus brachialis > N. femoralis- und N. ischiadicus-Block > Infiltrationsanästhesie > SPA (Gefahr steigt bei höherer Konzentration der LA-Lösungen)

Reihenfolge der Toxizität von LA

Bupivacain (8) > Etidocain (8) Tetracain (7) > > Ropivacain (≈ 3?) > Mepivacain (2,3) > Lidocain (2) ≈ Prilocain (2) > Articain (1,5) > Procain (1) > Chlorprocain (1)

> **!** **Cave:** Bupivacain ist 4- bis 5mal toxischer als Lidocain. Vereinzelt sind kardiotoxische Wirkungen mit Herzstillstand bei Bupivacain 0,75% in der Geburtshilfe berichtet ⇒ in der Geburtshilfe **kein** Bupivacain 0,75% verwenden, ebenso nicht für i.v.-Regionale

> **!** Ropivacain vs. Bupivacain:
> senkt weniger die Herzfrequenz, geringer neg.-inotrop, weniger AV-Blokkierung, weniger ventrikuläre Arrhythmien, geringere ZNS-Toxizität

Maximaldosen der Lokalanästhetika

Präparat	ohne Adrenalin	mit Adrenalin (1: 200.000)
Lidocain	3–4 mg/kg (300 mg)	7 mg/kg (500 mg)
Mepivacain	4 mg/kg (300 mg)	7 mg/kg (500 mg)
Prilocain	5–6 mg/kg (400 mg)	8–9 mg/kg (600 mg)

Maximaldosen der Lokalanästhetika (Fortsetzung)

Präparat	ohne Adrenalin	mit Adrenalin (1: 200.000)
Articain	5–6 mg/kg (400 mg)	8–9 mg/kg (600 mg)
Procain	(500mg)	(750–1000 mg)
Tetracain	peripher 100 mg, zentral 20 mg	
Ropivacain	3–4 mg/kg (250 mg) bzw. bis 37,5 mg/h kontinuierlich	
Bupivacain	2 mg/kg (150 mg) bzw. bis 30 mg/h kontinuierlich	2–3 mg/kg (150–225 mg)
Etidocain	4 mg/kg (300 mg)	4 mg/kg (300 mg)

▶ im Rahmen der sogenannten **Tumeszenz-Lokalanästhesie**, bei der **hochverdünnte** Lokalanästhetika (Lidocain 0,05–0,1% oder Prilocain 0,1–0,4%) auf einem großen Volumen 0,5–3,0 l (!) subkutan bzw. intradermal appliziert werden, kam es trotz einer großen Gesamtmenge von 35-55 mg/kg (!) Lidocain bzw. 8-12 mg/kg Prilocain zu keinen toxischen Nebenwirkungen (wahrscheinlich geringe Resorptionsraten der stark verdünnten Lokalanästhetika)

ZNS

- Dämpfung höherer hemmender kortikaler Zentren führt zu unkontrollierter Aktivität untergeordneter Zentren (Temporallappenanfälle)
- **initial Erregung, dann Dämpfung**, da vermutlich primär selektive Blockade inhibitorischer Neurone

Präkonvulsive Warnzeichen bei Resorption aus einem Depot
- Taubheit von Zunge und perioral
- Metallgeschmack
- verwaschene Sprache
- Schwindelgefühl
- Schläfrigkeit
- Ohrklingen (Tinnitus)
- Sehstörungen (oszillierende Objekte im Sehfeld)
- Nystagmus
- Unruhe
- Muskelzittern

Erst später:
- generalisierte Krämpfe (bei langanhaltenden Krämpfen irreversible Hirnschäden möglich)
- Koma
- Atemlähmung

> **!** Bei intravasaler Injektion Krampfanfall ohne warnende Vorzeichen, jedoch meist nicht so lange anhaltend, da kein Depot, aus dem weiter resorbiert werden kann!

Prophylaxe:
- Prämedikation mit Benzodiazepinen (setzt Krampfschwelle herauf)
- LA-Dosis so gering wie möglich halten
- Testdosis bei PDA (z. B. 3 ml Bupivacain 0,5% oder Lidocain 2% intrathekal, führt nach 5 min zu sensorischer Blockade; Adrenalinzusatz umstritten: bei intravasaler Lage kurzzeitiger Frequenzanstieg (15–30/min), jedoch kein Beweis für korrekte Katheterlage

Therapie:
  bei Warnzeichen:
- Patient hyperventilieren lassen ⇒ Alkalose ⇒ verminderte Diffusion von LA ins Gehirn, setzt Krampfschwelle herauf
- O_2-Gabe
- Diazepam 2,5–5 mg i.v.
- Volumenzufuhr

  bei Krämpfen:
- Diazepam (Valium) 2,5–5(–10–30) mg i.v.
  (**Cave:** Barbiturate, da atemdepressiv, nur mit Beatmung)

  bei Atemstillstand:
- beatmen und hyperventilieren

Herz-Kreislauf

durch **Sympathikolyse** (LA wirken direkt dämpfend auf Erregungsleitung und Myokardkontraktilität (neg.-inotrop), indirekt durch Blockade autonomer Gefäß- und kardiale Nervenfasern), direkte Vasodilatation (außer Ropivacain und Cocain)
- RR ↓ (20–50%)
- Sinusbradykardie (10–30%) → ventrikuläre Stimulation mittels Schrittmacher ist besonders bei Bupivacain-Intoxikation nicht möglich; ggf. Tachykardien bei Bupivacain möglich
- Herzrhythmusstörungen (QRS-Verbreiterung, PQ-Intervallverlängerung) sowie ventrikuläre Tachykardie, Kammerflimmern, Asystolie bei PDA / SPA meist aufgrund Sympathikus-Blockade, seltener toxische Wirkung
- Beeinflussung der oxydativen Phosphorylierung durch LA → intrazellulärer **ATP-Gehalt** ↓ → negative Inotropie während LA-Intoxikation

Kardiotoxizität

Nach In-vitro-Untersuchungen besitzt Bupivacain einen größeren kardiodepressiven Effekt als Ropivacain oder Lidocain (Verhältnis 10:5:1)
- ausgeprägtere Blockade der **intrazellulären ATP-Bildung** (ATP-Synthesehemmung abhängig von der Lipophilie → Bupivacain > Ropivacain > Lidocain)
- längere Blockade der **kardialen Natriumkanäle** bzw. des **Reizleitungssystems** (abhängig von der Rezeptorkinetik: Bupivacain „fast in" – „**low out**"; Ropivacain „fast in" – „medium out"; Lidocain „fast in" – „fast out"

Therapie:
- Beine hochlagern (**Cave:** nichtfixierte SPA!)
- primär Gabe von Kolloiden, z. B. Gelatine
- O_2-Gabe
- bei Bradykardie: Atropin 0,25–1 mg i.v.
- ggf. Vasopressoren Etilefrin (Effortil) 1–10 mg i.v. (1:10 verdünnt) oder Cafedrin + Theodrenalin (Akrinor) (2:10 verdünnt) 1–4 ml
  ⇒ venöser Angriff, tonisierend
  oder notfalls Noradrenalin (Arterenol) 5–10 µg i.v. (1:100 verdünnt!)
- ggf. Katecholamine z. B. Adrenalin (Suprarenin) 5–10 µg i.v. (1:100 verdünnt!)
- $NaHCO_3$ 1–2 mmol/kg „blind" + anschließend nach BE
- ▶ Vermeidung einer Hypoxie bzw. Azidose (Gefahr der intrazellulären Anreicherung des LA)
- ggf. Defibrillation und Reanimation
- ▶ experimentelle Therapieformen: Phosphodiesterasehemmer, Gabe von Lipiden, Gabe von Lidocain (verdrängt z. B. Bupivacain aus dem Natriumkanal)

Allergische Reaktionen

extrem selten (< 1%)
- allergische Dermatitis
- Asthmaanfall
- anaphylaktischer Schock
- **bei Aminoestern** (Chlorprocain, Procain, Tetracain) durch Metabolit **Paraaminobenzoesäure**
- **bei Aminoamiden** (Lidocain, Prilocain, Mepivacain, Bupivacain, Etidocain) durch Konservierungsstoffe in 50 ml Flaschen: **Methylparaben** (Methyl-4-Hydroxybenzoat) und **Natriumdisulfit** (Hapten)

Diagnose: Intrakutantest (20 µl)

Anästhetika

Übersicht der Lokalanästhetika

	klin. Anwendung	Konz. (%)	rel. Wirksamkeit	pKa 25°C	Lipophilie-Heptan/Puffer 7,4	Proteinbindung (%)	Wirkungseintritt	Wirkdauer (h)	max. Einzel-Dosis (mg)	pH der Lösung	Bemerkungen
Aminoester: Spaltung im Serum durch Pseudo-CHE, Metabolit Paraaminobenzoesäure ⇒ allergische Reaktionen											
Chlorprocain (Nesacain)	Infiltrat. PNB PDA	1 2 2–3		8,7			schnell	0,5–1 0,5–1 0,5–1,5	500/1000 500/1000 500/1000	2,7–4	geringste system. Toxizität, **Cave:** intrathekal ≈ neurotoxisch (evtl. durch osmot. Effekt der 3%igen Lösung bei 37°); in BRD nicht im Handel
Procain (Novocain)	Infiltrat. PNB SPA	1 2 10	1	8,9	0,02	5,8	schnell langsam moderat	0,5–1	500/1000 500/1000 200	5–6,5	Oxybuprocain (Novesine 1%) zur Oberflächenänesth. in der Oto-Rhino-Laryngologie → max.Dosis 100 mg = 10 ml Ausbreitung von Procain im Gewebe ist sehr schlecht → mangelhafte sensor. und motor. Blockade bei PDA
Tetracain (Pantocain)	Oberfl. SPA	2 0,5	8	8,5	4,1	76	langsam schnell	0,5–1 2–4	100 20	4,5–6,5	Pulver, HNO zur Oberflächenänästhesie, hohe Toxizität, mangelhafte sensor. und motor. Blockade bei PDA
Aminoamide: Abbau in Leber, einige enthalten Methylparaben als Konservierungsmittel, das allergisch wirksam werden kann											
Lidocain (Xylocain)	Oberfl. Infiltrat. i.v.-Reg PNB PDA SPA	4 0,5–1 0,25–0,5 1–1,5 1–2 5	2	7,9	2,1	64	schnell	0,5–1 1–2 1–3 1–2 0,5–1,5	200 300/500 300/- 300/500 300/500 100	6,5	Wirkeintritt (2%ig) bei PDA rel. rasch; schlechte kaudale Ausbreitung
Prilocain (Xylonest)	i.v.-Reg PNB PDA	0,25–0,5 1,5–2 1–3	2	7,9	0,9	55	schnell	1,5–3 1,0–2,5	400/- 400/600 400/600	4,5	Met-Hb, wenn > 600 mg, (Abbau über o-Toluidin), 2–3 h nach Applikation mit Pulsoxymeter nicht erfaßbar (nur 2 Wellenlängen) ∅ in der Geburtshilfe oder bei Glukose-6-phosphat-Dehydrogenasemangel (kein Abbau von Methämoglobin möglich!), durch Hydroxylierung entsteht Aminophenol (Zellgift)

Lokalanästhetika 109

	klin. Anwendung	Konz. (%)	rel. Wirksamkeit	pKa 25°C	Lipophilie Heptan/ Puffer 7,4	Proteinbindung (%)	Wirkungseintritt	Wirkdauer (h)	max. Einzel-Dosis (mg)	pH der Lösung	Bemerkungen
Mepivacain (Scandicain, Meaverin)	Infiltrat. PNB PDA SPA	0,5–1 1–1,5 1–2 4	2	7,6	0,8	77	schnell	2–3 1–2,5	300/500 300/500	4,5	kurze HWZ Mutter, HWZ Fet ca. 9–11 h (Ringhydroxylierung beim Feten nicht ausgereift)
Articain (Ultracain)	Infiltrat. SPA	1–2 5	3	7,8		95	schnell	4–5 1,5–3	400–600 200–400	≈ 5	gute Penetration ins Knochengewebe, daher v. a. in der MKG eingesetzt
Bupivacain (Carbostesin)	PNB PDA SPA	0,25–0,5 0,25–0,75 0,5	8	8,1	20,5	95	langsam moderat schnell	4–12 2–4 2–4	150/200 150/200 20	4,6–6	Razemat geringe Konzentration: sensible > motorische Blockade, ↑ Kardiotoxizität ⇒ Ø 0,75%ig in der Geburtshilfe/ neurologische Verhalten des Neugeborenen soll nicht beeinträchtigt werden, HWZ beim Neugeborenen 18–25 h, längste Wirkdauer der LA, aber lange Anschlagszeit
Ropivacain (Naropin)	Infiltrat, PNB PDA	0,2 0,2 0,75 (–1,0)	6–8	8,1	6,1	94	langsam moderat schnell	lang 2–4			geringere motor. Blockade als Bupivacain, direkte Vasokonstriktion (KeinAdrenalin notwendig), geringere Kardiotoxizität als Bupivacain
Etidocain (Duranest)	PNB PDA	0,5–1 1–1,5	8	7,7	83	94	schnell schnell	3–12 2–4	300/300 300/300	4,5	schnellerer Wirkeintritt als Bupivacyin, motorisch längere Blockade motorische > sensible Blockade (häufig unzureichende Anästhesie)

Max. Einzeldosis (ohne/mit Adrenalin) sind Richtwerte, die Toleranz ist großen individuellen Schwankungen nach oben und unten unterworfen. Klinisch richtet sich die Dosierung v. a. nach der jeweils gewählten Anästhesietechnik bzw. dem Injektionsort (Vaskularisierung).

Met-Hämoglobin-Bildung

Prilocain (Xylonest) führt beim Abbau zur Bildung von o-Toluidin → Hemmung der Reduktion von MetHb zu Hb (Dosierungen > 600 mg vermeiden) → MetHb ↑↑.
MetHb kann kein O_2 binden. Normalerweise wird entstehendes MetHb durch Glukose-6-phosphat-Dehydrogenase im Erythrozyten sofort zu Hb reduziert. Bei 5–20% der Südeuropäer und Afrikaner ist ein Enzymmangel vorhanden → erhöhte Empfindlichkeit gegenüber MetHb-Bildnern (Prilocain, Sulfonamide, Antimalariamittel)
Klinik: Lippenzyanose, blaue Verfärbung der Haut

> **Therapie:**
> - 10 ml bzw. 1–3 mg/kg **Methylenblau 2%** (reduziert MetHb); evtl. 1- bis 2-mal wiederholen → kann maximal bis **7%** MetHb reduzieren!
> - bei Glucose-6-phosphat-Dehydrogenase-Mangel besser 2–4 mg/kg **Toluidinblau** i.v. (1 Amp. á 10 ml = 300 mg), da hier Methylenblau die Met-Hämoglobinämie **verstärken würde**

Infektiologie

- die meisten Lokalanästhetika besitzen einen **bakteriziden** Nebeneffekt (besonders Bupivacain!)

> **! Merke:**
> Anwendung von **Novesine 1%** (Oxybuprocain) zur Rachenanästhesie bei bronchoskopischer alveolärer Lavage (BAL) mit der Intention eines Erregernachweises sollte aufgrund einer **bakteriziden Wirkung** dieses LA (besonders auf Pseudomonasstämme) unterbleiben!

Weitere Lokalanästhetika

Cocain

- **Ester**lokalanästhetikum mit vasokonstriktorischer Komponente
- 1- oder 10%ige Lösung (1 ml = 10/100 mg)

Pha:
- HWZ: ca. 1 h
- im Gegensatz zu den anderen Ester-LA signifikant höherer Lebermetabolismus

Ind:
- vorwiegend topisch zur Schleimhautanästhesie im Rahmen von Bronchoskopien
- bei starkem Nasenbluten Cocain Trp.

> **Dosis:** 1–2 mg/kg topisch
> max. Dosis: 3 mg/kg

KI:
- arterieller Hypertonus
- Patienten unter MAO-Hemmern oder trizyklischen Antidepressiva

NW:
- Exzitation, Euphorie, Gefahr einer SAB, Konvulsionen, Schädigung der Nasenschleimhaut, Hyperthermie, Tachykardien, Myokardischämien, Lungenödem, Arrhythmien

EMLA-Creme

- Eutektische Mixtur von Lokalanästhetika
  5%ige LA-Creme mit je **2,5% Lidocain und 2,5% Prilocain**
- der freie Basenanteil ist für die Diffusion entscheidend. Bei einer 5%igen Lidocainsalbe beträgt er 20%, bei EMLA liegt er bei **80%**, wodurch die Penetration durch die Haut ermöglicht wird
  Dies wird dadurch erreicht, daß der Schmelzpunkt von Lidocain (**67 °C**) und Prilocain (**37 °C**) in der Mischung auf **18 °C** sinkt. Dieses Eutektikum wurde in einer Öl-in-Wasser-Emulsion (Natriumhydroxid, Ricinusöl) zur EMLA-Creme.

Pha:
- pH: 9
- gute Penetration ins Gewebe (3 mm nach 60 min, 5 mm nach 90 min)
- Einwirkzeit: 90–120 min
- anästhetische Wirkung hält ≈ 1–2 h an
- Vasokonstriktion läßt ≈ 10 min nach Entfernen der Salbe nach

Ind:
- Kanülierung peripherer Venen
- Anlage einer Spinalanästhesie beim Säugling
- in der Schmerztherapie vor Gabe der Capsaicin-Creme (z. B. Dolenon Liniment)
- kleinere Operationen im Bereich der Cutis

NW:
- initiale Vasokonstriktion mit Verschlechterung der Punktionsbedingungen und erst sekundär Vasodilatation bei höheren kutanen LA-Konzentrationen

▶ **Anmerkung:**
- bei einer durch EMLA bedingten Vasokonstriktion kann Nitroglycerin topisch zur erleichterten Venenpunktion hilfreich sein
- prinzipiell ↑ Blutspiegel möglich, bisher nur ein Bericht über deutlich ↑ Met-Hb-Bildung (28%) bei einem 3 Monate alten Säugling und gleichzeitiger Einnahme von Sulfonamid

Allgemeine Anästhesie

6 Prämedikation

Ziele der Prämedikation

- der Patient soll sich eine Vorstellung über den eigenen Gesundheitszustand machen. Dazu soll er den Narkosefragebogen möglichst selbständig ausfüllen
- Arzt macht sich ein „Bild" vom Patienten
    - Durchsicht der Patientenakte und des Narkosefragebogens
    - Anamnese
    - körperliche Untersuchung
- Gespräch mit dem Patienten
    - Auswahl des Anästhesieverfahrens
    - Einverständniserklärung
- Risikoabschätzung
- evtl. Notwendigkeit zusätzlicher Untersuchungen und/oder Therapie festlegen
- medikamentöse Prämedikation

Anamnese und körperliche Untersuchung

! Eine sorgfältige Anamnese und körperliche Untersuchung sind die wichtigsten präoperativen Screening-Methoden

Allgemein- und Ernährungszustand
- Adipositas, Kachexie

Herz, Kreislauf und Gefäße
- KHK
    - Angina pectoris (Ruhe, Belastung?)
    - Myokardinfarkt
- Herzfehler, Herzklappen, -muskelerkrankungen, Herzrhythmusstörungen
- Belastungsfähigkeit
- Blutdruck, Puls
- Auskultation
- AVK
- Thrombose

Allgemeine Anästhesie

Lunge
- Asthma, chronische Bronchitis, Lungenemphysem, Tuberkulose, Lungenentzündung
- Nikotinabusus
- Auskultationsbefund

Leber, Niere
- Hepatitis, Alkohol, Blutungsneigung
- Nierenerkrankungen

Stoffwechsel
- Diabetes mellitus, Gicht, Schilddrüse, sonstige Stoffwechselerkrankungen

ZNS
- Krampfleiden, Lähmungen, Depressionen

Sonstiges
- Muskelerkrankungen
- Skeletterkrankungen (Wirbelsäulenerkrankungen, Hüfterkrankungen)
- Augenerkrankungen (Glaukom)
- Allergien
- Bluterkrankungen, angeborene Gerinnungsstörungen
- Intubationsprobleme (Einteilung nach Mallampati)
- Zahnstatus (saniert, Prothese, wackelnde Zähne)
- vorausgegangene Narkosen
- Medikamenteneinnahme
- Schwangerschaft
- Allen-Test bei geplanter arterieller Kanülierung (Effektivität fraglich, aus forensischen Gründen empfohlen)

Risikoabschätzung

- nach der

American Society of Anesthesiologists (ASA) Klassifizierung

ASA	
I	normaler gesunder Patient
II	Patient mit leichter Systemerkrankung
III	Patient mit schwerer Systemerkrankung und Leistungsminderung
IV	Patient mit schwerster Systemerkrankung und konstanter Lebensbedrohung
V	moribunder Patient, der mit oder ohne Op. die nächsten 24 h voraussichtlich nicht überlebt
VI	für hirntot erklärter Patient im Rahmen einer Organentnahme

- nach der
New York Heart Association (NYHA) Klassifizierung

NYHA	
I	Herzkranke ohne Beschwerden im täglichen Leben
II	Herzkranke mit Beschwerden unter starker Belastung
III	Herzkranke mit Beschwerden bei leichter Belastung
IV	Herzkranke mit Beschwerden bereits in Ruhe, schwerste Einschränkung der Leistung

▶ nach Myokardinfarkt möglichst 6 Monate warten, da Reinfarktrate sonst deutlich erhöht (s. Komplikationen)
- Vermeiden von Hyper- und Hypotonie, Tachykardie, Hypovolämie und Anämie

Diagnostik

❗ Es gibt bisher keinen Beweis, daß umfangreiche präoperative Routinediagnostik das Risiko für den Patienten mindert.
Dennoch werden folgende diagnostischen Maßnahmen meistens durchgeführt

Bisher übliche Routineuntersuchungen

Routinelabor	EKG	Thoraxröntgen
Hb, Hk Elektrolyte (K^+, Na^+) Kreatinin, (Harnstoff) Blutzucker, Gerinnung (Thrombozyten, Quick, PTT) (GPT, GOT, γ-GT)	> 40 Jahre	> 60 Jahre

Besonders im Hinblick auf das Kosten/Nutzen-Verhältnis wird die präoperative Routineuntersuchung derzeit zunehmend überdacht

Präoperative Untersuchungen bei Erwachsenen

❗ Eine sorgfältige Anamnese und körperliche Untersuchung macht zumindest bei ASA-I- und ASA-II-Patienten eine Vielzahl von Routineuntersuchungen überflüssig

Routineuntersuchungen bei ASA-I- und II-Patienten (asymptomatisch, Eingriffe mit geringem Blutverlust)

Alter	Anamnese, körperl. Untersuchung	Labor	EKG	Thoraxröntgen
< 40 J	++	(Gerinnung)*	0	0
40–64 J	++	(Gerinnung)*	(+)	0
65–74 J	++	Hb, BZ, Na$^+$, K$^+$, Kreatinin, Harnstoff, (Gerinnung)*	+	0
≥ 75 J	++	Hb, BZ, Na$^+$, K$^+$, Kreatinin, Harnstoff, (Gerinnung)*	+	+

modifiziert nach Tarnow
* Quick, PTT, Thrombozyten evtl. bei geplanter rückenmarknaher Regionalanästhesie

Zusatzuntersuchungen bei entsprechendem Risiko

Risikokonstellation	Labor	Zusatzuntersuchungen
• erwarteter großer Blutverlust	Hb, Blutgruppe, Gerinnung*	
• Herz-Kreislauf-Erkrankung (Zustand nach Myokardinfarkt, Vitium, manifeste Herzinsuffizienz)	Kreatinin, Harnstoff	EKG, Thoraxröntgen, evtl. Langzeit-, Belastungs-EKG, Echokardiographie, Lufu, BGA, evtl. internistisches Konsil, Karotis-Doppler
• Lungenerkrankung (obstruktive/restriktive Ventilationsstörung)		EKG, Thoraxröntgen, BGA, Lufu
• Adipositas permagna		EKG, Thoraxröntgen, BGA, Lufu
• Nierenerkrankung	Hb, Na$^+$, K$^+$, Kreatinin, Harnstoff	
• Lebererkrankung	GOT, GPT, γ-GT, Gerinnung	
• Diabetes mellitus	BZ, Na$^+$, K$^+$, Kreatinin, Harnstoff	
• Gerinnungsstörung	Hb, Blutgruppe, großer Gerinnungsstatus$^\#$	
• klinischer Verdacht auf Hyperthyreose	T$_3$, T$_4$, TSH	
• maligne Tumoren	Hb, Blutgruppe, Gerinnung*	
• Therapie mit Diuretika oder Digitalis	Na$^+$, K$^+$, Kreatinin, Harnstoff	

Zusatzuntersuchungen bei entsprechendem Risiko (Fortsetzung)

Risikokonstellation	Labor	Zusatzuntersuchungen
• Therapie mit Kortikosteroiden	BZ, Na$^+$, K$^+$	
• Therapie mit Antikoagulanzien	Hb, Blutgruppe, Gerinnung	

*Gerinnung (Quick, PTT, Thrombozyten)
#großer Gerinnungsstatus (Gerinnung, AT III, ggf. Blutungszeit, Faktorenanalyse)

Aufklärung/Einwilligung

- der volljährige, willens- und einsichtsfähige Patient willigt selbst in die Behandlung ein. Die Einwilligung ist auch mündlich wirksam, sollte aus Beweisgründen jedoch schriftlich fixiert werden
- bei Minderjährigen ist die Einwilligung der Eltern erforderlich
- Jugendliche zwischen 14 und 18 Jahren können u. U. (wenn sich der Arzt davon überzeugt hat, daß sie Umstände und Tragweite der Entscheidung erkennen können) selbst einwilligen. Sicherer ist jedoch, sich die Einwilligung der Eltern zu holen
- die Aufklärung erfolgt so früh wie möglich.
Für die Anästhesieaufklärung betont der BGH (BGH NJW 1992, 2351) ausdrücklich, dass sie **bei stationären Eingriffen** noch am Abend vor dem Eingriff zulässig ist. Die Aufklärung am Operationstag ist also in Fällen stationärer Unterbringung verspätet!
Bei **normalen ambulanten** Eingriffen kann die Aufklärung mit Rücksicht auf die organisatorischen Besonderheiten des ambulanten Operierens noch am Tag des Eingriffs erfolgen – dies gilt sowohl für die operative als auch für die Anästhesieaufklärung. Auch hier muss der Patient allerdings – je nach der Schwere der Risiken – ausreichend Zeit haben, die für oder gegen den Eingriff sprechenden Gründe zu bedenken, um danach selbständig zu entscheiden, ob er den Eingriff durchführen lassen will oder nicht.
Bei ambulant durchgeführten „größeren Eingriffen mit beträchtlichen Risiken" dürfte die Aufklärung am Tag des Eingriffs sowohl für den Operateur als auch für den Anästhesisten verspätet sein.
Bei ambulant durchgeführten ärztlichen Maßnahmen darf der Patient nicht schon **prämediziert** und nicht in einen Geschehensablauf eingebunden sein, der ihm die Gewißheit aufzwingt, aus diesem Ablauf nicht mehr ohne weiteres ausscheren zu können (BGH NJW 1994, 3009).

Präoperative Dauermedikation

Weitergeben von Medikamenten am Morgen des Op.-Tages

Medikament	Besonderheiten
Antihypertensiva β-Blocker	bei Absetzen von β-Blockern Entzugssyndrom (Rebound) möglich (RR ↑, Tachykardie, Herzrhythmusstörungen, sowie Angina pectoris bei Koronarkranken) Kardioprotektion bei kardialen Risikopatienten
Ca-Antagonisten	perioperative Weiterführung wird als vorteilhaft empfohlen. Im Gegensatz zu β-Blockern scheinen Kalziumantagonisten bezüglich hämodynamischer Instabilität und Myokardischämien keine protektive Wirkung zu besitzen, ein präoperativer Entzug kann jedoch einen Blutdruckanstieg verursachen. ▶ Kalziumantagonisten wirken vasodilatierend an der glatten Muskulatur des arteriellen Systems und senken dadurch den peripheren Gefäßwiderstand, sind negativ inotrop und verzögern die Überleitung im AV-Knoten. Substanzen vom **Verapamil**- und **Diltiazemtyp** zeigen im Gegensatz zum **Nifedipintyp** auch im normalen Dosisbereich eine negativ-inotrope und negativ-chronotrope Wirkung ▶ die Interaktion zwischen Kalziumantagonisten und Muskelrelaxanzien stellt selten ein Problem dar (evtl. neuromuskuläres Monitoring bei Verwendung weiterer Medikamente, die die Wirkung von Muskelrelaxanzien verstärken wie Magnesium, Aminoglykosiden, Clindamycin, Lokalanästhetika und volatilen Anästhetika) ▶ Kalziumantagonisten können kardiotoxische Effekte von Lokalanästhetika, insbesondere von **Bupivacain**, potenzieren
$α_2$-Agonisten	bei Absetzen von Clonidin Entzugssyndrom Kardioprotektion bei kardialen Risikopatienten ▶ $α_2$-Agonisten verringern den Bedarf an Anästhetika und den postoperativen Analgetikabedarf
Nitrate Molsidomin	bei Absetzen ↑ Gefahr von Myokardischämien ▶ ↑ vasodilatierenden Effekte bei Kombinination von Inhalationsanästhetika, RM-naher Regionalanästhesie und Nitraten → ↑ Volumenbedarf oder RR ↓
Antiarrhythmika	bei Absetzen ↑ Gefahr von Arrhythmien ▶ Lidocain senkt die MAC von Inhalationsanästhetika und potenziert die Wirkung intravenöser Anästhetika ▶ Klasse Ia- und Ib-Antiarrhythmika verlängern die Wirkdauer von nicht-depolarisierenden Muskelrelaxanzien ▶ Klassen Ia, Ib, Ic sowie III wirken kardiodepressiv und potenzieren die negativ-inotrope Wirkung von Inhalationsanästhetika ▶ Amiodaron gilt als problematisch (Atropin-resistente Bradykardien und AV-Dissoziationen, ausgeprägte Vasodilatation, HZV ↓, sowie perioperativen Todesfällen sind beschrieben) Absetzen aufgrund der langen Eliminationshalbwertszeit (29–100 Tage) und der Grunderkrankung des Patienten meist nicht möglich

Weitergeben von Medikamenten am Morgen des Op.-Tages (Fortsetzung)

Medikament	Besonderheiten
Antikonvulsiva	bei Absetzten ↑ Krampfgefahr, bei schwer einstellbaren Epilepsien evtl. Serumspiegel: bei Carbamazepin (Tegretal) 5-10 mg/dl, Phenytoin (Zentropil) 15 mg/dl ▶ Enzyminduktion → Abschwächung von Muskelrelaxanzien (Atracurium und Mivacurium unverändert), evtl. ↑ Opioidbedarf (multifaktorielle Toleranzentwicklung)
Parkinson-Mittel	bei Absetzen Verstärkung der extrapyramidalen Symptomatik (kurze Halbwertszeit von Levodopa) ▶ Parkinson-Mittel verstärken mäßig den hypotensiven Effekt von Inhalationsanästhetika. Die Kombination mit Enfluran und Ketamin erhöht die zerebrale Konvulsionsbereitschaft (relative Kontraindikation). Benzodiazepine sollen die Wirkung von Parkinson-Mitteln abschwächen ▶ bei M. Parkinson: kein Physostigmin, keine Phenothiazine und Butyrophenone, da sie die Symptomatik aggravieren

Ab- oder Umsetzen von Medikamenten

Medikament	Besonderheiten
ACE-Hemmer	der perioperative Einsatz von ACE-Hemmern wird zur Zeit **kontrovers** diskutiert (evtl. nur weitergeben bei schlecht eingestelltem Hypertonus oder wenn Op. am Nachmittag) → Vasodilation mit ↓ des peripheren Gefäßwiderstandes ohne Beeinflussung des HZV, Schlagvolumens und Plasmavolumens ▶ **vor Eingriffen mit großen Blutverlusten 12 bis >24 h vorher absetzen** [12 h (Captopril, Quinapril) bzw. mehr als 24 h (Enalapril, Ramipril) oder länger (Cilazapril)] → hypotone Kreislaufregulation bei Hypovolämie (→ Vasodilation, bes. bei **Allgemeinanästhesie in Kombination mit einer RM-nahen Regionalanästhesie** → ausreichende präoperative Volumenzufuhr sowie ein adäquates perioperatives hämodynamisches Monitoring)
Angiotensin-II-Rezeptor-Antagonisten (AT_1-Blocker)	blockieren den Subtyp AT_1 der Angiotensin-II-Rezeptoren ▶ über Interaktionen mit Anästhetika liegen bisher keine Daten vor. Grundsätzlich gelten bezüglich der perioperativen Gabe die gleichen Überlegungen wie bei ACE-Hemmern. Sie vermitteln im Vergleich zu ACE-Hemmern eine spezifischere und vollständigere Hemmung der Angiotensinwirkung und führen nicht zur Akkumulation von Bradykinin (z. B. Losartan, Valsartan, Zandesartan und Irbesartan)
Digitalis	bis Vortag, lange HWZ Glykosidtherapie nicht prophylaktisch, sondern nur wenn eine manifeste Herzinsuffizienz vorliegt (bei Tachyarrhythmia absoluta evtl. bis Op.-Tag) ▶ Cave: Niereninsuffizienz, Ca^{2+} ↑, K^+ ↓, Insulin

Ab- oder Umsetzen von Medikamenten (Fortsetzung)

Medikament	Besonderheiten
Orale Antidiabetika: (Metforminhaltige Arzneimittel = Biguanide)	2 Tage präoperativ absetzen und erst 2 Tage postoperativ wieder ansetzen! hemmen Glukoneogenese in der Leber, Glukoseresorption im Darm und bewirken eine verstärkte Glukoseaufnahme der Muskulatur Gefahr einer **Laktatazidose** Das Bundesinstitut für Arzneimittel berichtet seit 1990 über 30 Fälle, von denen 50% letal verliefen ▶ neben Patienten mit Diabetes mellitus Typ I sollten auch Typ-II-Diabetiker mit ausgeprägter Hyperglykämie perioperativ bevorzugt mit Insulin behandelt werden
(Sulfonylharnstoffe (z. B. Glibenclamid, Tolbutamid u. a.)	bis Vortag; stimulieren die Insulinsekretion → auch postoperativ sind Hypoglykämien möglich (Wirkzeiten bis 24 h)
(Acarbose)	verzögert die Absorption von Kohlenhydraten im Darm → keinen Effekt
α-Adrenozeptoren-Blocker	bis Vortag → selektive Hemmung der postsynaptischen $α_1$-Rezeptoren und Verhinderung der vasokonstriktorischen Wirkung von Noradrenalin. Phenoxybenzamin (Dibenzyran) wird beim Phäochromozytom und gel. bei neurogenen Blasenentleerungsstörungen eingesetzt. ▶ aufgrund der ausgeprägten Beeinträchtigung der kompensatorischen Vasokonstriktion kann es unter volatilen Anästhetika und/oder akuter Hypovolämie zu einer erheblichen hämodynamischen Instabilität kommen. Phentolamin (in Deutschland nicht mehr auf dem Markt) → lange HWZ, schlecht steuerbar, Tachykardie
Theophyllin	bis 12 h präop.
Schilddrüsenhormone	bis Vortag
Thyreostatika	bei weiterem klinischen Verdacht auf Hyperthyreose T_3, T_4 und TSH-Kontrolle
Diuretika	bis Vortag ▶ K^+-Kontrolle, Potenzierung von Muskelrelaxanzien
Thrombozytenaggregationshemmer	bes. bei RM-naher Regionalanästhesie und Eingriffen mit ↑ Blutungsgefahr
ASS	> 3 Tage vorher absetzen
Nichtsteroidale Antirheumatika	1–2 Tage vorher absetzen
Ticlopidin (Tiklyd)	>7 Tage (?) vorher absetzen
Clopidogrel (Plavix, Iscover)	>7 Tage (?) vorher absetzen
Cumarine	3-5 Tage vorher auf Heparin-Perfusor umstellen (Absprache mit Operateur), Quick-Wert-Kontrolle
Kortikoiddauertherapie über Cushingschwelle	100-300 mg Hydrocortison perioperativ

Ab- oder Umsetzen von Medikamenten (Fortsetzung)

Medikament	Besonderheiten
Lithium	→ Abschwächung der Katecholamine, verlängert inkonstant die Wirkung depolarisierender und nicht-depolarisierender Muskelrelaxanzien ▶ Lithiumspiegel sollte < 1,2 mmol/l sein, Intoxikationsgefahr bei Na^+ ↓ (Na^+-, K^+-Kontrolle)
Monoaminooxydase (MAO)-Hemmer	absetzen ? vor geplanten operativen Eingriffen evtl. irreversible MAO-Hemmer der 1. und 2. Generation über den Zeitraum von 2 Wochen durch reversible MAO-Hemmer der 3. Generation austauschen → Freisetzung und Akkumulation von Noradrenalin, Adrenalin, Dopamin (schwere hypertensive Krisen nach indirekten Sympathomimetika → kein Ephedrin!) → exzitatorische Reaktion nach Applikation von Pethidin und Tramadol!
Trizyklische Antidepressiva	bis Vortag ▶ hemmen die Wiederaufnahme von Neurotransmittern Dopamin, Noradrenalin, Serotonin) → Wirkungsverstärkung von Katecholaminen; **Cave:** Lokalanästhetika mit Zusatz von Adrenalin → Hypertonie, Tachykardie ▶ potenzieren die Wirkung von Hypnotika, Opioiden sowie Inhalationsanästhetika ▶ abgeschwächte Wirkung indirekter Sympathomimetika (zentrale Katecholaminspeicher sind entleert) ▶ da die Effekte einer Langzeittherapie nach Absetzen bis zu einer Woche fortdauern, scheint es gerechtfertigt, unter entsprechendem hämodynamischem Monitoring und sorgfältiger Narkoseführung die Applikation von trizyklischen Antidepressiva bis in die präoperative Phase fortzuführen. **Nutzen-Risiko-Abwägung**
Neuroleptika	bis Vortag wirken alle antidopaminerg, anticholinerg und antiadrenerg ▶ reduzieren die MAC von Inhalationsanästhetika, verstärken die Wirkung von intravenösen Anästhetika und verlängern die neuromuskuläre Blockade von nicht-depolarisierenden Muskelrelaxanzien ▶ postoperativ ↑ Inzidenz anticholinerger Effekte: Hyperthermie, Tachykardie, Verrwirrtheit ▶ das **maligne neuroleptische Syndrom** (Hyperthermie, Akinesie, Muskelrigidität, vegetative Dysfunktion, Bewußtseinsstörungen sowie erhöhte Konzentration der Serum-Kreatinkinase), ähnelt der malignen Hyperthermie und tritt selten auf, kann aber bereits nach einmaliger Gabe einer Substanz dieser Gruppe (vor allem Haloperidol) manifestiert werden
Chemotherapeutika	viele Chemotherapeutika (z. B. Anthrazykline, Cyclophosphamid) sind potentiell kardiotoxische Substanzen, die Narkoseführung entspricht grundsätzlich der bei anderen Formen der dilatativen Kardiomyopathie **Bleomycin** → Bildung von Superoxidionen mit membranschädigenden Effekt bei zu hoher F_iO_2 (→ F_iO_2 < 0,3!)

▶ Bei den mit (?) gekennzeichnete Medikamenten sind aufgrund der unzureichenden Datenlage noch keine gesicherten Empfehlungen möglich.
▶ In den Empfehlungen der DGAI zur rückenmarknahen Regionalanästhesie sind Ticlopidin (Tiklyd) und Clopidogrel (Plavix, Iscover) noch nicht erwähnt. Bis zur Erarbeitung solcher Richtlinien sollten Ticlopidin und Clopidogrel vorsichtshalber mindestens 7 Tage vor rückenmarknahen Regionalanästhesien abgesetzt werden.

Auswahl von metforminhaltigen Antidiabetika (Biguanide):
Diabetase, Glucophage, Mediabet, Meglucon, Mescorit, Metfogamma, Thiabet, Biocos, Diabesin, Glucobon, Siofor, Metformin-ratiopharm, Metformin-Stada und andere Generika

Auswahl von tri- und tetrazyklischen Antidepressiva:
Anafranil, Aponal, Equilibrin, Gamonil, Idom, Insidon, Laroxyl, Ludiomil, Nortrilen, Noverol, Pertofran, Saroten, Sinquan, Stangyl, Tofranyl, Tolvin, Trausabun, Tryptizol
Kombinationen: Benpon, Limbatril, Longopax, Pantrop

Medikamentöse Prämedikation

Ziele der medikamentösen Prämedikation

Anxiolyse und Entspannung
- Herabsetzung des Angstniveaus und emotionale Stabilisierung
- ein ↑ Sympathikotonus kann eine kardiale Streßreaktion mit Herzfrequenz ↑ und Arrhythmien auslösen, ebenso ↑ Magensaftsekretion begünstigen

Amnesie und Schlafinduktion
- Verbesserung des präoperativen Nachtschlafs
- Verminderung/Verhinderung unangenehmer Erinnerungen an Narkose und Op.

Leichte Sedierung
- Herabsetzung des Vigilanzniveaus durch Dämpfung sensorischer und psychomotorischer Funktionen, der Patient soll noch kooperativ sein

Evtl. Analgesie
- Schmerzlinderung mit nachfolgender Herabsetzung der katecholamininduzierten Effekte, aber nur bei bestehenden präoperativen Schmerzzuständen indiziert

Evtl. antiallergische Wirkung
- Vorbeugung der Histaminfreisetzung bei anaphylaktischer Prädisposition

Evtl. Aspirationsprophylaxe
- Alkalisierung und Sekretionshemmung der Magensäure

(Evtl. Vagolyse)
- Prophylaxe kardiovaskulärer vagaler Reflexreaktionen
- zur Sekretionshemmung, falls erwünscht oder notwendig (z. B. Op. im Mundbereich)

Medikamente zur Prämedikation

Benzodiazepine

anxiolytisch, sedierend, antikonvulsiv, zentrale Muskelrelaxation Benzodiazepine werden heute am häufigsten eingesetzt
- Flunitrazepam (Rohypnol) 1–2 mg p.o. (i.m.)
- Oxazepam (Adumbran) 5–10–20 mg p.o.
- Dikaliumclorazepat (Tranxilium)
  - abends: 20–40 mg p.o. (20 mg ab 60 J., 10 mg ab 70 J.)
  - morgens 20–40 mg p.o. (20 mg ab 60 J., 5 mg ab 70 J.)
- Flurazepam (Dalmadorm) 30 mg abends p.o.
- Midazolam (Dormicum) 0,1–0,2 mg/kg i.m. (5–15 min präop.) oder 3,25–7,5 mg p.o. (20–45 min präop.)

! **Cave:** Ältere Patienten Dosisreduktion!

Verschiedene Applikationsformen von Midazolam zur Prämedikation von Kindern

Applikation	Dosierung (mg/kg)	Bioverfügbarkeit (%)	Wirkeintritt (min)	Max. Plasmaspiegel (min)
oral	0,4–0,5	15–30	12–18	≈ 50
rektal	0,5–0,75	40–50	7–10	≈ 16
nasal	0,2	56–60	1–5	≈ 10
i.m.	0,2	80	1–5	≈ 5–15
i.v.	0,03–0,1	100	< 1	≈ 2

Barbiturate

sedierend, antikonvulsiv, hypnotisch
- Phenobarbital (Luminal), lange wirksam, 50–150 mg oral

Anticholinergika

Prophylaxe verstärkter Salivation, Abschwächung vagaler Reflexreaktionen, wie Bradyarrhythmie oder Hemmung unerwünschter cholinerger Nebenwirkungen

126　Allgemeine Anästhesie

bes. von Neostigmin, Alfentanil und Remifentanil (Bradykardie, Thoraxrigidität), Ketamin (Schleimsekretion)
- Atropin 0,5 mg i.m. od. 0,25 mg i.v. kurz vor Einleitung
  $\Rightarrow$ sekretionshemmend an Drüsen (Nase, Mund, Rachen, Bronchien)
  $\Rightarrow$ Tachykardie
- Glykopyrronium (Robinul)
  $\Rightarrow$ stärker salivationshemmend als Atropin, nicht ZNS-gängig

Anticholinergika bei Glaukom: 0,006 mg/kg möglich
　bei Aorteninsuffizienz Tachykardie 100–110/min erwünscht
　($\rightarrow$ kürzere Diastolenzeit $\rightarrow$ geringeres Regurgigationsvolumen)

Keine Anticholinergika bei:
- kardial schlechten Patienten, Mitral- oder Aortenstenose ($\rightarrow DO_2 \uparrow$)
- Phäochromozytom
- bei Regionalanästhesie ($\rightarrow$ Mundtrockenheit)

! **Cave:** ZAS, Temperaturanstieg bei Kindern, plazentagängig

Opioide

analgetisch, sedierend – nur bei Bedarf!
- z. B. Dolantin (Pethidin) 25–50–100 mg i.m. (0,7 mg/kg)
- bei Opiatabhängigen z. B. Methadon 2–4 Amp. à 1 ml = 5–10 mg i.m. (2–4 ml = 10–20 mg p.o. $\rightarrow$ Wirkbeginn nach 30–60 min)

Phenothiazine (Neuroleptika)

in Kombination mit Opioiden verstärken sie deren Wirkung
- Promethazin (Atosil) 25–50 mg i.m. (0,5 mg/kg)
  besitzt außerdem eine gute antihistaminerge Wirkung
- Triflupromazin (Psyquil) 10–20 mg i.m.

α_2-Agonisten

analgetisch, sedierend
zur Senkung der periop. Myokardischämierate sind derzeit noch in klinischer Erprobung und haben sich noch nicht sicher durchgesetzt
- Clonidin (Catapresan) 1 Tbl. à 300 µg p.o. (2–5 µg/kg p.o.)
  $\Rightarrow \downarrow$ Anästhetikabedarf um $\approx 40\%$, $\downarrow$ postop. Shivering, stabilere Hämodynamik, $\downarrow$ von periop. Myokardischämien
- Mivazerol (in klinischer Erprobung)

Besonderheiten bei der medikamentösen Prämedikation

Merke:
- Bei vigilanzgeminderten Patienten und Säuglingen bis 6. Lebensmonat **keine** sedierende medikamentöse Prämedikation
- bei Epileptikern Prämedikation mit lang wirkendem Barbiturat (Luminal) oder Benzodiazepin und Antikonvulsiva am Op.-Tag weitergeben

Spezielle Situationen oder Vorerkrankungen

Diabetes mellitus (DM)

Prämedikation
- orale metforminhaltige Antidiabetika (Biguanide) müssen 2 Tage präoperativ abgesetzt und dürfen erst 2 Tage postoperativ wieder angesetzt werden! (Gefahr einer **Laktatazidose**)
- Sulfonylharnstoffe stimulieren die Insulinsekretion → auch postoperativ sind Hypoglykämien möglich
- Acarbose verzögert die Absorption von Kohlenhydraten im Darm → kein neg. Effekt und kann somit bis zum Vorabend gegeben werden
- Retard-Insuline werden bis zum Vortag normal eingenommen
- bei Verdacht auf schlecht eingestellten Diabetes mellitus evtl. Anfertigung von BZ-Tagesprofil an 3 Tagen
    - Umstellung von Verzögerungsinsulin (Retard, Lente, Ultralente) auf Altinsulin → perioperative BZ-Kontrollen (stdl.)

am Op.-Tag
Nicht-Insulinpflichtiger DM
am Op.-Tag → engmaschige BZ-Kontrollen und ggf. Gabe von G10% oder Altinsulin nach BZ

Insulinpflichtiger DM, sowie nichtinsulinpflichtiger DM vor größeren Eingriffen
Bolustechnik:
- am Op.-Tag: Nüchtern BZ-Kontrolle → G 10%-Infusion mit 100–125 ml/h und die ½ der normalen Tagesdosis **s.c.** → 2- bis 4-stdl. BZ-Kontrolle

oder
Infusionstechnik:
- am Op.-Tag: Nüchtern BZ-Kontrolle, anschl. G 10%-Infusion mit 125 ml/h (für 75 kg) und Insulin Perfusor (1,5 IE/h) → 2-stdl. BZ-Kontrolle:

Bei beiden Methoden je nach BZ zusätzliche Gabe von Alt-Insulin oder Glukose notwendig
- BZ > 200 mg/dl → 4–8 IE i.v.

- BZ < 100 mg/dl → Infusiongeschwindigkeit erhöhen
- BZ < 70 mg/dl → 20–40 ml G 20% i.v. (4–8 g Glukose)

Erhöhte Aspirationsgefahr

Indikation für prophylaktische Maßnahmen
- nichtnüchterner Patient (Verdacht auf akutes Abdomen, traumatisierte Patienten)
- Ileus, obere gastrointstinale Blutung, Magenatonie, Pylorusstenose, Hiatushernie, Refluxösophagitis, Ösophagusdivertikel, Ösophagusatresie, aufgetriebener Bauch
- Schwangere ab 2. Trimenon
- Alkoholisierte, Komatöse
- manifeste Hypothyreose

Prophylaktische Maßnahmen
- präoperative Nüchternheit (bei Elektiveingriffen > 6 h)
- evtl. Magensonde schon auf Station (z. B. bei Ileus)
- medikamentöse Prophylaxe
- Rapid sequence induction (Ileuseinleitung)
- evtl. Ballonmagensonde (Aspisafe)

Medikamentöse Prophylaxe bei aspirationsgefährdeten Patienten

> **am Vorabend:**
> - Ranitidin (Zantic) 300 mg p.o. oder
> - Cimetidin (Tagamet) 400 mg p.o.
>
> **45 min präop.:**
> - Ranitidin (Zantic) 150 mg (3 Amp. à 50 mg) als Kurzinfusion oder
> - Cimetidin (Tagamet) 1–2 Amp. à 200 mg (5 mg/kg) als Kurzinfusion
>
> **mind. 20 min präop.:**
> - Metoclopramid (Paspertin) 1 Amp. à 10 mg i.v.
>
> **5–10 min präop.:** ab 20. SSW
> - 3 Kps. Na-Citrat (0,3 molar) = 30 ml oder
> - 2,65 g Na-Citrat-Pulver in 20 ml Wasser lösen und p.o. (weniger Volumen)

Schwere allergische Diathese

Prophylaktische Gabe empfohlen bei
- Patienten mit anamnestischer Überempfindlichkeit gegenüber Kontrastmittel (10,9% Rezidivrate für schwere Reaktionen) und i.v.-Anästhetika
- Patienten mit allergischer Diathese (15,1% Rezidivrate für schwere Reaktionen beim Asthmatiker)
- bei erhöhten Plasmahistaminspiegel wie z. B. bei Chemonukleolyse mit Chymopapain bei Bandscheibenvorfall

- während spezieller chirurgischer Eingriffe (Verwendung von Palacos, Operation am Pankreas, nekrot. Gallenblase, Ösophagus, Lunge, Dickdarm), EK-Gabe älteren Datums!

Medikamentöse Prämedikation bei anaphylaktischer Prädisposition

> **Vorabend:**
> - Dimetinden (Fenistil) 2 Tbl. à 1 mg oder 1 Ret. Kps. à 2,5 mg und
> - Cimetidin (Tagamet) 1 Kps. à 200 oder 400 mg und
> - Prednisolon (Decortin) H 1 Tbl. à 50 mg
>
> **morgens:**
> - Dimetinden (Fenistil) 2 Tbl. à 1 mg oder 1 Ret. Kps. à 2,5 mg und
> - Cimetidin (Tagamet) 1 Kps. à 200 oder 400 mg und
> - Prednisolon (Decortin H) 1 Tbl. à 50 mg
>
> **oder vor Einleitung:**
> - Dimetinden (Fenistil) 0,1 mg/kg ≈ 2 Amp. à 4 mg als Kurzinfusion und
> - Cimetidin (Tagamet) 5 mg/kg ≈ 2 Amp. à 200 mg und
> - Prednisolon (Solu-Decortin) 100–250 mg i.v.

Endokarditisrisiko

Die perioperative antibiotische Endokarditisprophylaxe richtet sich nach dem individuellen Risiko des Patienten und dem Ort des vorgesehen Eingriffs. Sie erfolgt entweder
- oral (60 min vor dem Eingriff), d. h. auf Station oder
- i.v. (30 min vor dem Eingriff), d. h. in der Regel bei Narkoseeinleitung
- und ggf. 6–8 h postop.
- ▶ Empfehlungen s. Antibiotika/Endokarditisprophylaxe

Phäochromozytom

- ausreichende α-Blockade bis zum Vorabend der Op. mit:
  - Phenoxybenzamin (Dibenzyran): 2–3mal 20–40–(80) mg p.o.– (Tagesdosis: bis 250 mg)
  - Prazosin (Minipress): 3mal 1 mg p.o. (Tagesdosis: 8–12 mg)
- gute Anxiolyse am Op.-Tag: z. B. Flunitrazepam 1–2 mg p.o., Midazolam 5–15 mg po

Cave:
- Keine β-Blockade **vor** α-Blockade → linksventrikuläres Pumpversagen
- kein Atropin!

7 Narkosesysteme

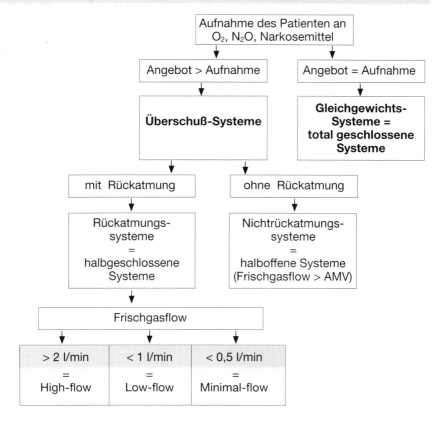

! Die früher gebräuchlichen Bezeichnungen „offen", „halboffen", „halbgeschlossen" und „geschlossen" sollten vermieden werden, besser erscheint die Unterteilung in **Systeme ohne** und **Systeme mit Rückatmung**.

Historie

Offene Narkosesysteme
- Auftropfen von Narkosemittel auf eine Maske (Schimmelbusch-Maske)
- keine exakte Dosierung möglich
- keine Kontrolle der Zusammensetzung des eingeatmeten Gasgemisches
- kein Frischgasreservoir
- Zustrom von Raumluft
- Narkotikakonzentration abhängig von der Eigenatmung des Patienten

Rückatmungssysteme und Nichtrückatmungssysteme

Narkosesystem	Frischgasflow
„halboffen"	> Atemminutenvolumen
High-flow „halbgeschlossen"	≈ 0,5 × Atemminutenvolumen
Niedrigflußnarkosen	
Low-flow-Anästhesie	> 0,5 l/min u. < 1,0 l/min
Minimal-flow-Anästhesie	< 0,5 l/min
Narkose mit geschlossenem System	= Gesamtgasaufnahme*

*O_2-Aufnahme ≈ 4 ml/kg/min; N_2O-Aufnahme ≈ 1,5 ml/kg/min

Nichtrückatmungssysteme

- in Nichtrückatmungssystemen (= halboffene Systeme) atmet der Patient ausschließlich Frischgas. Es erfolgt keine Aufbereitung und Rückführung (CO_2-Absorber nicht notwendig)
- bei Systemen ohne Reservoir muß der Frischgasflow 2- bis 3mal höher als das gewünschte AMV sein
- bei Systemen mit Reservoir entspricht der Frischgasflow im Idealfall dem gewünschte AMV

Vorteile
- Zusammensetzung Narkosegas = Frischgas
- gute Steuerbarkeit der Narkotikakonzentration durch Variation der Frischgaszusammensetzung
- geringer technischer Aufwand

Nachteile
- hoher Narkosemittel- und Gasverbrauch
- starke Belastung der Umgebung
- Atemgasklimatisierung unerläßlich

Ventilgesteuerte Systeme:
- Rückatmung ausgeschlossen, z. B. Ambu-, Ruben-Ventil u. a.

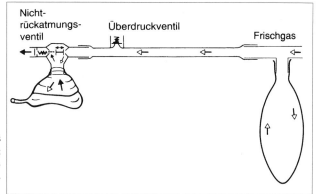

Abb. 7.1. Ventilgesteuertes Nichtrückatmungssystem: das patientennahe gerichtete Ventil verhindert Rückatmung

Flowgesteuerte Systeme ohne Ventil:
- Rückatmung nur bei hohem Flow ausgeschlossen, z. B. Kuhn (hoher Flow patientennah), Mapleson A-C (hoher Flow mit patientennahem Überdruckventil): nur für Kinder < 20 kg

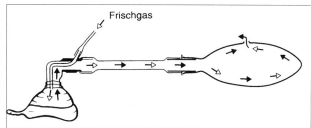

Abb. 7.2. Flowgesteuertes Nichtrückatmungssystem ohne Ventil (System nach Kuhn). Die Frischgaszufuhr erfolgt patientennah, eine Rückatmung muß durch hohe Frischgasflüsse verhindert werden

> **!** Die meisten Handbeatmungssysteme sind technisch oder funktionell Nichtrückatmungssysteme.

Rückatmungssysteme

- Rückatmungssysteme führen einen Teil des ausgeatmeten Gasgemisches nach CO_2-Elimination zurück
- im Narkosesystem besteht ein unidirektionaler Fluß mit einem Frischgasflow, der kleiner ist als das AMV
- das Ausmaß der Rückatmung ist abhängig von der Frischgaszufuhr: je größer der Frischgasflow ist, desto geringer ist der Rückatemanteil
- bei partieller Rückatmung wird das Rückatmungssystem halbgeschlossen genutzt

CO_2-Absorber

(Mischungen aus NaOH, Ca(OH)$_2$ und KOH bzw. in Nordamerika Ba(OH)$_2$ und normalerweise mit einem Wassergehalt von 14-18%) sind Voraussetzung bei Rückatmungssystemen. Bei der chemischen Reaktion von CO_2 und Atemkalk **entstehen Wasser und Wärme,** die dem Patienten teilweise wieder zugeführt werden.

- 2 NaOH + CO_2 → Na_2CO_3 + H_2O
- Ca(OH)$_2$ + Na_2CO_3 → $CaCO_3$ + 2 NaOH
- alternativ (vorwiegend in Nordamerika): Ba(OH)$_2$ + CO_2 → $BaCO_3$ + H_2O

Zusammensetzung verschiedener feuchter Atemkalke

Präparat	H_2O (%)	Ca(OH)$_2$ (%)	NaOH (%)	KOH (%)	Ba(OH)$_2$ (%)	LiOH (%)
Drägersorb 800	15,6	80,1	2,1	2,2	–	–
Sodasorb	13,4	82,5	1,5	2,6	–	–
Baralyme	12,6	75,1	0,9	4,0	7,4	–
Spherasorb	13,6	82,2	4,2	–	–	–
Soda Lime	17,3	79,9	2,8	–	–	–
Amsorb*	14,4	83,2	–	–	–	–
LiOH	1	–	–	–	–	99

* enthält auch $CaSO_4$ und $CaCl_2$

> **!** Bei Frischgasflow deutlich höher als das AMV ist der Rückatemanteil vernachlässigbar und man kann auch von einem „funktionell halboffenen System" sprechen.

Vorteile
- erhebliche Einsparung an Narkosegasen (Kosteneinsparung)
- verminderte Belastung der Umgebung (Arbeitsplatz, Atmosphäre)
- reduzierte Wärme- und Feuchtigkeitsverluste (bes. deutlich bei Narkosedauer > 60 min)

Nachteile
- höherer apparativer Aufwand
- längere Zeitkonstante (s. unten)
- schlechtere Steuerbarkeit

Gleichgewichtssystem (= total geschlossenes System)

- ein Gleichgewichtssystem (= total geschlossenes System) liegt dann vor, wenn das Angebot an O_2, N_2O und Narkosemittel jederzeit dem Bedarf des Patienten entspricht und kein Gas außer CO_2 das Narkosesystem verläßt

Charakteristika
- komplette Rückatmung der Exspirationsluft (nach CO_2-Absorption)
- die Frischgaszufuhr entspricht dem Gasuptake durch den Patienten
- das Kreisteil muß vollkommen dicht sein
- das Überschußgasventil ist geschlossen

Einteilung der Rückatmungssysteme

- Kreissysteme (Narkosesysteme) ohne Frischgasflowkompensation
- Kreissysteme (Narkosesysteme) mit Frischgasflowkompensation

Narkosegeäte ohne Frischgasflowkompensation (ohne Gasreservoir)

- z. B. Sulla 800 und 800 V (Dräger)
- während der Exspirationsphase wird überschüssiges Gas aus dem Atemsystem abgeleitet. Der Frischgasflow muß zumindest so groß sein, daß alle auftretenden Gasverluste durch das Frischgas ersetzt werden. Wird nicht genügend Frischgas zugeführt, um den zwangsentfalteten hängenden Beatmungsbalg ganz zu füllen, resultiert eine Verminderung des Hubvolumens mit Abfall des AMV, des Spitzen- und des Plateaudrucks. Durch die exspiratorische Zwangsentfaltung durch das Eigengewicht des Beatmungsbalgs („bag") entwickelt sich bei ungenügender Gasfüllung ein Sog in den Atemwegen und eine Wechseldruckbeatmung

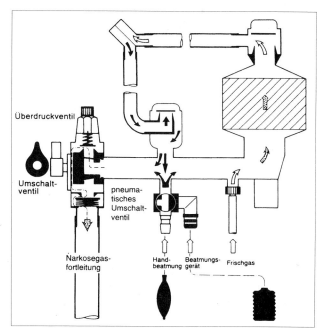

Abb. 7.3. Gasflüsse im Kreissystem bei manueller Beatmung (Inspiration), Knebel nach oben: Druckbegrenzung im Kreissystem durch regelbares, zur Narkosegasfortleitung geöffnetes Überdruckventil

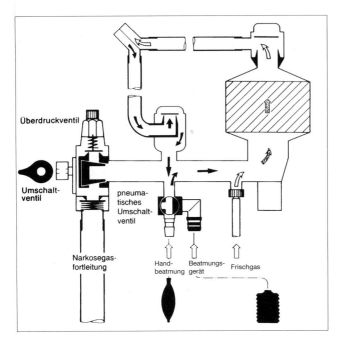

Abb. 7.4. Gleiches System wie in Abb. 7.3, Knebel waagerecht. Kreissystem zur Narkosegasfortleitung geschlossen

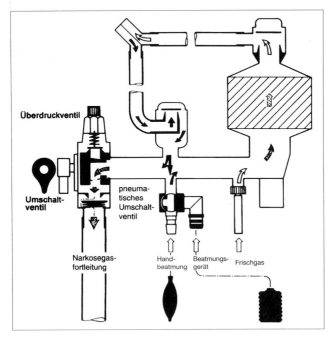

Abb. 7.5. Gleiches System wie in Abb. 7.3, Knebel nach unten: Kreissystem zur Narkosegasfortleitung geöffnet

„Bag-in-bottle-Prinzip"
z. B. Dräger Ventilog, Narkosespiromat 656, Engström ER 300, Ohmeda-Beatmungssystem 7800, Staxel Respirator
- bei Kopplung eines Kreissystems mit einem Narkosebeatmungsgerät wird das Frischgas und das Exspirationsgas in den Faltenbalg („bag") des Respirators geleitet. Dieser „bag" befindet sich in einer Druckkammer („bottle"). Durch Einleiten von Überdruck in die Druckkammer entleert sich der „bag" und die Inspiration beginnt

Narkosegeräte mit Frischgasflowkompensation (Gasreservoir)

- das Reservoir kann sowohl der Handbeatmungsbeutel (z. B. Dräger AV 1, Cicero, Megamed 700), als auch der stehende Beatmungsbalg des Narkosebeatmungsgerätes (z. B. Servo Beatmungssystem, Modulus, Cirrus) sein
- kurzfristige Volumenimbalancen werden durch das Reservoir ausgeglichen. Auch großvolumige Atembeutel der klassischen „Bag-in-bottle-Ventilatoren" (z. B. Ventilator 711, ELSA) dienen als Narkosegasreservoir

Frischgaseinleitung

Kontinuierliche Frischgaseinleitung
z. B. Sulla 800 und 800 V (Dräger), Ventilator 711 (Siemens), Modulus (Ohmeda), Cirrus (Hoyer)
- Frischgas wird kontinuierlich während der In- und Exspiration in das System eingeleitet
- Beatmungsvolumen ist abhängig von den Beatmungsparametern und dem Flow
- bei Flowreduktion wird das Inspirationsvolumen (aus Beatmungsbalg und Frischgas) verringert, sodaß das Beatmungsvolumen abnimmt (ggf. ist das Hubvolumen zu erhöhen)
z. B. Beatmungshub = Hubvolumen + inspirat. Frischgasvolumen
AMV = 10mal 700 ml/min, I:E 1:2 (20 s/40 s)
  - Frischgasflow 4 l/min: 567 ml Hubvolumen + 133 ml Frischgasvolumen in der Inspiration = 700 ml
  - Frischgasflow 0,5 l/min: 567 ml Hubvolumen + 17 ml Frischgasvolumen in der Inspiration = 584 ml

Diskontinuierliche exspiratorische Frischgaseinleitung
z. B. AV 1 (Dräger), Cicero (Däger), Sulla 909 V (Dräger), Megamed 700 (Megamed)
- Frischgas wird nur während der Exspiration in das System eingeleitet, während der Inspiration kommt das Frischgas aus dem Gasreservoir (Handbeatmungsbeutel)
- das Beatmungsvolumen wird nicht vom Frischgasflow (bei Flowreduktion) beeinflußt

Alternative Frischgasentkopplung
z. B. Servo Anästhesiesystem (Siemens), ELSA (Engström)
- alternative Konzepte sind die diskontinuierliche inspiratorische Frischgasdosierung (Servo Anästhesiesystem) oder die elektronische Abstimmung der Inspirationszeit auf den Frischgasflow (ELSA)

Applikation von Gasen und volatilen Anästhetika

Zentrale Gasversorgung
- Zuführung der Gase (Sauerstoff, Lachgas, Druckluft) über eine zentrale Gasversorgung (Druck 5,0 bar, der am Narkosegerät auf 1,5 bar reduziert wird)
- Dosierung mittels Flowmeter (Gasflußröhrchen)
- nach DIN 13 252 genormte Leitungen
- nach farbig nicht gekennzeichnetem Intervall → Umstellung bis zum 01. Juli 2006 auf europäische Norm 739 (ISO 32) geplant:
Sauerstoff weiß, Lachgas blau, Druckluft weiß/schwarz

Dezentrale Gasversorgung

- Zuführung der Gase ist auch über Druckflaschen möglich (Druck max. 60 bar für N_2O, max. 200 bar für O_2, Reduzierventile vermindern den Gasdruck auf ≈ 5,0 bar, der am Narkosegerät weiter auf 1,5 bar reduziert wird)
- O_2 liegt als komprimiertes Gas vor, die Aufbewahrung erfolgt derzeit noch in blauen Stahlflaschen. Die Herstellung erfolgt großtechnisch durch fraktionierte Kondensation und Destillation nach dem Linde-Verfahren. Der Gasvorrat ist dem Manometerdruck proportional. Der Gasvorrat läßt sich nach dem Boyle-Mariotte-Gesetz ($P \times V$ = konst.) errechnen

O_2-Gehalt = Sauerstoff (Liter) = P (Manometerdruck) × V (Flaschenvolumen)
z. B. 50 bar × 10 l = 500 l

- N_2O wird derzeit in grauen Stahlflaschen aufbewahrt (GB, USA in blauen Stahlflaschen ≈ neue ISO 32 Norm). 75% liegt in flüssiger Form vor, der Rest ist gasförmig und steht im Gleichgewicht mit der flüssigen Form. Seine kritische Temperatur beträgt 36,5 °C, sein kritischer Druck 72,6 bar. Umwandlung vom flüssigen in den gasförmigen Zustand benötigt Wärme → bei Entnahme von Lachgas aus der Flasche kommt es zu Abkühlungsvorgängen. Druck innerhalb der Lachgasflasche bleibt gleich, bis die Flasche fast leer ist, d. h. es ist kein Rückschluß vom Druck in der Flasche auf den Füllungszustand möglich. Erst wenn das flüssige Lachgas vollständig aufgebraucht ist, kommt es zu einem raschen Druckabfall in der Flasche. Der **Füllungszustand** einer Lachgasflasche läßt sich somit **nur durch Wiegen** bestimmen (Leergewicht der Flasche ist außen markiert)

Lachgasgehalt = N_2O (Liter) = (Istgewicht – Leergewicht) × 500

Volatile Anästhetika

werden mit Hilfe von „Verdampfern" dem System zugeführt
- **Bypassysteme** (z. B. Ohmeda TEC 4, 5–6, Dräger Vapor 19.n.)
Hier wird ein Teil des Frischgasflows im Bypass durch die Verdunsterkammer geleitet, der andere Teil umgeht den Verdampfer. Durch Änderung des Verhältnisses ändert sich die Konzentration des Anästhetikums. Die effektive Konzentration ist abhängig von Frischgasflow, Temperatur und Verdampferoberfläche
- **Venturi- oder Vergasersysteme** (z. B. Siemens Vaporizer)
Hier wird das Anästhetikum über eine Venturi-Düse zerstäubt und vom Frischgas mitgenommen. Ein Drosselventil im Frischgasflow variiert die Konzentrationseinstellung. Bei älteren Modellen darf das Tidalvolumen 75 ml nicht unterschreiten!
- **Zumischsysteme** (z. B. Engström-Heizkammervergaser) pumpen das Narkosegas unter Druck in eine Heizkammer, in der es verdampft und portioniert dem Frischgas zugesetzt wird. Sie erlauben eine exakte Dosierung und sind praktisch flowunabhängig
- pneumatische **Einspritzsysteme** (z. B. Siemens Servo 900 C/B oder KION) spritzen unter Druck synchron mit der Rückatmung das Inhalationsanästhetikum in den Frischgaszweig. Diese Systeme sind im Gegensatz zu den Verdampfersystemen **fluss- und temperatur-unabhängig** (für Enfluran, Halothan, Isofluran und Sevofluran; für Desfluran in Entwicklung)

Sicherheitsvorschriften für Narkosegeräte

- inspiratorische O_2-Messung
- O_2-Mangelsignal und Lachgassperre (wenn Druck unter 2,2 bar abfällt)
Cave: bei Anschluß an zentrale Gasversorgung wird die Lachgassperre nur bei Diskonnektion der O_2-Kupplung aktiv
- O_2-Flush (O_2-Flow 30–70 l/min unter Umgehung des Verdampfers)

Niedrigflußtechniken (Low-flow, Minimal-flow)

- Niedrigflußtechniken (Low-flow, Minimal-flow) sind Narkosen mit halbgeschlossenem Rückatemsystem, bei denen der Rückatemanteil mindestens 50% beträgt
- wird der Frischgasfluß stark reduziert, kommen sie der Anästhesie im geschlossenen System bereits sehr nahe
- zur Vermeidung hypoxischer Gasgemische muß dem O_2-Verbrauch (VO_2) vermehrt Aufmerksamkeit geschenkt werden

Vorteile der Niedrigflußnarkose gegenüber der High-flow-Technik
- niedrige Betriebskosten von 60–75%
- verminderte Umgebungsbelastung um 70–90%
- Klimatisierung der Atemgase (Wärme, Feuchte)

Frischgasflow und Rückatmungsanteil

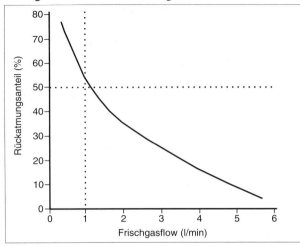

Abb. 7.6. Frischgasflow und Rückatmungsanteil

Gasaufnahme

O_2-Aufnahme
- nach Erreichen einer ausreichenden Narkosetiefe sinkt die Sauerstoffaufnahme ungefähr auf den Grundumsatz ab. Sie läßt sich nach der
    - Brody-Formel: $VO_2 = 10{,}15 \times KG^{0{,}73}$ (KG = Körpergewicht in kg), der
    - Kleiber-Formel: $VO_2 = 10 \times KG^{3/4}$ (KG = Körpergewicht in kg) oder
    - nach Arndt und Stock:
        $VO_2 = 3{,}75 \times KG + 20$ ml/min für 10–40 kg (KG = Körpergewicht in kg)
        $VO_2 = 2{,}5 \times KG + 67{,}5$ ml/min für 40–120 kg (KG = Körpergewicht in kg)
    bestimmen
    → **Vereinfacht $VO_2 \approx 3$–4 ml/kg/min**

Körpergewicht	60 kg	70 kg	80 kg	90 kg	100 kg
O_2-Bedarf	218 ml	243 ml	268 ml	293 ml	318 ml

Lachgasaufnahme
- die Lachgasaufnahme ist zu Beginn der Narkose hoch (bei Normalgewichtigen ≈ 1 l/min in der 1. min). Sie sinkt mit zunehmender Dauer exponential ab, da mit zunehmender Sättigung im Blut die alveoloarterielle Partialdruckdifferenz abnimmt
- Bestimmung der **N_2O-Aufnahme** näherungsweise mit der **Severinghaus**-Formel:

$$\dot{V}N_2O = 1000 \times \frac{1}{\sqrt{t}}$$

t = Zeit nach Einleitung der Narkose (min)

Aufnahme von Inhalationsanästhetika
- die Aufnahme von Inhalationsanästhetika folgt wie Lachgas einer Exponentialfunktion in Abhängigkeit vom Blut-Gas-Verteilungskoeffizienten
- Bestimmung der **Aufnahme von Inhalationsanästhetika** nach der **Lowe**-Formel:

$$\dot{V}_{AN} = f \times MAC \times \lambda_{B/G} \times \dot{Q} \times 1/\sqrt{t}$$

f x MAC	= angestrebte exspiratorische Anästhetikakonzentration in bezug zur minimalen alveolären Konzentration
$\lambda_{B/G}$	= Blut-Gas-Löslichkeitskoeffizient
$\dot{Q}$	= Herzminutenvolumen (dl/min)
t	= Zeit nach Einleitung der Narkose (min)

- der **Verbrauch eines volatilen Anästhetikums** ist maßgeblich vom Frischgasflow (FGF) abhängig:

- An (ml Flüssigkeit) = $\dfrac{An\,(ml\ Dampf)}{K}$

- An (ml Dampf) = $\left[\dfrac{FGF\,(ml/min)}{1 - \dfrac{MAC_{An}}{100}} - FGF\,(ml/min) \right] \times 60\ min$

An = spezielles Inhalationsanästhestikum (z. B. Sevofluran)
K = Konstante (z. B. für Sevofluran 182,66 bei 22 °C)
FGF = Frischgasflow (l/min)
MAC$_{An}$ = minimale alveoläre Konzentration

Beispiel: FGF = 1,5 l/min, Sevofluran 1,1 Vol.-%
An (ml Flüssigkeit) = 5,48 ml/h

- **vereinfacht:** An (ml Flüssigkeit) pro h = FGF (l/min) x 3 x Vol.-%

Beispiel: FGF = 1,5 l/min, Sevofluran 1,1 Vol.-%
An (ml Flüssigkeit) = 4,95 ml/h

Praxis der Niedrigflußnarkose

Initialphase
- erfolgt mit vergleichsweise hohem Frischgasflow von 4–6 l/min z. B. ≈ 4,5 l/min (1,5 l/min O$_2$, 3,0 l/min N$_2$O)
- nach ≈ 6–8 min ist die **Denitrogenisierung** abgeschlossen
- nach ≈ 10 min ist die Einwaschphase für O$_2$ und N$_2$O (30%/70%) abgeschlossen und die Gesamtgasaufnahme beträgt noch ≈ 600 ml/min
- nach 10–15 min erreicht beim Erwachsenen die exspiratorische Anästhetikakonzentration bei den eingestellten Verdampfereinstellungen einen MAC-Wert von ≈ 0,8
- die Initialphase ist bei **Low-flow-Anästhesie** nach **10 min** abgeschlossen
- die Initialphase ist bei **Minimal-flow-Anästhesie** nach **15–20 min** abgeschlossen

Wechsel von hohem zu niedrigem Frischgasfluß
- ist nach Abschluß der Initialphase möglich, also bei Low-flow-Anästhesie nach 10 min, bei Minimal-flow-Anästhesie nach 15–20 min

Gesamtgasaufnahme bei Niedrigflußnarkosen

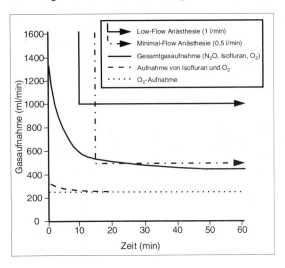

Abb. 7.7. Gesamtgasaufnahme bei Niedrigflußnarkosen

Charakteristika der Niedrigflußnarkosen

Narkosegaszusammensetzung

- bei hohem Flow wird nur ein geringer Teil wirklich zurückgeatmet. Der größte Teil wird als Überschußgas abgeleitet. Die Zusammensetzung des Narkosegases entspricht im wesentlichen der des Frischgases
- bei der Niedrigflußnarkose hingegen wird die Zusammensetzung des Narkosegases wegen des hohen Rückatemanteils entscheidend von der Ausatemluft bestimmt. Der Uptake von O_2, N_2O und Narkosemittel ändert sich im zeitlichen Ablauf einer Narkose: In den ersten 30–45 min wird eine Zunahme der O_2-Konzentration beobachtet (N_2O-Uptake noch hoch), danach nimmt sie wieder ab (N_2O akkumuliert)

Inspiratorische O_2-Konzentration
- da mit der Flowreduktion das Rückatmungsvolumen zunimmt, kann eine inspiratorische O_2-Konzentration von 30% nur aufrechterhalten werden, wenn die Sauerstoffkonzentration im Frischgasflow gesteigert wird
- je niedriger der Flow, desto stärker wird die O_2-Konzentration vom O_2-Verbrauch beeinflußt und desto höher muß folglich die O_2-Konzentration im Frischgas sein, damit eine ausreichend hohe O_2-Konzentration aufrechterhalten werden kann

- die resultierende inspiratorische O_2-Konzentration (F_iO_2) läßt sich aus folgender Formel kalkulieren:

$$F_iO_2 = \frac{\text{Vol. } O_2 - VO_2}{\text{Vol. ges} - VO_2}$$

Vol. O_2 = Volumen des eingestellten O_2-Flows
Vol. ges = Volumen des eingestellten Frischgasflows
VO_2 = kalkulierter O_2-Verbrauch

	Frischgasflow				
	gesamt l/min	O_2 l/min	N_2O l/min	Frischgas-O_2-Anteil	F_iO_2
„halboffen"	9	3	6	30%	0,3
High-flow	3	1	2,0	30%	0,3
Low-flow	1,0	0,5	0,5	40–50%	0,3
Minimal-flow	0,5	0,3	0,2	50–60%	0,3
total geschlossen	0,4*	0,3	0,1	> 70%	0,3

*O_2-Aufnahme ≈ 3–4 ml/kg/min; N_2O-Aufnahme ≈ 1,5 ml/kg/min

- die O_2-Konzentration ändert sich kontinuierlich, auch abhängig vom individuellen O_2-Verbrauch. Bei Erreichen des Grenzwertes von 30% O_2 soll der O_2-Flow um 10% des Gesamtflow erhöht werden, der N_2O-Flow in gleichem Maß vermindert (z. B. bei Low-flow [1 l/min]: O_2 von 500 ml auf 600 ml, N_2O von 500 ml auf 400 ml)
- die inspiratorische O_2-Konzentration kann drastisch abnehmen, wenn Veränderungen nicht rechtzeitig erkannt und beseitigt werden. Leckagen, Abfall des Frischgasflows, Erhöhung des N_2O-Anteils bei gleichem Gesamtflow, Zunahme des O_2-Verbrauchs oder Rückgang der N_2O-Aufnahme mit zunehmender Narkosedauer, **Stickstoff- und Argonakkumulation** bei unzureichender Denitrogenisierung

> **Beispiel:**
> Frischgasflow = 1 l/min, VO_2 = 3,5 ml/min/kg; 70 kg Patient (≈ 250 ml/min)
> O_2-Abfall von 500 auf 400 ml/min →
> O_2 = 500 ml/min, N_2O = 500 ml/min → F_iO_2 ≈ 33%
> O_2 = 400 ml/min, N_2O = 500 ml/min → F_iO_2 ≈ 23%

Inspiratorische Inhalationsanästhetika-Konzentration

> Mit der Flowreduktion nimmt, außer bei den Zumischsystemen, auch die Narkosemittelmenge ab, die dem System zugeführt wird.
> Um die erreichte Konzentration von z. B. 0,8 MAC aufrechtzuerhalten, muß am Verdampfer ein höherer Wert eingestellt werden.

	Halothan Vol.-%	Isofluran Vol.-%	Enfluran Vol.-%	Sevofluran Vol.-%	Desfluran Vol.-%
MAC-Wert	0,8	1,2	1,7	2	6–7
High-flow	1,0	1,5	2,5	2,5	4–8
Low-flow	1,5–2,0	2,0	2,5–3,0	3	4–8
Minimal-flow	2,5–3,0	2,5	3,0–3,5	3,5	plus 1%

Zeitkonstante

die Zeitkonstante (t) beschreibt die Geschwindigkeit von Ein- und Auswaschprozessen eines Systems

$$t = \frac{Vol_{System}}{Vol_{FG} - Vol_{Aufn}}$$

Vol_{System} = Geräte- und Lungenvolumen, Vol_{FG} = Frischgasflow
Vol_{Aufn} = Gesamtgasaufnahme

Die **Zeitkonstante** eines Narkosesystems ist **umgekehrt proportional zum Frischgasflow** (bei konstanter Gesamtgasaufnahme und Systemvolumen): je niedriger der Frischgasflow, desto größer ist die Zeitkonstante

Zeitkonstante	
High-flow	2 min
Low-flow	11 min
Minimal-flow	50 min

- nach 3 Zeitkonstanten hat die Anästhetikakonzentration ≈ 95% der im Frischgas vorgenommenen Konzentrationsänderung erreicht

	% der Sollkonzentration
1 × t	63
2 × t	87
3 × t	93

- bei High-flow führt die Änderung der Frischgaszusammensetzung zu einer raschen, gleichsinnigen Veränderungen der Anästhetikakonzentration im Kreisteil
- bei Niedrigflußnarkosen führen selbst drastische Veränderungen der Frischgaszusammensetzung nur verzögert und mit zeitlich großer Latenz zu Veränderungen der Anästhetikakonzentration im Kreisteil

Steuerung der Niedrigflußnarkose

- bei einem Flow von 0,5 l/min und entsprechend langer Zeitkonstante ist eine akzidentelle Über- oder Unterdosierung nahezu ausgeschlossen

Soll die Narkosetiefe in kurzer Zeit verändert werden, muß
- der Frischgasflow auf 4–5 l/min erhöht werden. Die Frischgaseinstellung des Inhalationsanästhetikums muß dann entsprechend verändert werden ($\approx$ 0,5 Vol.-% unter/über dem gewünschten inspiratorischen Sollwert). Nach Erreichen der Narkosetiefe kann der Flow wieder reduziert werden
- alternativ i.v.-Gabe eines Hypnotikums/Analgetikums

> **! Anmerkung:**
> Aufgrund der langen Zeitkonstante kann der Verdampfer – je nach Narkoselänge – $\approx$ 15–30 min vor Op.-Ende geschlossen werden, 5–10 min vor Extubation Umstellen auf hohen Gasfluß mit 100% O_2

Anforderungen an das Narkosesystem: Eignung von Narkosegeräten
- Gasdosiereinrichtung mit ausreichender Graduierung der Flowmeßröhren im Niedrigflußbereich (50–100 ml/min)
- Narkotikaverdampfer mit Flowkonstanz der Abgabeleistung
- Dichtigkeit: max. Leckageverluste von 100 ml/min bei 20 mbar
- CO_2-Absorber mit ausreichende Kapazität auch bei hohem Rückatemanteil

Monitoring von Niedrigflußnarkosen

Narkosesystem
- **Atemwegsdruck** (untere Alarmgrenze 5 mmHg unter Spitzendruck)
- **Atemminutenvolumen** (Alarmgrenze 0,5 l unter angestrebtem Sollwert)

Gaszusammensetzung
- **inspiratorische O_2-Konzentration** (Alarmgrenze bei 28–30% O_2) → fakultativ auch exspiratorisch
- Messung der **Anästhetikakonzentration** (in- und exspiratorisch) im System, wenn Flow < 1,0 l/min
- fakultativ in- und exspiratorische **CO_2-Konzentration** (Kapnometrie), da erhöhte Belastung des Atemkalks
- evtl. Lachgaskonzentration (in- und exspiratorisch) zur Erkennung von Fremdgasakkumulation

Patientenüberwachung
- EKG, Blutdruck, Pulsoxymeter, Temperatur

Kontraindikationen für Niedrigflußnarkosen

- maligne Hyperthermie
- Bronchospasmus, Status asthmaticus bei Geräten ohne Gasreservoir (Air-trapping wird begünstigt)
- Septikämien
- Rauchgasvergiftung
- Fremdgasakkumulation (mit hoher Fett- und Wasserlöslichkeit)
    - Ethanol (Alkoholintoxikation)
    - Aceton (entgleister Diabetes mellitus)
    - CO (starker Raucher, Massentransfusion, Hämolyse)
    Cave: trockener Atemkalk!
- unzureichende Gasdosiereinrichtungen im Niedrigflußbereich
- Ausfall der kontinuierlichen Sauerstoffmessung
- erschöpfter Atemkalk
- Kurznarkosen (< 15 min)
- mangelnde Dichtigkeit des Narkosesystems
    - ungeblockte Tuben
    - Maskennarkose
    - Bronchoskopie

Low-flow in der Kinderanästhesie

- Definitionsproblem: Low-flow-Anästhesie beim Erwachsenen (Frischgasflow = 1 l/min) entspricht High-flow beim Kleinkind (bezogen auf den Rückatemanteil)
- eine vorsichtige Flowreduktion ist auch beim Kind möglich
  Cave:
    - hoher Anteil kurzdauernder Eingriffe
    - Notwendigkeit der häufigen, schnellen Änderung der volatilen Anästhetikakonzentration macht die Durchführung problematisch
    - Dichtigkeit des Narkosesystems (ungeblockte Tuben) nicht immer gewährleistet

Eignung von Inhalationsanästhetika zur Niedrigflußnarkose

Halothan
- Möglichkeit der Bildung von Haloalkenen mit trockenem Atemkalk (2-Brom-2-chloro-1,1-difluorethylen; BCDFE), toxische Werte (250 ppm) auch im Modell nie erreicht
- Niedrigflußnarkosen mit Halothan prinzipiell möglich, ein Frischgasflow < 1 l/min wird nicht empfohlen

Isofluran
- niedriger Blut/Gas-Verteilungskoeffizient (schnelles An- und Abfluten)
- niedriger MAC-Wert (rasches Erreichen ausreichender Narkosetiefe)
- geringe Metabolisierungsrate (fehlende Toxizität, niedriger Uptake)
- einfache Narkoseführung
- von den konventionellen Inhalationsanästhetika für die Durchführung von Niedrigflußnarkosen am besten geeignet

Enfluran
- individueller Uptake stark von Gewicht und Konstitution des Patienten abhängig
- eignet sich für alle Formen der Niedrigflußnarkose

Sevofluran
- niedrige Löslichkeit (schnelles An- und Abfluten)
- hohe Metabolisierungsrate
- Gefahr der Akkumulation von Compound A und Fluoridionen
- Frischgasfluß mind. 2 l/min (Empfehlung der FDA)
- EG-Staaten: ohne Einschränkung zugelassen
- ist für die Low-flow-Anästhesie geeignet, ein Frischgasfluß < 1 l/min wird nicht empfohlen
- abschließende Beurteilung der Toxizität steht aus

Desfluran
- sehr niedriger Blut/Gas-Verteilungskoeffizient (schnelles An- und Abfluten)
- geringe anästhetische Potenz (hoher MAC-Wert, Kosten)
- geringe Metabolisierungsrate (fehlende Toxizität, niedriger Uptake)
- Bildung von Kohlenmonoxid mit trockenem Atemkalk
- ist hervorragend für die Durchführung von Niedrigflußnarkosen geeignet

8 Atemwegsmanagement

Intubation

Intubationsarten

- orotracheale Intubation (immer bei Notfall-Intubation) und
- nasotracheale Intubation (→ bessere Tubusfixierung bei Neugeborenen und Kleinkindern!)

Intubationskriterien

- nichtnüchterne, sowie alle aspirationsgefährdeten Patienten:
  - Notfallpatient
  - Patient im Schock
  - schwangere Patientinnen nach der 12. SSW
  - Patienten mit ausgeprägtem Aszites, mit Refluxkrankheit, mit Pylorusstenose, Kinder zum elektiven Eingriff in den späten Mittagsstunden → Ileuseinleitung mit Krikoid-Druck (Sellick-Handgriff)!
- Eingriffe mit Pneumoperitoneum
- Eingriffe im Kopf- und Halsbereich
- abdominelle, thorakale Eingriffe
- Eingriffe in Bauchlagerung
- operative Eingriffe in Allgemeinanästhesie mit voraussichtlicher Narkosedauer >30–45 min (ggf. Larynxmaske unter Beachtung von Kontraindikationen)

Sichere Intubationszeichen

- CO_2-Nachweis mit Hilfe eines Kapnometers (4–5 Vol.-% ≈35–40 mmHg) in der exspirierten Luft über mehrere Minuten
  - **Cave:** CO_2-produzierende Antazida, Cola-Effekt
  - niedrige CO_2-Werte trotz korrekter Intubation bei Low-output-Syndrom bzw. eingeschränkter pulmonaler Perfusion (z. B. massive Lungenembolie)
- direkte Inspektion des Tubusverlaufs durch die Stimmbänder
- bronchoskopische Verifikation der intratrachealen Tubuslage
- präklinisch semiquantitativer Nachweis durch reversiblen Farbumschlag eines zwischen Tubus und Beatmungsgerät plazierten CO_2-Detektor (Fenem CO_2-Detektor oder EASY-CAP)

Tubusarten

Bezeichnung	Kennzeichen
Magill	Standardtubus
Murphy	mit seitlichem Auge
Oxford-non-kinking (ONK)	bei schwieriger Intubation zu empfehlen!
Woodbridge	Spiraltubus zum Offenhalten des Tubuslumen
Kuhn	S-förmig vorgeformter Tubus
High-volume-low-pressure(Lanz)-Tubus	im intensivmedizinischen Bereich: selbstregulierender Cuff-Druck
Carlens-Tubus	historischer linksseitiger Tubus mit Karinasporn
White-Tubus	rechtsseitiger Tubus mit Karinasporn (Öffnung am Cuff für die Ventilation des rechten Oberlappens)
Robertshaw-Tubus	links- oder rechtsseitiger Doppellumentubus ohne Karinasporn mit schlitzförmiger Öffnung im distalen Cuff zur Belüftung des rechten Oberlapppens, 3 verschiedene Modellgrößen: klein, mittel, groß (ID = 8,0; 9,5; 11 mm)
Mallinckrodt (Bronchocath)-Tubus bzw. Rüsch-Doppellumentubus	links oder rechtsseitiger Doppellumentubus, ohne Karinasporn, mit schrägverlaufenden blauen Cuff und distaler Öffnung zur Ventilation des rechten Oberlappens Größen: 35, 37–39 Ch für Frauen, 39 und 41 Ch für Männer Rüsch-Doppellumentubus ab CH 26 Mallinckroth Bronchocath ab CH 28 erhältlich
Sheridan-I-Tubus	mit zweiteiligem endobronchialem Cuff und großer dazwischenliegender Öffnung
Bronchusblocker (Univent)	Single-Lumentubus mit dünnem Seitenkanal, durch den ein Katheter mit Bronchusblockermanschette geführt werden kann
Wave-Cuff-Tubus	wellenförmiger Cuff zur Sekretaufnahme
Combitube	Doppellumentubus, der die Funktionen eines Endotrachealtubus und eines Ösophagusverschlußtubus in sich vereint
RAE-Tubus AGT-Tubus Polar-Tubus	anatomisch geformte Tuben, die über die Stirn oder den Unterkiefer ausgeleitet werden können
Lasertubus	speziell beschichteter nichtentflammbarer Tubus für die laryngeale Laserchirurgie (doppelter Cuff wird mit NaCl 0,9% gefüllt)

Unsichere Intubationszeichen

- Thoraxexkursionen
- Beschlagen der Tubusinnenwand mit Atemfeuchtigkeit
- auskultatorisches Atemgeräusch (gerade bei Kindern!)
- Konstanz der pulsoxymetrischen Sättigung über längere Zeit

Unterdrückung des Intubationsreizes

bes. notwendig bei Patienten mit KHK
- Aussprühen des Hypopharynx mit **4%igem Xylocainspray** vor der Intubation
- i.v.-Gabe von 2%igem Lidocain (1 mg/kg)
- Narkoseinduktion mit hohen Opioiddosen oder tiefer Inhalationsnarkose

Tubusgröße Erwachsene

Frauen: 7,0–8,0 Innendurchmesser (ID)
Männer: 7,5–8,5 ID
→ Patienten mit pulm. Obstruktion sollten einen möglichst großen Tubus erhalten!
▶ Ch = (ID x 4) + 2

Tubusgröße Kinder

s. Kinderanästhesie

Komplikationen der Intubation
- Verletzungen des Aryknorpels oder Dislokation
- Verletzung der Stimmbandebene → Granulom- und Ulzerationsbildung
- Zahnschäden/-dislokation
- Blutung und Schwellung bei forcierter Intubation
- bei einseitiger Intubation: Ausbildung einer Totalatelektase + konsekutive Hypoxämie
- bei ösophagealer Fehlintubation: Hypoxämie und Regurgitation von Magensaft → Gefahr der Aspiration
- bei Intubation mit Führungsdraht: Verletzung der Trachea
- Ruptur der Trachea und des Bronchus
- Glottisödem
- Lähmungen des N. lingualis

Larynxmaske (LMA)

- von Brain 1983 entwickelt und 1985 in die Klinik eingeführt
- wiederverwendbar (laut Hersteller mehr als 100fach sterilisierbar)
- keine Muskelrelaxierung zum Einlegen der Larynxmaske notwendig, Unterdrückung der Pharynx-/Larynxreflexe am besten mit Propofol
- Schonung der Stimmbänder (Sänger!)

Vorteile
- einfache erlernbare Methode
- geringerer Zeitaufwand zum Einlegen der LMA
- keine Muskelrelaxierung notwendig

Nachteile

- pharyngeale und laryngeale Reaktionen bei inadäquater Anästhesietiefe
- fehlender Aspirationsschutz
- Deflektion der Epiglottis (bis zu 63%) bzw. deren Verletzung
- Fehllagen (20–35%)
- Halsschmerzen (10% vs. 45-65% bei ITN und 18% bei Maskennarkose!)
- vereinzelt Druckschäden von Nerven beschrieben (N. lingualis, N. recurrens, N. hypoglossus)

Mögliche Indikationen für LMA

- Eingriffe an den Extremitäten, Herniotomien, Konisationen etc.

Kontraindikation für die LMA

- nicht nüchterner oder aspirationsgefährteter Patient
- Patienten mit geringer Lungencompliance und hoher Resistance
- Patienten mit Kardiainsuffizienz, Hiatushernien (z. B. peptische Ösophagusulzera)
- extreme Adipositas
- Atemwegsobstruktionen
- operativer Eingriff, bei dem der Zugang zu den oberen Luftwegen gesichert sein muß

Größeneinteilung der Larynxmaske (nach The Laryngeal Mask Company Ltd.)

Größe	Gewichtskategorie	Maximale Füllvolumina des Cuffs (ml)	Max. Ø des Fiberendoskops (mm)	Größtmöglicher vorschiebbarer Tubus (I.D. mm)
1	bis 5 kg	4	2,7	3,5
1,5	5 – 10 kg	7		
2	10 – 20 kg	10	3,5	4,5
2,5	20 – 30 kg	14	4	5
3	25 – 50 kg	20	5	6 ohne Cuff
4	50 – 70 kg	30	5	6 ohne Cuff
5	70–100 kg	40	6,5	7,5 ohne Cuff
6	> 100 kg	50	6,5	7,5 ohne Cuff

> **! Merke:**
> Die Larynxmaske bietet keinen sicheren Aspirationsschutz und verhindert auch nicht die Insufflation von Luft bei **hohem** Beatmungsdruck!

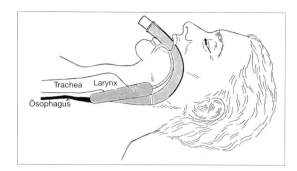

Abb. 8.1. Korrekte Lage der Larynxmaske

ProSeal-Larynxmaske (PLMA)

- modifizierte Larynxmaske (LMA) mit größerem Cuff und einem neben dem Beatmungskanal lateral positioniertem Absaugkanal, der an der Spitze der Larynxmaske endet
- Vermeidung von gastraler Luftinsufflation, da bei korrekter Plazierung das distale Cuffende in Höhe des oberen Ösophagusspinkter liegt und inspiriertes Gas über den zweiten Kanal nach oben entweichen kann
- außerdem dient der zweite Kanal (Absaugkanal) zur blinden Insertion einer Magensonde oder eines Absaugkatheters (geringeres Aspirationsrisiko)
- zusätzlich besitzt die ProSeal-LMA einen zweiten keilförmigen Cuff auf der dorsalen Seite der Maske. Nach Insufflation des Cuffs über ein gemeinsames Ventil kommt es zum Anpressen des elliptischen ventralen Cuffs ans periglottische Gewebe → erhöhte Dichtigkeit der PLMA gegenüber der konventionellen LMA bei nicht meßbar gesteigertem Druck auf die Mukosa
- Plazierung erfolgt wie bei der LMA, ggf. mit einem Insertionshilfsgerät
- erhältlich sind die Größen 4 und 5 (50-70 kg bzw. 70-100 kg) seit 1.3.2001

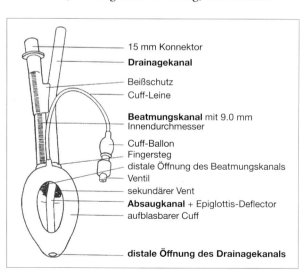

Abb. 8.2. Schematische Darstellung der Pro Seal-Larynxmaske

Larynxtubus

- leicht gebogener, nach Autoklavierung bis 134 °C wiederverwendbarer Tubus mit einem großvolumigen Pharyngeal- und einem kleinen Ösophageal-cuff.
- Einführung ohne Laryngoskop bei leichter Kopfreklination in den Pharynx bis zu einer Tiefe, sodaß die mittlere Tubusmarkierung auf Höhe der Zahnreihe zu liegen kommt
- Blockung mit 70-100 ml Luft bzw. auf einen Druck von 60-70 cm H_2O
- Indikationen und Kontraindikationen entsprechen weitgehend denen der Larynxmaske

Vorteile
- schnelle, blinde Plazierung mit hoher Sicherheit
- höhere Systemdichtigkeit auch bei höheren Beatmungsdrücken im Vergleich zur Larynxmaske

Nachteile
- Gefahr der Magen- oder Ösophagusruptur durch Pressen eines nicht vollständig bewußtlosen Patienten
- Möglichkeit der direkten Pharynx- und Ösophagusverletzung

Größeneinteilung des Larynxtubus (nach Hersteller-Firma VBM)

Größe	Gewichts-kategorie	Konnektorfarbe	Körpergröße [cm]
0	6 kg	transparent	
1	06-15 kg	weiß	
2	15-30 kg	grün	
3	30-60 kg	gelb	bis 155
4	50-90 kg	rot	155-180
5	> 90 kg	violett	> 180

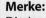
Merke:
Die Larynxtubus bietet keinen sicheren Aspirationsschutz und verhindert auch nicht die Insufflation von Luft bei **hohen** Beatmungsdrücken!

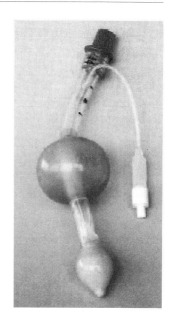

Abb. 8.3. Der Larynxtubus: Ein 1-Lumen-Tubus mit einem pharyngealen und einem ösophagealen Cuff. (Aus: Notfall & Rettungsmedizin 2000, 3: 371–374 Springer-Verlag, Abb. 1. S. 372)

Cuffed Oropharyngeal Airway (COPA)

- von Greenberg 1993 vorgestellt
- minimal invasiver Oropharyngealtubus mit geformter Highvolume-Manschette
- nicht wieder verwendbar (lt. Hersteller)
- max. Beatmungsdruck 20 cm H_2O
- 4 verschiedene Größen

Größe	1 (grün)	2 (gelb)	3 (rot)	4 (mint)
empfohlenes Blockierungsvolumen (ml)	25	30	35	40

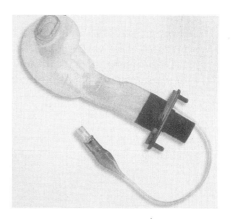

Abb. 8.4. COPA

Schwierige Intubation

Nichteinheitliche Definition: häufig wird der Begriff **schwierige Intubation** mit dem der **schwierigen Laryngoskopie** gleichgesetzt

Definitionen

Schwierige Intubation
- eine **schwierige Intubation** liegt dann vor, wenn mit konventioneller Laryngoskopie mehr als **drei** Versuche notwendig sind, den Tubus korrekt zu plazieren oder der Intubationsvorgang länger als **10** min dauert

Schwierige Atemwege
- **schwierige Atemwege** liegen dann vor, wenn ein durchschnittlich ausgebildeter Anästhesist Schwierigkeiten bei der Durchführung einer adäquaten Maskenbeatmung und/oder der Intubation hat

Schwierige bzw. inadäquate Maskenbeatmung
- O_2-Sättigung < 90%
- Zyanose
- nichtmeßbarer exspiratorischer Gasflow
- keine Thoraxexkursion
- fehlendes Atemgeräusch
- Dilatation des Magens (Regurgitations-/Aspirationsgefahr!)
- durch Hyperkapnie und Hypoxie bedingte hämodynamische Veränderungen (HF ↑, RR ↑, später ↓)
▶ ob eine Maskenbeatmung schwierig oder unmöglich sein wird, kann normalerweise nicht sicher vorausgesagt werden! **5 unabhängige Faktoren der schwierigen Maskenbeatmung** nach Langeron O et al. (Anesthesiology 2000; 92: 1229-36):
  - Alter < 55 J.
  - Body Mass Index > 26 kg/m²
  - Bartträger
  - fehlende Zähne
  - Schnarcher

  bei Anwesenheit von 2 dieser Faktoren ist mit hoher Wahrscheinlichkeit mit einer schwierigen Maskenbeatmung zu rechnen (Sensitivität 0,72, Spezifität 0,73)
▶ eine schwierige Maskenbeatmung kann durch das Einführen eines Guedel-Tubus erleichtert werden

Schwierige Laryngoskopie
- **schwierige Laryngoskopie** bedeutet, daß sonst sichtbare Larynxanteile nicht eingesehen werden können → Cormack und Lehane-Einteilung: Grad III oder IV

Einteilung „Schwierige Laryngoskopie" nach Cormack, Lehane (1984)	
Grad I	Stimmbänder komplett einsehbar
Grad II	nur Aryregion und hinterer Abschnitt der Stimmritze sichtbar
Grad III	nur Epiglottis sichtbar
Grad IV	nur weicher Gaumen einsehbar (Epiglottis nicht sichtbar)

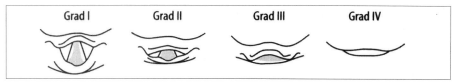

Abb. 8.5. Laryngoskopisches Bild des Larynxeingangs (Einteilung nach Cormack). Grad I–IV zeigen eine zunehmend kleiner werdene Anzahl der sichtbaren Strukturen. I: Glottis, Stimmbänder und umgebenden Strukturen sind sichtbar; IV: nur weicher Gaumen sichtbar

Bedeutung der Atemwegssicherung

- bei den Ursachen **anästhesiologischer Komplikationen** mit gerichtlichen Konzequenzen, welche von 1985–1996 in den USA auftraten, nehmen nach Cheney **respiratorische Probleme** mit **28%** aller Fälle den ersten Platz ein
- hiervon beruhten wiederum 28% der Fälle auf inadäquate Ventilation oder Oxygenierung, 21% auf eine schwierige Intubation und 19% auf eine nichtbemerkte ösophageale Fehlintubation

Inzidenz der schwierigen Intubation

durchschnittliche Inzidenz der schwierigen Intubation: ≈ 0,5–5%

> **Merke:**
> - Schwierige Intubation vorwiegend
>   - bei Schwangeren (v. a. bei Präeklampsie/Eklampsie) → 10mal höher als bei nichtschwangeren Patientinnen
>   - bei kardiochirurgischen Patienten
>   - erhöhte Inzidenz auch bei Patienten mit Diabetes mellitus (stiff man syndrome) oder chronischer Polyarthritis
> - die meisten Patienten mit schwierigen Intubationsbedingungen erleiden einen Schaden, nicht infolge der Unmöglichkeit der Intubation, sondern weil man die Intubationsversuche nicht rechtzeitig einstellte und alternative Verfahren zur Patientenoxygenierung anwendete!

Allgemeine Zeichen und warnende Hinweise für eine schwierige Intubation

- **tiefsitzender** und **steilgestellter Kehlkopf** (Tastbefund!) und kurzer dicker Hals
- **eingeschränkte Beweglichkeit** im Atlantookzipitalgelenk wie z. B. bei Morbus Bechterew, primärer chronischer Polyarthritis (Grade II-IV nach D'Arcy), Zustand nach HWS-Trauma oder HWS-Prolaps-Operation mit Implantation eines Knochenspahns
- **monströse Struma** und Tracheaverlagerung → Beurteilung des Tracheaverlaufs im Thoraxröntgenbild bzw. Tracheazielaufnahme!
- vorstehende, prominente obere Schneidezähne
- **schwangere** Patientinnen infolge
  - gut durchbluteter und vulnerabler Mukosa
  - allgemeiner Ödemneigung (ggf. Larynx- u. Zungenödem)
  - große Mammae, welche schon das Einführen des Laryngoskop erschweren
- Lippen-Kiefer-Gaumenspalte
- Epiglottitis (vorwiegend Kinder)
- **Makroglossie** bei Akromegalie, M. Down, Patienten mit Quinke-Ödem, Mukopolysaccharidose, Amyloidose, Glykogenosen, Myxödem
- anatomische Varianten und Syndrome
- isolierte ausgeprägte **Mikro**/Makrognathie oder **Prognathie**
- Mundöffnung < 2 cm
- Kiefergelenkankylose
- oder folgende Syndrome:

Syndrom	Anästhesie-relevante Veränderungen
Pierre-Robin	Gaumenspalte, Unterkieferspalte, Unterentwicklung des Unterkiefers → Mikrognathie
Treacher-Collins	Mikrognathie, Choanalatresie
Franceschetti-Zwahlen = Dysostosis mandibulofacialis	Mittelgesichtshypoplasie (Vogelgesicht), Mikrognathie, Ohrmißbildung, manchmal Taubheit
Klippel-Feil	Kurzhals, Halswirbelblockbildung, ggf. Gaumenspalte
Pfaundler-Hurler	großer plumper Schädel, Makroglossie, kurzer Hals
Akromegalie	Makroglossie, Schleimhauthyperplasie, Progenie

- postoperative Blutung im Halsbereich → frühzeitige Reintubation von Karotispatienten bei zunehmenden Schluckbeschwerden und Heiserkeit → bei Intubationsproblemen **sterile Eröffnung** der Operationswunde zur Entlastung durch den Chirurgen (immer HNO-ärztliches oder chirurgisches „stand-by" zur Reintubation organisieren!)
- Mundbodenphlegmone, bekanntes Zungengrund- oder Larynxkarzinom, Schluckstörungen und Globusgefühl, Atemnot, Stridor, Heiserkeit/Aphonie
- Zustand nach Neck dissection mit subhyoidaler Ausräumung, Hemimandibulektomie

- Zustand nach Bestrahlung im HNO-Bereich
- Tumoren mit Obstruktion der Atemwege
- Verätzungen und Vernarbungen im Halsbereich
- Verbrennungen/Inhalationstrauma

Klinische Screeningverfahren bezüglich einer schwierigen Intubation

Wichtig ist die Anamneseerhebung bei der Prämedikation bezüglich früher aufgetretenen Intubationsschwierigkeiten!
- **höheres Mallampati-Stadium** (Klassifikation wurde durch Samsoon und Young in 4 Stadien modifiziert)
  - Nichtsichtbarkeit des weichen Gaumens (Stadium IV) → in > 50% der Fälle ist der Kehlkopf laryngoskopisch nichteinsehbar
  - Sensitivität je nach Untersuchung: 42–66%
  - Spezifität je nach Untersuchung: 65–84% (die Orginalarbeit von Mallampati ging von einer Sensitivität > 95% und einer Spezifität von nahezu 100% aus)
  - Durchführung: Patient sitzt dem Untersucher gegenüber, Kopf in Neutralposition, maximale aktive Mundöffnung, Zunge maximal herausgestreckt

Klasse	sichtbare Strukturen
I	weicher Gaumen, Pharynxhinterwand, Uvula, vordere + hintere Gaumenbögen sichtbar
II	weicher Gaumen, Pharynxhinterwand und Uvula sichtbar
III	weicher Gaumen und nur Uvulabasis sichtbar
IV	nur harter und nicht weicher Gaumen sichtbar

modifiziert nach Samsoon u. Young

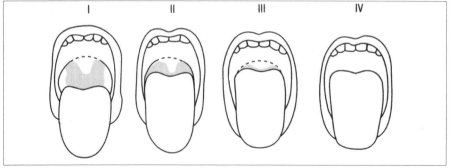

Abb. 8.6. Modifizierte Mallampati-Klassifikation der Atemwege nach Samsoon u. Young: Einschätzung einer schwierigen Intubation

- **Wilson-Index** (aus dem Jahr 1988)

Punktzahl	0	1	2
Gewicht	< 90 kg	90–110 kg	> 110 kg
Kopfbeweglichkeit zur Neutralachse	> 90°	≈ 90°±10°	< 90°
maximale Mundöffnung und maximale Protrusionsbewegung (PROT.)	> 5 cm oder PROT.: UK vor OK	< 5 cm und PROT.: UK = OK	< 5 cm und PROT.: UK hinter OK
zurückweichender Unterkiefer	normal	mäßig ausgeprägt	stark ausgeprägt
prominente OK-Schneidezähne	normal	mäßig starke Ausprägung	starke Prominenz

  - bei Punktwerten ≥ 2 ist von einiger **schwierigen** Intubation auszugehen!
  - Sensitivität des Tests: 75%; Spezifität von 88%
  - Vorteil des Tests: geringe Variabilität bei verschiedenen Untersuchern, umfaßt Aspekte, die ohnehin bei der anästhesiologischen Risikoeinschätzung erfaßt werden
- **Test nach Patil**: verminderter Abstand zwischen Schildknorpeloberkante und Vorderkante des Unterkiefers bei **maximal überstrecktem** Kopf:
  - **thyreomentaler** Abstand < 7cm → schwierige, aber meist durchführbare Intubation;
  - **thyreomentaler** Abstand < 6 cm → Intubation in aller Regel sehr schwer
  - Sensitivität je nach Untersuchung: 90–32%
  - Spezifität je nach Untersuchung: 80–81,5%
- verminderte horizontale Unterkieferlänge (< 9 cm)
- eingeschränkte Beweglichkeit im atlanto-okzipital-Gelenk (< 15°; Norm: ≈ 30°)
- eingeschränkte Mundöffnung (< 2 cm)
- verminderter hyomentaler Abstand (< 2 Querfinger) bei Dorsalflexion

> **! Merke:**
> Alle Patienten mit Hinweisen auf schwierige Atemwegen sollten ausgiebig **oxygeniert** oder besser noch **denitrogenisiert** werden! (s. auch Kapitel Apnoische Oxygenierung)

Management bei unerwarteter schwieriger Intubation

Das Vorgehen sollte abteilungsintern unter Berücksichtigung des apparativen Equipments festgelegt sein und kann somit von der dargestellten Reihenfolge, der zu ergreifenden Maßnahmen abweichen!

> **! Merke:**
> Maximal 2–3 Intubationsversuche von dem narkoseeinleitenden Anästhesisten!
> **Cave:** Schleimhautschwellungen und Blutungen → ggf. post intubationem Glukokortikoid- (z. B. 250 mg Prednisolon i.v.) und Antiphlogistikagabe (z. B. Indometachin supp. 100 mg)

- sofortige personelle Unterstützung anfordern! (Ober- und/oder Facharzt)
- **Lageoptimierung** → verbesserte Jackson-Position mit Unterpolsterung des Kopfes (10–15 cm) und mäßige Überstreckung im atlanto-okzipital-Gelenk (= Schnüffelposition) → eventuelle Nachrelaxation mit einem **kurzwirksamen** Muskelrelaxans (Succinylcholin)!
Die meisten schwierigeren Intubationsbedingungen sind durch eine nichtkorrekte Kopflagerung des Patienten bedingt → richtige Lagerung zur Intubation: Lagerung des Kopfes so, daß Mund-, Larynx- und Pharynxachse auf einer Linie liegen!)
- **BURP-Manöver** nach **Knill** (**b**ackward, **u**pward, **r**ight-sided **p**ressure) bzw. **OELM-Manöver** nach **Benumof** (**o**ptimal **e**xternal **l**aryngeal **m**anipulation)
- Wechsel der Laryngoskopspatels
  - Spatelgröße (überlanger MacIntosh-Spatel Nr. V oder gerader Miller-Spatel und Versuch, vorsichtig die Epiglottis aufzuladen)
  - Spateltypus (Jüngling, Scherer, Wiemers, Ibler, Bellhouse)
- Wechsel des Laryngoskoptypus
  - Hebel-Laryngoskop nach **McCoy**, durch das nach Abknickung der Laryngoskopspitze die Epiglottis noch weiter angehoben werden kann!
  - Laryngoskope mit **endoskopischer Optik** nach **Bullard** oder **Bumm** → deren Anwendung erfordert vom Anästhesisten Geschicklichkeit und eine längere Übungsphase vorab!

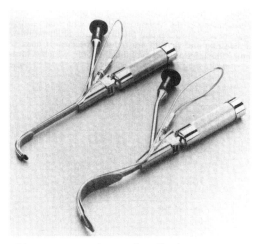

Abb. 8.7. Laryngoskop nach Bullard

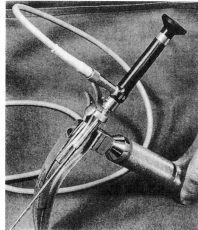

Abb. 8.8. Laryngoskop nach Bumm

- **Bullard-Laryngoskop:** Spatel, in dem nicht nur eine Kaltlichtquelle, sondern auch ein Absaugkanal und eine Fiberoptik zur direkten Laryngoskopie eingearbeitet sind
- **Bumm-Laryngoskop:** normales McIntosh-Laryngoskop, auf das ein Zusatzinstrument in Form einer Führungshülse aufgesetzt wird. Durch die Führungshülse wird dann die mit einer Kaltlichtquelle versehene eigentliche Hopkins-Weitwinkeloptik von 30 ° oder 70 ° vorgeschoben
- **Vorteile** der speziellen Laryngoskope
  Intubation unter Sicht, geringe Verletzungsgefahr, Einsatzmöglichkeit auch bei Mikrogenie
- **Nachteile**
  Muskelrelaxierung und Narkose notwendig, adäquate Maskenbeatmung für den Einsatz unabdingbar
- vorsichtige **blinde orale Intubation** mit dünnerem Tubus und mit herausschauendem, vorgeformtem **Plastikführungsstab** (≈ 2–3 cm), mit dem die Stimmbandebene sondiert und der bei/nach Glottispassage zurückgezogen wird.
  Cave: Blutung und Schwellung nach mehreren forcierten und frustranen Intubationsversuchen!
- **retromolarer Intubationsversuch** (schräge Einführung des Laryngoskops)
- **fiberoptische Intubation (klassische Methode)**
  - des narkotisierten Patienten (95%ige Erfolgsrate) während Apnoe oder simultaner Maskenbeatmung über den **Mainzer-Adapter** mit dem Optosafe als Beißschutz
  - unter Anästhesie mit Spontanatmung

- **Intubationsversuch über eingelegte Larynxmaske (LMA)**
  - über eine LM Größe 4 kann ein Tubus mit 6.0 mm Innendurchmesser
  - über die LM Größe 2 ein 4.5 ID-Tubus und über die LM Größe 1 ein Tubus mit 3.5 mm Innendurchmesser **blind** oder ggf. **endoskopisch** in die Trachea vorgeschoben werden
  - Intubationsversuch neuerdings über **spezielle** Intubationslarynxmaske **(ILMA bzw. LMA-Fastrach)** mit abgeknickter, metallener Führungshülse, über die ein 7.0 oder 8.0 ID-Tubus je nach ILMA-Größe vorgeschoben werden kann → erfolgreiche Plazierung meist erst nach dem 2.–3. Versuch!

▶ **Blinder Intubationsversuch**
nach dem Prinzip der „light guided intubation" (**Transilluminationstechnik**) mit Hilfe des **Trachlight-Stilettes:** ein in der Länge an den Tubus adaptiertes, gebogenes Führungsstilett mit heller Lichtquelle an der Spitze, durch die die tracheale Lage anhand des optimalen transdermalen Lichtscheins verifiziert werden kann

▶ notfalls **blind-nasale Intubation** (nach Rowbotham und Magill 1921) unter Spontanatmung und adäquater Oberflächenanästhesie, Tubusführung durch Tubusdrehbewegungen und/oder Kopfbewegungen des Patienten
Cave: Blutungen aus dem Locus Kieselbachii bzw. Epi- und Mesopharynxbereich! → sollte im Zeitalter der Endoskopie nicht mehr durchgeführt werden!

- **Plazierung eines ösophago-trachealen Combitubus nach Frass**
  - notwendige Schneidekantendistanz zum blinden Einlegen: 25 mm
  - Reihenfolge der Ballonblockung: erst pharyngealen, dann den distalen Ballon
  - häufig liegt der Combitubus im Ösophagus (a) → primär über den **ösophagealen** Schenckel ventilieren → Luft fließt dann vom Pharynx über die Epiglottis in die Trachea (Atemgeräusch über den Lungen) → bei fehlendem Atemgeräusch und positiver Auskultation über dem Epigastrium liegt die Tubusspitze in der Trachea (b) → Fortsetzung der Beatmung dann über den **trachealen** Tubusteil
  - **Nachteile**
    bei Plazierung in den Ösophagus ist eine tracheale Absaugung nicht möglich, Gefahr der Ösophagusruptur bei starkem Erbrechen, nicht anwendbar bei stenosierenden Prozessen im Larynxbereich und/oder Trachea
  - **Vorteile**
    technisch einfaches Einführen des Tubus, geringe Komplikationsrate, sofortige „tracheale" oder „ösophageale" Beatmungsmöglichkeit, weitgehender Schutz vor Aspiration

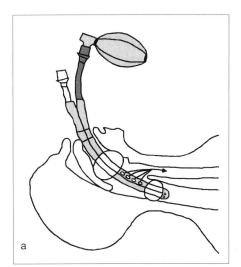 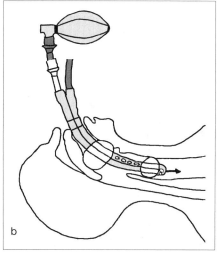

Abb. 8.9a, b. Kombitubus *a*) ösophageale Lage: bei dieser Lage strömt Luft über die seitlichen Perforationen zwischen großem und kleinem Ballon in die Trachea; *b*) tracheale Lage; (Füllvolumen distal 10–15 ml, pharyngeal 100 ml)

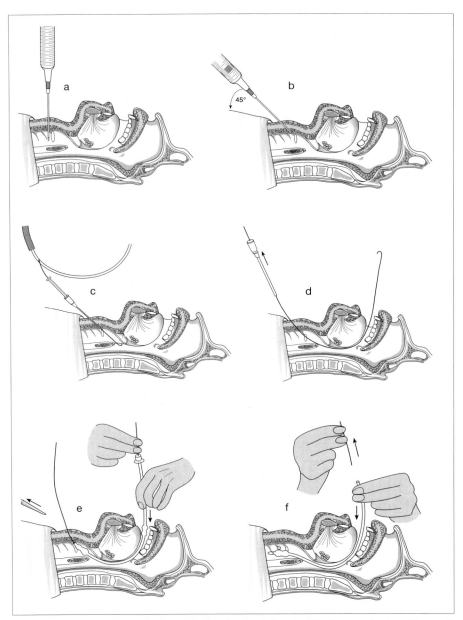

Abb. 8.10a–f. Retrograde Intubation *a*) Senkrechte Punktion der Membrana cricothyroidea, nach Aspiration von Luft; *b*) Absenken des Winkels auf 45° und erneute Aspiration von Luft; *c*) Einführen eines Peridual- oder zentralen Venenkatheters bzw. eines Seldinger-Drahtes (ca. 110 cm Länge) über die Punktionskanüle; *d*) Durchziehen des Drahtes durch den Mund (Klemme am distalen Ende) *e*) Einführen des Endotrahealtubus über den Führungsdraht und Vorschieben bis zur Membrana cricothyroidea. *f*) Der Tubus muß weiterhin unter kontinuierlichen Druck gegen die Membrana cricothyroidea gehalten werden, dabei Klemme lösen und Führungsdraht herausziehen.

Management bei Mißlingen der Intubation, aber guter Ventilationsmöglichkeit

- **Aufwachenlassen des Patienten** und Verschieben des Eingriffes → dann ggf. Regionalanästhesieverfahren
- Weiterführung der Narkose unter Berücksichtigung des geplanten Eingriffs mit Hilfe einer **Maskenbeatmung mit Krikoiddruck** oder
- **Insertion der Larynxmaske** ggf. mit Spontanatmung → letzteres Verfahren bietet einen höheren, aber keinen vollständigen Aspirationsschutz
- wenn Eingriff unbedingt zum derzeitigen Zeitpunkt und unter Intubationsnarkose durchgeführt werden muß → **retrograde Intubation** (1963 von Waters erstmals beschrieben):
  - Einführung einer 14 G Tuohy-Kanüle durch die Membrana cricothyreoidea (Ligamentum conicum)
  - Einführung eines Peridural- oder zentralen Venenkatheters durch die Tuohy-Kanüle retrograd in den Pharynx und transorale Ausleitung
  - anschließend anterogrades Einführen eines Endotrachealtubus (Ø 6,5 mm ID) über liegenden Katheter, der bei Passage der Punktionsstelle abgeschnitten wird

Management bei Mißlingen von Ventilation und Intubation
(Cannot intubate, cannot ventilate!)

- **Inzidenz:** < 1:10000
- erneuter Ventilationsversuch mit Guedel-Tubus und zweitem Helfer, der mit beiden Händen die Maske optimal positioniert

Möglichkeiten bei Erfolglosigkeit
- sofortiges Einlegen einer **Larynxmaske** (dann Verfahren s. oben) oder ggf.
- Plazierungsversuch eines **Combitubus** nach Frass

Transtracheale Ventilation über Ambu-Beutel
- über 14 G-Kanüle nach Punktion der Membrana cricothyreoidea (zwischen Ring- und Schildkorpels) mit einer NaCl-gefüllten Spritze → Luftaspiration signalisiert die intratracheale Nadelspitzenlage → Konnektion der 14G-Braunüle mit Tubusadapter (Ø 3 mm) oder über 2 ml-Spritze mit Tubusadapter (Ø 7,5 mm)
- Komplikationen: subkutanes Emphysem, pulmonales Barotrauma, Pneumothorax, Blutung, Ösophagusverletzung

Transtracheale Hochfrequenz-Jet-Ventilation (HFJV)
- über eine 14-G Braunüle oder einen speziellen Jet-Ventilationskatheters nach Ravussin → direkter Anschluß an das Hochfrequenzbeatmungsgerät mit beiden Punktionsmitteln möglich!
- über einen blind in die Trachea inserierten **Airway Exchange Catheter** (z. B. Cook-Stab)

- Beatmung mit Jet-System → O_2 wird unter einem hohen Flow und einer Frequenz von 60–100/min zugeleitet → **Venturi-Effekt:** Luft aus der Umgebung wird mitgerissen
- **Cave:** bei zu langer Inspirationszeit kommt es unter HFJV zur Behinderung der Exspiration mit Gefahr von Barotrauma
- **Vorteil:** schnelles, relativ wenig traumatisierendes Verfahren

Chirurgische Zugang zur Trachea
- **Koniotomie** (z. B. mit Fertig-Set **Quick-Trach** oder **Nu-Trake**)
- **Nottracheotomie** z. B. durch den herbeigerufenen HNO-Kollegen (Schonung des ersten Trachealknorpel → sonst Gefahr von Ringknorpelperchondritis!)
- **perkutane dilatative Krikothyreotomie** mit 4.0–5.0er-Tubus (weitere Ausführung s. unten!)

Retrograde Intubation über Mandrin

Einlegen des sogenannten **Notfallrohrs**
- Kombination aus Intubationsspatel und starrem Bronchoskop mit Batteriehandgriff, distaler Glühbirne und Anschlußmöglichkeit an das Beatmungsgerät über speziellen Schlauchansatz (Intubationstracheoskop)
- Voraussetzungen zur Anwendung des Notfallrohrs: Überstreckbarkeit der HWS, ausreichende Mundöffnung und Passierbarkeit der Mundhöhle
- Nachteil des Notfallrohrs: ausgeprägte Gewebstraumatisierung, erfordert viel Erfahrung, um schwere Verletzungen zu vermeiden!
- Rückzug des Notfallrohrs über einen **Gummibougie** und Einlegen eines trachealen Tubus
- Verfahren ist im Rahmen der „schwierigen Intubation" bei fortgeschrittenen **Tumoren**, die mit einer **starken Blutung** vergesellschaftet sind, der Fiberoptik überlegen!
- abgestufte Röhrlängen ermöglichen auch den Einsatz im Kindesalter

Management bei erwarteter schwieriger Intubation

Bei zu erwartenden Intubationsschwierigkeiten immer einen erfahrenen Kollegen (Facharzt) hinzurufen!

Sorgfältige Vorbereitung
- Aufklärung des Patienten über das geplante Vorgehen
- Überprüfung alternativer Methoden (Regionalanästhesieverfahren)
- vor Intubationsversuch: ggf. Atropingabe, Aspirationsprophylaxe (Natriumcitrat, Metoclopramid, H_2-Blocker), ggf. Magensonde legen und Magen absaugen, Applikation von Nasen- (Nasivin, Otriven) oder 10%igen Cocaintropfen, Oberflächenanästhesie mit Lokalanästhetikum mittels speziellen Zerstäuber
- Präoxygenierung/Denitrogenisierung (>3 min mit 100% Sauerstoff) über **dicht** sitzender Maske oder mit NasOral-System, Insufflation von O_2 über Nasensonde während des Intubationsvorganges

- **fiberoptische Intubation** des **wachen,** mit Lokalanästhetika (LA) vorbehandelten **Patienten** als **Methode der Wahl** (Anästhesie des Larynx durch Instillation des LA durch den Arbeitskanal des Bronchoskopes ggf. via PDA-Katheter oder Instillation des LA durch Punktion der Membrana cricothyreoidea in die Trachea → der Patient wird wach bronchoskopiert, aber sediert intubiert!
- eventuell bei Nichtvorhandensein eines Bronchoskopes:
1. **konventioneller Intubationsversuch** nach Situsbeurteilung unter optimalen Konditionen:
   - optimale Kopflagerung
   - kompetente Assistenz
   - verschiedene einsatzbereite Laryngoskope
   - verschiedene Tuben in unterschiedlichen Größen, u.U. ONK-Tubus, Führungsstäbe, Intubationszangen oder
2. Versuch der **„Wachintubation"** unter Spontanatmung nach ausgiebiger Lokalanästhesie des Pharynx-Larynxbereichs und nach vorsichtiger Sedierung des Patienten (Propofol) → so mindestens Laryngoskopie und Situsbeurteilung
   - notfalls blinde **(Wach)-Intubation** des allenfalls leicht sedierten und rachenanästhesierten Patienten ggf. unter Anwendung des **Trachlight**
   - Erwägung einer primären **Tracheotomie** in Lokalanästhesie durch den HNO-Kollegen, falls eine Intubation mit den genannten Maßnahmen als sicherlich unmöglich erscheint und/oder eine spätere Tracheotomie erforderlich ist

> **! Merke:**
> Bei zu erwartender schwieriger Intubationen im HNO- und MKG-Bereich, sowie bei postoperativer Extubation von Patienten nach ausgiebiger Tumorchirurgie sollte immer ein Operateur in Tracheotomiebereitschaft sein!

Detailierte Erläuterung bestimmter Maßnahmen

Blind-nasale Intubation
sollte im Zeitalter der Endoskopie nicht mehr durchgeführt werden!

- **Spontanatmung,** entweder wacher Patient in Oberflächenanästhesie oder Allgemeinnarkose, z. B. flache Inhalationsanästhesie mit Spontanatmung
- sorgfältige Oberflächenanästhesie mit **Oxybuprocain (Novesine 1%)** oder Lidocain (4% Xylocain Pumpspray)
  evtl. Blockade des N. laryng. sup. mit 2–3 ml Lidocain 1% unter Zungenbein oder 2–3 ml Lidocain 1% durch Ligamentum cricothyreoideum
- Nasentropfen (z. B. Oxymetazolin-Trp. 0,5 ml in jedes Nasenloch)
- Tubus und Naseneingang mit Lidocain-Gel einreiben
- Tubus über **unteren** Nasengang horizontal bis in Oropharynx vorschieben
- Ohr an Tubusende, Tubus unter leichten Drehbewegungen vorschieben bis Atemgeräusch maximal laut ist
- bei Inspiration Tubus in die Trachea vorschieben
- Tubuslage kontrollieren (Kapnographie!)

Vorteile
- Intubation ohne Mundöffnung möglich
- eventuell bei Blutungen oder starker Verschleimung der bronchoskopischen Intubation überlegen
- in der Hand des Geübten hohe Erfolgsrate

Nachteile
- häufig mehrere Versuche nötig
- keine Einsicht in Pharynx- und Glottisregion, daher u. U. traumatisierend
- Gefahr der HWS-Schädigung durch forcierte Kopfdrehungen

Notfall-Krikothyreotomie (Koniotomie)

- Unterpolsterung der Schultern und Reklination des Kopfes
- Aufsuchen der Membrana cricothyreoidea zwischen Ring- u. Schildknorpel
- bei klassischer Koniotomie: **mediane** Längsinzision der Haut, stumpfes Präparieren des prälaryngealen Weichteilgewebes bzw. horizontales Spreizen mit der Schere, quere Stichinzision der Membrana cricothyreoidea mit senkrecht aufgesetzten Skalpell
- oder Punktion der Membrana cricothyreoidea mit Spezialset und Vorschieben der Trachealkanüle über Dilatationsschleuse (Nu-trake)

Vorteile
- letzte Möglichkeit bei Versagen anderer Methoden
- schnell (Dauer < 90 s)
- kommerziell erhältliche, gut ausgestattete Koniotomie-Fertigsets (z. B. Nu-Trake oder Quick-Trach)

Nachteile
- hohe Komplikationsrate in ≈ 30% der Not-Koniotomien: Verfehlen der Trachea, Perforation der Tracheahinterwand, Ringknorpelfraktur, Störungen der Stimmbandfunktion und Gefahr subglottischer Stenosen
- meist wenig praktische Erfahrung des Durchführenden

Bronchoskopische (Wach)-Intubation

Methode der Wahl bei vorhersehbaren Intubationsschwierigkeiten
- **Spontanatmung,** entweder wacher Patient in Oberflächenanästhesie oder Allgemeinnarkose z. B. Inhalationsanästhesie mit Sevofluran
- sorgfältige Oberflächenanästhesie mit Oxybuprocain (Novesine 1%) oder Lidocain (4% Xylocain Pumpspray); evtl. Blockade des N. laryng.sup. durch Infiltration mit 2–3 ml Lidocain 1% unterm Zungenbein oder 2–3 ml Lidocain 1% durch Ligamentum cricothyreoideum

ggf. Analgesie der Nasenschleimhaut mit gefärbter **Cocain**lösung 5–10% 0,5 ml in jedes Nasenloch → gute vasokonstringierende Wirkung; sonst Gabe von Nasentropfen (Oxymetazolin-Trp. 0,5 ml in jedes Nasenloch) oder Kombination aus Lidocain 4% und Phenylephrin 1% im Verhältnis 3:1
- ausgiebige **Präoxygenierung/Denitrogenisierung**
- Anti-Beschlagmittel auf Bronchoskopoptik
- Tubus über Bronchoskop schieben und fixieren
- Tubus und Naseneingang mit Lidocain-Gel einreiben
- sorgfältiges Absaugen des Oropharynx
- Einführung des Bronchoskops durch das weitere Nasenloch nach beidseitiger Inspektion und weiteres Vorschieben entlang des unteren Nasengangs (bei der etwas schwieriger auszuführenden **oralen** fiberendoskopischen Intubation muß vorab ein **Beißschutz** eingelegt werden!)
- Einstellen der Glottis und Anästhesierung des Kehlkopfeinganges und der proximalen Trachea durch gezielte Lidocainapplikation durch den Arbeitskanal oder einen durch diesem vorgeschobenen PDA-Katheter (Dosis 3–4 mg/kg), ggf. Anheben des Unterkiefers (wichtig, da eine Orientierung nur im entfalteten Raum möglich ist!)
Bei schlechten Sichtverhältnissen, z. B. infolge Blut sollte die Optik über den Arbeitskanal mit 0,9%iger Kochsalzlösung freigespült und über die kontralaterale Nasenöffnung oder oral ein Absaugkatheter eingeführt werden. **Nicht** über den Biopsiekanal des flexiblen Bronchoskop absaugen → Verlegung der Optiklinse mit Sekret!
- Bronchoskop in Trachea einführen
- Narkoseeinleitung
- Tubusplazierung

Vorteile
- Arbeiten unter Sicht
- wenig traumatisierend
- hohe Erfolgsrate

Nachteile
- nicht überall verfügbar, hohe Anschaffungskosten
- Bereitstellung benötigt einige Zeit
- nicht für kleine Tubusdurchmesser geeignet →
  LF1-Bronchoskop von Olympus: Außendurchmesser 4.0 mm
  PM20-D-Bronchoskop von Olympus: Außendurchmesser 6.0 mm
  → je kleiner das Bronchoskop, desto geringer die Absaugleistung
- Probleme durch Beschlagen des Bronchoskops, Blutung, Schleim

Postoperative Umintubation

Bei geplanter postoperativer Umintubation (z. B. Austausch eines Bronchocath-Doppellumentubus gegen Magill-Tubus) empfiehlt sich folgendes Vorgehen:

- Narkosevertiefung z. B. mit Midazolam oder Propofol, Opioidgabe
- Nachrelaxierung bzw. erneute Vollrelaxierung mit einem nichtdepolarisierenden Muskelrelaxans
- laryngoskopische Einstellung des Patienten und Beurteilung der Intubationsbedingungen
- bei schwieriger Laryngoskopie z. B. durch pharyngeale/laryngeale Schwellung sollte der Tubus über eine Führungsschiene mit Hilfe eines **Airway Exchange Catheter (z. B. Cook-Stab)** gewechselt werden → über diesen intratracheal eingeführten Plastikmandrin kann notfalls der Patient mit einem Ambu-Beutel oder einem Hochfrequenzbeatmungsgerät ventiliert werden. Meistens reicht jedoch eine O_2-Insufflation über den Stab aus.
Komplikationsmöglichkeiten sind: Perforation des Tracheobronchialbaumes und Spannungspneumothorax

Atemwegsmanagement

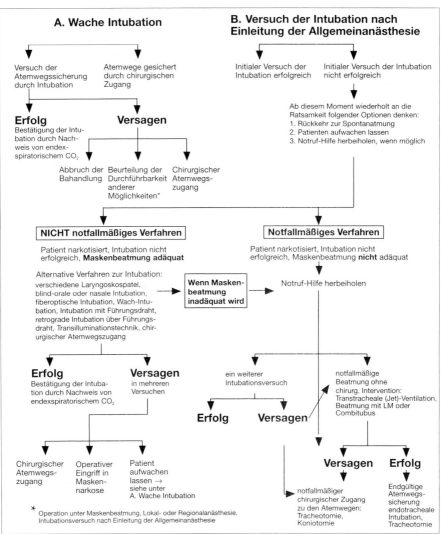

Abb. 8.12. ASA-Algorithmus „Difficult Airway"

9 Regionalanästhesie

Historie

1891 erste Lumbalpunktion durch Quincke
1898 erste zur Operation durchgeführte Lumbalpunktion von Bier in Kiel mit 0,5% Kokainlösung
1901 Sicard und Cathelin veröffentlichen unabhängig voneinander erste Erfahrungen mit der PDA
1931 Einführung der Widerstandsverlustmethode durch Dogliotti
1933 Einführung der Methode des hängenden Tropfen durch Gutierrez
1940 kontinuierliche SPA mit Kanüle durch Lemmon
1944 Katheter-SPA durch Tuohy
1945 Einführung der Tuohy-Nadel
1949 kontinuierliche PDA durch Curbelo

Rückenmarknahe Regionalanästhesie, Spinal-, Periduralanästhesie (SPA/PDA)

Anatomie

- Ligamentum (Lig.) supraspinale, Lig. interspinale, Lig. flavum, Periduralraum, Dura mater + Arachnoidea, Subduralraum (Liquor cerebrospinalis), Pia mater
- Wirbelsäule besteht aus 7 zervikalen, 12 thorakalen, 5 lumbalen, 5 sakralen und 4–5 kokzygealen Wirbeln
- **Conus medullaris (Rückenmark)**
  - bei **Erwachsenen** → L1/L2 (4% → L2/3), anschließend Cauda equina
    ⇒ Punktion bei SPA nie höher als L2/L3
  - bei **Neugeborenen** → L3/L4, anschließend Cauda equina
    ⇒ Punktion bei SPA nie höher als L4/L5
- ▶ Cave: das Rückenmark reicht bei **negroiden**, erwachsenen Personen, ähnlich wie bei Säuglingen, auch tiefer als L1!
- **Blutversorgung** des Rückenmarks über A. spinalis ant., Aa. spinales post., A. radicularis magna (Adamkiewicz)
- **Orientierungshilfen:**
  - C7: erster prominenter, tastbarer Dornfortsatz im Nacken
  - Th1: nächster prominenter Dornfortsatz nach C7
  - Th12: 12. Rippe tasten und in Richtung Wirbelsäule zurückverfolgen
  - L4/5: Verbindungslinie beider Darmbeinkämme schneidet Interspinalebene meist in Höhe des Dornfortsatzes von L4 oder in Höhe von L4/L5
- physiologisch tiefste Punkte des Rückenmarks sind Th5 und S2 (höchste Punkte C5 und L3)

174 Allgemeine Anästhesie

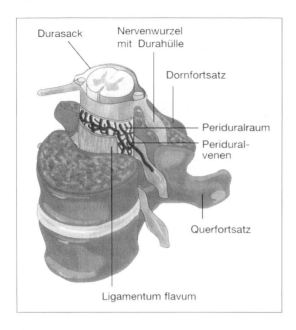

Abb. 9.1. Der Periduralraum. Ansicht von seitlich vorn

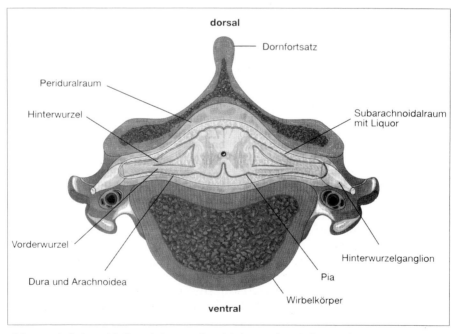

Abb. 9.2. Inhalt des Wirbelkanals im Brustbereich (Querschnitt); dorsal = hinten, ventral = vorn

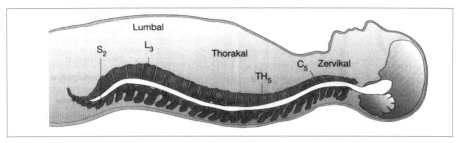

Abb. 9.3. Krümmungen der Wirbelsäule in Rückenlage. In Rückenlage breiten sich hyperbare Lokalanästhetika meist bis Th3–6 aus

Distanzen
- Haut/Lig. flavum: 4–5 cm
- Haut/Dura: 4–6 cm
- Lig. flavum/Dura: 3–6 mm
- ▶ individuell große Variationsbreite möglich

Periduralraum
- zwischen Dura mater und Bändern und Knochen des Spinalkanals (Lig. flavum – hinten, Lig. longitudinale post. – vorne, Wirbelbogen und Foramina intervertebralia – seitlich)

Dicke (mm)	lumbal	Th7–12	Th1–6	zervikal
Periduralraum	5–6	4–5	2,5–3	1–2
Lig. flavum	0,3–0,6	0,6–1	1	1,5–2

- **Inhalt Periduralraum:**
  Fett, Arterien, Venenplexus, Lymphgefäße, Spinalnervenwurzeln

Liquor cerebrospinalis
- 120–150 ml (Erwachsene: 2 ml/kg, Kleinkinder: 3 ml/kg, Neugeborene: 4 ml/kg); spinaler Liquor: 25–35 ml bei Erwachsenen
- klar, leicht alkalisch
- Liquordruck lumbal: 6–15 cmH$_2$O ($\approx$ 5–11 mmHg) in Seitenlage, 40–50 cmH$_2$O (29–36 mmHg) sitzend
- pH: 7,2–7,4 (Lokalanästhetika pH: 4,5–6,5)
- Dichte 1004 µg/ml bei 25 °C und 1010 µg/ml bei 37 °C
- Neusynthese $\approx$ 500 ml/Tag (15–30 ml/h) im Plexus chorioideus (70%) und durch Ependym (30%): 5- bis 6mal Erneuerung des Liquors pro Tag
- Elektrolytkonzentration entsprechen weitgehend denen des Plasmas mit Ausnahme von: Glukose ↓ (50–60% vom Plasma), Cl$^-$ ↑ (124 mmol/l), Mg^{2+} ↑ (1,2 mmol/l), K$^+$ ↓ (2,9 mmol/l), Ca^{++} ↓ (1–1,1 mmol/l)
- Gesamteiweiß: ↓↓ (15–45 mg/dl)

Zuordnung der sympathischen Nerven

Organ	Thorakale Höhe
Ösophagus	Th5–6
Magen	Th6–10
Milz, Pankreas	Th6–10
Leber, Gallenblase	Th7–9
Dünndarm	Th9–10
Dickdarm	Th11-L1
Niere, Ureteren	Th8-L2
Uterus	Th10-L1
Hoden, Ovarien	Th8–11

Dermatome

Brustwarze	Th4
Xyphoid	Th6
Nabel	Th10
Leiste	L1

Reihenfolge der Blockade

- präganglionärer Sympathikus (Gefäßdilatation, Warmwerden der Haut, RR ↓)
- Schmerz, Temperatur
- Berührung, Druck
- Motorik, Vibrations- und Lageempfinden

Ausdehnung der Blockade
abhängig von
- Position des Patienten nach Injektion (sitzend, Seitenlage, Rückenlage)
- Injektionsort
- Menge des LA (Volumen)
- Injektionsgeschwindigkeit
- physiologisch tiefsten Punkten Th5 und S2 (höchste Punkte C5 und L3)
- spezifischem Gewicht des LA (hypo-, iso-, hyperbar) bei SPA
- Barbotage (2–4 ml) bei SPA
- (Größe, Gewicht und Alter des Patienten)

> **!** Steuerbarkeit durch Lagerung bei PDA geringer als bei SPA.

Indikationen (SPA/PDA)

- Schmerzausschaltung bei Operationen

Regionalanästhesie

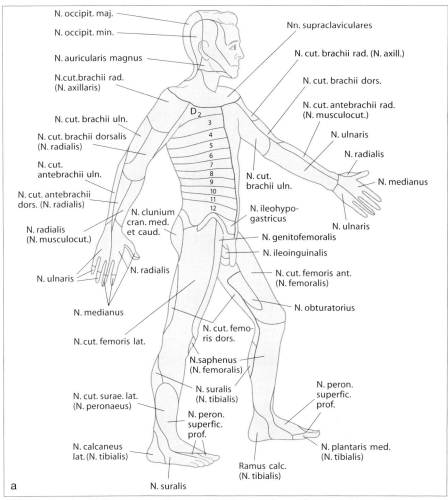

Abb. 9.4a-c. Schema der segmentalen sensiblen Innervation. *a* Seitenansicht

Bei PDA/PDK
zusätzlich
- Möglichkeit der Nachinjektion über einen Periduralkatheter (PDK) bei länger dauernden Eingriffen
- Kombination mit Intubationsnarkose bei großen gefäß- und abdominalchirurgischen Eingriffen, auch zur postoperativen Schmerztherapie
- postoperative, posttraumatische Schmerztherapie (Mobilisationsübungen)
- Therapie akuter oder chronischer Schmerzen (Tumor, akute Pankreatitis)
- diagnostische oder therapeutische Sympathikolyse
- Geburtshilfe
- evtl. PDA zur Peristaltikanregung

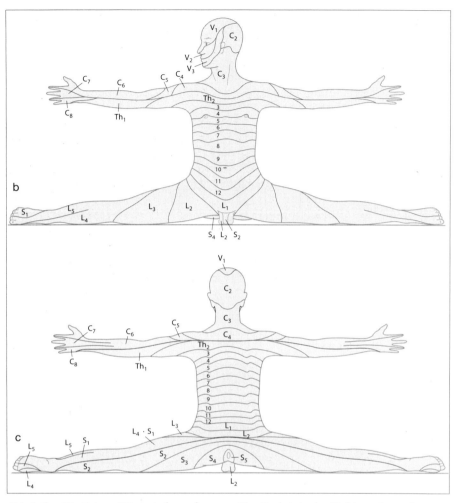

Abb. 9.4b, c Die Extremitäten sind zum besseren Verständnis in der Richtung des embryonalen Wachstums angeordnet. (Aus Schliack 1969)

Operativer Eingriff und erforderliche Anästhesieausdehnung

Operativer Eingriff	Erforderliche Anästhesieausdehnung
Oberbauch; Sectio caesarea	Th4–6
Unterbaucheingriff, Appendektomie	Th6–8
Leistenhernie	Th8
TUR-B/-P, vaginale Entbindung, Hüftoperation	Th10
Knie und darunter	L1
Perineum	S2–5

Frühkomplikationen

Sympathikusblockade
- ⇒ Vasodilatation ⇒ **RR ↓**, venöses Pooling (**Bradykardie:** Bainbridge-Reflex), relative Hypovolämie
  - nur Th5-S2: ⇒ kompensatorische Vasokonstriktion oberhalb (obere Extremität, Kopf, Hals) möglich
  - auch Th1–4 (Nn.accelerantes) ⇒ **totale Sympathikusblockade** ⇒ Blockade der Herzreflexe, Blockade der Vasokonstriktion auch oberhalb der Blockade + Blockade der Katecholaminausschüttung aus Nebennierenrinde (**Th5-L1**), d. h. Reflexreaktionen des Herz-Kreislauf-Systems sind vollständig ausgeschaltet ⇒ besondere Empfindlichkeit für Volumenverluste, -mangel, Körperlageveränderungen
  - sakraler Sympathikus (S2–4): Blasenatonie (s. postoperative Komplikationen)
- respiratorische Insuffizienz, Dyspnoe (hohe Spinalanästhesie, Lähmung der Interkostalmuskulatur) → VK ↓ 20%, FRC ↓↓
  N. phrenicus (C3-C5): in der Regel nicht betroffen
- Darm: Parasympathikus überwiegt → Hyperperistaltik des Darmes

Therapie
- Beine hochlagern
- primär Gabe von Kolloiden, z. B. Gelatine
- O_2-Gabe
- bei Bradykardie: Atropin 0,25–1 mg i.v.
- ggf. Vasopressoren
  - Etilefrin (Effortil) 1–10 mg i.v. (1:10 verdünnt)
  - oder Cafedrin + Theodrenalin (Akrinor) 1–4 ml i.v. (2:10 verdünnt)
  ⇒ venöser Angriff, tonisierend
  - oder notfalls Noradrenalin (Arterenol) 5–10 µg i.v. (1:100 verdünnt!)
- ggf. Katecholamine, z. B. Adrenalin (Suprarenin) 5–10 µg i.v. (1:100 verdünnt!)
- ggf. Defibrillation und Reanimation

Totale Spinalanästhesie
- **Zeichen einer totalen Spinalanästhesie:** plötzliche Hypotension, Apnoe, Bewußtlosigkeit, Pupillenerweiterung und kardiovaskuläre Dekompensation → Herzstillstand

Therapie
- sofortige endotracheale Intubation und Beatmung mit 100% Sauerstoff
- Infusion von Volumen
- Applikation von Vasopressoren und/oder Adrenalin zur Blutdruckstabilisierung
- Trendelenburg-Lagerung
- bei Schwangeren Beheben eines Vena-cava-Kompressions-Syndroms durch die zusätzliche Verlagerung des Uterus nach links. Weiterhin sollte die notfallmäßige Entbindung mittels Sectio caesarea erfolgen. Anschließend Nachbeatmung für mehrere Stunden

Prophylaxe bei PDK
- Lage durch Testdosis von 3 ml 0,5% Bupivacain oder 2% Lidocain und nach 5 min Ausbreitung der Blockade überprüfen. Fraktionierte Applikation der Restdosis sicherer als große Bolusinjektionen

Toxische Reaktionen von LA
- **lokale Gewebstoxizität:** Chlorprocain subarachnoidal/hohe Dosen in Wurzeltasche bei Katheterfehllagen
- **systemische Toxizität:** Die Food and Drug Administration (FDA) in Amerika hat aufgrund kardiotoxischer Reaktionen die Verwendung von **Bupivacain 0,75%** in der Geburtshilfe untersagt, auch bei niedrigeren Konzentrationen sind kardiotoxische Reaktionen möglich
  Toxische Wirkungen beruhen meist auf zu hohen Plasmaspiegeln durch
  - **intravasale** Injektion
  - **Überdosierung**
  - **rasche Resorption** vom Injektionsort; Gefahr steigt bei ↑ Konzentration der LA-Lösungen (Schwindelgefühl, perorale Parästhesien, Tinnitus, Muskelzittern, Krämpfe, Herzrhythmusstörungen, Bradykardie, Asystolie, RR ↓, ZNS-Depression (maternal/fetal)

Therapie
- Applikation von 100% Sauerstoff über Maske
- leichte Kopftieflage und Linksverlagerung des Uterus
- generalisierte Krämpfe erfordern die Gabe von Benzodiazepinen (Diazepam bzw. Clonazepam) oder Thiopental und Intubation

Blutungskomplikationen
- Inzidenz SPA < „Single-Shot"-PDA < Katheter-PDA
- spinales Hämatom
- epidurales Hämatom nach PDA (Inzidenz 1:190.000–200.000) Spontanhämatome bes. bei Schwangeren (Gefäßeinriß beim Pressen) möglich

Allergische Reaktionen
- Ester-LA
- Reaktion auf Konservierungsstoffe (s. Lokalanästhetika)

Sonstige Komplikationen
- abgebrochene Nadel
- versehentlich i.v.-Injektion
- Übelkeit/Erbrechen
- Verletzung von Nerven/Cauda equina (s. neurolog. Komplikationen)
- **Shivering**
  Mechanismus unklar, seltener bei fraktioniertem Aufspritzen und niedriger Konzentration des LA

▶ Versagerquote SPA: ca. 2–5%, PDA: ca. 3–5%

Bei PDA/PDK
zusätzlich
- **Duraperforation** mit Periduralnadel oder primäre und sekundäre Katheterperforation (0,4–3,4%) (Motorik/Ausbreitung)
- **Injektionsschmerz** (Katheter an Nervenwurzel, Injektion intravenös, in Ligament oder Muskel; kalte oder kontaminierte Lösungen, zu schnelle Injektion)
- Ausbreitung manchmal fleckförmig, bes. nach Bandscheiben-Op.
- **Dislokation** (nach außen oder innen 7–30%), Abknicken des Katheters, Okklusion
- Katheterabriß (Katheter nie über liegende Nadel zurückziehen!)

Postoperative Komplikationen

Postspinale Kopfschmerzen
- lageabhängige Kopfschmerzen nach Punktion (meist ab dem 2. Tag beginnend)
- Verstärkung im Stehen oder Sitzen und Linderung im Liegen (vorwiegend bei jungen Patienten)
- meist **okzipital** oder frontal betont oder diffus und können sehr stark sein
- Dauer gewöhnlich nicht länger als 6 Tage

Ursache
- in erster Linie wird ein Liquorverlust angenommen (mechanische Belastung des schmerzsensitiven, subarachnoidalen Aufhängeapparates, sowie kompensatorische zerebrale Vasodilatation)
- als weitere Ursache wird auch eine Irritation der Dura (z. B. durch Periduralkathether, Nadel) diskutiert
- Inzidenz ist abhängig von verwendeter Regionalanästhesietechnik (PDA/SPA); und Schwere von Größe und Form der verwendeten Nadel (Nadeln mit konischer Spitze, z. B. 24G Sprotte-Nadel bzw. 22G Whitacre-Nadeln ⇒ ↓ Kopfschmerzinzidenz, dennoch 1–30%, bei ≤27 G Spinalnadel ca. 2%)
↑ Inzidenz bei jungen Patienten und bei Frauen (bei Duraperforation mit 16–18G Tuohy-Nadel ⇒ 80–85% Kopfschmerzen)
- **Flachlagerung** über 12–24 h zeigt **keinen protektiven Effekt**; entscheidend ist die Größe des durch die Punktion ausgelösten Dura-Defektes!

Therapie
- **flache Lagerung**, reichlich **Flüssigkeit** (oral [Koffein ≈ Irish-Coffee]/parenteral)
- **Analgetika**, z. B. Diclofenac 3mal 50–100 mg, keine obstipierend wirkende Opioide
- evtl. Anlegen eines periduralen „**blood patch**" mit 10–20 ml Eigenblut im Bereich der Punktionsstelle bzw. HES 10%-Patch oder Infusion 0,9%iger NaCl-Lösung über Periduralkatheter

Harnverhaltung (Blasenatonie)
- durch anhaltende Blockade des sakralen Symphathikus (S 2–4)
- Inzidenz 1–3% (bis zu 56%); je nach LA: niedrigere Inzidenz bei Lidocain 2% vs. Bupivacain 0,5%

- Gefahr der Blasenüberdehnung
- Grund für „unerklärlichen" RR ↑ und Tachykardie

Therapie: Einmalkatheter, Carbachol (Doryl)

Neurologische Komplikationen
- septische/aseptische (chemische) Meningitis
- chronisch adhäsive Arachnoiditis
- periphere Nervenläsion, Parästhesien, radikuläre Symptome
- RM-Schädigung durch Desinfektionsmittel (Alkohol, Formaldehyd), Procain
- Hirnnervenparese (v. a. **N. abducens**), Seh- und Hörstörungen am 2–5. postpunktionellen Tag (Inzidenz: 0,5%)
- direkte Rückenmark-/Caudaverletzung (Läsion durch Nadel)
- intraneurale Injektion
- Horner-Syndrom → Blockade des Ganglion stellatum (Miose, Ptose, Enophthalamus)
- interkurrente neurologische Erkrankungen

Sonstige Komplikationen
- aufsteigende Spinalanästhesie nach kurzdauernden Eingriffen (Überwachung)
- postop. Hypotonie (⇒ adäquate Überwachung)
- Rückenschmerzen (v. a. nach traumatisierenden Punktionsversuchen, Periostverletzung)

Bei PDA/PDK
zusätzlich
- **A.-spinalis-anterior-Syndrom:** motor. Schwäche in den Beinen, Sensibilität nur gering beeinträchtigt
  Ursache: Traumatisierung des Gefäßes durch Nadel oder Abfall des Perfusionsdruckes
- **Cauda-equina-Syndrom:** Reithosenanästhesie, Stuhlinkontinenz, Blasenentleerungsstörungen
  Ursache: Punktion des Conus medullaris, epidurales Hämatom, Abszeß, chemische Kontamination

Kontraindikationen (SPA/PDA)

absolut:
1. Ablehnung durch Patienten
2. Lokale Infektionen an der Punktionsstelle
3. Allergie auf Lokalanästhetika
4. Geburtshilfliche Notfälle (Blutungen, schwere fetale Depression, Asphyxie, Verdacht auf Plazentalösung)

relativ:
1. Umstritten: generalisierte Infekte, Sepsis, Amnion-Infektionssyndrom
2. Gerinnungsstörungen
   Grenzwerte bei Ausschluß angeborener Gerinnungsstörungen:
   - PTT > 45 s
   - Quick < 50%
   - Thrombozyten < 100.000/µl
   - Blutungszeit > 10 min

   bei HELLP-Syndrom keine PDA (evtl. doch, wenn aktuell Thrombozyten > 150.000 µl)
   Antikoagulanziengabe und spinale/peridurale Punktion s. Empfehlung der DGAI
3. Umstritten: Neurologische Vorerkrankungen (multiple Sklerose keine KI, aber Aufklärung, daß im Wochenbett häufig spontan Schübe auftreten können)
4. Wirbeldeformitäten (erfolgreiche PDA nach WS-Op. möglich, häufig höherer Dosisbedarf und fleckförmige Ausbreitung)
5. Hypovolämie, Schock (unkorrigiert)
6. Umstritten: Zustand nach Uterotomie (Übersehen der Uterusruptur ⇒ Drucksonde)
7. signifikante Aortenstenose oder Herzfehler mit Rechts-links-Shunt und pulmonalem Hypertonus
   → Vorsicht bei Senkung des venösen Rückstroms (Füllung des linken Ventrikels) und des systemvaskulären Widerstands (Zunahme des Rechts-links-Shunts)

Rückenmarknahe Anästhesie und Antikoagulation

Zeitintervalle zwischen Antikoagulanziengabe und periduraler/spinaler Punktion bzw. dem Entfernen eines Katheters

Empfehlung der Deutschen Gesellschaft für Anästhesiologie und Intensivmedizin (DGAI)

	Vor Punktion/ Katheterentfernung	Nach Punktion/ Katheterentfernung	Laborkontrolle
low-dose UFH	4 h	1 h	Thrombozyten (bei Therapie > 5 Tage)
high-dose UFH	4 h	1–2 h	PTT, ACT, Thrombozyten
low-dose NMH	8 h	mind. 4 h	Thrombozyten (bei Therapie > 5 Tage)
ASS	> 3 Tage	nach Entfernen des Katheters	Blutungszeit?
NSAIDS	1–2 Tage	–	–
Cumarine	mehrere Tage	nach Entfernen des Katheters	Quick

UFH = unfraktioniertes Heparin, NMH = niedermolekulares Heparin,
ASS = Acetylsalizylsäure, NSAIDS = nichtsteroidale Antiphlogistika

▶ in den Empfehlungen der DGAI zur rückenmarknahen Regionalanästhesie sind Ticlopidin (Tiklyd) und Clopidogrel (Plavix, Iscover) noch nicht erwähnt. Bis zur Erarbeitung solcher Richtlinien sollten Ticlopidin und Clopidogrel vorsichtshalber mindestens 7 Tage vor rückenmarknahen Regionalanästhesien abgesetzt werden

! Anmerkung:
Normales (unfraktioniertes) Heparin (UFH)
- max. Spiegel bei s.c.-Gabe nach 1 h
- HWZ dosis- und körpertemperatur-abhängig:
  bei normothermen männlichen Patienten und Gabe von 300 IE/kg HWZ: 100 min, bei 400 IE/kg HWZ: 2,5 h, bei 800 IE/kg HWZ: ≈ 5 h

Niedermolekulares Heparin (NMH)
- max. Wirkspiegel bei s.c.-Gabe nach ≈ 3–4 h
- HWZ: 4–7 h (nach s.c.-Gabe), nach 12 h sind noch 50% der max. Wirkspiegel mit ausreichender antithrombotischer Wirkung vorhanden

Acetylsalicylsäure und NSAIDS
- ASS bewirkt eine irreversible Hemmung der Thrombozytenfunktion über Inhibition der Cyclooxygenase → **Thromboxan A_2-Synthese**↓ → geringere Verstärkung der Thrombozytenwirkung über den TP-Rezeptor auf den Thrombozyten
- Thrombozyten werden von den Megakaryozyten im Knochenmark gebildet und haben eine durchschnittliche Lebensdauer in vivo von 7–10 Tagen. Ein gesundes Knochenmark kann innerhalb von 3 Tagen 30–50% der Thrombozyten ersetzen
- ist eine ASS-Einnahme auch innerhalb der letzten 3 Tage erfolgt, so sollte die Entscheidung für oder gegen eine Regionalanästhesie nach Nutzen-Risiko-Analyse unter Zuhilfenahme von Blutungsanamnese, körperlicher Untersuchung (Zeichen von Petechien, Hämatomen), Laborkontrolle (Thrombozyten) und eventuell einer Blutungszeit nach Ivy individuell gefällt werden. Der Stellenwert der Blutungszeit bleibt jedoch umstritten, da Grenzwerte für eine erhöhte Blutungsneigung nicht definiert sind
- NSAIDS hemmen ebenfalls die Cyclooxygenase, jedoch reversibel. Eine Normalisierung der Thrombozytenfunktion erfolgt nach 1–3 Tagen
- obwohl ASS und NSAIDS nicht zu einer erhöhten Rate an Blutungskomplikationen führen, kann ein additiver oder synergetischr gerinnungshemmender Effekt mit Heparinen nicht ausgeschlossen werden, so daß bei der Kombination beider Substanzen im Zusammenhang mit Regionalanästhesien Vorsicht geboten ist

Cumarine
- haben eine lange HWZ
    - Warfarin (Coumadin): 1,5–2 Tage → normale Gerinnung 1–3 Tage nach Absetzen
    - Phenprocoumon (Marcumar): 6,5 Tage → normale Gerinnung 7–10 Tage nach Absetzen

Regionalanästhesie und intraoperative Heparinisierung
- eine Vollheparinisierung mit UFH kann 1 h nach spinaler/periduraler Punktion erfolgen. Beim Einsatz der HLM sollte jedoch aus Sicherheitsgründen die Punktion am Vortag erfolgen (verbindliche Aussagen zur Sicherheit sind nicht möglich)
- die Gabe von NMH sollte generell frühestens 1 h nach Punktion erfolgen
- eine Entfernung des PDK sollte frühestens 2–4 h nach Beenden der Heparingabe und nach Normalisierung der Gerinnung erfolgen
- kommt es bei Patienten mit beabsichtigter intraoperativer Heparinisierung zu einer blutigen Punktion, so sollte die Op. um mindestens 12 h verschoben werden. Um dies zu vermeiden, kann alternativ der PDK am Vortag gelegt werden

Prämedikation

- Benzodiazepin 30–60 min präop. (antikonvulsive Wirkung)
- möglichst keine Anticholinergika (Mundtrockenheit)

Spinalanästhesie (SPA)

Injektion eines Lokalanästhetikums in lumbalen Subarachnoidalraum zur Ausschaltung von Sensibilität und Motorik

Anatomie

- s. oben

Besonderheiten bei der SPA

- anatomischer Blockadeort sind die Nervenwurzeln, die sich im Foramen intervertebrale vereinigen
    - Hinterwurzel: afferent (Schmerz, Temp., Berührung, Lage, vasodilat. Fasern)
    - Vorderwurzel: efferent (Muskel, Drüsen)
- Sympathikusblockade in der Regel: 2–3 Segmente höher als sensorische Blockade
- sensorische Blockade: 2 Segmente höher als motorische Blockade

Technik der SPA

- Notfallzubehör griffbereit halten, ebenso O_2-Gabe, Beatmungsmöglichkeit
- EKG, RR-Manschette, venöser Zugang
- Preload erhöhen: 1000 ml Ringer
- Lagerung: Linksseitenlage oder im Sitzen („Katzenbuckel")
- Orientierungslinie (s. oben) Markierung der Punktionsstelle
- streng aseptisches Vorgehen
- Infiltrationsanästhesie
- Einstich zw. L3/L4 ± 1 Segment

Kanülengrößen

Gauge	22	25	26	27	29
äußerer Durchmesser (mm)	0,7	0,5	0,46	0,40	0,34

▶ 22G nur bei geriatrischen Patienten verwenden; besser 25–29 G mit Einführungskanüle

Arten von Spinalkanülen (Nadeltypen)
- **scharfe** Kanülen mit **schrägem Schliff,** z. B. **Quincke-Nadel** mit endständiger Öffnung 22–29 Gauge Durchmesser
- **stumpfe,** abgerundete **Pencil-point-Nadeln**
  - z. B. **Sprotte-Nadel** mit größerer seitlicher Öffnung
  - z. B. **Whitacre-Nadel** mit von der Spitze entfernt liegender seitlicher Öffnung (**Cave:** düsenstrahlartige Ausbreitung des Lokalanästhetikums → höhere Ausdehnung der SpA) oder
- ▶ Schrägschliff der Kanüle sollte parallel zu den Durafasern (Öffnung zur Seite) verlaufen → geringste Traumatisierung (Nervenfasern, Dura, Bänder, Muskeln)

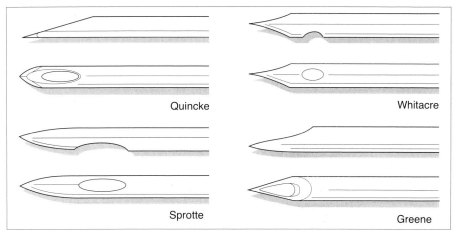

Abb. 9.5. Arten von Spinalkanülen (Nadeltypen)

Medianer Zugang
- Vorschieben der Kanüle in Interspinalebene senkrecht zur Haut oder leicht kranial
- beim Vorschieben durch das Lig. flavum (4–5 cm) meist deutlicher Widerstand
- nach Perforation der Dura (weitere 3–6 mm) ca. 1 mm weiter vorschieben, Abtropfen von Liquor abwarten

Lateraler Zugang
- bes. bei Ossifikation der Ligamenta
- Einstichstelle ca. 1,5 cm lateral der Mittellinie am kaudalen Ende des gewählten Interspinalraumes bzw. etwas darunter
- Vorschieben der Kanüle in Einwärtsrichtung und leicht kranial (ca. 80 °) zur Hautoberfläche

Sonderform: Taylor-Zugang
- 1 cm medial und kranial der Spina iliaca posterior superior; Nadelführung mit 55 ° Winkel nach medial und kranial
- Punktionstelle: lumbosakrales Foramen **L5/S1**

Fixierungszeit bis zur vollständigen Anästhesie, Wirkdauer und Dosis (für SPA bis Th 5)

Medikamente	Dosis (ml)	Fixierungszeit (min)	Wirkungsdauer (min)
Bupivacain 0,5% **isobar**	2–3	10–30	≈ 180
Bupivacain 0,5% **hyperbar**	2–3,5 (–4)	10–30	≈ 180
Tetracain 1% **hyperbar**	1,4–1,8	10–20	120–180
Lidocain 5% **hyperbar**	1,4–1,8	5–10	45–60
Mepivacain 4% **hyperbar**	1,4–1,8	5–10	45–60

Hyperbare LA
- erhält man auch durch Zusatz von Glukose 5–10%
- die Dichte ist höher als die des Liquors → breiten sich entsprechend dem Schwergewicht nach unten aus
- die Blockade dehnt sich je nach Lagerung kranial, kaudal oder seitlich aus
- durch Umlagern ist es möglich, bis zur vollständigen Fixierung die Anästhesiehöhe zu variieren
- legt man die Patienten in Seitenlage → einseitige SPA
- **Nachteil:** Bei Blutdruckabfall und Schocklagerung, bis zur Fixierung weitere Ausbreitung nach kranial möglich!

Isobare LA
- die Dichte entspricht der des Liquors (1010 µg/ml bei 37 °C)
- die Blockade dehnt sich nach Lagerung nur wenig aus

Probleme bei der Punktion

- **blutiger Liquor** ⇒ abtropfen lassen, bis Liquor klar wird ⇒ bleibt Liquor blutig tingiert, Spinalanästhesie abbrechen
- **kein Liquor** („trockene Punktion"), tropft nicht spontan ab oder nur mühsam zu aspirieren ⇒ erneut punktieren („Ohne Liquor keine Spinalanästhesie!", Gefahr der intraneuralen Injektion)
- **trüber Liquor** ⇒ Probe zur Untersuchung, Spinalanästhesie abbrechen
- **erfolglose Punktion** ⇒ Lagerung überprüfen, Punktionsversuch von lateral bei mehrmaligen Knochenkontakt Kanüle wechseln; **Cave:** Beschädigung der Kanüle
- **Parästhesie** bei Punktionsversuch
  - **kurzfristig** ⇒ Injektion erlaubt (Kanüle hat Fasern der Cauda equina gestreift)
  - **anhaltender Schmerz** ⇒ abbrechen (Läsion eines Spinalnerven?)

Komplikationen
- s. oben

Sattelblock

- Injektion von 1–1,5 ml Bupivacain 0,5% hyperbar
- hyperbare Lösungen breiten sich entsprechend dem Schwergewicht in sitzender Position nach unten aus
- nach Injektion noch ca. 5–6 min in sitzender Position belassen, anschließend mit erhöhtem Oberkörper lagern

Spinalanästhesie zur Sectio caesarea

- 25-26-27 G (0,5-0,46-0,40 mm) Pencil-Point-Spinalnadel mit Einführungskanüle
- Bupivacain 0,5% **isobar 2–2,5 ml** (= 10–12 mg) oder
- Bupivacain 0,5% **hyperbar 1,5–2 ml** (= 7,5–10 mg) besser steuerbar; jedoch nur wenn gute Lagerungsmöglichkeiten gegeben sind (z. B. auf Op.-Tisch)
- Mepivacain 4% **hyperbar** standardisiert **1,5 ml** (= 60 mg) plus 2,5–5 µg **Sufentanil** (= 0,5–1 ml Sufenta epidural) oder 5–10 µg **Fentanyl** (= 0,1–0,2 ml) nach Punktion in Höhe L2/3

> **! Cave:**
> - reduzierte Dosis! (besonders in Seitenlage)
> - erhöhte Gefahr rasch eintretender starker Blutdruckabfälle

Spinalanästhesie bei pädiatrischen Patienten

- s. Kinderanästhesie

Periduralanästhesie (PDA)

Praktisch in jedem Wirbelsäulenabschnitt durchführbar, meist jedoch lumbal (bes. Zugang, Periduralraum breiter)

Anatomie

- s. oben

Besonderheiten bei der PDA

- Hauptwirkungsort der LA: Wurzeln der Spinalnerven, LA muß durch Dura diffundieren (10–20 min), Diffusion ins Rückenmark spielt eine sekundäre Rolle
- **L5-S2 verzögert und häufig nicht ausreichende Blockadequalität**, da großer Nervendurchmesser (Radialblock!)
- ▶ Cave: Sprunggelenk-Op., ausgedehnte Varizen-Op., Harnröhren-Eingriffe
- je mehr Volumen ⇒ desto größer die Ausbreitung

- die Ausdehnung der Anästhesie hängt im Wesentlichen von der **Menge des LA** ab
- die Qualität der Anästhesie ist häufig weniger gut als bei Spinalanästhesie, bes. die motorische Blockade ist geringer ausgeprägt und hängt von der Wahl und Konzentration des LA ab
- größere LA-Mengen als bei der SPA notwendig
- toxische Reaktionen durch erhöhte Plasmaspiegel möglich, bes. in ersten 30 min
  → höchste Plasmakonzentration nach 10–30 min

Vorteile
- differenzierte (sympathisch, sensorisch, motorisch) und segmentäre Blockade über mehrere Tage bis Wochen möglich
- Höhe der Sympathikusblockade stimmt mit sensorischer Blockade überein
- **rein sensorische Blockaden** durch niedrige Konzentration des LA, für zusätzliche **motorische Blockaden** sind höhere Konzentrationen erforderlich

Fixierungszeit bis zur vollständigen Anästhesie:
- Wirkbeginn von Bupivacain 0,5% isobar: 10–30 min
- analgetische Wirkung nach 5–10 min, max. Wirkung nach 20–30 min
- max. Resorption nach 20–30 min

Technik der PDA

- Notfallzubehör griffbereit halten, ebenso O_2-Gabe, Beatmungsmöglichkeit
- EKG, RR-Manschette, venöser Zugang
- Preload erhöhen: 1000 ml Ringer
- Lagerung: Linksseitenlage oder im Sitzen („Katzenbuckel")
- Orientierungslinie (s. oben)
- streng aseptisches Vorgehen
- Infiltrationsanästhesie
- Einstich in gewünschter Höhe (thorakal: Th6–9, Th9–12, lumbal: L3/L4 ± 1)
- Tuohy-Nadel (17G = 1,5 mm Ø, 18G = 1,2 mm Ø)
  bei Crawfordnadel (distal offen: Gefahr der Duraperforation ↑)
- Schrägschliff der Kanüle sollte parallel zu den Durafasern (Öffnung zur Seite) verlaufen → geringste Traumatisierung (Nervenfasern, Dura, Bänder, Muskeln)

Medianer Zugang
- Vorschieben der Kanüle in Interspinalebene senkrecht zur Haut oder leicht kranial
- Widerstandsverlustmethode (s. unten)

Paramedianer (lateraler) Zugang
- bes. bei thorakaler PDA (steiler Winkel der Dornfortsätze)
- ca. 1 cm lateral der Mittellinie am kaudalen Ende des gewählten Interspinalraumes bzw. etwas darunter
- Vorschieben der Kanüle in Einwärtsrichtung (10–15°) und leicht kranial (40–60°) zur Hautoberfläche

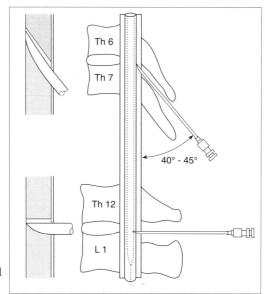

Abb. 9.6. Vergleich der Einstichwinkel thorakal/lumbal

Widerstandsverlustmethode (Loss-of-resistance)
- mit NaCl 0,9% gefüllte, leicht gängige Spritze
- Vorschieben der Nadel unter ständigem Druck auf den Spritzenstempel (Druck in erster Linie über Stempel ausüben)
- beim Vorschieben durch das Lig. flavum meist deutlicher Widerstand (der Spritzenstempel läßt sich nicht mehr vorschieben)
- bei Verlassen des Lig. flavum und Eindringen in den Periduralraum erfolgt ein deutlicher Widerstandsverlust
- drehen des Schrägschliffs nach kranial unter Vorspritzen von NaCl

Technik des hängenden Tropfens
- Vorschieben der Nadel bis in das Lig. flavum
- Entfernen des Mandrins und Anhängen eines Tropfen NaCl an das Spritzenende
- weiteres Vorschieben durch das Lig. flavum
- bei Verlassen des Lig. flavum und Eindringen in den Periduralraum wird der hängende Tropfen in die Kanüle gesaugt (durch Unterdruck im Periduralraum)
- ▶ **Anmerkung:**
  - da im Periduralraum nicht immer ein Unterdruck besteht (bes. bei Schwangeren), ist diese Methode nicht so sicher wie die Widerstandsverlustmethode (höhere Fehlerquote)
  - der Unterdruck kann durch eine tiefe Inspiration erhöht bzw. erzeugt werden

Einführen des Periduralkatheters
Der Periduralkatheter (20G) wird **lumbal ca. 3 cm in den Periduralraum** eingeführt. Tieferes Einführen erhöht folgende Gefahren:

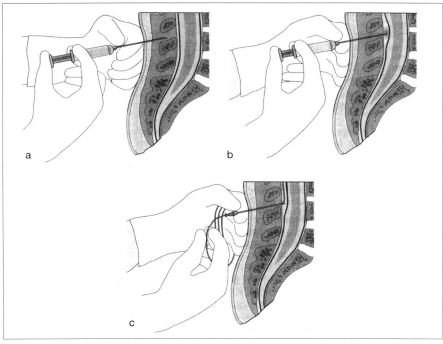

Abb. 9.7. Punktion des Periduralraums mit der Widerstandsverlustmethode

- Venenverletzung
- Austreten des Katheters im Bereich der Spinalwurzel
- Duraverletzung durch Katheter
- Schlingenbildung des Katheters um eine Nervenwurzel

Aspiration und Testdosis
- der **Aspirationsversuch** über den Katheter (bei single shot über die Nadel) soll eine versehentliche intraspinale Injektion verhindern
- eine **Testdosis mit 2–3 ml LA (evtl. mit Adrenalinzusatz 5 µg/ml)** soll eine versehentliche intraspinale Injektion oder intravasale Injektion ausschließen
    - ein Herzfrequenzanstieg durch Adrenalinzusatz um mehr als 30/min soll eine intravasale Injektion anzeigen (**Cave:** Therapie mit β-Blockern, Herzfrequenzanstieg durch Wehenschmerz,...)
    - der Wert der Testdosis ist umstritten, aus forensischen Gründen jedoch immer notwendig, zuvor immer Aspirationsversuch!

> **! Cave:**
> - Trotz Aspirationsversuch und Testdosis Katheterfehllagen möglich (subdural, subarachnoidal, intravasal)
> - ist auch bei jeder Nachinjektion durchzuführen!

Tunneln von Periduralkathetern
- wird in der letzten Zeit dann empfohlen, wenn eine Liegedauer des Katheters >48 h vorgesehen ist
- **Vorteil des Tunnelns:** Verhinderung bzw. Reduktion der Kathetermigration im Vergleich zu Klebetechniken
- Eine Senkung der lokalen Infektionsrate durch das Tunneln konnte bisher nicht gezeigt werden
- **Nachteil des Tunnelns:** Beschädigung des Periduralkatheters durch die Tunnelungstechnik möglich

Probleme bei der Punktion oder beim Vorschieben des Periduralkatheters

- **erfolglose Punktion** ⇒ Lagerung überprüfen, Punktionsversuch von lateral oder andere Höhe, bei mehrmaligen Knochenkontakt Kanüle wechseln
- **blutige Punktion** oder Blut im PDK ⇒ erneute Punktion
- **Probleme beim Vorschieben des Periduralkatheters (PDK)**
    ⇒ Prophylaxe: nach Punktion des Periduralraumes unter Vorspritzen von NaCl Nadel minimal vorschieben
    ⇒ Patienten tief einatmen lassen (Saug-Druck-Pumpeneffekt der Atmung: tiefe Inspiration ⇒ ↑ negativer intrathorakaler Druck ⇒ bessere Entleerung der periduralen Venen), dadurch evtl. leichteres Vorschieben des Katheters möglich
    ⇒ bei 2. Versuch evtl. Single-Shot-Technik und erst anschließend Einlegen des PDK
- **Parästhesien beim Vorschieben des PDK**
    - **kurzfristig** ⇒ Injektion erlaubt (Katheter hat Nervenfaser gestreift)
    - **anhaltender Schmerz** ⇒ abbrechen (Läsion eines Spinalnerven?)

> **! Merke:**
> Katheter nie bei liegender Nadel zurückziehen!

Komplikationen

- s. oben

Dosierung

> **Dosis:**
> - 1,0 ml/Segment bei 1,50 m Körpergröße
> - bei >1,50 m 1,0 ml/Segment + 0,1 ml/Segment für alle 5 cm über 1,50 m
> - d. h. bei 1,70 m: 1,4 ml/Segment oder 10 ml LA breiten sich ca. 6–8 Segmente aus
>
> **im Alter:** weniger (bis 50%)
> **bei Schwangeren:** 25–30% weniger (relativ kleinerer PD-Raum, da stärkere Venenfüllung, Steroide)

Besonderheiten der thorakalen PDA

- Punktionshöhe abhängig von geplanter Operation
  - Th6-9 (thorakoabdominales Aortenaneurysma, Oberbaucheingriffe),
  - Th9-12 (abdominales Aortenaneurysma, Unterbaucheingriffe)
- paramedianer Zugang besser (steiler Winkel der Dornfortsätze) 1 cm lateral, 10-15 ° Einwärtsrichtung, 40-60 ° kranial

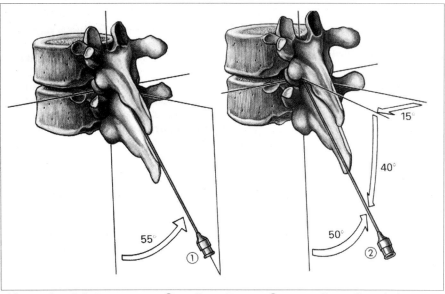

Abb. 9.8. Thorakale Zugangswege ① medianer Zugang, ② paramedianer (lateraler) Zugang

Dosis: z. B. ≈ 0,5 ml Bupivacain 0,25%/Segment

Vorteile
- verbesserte respiratorische Funktion (FRC ↑ und V_T ↑) bei postop. Schmerztherapie über PDK
- die **thorakale PDA** führt gerade beim **kardialen** Risikopatienten mit KHK zu einer verbesserten Endokardperfusion (letzte Wiese!) infolge **Koronararteriendilatation**, sowie Herzfrequenzabnahme aufgrund der Blockade der Nervi accelerantes im Bereich der Segmente (Th1-Th4/5)
- Verbesserung einer instabilen AP-Symptomatik (Reduktion der Anzahl von ischämischen Episoden)
- bei regionalen Wandbewegungsstörungen bzw. im Rahmen eines Myokardinfarktes werden unter thorakaler PDA die Wandbewegungsstörungen bzw. die Infarktgröße vermindert und die linksventrikuläre Funktion verbessert

- Reduktion der Inzidenz von Arrhythmien, sowie perioperativer Herzinfarktraten bei intra- und postoperativer PDA nach koronarchirurgischen Eingriffen (messbar als Reduktion des Adrenalinplasmaspiegeles und geringerer Troponinspiegel)
▶ die lumbale PDA führt im Gegensatz zur thorakalen PDA zu einer ausgeprägten Sympathikolyse der unteren Körperhälfte mit reaktiver Steigerung der Sympathikusaktivität in den nicht blockierten **thorakalen** Segmenten → HF ↑ und paradoxe koronare Vasokonstriktion! Zusätzlich kommt es bei der lumbalen Periduralanästhesie beim Erreichen einer Anästhesie in den thorakalen Segmenten zu einem ausgeprägteren venösem Pooling und arterieller Hypotension im Vergleich zur thorakalen PDA
▶ eine lumbale PDA für thorakale oder Oberbauch- Eingriffe erfordert eine höhere LA- Dosis → ↑ Sympathikusblockade (Segmente) und die Rückbildung erfolgt in den oberen Segmenten zuerst

Nachteile
- Hauptgefahr: traumatische Punktion des Rückenmarks
- akzidentelle Duraperforation (0,16–1,3%)
- passagere Parästhesien (0,001–0,2%)

Punktionsort und notwendige Anästhesieausbreitung in Abhängigkeit von dem operativen Eingriff

Region/Indikation	Anästhesieausbreitung	Punktionshöhe
Thorakotomie	Th2–Th8	Th6–Th7
Thorako-abdominal	Th4–Th12	Th7–9
Oberbauch	Th6–Th12	Th8–10
Abdominal. Aorta	Th 8–Th12	Th10–L2
Untere Extremität	Th12–L1	L3–L4

Kombinierte Spinal-, Epiduralanästhesie (CSE)

- kombiniert den Vorteil des schnellen Wirkbeginns der SPA mit der späteren Nachinjektionsmöglichkeit über den liegenden PDK
- **CSE-Sets:**
  - Kanal für Spinalnadel geht durch Tuohy-Nadel, z. B. Durasafe: spezielle 17G Tuohy-Nadel und 110 mm lange 27G Whitacre-Spinalnadel oder anderes Set, z. B. 18G Tuohy-Nadel und 24G Sprotte-Nadel. Nach Aufspritzen der SPA muß zügig der PDK eingelegt und fixiert werden, damit sich die SPA wie gewünscht ausbreitet und nicht zu starke Kreislaufreaktionen eintreten
  - Kanal für Spinalnadel verläuft parallel der Tuohy-Nadel. Der PDK kann über die Tuohy-Nadel eingelegt werden und erst anschließend erfolgt über den 2. Kanal die Spinalpunktion

- der PDK darf frühestens nach vollständiger Fixierung der SPA aufgespritzt werden. Hierbei ist besonders auf **Aspiration und eine Testdosis** von 2–3 ml zu achten, da der PDK auch subdural bzw. subarachnoidal liegen kann

PDA in der Geburtshilfe

- s. Gynäkologie und Geburtshilfe

Epiurale Opioide

Vorteile
- Analgesie ohne motorische Blockade
- Fehlen einer sympathischen Blockade ⇒ keine periphere Vasodilatation
  in Kombination mit Lokalanästhetika
  - weniger Lokalanästhetikaverbrauch
  - verkürzter analgetischer Wirkeintritt
  - verlängerte Wirkdauer
- weniger instrumentelle Entbindungen in der Geburtshilfe

Nachteile
- **frühe und späte Atemdepressionen** (0,1–9%). Auch mehrere Stunden nach Applikation wurden schwere Atemdepressionen beschrieben, bes. bei weniger lipophilen Substanzen wie Morphin. Die Atemdepression ist mit Naloxon antagonisierbar, ohne die Analgesiequalität zu beeinträchtigen ⇒ lange Überwachung notwendig, bes. bei Morphin und Fentanyl. Bei Sufentanil ist eine späte Atemdepression sehr selten (s. Opioide)
  ⇒ keine epiduralen Opioide bei Schlaf-Apnoe-Syndrom oder stark sedierten Patienten
- **Übelkeit und Erbrechen** (40%)
- **Juckreiz:** Morphin 70–100%, Fentanyl 23–43% (weniger Histaminfreisetzung als vorwiegend segmentale Exzitation spinaler Neurone)
- **Harnretention** (15–50% bei lipophilen Opioiden geringer ausgeprägt)

Dosis: verdünnt in 10 ml NaCl 0,9% oder mit Lokalanästhetikum gemischt
- Morphin 1–4 mg (20–100 µg/kg)
- Fentanyl 0,05–0,1 mg (1 µg/kg)
- Alfentanil 0,1–0,5 mg (10 µg/kg)
- **Sufentanil 10–25-(30) µg (0,1–0,4 µg/kg)**
- kein Remifentanil (enthält exzitatorische Aminosäure Glycin)

! Sufenta epidural (1 Amp. à 2 ml = 10 µg Sufentanil) ist bisher in der BRD das einzige zugelassene Opioid für die epidurale Anwendung!

Wirkprofil von Sufentanil und Morphin epidural

	Sufentanil	Morphin
	lipophil	hydrophil
Wirkeintritt	5–7 min	30 min
max. Wirkung	5–30 min	60–90 min
Wirkdauer	3–4 h	8–12 h
Dosis	0,1–0,4 µg/kg	20–100 mg/kg
„Grenzdosis epidural"	30 µg	2–5 mg

Dosisempfehlungen für Sufentanil und Fentanyl epidural

	Sufentanil (µg)	Fentanyl (µg)
postoperativ kontinuierlich	5–10 pro h	20–50 pro h
postoperative Bolusapplikation	17,5–30	(50 bis) 100
geburtshilflich kontinuierlich	?	20 pro h insgesamt 200 (?)
geburtshilfliche Bolusapplikation	7,5 insgesamt 30	100 insgesamt 200 (?)

Clonidin (Catapresan) epidural

- nur bei Normovolämie erlaubt

> **Dosis:**
> - Bolusinjektion > 5 µg/kg (≈ 0,3–0,45 mg/70 kg)
> - Bolusinjektion in Komb. mit Opioid < 5 µg/kg
> - Bolusinjektion > 5 µg/kg 8 und kontinuierliche Zufuhr 20–40 µg/h

NW:
- RR↓ (bei Hypertonikern ausgeprägter)
- Bradykardie
- Sedierung

▶ Cave: nicht bei Patienten applizieren, die auf einen erhöhten Sympathikotonus angewiesen sind!

Kaudalanästhesie/Sakralblock

Indikationen
- anorektale, vaginale Eingriffe (bes. für postop. Schmerztherapie)
- einfache Durchführung bei Säuglingen und Kleinkindern
- „Single shot" oder Kathetertechnik

Leitpunkte/Durchführung
- Punktion des Lig. sacrococcygeum im Hiatus sacralis

Dosis: Erwachsene:
- 20–30 ml Bupivacain 0,25% + Lidocain 2%
  oder
- evtl. 20–30 ml Bupivacain 0,25% + Prilocain 1%

Kinder:
Oberbaucheingriff (→ Th4–6):
- 1,2 ml/kg Bupivacain 0,25%

Unterbaucheingriff, untere Extremität (→ Th10):
- 1 ml/kg Bupivacain 0,25%

Perineal (→ Th12–L1):
- 0,8 ml/kg Bupivacain 0,25%
  oder
- 0,8–1 ml/kg Bupivacain 0,175%
  Herstellung: 7 ml Bupivacain 0,5% auf 20 ml verdünnen
  ⇒ 20 ml Bupivacain 0,175%
- + Sufentanil (0,1–0,4 µg/kg) → längere Analgesiedauer
- evtl. + Clonidin (1–2 µg/kg) → längere Analgesiedauer
- evtl. + Morphin (20–100 µg/kg) → längste Analgesiedauer

max. 2,5 mg/kg Bupivacain

Plexus-cervicalis-Blockade

Indikationen
- Karotis-TEA
- Halsbiopsien
- Op. am Schlüsselbein

Leitpunkte/Durchführung
- Schnittpunkt: Skalenuslücke - Krikoid (entspricht Höhe C6). Der Querfortsatz von C6 ist am leichtesten zu tasten
- Kopf leicht zur Seite gedreht, **Verbindungslinie von Mastoid und Querfortsatz von C6** entlang des lateralen Anteils des M. sternocleidomastoideus **einzeichnen**
- jetzt werden die Querfortsätze von C4, C3 und C2 entlang dieser Linie markiert. Der Querfortsatz von C2 liegt ca. 1,5 cm unter dem Mastoid, die anderen folgen in ca. 1,5 cm Abständen nach kaudal

Oberflächliche Blockade
- N. occipitalis minor (C2), N.auricularis magnus (C2, C3), N. transvs. colli (C2, C3), Nn. supraklaviculares (C3, C4)
- kurze stumpfe 22G Nadel mit Verlängerungsschlauch
- Einstich in Höhe von C5 ca. 0,5–1 cm medial der Verbindungslinie
- nach Durchdringen der Muskelfaszie des M. sternocleidomastoideus ist meist ein leichter Klick zu spüren, nach Aspirationstest Injektion von 2–3 ml Lidocain. Dann Nadel 1–2 cm zurücksetzen und erneuter Aspirationstest und 2–3 ml Lidocain injizieren
- gleiches Vorgehen in kranialer und kaudaler Richtung

Tiefe Blockade (C2–C4)
- spitze 32 mm lange, 23G Nadel mit Verlängerungsschlauch (für C2 evtl. 35 mm Länge)
- Einstich der Nadeln in Höhe von C4 senkrecht zur Haut leicht nach kaudal auf den Querfortsatz zu. Es muß immer ein Knochenkontakt gefühlt werden. Anschließend Positionierung der Nadel bei C3 und C2. Die Nadel bei C2 ist schwieriger zu plazieren und es muß evtl. eine längere Nadel verwendet werden
- alle 3 Nadeln werden in ihrer Position belassen. Nun wird der Verbindungsschlauch auf die Nadel bei C4 aufgesetzt und langsam 5–7 ml Lidocain infiltriert, danach in C3, zuletzt in C2
- da zwischen den Processus transversi eine Verbindung besteht, kann bei schneller Injektion Lokalanästhetikum aus den jeweils anderen Kanülen austreten, was ein Zeichen für deren korrekte Lage ist

> **Dosis:**
> - Lidocain 1,5% mit Adrenalin 1:200.000
>   12–18 ml für oberflächliche Blockade und 15–21 ml für tiefe Blockade
> - Bupivacain 0,5% mit Adrenalin 1:200.000
>   10 ml für oberflächliche Blockade und 15 ml für tiefe Blockade

Spezielle Komplikationen/Anmerkung
- **Phrenikusparese** (häufig), daher **nie beidseitige Blockade!**
- Rekurrensparese (Heiserkeit)
- Horner-Syndrom
- intravasale Injektion: intravenös, intraarteriell→ sofortiger zerebraler Krampfanfall bei intraarterieller Injektion
- totale SPA, hohe PDA

Übersicht periphere Nervenblockaden

Historie

1911 Beschreibung der axillären Plexusblockade durch Hirschel
1911 Beschreibung der supraklavikulären Plexusblockade durch Kulenkampff

1958 Burnham macht den axillären Block wieder populär
1970 Beschreibung des Interskalenusblocks durch Winnie
1995 Beschreibung des vertikalen infraklavikulären Blocks durch Kilka, Geiger und Mehrkens

Plexus-brachialis-Blockade (C5–Th1)

- Truncus superior (C5/6), Truncus medius (C7), Truncus inferior (C8/Th1) ⇒
  - Fasciculus lateralis: vordere Äste des oberen und mittleren Truncus (lat. Anteil N. medianus, N. musculocutaneus)
  - Fasciculus medialis: vorderer Ast des unteren Truncus (med. Anteil N. medianus, N. ulnaris, N. cut. brachii med., N. cut. antebrachii med.),
  - Fasciculus posterior: hintere Äste aller 3 Trunci (N. radialis, N. axillaris)
- der Plexus brachialis ist von einer Faszienhülle umgeben (Ausstülpung der tiefen Halsfaszie)
- die Faszienhülle zieht mit der A. subclavia als Gefäß-Nerven-Scheide in die Axilla
- die Faszienhülle ist durch Septen unterteilt, die Ursache einer lückenhaften oder unzureichenden Anästhesieausbreitung sein können

Austestung der sensiblen Blockade nach Regionalanästhesie anhand von isolierten **sensiblen** oder **motorischen** Innervationsgebieten der entsprechenden Nerven

Sensible Innervationsgebiete

Nerv	Sensibles Innervationsgebiet
N. axillaris	laterale Deltoideus-Region
N. cutaneus brachii medialis	Oberarminnenseite
N. musculocutaneus	Region über den Muskelbauch des M. brachioradialis am Unterarm
N. medianus	Palmarseite des Zeige- und Mittelfingers
N. ulnaris	Haut des kleinen Fingers
N. radialis	Haut über dem Daumengrundgelenk

Regionalanästhesie 201

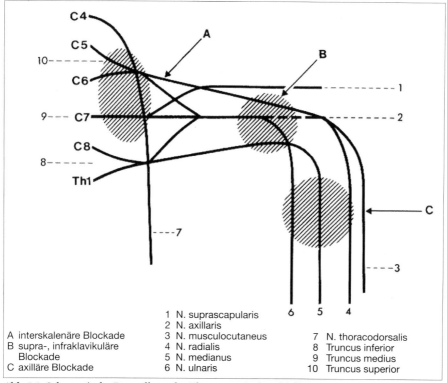

Abb. 9.9. Schematische Darstellung des Plexus cervicobrachialis

A interskalenäre Blockade
B supra-, infraklavikuläre Blockade
C axilläre Blockade

1 N. suprascapularis
2 N. axillaris
3 N. musculocutaneus
4 N. radialis
5 N. medianus
6 N. ulnaris
7 N. thoracodorsalis
8 Truncus inferior
9 Truncus medius
10 Truncus superior

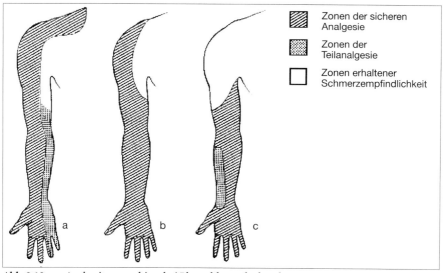

Abb. 9.10a–c. Ausbreitungsgebiete bei Plexusblockade der oberen Extremität a) interskalenäre Blockade, b) klavikuläre Blockade, c) axilläre Blockade

Zonen der sicheren Analgesie
Zonen der Teilanalgesie
Zonen erhaltener Schmerzempfindlichkeit

Allgemeine Anästhesie

Motorische Funktionsprüfung

Nerv	Motorisches Innervationsgebiet
N. axillaris	Abduktion im Schultergelenk
N. musculocutaneus	Beugung im Ellbogengelenk in Supinationsstellung
N. medianus	Abspreizung des Daumens und Pronation des Unterarms, sowie Beugung im Handgelenk
N. ulnaris	Fingerspreizen und Beugung der ulnaren beiden Finger im Grundgelenk sowie ulnar Flexion der Hand
N. radialis	Hand- und Fingerstreckung gegen Widerstand

Lokalisation des Plexus brachialis bzw. des Injektionsortes
- elektrische Nervenstimulation
- mechanische Parästhesieauslösung durch die vorgeschobene Nadel (nach Vorankündigung)
- thermische Parästhesieauslösung mit ca. 2–5 ml kühlschrankkalter Kochsalzlösung (empfiehlt sich bei Positionierung eines Plexuskatheters); sehr unangenehm
- taktile Wahrnehmung (Perforation der Gefäß-Nerven-Scheide wird bei Verwendung einer kurzen, stumpfen Nadel als „Click" oder „Plop" empfunden)
- dopplersonographische Identifikation von A. axillaris, Faszien und Nerven

Nervenstimulator
- Funktionen:
  - Stromstärke (Impulsamplitude): 0–1 mA. Mit Annäherung an den Nerven sinkt die für eine Depolarisation notwendige Stromstärke. Die Stromstärke korreliert mit der Distanz zum Nerven.
  Cave: Stromstärken < 0,2 mA (↑ Gefahr einer Nervenverletzung)
  - Impulsbreite: 0,1, 0,3 und 1 ms. Bei einer Impulsbreite < 0,15 ms werden selektiv motorische Fasern, bei > 0.15 ms sensible Fasern (Parästhesien, Schmerz) stimuliert
  - Impulsfrequenz: 1–2 Hz. Gibt die Häufigkeit der Impulsabfolge pro Sekunde an. Eine höhere Impulsfrequenz läßt eine genauere Lokalisation zu. Bei traumatisierten Patienten sollte evtl. nur 1 Hz verwendet werden, um schmerzhafte Kontraktionen so gering wie möglich zu halten
- klinisches Vorgehen zum Aufsuchen eines gemischten Nerven: initial wird mit einer Stromstärke von 1 mA (Impulsbreite 0,1 ms, Frequenz 2 Hz) gereizt. Beim Annähern an den Nerven wird die Stromstärke auf 0,2–0,3 mA reduziert. Wird hierdurch eine Kontraktion des Kennmuskels ausgelöst zeigt dies eine ausreichende Annäherung der Stimulationskanüle an den Nerven an. Zum Aufsuchen eines rein sensiblen Nerven verwendet man eine Impulsbreite > 0,15 ms. Der Patient verspürt dann Parästhesien im Versorgungsgebiet des Nerven

Kanülentypen
- empfohlen werden „**immobile Nadeln**", d. h. Kanülen mit Verlängerungsschlauch, damit bei der Injektion die Nadel ruhiger gehalten werden kann
- Elektrostimulationskanülen bei Verwendung eines Nervenstimulators
- **kurzgeschliffene** (stumpfe) Kanülen machen zwar die Faszienperforation deutlicher als langgeschliffene (scharfe)
- Plastikkanülen erlauben eine lückenhafte Anästhesie durch Nachinjektion nach ca. 20 min zu komplettieren („Augmentation")

Kanülengrößen
- interskalenär/supraklavikulär: 22 oder 24 G, 2,5–5 cm lange Kanüle
- supraklavikulär: 22 G, 4 cm lange Kanüle
- axillär: 24 G, 2,5–5 cm lange Kanüle oder 18 G, 4,5 cm lange Kanüle mit Katheter

a) Interskalenäre Plexusblockade (Winnie)

Indikationen
- Op. am Schlüsselbein, Schultergelenk, **Schulter, Oberarm** sowie bei Schulterrepositionen und Mobilisation

Leitpunkte/Durchführung
- M. sternocleidomastoideus (zur Identifikation ggf. den zur Gegenseite gedrehten Kopf kurz anheben lassen), Schnittpunkt: Skalenuslücke - Krikoid (Höhe C6)
→ Skalenuslücke kann in tiefer Inspiration besser identifiziert werden!

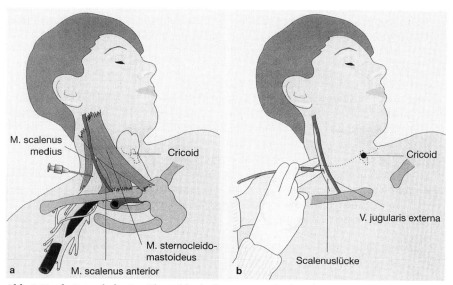

Abb. 9.11a, b. Interskalenäre Plexusblockade *a* Anatomie, *b* Aufsuchen des Plexus mit dem Nervenstimulator [Aus: Larsen R (1999) Anästhesie und Intensivmedizin, 5. Aufl., Springer-Verlag Heidelberg]

- Kopf leicht zur Seite, in Höhe Krikoid Punktionsrichtung rechtwinklig zur Haut nach medial, kaudal (30 ° zur Sagittalebene), gering dorsal auf Querfortsatz C6 zu (1,5–2 cm Tiefe)
▶ Unfähigkeit zur **Abduktion** des Armes nach Blockadesetzen ist ein frühes Zeichen einer erfolgreichen Punktion („deltoid sign")

Spezielle Komplikationen/Anmerkung
- ggf. inkomplette Anästhesie im Innervationsgebiet des N. ulnaris
- totale SPA, hohe PDA, intravasale Injektion → sofortiger zerebraler Krampfanfall bei intraarterieller Injektion
- Pneumothorax (eher selten)
- **ipsilaterale Phrenicusparese** (100%), **Rekurrensparese** (ca. 6,5%), **ipsilaterales Horner-Syndrom** (ca. 13%), ggf. verzögert autretende **Bradykardie** und Blutdruckabfälle, v. a. bei halbsitzender Position (Schultergelenkarthroskopie) aufgrund des Bezold-Jarisch-Reflexes
▶ daher **nie beidseitige Blockade**
▶ 22 oder 24 G, 2,5–5 cm lange Kanüle

b) **Supraklavikuläre Plexusblockade** (Kulenkampff)

Indikationen
- Op. am Oberarm, Unterarm und Hand

Leitpunkte/Durchführung
- Skalenuslücke (M. scalenus anterior und medius), 1. Rippe, Klavikulamitte
- **Kulenkampff:** in der Skalenuslücke, unmittelbar über der A. subclavia bzw. **1–1,5 cm über Klavikulamitte**; rechtwinklig in Richtung auf die 1. Rippe

Modifikationen
- a) „Perivaskulärblock":
  1–1,5 cm lateral des M. sternocleidomastoideus, über A. subclavia bzw. **2 cm über Klavikula**; kaudal und **nach lateral**, d. h. parallel dem Verlauf der Skalenusmuskulatur
- b) paraskalenäre Technik:
  1–1,5 cm lateral des M. sternocleidomastoideus, über A. subclavia bzw. **1,5 cm über Klavikula**; kaudal und **nach medial**
- c) lotrechte („plumb pob") Methode nach Brown (1993):
  Punktion durch den lateralen Muskelansatz des M. sternocleidomastoideus unmittelbar über der Klavikula in streng **lotrechter Richtung**

Spezielle Komplikationen/Anmerkung
- Pneumothorax (0,6–6% klinisch, bis zu 25% radiologisch)
- **Stellatumblockade mit Horner-Syndrom** (Miose, Ptose, Enophthalmus),
- Phrenikusparese, Punktion der A. subclavia
▶ 22 G, 4 cm lange Kanüle
▶ ohne Parästhesie bzw. positivem Nervenstimulationsbefund keine Anästhesie
- Th1-Segment häufig mitblockiert

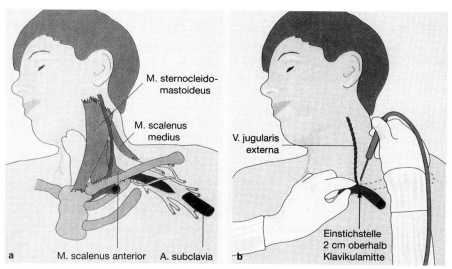

Abb. 9.12a, b. Supraklavikuläre Plexusblockade *a* Anatomie, b Aufsuchen des Plexus mit dem Nervenstimulator über der 1. Rippe. [Aus: Larsen R (1999) Anästhesie und Intensivmedizin, 5. Aufl., Springer-Verlag Heidelberg]

c) Vertikale infraklavikuläre Plexusblockade (VIB) nach Kilka und Mehrkens

Indikationen
- Op. am Oberarm, Unterarm und Hand

Leitpunkte/Durchführung
- Mitte der Strecke **Fossa jugularis** und **vorderer** Akromionspitze direkt infraklavikulär **senkrecht** zur Unterlage mit Nervenstimulator
- Kontakt der Nadel (z. B. 5 cm lange 22 G kurzgeschliffene Pencil-point-Nadel) mit dem Plexus in einer Tiefe von 2–3–4,5 cm → Nervenstimulator ist obligat (0,3–0,5 mA)
- ▶ es sollte zur Steigerung der Erfolgsrate der posteriore Faszikel stimuliert werden, d.h Nadelkorrektur nach **lateral**, falls der laterale Faszikel stimuliert wird → Beugung im **Ellbogengelenk und Pronation** im **Unterarmbereich** (der laterale Faszikel liegt bei diesem Punktionsort noch medial des posterioren)

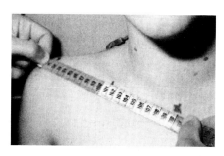

Abb. 9.13. Vertikale infraklavikuläre Plexusblockade, Markierung der Punktionsstelle [Aus: Larsen R (1999) Anästhesie und Intensivmedizin, 5. Aufl., Springer-Verlag Heidelberg]

Spezielle Komplikationen/Anmerkung
- geringe Pneumothoraxgefahr: Schutz durch 1. Rippe
- ≈ 5% Versager, ≈ 10–30% Punktion der axillären Gefäße ohne weitere Komplikation
- Horner-Syndrom (1–6,9%)

Vorteil
im Vergleich zum axillären Block höhere Rate an **kompletten Blockaden** (ca. 88% vs. 70%) und **schnellere Anschlagszeit** (14 min vs. 20–30 min)

d) Axilläre Plexusblockade (Hirschel)

Indikationen
- Op. am Unterarm und Hand sowie postoperative Analgesie oder Sympathikolyse am Arm (Kathetertechnik)

Leitpunkte/Durchführung
- Arm um 90 ° abduziert und nach außen rotiert
- möglichst proximale Punktion über A. axillaris in der Achselhöhle bzw. in der Lücke zwischen den M. coracobrachialis und A. axillaris, in Längsrichtung parallel zur Arterie in einem Winkel von 30 ° nach kranial, ggf. Verspüren eines „Klick" bei Penetration der Gefäß-Nervenscheide
▶ die **transarterielle Punktion** (d. h. obligates Durchstechen der A. axillaris und Injektion je der halben Dosis vor und hinter die Arterie) führt ebenfalls zu guten Ergebnissen, es besteht jedoch die Gefahr, daß ein entstehendes Hämatom den Plexus komprimiert und die Qualität des Blocks mindert

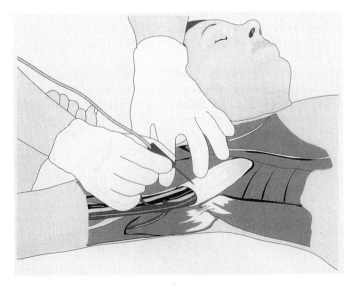

Abb. 9.14. Axilläre Plexusblockade. [Aus: Larsen R (1999) Anästhesie und Intensivmedizin, 5. Aufl., Springer-Verlag Heidelberg]

Spezielle Komplikationen/Anmerkung
- oft **radiale „Lücke"** (C5–C6) bzw. inkomplette Anästhesie im Bereich des N. musculocutaneus mit noch bestehender Beugefähigkeit im Ellbogengelenk; nie Th1-Segment und Oberarmaußenseite anästhesiert
- intravasale Injektion, Nervenläsion (extrem selten)
- wegen geringerer Nebenwirkungen als die infra- und supraklavikulären Blockaden bes. für den ambulanten Bereich geeignet
- ▶ 24 G, 2,5–5 cm lange Kanüle oder 18 G, 4,5 cm lange Kanüle mit Katheter
- Kontrolle der korrekten Punktion mittels Nervenstimulator, leichter Widerstand beim Spritzen des LA
- bessere, gleichmäßigere Ausbreitung des LA nach Adduktion des Armes während des Aufspritzens (Abduktion → Kompression der Gefäß-Nerven-Scheide durch den Humeruskopf)
- ▶ auf ein Oberarm-Tourniquet sollte verzichtet werden, da es den Erfolg nicht verbessert und und tourniquetbedingte Parästhesien fehlgedeutet werden können
- eine Technik mit **multiplen Injektionen** (mehrfache Punktion der Gefäß-Nerven-Scheide) erfordert zwar mehr Zeit, führt aber oft schneller zum gewünschten Erfolg
- mind. 40–45 ml LA notwendig

Plexusblockaden a–d

> **Dosis: Gesamtvolumen 40–60 ml**
> z. B. **40** ml bei interskalenärer, **40–50** ml bei supraklavikulärer Blockade, 40–60 ml bei axillärer Blockade, z. B.
> - 40 ml Prilocain 2% oder 60 ml Prilocain 1%
> - Verhältnis 1:1 Lidocain 2% + Bupivacain 0,5% (>3 h)
> - Verhältnis 1:1–3:1 Prilocain 1% + Bupivacain 0,5% (>3 h)
> - Chlorprocain 3% (<1 h)
> - Etidocain 1% oder Prilocain 1% (>3 h)
> - Bupivacain 0,25–0,5% (>3 h)
> - Lidocain 1% (ca. 2 h)
> - Ropivacain 0,2% (ca. 3–4 h)
> - ▶ bei Kindern 1%ige Lösungen von mittellang wirksamen LA (0,5–0,75 ml/kgKG)

Abhängigkeit der Lokalanästhetikamenge bei der axillären Plexusanästhesie vom Alter bzw. Körpergröße

Alter	Volumen (ml)	Volumen (ml)
0–4 Jahre	Größe (in cm) : 12	(75 + Alter x 6) : 12
5–8 Jahre	Größe (in cm) : 10	(75 + Alter x 6) : 10
9–16 Jahre	Größe (in cm) : 7	(75 + Alter x 6) : 7

- ▶ die richtige Lage der Punktionsnadel oder des Katheters kann bei der Plexusanästhesie durch die Applikation von kühlschrankkalter 0,9%iger NaCl-Lösung verifiziert werden → zeitlich nur leicht verzögertes **Auslösen** von **thermischen Parästhesien**
- ▶ Zeitbedarf für die Ausbildung eines axillären Blocks liegt zwischen 30–45 min
- ▶ **Beschleunigung des Wirkeintritts** der Plexusblockade durch
  - kontinuierliches Zusammendrückenlassen eines Handballs (z. B. von der Blutdruckmanschette)
  - durch Alkalisierung der LA-Lösung mit 8,4%igem Natriumbikarbonat (Verhältnis meist 1:10 wie z. B. **Mepivacain oder Prilocain 1%** 10 ml und 1 ml $NaHCO_3$ 8,4% oder **Bupivacain 0,25/0,5%** 10 ml und nur 0,024/0,012 ml $NaHCO_3$ 8,4%)
  - durch Erwärmen der LA-Lösung auf Körpertemperatur

Dauer der Plexusblockade
- Bupivacain 10–16 h
- Mepivacain und Prilocain 3–4 h
- Lidocain 2–3 h

Kontraindikationen für Plexusblockade
- Pyodermie, nicht kooperativer Patient oder Kleinkind
- für axillären Block: nicht abduzierbarer Arm, hämorrhagische Diathese (bei akzidenteller Arterienpunktion)

Qualität der Plexusblockaden
- ca. 75%: Eingriff allein in Plexusanästhesie durchführbar
- ca. 15–20%: Eingriff erfordert Ergänzung durch Analgetikum oder zusätzliche Blockadetechnik
- ca. 5–10%: kein Erfolg, Allgemeinnarkose erforderlich

Plexus lumbosacralis (3-in-1-Block)

Historie

1973   Einführung des 3-in-1-Blocks durch Winnie
1980   Einführung des kontinuierlichen 3-in-1-Katheters durch Rosenblatt

Inguinale Blockade des Plexus lumbalis: N. femoralis (L1/2–4), N. cutaneus femoralis lateralis (L2–3), N. obturatorius (L2–4)

Indikationen
- zur Lagerung bei Schenkelhalsfraktur
- in Kombination mit Ischiadikusblockade für Operationen am Bein
- in Kombination mit Allgemeinanästhesie oder PDA bei TUR-B

Leitpunkte/Durchführung
- 2–3 cm unterhalb des Leistenbandes
- 1–1,5 cm lateral der A. femoralis in kranialer Richtung (30 ° zur Haut)

> **!** IVAN (von Innen: Vene, Arterie, Nerv)

> **Dosis:**
> - **für kurze Eingriffe:** 20–30 ml Lidocain 1–1,5% oder 15 ml Prilocain 2%
> - **für längere Eingriffe:** 20 ml Bupivacain 0,5%, Etidocain 1% oder Ropivacain 0,2%

Spezielle Komplikationen/Anmerkung
▶ 22 G, 5 cm lange Kanüle mit Nervenstimulator („tanzende Patella") Mißerfolgsrate mit Nervenstimulator bei 6%
▶ ob der N. obturatoius mitblockiert wird, bleibt fraglich

Ischiadikusblockade

Historie

1923   Erstbeschreibung des posterioren Zuganges durch Härtel, Crill und später Labat
1944   lateraler Zugang durch Molesworth
1963   anteriorer Zugang durch Beck

Indikationen
- Op. am Fußrücken oder lateralem Unterschenkel (L5/S1-Segment)

Leitpunkte/Durchführung
- posteriorer Zugang in Seitenlage (transgluteal): Verbindungslinie Troch. major – Spina iliaca sup. posterior, davon Mittelsenkrechte auf Linie Troch. major – Hiatus sacralis
- posteriorer Zugang in Rückenlage: 90° Beugung im Hüftgelenk: Streckenhalbierende von Troch. major – Tuber ossis ischii
- anteriorer Zugang in Rückenlage: Linie Spina iliaca ant. sup – Tuber os pubis → Senkrechte vom medialen Drittel auf Linie Troch. major zu Troch. minor
- lateralen Zugang in Rückenlage: 3 cm dorsal und 2 cm kaudal der kranialen Begrenzung des Troch. major

> **Dosis:**
> - **für kurze Eingriffe:** 20–40 ml Lidocain 1–1,5%
> - **für längere Eingriffe:** 20–40 ml Bupivacain 0,5%, Etidocain 1% oder Ropivacain 0,2%

Spezielle Komplikationen/Anmerkung
▶ Nadel: 22 G, 9 cm lange Kanüle

Psoas-Kompartmentblock

1976 Chayen führt die Psoas-Blockade mittels Widerstandverlust-Methode ein

Indikationen
- Schmerztherapie bei Lumbago
- Operationen am Unterschenkel; bei Blutsperre oder für Operationen am gesamten Bein zusätzlich Ischiadikusblockade

Leitpunkte/Durchführung
- Seitenlagerung des Patienten mit angezogenen Beinen, zu anästhesierende Seite befindet sich oben
- Punktion in streng sagittaler Ebene Richtung Psoasloge (vom Dornfortsatz LW 4 3 cm interspinal nach kaudal und im rechten Winkel 5 cm nach lateral)
- primär Aufsuchen des Kontaktes des 5. Lendenwirbelquerfortsatzes, anschließend Nadel zurückziehen und nach kranial über den Querfortsatz vorschieben.
▶ Widerstandverlust (Passage des M. quadratus lumborum) und Muskelkontraktionen des M. quadriceps nach Stimulation des N. femoralis bei <0,3 mA zeigt die richtige Nadelposition an

> **Dosis:**
> - 5 ml Testdosis zum Ausschluß einer intraspinalen Lage; anschließend 40 ml Lokalanästhetikum
> - zur Schmerztherapie meist 10–15 ml Bupivacain 0,125–0,25% ausreichend

Spez. Komplikationen/Anmerkung
▶ Stimulationskanüle: 19,5 G, 12 cm lange Kanüle

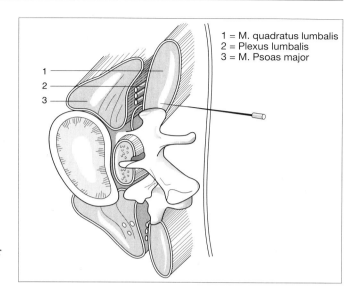

Abb. 9.15. Anatomischer Querschnitt der dorsalen Lendenwirbelmuskulatur

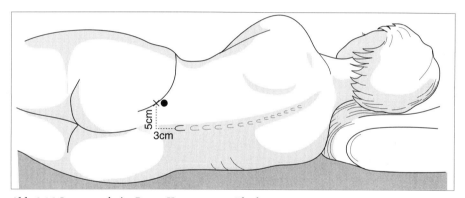

Abb. 9.16. Lagerung beim Psoas-Kompatment-Block

i.v.-Regionale (Bier-Block)

Historie

1908   erste i.v.-Regionalanästhesie durch **Bier** mit Procain
1963   Wiedereinführung in klin. Praxis durch Tires und Homes

Indikationen
- Betäubung einer Extremität (einfaches und bei Beachtung einiger Besonderheiten sicheres Anästhesieverfahren)

Leitpunkte/Durchführung
- Anlegen einer Blutsperre mit Doppelmanschette (erst proximale, später distale Manschette aufblasen)
- 50–100 mmHg über systolischen Blutdruck

> **Dosis:** • 0,5–1,0% Prilocain oder 0,5% Lidocain
> **Volumen:**
> • **obere Extremität:** 40–60 ml bzw. 1 ml/kg bei muskulären Unterarm
> • **untere Extremität:** 60 ml
> • **Kinder:** (4–12 J): 8–25 ml je nach Alter und Größe der oberen Extremität

Spezielle Komplikationen/Anmerkung
- max. Dauer der Blutsperre: 1,5–**2,0 h**
- frühestes Ablassen der Blutdruckmanschette **30 min** nach Injektion
  → Testablassen: nach 30 s Manschette wieder aufblasen, zyklisches Entlasten

> **! Cave:**
> LA-Intoxikation bei Prilocain: Methämoglobinämie → 2% Methylenblau 1–3 mg/kg (ca. 10 ml)

Periphere Nervenblockaden

N. ulnaris

A. im Ellenbogenbereich
B. im Handwurzelbereich

Indikationen
- Ergänzung von Plexusanästhesien
- Op. im Versorgungsgebiet des betreffenden Nerven

Leitpunkte/Durchführung
A. Ellenbogenbereich
- Leitpunkte: Epicondylus med. humeri, Olecranon
- Punktion: 1–2 cm prox. des im Sulcus N. ulnaris getasteten N. ulnaris; Kanüle in Richtung Humeruslängsachse 1–2 cm tief einführen

B. Handwurzelbereich
- Leitpunkte: Sehne des M. flexor carpi ulnaris
- Punktion unmittelbar beidseits der Sehne des **M. flexor carpi ulnaris,** Kanüle senkrecht zur Haut 0,5–1 cm tief einführen, bei Widerstand 2 mm zurückziehen

> **Dosis:** 3–5 ml Prilocain 1%, Bupivacain 0,5% oder Ropivacain 0,2%

N. medianus

A. im Ellenbogenbereich
B. im Handwurzelbereich

Indikationen
- Ergänzung von Plexusanästhesien
- Op. im Versorgungsgebiet des betreffenden Nerven

Leitpunkte/Durchführung
A. Ellenbogenbereich
- unmittelbar medial der A. brachialis auf der Verbindungslinie zw. Epicondylus medialis und lateralis humeri, Kanüle 5 mm tief einführen

B. Handwurzelbereich
- in Höhe des Handgelenkes unmittelbar beidseits der Sehne des M. palmaris longus Kanüle senkrecht zur Haut 0,5–1 cm tief einführen, bei Widerstand 2 mm zurückziehen

Dosis: 3–5 ml Prilocain 1%, Bupivacain 0,5% oder Ropivacain 0,2%

N. radialis

A. im Ellenbogenbereich
B. im Handwurzelbereich

Indikationen
- Ergänzung von Plexusanästhesien
- Op. im Versorgungsgebiet des betreffenden Nerven

Leitpunkte/Durchführung
A. Ellenbogenbereich
- Punktion in die Furche zwischen M. brachioradialis und Bizepssehne in Höhe des Ellenbogengelenkes
  Kanüle in Richtung auf den lateralen Rand des Epicondylus lateralis humeri

B. Handwurzelbereich
- etwa 1 cm radial von der tastbaren A. radialis, Kanülenführung parallel zur Handwurzel über die radiale und ulnare Seite (wegen anatom. Variation)

Dosis: 3–5 ml Prilocain 1%, Bupivacain 0,5% oder Ropivacain 0,2%

Fußblock

Indikationen
- Operation im Fußsohlen- und Zehenbereich

Leitpunkte/Durchführung
1. Punktion beidseits der A. tibialis in Höhe des Innenknöchels; Kanüle senkrecht zu Haut einstechen und 0,5–2 cm vorschieben
2. Blockade den N. peronaeus profundus durch Injektion von LA um die A. dorsalis pedis in Höhe des oberen Sprunggelenkes
3. Blockade der oberflächlichen N. saphenus, N. suralis und N. peronaeus superficialis durch subkutanen Ringwall ca. 2–3 cm oberhalb des Sprunggelenks

> **Dosis:**
> - Je 2–3 ml Prilocain 1% oder Bupivacain 0,5%
> - für Ringwall 10–20 ml Prilocain 1% oder Bupivacain 0,25–0,5%

Übersicht periphere Nervenblockaden

Plexus brachialis (C5-Th1), Truncus superior (C5/6), Tr. medius (C7), Tr. inferior (C8/Th1) ⇒ Fasciculus lateralis: vordere Äste des oberen und mittleren Truncus (lat. Anteil N. medianus, N. musculocutaneus), Fasciculus medialis: vordere Ast des unteren Truncus (med. Anteil N. medianus, N. ulnaris, N. cut. brachii med., N. cut. antebrachii med.), Fasciculus posterior: hintere Äste aller 3 Trunci (N. radialis, N. axillaris)

Nervenblockadeort	Indikationen	Leitpunkte/Durchführung	Dosis	Spezielle Komplikationen/Anmerkung
a) **Interskalenäre Plexusblockade (Winnie)**	OP am Schlüsselbein, Schulter, Oberarm, Schultergelenk Schulterrepositionen und Mobilisation	M. sternocleidomastoideus, Schnittpunkt: Skalenuslücke – Krikoid (Höhe C6), → Skalenuslücke kann in tiefer Inspiration besser identifiziert werden! Kopf leicht zur Seite, in Höhe Krikoid nach medial, kaudal (30° zur Sagittalebene), gering dorsal auf Querfortsatz C6 zu (1,5–2 cm Tiefe)	• **Gesamtvolumen 40–60 ml** z. B. **40 ml** bei interskalenärer, **40 ml** bei supraklavikulärer, 40–60 ml bei axillärer Blockade • **40 ml** Prilocain 2% bzw. 60 ml Prilocain 1% • Verhältnis 1:1 Lidocain 2% + Bupivacain 0,5% (> 3h)	ggf. inkomplette Anästhesie im Innervationsgebiet des N.ulnaris Totale SPA, hohe PDA, intravasale Injektion → sofortiger zerebraler Krampfanfall bei i.a.-Injektion, ipsilaterale Phrenikusparese (100%), Rekurrensparese (ca. 6,5%), ipsilaterales Horner-Syndrom (ca.13%), ggf. verzögert auftretende Bradykardie (Bezold-Jarisch-Reflex) NIE beidseitige Blockade! ▲ 22 oder 24 G, 2,5–5 cm lange Kanüle
b) **Supraklavikuläre Plexusblockade (Kulenkampff)**	OP am Oberarm, Unterarm und Hand	Skalenuslücke (M.scalenus anterior und medius), 1. Rippe, Klavikulamitte **Kulenkampff** in der Skalenuslücke, unmittelbar über der A. subclavia bzw. **1–1,5 cm über Klavikulamitte**; rechtwinklig in Richtung auf die 1.Rippe **Modifikationen** a) „Perivaskulärblock": 1–1,5 cm lateral des M. sternocleidomastoideus, über A. subclavia bzw. **2 cm über Klavikula**; kaudal und **nach lateral**, d. h. parallel dem Verlauf der Skalenmuskulatur b) paraskalenäre Technik: 1–1,5 cm lateral des M. sternocleidomastoideus, über A. subclavia bzw. **1,5 cm über Klavikula**; kaudal und **nach medial** c) lotrechte („plumb pob") Methode nach Brown (1993): Punktion durch den lateralen Muskelansatz des M. sternocleidomastoideus unmittelbar über der Klavikula in streng **lotrechter Richtung**	• Verhältnis 1:1–3:1 Prilocain 1% + Bupivacain 0,5% (> 3h) • Chloroprocain 3% (> 1h) Etidocain 1% oder Prilocain 1% (> 3h) • Bupivacain 0,5% (> 3h) • Lidocain 1% (ca. 2h) • Ropivacain 0,2% (ca. 3–4 h)	**Pneumothorax, Stellatumblockade mit** Horner-Syndrom (Miose, Ptose, Enophthalmus), Phrenikusparese, Punktion der A. subclavia 22 G, 4 cm lange Kanüle; ohne Parästhesie keine Anästhesie, Th1-Segment häufig mitblockiert ▲ 22 G, 4 cm lange Kanüle

Übersicht periphere Nervenblockaden (Fortsetzung)

Nervenblockadeort	Indikationen	Leitpunkte/Durchführung	Dosis	Spezielle Komplikationen/Anmerkung
c) **Vertikale infraklavikuläre Plexusblockade**	OP am Oberarm, Unterarm und Hand	Mitte der Strecke **Fossa jugularis** und direkt infraklavikulär **senkrecht** zur Unterlage mit Nervenstimulator Kontakt der Nadel (z. B. 5 cm lange 22 G kurzgeschliffene Pencil-point-Nadel mit dem Plexus in einer Tiefe von 2–3–4,5 cm → Nervenstimulator ist obligat (0,3–0,5 mA)		geringe Pneumothoraxgefahr: Schutz durch 1. Rippe, Horner-Syndrom (1–6,9%), 5,2% Versager, 10,3% Punktion der axillären Gefäße ohne weitere Komplikationen
d) **Axilläre Plexusblockade** (nach Hirschel)	OP am Unterarm und Hand	Arm um 90° abduziert, nach außen rotiert, möglichst proximale Punktion über A. axillaris in der Achselhöhle bzw. in der Lücke zwischen den M. coracobrachialis und A. axillaris, in Längsrichtung parallel zur Arterie in einem Winkel von 30° nach kranial ggf. Verspüren eines „Klick" bei Penetration der Gefäß-Nerven-Scheide ▲ die **transarterielle Punktion** (d. h. obligates Durchstehen der A. axillaris und Injektion je der halben Dosis vor und hinter die Arterie) führt ebenfalls zu guten Ergebnissen, es besteht jedoch die Gefahr, daß ein entstehendes Hämatom den Plexus komprimiert und die Qualität des Blocks mindert		oft radiale „Lücke" (C5–C6); bzw. inkomplete Anästhesie im Bereich des N. musculocutaneus mit noch bestehender Beugefähigkeit im Ellbogengelenk; nie Th1-Segment und Oberarmaußenseite anästhesiert. Intravasale Injektion, Nervenläsion (extrem selten) ▲ 24 G, 2,5–5 cm lange Kanüle oder 18 G, 4,5 cm lange Kanüle mit Katheter, Kontrolle der korrekten Punktion mittels Nervenstimulator bessere, gleichmäßigere Ausbreitung des LA nach Adduktion des Armes während des Aufspritzens (Abduktion → Kompression der Gefäß-Nerven-Scheide durch den Humeruskopf) ▲ auf ein Oberarm-Tourniquet sollte verzichtet werden, da es den Erfolg nicht verbessert und Tourniquetbedingte Parästhesien fehlgedeutet werden können • eine Technik mit **multiplen Injektionen** (mehrfache Punktion der Gefäß-Nerven-Scheide) erfordert zwar mehr Zeit, führt aber oft schneller zum gewünschten Erfolg, leichter Widerstand beim Spritzen des LA

Übersicht periphere Nervenblockaden (Fortsetzung)

Nervenblockadeort	Indikationen	Leitpunkte/Durchführung	Dosis	Spezielle Komplikationen/Anmerkung
Plexus lumbosacralis				
Inguinale Blockade des Pl. lumbalis: 3-in-1-Block (N. femoralis (L2–4), N. cutaneus femoralis lateralis (L2–3), N. obturatorius (L2–4))	Lagerung bei Schenkelhalsfraktur, Komb. mit Ischadikusblock für Op. am Bein, Komb. mit Allgemeinanästhesie oder PDA bei TUR-B	unterhalb des Leistenbandes, 1–1,5 cm lateral der A. femoralis in leicht kranialer Richtung ▶ IVAN (von Innen: Vene, Arterie, Nerv) Bupivacain 0,5% oder Etidocain 1% für längere Eingriffe	20–30 ml Lidocain 1–1,5% oder 15 ml Prilocain 2% für kurze Eingriffe,	22 G, 5 cm lange Kanüle mit Nervenstimulator
Ischiadikusblockade				
1923 Erstbeschreibung des posterioren Zuganges durch Härtel, Crill und später Labat 1944 lateraler Zugang durch Molesworth 1963 anteriorer Zugang durch Beck	Op. am Fußrücken oder lateralem Unterschenkel (L5/S1-Segment)	• posteriorer Zugang in Seitenlage (Verbindungslinie Troch. major - Spina iliaca sup.post, davon Mittelsenkrechte auf Linie Troch.major – Hiatus sacralis) • posteriorer Zugang in Rückenlage (90° Beugung im Hüftgelenk: Streckenhalbierende von Troch. major – Tuber ossis ischii) • anteriorer Zugang in Rückenlage (Linie Spina iliaca ant. sup. – Tuber os pubis → Senkrechte vom medialen Drittel auf Linie Troch. major zu Troch. minor) • lateralen Zugang in Rückenlage (3 cm dorsal und 2 cm kaudal der kranialen Begrenzung des Troch. major)	Volumen: 20–40 ml LA: Lidocain 1–1,5% für kurze Eingriffe, Bupivacain 0,5% oder Etidocain 1% für längere Eingriffe	Nadel: 22 G, 9 cm lange Kanüle Komplikationen: akute toxische Reaktion, intraneurale Injektion

Übersicht periphere Nervenblockaden (Fortsetzung)

Nervenblockadeort	Indikationen	Leitpunkte/Durchführung	Dosis	Spezielle Komplikationen/Anmerkung
i.v.-Regionale				
1908 erste i.v.-Regionalanästhesie durch Bier mit Procain 1963 Wiedereinführung in klin. Praxis durch Tires und Homes	Betäubung einer Extremität (einfaches und bei Beachtung einiger Besonderheiten sicheres Anästhesieverfahren)	Anlegen einer Blutsperre mit Doppelmanschette (erst proximale, später distale Manschette aufblasen) 50–100 mmHg über systolischen Blutdruck	0,5–1,0% Prilocain oder 0,5% Lidocain; Volumen: • obere Extremität: 40–60 ml bzw. 1 ml/kg bei muskulären Unterarm • untere Extremität: 60 ml oder bei Kinder (4–12 J): 8–25 ml je nach Alter und Größe der oberen Extremität	Max. Dauer der Blutsperre: 1,5–2,0 h. Frühestes Ablassen der Blutdruckmanschette 30 min → Testablassen: nach 30 s Manschette wieder aufblasen, zyklisches Entlasten. **Cave:** LA-Intoxikation bei Prilocain: Methämoglobinämie → 2% Methylenblau 1–3 mg/kg (ca. 10 ml)
Periphere Nervenblockaden				
N. ulnaris A. im Ellenbogenbereich B. im Handwurzelbereich	Ergänzung von Plexusanästhesien bzw. therapeut. oder Op. im Versorgungsgebiet des betr. Nerven	A Leitpunkte Epicondylus med. humeri, Olecranon. Punktion: 1–2 cm prox. des im Sulcus n. ulnaris getasteten N. ulnaris; Kanüle in Richtung Humeruslängsachse 1–2 cm tief einführen. B Leitpunkte: Sehne des M. flexor carpi ulnaris Punktion unmittelbar beidseits der Sehne des M. flexor carpi ulnaris; Kanüle senkrecht zur Haut 0,5–1 cm tief einführen, bei Widerstand 2 mm zurückziehen	3–5 ml Prilocain 1% oder Bupivacain 0,5%	
N. medianus A. im Ellenbogenbereich B. im Handwurzelbereich	Ergänzung von Plexusanästhesien bzw. therapeut. oder Op. im Versorgungsgebiet des betr. Nerven	A unmittelbar medial der A. brachialis auf der Verbindungslinie zw. Epicondyli medialis und lateralis humeri, Kanüle 5 mm tief einführen B in Höhe des Handgelenkes unmittelbar bds. der Sehne des M. palmaris longus Kanüle senkrecht zur Haut 0,5–1 cm tief einführen, bei Widerstand 2 mm zurückziehen	3–5 ml Prilocain 1% oder Bupivacain 0,5%	

Übersicht periphere Nervenblockaden (Fortsetzung)

Nervenblockadeort	Indikationen	Leitpunkte/Durchführung	Dosis	Spezielle Komplikationen/Anmerkung
Periphere Nervenblockaden				
N. radialis A. im Ellenbogenbereich B. im Handwurzelbereich	Ergänzung von Plexusanästhesien bzw. therapeut. oder Op. im Versorgungsgebiet des betr. Nerven	A Punktion in die Furche zw. M. brachioradialis und Bizepssehne in Höhe des Ellenbogengelenkes; Kanüle in Richtung auf den lateralen Rand des Epicondylus lateralis humeri B etwa 1 cm radial von der tastbaren A. radialis, Kanülenführung parallel zur Handwurzel über die radiale und ulnare Seite (wegen anatom. Variation)		
Fußblock	Operation im Fußsohlen und Zehenbereich	1 Punktion beidseits der A. tibialis in Höhe des Innenknöchels; Kanüle senkrecht zu Haut einstechen und 0,5–2 cm vorschieben 2 Blockade den N. peroneus profundus durch Injektion von LA um die A. dorsalis pedis in Höhe des oberen Sprunggelenkes 3 Blockade der oberflächlichen N. saphenus, N. suralis und N. peroneus superficialis durch subkutanen Ringwall	Je 2–3 ml Prilocain 1% oder Bupivacain 0,5% für Ringwall 10–20 ml Prilocain 1% oder Bupivacain 0,25–0,5%	

10 Monitoring

Allgemeine klinische Überwachungsmethoden

- Inspektion
- Palpation
- Auskultation
- Perkussion

EKG-Monitoring

- Standardmonitoring bei jeder Narkose
- Überwachung von Herzfrequenz, Rhythmus und Myokardischämien

Herzfrequenz, -rhythmus

- kontinuierliche Überwachung
- bei herzgesunden Patienten Standardableitungen nach Einthofen (I, II, III)

Myokardischämien (ischämische ST-Streckenveränderungen)

- die ST-Strecke beginnt nach dem J-Punkt (Ende des QRS-Komplexes) und dauert 60–80 ms
- eine pathologische ST-Senkung liegt vor bei Veränderungen > 0,05 mV in der Extremitätenableitung und > 0,1 mV in der Brustwandableitung
- ein präkordiales EKG mit den **Ableitung II oder V_5** reicht aus, um **transmurale Ischämien im anterolateralen oder inferioren** Bereich zu erkennen (80% der Myokardischämien), ist aber ungeeignet, um eine subendokardiale Ischämie, bes. im Bereich der Hinterwand des linken Ventrikels, zu erfassen. Da der linke Ventrikel für subendokardiale Ischämien am anfälligsten ist, läßt sich durch die üblichen EKG-Ableitungen eine Ischämie in diesem Bereich nur schwer erkennen. Zur **Überwachung der Hinterwand,** daher
- Abl. II, V_5 + V_4 oder
  Poor man´s V_5 EKG-Modifikation nach Kaplan (Ableitung I und Elektrode in V_5-Position und Elektrode am rechten Manubrium oder unter rechtem Schulterblatt) kann **ca. 96% der Myokardischämien** anhand von ischämischen ST-Streckenveränderungen **nachweisen**

Allgemeine Anästhesie

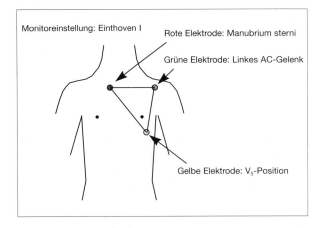

Abb. 10.1. Poor man's V_5 EKG-Modifikation nach Kaplan

- von einigen Autoren wird auch eine kontinuierliche EKG-Überwachung mit 12 Ableitungen (I, II, III, aVF, aVR, aVL, V_{1-6}) empfohlen, um intraoperative Myokardischämien zu entdecken

Pulsoxymeter

- Standardmonitoring
- 1972 von Takuo Aoyagi entwickelt
- nichtinvasives Meßverfahren zur kontinuierlichen Bestimmung der **partiellen Sauerstoffsättigung (p_SO_2)**, mit einer Fehlerbreite von ca. 2% bei p_SO_2-Werten > 70%
- Kombination von Plethysmographie (Registrierung einer peripheren Pulswelle) und spektrometrischer Oxymetrie
- Pulsoxymeter messen die Absorption von Licht mit **nur 2 Wellenlängen** (Rotlicht: 660 nm und Infrarotlicht: 940 nm)
- gemessen wird die **Differenz zwischen Absorption während der Diastole** (venöses Blut, Gewebe, Knochen, Pigmente) **und** dem **Spitzenwert während der Systole** (es wird unterstellt, daß der Absorptionsanstieg während der Systole nur durch arterielles Blut verursacht wird)
- Einsatz als Transmissions- oder Reflexionspulsoxymeter
- **Meßprinzip** beruht darauf, daß –
  - **des**oxygeniertes Hämoglobin (Hb) im **Infrarotbereich (≈ 940 nm) weniger** absorbiert wird als oxygeniertes Hb bzw.
  - **oxygeniertes** Hämoglobin im **Rotbereich (≈ 660 nm) weniger** Absorption als desoxygeniertes (=reduziertes) Hb zeigt!

> **Anmerkung:**
> - Bei einer Wellenlänge von 506 nm absorbiert oxygeniertes und desoxygeniertes Hämoglobin das emittierte Licht gleich
> - HbO_2 (Oxyhämoglobin): Absorptionsmaximum bei 560 und 590 nm
> - Bilirubin: Absorptionsmaximum bei 460 nm (350–550 nm)

Partielle oder funktionelle Sättigung (p_sO_2)

- der prozentuale Anteil des oxygenierten Hämoglobins (HbO_2) **zur Summe von Oxy- und Desoxyhämoglobin** wird als **partielle** oder funktionelle Sättigung (p_sO_2) bezeichnet

$$p_sO_2 = \frac{HbO_2}{Hb + HbO_2}$$

- **Dyshämoglobine** und **fetales Hb** werden **nicht berücksichtigt** und in der Berechnung der Sättigung vernachlässigt!

> **! Merke:**
> Im Normalfall ergeben sich aus den unten angegebenen O_2-Partialdruckwerten folgende partielle Sättigungswerte
>
> | p_aO_2 (mmHg) (pCO_2=40; pH=7,4; normale Temp.) | 26 | 35 | 40 | 60 | 90 | 150 |
> |---|---|---|---|---|---|---|
> | p_sO_2 (%) | 50 | 66 | 75 | 90 | 95 | 100 |
>
> - normale Sauerstoffsättigung im arteriellen Blut: 96–98%
> - normale Sauerstoffsättigung im gemischtvenösen Blut: 70–75%

Beeinflussung der Pulsoxymetrie

durch folgende Faktoren

Keine Beeinflussung der pulsoxymetrischen Sättigungswerte	Falsch hohe Werte → tatsächliche Sättigung (p_sO_2) ist niedriger!	Falsch niedrige Werte → tatsächliche Sättigung ist höher!
• roter und purpurner Nagellack • Hautfarbe • HbF • erhöhte COHb-Werte bis 14,5% weder in Hypoxie noch in Normoxie • Hyperbilirubinämie (Bilirubin-Absorptionsmaximum bei 460 nm) (Bilirubinabsorptionsbereich von 350–550 nm)	• Xenon- und Fluoreszenzlicht • MetHb bei **Hypoxie** (bei 5% MetHb + 1% COHb → deutliche Überschätzung); unter Hypoxiebedingungen wird eine 87,6% O_2-Sättigung am Gerät angezeigt, obwohl die tatsächliche partielle Sättigung nur 80% und die mit dem CO-Oxymeter gemessene aktuelle fraktionelle Sättigung* (SO_2) nur 72,5% beträgt	• farbiger Nagellack (blau, grün, schwarz) und Fingerabdruck-Tinte • Infrarot-Wärmelampen • infundierte Lipidlösungen und erhöhte Chylomikronenkonzentrationen • **Methylenblau** (Absorptionsmaximum bei 660 nm) • Indocyaningrün, Indigocarmin (Effekt hält nur wenige Minuten an!) • MetHb-Werte (0,4 bis 8,4%) in **Normoxie** (geringfügige Unterschätzung) • **Onychomykose** führt zu einem zu niedrig (3–5%) gemessenen Wert

* fraktionelle Sättigung s. Blutgasanalyse

Störgrößen, keine Werte meßbar
- Bewegung (Shivering)
- Zentralisation (Hypothermie, Hypovolämie, α-adrenerge Substanzen)

Blutdruckmessung

- Standardmonitoring bei jeder Narkose zur Überwachung des Kreislaufs

Nichtinvasive Blutdruckmessung

- Messung intraop. alle ≈ 5 min

Manuelle Blutdruckmessung

- Manschettengröße (-breite) ca. 40% des Oberarmumfangs (bei Kindern: breiteste Manschette, die die Plazierung des Stethoskops in der Ellenbeuge noch erlaubt)
- die Blutdruckmanschette sollte 70% des Oberarms umschließen
- bei Oberarmumfang > 40 cm Messung am Unterarm oder an Unterschenkel

Fehlermöglichkeiten
- zu kleine Manschette oder zu locker angelegt → falsch hohe Werte
- zu große Manschette → keine Falschmessung
- zu schnelles Ablassen des Manschettendrucks (> 3 mmHg/s) → falsch niedrige Werte

Blutdruckmessung nach Riva-Rocci (RR)
- Korotkoff-Geräusche
  - systolischer Wert: beim Hören des Gefäßtones
  - diastolischer Wert: beim Verschwinden oder deutlich leiser werden des Gefäßtones
- Berechnung des mittleren arteriellen Druckes (MAP)

$$MAP = AP_{dia} + 1/3 \, (AP_{sys} - AP_{dia})$$

AP_{sys} = systolischer arterieller Druck, AP_{dia} = diastolischer arterieller Druck

Palpatorische Blutdruckmessung
- systolischer Wert: wenn Puls wieder tastbar, ca. 10–20 mmHg tiefer als bei der Riva-Rocci-Methode
- diastolischer Wert nicht zu messen

Blutdruckautomaten

- meist oszillometrische Meßverfahren

Invasive (blutige) Blutdruckmessung ("Arterie")

Indikationen

abhängig vom Allgemeinzustand des Patienten und geplanten Eingriff notwendige
- mehrfache arterielle Blutentnahmen
- kontinuierliche Blutdruckmessung

Vorteil
- Druckkurvenverlauf kann einen zusätzlichen Hinweis auf die Volumensituation des Patienten geben (cardiac cycling = systolische RR-Schwankungen bei In- und Exspiration)

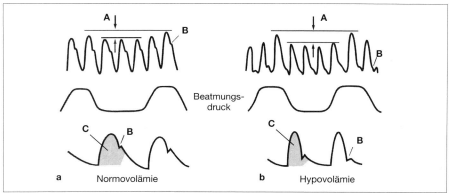

Abb. 10.2a,b. (*a*) Normale arterielle Druckkurve. *A* Geringer Effekt der Beatmung auf die Druckamplitude; *B* hoher dikroter Umschlagpunkt; *C* große Fläche unter der Kurve.
(*b*) Arterielle Druckkurve bei Hypovolämie. *A* Starker Effekt der Beatmung auf die Druckamplitude (paradox); *B* niedriger dikroter Umschlagpunkt; *C* Kleine Fläche unter der Kurve

Kontraindikationen

- Gerinnungsstörungen
- Gefäßprothese bei A. femoralis-Zugang
- pathologischer Allen-Test für A. radialis-Zugang
- ▶ bei vitaler Indikation gibt es nur relative Kontraindikationen

Allen-Test
- Wert umstritten, aus forensischen Gründen jedoch empfehlenswert
- Kompression von A. radialis und A. ulnaris, nach mehrfachem Faustschluß wird die Hand blaß → A. radialis weiter komprimieren und A. ulnaris freigeben → nach 5 bis max. 15 s wird die Hand rosig (Reperfusion). Wird die Hand nicht rosig, besteht eine ungenügende Perfusion der Hand über die A. ulnaris
- ein pathologischer Allen-Test ist eine relative Kontraindikation für die Radialispunktion

Allgemeine Komplikationen

- Blutung und Hämatome
- Thrombose
- Gefäßläsionen: Dissektion, Aneurysma, arteriovenöse Fistel
- Verletzung umliegender Strukturen (Nervenschäden)
- Infektion
- passagerer Vasospasmus bei Fehlpunktion (sofortige, weitere Punktionsversuche oft erfolglos)
- sekundäre Katheterfehllage, -dislokation, -diskonnektion mit Blutung
- versehentliche intraarterielle Injektion mit Gefahr von Nekrosen

> **! Merke:**
> - Überprüfung der Konnektionsstellen
> - deutliche Kennzeichnung des arteriellen Zugangs!

Praktisches Vorgehen

- aseptisches Vorgehen
- je nach Punktionsort spezielle Lagerung (leicht überstreckte Hand bei A. radialis, leichte Unterpolsterung des Beckens bei A. femoralis)
- Kontrolle der intravasalen (intraarteriellen) Lage
- evtl. Einführen eines Führungsdrahtes nach der Seldinger-Technik
- nach Einlegen der Kanüle Verbindung mit einem Spülsystem (3 ml/h mit 500 ml NaCl und 500 IE Heparin) und einem Drucksensor, bei Säuglingen und Kleinkindern: Perfusor mit 49 ml NaCl (G5%) und 1 ml Vetren (100 IE Heparin) mit 1,2 ml/h

Zugangswege

A. radialis
Vorgehen
- 20 (22) G Kanüle nach vorheriger Lagerung der Hand (leichte Überstreckung)
- Punktion im Winkel von 30–45°

spezifische Vorteile
- einfach zugänglich und kollaterale Blutversorgung über A. ulnaris

> **!** Punktionsort der 1. Wahl, bei Rechtshändern sollte bevorzugt die linke Seite kanüliert werden und umgekehrt

A. brachialis, A. axillaris
Vorgehen
- 18 (20) G Kanüle mit ausreichender Länge (Seldinger-Set)
- A. brachialis: medial der Bizepssehne in der Ellenbeuge
- A. axillaris: in Achselhöhle, Klick bei Penetration der Gefäß-Nerven-Scheide

spezifische Nachteile
- N. medianus: Verletzung bei A. brachialis
- Plexusläsion bei Hämatom

A. femoralis
Vorgehen
- 18 (20) G Kanüle mit ausreichender Länge notwendig! (Seldinger-Set)
- evtl. leichte Unterpolsterung des Beckens
- unterhalb des Leistenbandes
- ▶ IVAN: von Innen: Vene, Arterie, Nerv

spezifische Vorteile
- oft erfolgreicherer Zugang, gerade bei Hypotonie

spezifische Nachteile
- retro-intraperitoneale Hämatome oder Darmperforation, wenn zu hohe Punktion
- möglichst nicht bei Patienten mit AVK und nach Gefäßprothese der A. femoralis

A. dorsalis pedis
Vorgehen
- 22 (24) G Kanüle

spezifische Nachteile
- **Cave:** höherer systolischer Blutdruck im Vergleich zum Radialisdruck (MAP ist gleich!)

A. temporalis superficialis
Vorgehen
- 22 (24) G Kanüle

spezifische Nachteile
- Luftembolie
- bei Thrombose → Ischämie des Schädels und Gesichts

Blutgasanalyse (BGA)

Messung von
- Partialdrücken (pO_2, pCO_2)
- partieller Sauerstoffsättigung

- Hb, HbO$_2$
- pH-Wert
- Basenexzeß (BE) und Bikarbonat (HCO$_3^-$)
- Elektrolyte (mit ionenselektiven Elektroden)

neuere Geräte, z. B. Mehrwellenoymeter, auch
- Dyshämoglobine (COHb, MetHb, SulfHb)
- fraktionelle Sauerstoffsättigung
- Blutzucker
- Laktat

▶ **Anmerkung:**
- Blutentnahme in einer mit Heparin benetzten Spritze
- nach Entnahme luftdicht verschließen und möglichst sofort analysieren. Ist das nicht möglich auf Eis lagern, um Erythrozytenstoffwechsel und Aufnahme oder Abgabe von Gasen zu minimieren
  - jedes °C Körpertempertatur < 37 °C erhöht den pH um 0,015! ein pH von 7,40 bei 37 ° ergibt bei 27 °C einen pH von 7,55 (dieselbe Blutprobe!)
  - die Messung erfolgt bei 37 °C (Korrektur auf die tatsächliche Patiententemperatur erfolgt bei entsprechender Eingabe automatisch durch das Gerät)

Indikationen
- Störungen der Ventilation und Oxygenation
- Störungen des Säure-Basen- und Elektrolythaushalts
- Laktat als Marker für anaeroben Stoffwechsel
- Dyshämoglobine bei Rauchvergiftung, NO-Beatmung
- Hb und Blutzucker sind auch durch getrennte Einzelmeßverfahren zu bestimmen

Mehrwellenlängenoxymeter

- Messung der fraktionellen Sauerstoffsättigung (SO$_2$)
- Meßgeräte z. B.
  - CO-Oxymeter 2500 Fa. Ciba-Corning
    Spektrometrische Messung der Hämoglobinderivate bei **7 spezifischen Wellenlängen**
  - Häm-Oxymeter OSM3 der Fa. Radiometer: **6 verschiedene Wellenlängen**

Fraktionelle Sättigung (SO$_2$)

- die fraktionelle Sättigung (SO$_2$) gibt den Anteil des oxygeniertem Hämoglobins (HbO$_2$) am Gesamthämoglobin an
- bei normaler Bindung von O$_2$ an das Hb erreicht sie im arteriellen Blut ≈ 96–97%

- bei vermindertem O_2-Bindungsvermögen, d. h. Anwesenheit von **Dyshämoglobinen** (MetHb, COHb, SulfHb) und **fetalem Hb**, werden nur entsprechend kleinere Werte erreicht

$$SO_2 = \frac{HbO_2}{Hb + HbO_2 + \underbrace{COHb + MetHb + SulfHb}_{Dyshämoglobine}}$$

- Normale Konzentrationen von Dyshämoglobinen
  - COHb: 0,5–1,5% → Raucher: 5% (max. 10%)
  - MetHb: 0,2–1,5%
- Beeinflussung der fraktionellen Sättigung
  - bei **steigenden Bilirubinwerten** werden **falsch niedrige SO_2-Werte** gemessen → Grund: mit beiden obengenannten Geräten werden erhöhte COHb-Werte registriert, welche aus einem falschen COHb-Anstieg auf den Boden eines Spektralfehlers und einem **echten** COHb-Anstieg infolge einer CO-Entstehung beim Abbau von Hämoglobin zu Bilirubin beruhen!
  - **Früh- und Neugeborene** besitzen in den ersten Lebensmonaten noch große Mengen an fetalem Hämoglobin (HbF), das andere Absorptionsspektren als das Hämoglobin des Erwachsenen aufweist → notwendige Korrektur der SO_2-Werte bei co-oxymetrischer Bestimmung der **fraktionellen** Sauerstoffsättigung!

Gemischtvenöse Sättigung (S_vO_2)

$$SvO_2 = \frac{\dot{Q}}{\dot{V}O_2} \times Hb \times SaO_2$$

- wird aus dem pulmonalarteriellem Blut bestimmt
- sie gibt keinen Hinweis bezüglich des HZV und der peripheren Gewebeoxygenierung. So kann bei einer hypodynamischen Sepsis trotz Störung der peripheren Oxygenierung infolge verminderter Sauerstoffaufnahme und erhöhter Laktatbildung die S_vO_2 im Normbereich liegen!
- normale gemischtvenöse Sättigung (S_vO_2) = 70–80% (gemischtvenös p_vO_2 = 35–40 mmHg [bei F_iO_2 1,0])

Arterieller O_2-Partialdruck (p_aO_2)

- der arterielle O_2-Partialdruck (p_aO_2) bestimmt über die sog. O_2-Bindungskurve die zugehörige Sättigung des Hämoglobins (S_aO_2 in %)

  p_aO_2 = 70–95 mmHg (bei F_iO_2 0,21)
  p_aO_2 = 640 mmHg (bei F_iO_2 1,0)

- die Messung erfolgt elektrochemisch mit Hilfe der sog. Clark-Elektrode

> **Merke:**
> - Ist eine arterielle Blutentnahme zu schwierig oder nicht möglich, kann aus gut perfundierten Bereichen (Ohrläppchen, Finger, Zehe) Kapillarblut entnommen werden. Dies hat eine enge Korrelation zu den arteriellen Werten
> - der **venöse O_2-Partialdruck** (p_vO_2 in mmHg) liefert keine Information über die Qualität des pulmonalen Gasaustausches

Arterieller CO_2-Partialdruck (p_aCO_2)

- Entstehung in den Mitochondrien als Endprodukt des aeroben Stoffwechsels (auf 10 verbrauchte O_2-Moleküle entstehen 8 CO_2-Moleküle) → Diffusion im Gewebe entlang des Konzentrationsgefälle (46 → 40 mmHg) von intrazellulär nach arteriell und in der Lunge von gemischtvenös nach alveolär (46 → 40 mmHg)
- entstehende Menge: ca. 200 ml/min in Ruhe
- Transport im Blut größtenteils in
  - **chemisch** gebundener Form
    - als Bikarbonat:
      ≈ **50%** in den Erythrozyten (hohe Carboanhydrase-Aktivität; das intraerythrozytär entstandene HCO_3^- wird gegen extrazelluläres Cl^- ausgetauscht [Reaktion: Hamburger-Shift]) und ≈ **27%** im Plasma
    - als Carbamat (Carbaminohämoglobin):
      ≈ **11%** ($Hb·NH_2 + CO_2 \leftrightarrow Hb·NHCOO^- + H^+$)
      oder in
  - **physikalisch** gelöster Form: nur zu ≈ **12%**

Haldane-Effekt
- Abhängigkeit der CO_2-Bindung vom Oxygenierungsgrad des Hämoglobins → **des**oxygeniertes Hämoglobin vermag mehr CO_2 zu binden als oxygeniertes Hämoglobin

Transkutane pCO_2-Messung ($ptcCO_2$)

Meßverfahren
- mit Hilfe einer modifizierten CO_2-Elektrode nach Severinghaus mit dünner, nur für CO_2 durchlässigen Teflonmembran, hinter der sich eine dünne Flüssigkeitsschicht mit Bikarbonat befindet, welche mit dem CO_2 zu H_2CO_3 bzw. HCO_3^- + H^+ reagiert. Die H^+-Ionenkonzentration ist proportional der CO_2-Konzentration
- Erwärmung des Hautbezirks unter der Elektrode auf 44 °C → bessere arterielle CO_2-Diffusion, aber $p_{tc}CO_2 > p_aCO_2$ wegen gesteigerter regionaler pCO_2-Produktion!

pH-Wert

Meßmethoden
- mit einer **Glaselektrode** aus Spezialglas, welche für H^+-Ionen durchlässig ist und einer Ag/AgCl-Referenzelektrode; dazwischen KCl-Lösung und von außen eine angelegte Spannung, die durch die eindringenden H^+-Ionen verändert wird
- mittels CO_2-**Elektrode** mit dünner, nur für CO_2 durchlässiger Teflonmembran, hinter der eine dünne Flüssigkeitsschicht mit Bikarbonat sich befindet, welche mit dem CO_2 zu H_2CO_3 bzw. $HCO_3^- + H^+$ reagiert. Die H^+-Ionenkonzentration ist proportional der CO_2-Konzentration
- ▶ jedes °C Körpertempertatur < 37 °C erhöht den pH um 0,015! ein pH von 7,40 bei 37 ° ergibt bei 27 °C einen pH von 7,55 (dieselbe Blutprobe!)
- die Messung erfolgt bei 37 °C (Korrektur auf die tatsächliche Patiententemperatur erfolgt bei entsprechender Eingabe automatisch durch das Gerät)

Intramukosaler pH-Wert (pHi)

- s. Gastrointestinum [in: Fresenius/Heck (2001) Repetitorium Intensivmedizin, Springer-Verlag Heidelberg]

In- und exspiratorisches Gasmonitoring

Messung der inspiratorischen O_2-Konzentration (F_iO_2)

Meßmethoden
- **elektrochemisch:**
  - galvanische Zelle (Bleianode und Goldkathode in basischer Elektrolytlösung) Brennstoffzelle:
    $O_2 + 4e^- + 2H_2O \rightarrow 4\ OH^-$
    $Pb + 2\ OH^- \rightarrow PbO + H_2O + 2e^-$
  - polarographischer Sensor (Clark-Zelle: Platin- und Silber(chlorid)-Elektroden) umhüllt mit einer O_2-durchlässigen Membran; die angelegte äußere Spannung erfährt abhängig von der O_2-Konzentration eine Veränderung
- **paramagnetisch:**
  in einem inhomogenen Magnetfeld befindet sich eine Hantel mit Spiegel, welche beim Umströmen mit Sauerstoff ausgelenkt wird (gelegentliche Überschätzung der inspiratorischen Sauerstoffkonzentration bis zu 15%)

Indikation
- Detektion ungenügenden O_2-Anteils im Inspirationsschenkel
- unverzichtbares Monitoring bei Niedrigflußnarkosen (Low-flow, Minimal-flow)
- ▶ **Cave:** eine Messung der inspiratorischen O_2-Konzentration gewährleistet, daß dem Patienten keine hypoxischen O_2-Konzentration zugeführt wird, garantiert jedoch keine ausreichende arterielle Oxygenation

Kapnometer (etCO$_2$, p$_{et}$CO$_2$), Kapnographie

- Messung als Partialdruckeinheit p$_{et}$CO$_2$ (mmHg) oder in Konzentrationseinheiten etCO$_2$ (Vol.-%)
- Messung der endexspiratorischen **CO$_2$-Konzentration** (etCO$_2$, p$_{et}$CO$_2$) ist bisher nicht vorgeschrieben, erhöht jedoch die Patientensicherheit
- Messung der inspiratorischen CO$_2$-Konzentration (itCO$_2$)

Indikation
wünschenswertes Monitoring bei allen Allgemeinanästhesien, insbesondere bei
- Beatmungsmonitoring bes. bei Patienten mit Hirndruck und pulmonalen Hypertonus
- Niedrigflußnarkose (Low-flow, Minimal-flow) in- und exspiratorisch sinnvoll, da erhöhte Belastung des Atemkalks
- laparoskopischen Eingriffen
- Operationen in sitzender Position (frühzeitiger Nachweis einer Lungenembolie)
- Thrombektomie
- Operationen im Kopfbereich (zusätzliches frühzeitiges Diskonnektionsmonitoring)
- zur Tubuslagekontrolle bei schwieriger Intubation

Meßprinzip
- Messung der endexspiratorischen CO$_2$-Konzentration auf der Basis der CO$_2$-abhängigen Absorption von **Infrarotlicht** (lineare Abhängigkeit von der Anzahl der CO$_2$-Moleküle)
- Massenspektrometrie
- Raman-Spektrometrie

Meßverfahren
- im **Hauptstrom** (Sensorkopf wird auf 39 °C zur Vermeidung von Wasserdampfbildung aufgeheizt) oder
- im **Nebenstrom** (Absaugen einer tubusnahen Gasprobe von 60 oder 200 ml/min, Anwendung frühestens bei Säuglingen > 5 kg)
  ▶ Rückführung der Gasprobe!
- Meßgenauigkeit: ± 2 mmHg im Bereich von 40–60 mmHg

Normwerte
- p$_{et}$CO$_2$ = 35–45 mmHg oder etCO$_2$ = 4,5–6 Vol.-%
- AaDCO$_2$ = alveoloarterielle CO$_2$-Differenz 2–5 mmHg

> **!** Beeinflussung der Messung:
> - **Überschätzung** des p$_{et}$CO$_2$ infolge hoher **N$_2$O-Konzentration** (je nach Gerät bis zu 12%)
> - **Unterschätzung** des p$_{et}$CO$_2$ infolge hoher **O$_2$-Konzentrationen** (je nach Gerät um bis zu 8%)
>
> ▶ wird von den neueren Geräten teils automatisch oder nach Aktivierung der entsprechenden Kompensationstaste berücksichtigt!

Ursachen von $p_{et}CO_2$ Veränderungen
- metabolisch (erhöhte bzw. erniedrigte CO_2-Produktion, z. B. ↑ O_2-Verbrauch ⇒ ↑ CO_2-Produktion)
- respiratorisch (verminderte bzw. erhöhte CO_2-Abatmung)
- zirkulatorisch (pulmonale Hypo- bzw. Hyperperfusion)
- gerätebedingt
- Kombination von verschiedenen Ursachen

	erhöhtes $p_{et}CO_2$	erniedrigtes $p_{et}CO_2$
metabolisch	flache Narkose (Schmerzen), Hyperthermie, Sepsis, Zittern, **Nabic-Gabe,** maligne Hyperthermie	tiefe Narkose (starke Analgesie, Sedierung), Hypothermie
respiratorisch	Hypoventilation (z. B. Leckage, Atemdepression, respiratorische Insuffizienz), obstruktive Lungenerkrankung, Bronchospasmus, Tubusknick	Hyperventilation, Bronchospasmus, Sekret, Schleimpfropf, **Fehlintubation** (primär, sekundär) **Tubusverlegung** (Tubusknick, Cuffhernie), PEEP-Beatmung
zirkulatorisch	erhöhtes HZV, Sepsis, erhöhte CO_2-Aufnahme (z. B. bei Laparoskopie)	**erniedrigtes HZV** (akute Hypotension, Hypovolämie) **Lungenembolie, Herzstillstand**
gerätebedingt	Rückatmung (z. B. verbrauchter CO_2-Adsorber, defektes Exspirationsventil), Fehlmessung (N_2O-Kompensation), Patient preßt dagegen	**Leckage, Diskonnektion, Ausfall des Beatmungsgerätes** Fehlmessung (O_2-Kompensation)

Fettdruck ≙ plötzliche Veränderungen

! $p_{et}CO_2$-Veränderungen können plötzlich oder allmählich auftreten, aber auch permanent vorhanden sein

Kapnographie
ist die graphische Darstellung der gemessenen Werte über dem Atemzyklus

Kapnographiekurven (Beispiele)

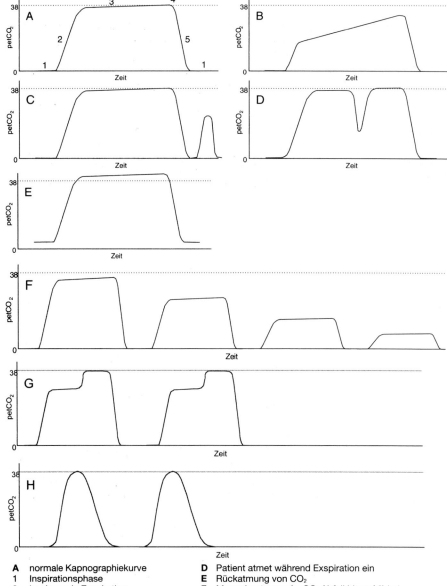

A normale Kapnographiekurve
1 Inspirationsphase
2 beginnende Exspiration
3 Plateau während der Exspiration
4 endexspiratorisches CO_2 ($p_{et}CO_2$)
5 beginnende Inspiration
B Atemwegsobstruktion
C Patient preßt gegen Beatmungsgerät
D Patient atmet während Exspiration ein
E Rückatmung von CO_2
F Magenbeatmung ($p_{et}CO_2$ Abfall bis auf 0) bei intragastralem CO_2 (z.B. nach Cola-Trinken)
G Leckage oder partielle Diskonnektion des Ansaugschlauches
H zu geringes Ansaugvolumen (Kindereinstellung) beim Erwachsenen eingestellt (60 ml anstatt 200 ml/min)

Abb. 10.3. Kapnographiekurven

Anästhesiegasmessung

Lachgas (N₂O) und volatile Anästhetika

Indikation
- die Messung der **Anästhetikakonzentration** ist ein unverzichtbares Monitoring bei allen Inhalationsnarkosen, insbesondere bei Niedrigflußnarkosen
- die Messung kann **direkt am Verdampfer** erfolgen **oder patientennah**, was v. a. bei Rückatmungssystemen sinnvoller ist, da auch der Rückatmungsanteil mitgemessen wird
- bei Flow < 1,0 l/min in- und exspiratorische Messung!

Meßprinzip
- Messung im Haupt- oder Nebenstromverfahren
- die Messung von Lachgas (N₂O) und volatilen Anästhetika im Narkosesystem erfolgt wie bei der CO_2-Messung auf der Basis **Infrarotlicht-Absorption**
- dabei werden jedoch für CO_2, N_2O und die verschiedenen Inhalationsanästhetika **jeweils unterschiedliche Wellenlängen** benutzt
  - polychromatisch (bei 3,3 µm Wellenlänge) → keine Unterscheidung der diversen volatilen Anästhetika möglich
  - polychromatisch (> 10 µm Wellenlänge) → Differenzierung möglich

Zentraler Venenkatheter (ZVK)

Indikationen

- Messung des zentralen Venendrucks (ZVD) → Beurteilung des intravasalen Volumenstatus und der rechtsventrikulären Funktion (nur bei guter LVF mit EF > 40%)
- Op. in sitzender Position
- zentralvenöse Applikation von Medikamenten (Katecholamine)
- Gabe hyperosmolarer Lösungen (> 800 mosmol/kg)
- Notfallzugang, wenn peripher kein Zugang möglich ist
- großlumiger ZVK („Schockkatheter") bei Operationen mit großem Blutverlust
- Mehrlumenkatheter (2-Lumen, 3-Lumen, 4-Lumen)
  - kontinuierliche ZVD-Messung und freier Weg zur Applikation von Medikamenten
  - parallele Applikation von miteinander unverträglichen Medikamenten

Kontraindikationen

relativ (abhängig von Zugangsweg)
- erhöhte Blutungsneigung
- ausgeprägte Hyperkoagulabilität

absolut
- keine

Allgemeine Komplikationen

- Blutung und Hämatome
- arterielle Punktion (Hämatom, Gefäßläsionen: Dissektion, Aneurysma, arteriovenöse Fistel)
- Luftembolie, Führungsdrahtembolie
- Verletzung umliegender Strukturen (Nervenschäden)
- Perforation der Vene, bes. V. subclavia oder des rechten Ventrikels
- Pneumo-, Hämato-, Infusionsthorax
- Chylothorax bei Punktion der V. subclavia **links** mit Verletzung des Ductus thoracicus
- katheterassoziierte Infektion
- Venenthrombose
- Katheterfehllage
- Herzrhythmusstörungen

Praktisches Vorgehen

- aseptisches Vorgehen
- Kopftieflage bei Punktion der zentralen Venen
- Kontrolle der intravasalen (intravenösen) Lage
- Einführen eines Führungsdrahtes nach der Seldinger-Technik

Kontrolle der intravenösen Lage
unsichere Methoden
- Blutfarbe
- Druck/Fluß an der Punktionskanüle
- Blutvergleich: arteriell-venös
- Blutgaskontrolle

am sichersten
- Druckmessung über Kanüle mit Druckkurve! (bes. bei Shuntkindern)
- ▶ je großlumiger der einzuführende Katheter (z.B. „Schockkatheter"), desto wichtiger die sichere Lage

Kontrolle der Katheterlage
richtige Lage in V. cava superior (≈ 2 cm vor rechtem Vorhof)
- intrakardiale Elektrokardiographie (α-Kard-System): EKG-Kurvenverlauf beim Vorschieben: normale p-Welle bei Lage in V. cava superior → hohe p-Welle bei Lage in Vorhof, danach wieder ≈ 2 cm zurückziehen bis normale p-Welle im EKG
- Thoraxröntgen (Lagekontrolle, Ausschluß von Komplikationen)

> **!** Bis zur Bestätigung der korrekten Lage ausschließlich isotone Lösungen infundieren

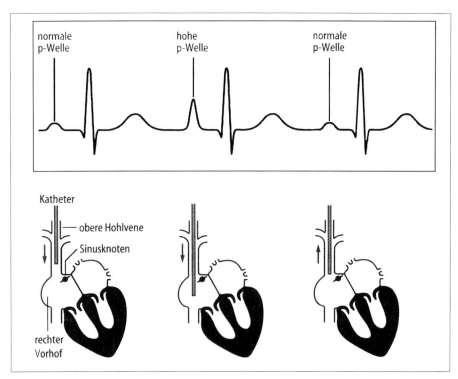

Abb. 10.4. Kontrolle der korrekten Katheterlage mit Hilfe des α-Kards

Zugangswege

V. jugularis interna
Vorgehen
Vorpunktion mit kleiner Kanüle (22G) empfohlen
- mittlerer Zugang: Punktion in Höhe des Schildknorpels, lateral der A. carotis; Kanüle parallel der A. carotis nach kaudal vorschieben

spezifische Vorteile
- hohe Erfolgsrate

spezifische Nachteile
- Punktion der A. carotis: Gefäßläsion (Hämatom mit Kompression der Atemwege)
- Verletzung des Plexus brachialis
- zervikale Nervenschäden (Horner-Syndrom, Phrenicusparese)
- Vagusläsion
- Pleurakuppenverletzung mit Pneumothorax
- nicht bei Verdacht auf erhöhten Hirndruck (Abflußstörung)
- keine beidseitigen Punktionsversuche ohne Thoraxröntgenkontrolle

238 Allgemeine Anästhesie

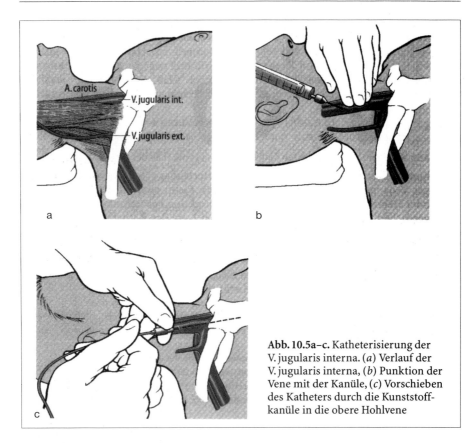

Abb. 10.5a–c. Katheterisierung der V. jugularis interna. (*a*) Verlauf der V. jugularis interna, (*b*) Punktion der Vene mit der Kanüle, (*c*) Vorschieben des Katheters durch die Kunststoffkanüle in die obere Hohlvene

bei linksseitiger Punktion zusätzlich
- schwierigere Katheterplazierung und erhöhte Gefahr der Gefäßverletzung durch Introducer wegen rechtwinkliger Einmündung der V. subclavia
- Verletzung des Ductus thoracicus
▶ Beachte: die rechte V. jugularis interna sollte im Rahmen einer Herztransplantation zur posttransplantationären Myokardbiopsie geschont werden!

V. anonyma
Vorgehen
Vorpunktion mit kleiner Kanüle (22G) empfohlen
- lateraler Zugang: Punktion ≈ 2 cm oberhalb der Clavicula und ≈ 2 cm lateral des medialen Ansatzes des M. sternocleidomastoideus (durch lat. Anteil) und lateral der V. jugularis externa. Kanüle in Richtung Jugulum vorschieben. Nach 1,5-max. 4 cm Punktion der V. anonyma, danach zum Einbringen des Führungsdrahtes Kanüle evtl. in einen steileren Winkel bringen
- zentraler Zugang: Notfallzugang für Erfahrene. Punktion ≈ 1 cm oberhalb des Sternoklavikulargelenkes. Kanüle in 45 ° Winkel nach medial und kaudal vorschieben. Punktion der V. anonyma nach 1,5-max. 4 cm

spezifische Vorteile
- Zugang auch ohne spezielle Lagerung möglich
- Punktion auch im hypovolämischen Schock möglich

spezifische Nachteile
- oft schwierigere Katheterplazierung

V. subclavia
Vorgehen
- infraklavikulärer Zugang: Punktion ≈ 1–2 cm unterhalb der Clavicula am Übergang laterales 1/3 zu medialem 1/3 oder Medioklavikularlinie. Kanüle direkt unter Clavicula (Knochenkontakt) in Richtung Jugulum vorschieben

spezifische Vorteile
- Punktion auch im hypovolämischen Schock möglich

spezifische Nachteile
- Punktion der A. subclavia
- Pneumo-, Hämato-, Infusionsthorax
- keine beidseitigen Punktionsversuche ohne Thoraxröntgenkontrolle
- bei ausgeprägtem Emphysemthorax nur als Ultima ratio
- ▶ bei Thoraxtrauma ipsilaterale Punktion

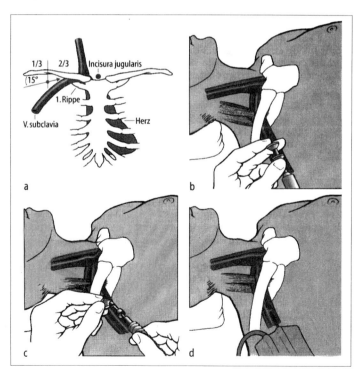

Abb. 10.6a–d. Katheterisierung der Vena subclavia. *(a)* Anatomische Fixpunkte zur Punktion der V. subclavia, *(b)* Punktion der V. subclavia mit der Kunststoffkanüle, *(c)* Vorschieben des Katheters durch die Kunststoffkanüle in die obere Hohlvene, *(d)* Fixierung des Katheters auf der Haut

links zusätzlich
- Verletzung des Ductus thoracicus mit Chylothorax

V. jugularis externa
spezifische Vorteile
- leichte und komplikationsarme Punktion (wenn gut gefüllt)

spezifische Nachteile
- oft schwierigere Katheterplazierung über Einmündung in V. subclavia und erhöhte Gefahr der Gefäßverletzung durch Introducer
- häufig Fehllagen (→ ipsilateraler Arm)

V. basilica, V. cephalica
spezifische Vorteile
- gefahrlose Punktion

spezifische Nachteile
- höhere Infektions-, Thrombosegefahr (Thrombophlebitis)
- starke Beweglichkeit

V. cephalica zusätzlich
- hohe Versagerquote wegen rechtwinkliger Einmündung in V. axillaris

V. femoralis
Vorgehen
- evtl. leichte Unterpolsterung des Beckens
- unterhalb des Leistenbandes
- ▶ IVAN: von Innen: Vene, Arterie, Nerv

spezifische Vorteile
- leichte Punktion
- hohe Erfolgsrate

spezifische Nachteile
- hohe Thromboserate
- Infektionsgefahr
- arterielle Fehlpunktion
- retro-, intraperitoneale Hämatome oder Darmperforation, wenn zu hohe Punktion

ZVD-Messung
- bezogen auf das **Niveau des rechten Vorhofs**, der sich in Höhe des Schnittpunktes von vorderer Axillarlinie (3/5 des anterior-posterioren Thoraxdurchmessers) und der Senkrechten durch die Mamille befindet
- Normwerte: 5 (0–10) mmHg (1 mmHg = 1,36 cmH$_2$O)
- wichtiger als die Messung von Absolutwerten ist die Verlaufskontrolle

- Beurteilung des intravasalen Volumenstatus und der rechtsventrikulären Funktion (nur bei guter LVF mit EF > 40%)

ZVD erhöht
z. B. Hypervolämie, Rechtsherzversagen, Globalherzversagen, niedriges HZV, Perikarderguß, Spannungspneumothorax, PEEP

ZVD erniedrigt
z. B. Hypovolämie, Schock, hohes HZV

ZVD-Wellen
3 Druckmaxima (a, c, v) und 2 Druckminima (x, y)
- **a-Welle:** rechtsatriale Kontraktion (Verlust der a-Welle und Prominenz der c-Welle bei Vorhofflimmern)
  - **hohe a-Welle** bei pulmonalem Hypertonus, Trikuspidalklappenstenose, Pulmonalklappenstenose, ↓ rechtsventrikuläre Compliance und AV-Block Grad III;
    Fusion von a- und c-Welle bei verkürzter PQ-Zeit;
  - **Kanonen-a-Welle** bei AV-Dissoziation oder junktionalem Rhythmus
- **c-Welle:** durch Kontraktion der rechten Kammer kommt es zur Trikuspidalklappenvorwölbung und zum kurzfristigen Druckanstieg
- **x-Welle:** Vorhofdiastole (-erschlaffung) und Abwärtsbewegung der Klappenebene
- **v-Welle:** rechtsatriale Füllung über die Hohlvenen und ventrikuläre Systole
  - **hohe v-Welle** bei Trikuspidalklappeninsuffizienz, Rechtsherzversagen, Pericarditis constrictiva, Herztamponade
- **v-Maximum** nach dem II. Herzton (Schluß der Aorten- und Pulmonalklappe)
- **y-Welle:** Öffnung der Trikuspidalklappe, Relaxation des rechten Ventrikels und Ansaugen des Blutes aus den Vorhöfen mit konsekutiven Abfall des Vorhofdruckes
- ▶ W- oder M-Form der ZVD-Kurve (a-v: neuer Plateaupunkt) bei Pericarditis constrictiva

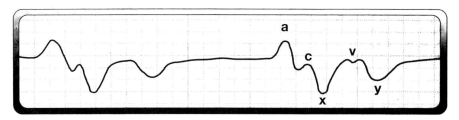

Abb. 10.7. Zentrale Venendruckkurve mit a-, c-, v- und x-, y-Wellen

Pulmonaliskatheter (PAK)

Historie
1929 Forssmann: Rechtsherzkatheter im Selbstversuch
40er Jahre Cournand entwickelt klassischen Rechtsherzkatheters
Ende 40er Jahre Dexter beschreibt Pulmonalkapillarposition des Rechtsherzkatheters
1970 Swan und Ganz: klinische Einführung

Katheterarten

5-Charr-Doppellumenkatheter
- distales Meßlumen oder Chandler-Sonde zur Schrittmacher-Stimulation ⇒ Paceport-PAK
- Lumen mit **Latexballon** (kurz oberhalb des distalen Lumens)

7-Charr-Katheter: 4-lumig
- **distales** Lumen:
  ⇒ Druckmeßlumen (PAP und PCWP)
  ⇒ Entnahme von gemischtvenösem Blut
- Ballonlumen
- **Thermistorelektrode** (etwa 5–6 cm proximal der Katheterspitze)
  ⇒ Messung des Herzzeitvolumens (HZV)
- Lumen mit Öffnung **25–30 cm proximal** der Spitze (Öffnung ca. in Höhe re. Vorhof, V. cava sup.)
  ⇒ Messung des zentralen Venendruckes (ZVD)

7,5-Charr-Katheter: 5-lumig
  wie 7-Charr-Katheter, jedoch zusätzliches Lumen
- Lumen mit Öffnung **20–25 cm proximal** der Spitze (Öffnung im re. Ventrikel)
  ⇒ Messung des RVP
  ⇒ Infusionsweg (z. B. Katecholamine, Kalium)
oder
- **Glasfiberoptik** zur **distalen** Spitze (Oxy-Cath)
  ⇒ kontinuierliche Registrierung der gemischtvenösen Sättigung

Bei Kindern
- Kinder < 5 kg → 4 F-Thermodilutionskatheter (Fa. Arrow)
- Kinder > 5 kg → **5,5 F**-Thermodilutionskatheter mit Fiberoptik (Fa. Abbott)
  femoral eingeführt und radiologisch kontrolliert

Indikationen

- strenge Indikationen gibt es sicherlich nicht, es können lediglich Empfehlungen ausgesprochen bzw. Erfahrungen weitergegeben werden
- bislang konnte noch in keiner kontrollierten Studie eine Verbesserung des Patienten-Outcome durch den Einsatz des PAK belegt werden

Empfehlungen
- **zur intraoperativen Überwachung** bei
  - High-risk-Patienten mit hohen Volumenumsätzen, zu erwartenden großen Blutverlusten oder Aortenabklemmung (z. B. TAAA, AAA)
  - schwerer Herzinsuffizienz (Stadium III-IV NYHA)
  - Myokardinfarkt vor <6 Monaten
  - Phäochromozytom
  - großen Lebereingriffen
  - kontrollierter Hypotonie und gleichzeitig schwerer Lungenerkrankung
  - herzchirurgischen Eingriffen am extrakorporalen Kreislauf bei Patienten mit schlechter Ventrikelfunktion, schwerer Linksherzinsuffizienz (LVEF: <40%, LVEDP >20 mmHg), Hauptstammstenose, Infarktanamnese, KHK und Klappenvitium, pulmonaler Hypertonie, IHSS, Mitralklappenvitium (ggf. LA-Katheter), ggf. bei HTPL
- **akute Linksherzinsuffizienz** und **akuter Myokardinfarkt**
  (Steuerung der Therapie bei Schock/art. Hypotonie, bei schwerer akuter Linksherzinsuffizienz [Low-output-Syndrom], bei schwerer Rechtsherzinsuffizienz; ggf. auch bei Verdacht auf akute Mitralinsuffizienz oder Septumperforation [sofern kein Echokardiogramm zur Verfügung steht], zur Therapiekontrolle [Volumen, Katecholamine, IABP])
- **schwere Schockzustände:** zur Differentialdiagnostik, zur Überwachung bei kardiogenem oder septischem Schock, bei hypovolämischem Schock mit gleichzeitiger linksventrikulärer Dysfunktion, bei behandlungsrefraktärem anaphylaktischem Schock
- **Sepsis:** zum kontinuierlichen hämodynamischen Monitoring und zur Verlaufskontrolle, zur Kontrolle der Volumen- und Katecholamintherapie, zum Ausschluß einer kardialen Insuffizienz
- **akutes Lungenversagen** (nicht obligat!): zur Differenzierung zwischen respiratorischem und kardialem Funktionsversagen (PCWP), bei ausgeprägter Herzkeislaufinstabilität, zur Überwachung des PCWP bei nichtkardiogen bedingtem Lungenödem, zur Kontrolle der Volumen- und Katecholamintherapie.
- **akute Lungenembolie** (auch Verdacht)
- **Verdacht auf Herztamponade:** nur wenn Echokardiographie nicht verfügbar!

Diagnostik
- routinemäßige Herzkatheteruntersuchung vor Herzoperationen und in der Pädiatrie
- PAK als Ischämiediagnostikum (s. unten)
  (Sensitivität von 83%, bei geringer Spezifität 60%)

Kontraindikationen

relativ
- Blutungsneigung (z. B. Marcumar-Patienten, Thrombozytenzahl < 20.000)
- ausgeprägte Hyperkoagulabilität
- gefährliche, medikamentös nicht kontrollierbare ventrikuläre Herzrhythmusstörungen
- Überleitungsstörungen
- Patienten mit Aortenvitium

> **! Cave:**
> Innerhalb der ersten Wochen nach Anlage eines transvenösen Schrittmachers (Dislokationsgefahr)

absolut
- Latexallergie
- Trikuspidal- oder Pulmonalstenose
- Tumor oder Thromben im rechten Atrium oder Ventrikel
- verschiedene Herzfehler („single ventricle")

Zugangswege (s. ZVK)

A Periphere Venen:		V. basilica, V. cephalica, V. jugularis externa
	Vorteile	• gefahrlose Punktion
	Nachteile	• Probleme beim Vorschieben
		• starke Beweglichkeit
		• höhere Infektions-, Thrombosegefahr (Thrombophlebitis)
B Zentrale Venen:		V. jugularis interna, V. subclavia
	Vorteile	• sichere Plazierung
		• wenig Fremdmaterial
	Nachteile	• Verletzung zentraler Strukturen
		• Nachblutungen
		• Hämato-, Pneumothoraxgefahr

> **! Beachte:**
> - Die **rechte V. jugularis interna** sollte im Rahmen von HTPL zur posttransplantationären Myokardbiopsie geschont werden!
> - beim Vorschieben über die **rechte V. subclavia** kommt es häufig zum Abknicken des Katheters hinter dem Introducer und dadurch sind auch Fehlmessungen möglich

Legen des PAK

Technische Voraussetzung für das elektrische Monitoring
- Umwandlung des Druckes in ein elektrisches Signal (Drucksensor)
- Spülung mit Intraflow (3 ml/h und 500 ml NaCl und 500 IE Heparin)
- ggf. HZV-Computer mit Darstellung der Thermodilutionskurve

Legen des Introducers (8,5–9,0 French) nach Seldinger-Technik
- der Introducer wird wie ein ZVK über die Methode nach Seldinger eingeführt. Hierzu gelten die gleichen Kautelen der Asepsis wie bei jedem anderen zentralen Weg. Ebenso können dieselben Komplikationen wie bei jeder ZVK-Punktion auftreten (s. ZVK)

Kontrolle der intravenösen Lage
- Überprüfung der richtigen intravenösen Lage besonders wichtig, da großlumiger Introducer eingeführt wird
- Methoden (s. ZVK)

Einführen des PAK
- kontinuierliches EKG-Monitoring
- Kontrolle des Ballons (1,5 ml Luft), nachdem der Katheter durch die sterile Schutzhülle geschoben wurde, und Spülung sämtlicher Lumen mit NaCl 0,9%
- Verbindung des distalen Lumens mit dem Druckdom und Nullabgleich
- Einführen des Katheters in den Introducer bis Blut aspirabel (etwa 15–20 cm bei zentralen Wegen, 50 cm bei peripheren Wegen), Luftblasen aspirieren und erneut durchspülen, danach kann der Ballon geblockt werden
- langsames Einführen des Katheters mit **geblocktem Ballon** unter Kontrolle des Druckes (etwa 40–60 cm bei zentralen Wegen, 80–85 cm bei peripheren Wegen)
- erneuter Nullabgleich und Messung
- Lagekontrolle durch Thoraxröntgen (Hämato-, Pneumothorax, Schlingen-, Knotenbildung)
- **Zurückziehen** des Katheters **nur mit entblocktem Ballon** (sonst ↑ Gefahr der Verletzung intrakardialer Strukturen)

! Die Möglichkeit der kardiopulmonalen Reanimation (Defibrillation!) muß gegeben sein

Risiken und Komplikationen

Positionierungsschwierigkeiten
- Introducer liegt zu tief, bzw. im falschen Gefäß oder wird eingeengt durch Clavicula
- geringer Blutfluß zum Herz (Katheter schwer einschwemmbar)
Versuche → erhöhter venöser Rückstrom zum rechten Herzen durch Diskonnektion des Patienten von der Beatmung oder Anheben der Beine und Kopf-

tieflagerung oder Steigerung der RV-Kontraktilität durch Injektion von 10%iger Kalziumlösung durch die distale Öffnung (PAP)
- pulmonaler Hypertonus, Vitien

> **Cave:**
> - **Mitralstenose:** ↑ Gefahr der Pulmonalarterienruptur, da durch pulmonale Hypertonie starre Gefäße
> - **Mitralinsuffizienz:** ↑ Gefahr der Perforation, da durch offene Mitralklappe Wedgekurve erschwert zu erkennen und Katheter evtl. zu weit vorgeschoben wird
> - **Aortenstenose:** ↑ Gefahr schwerwiegender Rhythmusstörungen bis hin zum Kammerflimmern, da der hypertrophierte Ventrikel besonders sensibel ist (die Reanimation ist wegen der schlechten Koronarperfusion besonders schwierig und häufig erfolglos)

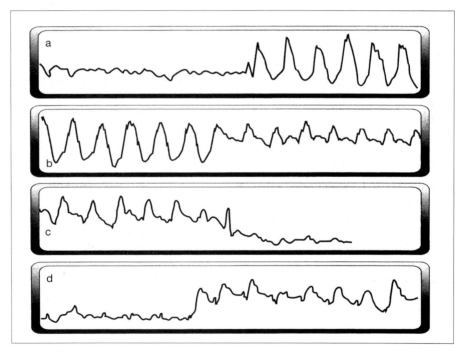

Abb. 10.8a–d. Druckkurven beim Einführen des Pulmonaliskatheters. (*a*) Rechter Vorhof in rechten Ventrikel; (*b*) rechter Ventrikel in Pulmonalarterie; (*c*) Pulmonalarterie zur Wedgeposition (Ballon geblockt); (*d*) Wedgeposition zur Pulmonalarterienposition (Ballon entblockt)

Komplikationen bei Punktionen
- s. ZVK

Komplikationen durch PAK-Katheter
▶ **Cave:** Katheter nicht zu tief einführen
- Arrhythmien durch Katheter: Vorhofflimmern, SVES, VES, Blockbilder usw. (30–60%), gefährliche Arrhythmien (0–7%)
- Lungeninfarkt durch Dauerwedge, Thrombeneinschwemmung (0–1,3%)
- Thrombenbildung am Katheter, Thrombophlebitis (0–60%)
- Verschlingung, Knotenbildung, Katheterannaht (0–5%) bei kardiochirurgischen Eingriffen
- Pulmonalarterienruptur (0–0,2%, Letalität: 50%)
  - Ursache: Ballonruptur, Spontanperforation in Hypothermie
  - Klinik: Husten, Dyspnoe, Hämoptysen, Schock
  - Diagnose: Thoraxröntgen (Kontrastmittel in Katheter)
  - Therapie: Kreislaufstabilisierung und sofortige operative Versorgung
- Endokardläsionen, bes. Pulmonalklappe (53%), Endokarditis (7%)
- Infektionen (zeitabhängig) bis zum 3. Tage geringe Inzidenz (ca. 3–5%), ab dem 4. Tag deutlich ansteigend → 24- bis 36stündige Pause bis zum erneuten Legen eines neuen PAK; max. Liegezeit daher: 5 Tage; **in Ausnahmefällen:** 7 Tage

> **! Merke:**
> - Ein liegender PAK muß **immer mit einer Duckkurve überwacht** werden (Gefahr des Spontanwedge), ist eine Überwachung mittels Druckmonitor nicht möglich (z. B. Transport), sollte er um 1–2 cm zurückgezogen werden
> - **Anmerkung:** 1,5 ml Luft im Ballon ⇒ Entfaltungsdruck von 475–1050 mmHg, Plateaudruck von 220–500 mmHg

Grundlage der Wedgedruckmessung

- nach dem Prinzip der miteinander kommunizierenden Röhren entspricht der **Verschlußdruck (PCWP)** dem pulmonalen Kapillardruck bzw. dem Druck im linken Vorhof und **in der Diastole**, d. h. bei offener Mitralklappe **dem Druck im linken Ventrikel (LVEDP = linksventrikulärer enddiastolischer Druck)**
- Zweck der Registrierung des Verschlußdrucks ist die Erfassung des linksventrikulären enddiastolischen Drucks (LVEDP ≈ Funktion des linken Ventrikels) und Beurteilung des linksventrikulären enddiastolischen Volumens (LVEDV) und somit der Vorlast
- eine Korrelation zwischen Füllungsdruck und Füllungsvolumen besteht jedoch gerade bei „kritisch kranken" Patienten nicht immer (nur wenn die Compliance des linken Ventrikels normal ist)

PCWP-Wellen
- **a-Welle:** Vorhofkontraktion
- **c-Welle:** Vorwölbung der AV-Klappe (Mitralklappe)
- **v-Welle:** Füllung des Vorhofs

▶ pathologische v-Welle bei Mitralinsuffizienz und Stenose, ausgeprägter Linksherzinsuffizienz oder Myokardischämie

pulmonaler Widerstand		Atemwegswiderstand		Mitralklappe		Compliance linker Ventrikel	
↓		↓		↓		↓	
PA	≅	PCWP	≅	LAP	≅	LVEDP	≅ LVEDV

▶ nur bei Katheterspitzenlage in der Zone III nach West entspricht der PCWP dem LAP, da hier ein ununterbrochener Fluß zwischen distaler PA-Katheteröffnung und linkem Vorhof garantiert ist. Meist kommt er auch dort zu liegen, da er in der Regel dem größten Blutfluß folgt

West-Zonen

Zone I	pA > pa > pv	Alveolardruck > pulmonal-arterieller Druck > pulmonal-venöser Druck
Zone II	pa > pA > pv	pulmonal-arterieller Druck > Alveolardruck > pulmonal-venöser Druck
Zone III	pa > pv > pA	pulmonal-arterieller Druck > pulmonal-venöser Druck > Alveolardruck

Fehlinterpretationen des gemessenen PCWP bezüglich des LVEDP

PCWP > LVEDP
- Mitralstenose (aufgrund des Gradienden über der Stenose)
- ausgeprägte mitrale Regurgitation
- PEEP-Beatmung (ab ≈ 10 cmH$_2$O), intrinsischer PEEP (z. B. umgekehrtes Atemzeitverhältnis) bzw. erhöhter intrathorakaler Druck
- COPD
- deutliche Tachykardie
- Lage außerhalb der West-Zone III
- Patienten mit ausgeprägter respiratorischer Störung (Konstriktion der kleinen Venen in hypoxischen Lungenarealen)

PCWP < LVEDP
- Aorteninsuffizienz (vorzeitiger Schluß der Mitralklappe)
- verminderte pulmonale Gefäßstrombahn (Embolie, Pneumonektomie)
- verminderte Ventrikelcompliance (Aorteninsuffizienz, Myokardischämie, Vasodilatoren, Kardiomyopathie)

> **!** Besonders die **Erfassung von Veränderungen** (PCWP, HZV, SVR, PVR) unter entsprechenden therapeutischen Maßnahmen (Volumengabe, Vasodilatoren, Katecholamine) steigert den Wert des PCWP als Überwachungsgröße der linksventrikulären Vorlast

Normalwerte Hämodynamik

		Mittelwert (mmHg)	Durchschnittswert (mmHg)
Zentraler Venendruck	ZVD	5	0–10
Rechter Vorhof, Mitteldruck	RAP	5	1–10
Rechter Ventrikeldruck sys./dia.	RVP	25/4	17–32/0–8
Pulmonalarteriendruck sys./dia.	PAP	23/9	15–32/4–15
Pulmonalarterienmitteldruck	MPAP	15	10–20
Pulmonalkapillardruck = Wedgemitteldruck	PCWP	9	5–12
Linker Vorhof, **Mitteldruck**	LAP	9	5–12
Linker Ventrikeldruck sys./**dia.**	LVP	120/9	90–140/5–12
Arterieller Systemdruck sys./dia.	AP	120/75	90–140/60–90
Arterieller Mitteldruck	MAP	85	70–105

Aussagen des Pulmonaliskatheters

Differentialdiagnose des Low-output-Syndroms

Wedgedruck bei der Differentialdiagnose des Low-output-Syndroms			
Ursache des Low-output	ZVD	PCWP	diast. PAP
Hypovolämie	erniedrigt	erniedrigt	erniedrigt
Linksherzinsuffizienz	normal od. erhöht	erhöht	erhöht
Rechtsherzinsuffizienz	erhöht	normal	normal
Pulmonale Hypertonie	erhöht	normal	erhöht (> PCWP)
Lungenembolie	erhöht	normal	erhöht (> PCWP)
Globalherzinsuffizienz (Herztamponade)	erhöht	erhöht	erhöht

Detektion von Myokardischämien
- ein **akuter Anstieg des PCWP** bzw. die **Veränderungen der PCWP-Wellen** (hohe a-, c- und v-Welle) **kann ein Frühzeichen** von Ischämien oder einer drohenden

Ischämiegefahr sein. Diese Veränderungen gehen EKG-Veränderungen voraus (ST-Senkung in Ableitung V_5 tritt erst verzögert auf) oder sind oft nicht im EKG zu erkennen (Ableitung II)
- das Fehlen von Änderungen des PCWP schließt eine Myokardischämie jedoch nicht aus!

Bestimmung des Herzzeitvolumens (HZV)

- „Golden Standard" in der klinischen Praxis: modifizierte **Thermodilutionstechniken** mit Pulmonalarterienkatheter (PAK) auf der Grundlage von Kälte- oder intermittierenden elektrischen Wärmeboli (Berechnung nach der **Stewart-Hamilton-** Gleichung bzw. deren Modifikation)

Stewart-Hamilton-Gleichung: $HZV = \dfrac{k\, V_1\, (TB - T_1)}{\sigma TB_{(t)dt}}$

k = Konstante, V_1 = Injektatvolumen, TB = Bluttemperatur vor Injektion, T_1 = Injektattemperatur, $\sigma TB_{(t)dt}$ = Flächenintegral der durch Kältebolus hervorgerufenen Temperaturänderung

Prinzip: Nach Injektion einer Indikatorsubstanz in den Blutstrom ist die Blutflußrate an einem stromabwärts gelegenen Punkt der mittleren Indikatorkonzentration indirekt proportional
▶ die Fläche unter der Thermodilutionskurve ist umgekehrt proportional zum Herzminutenvolumen (große Fläche = kleines HZV)
- **kontinuierliches HZV- Monitoring** (CCO Monitoring) durch intermittierende elektrische Wärmeboli

Weitere Methoden zur Messung des Herzzeitvolumens
- **Farbverdünnungstechnik** mit Cardiogreen (jodhaltig!) unter Anwendung des COLD-Systems
- **Ultraschallflußmessung** (transtracheale oder transösophageale Echokardiographie)
- **Ultraschallflußmessung** (transtracheale oder transösophageale Echokardiographie z. B. mit dem HemoSonic 100 → Messung des aortalen Blutflusses in der Aorta descendens)
- **Bioimpedanzmethode**: nichtinvasiv, relativ ungenau
- Indirekte kalorimetrische Messung mit Deltatrac Metabolic Monitor und Anwendung des **Fickschen Prinzips**

Ficksches Prinzip: $VO_2 = avDO_2 \times Q_L$

VO_2 = O_2-Aufnahme, $avDO_2$ = arteriovenöse O_2-Gehalt-Differenz, Q_L = Lungenperfusion ≈ HZV
venöses Blut muß aus A. pulmonalis sein (invasiv)

$DO_2 = c_aO_2 \times HZV$ (Norm: 900–1200 ml/min)

$HZV = \dfrac{VO_2}{avDO_2}$

$(c_aO_2 = S_aO_2 \times c_aHb \times 1{,}39 + p_aO_2 \times 0{,}003)$ (Norm: 19 ± 1 ml/dl)

- Ventrikulographie (sehr genau, sehr invasiv)
- **Pulskonturanalyse** mit COM-3 von Baxter: kontinuierliches beat-to-beat Meßverfahren, das über Bestimmung der Herzfrequenz und des Schlagvolumens, welches aus der Fläche unter der Pulskurve nach der Formel von Wesseling berechnet wird
  Drei Verfahren:
  A. Einmalige Eineichung mittels PAK und Ermittlung eines Koeffizienten ZAO
    ⇒ relative Abweichung vom HZV mittels Thermodilution von 23,9%
  B. Intermittierend Nacheichung
    ⇒ relative Abweichung vom HZV mittels Thermodilution von 15,7%
  C. Geschätzter ZAO-Koeffizient: 90 und Lebensalter
    ⇒ kein zuverlässiges Verfahren

Probleme der HZV-Messung (Thermodilutionsmethode)
- Injektionsort (rechter Vorhof)
- zu langsame Injektatgeschwindigkeit (Bolus sollte innerhalb 2–4 s appliziert werden) (Injektionspumpe)
- zu kleines Injektatvolumen und gleichzeitig niedrigem HZV (Unterschätzung des HZV um bis zu 30%)
- zu hohe Temperatur des Injektats (> 20 °C)
- Injektionszeitpunkt (endexspiratorisch)
- Anzahl der Messungen (Mittelwert von 3 HZV-Messungen)
- klinische Störgrößen
  - Trikuspidalklappeninsuffizienz: HZV wird infolge der Regurgitation in den rechten Vorhof fälschlicherweise **zu niedrig** gemessen (Temperaturkurve mit flacher Amplitude und verlängerter Zeit)
  - intrakardiale Shunts: HZV wird fälschlicherweise **zu hoch** gemessen (unabhängig von der Shuntrichtung)
  - Rhythmusstörungen
    Sinustachykardie > 140/min (unzureichende Indikatormischung)
    Tachycardia absoluta (keine homogene Indikatormischung)
  - Katheterthrombus
  - inkorrekte Lage des Katheters (Thermistor liegt der Pulmonalarterienwand an oder in Westzone I/II)

Berechenbare Größen (Anhang)

	Formel	Normwerte
Schlagvolumen (SV)	= EDV-ESV	60–90 ml
Herzzeitvolumen (HZV = HMV = CO)	= HF × SV	4–8 l/min
RVEF	= SV/EDV	40–50% (< 35% ist pathologisch)
Schlagvolumenindex (SI)	= SV/KOF	35–65 ml/m²KOF
Herzindex (CI)	= HZV/KOF	2,5–4 l/min/m²KOF
Rechtsventrikulärer Schlagarbeitsindex (RVSWI)	= SI × (PAP-ZVD) × 0,0136	8–12 g × m/m²
Linksventrikulärer Schlagarbeitsindex (LVSWI)	= SI × (MAP-PCWP) × 0,0136	50–80 g × m/m²
Systemischer Gefäßwiderstand (SVR)	= $\frac{(MAP - ZVD) \times 80}{CO}$	900–1400 dyn × s × cm^{-5}
Pulmonaler Gefäßwiderstand (PVR)	= $\frac{(MPA - PCWP) \times 80}{CO}$	150–250 dyn × s × cm^{-5}

HF = Herzfrequenz
EDV = Enddiastolisches Volumen
ESV = Endsystolisches Volumen
RVEF = Rechtsventrikuläre Ejektionsfraktion

→ die Gefäßwiderstände werden nicht in mmHg pro ml/s, sondern als dyn × s × cm^{-5} angegeben: Umrechnung lautet 1 dyn × s × cm^{-5} = 1333 mmHg pro ml/s
▶ mit dem PAK können 10 verschiedene Parameter des **kardiovaskulären Systems** und 4 verschiedene Parameter des **systemischen Sauerstofftransports** (Sauerstoffangebot, -aufnahme, -extraktionsrate und gemischtvenöse Sättigung) ermittelt werden!

Nach Tuman wird doch sehr oft bei intraoperativ liegendem PAK keine HZV-Messung durchgeführt! Da die rote Kappe am Pulmonaliskatheter nicht entfernt wird, spricht er vom **„red cap syndrome"**

Transösophageale Echokardiographie (TEE)

- die transösophageale, zweidimensionale Echokardiographie (TEE) ist eine nichtinvasive Methode zur Beurteilung der Ventrikelfunktion und der Herzklappen
- die TEE ist auch zur **Früherfassung myokardialer Ischämien** der EKG-Diagnostik überlegen. Regionale Wandbewegungsstörungen (RWBS) treten bei Ischämie früher auf als EKG-Veränderungen oder wenn diese z. B. bei einem Schenkelblock gar nicht nachweisbar sind
- sie erfordert jedoch eine zusätzliche Ausbildung und längere Erfahrung

Indikationen

- Beurteilung von frühen RWBS im Rahmen von kardialen Ischämien
- Beurteilung des Volumenstatus bei eingeschränkter Ventrikelcompliance
- Effekte von pharmakologischen Interventionen (Therapiekontrolle)
- Klappenfunktionsbeurteilung: intraoperativ nach Rekonstruktionen (z. B. Mitralklappenrekonstruktion, De-Vega-Plastik der Trikuspidalklappe, ...)

Kontraindikationen

- Zustand nach Eingriffen am Ösophagus oder oberen Magenbereich, sowie Hinweise auf eine Ösophaguserkrankung (Varizen, Striktur, Tumor, Divertikel)

Neuromuskuläres Monitoring (NMM)

- s. Muskelrelaxanzien

Körpertemperatur

- s. auch Hypothermie

Indikationen

- Patienten mit erhöhtem Risiko zur Hypothermie (Säuglinge, Neugeborene, Verbrennungspatienten, ältere Patienten, Rückenmarktrauma)
- zu erwartende lange Op.-Dauer
- kontrollierte Hypothermie
- Verdacht auf maligne Hyperthermie

Meßorte

- **rektal** (entspricht nicht exakt der Kerntemperatur, ist abhängig von Wärmebedingungen im Darm und reagiert sehr träge. Unter kontrollierter Hypothermie gleicht sie eher der peripheren Temperatur)
- **nasopharyngeal** (Meßwerte etwas unter der Kerntemperatur)
- **Blut** (über Pulmonaliskatheter, entspricht der zentralen Kerntemperatur, **Cave:** Zufuhr kalter Infusionslösungen)
- **ösophageal** (unteres ¼, korreliert gut mit der Kerntemperatur, außer bei Thorakotomie)

- **tympanisch** (stimmt am besten mit der zerebralen Kerntemperatur überein; Gefahr der Trommelfellperforation, daher kontaktfreie Messung)
- **Blase** (über Temperatursonde eines speziellen Blasenkatheters)

Urinausscheidung (Blasenkatheter)

Indikationen für einen Blasenkatheter

- lange Op.-Dauer (> 2–3 h)
- Überwachung der Nierenfunktion
- postoperative Intensivtherapie
- notwendige Bilanzierung
- ▶ strenge Indikationsstellung aufgrund der Gefahr von Harnröhrenstrikturen!

Transurethraler Blasenkatheter

- Einmalkatheterisierung (postoperativ bei Blasenentleerungsstörungen)
- Dauerkatheter (DK)

Kontraindikationen
- bestehende Infektionen (Urethritis, Prostatitis, Epididymitis)
- bestehende Via falsa
- relativ: bestehende Enge (Striktur, Prostatavergrößerung)

Komplikationen
- Via falsa
- Harnröhreneinriß
- Infektion
- Strikturbildung
- ▶ beim traumatisierten Patienten oder anamnestischen Problemen → Einführung des DK durch den Urologen, ggf. Cystofixanlage

Suprapubischer Blasenkatheter (Cystofix)

- präoperativ
- intraoperativ

Komplikationen
- Blutung
- Verletzung von Darmanteilen
- Infektion (lokal, Peritonitis)

Neuromonitoring

ICP-Messung

- s. Neurochirurgie

Jugularvenöse O₂-Sättigung ($S_{vj}O_2$)

- s. Neurochirurgie

Intraparenchymatöser Gewebssauerstoffpartialdruck ($p_{ti}O_2$)

- s. Neurochirurgie

Transkranielle Dopplersonographie (TCD)

- Messung der zerebralen Blutflußgeschwindigkeit in der A. cerebri media oder der basalen Hirnarterien
- Normwert für A. cerebri media: V_{mean} = 38–86 cm/s (aufgrund der großen Streubreite kann die TCD nicht als Absolutwert-Bestimmung, sondern nur als Verlaufskontrolle erfolgen)
- als grobes Maß für den zerebralen Gefäßwiderstand wird der sog. Pulsatilitätsindex (PI) bestimmt

$$PI = \frac{V_{sys} - V_{dia}}{V_{mean}}$$

- die Blutflußgeschwindigkeitsmessung der A. cerebri media kann bei der Karotischirurgie eingesetzt werden. Ein Abfall von V_{mean} auf 0–15% des Ausganswertes zeigt eine schwere Ischämie, auf 16–40% eine mäßige Ischämie an, und bei Werten > 40% ist nicht mit einer Minderperfusion zu rechnen. Desweiteren kann eine zerebrale Hyperperfusion nach Öffnen der Klemmen (V_{mean} Zunahme > 200%) mit der Gefahr der intrakraniellen Einblutung erkannt werden
- mit der TCD lassen sich außerdem embolisierte Partikel (artheromatöse Plaques, Thromben, ...) oder Luft nachweisen
- das Abschätzen (nicht Messen!) des zerebralen Perfusionsdruckes (CPP) muß bisher noch sehr kritisch betrachtet werden

Infrarotnahe Spektroskopie (NIRS)

- die Infrarotspektroskopie mißt nahe dem Infrarot Bereich bei 700–1000 nm (mit 4 verschiedenen Wellenlängen) die Konzentration von oxygeniertem oder

desoxygeniertem Hämoglobin und von oxidiertem Cytochrom in dem unmittelbar unter der Haut und Kalotte liegenden Hirngewebe
- die dadurch ermittelte **regionale O_2-Sättigung des Hirngewebes** soll Auskunft über das zerebrale O_2-Angebot und den zerebralen Blutfluß (CBF) geben. Es können jedoch nur relative regionale Veränderungen gemessen werden
- Normalwert: 50%; Sättigung < 35% → ischämische Gewebsschädigung (jedoch fehlende absolute Quantifizierung der Meßwerte)

Geräte
- Critikon Cerebral RedOx Research Monitor 2001 oder
- von Hamamatsu der NIRO 500
- Sensoren: 7 Detektoren halbbogenförmig im Abstand von 5,5 cm angeordnet

Evozierte Potentiale (SSEP, MEP, AEP)

- **Somatosensorisch evozierte Potentiale (SSEP),** s. auch Gefäßchirurgie, messen die funktionelle Integrität afferenter sensorischer Leitungsbahnen. SSEP haben sich als Kriterium der Shunteinlage in der Karotischirurgie inzwischen allgemein durchgesetzt (Sensitivität 60%, Spezifität 100%). Dabei wird nach Stimulation des kontralateralen N. medianus das Halsmarkpotential (C2) und das operationsseitige Kortexpotential abgeleitet. Als Kriterien zur Shunteinlage werden folgende Meßwerte beurteilt
    1. Latenz und Amplitude des kortikalen Potentials (N_{20}/P_{25})
    2. Latenz des zervikalen Potentials (N_{14})
    3. zentrale Überleitungszeit (CCT)
    Als Indikation zur Shunteinlage wird eine Amplitudenreduktion von N_{20}/P_{25} > 50% (z. T. ein kompletter Potentialverlust) gefordert. Eine CCT-Verlängerung > 20% bzw. > 1 ms wird als kritisch gesehen

▶ **Anmerkung:**
Die Gipfel werden nach ihrer Polarität und ihrer mittleren Latenz benannt: z. B. N_{20} = negativ, mittlere Latenz 20 ms, P_{25} = positiv mittlere Latenz 25 ms, N_{14} = 1. Gipfel nach Stimulation des N. medianus in der zervikalen Kurve, N_{20} = 1. Gipfel nach Stimulation des N. medianus in der kortikalen Kurve, P_{25} = 1. Tal nach Stimulation des N. medianus in der kortikalen Kurve, Amplitude = Höhe zwischen N_{20} und P_{25}
(N_{20}-N_{14} normal 5,6 ± 0,6 ms)

> **Merke:**
> - SSEP zeigen erst mit einer **zeitlichen Latenz** (Minuten) eine zerebrale Minderperfusion an
> - außerdem werden die **SSEP durch Anästhetika beeinflußt.** Vor allem die Inhalationsanästhetika führen dosisabhängig zu einer Latenzzunahme und Amplitudenreduktion, im Allgemeinen jedoch können < 0,5–1,0 MAC verwertbare Aussagen gemacht werden. Lachgas scheint nur zu einer Amplitudenreduktion zu führen. Opioide beeinflussen die SSEP nur wenig
> - die Dosierung der Inhalationsanästhetika sollte wegen der SSEP-Beeinflussung während der kritischen Phase des Abklemmens der A. carotis nicht zu sehr geändert werden
> - falsch negative Ergebnisse sind nicht auszuschließen
> - subkortikale SSEP werden deutlich weniger beeinflußt als kortikale SSEP, weshalb sie sich besonders zur Überwachung der Rückenmarkfunktion bei der Aorten- und Wirbelsäulenchirurgie eignen

- **Motorisch evozierte Potentiale (MEP)**
  messen die funktionelle Integrität **efferenter motorischer** Leitungsbahnen. MEP sind **gegenüber Anästhetika sehr empfindlich.** Bereits geringe Dosen induzieren eine starke Amplitudenminderung bis hin zur kompletten Supprimierung.
- **Akustisch evozierte Potentiale (AEP)**
  messen die funktionelle Integrität des Hörapparates oder setzen sie voraus. Die einzelnen Potentialantworten lassen sich recht genau anatomischen Arealen zuordnen, sind jedoch inter- und intraindividuell sehr variabel. Sie werden nach ihrer Latenz und ihrem Ursprung eingeteilt in:
  - BAEP (brain-stem evoked potentials, Latenz < 10 ms)
    werden zur Überprüfung der Hörbahn bei Kleinkinder oder bei komatösen Patienten verwendet und können zur Überwachung bei Operationen **der hinteren Schädelgrube (Kleinhirnbrückenwinkel) und bei Operationen am N. vestibulocochlearis (Akustikusneurinom)** eingesetzt werden.
    BAEP scheinen gegenüber Anästhetika sehr **unempfindlich** zu sein.
  - MLAEP (AEP mit mittlerer Latenz 10–50 ms).
    Mit ihnen wird derzeit eine Quantifizierung der Narkosetiefe versucht, da sie bei viele Anästhetika eine typische, dosisabhängige Latenzzunahme und Amplitudenminderung zeigen.
  - späte AEP (Latenz > 50 ms)
- **Multimodal evozierte Potentiale** (Kombination von SSEP, MEP und AEP)

Neuronenspezifische Enolase (NSE)

- s. Neurochirurgie

Spezielle Anästhesie

11 Anästhesie in der Allgemein- oder Abdominalchirurgie

Vorbemerkungen/Grundsätze

- Abschätzung des Aspirationrisikos durch Magen-, Darmentleerungsstörungen (akutes Abdomen, Ileus, obere gastrointestinale Blutung, Magenatonie, Pylorusstenose, Hiatushernie, Refluxösophgitis, Ösophagusdivertikel, Ösophagusatresie, aufgetriebener Bauch) ⇒ Rapid sequence induction (Ileuseinleitung)
▶ bei Notfalleingriffen ist das Aspirationsrisiko deutlich erhöht!
- häufig Störungen im Wasser-Elektolyt-Haushalt aufgrund der zugrundeliegenden Darmerkrankung oder präoperativer Darmspülung
- Monitoring, Ausstattung (bei intraabdominellen Eingriffen)
  - Magensonde nasal bei geplanter längerer Liegedauer (ggf. annähen z. B. bei Ösophagusresektion), ansonsten oral
  - ZVK bei Eingriffen mit erhöhtem Volumenumsatz oder für postoperative parenterale Ernährung
  - transurethraler Blasenkatheter bei länger dauernden Eingriffen, ggf. Cystofix durch Chirurgen
  - großlumige venöse Zugänge bei erwartendem großem Blutverlust oder Volumenbedarf
- grundsätzlich sind alle **Narkosetechniken** möglich
  - balancierte Anästhesie
  - TIVA mit Propofol- und Alfentanil-/Remifentanil-Perfusor
  - modifizierte Neuroleptanästhesie (NLA), nur bei großen langen Eingriffen mit postoperativer Überwachung auf Intensivstation
  - evtl. Kombination mit PDK (bes. bei großen Eingriffen) zur postoperativen Schmerztherapie oder Darmstimulation
  - die **Relaxierung** richtet sich nach der Op.-Dauer und dem geplanten Eingriff
- **Eventerationssyndrom**
  Bei Exploration des Abdomens kommt es häufig zum sogenannten Eventerationssyndrom mit Flush, Blutdruckabfall durch periphere Vasodilatation und Abfall der O_2-Sättigung. Ausgelöst wird dies durch die Freisetzung von Prostazyklin (PGI_2). Die prophylaktische Gabe von Prostaglandinsynthesehemmern (Ibuprofen, Indometacin, Diclofenac) kann das Syndrom abschwächen oder verhindern. Ggf. ist die Gabe von Volumen oder Vasopressoren notwendig.

Besonderheiten bei speziellen Eingriffen

„Große" intraabdominelle Eingriffe

- Eingriffe, wie z. B. abdominothorakale Ösophagusresektion, Magen-Op. (Gastrektomie, Magenteilresektionen, Ulkusübernähung,...), Leberteil-, -segment-, resektion, Pankreaschirurgie (partielle oder totale Pankreatektomie), Op. nach Whipple, Dünndarm-Op., Dickdarm-Op. (Hemikol-, Kolektomie, ...)
- z. T. lange Op.-Dauer und größere Blutverluste möglich
- Monitoring, Ausstattung abhängig vom Eingriff und Zustand des Patienten obligat: ZVK, Magensonde, Blasenkatheter, Temperatursonde, mind. ein großlumiger venöser Zugang
- mögliche Narkosetechniken:
  - modifizierte Neuroleptanästhesie mit postoperativer Überwachung auf Intensivstation und ggf. Nachbeatmung
  - balancierte Anästhesie

▶ bei abdominothorakaler Ösophagusresektion
  - s. auch Anästhesie in der Thoraxchirurgie
  - meist Doppellumenintubation erforderlich
  - bei Doppellumenintubation am Ende der Operation Umintubation auf Singlelumentubus
  (Cave: erschwerte Intubation durch ödematöse Weichteilschwellungen)

„Kleinere" intraabdominelle Eingriffe

- Eingriffe, wie z. B. Cholezystektomie (CCE, konventionell), Appendektomie, Herniotomie, Ileostomarückverlagerung, analchirurgische Op.
- mögliche Narkosetechniken:
  - modifizierte Neuroleptanästhesie
  - balancierte Anästhesie
  - TIVA
  - z. T. auch in Regionalanästhesie möglich

Laparoskopische Eingriffe (CCE, Appendektomie, Herniotomie)

- s. Anästhesie bei laparoskopischen Eingriffen

Allgemeinchirurgische Eingriffe

- Eingriffe, wie z. B. Schilddrüsen-Op., Nebenschilddrüsen-Op.
▶ bei Nebenschilddrüsen-Op. postop. Ca^{2+}-Kontrollen

12 Anästhesie in der Gefäßchirurgie

Vorbemerkungen/Grundsätze

- sehr häufig ältere Patienten (> 60 J.) mit **Begleiterkrankungen:** Hypertonus und KHK (50–60%), Myokardinfarkt (25–30%), Herzinsuffizienz (15–20%), Niereninsuffizienz (5–25%), AVK (30–50%), pulmonale Vorerkrankungen (30–50%), Diabetes mellitus (10–20%), zerebro-vaskuläre Insuffizienz (10–15%) (%-Angaben für abdominelles Aortenaneurysma)

Besonderheiten bei der Prämedikationsvisite

Anamnese

besonders
- instabile Angina pectoris, Orthopnoe, körperliche Belastbarkeit
- Belastbarkeit (NYHA-Klassifikation)
- arterielle Hypo-, Hypertonie
- zerebrale Durchblutungsstörungen (bes. bei Karotischirurgie)
  - asymptomatisch
  - transitorische ischämische Attacken (TIA) (Rückbildung innerhalb 24 h)
  - prolongierte reversible Ischämien (PRIND) (Rückbildung innerhalb 7 Tage)
  - progredienter Hirninfarkt innerhalb von 48 h
  - partieller oder kompletter Hirninfarkt (akut auftretend oder im Endstadium)
- periphere AVK
- Nierenerkrankungen (Kreatinin, Harnstoff, Restausscheidung)
- Diabetes mellitus
- Lebererkrankungen (Bilirubin, GOT, GPT)
- Gerinnungsstörungen, ASS-Einnahme, AT III bes. bei i.v.-Antikoagulation mit Heparin
- allergische Diathese
- Medikamentenanamnese (β-Blocker, letzte ASS-Einnahme,...)
- Elektrolytstörungen (Hypokaliämie, Hypomagnesiämie → Rhythmusstörungen)
- infolge der chronischen Diuretikaeinnahme und des verminderten Plasmavolumens besteht bei vielen dieser Patienten eine **relative Hypovolämie**, sowie eine Hypokaliämie

Körperliche Untersuchung

- Anzeichen kardialer Dekompensation
- Radialis-/Ulnaris-Pulse, Allen-Test (zumindest aus forensischen Gründen), ggf. Femoralis-Pulse

Aktenstudium

- Ruhe-, evtl. Belastungs-EKG
- Thoraxröntgen, Routinelabor
- evtl. BGA, Lungenfunktion
- in Einzelfällen ist eine Koronarangiographie angezeigt, um u. U. bei einer erheblichen KHK z. B. bei einer Hauptstammstenose eine PTCA oder Koronarbypass-Operation vor der Gefäß-Op. durchzuführen. In Einzelfällen kann die Koronarbypass-Operation mit einer Karotis-TEA zusammen durchgeführt werden
- ggf. Echokardiographie: LV-Funktion
  (systolisch: Akinesien, Hypokinesien; diastolisch: LVEDP)
- evtl. EK und/oder Eigenblut bereitstellen
- Karotisbefund

Medikamentöse Prämedikation des Patienten

- **Fortführung der oralen Medikation am Op.-Tag:**
  insbesondere β-Blocker und Antihypertensiva: Beim schlecht eingestellten Hypertoniker auch ACE-Hemmer. Digitalis bei Tachyarrhythmia absoluta, ebenso Kalziumantagonisten. i.v.-Nitrate und i.v.-Antikoagulation mit Heparin
- die medikamentöse Prämedikation wird wegen der anxiolytischen Wirkung und der geringen Atem- und Kreislaufdepression vorzugsweise mit Benzodiazepinen durchgeführt
- α_2-Agonisten zur Senkung der periop. Myokardischämierate sind derzeit noch in klinischer Erprobung und haben sich noch nicht sicher durchgesetzt, z. B. Clonidin (Catapresan) 1 Tbl. à 300 µg p.o. (2–5 µg/kg p.o.) → ↓ Anästhetikabedarf um ≈ 40%, ↓ postop. Shivering, stabilere Hämodynamik, ↓ periop. Myokardischämien

Fremdblutsparende Maßnahmen

- je nach geplantem Eingriff und zu erwartendem Blutverlust (s. Blut und Blutprodukte)

Karotischirurgie (Karotis-TEA)

Narkoseführung

Monitoring, Ausstattung

- EKG (Ableitung II und V_5)
- Pulsoxymetrie
- direkte arterielle Blutdruckmessung in Lokalanästhesie vor Einleitung (Arterie mit Verlängerung, da beide Arme angelegt werden)
- oraler Tubus
- Tubus auf nicht zu operierende Seite plazieren!
- endexspiratorische CO_2-Messung
- evtl. Pulmonaliskatheter zur Volumensteuerung und Detektion von Myokardischämien, jedoch weniger sensitiv als TEE
  - bei Patienten mit schlechter Ventrikelfunktion, schwerer Linksherzinsuffizienz (LVEF < 40%, LVEDP > 20 mmHg), Hauptstammstenose, Infarktanamnese < 6 Monate, KHK und Klappenvitium, pulmonalem Hypertonus, IHSS, Mitralklappenvitium
  - evtl. TEE (regionale Wandbewegungsstörungen als sensitiver Indikator einer Myokardischämie)
- Neuromonitoring

Ziel
- Prävention von Hirn- und Myokardischämien
- größtmögliche hämodynamische Stabilität, bei gleichzeitiger Ausschaltung zirkulatorischer Gegenregulationsmechanismen
- Blutdruck und Herzfrequenz sollten ± 30%, besser vielleicht noch innerhalb ± 20% des Ausgangswertes (Mittelwerte der letzen Tage) gehalten werden → Abweichungen hiervon sollten rasch therapiert werden.
Besonders bei Patienten mit zerebro-vaskulärer Insuffizienz müssen Blutdruckabfälle vermieden werden, da die Hirndurchblutung (bei verschobener Autoregulation nach oben) sehr stark vom systemischen Blutdruck abhängig ist
- unmittelbar postop. Extubation zur neurologischen Beurteilung des Patienten

Prinzip
- Titration der Anästhetika nach Wirkung, nicht nach Gewicht

Mögliche Narkosetechniken

- balancierte Anästhesie mit Opioiden und Inhalationsanästhetika (Isofluran, Desfluran)
- TIVA z.B. mit Propofol- und Remifetanilperfusor
  - Normoventilation oder moderate Hyperventilation (bei pCO_2 ↑ → Stealphänomen)

266   Spezielle Anästhesie

- vor Laryngoskopie evtl. Oberflächenanästhesie mit Lidocain-Spray
- Blutdrucksenkungen möglichst mit Inhalationsanästhetikum oder Nitroglycerin 1:10 verdünnt
- z. T. wird eine Karotis-TEA auch in **Regionalanästhesie** (zervikale Plexusblockade) durchgeführt, was jedoch einen kooperativen Patienten voraussetzt
  - **Vorteile:** Beurteilung der neurologischen Situation, größere Kreislaufstabilität
  - **Nachteile:** Fehlende medikamentöse Hirnprotektion und schwieriges Management bei auftretenden Problemen (Bewußtseinsverlust, respiratorische Insuffizienz)

Clamping der Karotis
- die Inzidenz eines perioperativen Schlaganfalls beträgt derzeit 2–3 %
- vor Abklemmen 5000 IE (50–100 IE/kg) Heparin i.v. (Ziel: Hemochron 180–300 s)
- bei Abklemmen leichte Hypertension anstreben (systol. RR > 150 mmHg)
- ein routinemäßiges Einlegen eines **intravasalen Shunts** ist **nicht risikofrei** (artheromatöse Mikroembolisation, Luftembolie, Intimaverletzung mit postop. Restenosierung) und wird daher nicht überall durchgeführt. Er ist jedoch sinnvoll bei präoperativen neurologischen Störungen infolge eines verminderten Blutflusses
- mittlerweile hat sich ein **kombiniertes neurologisches Monitoring** durchgesetzt

Neurologisches Monitoring
- s. auch Monitoring

Häufig wird die Kombination verschiedener Verfahren angewendet
- die **Stumpfdruckmessung** besitzt eine geringe Spezifität und wird daher nicht mehr ausschließlich als Kriterium für eine Shunteinlage genommen (Stumpfdrücke von 60 mmHg schließen eine zerebrale Ischämie nahezu aus, jedoch haben auch viele Patienten bei geringeren Drücken eine ausreichende Perfusion)
- **somatosensorisch evozierte Potentiale (SSEP)** haben sich als Kriterium der Shunteinlage inzwischen allgemein durchgesetzt (Sensitivität 60 %, Spezifität 100 %). Dabei wird nach Stimulation des kontralateralen N. medianus das Halsmarkpotential (C2) und das operationsseitige Kortexpotential abgeleitet. Als Kriterien zur Shunteinlage werden folgende Meßwerte beurteilt:
  1. Latenz und Amplitude des kortikalen Potentials (N_{20}/P_{25})
  2. Latenz des zervikalen Potentials (N_{14})
  3. zentrale Überleitungszeit (CCT)

> **! Merke:**
> - SSEP zeigen erst mit einer **zeitlichen Latenz** (Minuten) eine zerebrale Minderperfusion an
> - außerdem werden die **SSEP durch Anästhetika beeinflußt.** Vor allem die Inhalationsanästhetika führen dosisabhängig zu einer Latenzzunahme und Amplitudenreduktion, im Allgemeinen jedoch können < 0,5–1,0 MAC verwertbare Aussagen gemacht werden. Lachgas

scheint nur zu einer Amplitudenreduktion zu führen. Opioide beeinflussen die SSEP nur wenig
- die Dosierung der Inhalationsanästhetika sollte wegen der SSEP-Beeinflussung während der kritischen Phase des Abklemmens der A. carotis nicht zu sehr geändert werden
- falsch negative Ergebnisse sind nicht auszuschließen
- subkortikale SSEP werden deutlich weniger beeinflußt werden als kortikale SSEP, weshalb sie sich besonders zur Überwachung der Rückenmarkfunktion bei der Aorten- und Wirbelsäulenchirurgie eignen

- **transkranielle Dopplersonographie der A. cerebri media**
die Blutflußgeschwindigkeitsmessung der A. cerebri media kann bei der Karotischirurgie eingesetzt werden. Normwert für A. cerebri media: V_{mean} = 38–86 cm/s (aufgrund der großen Streubreite kann die TCD nicht als Absolutwert-Bestimmung, sondern nur als Verlaufskontrolle erfolgen).
Ein Abfall von V_{mean} auf 0–15% des Ausganswertes zeigt eine schwere Ischämie, auf 16–40% eine mäßige Ischämie an, auf > 40% ist nicht mit einer Minderperfusion zu rechnen. Desweiteren kann eine zerebrale Hyperperfusion nach Öffnen der Klemmen (V_{mean} Zunahme > 200%) mit der Gefahr der intrakraniellen Einblutung erkannt werden. Mit der TCD lassen sich außerdem embolisierte Partikel (artheromatöse Plaques, Thromben,...) oder Luft nachweisen
- ein 2-Kanal-**EEG** kann als zusätzliches Monitoring benutzt werden (Amplitudenabflachungen rascher Wellen und Amplitudenzunahme langsamer Wellen im Seitenvergleich)
- derzeit wird auch versucht mit der **infrarotnahen Spektroskopie (NIRS)** die zerebrale Gewebeoxygenierung direkt zu messen

> **! Cave:**
> - Hypotonie gefährdet Myokard- und/oder Gehindurchblutung
> - Hypertonie gefährdet bes. das „KHK-Herz"
> Blutdruckabweichungen bes. während dem Abklemmen der A. carotis nach unten sollten sofort behandelt werden
> - Blutdruckanhebung durch kontrollierte Volumengabe, Erniedrigung der Inhalationsanästhetika, akut durch Vasopressoren (z. B. Etilefrin, Noradrenalin verdünnt titrieren)
> - Blutdrucksenkung bei Ausleitung evtl. mit Nitroglycerin, Urapidil oder Nifedipin

Komplikationen postop.
- neurologische Ausfälle (einseitige Fazialisparese, Sensibilitätsstörungen oder Lähmung), perioperative neurologische Defizite ≈ 3%

- hämodynamische Instabilität
  - Hypertonie häufiger als Hypotonie (infolge der Dämpfung des Barorezeptoren-Reflexes durch chirurgische Manipulation)
  - Hypovolämie, Myokardischämien, Arrhythmien
- Hyperperfusionssyndrom (evtl. erst nach Tagen) mit ipsilateralen Kopfschmerzen bis hin zum zerebralen Krampfanfall
- Stimmbandparese (N. recurrens) mit respiratorischer Insuffizienz
- Obstruktion der oberen Luftwege durch Hämatom
- Spannungspneumothorax durch Eindringen von Luft über die Operationswunde ins Mediastinum und die Pleura
- Ausfall der Chemorezeptoren (pCO_2 steigt um ca. 6 mmHg und mangelnde Reaktion auf Sauerstoff)
▶ bei postoperativer arterieller Hypertonie Ausschluß von voller Blase, Hypoxie, Hyperkapnie und Schmerzen

Aortenchirurgie

Abdominelles Aortenaneurysma (AAA)

Operationsletalität beim Elektiveingriff 2–5 %, beim rupturierten AAA 50–70 %
- **Grundsatz:** Druckspitzen und extreme Druckabfälle vermeiden;
  vor Einleitung der Anästhesie eine ausreichende Flüssigkeitszufuhr durchführen, da sehr viele dieser Patienten relativ hypovolämisch sind
- arterielle Kanülierung in Lokalanästhesie bereits vor Narkoseeinleitung
- Intubation in ausreichender Narkosetiefe und Muskelrelaxierung, notfalls mittels LA, um Husten, Pressen und Blutdruckanstiege zu vermeiden, da Rupturgefahr erhöht (zur Einleitung Etomidat und Fentanyl in Hinblick auf die Kreislaufstabilität empfohlen)

Monitoring, Ausstattung

- arterielle Druckmessung (s. oben)
- EKG-Monitoring: Ableitung II/V_5
- ZVK
- PAK bei kardiopulmonalen Risikopatienten, evtl. schon ohne große Risikofaktoren für Volumentherapie und postop. Überwachung;
  besonders für den postop. Verlauf (Indikation eher großzügig stellen)
- ausreichende (großlumige) venöse Zugänge
- transurethraler Blasenkatheter (bzw. Cystofix durch Chirurgen) zur Kontrolle der Urinausscheidung, bes. nach Freigabe der Aorta
- Pulsoxymeter, Kapnometer
- Magensonde
- Temperatursonde, Wärmematte, Blutwärmer
- evtl. Neuromonitoring bei TAAA, TAA

- evtl. Cell-Saver oder steriler Vacufix Beutel, wenn mit erheblichen Blutverlusten gerechnet wird (je nach Aneurysmalage oder -größe)
- Perfusoren/Notfallmedikamente bereithalten
  zur Drucksteuerung besonders während der Abklemmphase Nitroglycerin als Perfusor und 1:10 verdünnt, evtl. Nifedipin, Urapidil, selten Nitroprussidnatrium-Perfusor

Mögliche Narkosetechniken

- modifizierte Neuroleptanästhesie mit postoperativer Überwachung auf Intensivstation und ggf. Nachbeatmung
- balancierte Anästhesie mit Opioiden und Inhalationsanästhetika (Isofluran, Desfluran)
  Die Auswahl muß individuell, d. h. v. a. an den Vorerkrankungen des Patienten orientiert erfolgen. Bei Patienten mit koronarer Herzkrankheit und guter Myokardfunktion kann eine kontrollierte Dämpfung der Herz-Kreislauf-Funktion mit volatilen Inhalationsanästhetika (wie z. B. Isofluran) von großem Nutzen sein, während bei Patienten mit eingeschränkter Herzfunktion bzw. Herzinsuffizienz oder schweren Herzrhythmusstörungen balancierte Anästhesieverfahren mit Opioiden indiziert sind, weil durch die gebräuchlichen volatilen Inhalationsanästhetika die Myokardfunktion und der Perfusionsdruck erheblich beeinträchtigt werden können
- oft müssen jedoch balancierte Narkosetechniken mit kardiovaskulären Medikamenten ergänzt werden, um unerwünschte Reflexreaktionen wie Blutdruckanstieg oder Tachykardie, wie sie insbesondere beim Clamping und Declamping vorkommen, zu beseitigen
- **Blutdruck und Herzfrequenz** sollten ± 30%, besser vielleicht noch innerhalb ± 20% des Ausgangswertes (Mittelwerte der letzen Tage) gehalten werden. Abweichungen hiervon sollten rasch therapiert werden, da Hypotension unter 30% des Ausgangswertes mit einer erhöhten Letalität belastet ist, entsprechendes gilt für Druckentgleisungen nach oben
- evtl. Kombination mit Periduralanästhesie (PDK)
  - eine Kombination der Allgemeinanästhesie mit einem PDK bes. für postoperative Schmerztherapie
  - bei evtl. auftretendem massivem Blutverlust kann es zu erheblichen Volumenbilanzproblemen kommen, die intraoperativ schwierig zu korrigieren sind
▶ Cave: wenn PDA aufsteigt (was in ITN nicht sicher zu beurteilen ist) wird dem Herzen die Katecholaminunterstützung genommen

Clamping und hämodynamische Reaktionen nach Abklemmen der Aorta
- **Anstieg des SVR** ⇒
  - Zunahme der Nachlast des linken Ventrikels mit einem zumindest kurzzeitigem **Anstieg des systolischen arteriellen Druckes** proximal der Klemme, gelegentlich bis zur **hypertensiven Krise.**

Dies wird vom gesunden Herzen, das keine Zeichen einer Ischämie oder Insuffizienz zeigt, gut toleriert. Bei insuffizientem linkem Ventrikel führt dies zum **Abfall des HZV**, v. a. durch Abnahme des Schlagvolumens bei gleichzeitigem **Anstieg des Pulmonalarteriendruckes (PAP)** und des linksventrikulären enddiastolischen Druckes (LVEDP/PCWP).
Dies bedeutet eine erhöhte Wandspannung für den linken Ventrikel (Linksherzbelastung), die **bis hin zum Linksherzversagen** führen kann. Außerdem steigt durch die Erhöhung des linksventrikulären Füllungsdruckes der O_2-Verbrauch des Myokards an und kann so eine Myokardischämie und Herzrhythmusstörungen auslösen
- es kann auch zu einem Abfall des Blutdruckes kommen, der von Ischämiezeichen begleitet sein kann

▶ eine Linksherzbelastung muß sofort therapiert werden (z. B. durch Nitroglycerin und/oder positiv inotrope Substanzen)

- **Herzfrequenz und rechter Vorhofdruck (RAP)** bleiben **nahezu unverändert** und reichen bes. bei kardialen Risikopatienten zur Überwachung nicht aus
- die Nieren sind besonders durch Ischämie gefährdet, wenn die Aortenklemme in der Nähe der Nierenarterien angesetzt wird; ⇒ **Abnahme der Nierendurchblutung**, auch wenn die Klemmen infrarenal gesetzt sind (Ursache: Spasmen der Nierenarterien). Während der Abklemmphase sistiert in der Regel die Urinproduktion (**Anmerkung:** 95% der AAA liegen infrarenal und nur 5% suprarenal)
- Mangeldurchblutung distal der Klemme, dadurch Abnahme des venösen Rückstromes
- die Plasmaspiegel von Renin und Angiotensin sind intra- oder postoperativ erhöht und tragen mit zur kardiovaskulären Instabilität bei

Vorgehen Clamping
- Narkose vertiefen durch Erhöhung der Inhalationsanästhetikakonzentration
- **Vasodilatanzien,** (z. B. Nitroglycerin-Perfusor 1,6 ± 0,4 µg/kg/min, (individuell sehr unterschiedlich) beginnend mit 0,5 µg/kg/min **rechtzeitig vor Clamping** (art. Druck auf ≈ 100–120 mmHg senken, um Druckspitzen zu vermeiden). Sollte Nitroglycerin nicht in der Lage sein den Blutdruck genügend zu senken, kann man mit Nitroprussidnatrium meist gute Ergebnisse erreichen
- evtl. Nifedipin- oder Urapidil-Perfusor
- PCWP-Kontrollen
- **evtl. Nierenprophylaxe:** Mannitol (Osmofundin 15%) vor Abklemmen der Aorta, Furosemid 5–20 mg oder ein Dopamin-Perfusor in „Nierendosis" (3 µg/kg/min) sind weitere Möglichkeiten bes. bei suprarenaler Abklemmung

! Um einer postoperativen Oligurie vorzubeugen, ist es jedoch am sinnvollsten intraoperativ genügend Volumen zuzuführen und die hämodynamischen Parameter, wie PCWP, HZV und arteriellen Druck zu optimieren

Op.-Techniken
- interessant in Hinsicht auf die Aortenabklemmzeiten
- Rohrprothese (Tube-Interponat) mit Abklemmzeiten von ca. 45 ± 15 min, v. a. beim rupturierten BAA (sofortige Abklemmung der Aorta zur Blutstillung notwendig) und beim relativ jungen Patienten ohne Risikofaktoren
- Bifurkationsbypass (bifemoraler Bypass) mit Abklemmzeiten von ca. 19 ± 15 min, bevorzugt beim Risikopatienten und bei Mitbeteiligung der iliakalen Gefäße

Declamping und hämodynamische Reaktionen nach Freigabe der Aorta
- **Abfall des SVR** ⇒
  - Abfall der Nachlast des linken Ventrikels
  - **ausgeprägte Hypotonie**
- **Hypovolämie und Schock**, auch als „declamping shock" bezeichnet
  ⇒ Abfall des koronaren Perfusionsdruckes und eine Verminderung der myokardialen O_2-Spannung kann eine Myokardischämie auslösen

Das Ausmaß dieser Reaktionen ist abhängig von:
  - relativer Hypovolämie
  - unzureichender Kontraktionfähigkeit des Gefäßsystems infolge Azidose
  - Dauer der Abklemmphase
  - Höhe der Abklemmung, Art der Strombahnfreigabe (abrupt oder schrittweise)
  - kardialer Kompensationsfähigkeit
- bei ausreichendem venösem Rückstrom (durch ausreichenden Flüssigkeitsersatz und rechtzeitiges Abstellen der Vasodilatanzienzufuhr) nimmt das HZV zu, bei Hypovolämie starker Abfall des HZV
- Abfall des linksventrikulären endiastolischen Druckes (LVEDP/PCWP); gelegentlich kann man ca. 5–10 min nach dem Eröffnen der Aorta einen Anstieg des PAP sehen (PCWP ↑), der vermutlich durch die Einschwemmung saurer Metaboliten und Mediatoren von den ischämischen Extremitäten ausgelöst wird und nach kurzer Zeit wieder Normalwerte erreicht
- evtl. therapiepflichtige **metabolische Azidose**

Vorgehen Declamping
- **Volumenloading** unter PCWP-Kontrolle (bereits vor dem Öffnen der Aortenklemme). Dazu sind oft über 1 l Ringer-Laktat/h + Blutersatz entsprechend dem Verlust notwendig. Vor Abnahme der Klemme sollte der ZVD zwischen 7–11 mmHg (10–15 cmH$_2$O) und der PCWP zwischen 10–15 (20) mmHg liegen (3–4 mmHg höher als präop. Ausgangswert), um so eine ausgeprägte Hypotension zu vermeiden
- rechtzeitiges Absetzen der Vasodilatanzien (z. B. Nitroglycerin-Perfusor) und Erniedrigen der Inhalationsanästhetikakonzentration, sowie das langsame, schrittweise Eröffnen der Aortenklemme durch den Chirurgen sind weitere wesentliche Voraussetzungen zur Beherrschung dieser Situation
- ggf. Vasokonstriktiva oder pos. inotrope Substanzen
- Ausgleich einer metabolischen Azidose durch vorsichtige Gabe von Natriumbikarbonat. Bei längerer Unterbrechung ist evtl. die prophylaktische Gabe von

Natriumbikarbonat (1 mmol/kg) zu erwägen, da die Kontraktionsfähigkeit des Gefäßsystems infolge Azidose unzureichend ist
- Kontrolle der Urinausscheidung
bei unzureichender Urinproduktion (< 1 ml/kg/h), nach Ausschluß einer mechanischen Abflußbehinderung und ausreichender linksventrikulärer Füllung, kann man zuerst einmal zuwarten, da die Urinausscheidung normalerweise innerhalb von 2 h akzeptable Werte erreicht. Wenn nicht kann man die Urinproduktion durch Gabe von 2–5 mg Lasix stimulieren

Postoperativ
- Nachbeatmung (bei Hypothermie, Hypovolämie)
- Korrektur der noch oft bestehenden Hypovolämie

Rupturiertes AAA (Notfall-Op.)

Es darf keine Zeit mit Vorbereitungsmaßnahmen verloren werden und der Patient muß so schnell wie möglich in den OP. Oft ist hier nur die Abklemmung der Aorta lebensrettend
- sofortige und adäquate Volumensubstitution (mehrere intravenöse Zugänge) am besten mit blutgruppengleichen EK (unter Überwachung und Aufrechterhaltung einer suffizienten Atmung, sowie der Herz- und Kreislauffunktion)
- nach Möglichkeit wird die Narkose erst im OP-Saal eingeleitet, und zwar erst dann, wenn der Operateur gewaschen am Tisch steht, da es nach der Narkoseeinleitung durch den Verlust des Muskeltonus zu einer weiteren Zunahme der Blutung kommen kann
- ▶ Cave: Bei der Narkoseeinleitung muß man auch auf eine Aspiration vorbereitet sein
- infolge des verminderten HZV sollten jedoch die i.v.-Narkotika nur in geringer Dosis und langsam verabreicht werden. Nach Intubation wird der Patient mit 100% O_2 beatmet
- Rapid-Infusion System vorbereiten (falls vorhanden)
- da beim rupturierten BAA die Niereninsuffizienzrate deutlich erhöht ist, wird von einigen bereits bei Narkoseeinleitung zur Prophylaxe eines postoperativen Nierenversagens die Infusion von Mannitol und/oder Furosemid empfohlen
- erweitertes Monitoring, sobald die Aorta abgeklemmt und der Kreislauf einigermaßen stabilisiert ist

Postop. Komplikationen
Die wichtigsten postoperativen Frühkomplikationen bzw. Funktionsstörungen sind:
- Ileus, Ischämie der A. mesenterica inferior, Darmischämie
- Hypertonie, Herzrhythmusstörungen, Myokardischämie, Myokardinfarkt (die hohe Koinzidenz von arteriosklerotischen Herzerkrankungen mit einem AAA erklärt die Häufigkeit postoperativer Arrhythmien, Herzversagen und Herzinfarkt)
- respiratorische Insuffizienz

- akutes Nierenversagen (postoperative Niereninsuffizienz) ist bes. dann zu erwarten, wenn intraoperativ die Nierenperfusion gestört war. Prophylaktisch ausreichendes Flüssigkeitsangebot, Dopamin und Diuretika, bei Patienten mit „funktionellem Nierenversagen", bei denen größere intravenöse Volumen gewagt erscheinen (Herzinsuffizienz), sollte man osmotische Diuretika, wie Mannitol, benutzen
▶ die Abklemmzeit der Aorta erhöht das Risiko schwerwiegender Komplikationen im postoperativen Verlauf erheblich, ebenso eine bestehende KHK

Thorakoabdominelles Aortenaneurysma (TAAA) und thorakales Aortenaneurysma (TAA)

- Einteilung der Aortendissektion nach De Bakey

Typ nach De Bakey	Beginn	mögliche Ausdehnung
I	Aorta ascendens (evtl. mit Aortenklappeninsuffizienz)	Bifurkation (70%)
II	Aorta ascendens (evtl. mit Aortenklappeninsuffizienz)	bis proximal der A. subclavia dexter
IIIa	distal der A. subclavia sinistra	oberhalb des Zwerchfells
IIIb	distal der A. subclavia sinistra	Bifurkation bzw. Aa. iliacae

- Einteilung der Aortenaneurysmen nach Crawford

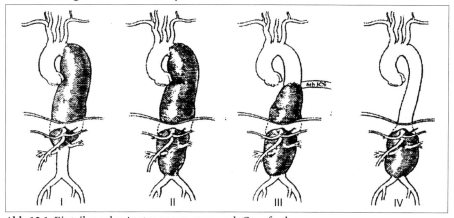

Abb. 12.1. Einteilung der Aortenaneurymen nach Crawford

▶ je nach Höhe des Aneurysmas/Dissektion ist auch der Einsatz der HLM notwendig. Typ I und II nach De Bakey werden mit HLM, Typ III ohne HLM in linksseitiger Thorakotomie durchgeführt.

Mortalität der Aortendissektion

- 90% in der folgenden 3 Monaten, davon 20% in den ersten 24 h und 60% in der ersten Woche (Typ I De Bakey hat schlechtere Prognose)

Mögliche Komplikationen

- Perikarderguß (5–20% der Fälle) mit ggf. klinischen Zeichen der Perikardtamponade
- Aortenklappeninsuffizienz (bis zu 75% bei Typ-I- oder -II-Dissektion und bis zu 10% bei Typ III)
- Kontraktilitätsstörungen bei Infarzierung bzw. Einbeziehung der Koronarien (1–6%)
- Nieren-, Leber- und Darmischämien

Präoperatives Managment

- Hämodynamische Stabilisierung:
  - Blutdrucksenkung mittels NO-Donatoren (z. B. Nitroprussid-Natrium: Nachlast ↓, schneller Wirkungseintritt, kurze Wirkdauer; s auch kontrollierte Hypotension) → keine Kalziumantagonisten! Reflektorische Erhöhung des Sympathikotonus und der kardialen Auswurfgeschwindigkeit
  - Reduktion des pulsatilen Aortenflusses bzw. der Wandspannung und Scherkräfte bei Aortendissektion mittels β-Rezeptorenblocker (z. B. Esmolol)
- bei Typ I oder II nach De Bakey: sofortige chirurgische Versorgung, bei Typ III primäre Stabilisierung und Vorbereitung des Patienten

Mögliche Narkosetechniken

- bei Einsatz der HLM s. Kardiochirurgie
- bei lateraler Thorakotomie evtl. Doppellumenintubation (s. Thoraxchirurgie) und PDK zur postoperativen Schmerztherapie, ansonsten wie AAA

> **! Cave:**
> - Bei thorakaler Abklemmung sind selbstverständlich viel deutlichere Reaktionen zu erwarten, als bei infrarenaler, wo immerhin noch 70% der Strombahn zur Kompensation zur Verfügung stehen, einschließlich der Durchblutung aller großen Organe
> - der komplette Perfusionsausfall der unteren Körperhälfte kann neben Ischämien der Leber, der Niere und des Darms auch zu Ischämien des Rückenmarks (A.-spinalis-anterior Syndrom) führen

Protektion des Rückenmarks:
- SSEP Monitoring des N. tibialis zur Überwachung der Rückenmarkfunktion
- evtl. Liquordruckmessung und -drainage über einen intraspinalen Periduralkatheter, um den intraspinalen Druck zu senken und damit die Perfusion zu verbessern (bisher jedoch nicht gesichert)

Postop. Komplikationen
- wie bei AAA

zusätzlich
- ↑ Gefahr der Darmischämie und Leberinsuffizienz
- spinale Ischämie (A.-spinalis-anterior-Syndrom)

AVK der Aorta

- mögliche Narkosetechniken: wie bei AAA
- meist ausgebildeter Kollateralkreislauf der gastrointestinalen Gefäße, weshalb die Abklemmreaktion nicht so stark ausfällt wie beim Aneurysma

> **Cave:**
> Reperfusionsprobleme nach einem plötzlichen Verschluß der Aortenbifurkation (Leriche-Syndrom) oder einem Verschluß der A. mesenterica superior, der innerhalb weniger Stunden zur Darmischämie führen kann, sind bei längerer Ischämiezeit stärker ausgeprägt und erfordern in der Regel eine postoperative Intensivtherapie

AVK der peripheren Gefäße

- die Op.-Dauer ist hier sehr unterschiedlich. Es können sich selbst „kurze Eingriffe" zu stundenlangen Sitzungen ausdehnen
- bei einer geplanten Regionalanästhesie (PDK) ist die Op.-Dauer und eine evtl. geplante intraoperative Vollheparinisierung zu berücksichtigen (Absprache mit Operateur). Kommt es bei Patienten mit beabsichtigter intraoperativer Heparinisierung zu einer blutigen Punktion, so sollte die Op. um mindestens 12 h verschoben werden. Um dies zu vermeiden kann alternativ der PDK am Vortag gelegt werden

Mögliche Narkosetechniken

- balancierte Anästhesie mit Opioiden und Inhalationsanästhetika
- Periduralanästhesie (PDK)
    - bei länger dauernden Eingriffen eher Intubationsnarkose
    - ein PDK kann bes. zur postoperativen Sympathikolyse zur besseren Durchblutung der betroffenen Extremität sinnvoll sein
- oder Kombination

> **! Cave:**
> - Einnahme von Thrombozytenaggregationshemmern abfragen!
> - keine PDA-Anlage unter laufender i.v.-Antikoagulation (Heparinperfusor)
> - PDK postop. liegen lassen
>   - eine Entfernung des PDK sollte frühestens 2–4 h nach Beenden der Heparingabe und nach Normalisierung der Gerinnung erfolgen
>   - soll eine Vollheparinisierung (i.v.-Antikoagulation) durchgeführt werden, Absprache mit Chirurgen über den Zeitpunkt der PDK Entfernung. Eine Vollheparinisierung mit UFH kann 1 h nach spinaler/periduraler Punktion erfolgen
>   - wegen intraop. Heparingabe PDK nach gefäßchirurgischen Eingriffen immer erst nach Gerinnungskontrolle ziehen
> - Weiteres s. Empfehlungen der DGAI im Kapitel Regionalanästhesie

▶ Nach einer Untersuchung von Cristopherson et al. war die Inzidenz von Zweiteingriffen aufgrund von Durchblutungsstörungen innerhalb der ersten postoperativen Woche bei gefäßchirurgischen Patienten nach Operationen an der unteren Extremität durch die Periduralanästhesie im Gegensatz zur Allgemeinanästhesie reduziert!

Venöse Thrombektomie

Monitoring, Ausstattung

- prä- und intraop. erhöhte Gefahr einer Lungenembolie (bei Prämedikation daran denken → aktuelles EKG, Dyspnoe, evtl. BGA)
- mit größeren Blutverlusten muß gerechnet werden (EK bereitstellen), evtl. Cell-Saver
- großlumige venöse Zugänge
- Pulsoxymeter
- obligatorische Kapnometrie!
- ZVK
- arterielle Druckmessung (intraop. Lungenembolie möglich → BGA-Bestimmung)
- evtl. Notfallmedikamente bereithalten

Mögliche Narkosetechniken
- balancierte Anästhesie
- TIVA
- vor Thrombektomie mit Fogarty-Katheter: –
  - durch Volumenloading ZVD auf 7–11 mmHg (10–15 cmH$_2$O) anheben
  - Oberkörperhochlagerung von mind. 20 ° (Anti-Trendelenburg-Lagerung)
- unmittelbar vor Thrombektomie
  - hoher PEEP, wenn möglich 10–20 mbar

13 Anästhesie in der Urologie

Vorbemerkungen/Grundsätze

- sehr häufig alte Patienten mit entsprechenden Vor-, Begleiterkrankungen: die Patienten sind häufig Hypertoniker, relativ hypovolämisch und haben eine eingeschränkte kardiale Funktion (vermindertes HZV mit entsprechend längerer Kreislaufzeit) → daher vorsichtige Dosierung der Hypnotika, bes. bei der Narkoseeinleitung
- auch häufig Kinder zu diagnostischen Eingriffen oder Mißbildungen im Urogenitaltrakt, aber auch Querschnittsgelähmte zu Eingriffen an den ableitenden Harnwegen
- grundsätzlich sind alle Anästhesietechniken möglich:
    - balancierte Anästhesie
    - TIVA mit Propofol- und Alfentanil-/Remifentanil-Perfusor
    - modifizierte Neuroleptanästhesie (NLA) nur bei großen langen Eingriffen mit postoperativer Überwachung auf Intensivstation
    - häufig Regionalanästhesien (SPA, PDA, Kaudalanästhesie) möglich
- zur Relaxierung eignen sich kürzer wirkende nichtdepolarisierende Muskelrelaxanzien (ndMR) bes. (z. B. Mivacurium, Atracurium, Vecuronium)
- besondere Lagerungen:
    - Steinschnittlage
    - modifizierte Steinschnittlage
    - Nierenlagerung (seitlich „überstrecktes Taschenmesser")

Besonderheiten bei speziellen Eingriffen

Transurethrale Elektroresektion der Prostata (TUR-Prostata)

- besonderes Monitoring:
    - ZVK: kontinuierliche oder engmaschige ZVD-Messung, sowie Elektrolytkontrollen
    - evtl. Atemalkoholmessung, wenn Spüllösung mit Ethanolzusatz verwendet wird
- mögliche Anästhesietechniken:
    - balancierte Anästhesie
    - TIVA mit Propofol- und Alfentanil-/Remifentanil-Perfusor

- SPA, PDA (bevorzugt SPA bis Th10, da die sakralen Segmente bei der PDA oft ungenügend geblockt werden). Beim wachen Patienten Warnsymptome für TUR-Syndrom erkennbar
▶ größere Blutverluste können durch Spüllösung leicht verkannt werden
Cave: TUR-Syndrom (s. dort)

Transurethrale Elektroresektion der Blase (TUR-Blase)

- selten TUR-Syndrom, da keine größeren Venen eröffnet werden, jedoch ↑ Gefahr der Blasenperforation (elektrische Stimulation des N. obturatorius)
- mögliche Anästhesietechniken:
  - balancierte Anästhesie
  - TIVA mit Propofol- und Alfentanil-/Remifentanil-Perfusor
  - bei Allgemeinanästhesie gute Muskelrelaxierung
  - SPA, PDA (bevorzugt SPA bis Th10, da die sakralen Segmente bei der PDA oft ungenügend geblockt werden)
  - evtl. zusätzlich Obturatoriusblockade (3-in-1-Block) → Vermeidung der Oberschenkeladduktion während der Resektion

Ureterorenoskopie (URS)

- mögliche Anästhesietechniken:
  - balancierte Anästhesie
  - TIVA mit Propofol- und Alfentanil-/Remifentanil-Perfusor
  - SPA, PDA oder CSE bis Th10, bes. wenn anschl. ESWL geplant: PDK sinnvoll

Perkutane Nephrolitholapaxie

- Bauchlage
- mögliche Anästhesietechniken:
  - balancierte Anästhesie
  - TIVA mit Propofol- und Alfentanil-/Remifentanil-Perfusor

▶ **Cave:** Pleura- Peritonealverletzung (Thoraxröntgen postop.!)

Tumorchirurgie (radikale Prostatektomie/Zystektomie, Neoblase, Ileumconduit, Tumornephrektomie)

- spezielle Lagerungen (Nierenlagerung, modifizierte Steinschnittlage) und lange Op.-Dauer
- erweitertes Monitoring (Arterie, ZVK, DK, MS, großlumige venöse Zugänge, Temperatursonde)

- mögliche Anästhesietechniken:
  - balancierte Anästhesie
  - modifizierte Neuroleptanästhesie mit postoperativer Überwachung auf Intensivstation und ggf. Nachbeatmung
  - evtl. in Kombination mit PDK
  - CSE (bis Th6/8) theoretisch möglich, jedoch unangenehme Lagerung und lange Op.-Dauer

Cave:
- Einschwemmung von Fibrinolyseaktivatoren aus Prostata (Urokinase), ggf. Gabe von Aprotinin (Trasylol) oder Tranexamsäure (Anvitoff)
- Gefahr der Luftembolie bei Eröffnung großer Prostatavenengeflechte
- rasche größere Blutverluste möglich (z. B. Prostatavenen, Nierenpol, Tumorzapfen in V. cava)
- Zwerchfelleröffnung bei Nephrektomie möglich → Pneumothorax (→ Thoraxröntgen postop.!)
- bei allen Blaseneingriffen Urinausscheidung nicht meßbar! (Volumensteuerung mittels ZVK durch Lagerung ebenso nicht verwertbar)
- Behinderung des venösen Rückflusses (V. cava-Kompressions-Syndrom) bei Nierenlagerung durch Ballon möglich
- Störung des Ventilations-Perfusions-Verhältnisses mit Ausbildung von Atelektasen der unten liegenden Seite (→ Thoraxröntgen postop.!, evtl. Nachbeatmung notwendig)

Retroperitoneale Lymphadenektomie

- erweitertes Monitoring (Arterie, ZVK, DK, MS, großlumige venöse Zugänge, Temperatursonde)
  - Kapnometrie bei laparoskopischer Lymphadenektomie wegen CO_2-Insufflation besonders wichtig

> ! Wenn bei Hodentumoren präoperativ eine Chemotherapie mit Bleomycin durchgeführt wurde, ist die F_iO_2 so gering wie möglich zu halten. (Bleomycin ⇒ Bildung von Superoxidionen mit membranschädigendem Effekt [Lungenfibrose] bei zu hoher F_iO_2 → $F_iO_2 \leq 0,3$, wenn möglich)

Nierentransplantation (NTPL)

- häufige Begleiterkrankungen: renale Hypertonie und Anämie, Perikarditis
- Hämodialyse vor NTPL, danach evtl. Elektrolytstörungen, Hypovolämie
- mögliche Anästhesietechniken (s. auch Anästhesie bei Niereninsuffizienz):
  - balancierte Anästhesie mit Etomidat, Fentanyl, Isofluran und N_2O
  - zur Muskelrelaxierung Atracurium oder Vecuronium möglich, kein Succinylcholin (bes. wenn $K^+ > 5,5$)

- Volumentherapie primär mit NaCl 0,9% (keine K⁺-haltigen Infusionslösungen) oder ggf. EK → hohen ZVD vor Transplantatreperfusion anstreben!
- postoperativ Extubation anstreben
- Monitoring: ZVK (V. jugularis interna oder V. subclavia, nicht peripher!), DK, MS, Temperatursonde, großlumiger venöser Zugang (V. jugularis externa)

> **!** Besonders steriles Vorgehen (erhöhte Infektionsgefahr), arterielle Blutdruckmessung vermeiden (schonen des Shunts), sowie Schonung peripherer Venen für evtl. weitere Shuntanlage

- spezielle Maßnahmen:
  - Dopamin-Perfusor (1–3 µg/kg/min)
  - Diltiazem- und Furosemid-Perfusor nach Absprache mit Operateur
  - präop: ATG, Azathioprin (Imurek), Methylprednisolon (Urbason), Immunglobuline gegen Cytomegalie (Cytotect)

> **! Cave:**
> - **Shuntarm** in Watte einwickeln und besonders vorsichtig lagern keine venösen Zugänge, Arterie nur wenn unbedingt notwendig, postop. Überprüfung des Shunts
> - auch anderen Arm möglichst schonen, da bei Transplantatabstoßung und Shuntinsuffizienz dieser benötigt wird!

Extrakorporale Stoßwellenlithotripsie (ESWL)

- mögliche Anästhesietechniken:
  - Analgosedierung mit Alfentanil und Midazolam oder Piritramid und Promethazin
  - PDA bis Th6–10 mit PDK, bes. wenn Steinreposition notwendig (DJ-Einlage, URS)

Anästhesie bei Querschnittsgelähmten

- zur besseren Lagerung (oft bestehende Spastik) und Unterdrückung spinaler Reflexe sind Eingriffe am Urogenitalsystem auch unterhalb des Querschnittniveaus unter Anästhesie sinnvoll, da Stimuli unterhalb des Querschnittniveaus (bes. S2–4) zu einer **autonomen spinalen Hyperreflexie** führen können → massive sympathische Stimulation unterhalb der Läsion und parasympathische Stimulation oberhalb der Läsion → excessiver RR ↑ und Bradykardie (je höher der Querschnitt, desto ausgeprägter)
- mögliche Anästhesietechniken:
  - balancierte Anästhesie
  - Regionalanästhesie (SPA, PDA, CSE) nach Dokumentation des neurologischen Status möglich, Anästhesiehöhe oft schwierig festzustellen

> **Cave:**
> Muskelrelaxanzien
> - kein Succinylcholin ($\rightarrow$ K$^+\uparrow$), außer in der Akutphase nach Trauma
> - ndMR sind prinzipiell möglich, jedoch teilweise Resistenz möglich
> - postoperativ je nach Querschnittshöhe vermehrte Atemtherapie notwendig

Kinderurologische Eingriffe

- mögliche Anästhesietechniken:
  - balancierte Anästhesie
  - je nach Op.-Dauer Maskennarkose, Larynxmaske oder ITN möglich
  - in der Regel kombiniert mit Sakralblock, bei Zircumzision evtl. auch Peniswurzelblock

14 Anästhesie in der Gynäkologie und Geburtshilfe

Physiologische Veränderungen in der Schwangerschaft

Respiration

Veränderungen ab der 8.–10. SSW
- AMV ↑ ≈ 50% (bes. V_T und 40%, Frequenz und 10%) (atemstimulierende Progesteronspiegel)
- FRC ≈ 20% ↓, Residualvolumen (RV) ≈ 20% ↓
  - Totalkapazität (TK), Vitalkapazität (VK) und Closing volume (CV) bleiben gleich
- **Hyperventilation** kompensiert einen ↑ VO_2 (≈ 20% durch ↑ Atemarbeit, ↑ HZV) ⇒
  - p_aCO_2 = 32–34 mmHg
  - p_aO_2 = 106 mmHg ⇒ nach 30 s → Hypoxämie p_aO_2 = 50-60 mmHg, (da FRC ↓, VO_2↑)
  - chronisch respiratorische **Alkalose**
  - Linksverschiebung der Sauerstoffbindungskurve
- **Schleimhäute** geschwollen und gerötet (hormonell bedingte Wassereinlagerung und ↑ Kapillardurchblutung) – **Cave:** Blutungsgefahr und schwierige Intubation!
- Zwerchfellhochstand (≈ 4 cm)
- MAC ↓ (20-40%) durch AMV ↑ und FRC ↓ ⇒ schnelleres An- und Abfluten von Inhalationsanästhetika

Herz/Kreislauf

- HZV ↑ ≈ 30–40% (HF ↑ ≈ 10–15%, SV ↑ ≈ 30%)
- SVR ↓ ≈ 20% ⇒ art. RR ± → ↓ bes. diastolischer RR
- Blutvolumen ↑ (≈ 35%) (Plasma ↑ ≈ 30–40%, Erythrozyten ↑ ≈ 20–30%) ⇒ Hämodilution (Hk ↓ ≈ 10–15% auf ≈ 35, Hb ≈ 12) ⇒ Viskosität ↓ ≈ 12% ⇒ verbesserte Gewebsperfusion
- **aortokavales Kompressions-Syndrom** (≈ 10% der Schwangeren) ab 20. SSW

Gerinnung

- Thrombozytenzahl unverändert
- ↑ Aktivität der Faktoren VII, VIII, X, (↑) Faktor II, IX, Fibrinogen (F. I) 400–600 mg/dl (Norm: 150–450 mg/dl) ⇒ **Hyperkoagulabilität** (schützt gegen Blutverluste, aber ↑ thrombembolische Komplikationen)

- fibrinolyt. Aktivität ↓, unter Geburt jedoch ↑ (Plasminogen-Aktivatoren aus dem Uterusgewebe)

Plasmaproteine

- **Gesamtprotein ↑, wegen Hämodilution** jedoch Plasmakonzentration ↓
  Albumin: 4,4 g/dl und KOD ↓ (14%) ⇒ Ödemneigung
  - **Cholinesterase ↓** ≈ 30% (durch Dilution), in der Regel jedoch ausreichend

Magen-Darm-Trakt

- **Regurgitationsgefahr ↑↑** (ab 16.SSW), da
  - Magenachse von vertikal nach horizontal verlagert
  - ↑ **intragastraler Druck**
  - ↓ **Tonus und Motilität** des Magens und des gastroösophagealen Sphinkters ↓ (Schmerz, Angst, Sedativa, Opioide ⇒ begünstigen verminderte Magenentleerung)

Niere

- renaler Blutfluß und glomeruläre Filtrationsrate: Zunahme um 60%
- Aldosteronspiegel ↑ ⇒ Natrium und Wasserretention

Leber

- Serumcholinesteraseaktivität nimmt ab!
  Cave: Mivacurium, Succinylcholin, LA von Estertyp, Remifentanil (?)

Uteroplazentarer Kreislauf

- **Uterusdurchblutung (UBF)** bei Geburt ≈ 500–700 ml/min (10% des HZV)
  - keine autonome Regulationsmöglichkeit
  - UBF direkt vom maternalen Blutdruck, sowie vom Gefäßwiderstand (α-Rez. ≈ Sympathikotonus) abhängig
  - bei RR < 100 mmHg sinkt UBF drastisch ⇒ Minderversorgung des Feten führt zu fetaler Hypoxie und Azidose, erkennbar an Veränderungen des kindlichen Herzfrequenzmusters
  - ↑ Uterusaktivität ⇒ UBF ↓
- **intervillöser Blutstrom** (am Geburtstermin sind 150 ml Blut im intervillösen Raum ≈ 1–2 min O_2 für Feten)

- Abfall des intervillösen Blutstromes durch
  - ↑ intervillösen Druck
    Uteruskontraktion < 20 mmHg ⇒ Ø Einfluß auf Durchblutung
    20–30 mmHg ⇒ intervillöse Perfusion um 50% ↓
    > 40 mmHg ⇒ Perfusionsstillstand
  - mütterliche Hypotension und/oder aortokavale Kompression
  - in Allgemeinnarkose soll intervillöse Durchblutung ↓, durch PDA (↑) → ±

Epiduralraum

- infolge erhöhtem intraabdominellen Druck und V.-cava-Kompression kommt es zur Zunahme des Blutflusses über den inneren vertebralen Venenplexus → Dilatation der Venen mit erhöhter Gefahr der akzidentellen intravasalen Lokalanästhetikainjektion bei der PDA!

Anästhesie und Uterusaktivität

▶ Uterusaktivität: Montevideo-Einheit = Kontraktion in mmHg/10 min

Inhalationsanästhetika

- dämpfende Wirkung beginnt ab 0,5 MAC
- ab 0,8–0,9 MAC Reaktion auf Oxytocin unterdrückt
- hohe Konzentration ⇒ Gefahr der atonischen Uterusblutung
- Lachgas: kein Einfluß auf Uterusaktivität

i.v.-Anästhetika

- Barbiturate: kein Einfluß
- Opioide: Morphin und Pethidin in klinischen Dosen kein Einfluß, in hohen Dosen ↓ Aktivität in der Eröffnungsperiode
- Ketamin: < 1,1 mg/kg Einfluß gering; 1,3–2,2 mg/kg ↑ Aktivität, > 2,2 mg/kg ⇒ Tonus↑ (40%) → bei Gesamtdosis von 75–100 mg kurzfristig ↑ d. Aktivität
- Benzodiazepine/Neuroleptika: kein Einfluß auf Uterusaktivität

Lokalanästhetika

- Aminoamide
  - Lidocain (Xylocain), Mepivacain (Scandicain, Meaverin) in PDK können für 10–15 min die Stärke der uterinen Kontraktion vermindern
  - bei Bupivacain (Carbostesin) geringer ausgeprägt

- **Aminoester**
  - Tetracain (Pantocain) und Chlorprocain (Nesacain) wegen schneller CHE-Spaltung kein Einfluß
  - LA mit Adrenalinzusatz ⇒ ↓ Aktivität d. Uterus (dosisabhängig)

Vasopressoren

- α-adrenerge Substanzen bei RR-Abfall unter Regionalanästhesie ⇒ ↓ Uterusdurchblutung durch Konstriktion der Uterusgefäße → daher möglichst nicht verwenden!
- Ephedrin (α- + β-adrenerg) 5–10 mg ⇒ RR ↑, HF ± oder (↑), Uterusdurchblutung wird nicht oder geringer beeinträchtigt (in BRD nicht im Handel)
- Tri-hydroxy-phenyl-ethyl-amino-theophylin = Cafedrin und Theodrenalin (Akrinor) ⇒ geringe Beeinträchtigung der Uterusdurchblutung

Oxytocin (Syntocinon)

- 1 Amp. à 1 ml = 3/10 IE

Ind:
- zur Geburtseinleitung, bei Wehenschwäche (max. Dosis 16 IE/min)
- Kürettage
- Sectio caesarea

NW:
- Tachy- oder Bradykardie
- Blutdrucksteigerung
- Stenokardien
- + Ephedrin ⇒ RR ↑↑
- + Halothan ⇒ RR ↓, Tachykardie, Rhythmusstörungen
- + Methylergometrin ⇒ kann bei Hypertonikern RR ↑↑ mit Hirnblutung auslösen

Methylergometrin (Methergin)

- 1 Amp. à 1 ml = 0,2 mg i.v.

Ind:
- Uterusblutungen nach Plazentaablösung
- aktive Leitung der Plazentaperiode
- Sectio caesarea
- Kürettage
- Abort
- Wochenbettblutungen

NW:
- Tachy- oder Bradykardie
- Blutdrucksteigerung
- periphere Minderdurchblutung mit Vasospasmen oder Stenokardien
- ▶ KI bei EPH-Gestose, Sepsis

β-Rezeptorenstimulatoren (Tokolytika)

i.v.-Tokolyse:
  β_2-**Agonist:** Fenoterol (Partusisten)
  - 1 Amp. à 10 ml = 0,5 mg
  Dosis: 0,5–3 μg/min
    z. B. 2 Amp. Partusisten à 0,5 mg in 500 ml Glukose 5% mit 30 ml/h = 1,0 μg/min
    Bolus: 10–20 μg (2 ml = 0,1 mg auf 10 ml NaCl 0,9%, davon 1–2 ml)
  NW:
  - ↓ Uterusaktivität + β_1-NW
  - HF ↑ (≈ 20%) (Fenoterol + Metoprolol (Beloc) → geringer HF-Anstieg)
  - art. Blutdruck ↓ (durch SVR ↓)
  - HZV ↑ (+ Beloc (↑))
  - PAP (↑)
  - renale Durchblutung + GFR ↓, ADH + Renin ↑ ⇒ **Wasserretention**
  - **Lungenödem**
  ⇒ daher **Flüssigkeitsbilanzierung** mit ZVK

Für Allgemeinanästhesie und PDA unter Tokolyse gilt:
- bes. gefährdet, wenn Tokolyse erst in letzten 3 Tagen begonnen
- vorsichtige Flüssigkeitszufuhr und Bilanzierung möglichst mit ZVK
- kein Atropin bei Narkoseeinleitung → HF ↑↑
- β-Sympathomimetika + DHB ⇒ kann RR ↓↓, daher kein DHB
- in ersten 24 h postoperativ neg. Bilanz anstreben

Plazentapassage		
gute Plazentapassage	• lipophile Substanzen • wenig ionisiert (in physiol. pH) • geringe Proteinbindung • MG < 600	die meisten Pharmaka (MG 250–500) z. B. Barbiturate, Ketamin, Opioide, Benzodiazepine, Neuroleptika, Inhalationsanästhetika, Lokalanästhetika, Atropin, Marcumar (MG 280), orale Antidiabetika (MG 250–500)
schlechte Plazentapassage	• lipophobe Substanzen • stark ionisierte Substanzen • gute Proteinbindung • MG > 1000 schlecht	z. B. Succinylcholin, nichtdepol. Muskelrelaxanzien z. B. NM Heparin (MG < 10000, z. B. 4000–5000)
keine Plazentapassage	• MG > 6000	z. B. UF Heparin (MG 6000–25000) Insulin (MG ca. 6000)

nach dem Fick-Diffusionsgesetz: $\dfrac{Q}{t} = \dfrac{K \times F \times (C_m - C_f)}{D}$

C_m = Konz. im mütterl. Blut, C_f = Konz. im fetalen Blut,
K = Konstante, F = Fläche, D = Dicke (2–6 μm)

ist die Plazentapassage im wesentlichen vom Konzentrationsgradienten (C) abhängig

▶ Plazentapassage ist auch abhängig von Reife der Plazenta (Epithel des Throphoplasten im ersten und letzten Drittel vermindert ⇒ schnellere Diffusion)

Wirkung von Pharmaka auf den Feten

▶ **Merke:** Enzymaktivität ↓↓, Nieren unreif

Barbiturate

- rascher Plazentaübertritt
- max. Konz. nach 2–3 min, nach 10 min 50%,
- Nachinjektion von 1/3 ⇒ max. Plasmaspiegel

Ketamin

- rascher Plazentaübertritt
- > 1 mg/kg ⇒ fetale Depression
- < 1 mg/kg (max. 100 mg) ⇒ keine fetale Depression (0,2–0,5 mg/kg)

Opioide

- i.v. rascher Plazentaübertritt ⇒ fetale Depression
- i.m. max. Konz. nach 2–3 h i.v. (< 1 h und > 4 h nach Gabe ⇒ keine Depression)
- Pethidin < 100 mg i.m. ⇒ neurolog. Verhaltensänderungen beim Kind für 3–7 Tage (Metabolit Normeperidin ZNS depressiv, Neugeb. holen Defizit aber leicht auf). Opioidabhängige Mütter ⇒ Atemdepression und Entzug beim Kind

Benzodiazepine

- 2,5–10 mg Diazepam ⇒ kein Nachteil auf Feten
- 5 mg Midazolam i.m. nach 3 h keine ZNS-Depression, aber Amnesie bei Mutter (F/M-Ratio 0,15)
- ▶ „Floppy-infant-Syndrom": Langzeitbehandlung oder hochdosierte Gabe von Benzodiazepinen (bereits bei > 10 mg Diazepam) vor der Geburt ⇒ Tonus ↓, Reflex ↓, Hypothermie, Schläfrigkeit, Fütterungsschwierigkeiten, evtl. Atemstillstand

Neuroleptika

- Promethacin/DHB **rascher Plazentaübertritt**, in niedriger Dosis kein Einfluß auf Feten

Inhalationsanästhetika

- **alle rasche Passage** und fetale Depression
- Lachgas > 15 min ⇒ fetale Depression, durch Diffusionshypoxie
  ⇒ 2 min vor Abnabelung 100% O_2
- Halothan < 0,5 Vol.-%: keine Depression
- Isofluran < 0,75 Vol.-%: keine Depression
- Enfluran < 0,75 Vol.-%: keine Depression

Muskelrelaxanzien

- gering fettlöslich + stark ionisiert, dennoch geringer Plazentaübertritt
- **depMR**: Succinylcholin geringer Plazentaübertritt < 2–3 mg/kg (max. 200 mg), außer bei atyp. CHE keine Relaxation des Feten
- **ndMR**: geringer Plazentaübertritt
  - Pancuronium (0,06–0,1 mg/kg)
  - Vecuronium (0,08–0,1 mg/kg)
  - Alcuronium (0,15–0,25 mg/kg)
  - Atracurium (0,3–0,5 mg/kg)

  scheinen alle keine wesentl. Relaxierung des Feten hervorzurufen; höhere Dosen führen zur Relaxierung

Lokalanästhetika

- MG 220–300 ⇒ nichtplasmagebundene Anteile sind **gut und rasch plazentagängig**. Wenige Minuten nach epiduraler Applikation Spitzenspiegel bei Mutter und Kind nachweisbar (in hoher fetaler Konzentration führen sie zu Bradykardie, Dämpfung des ZNS, Störung des neurolog. Verhaltens)

Anforderungen an das ideale LA
geringe Toxizität, kurze Anschlagszeit, lange Wirkdauer, gute sensorische, geringe motorische Blockade

Esterartige LA
jedoch rascher Abbau über Cholinesterase im Blut der Mutter ⇒ nur geringe Mengen erreichen den Feten ⇒ keine Beeinträchtigung des Feten
- **Chlorprocain**
  (in USA häufig verwendet) schneller Wirkeintritt
  ▶ **Nachteile:**
    1. **kurze Wirkdauer**
       HWZ: Mutter 21 s, HWZ Fet 43 s
       (unangenehmer schneller und heftiger Schmerzeintritt)

2. **neurotoxisch bei subarachnoidaler Injektion**
(Ursache wahrscheinlich der Natriumbisulfitzusatz, der inzwischen nicht mehr enthalten ist)

Amidartige LA
erscheinen rasch im fetalen Kreislauf. Konzentration abhängig von Dosis und Injektionsort (Kaudalanästhesie↑)
- **plazentare Diffusionsrate unterschiedlich:**
  Konzentration von Etidocain und Bupivacain im Nabelschnurblut geringer als die von Lidocain und Mepivacain, während die von Prilocain sogar höher als bei der Mutter liegen kann
  Verhältnis Nabelschnurblut/mütterliches Plasma (UV/M-Ratio):
  - Etidocain (Duranest)   0,2–0,3
  - Bupivacain (Carbostesin)   0,2–0,4
  - Ropivacain (Naropin)   0,35–0,50
  - Lidocain (Xylocain)   0,5–0,7
  - Mepivacain (Scandicain, Meaverin) 0,7
  - Prilocain (Xylonest)   1,0–1,1!!

  Die Unterschiede sollen auf ihrer unterschiedlichen **Plasmaproteinbindung** beruhen. Etidocain und Bupivacain > 90%, Lidocain und Mepivacain nur 50–70%, dies ist jedoch umstritten, da auch Dissoziation eine Rolle spielt. Weitere Faktoren für Übertritt: Gesamtmenge des injizierten LA, Injektionsort (Vaskularisierung).
  Klinisch wichtig: niedrigere Proteinbindung im fetalen Blut (↓ α_1-Globulin). Eine fetale Azidose kann durch „ion-trapping" die plazentare Passage zurück behindern und so die fetale LA-Konzentration stark erhöhen. Nach intrauteriner Azidosekorrektur reversibel (aufgrund der Eigenschaft der LA pH-abhängig zu dissoziieren und im dissoziierten Zustand besonders gut wasserlöslich zu sein → schlechte Passage)
- **Etidocain** (Duranest): ausgeprägte mot. Blockade, hohe Proteinbindung (diese soll jedoch bei Schwangeren geringer sein)
- **Bupivacain** (Carbostesin): neurolog. Verhalten des Neugeborenen soll nicht beeinträchtigt werden. Abbau wie Lidocain, höhere Plasmaeiweißbindung ⇒ niedrigere fetale Blutspiegel, längste Wirkdauer der LA, aber lange Anschlagszeit, HWZ beim Neugeb. 18–25 h
- **Lidocain** (Xylocain): neurolog. Verhalten des Neugeb. ungeklärt, Abbau über N-Desalkylierung, Abbaugeschwindigkeit beim NG vergleichbar Erwachsener; kurze Anschlagszeit, aber weniger lipophil und geringere Plasmaeiweißbindung als Bupivacain ⇒ höhere fetale Blutspiegel bei gleichen maternalen Blutspiegeln verglichen mit Bupivacain
- **Mepivacain** (Scandicain, Meaverin): dämpfende Wirkung auf die Muskelfunktion, Abbau über Ringhydroxylierung, die beim Feten nicht ausgereift ist ⇒ kurze HWZ Mutter, HWZ Fetus ca. 9–11 h
- **Prilocain** (Xylonest): dosisabhängige MetHb-Bildung
- **Ropivacain** (Naropin) weniger kardiotoxisch als Bupivacain, geringere motorische Blockade, geringere Lipophilie, die sich in einer z. T. längeren Anschlagszeit bei Verwendung einer 0,2%igen Lösung zur geburtshilflichen PDA klinisch bemerkbar macht

In einigen Studien konnte unter PDA mit Ropivacain 0,25% eine höhere Rate an Spotangeburten (z. B. 58 vs. 49%) bzw. eine geringere Inzidenz von instrumentellen Entbindungen (z. B. 27 vs. 40%) im Vergleich zu Bupivacain 0,25% nachgewiesen werden
▶ um die Anschlagszeit zu verkürzen, empfehlen die Autoren zur geburtshilflichen PDA **0,3%ige Ropivacain**lösung zu verwenden (4 ml 0,75% Ropivacain mit 6 ml 0,9% NaCl gemischt)

Der normale Geburtsverlauf

3 Phasen

1. **Latenzphase:** Muttermund (MM) 0–3 cm, in der Regel keine Analgesie nötig
2. **Eröffnungsphase:** MM 3–10 cm (vollständig)
3. **Austreibungsphase:** vollst. MM bis zur Entwicklung des Kindes, Preßwehen
   - zwischen Eröffnungs- und Austreibungsphase Rotation des kindl. Kopfes, sogenannte Einstellung. Bei Einstellungsanomalien Geburtsstillstand ⇒ Zangenrotation oder Sectio
   - während der Wehen zunehmend Hyperventilation, in den Wehenpausen Hypoventilation mit Hypoxämie

Blutverlust während der Geburt

- Blutverlust der normalen Entbindung: 500–600 ml
- Zwillingsschwangerschaften und Sectio caesarea: 900–1000 ml
- ab 2000 ml Blutverlust sollte eine Transfusion überdacht werden
- durch Uteruskontraktionen kommt es zu einer plazentaren Autotransfusion von 300–500 ml

HZV

- Anstieg des HZV während der Eröffnungsphase um ca. 30% und während der Austreibungsphase um 45% im Vergleich mit den Werten vor Wehenbeginn. Höchster Anstieg des HZV unmittelbar nach der Entbindung (60–80%) infolge des Verlustes der uterusbedingten Kompression der V. cava inferior mit deutlicher Erhöhung des venösen Rückstroms → Gefahr der postpartalen Dekompensation von Patientinnen mit kardialer Vorerkrankung (z. B. Mitralvitium)!

Sectio caesarea

- Häufigkeit zunehmend (derzeit 15–20% aller Geburten)
- Ursache: häufigerer Einsatz fetalen Monitorings, sowie medikolegale Aspekte
- statistische Analysen jedoch zeigen, daß trotz sinkender mütterlicher Mortalität die Anzahl anästhesieassoziierter Todesfälle relativ konstant geblieben ist

Inzidenz schwerwiegender Komplikationen

- im AWR nach geburtshilflicher Anästhesie respiratorpflichtig geworden
    - 1 von 932 nach Allgemeinanästhesie
    - 1 von 4177 nach Regionalanästhesie

Mortalität

Gesamtmortalität und primär anästhesiebedingte Mortalität

	Gesamtmortalität	primär anästhesiebedingte Mortalität
Allgemeinchirurgie	6 ‰	0,07–0,09 ‰
Geburtshilfe	0,1–0,2 ‰	0,013–0,017 ‰ (6–12% der Todesfälle)

- ▶ die **Anästhesie** ist nach Lungenembolie und hypertensiven Ereignissen die **dritthäufigste Ursache mütterlicher Sterblichkeit in der Geburtshilfe**
  (in Allgemeinanästhesie ≈ 10fach häufiger als in Regionalanästhesie)

- ▶ **Bedenke:**
  alle Notsectiones (HELLP-Syndrom, Plazentalösung usw.) bei meist nichtnüchternen Patientinnen sind in ITN, was die Komplikationsrate zusätzlich erhöht

häufigste Ursachen:
- Aspiration
- Intubationsschwierigkeiten

seltener:
- postop. Atemdepression (Opioide, Sedativa), Ateminsuffizienz (Muskelrelaxanzien)
- Asystolie (Succinylcholin, Vecuronium, Fentanyl, Halothan)
- allerg. Reaktionen mit anaphylaktischem Schock
- Lokalanästhetikaintoxikation (Krämpfe, Asystolie)
- ▶ von den primär anästhesiologisch bedingten Todesfällen (4–13%) wären 48–100% vermeidbar gewesen!

Die Auswahl des Narkoseverfahrens

hängt in erster Linie von der Dringlichkeit des Eingriffs ab
- **Notsectio:** immer Allgemeinanästhesie mit Intubation
- **geplante Sectio:** Allgemeinanästhesie, PDA oder SPA möglich, außer bei Kontraindikationen
- ▶ **Anmerkung:** zur Sectio caesarea kann prinzipiell auch eine SPA durchgeführt werden. Sie sollte jedoch dem Erfahrenen oder Notfallsituationen vorbehalten bleiben (z. B. wenn keine Zeit zur PDA bleibt und eine schwierige Intubation zu erwarten ist)

Sectio in Allgemeinanästhesie

Vorteile
- schnellere Narkoseeinleitung
- bessere Kontrolle der Luftwege
- weniger Hypotensionen

Nachteile
- Aspirationsrisiko ↑
- Fehlintubation
- mütterliche Hypokapnie, die zu einer fetalen Azidose führen kann
- ↑ intraoperative Awareness

Indikationen (Allgemeinanästhesie)

Allgemein anerkannt:
- Notsectio (Notwendigkeit einer schnellen Entbindung bei geburtshilflichen Notfällen (Blutungen, schwere fetale Depression, Asphyxie, Verdacht auf Plazentalösung))
- Gerinnungsstörungen
- neurologische Erkrankungen
- lumbale Wirbelsäulenfehlbildungen
- Ablehnung einer Regionalanästhesie durch Patientin

Kontrovers diskutiert:
- Beckenendlage
- Mehrlingsschwangerschaft (Dauer)
- großes Kind, Querlage
- EPH-Gestose, Präeklampsie (uterine Vasospasmen)
- mütterliche Indikationen: mütterlicherseits Entgleisung von pulmonalen, kardiovaskulären und endokrinen Vorerkrankungen unter Streßsituation der Geburt → Einsatz bei Risikoschwangerschaften

Probleme

Aspirationsrisiko

- häufigste Ursache mütterlicher Morbidität und Mortalität.
  Magensaft mit pH < 2,5 und Volumen > 0,4 ml/kg ⇒ erhöhte Mortalität
  Mendelson-Syndrom: Aspirationspneumonie entwickelt sich, wenn > 25 ml Magensekret mit pH < 2,5 aspiriert werden
- **effektivste Präventionsmaßnahme** im geburtshilflichen Bereich und dringlicher Indikation
  3 Kps. Natriumcitrat 0,3 molar p.o. oder 2,65 g Na-Citrat-Pulver in 20 ml Wasser lösen und p.o. (weniger Volumen!) ⇒ pH > 2,5, wenn Magensaftvolumen < 250 ml
- ▶ Cave: Versagerquote pH weiter < 3,0 von 17%
- weitere Maßnahmen, wie z. B. **H2-Rezeptorantagonisten** (Ranitidin, Cimetidin) und **prokinetisch wirkende Substanzen** (Metoclopramid) sind zumindest bei Noteingriffen umstritten, da **Wirkungseintritt erst nach 1–3 h** und der momentane pH-Wert nicht geändert wird (Versagerquote pH weiter < 2,5 von 14–22%)

> ❗ Durch **Ileuseinleitung** läßt sich die Gefahr einer Regurgitation vermindern

Erschwerte Intubation

- bei ca. 5% der geburtshilflichen Patientinnen ⇒ sorgfältige präoperative Untersuchung der Luftwege und Bereithalten zusätzlicher Intubationshilfen (z. B. Führungsstab)

> ❗ **Merke:**
> - aufgrund des häufigen Vorliegens eines Ödems der Luftwege, sollten in der Regel **kleinere Endotrachealtuben** (7,0–7,5 mm ID) verwendet werden
> - **bei unmöglicher Intubation und nichtdringlicher Sectioindikation** ⇒ Patientin wieder **aufwachen lassen** und Alternativen wie z. B. bronchoskopische Intubation oder Regionalanästhesie erwägen
> - **bei fetaler Notfallsituation mit der Notwendigkeit der sofortigen Entbindung** → Allgemeinanästhesie mit **kontinuierlichem Krikoiddruck als Maskennarkose (evtl. Larynxmaske),** wenn möglich unter Spontanatmung, fortführen. Als Anästhetika eignen sich hierbei sowohl volatile Anästhetika als auch Ketamin.
> Fortgesetzte frustrane Intubationsversuche sollten unterlassen werden, da dies häufig zu einem deletären Ausgang führt!

Erhöhter Metabolismus

- **Präoxygenation** ist essentiell (VO_2 ↑), wird jedoch aufgrund der erniedrigten FRC und der schnelleren N_2O-Auswaschzeit schneller erreicht

Erhöhte Sensitivität gegenüber Anästhetika

- erhöhte Vorsicht bei Verwendung volatiler Anästhetika zur Vermeidung einer maternalen kardialen Depression und Hypotension

Fetale Asphyxie

- normale p_aCO_2-Werte von ca. 35 mmHg sollten zur Vermeidung einer mütterlichen Hypokapnie durch Hyperventilation angestrebt werden, da eine Hypokapnie zur Plazentaischämie mit damit verbundener fetaler Hypoxie und Azidose führt. Eine aortocavale Kompression sollte durch Linksseitenlage vermieden werden

Awareness

- eine intraoperative Wachheit kann mit Neuroleptanästhesien ohne Verwendung volatiler Anästhetika assoziiert sein. Die Verwendung von 50% O_2/50% N_2O kombiniert mit 0,5–0,75 MAC eines volatilen Anästhetikums erhöht nicht die Gefahr einer postpartalen Nachblutung (sekundär durch die uterusrelaxierende Wirkung volatiler Anästhetika), verbessert jedoch die mütterliche Oxygenation, vermindert die intraoperative Awareness und verhindert eine fetale Depression

Blutung des Uterus

- bei Verwendung niedriger Dosen volatiler Inhalationsanästhetika tritt keine verstärkte postpartale Blutung auf

Medikamentenwirkung auf den Feten

- obwohl **Thiopental** die **Plazentaschranke gut passiert**, sind die **fetalen Blutspiegel aufgrund der Clearance** der fetalen Leber und der Vermischung mit Blut der Extremitäten **niedrig**.
Aufgrund der Ionisation von **Muskelrelaxanzien** ist der **diaplazentare Transfer nur gering**. Normalerweise ist die Wirkung von Succinylcholin in normaler Dosierung (1–2 mg/kg) trotz der reduzierten mütterlichen Cholinesterase nicht verlängert. N_2O verursacht eine **fetale Depression**. Die Dauer der Anästhesie ist weniger entscheidend als die Dauer zwischen Uterusinzision und Entbindung

- **Apgar-Wert:** Im Vergleich zu Regionalanästhesien ist der 1-min-Apgar-Wert ↓. Dies reflektiert jedoch wahrscheinlich eher den Effekt der Sedierung als eine Asphyxie. Längerdauernde Narkosen sind assoziiert mit ↓↓ Apgar-Werten
- **die postoperative Schmerztherapie** kann mit Opioiden oder peripher wirkenden Analgetika erfolgen

Sectioschema in ITN

Prämedikation (Aspirationsprophylaxe)
- **am Vorabend:** Ranitidin (Zantic) 300 mg p.o.,
  bzw. Cimetidin (Tagamet) 400 mg p.o.
- **45 min präop.:** Ranitidin 150 mg (3 Amp. à 50 mg) als Kurzinfusion
- **mind. 20 min präop.:** Metoclopramid (Paspertin) 1 Amp. à 10 mg i.v.
- **5-10 min präop.:**
  3 Kps. Na-Citrat (0,3 molar) = 30 ml oder
  Na-Citrat-Pulver in 20 ml Wasser lösen und p.o.

Im OP
- Links-Halbseitenlage
- Tokolyse (Fenoterol-Perfusor) vor Einleitung abstellen (verdünnte Lösung bereithalten (0,1 mg = 2 ml auf 10 ml NaCl 0,9%) evtl. Bolusgabe von 10–20 µg (1–2 ml)
- CTG abmachen, abwaschen
- auf Intubationsprobleme vorbereitet sein (Tubus mit Führungsstab, Larynxmaske bereithalten)
- mindestens 3–5 min präoxygenieren bzw. denitrogenisieren mit hohem Flow (O_2-Maske dicht halten!)

Einleitung
- Präcurarisierung mit 2 mg Alcuronium
  (0,5–1,0 mg Pancuronium, Vecuronium oder 5 mg Atracurium)
- 300–450 mg Thiopental (4–5 mg/kg)
  evtl. + 0,5 mg/kg Ketamin (wenn allein gegeben: 0,75–1,0 mg/kg)
  ▶ KI bei EPH-Gestose, drohende Aspyxie, Plazentainsuffizienz
- 100–120 mg Succinylcholin i.v. (1,5 mg/kg), **nicht** über Maske beatmen!
- Blitzintubation mit Krikoiddruck (Sellick-Handgriff)
- wenn Tubuslage korrekt ⇒ Schnitt
- Beatmung mit F_iO_2 0,5 (N_2O/O_2)
- mäßige Hyperventilation $p_aCO_2 \approx 33\text{--}35$ mmHg (exzessive Hyperventilation ⇒ Gefahr der Plazentaischämie)
- wenn Narkose zu flach evtl. max. 0,75 Vol.-% Isofluran, bei Bedarf mit Succinylcholin nachrelaxieren

Bei Eröffnung der Fruchtblase
- 100% O_2!!

Nach Abnabelung
- 0,2–0,3 mg Fentanyl, 2,5–5 mg DHB (max. 0,75 Vol % Isofluran)
- 2–4 mg Vecuronium (**Cave:** Vollrelaxierung bei EPH-Gestose wegen Magnesiumgabe)
- F_iO_2 reduzieren bis 0,3 (nach Pulsoxymetrie)
- 10 IE Oxytocin i.v., 30 IE Oxytocin in Infusion (nach Absprache mit Operateur)
- evtl. 1 Amp. Metoclopramid (Paspertin)
- evtl. Antibiotikaprophylaxe
  z. B. 2 g Mezlocillin (Baypen) (bei Penicillinallergie: 1 g Erythromycin)
- wenn Narkose nun zu flach evtl. Piritramid oder Alfentanil

Extubation
- nach Rückkehr der Schutzreflexe (**Cave:** Relaxansüberhang)

Regionalanästhesie (s. auch Kapitel Regionalanästhesie)

Vorteile
- ermöglicht der Mutter „Teilnahme" an der Entbindung
- ↓ Aspirationsrisiko
- Vermeiden einer fetalen Depression, aber ↑ Inzidenz der mütterlichen Hypotension

Indikationen (PDA)

Allgemein anerkannt:
- Wunsch der Mutter
- Sectio caesarea
- Geburtseinleitung (Oxytocin)
- Dystokie
- hypotrophes Kind

Kontrovers diskutiert:
- Beckenendlage (anfangs gute Mitarbeit erforderlich, bei Rotationszange günstig)
- Mehrlingsschwangerschaft (Dauer)
- großes Kind
- EPH-Gestose, Präeklampsie (uterine Vasospasmen)
- mütterliche Indikationen: mütterlicherseits Entgleisung von pulmonalen, kardiovaskulären und endokrinen Vorerkrankungen unter Streßsituation der Geburt → Einsatz bei Risikoschwangerschaften

Kontraindikationen (SPA/PDA)

absolut:
1. Ablehnung durch Patienten
2. lokale Infektionen an der Punktionsstelle
3. Allergie auf Lokalanästhetika
4. geburtshilfliche Notfälle (Blutungen, schwere fetale Depression, Asphyxie, Verdacht auf Plazentalösung)

relativ:
1. umstritten: generalisierte Infekte, Sepsis, Amnion-Infektions-Syndrom
2. Gerinnungsstörungen
   Grenzwerte bei Ausschluß angeborener Gerinnungsstörungen:
   – PTT > 45 s
   – Quick < 50%
   – Thrombozyten < 100000/µl
   – Blutungszeit > 10 min
   bei HELLP-Syndrom kein PDA (evtl. doch, wenn aktuell Thrombozyten > 150000/µl)
   Antikoagulanziengabe und spinale/peridurale Punktion s. Empfehlung der DGAI im Kapitel Regionalanästhesie
3. umstritten: neurologische Vorerkrankungen (multiple Sklerose keine KI, aber Aufklärung, daß im Wochenbett häufig spontan Schübe auftreten können)
4. Wirbeldeformitäten (erfolgreiche PDA nach WS-Op. möglich, häufig höherer Dosisbedarf und fleckförmige Ausbreitung)
5. Hypovolämie, Schock (unkorrigiert)
6. umstritten: Zustand nach Uterotomie
   (Übersehen der Uterusruptur → Drucksonde)
7. signifikante Aortenstenose oder Herzfehler mit Rechts-links-Shunt und pulmonalem Hypertonus → Vorsicht bei Senkung des venösen Rückstroms (Füllung des linken Ventrikels) und des systemvaskulären Widerstands (Zunahme des Re-li-Shunts)

Probleme

Aspirationsrisiko

- geringer als bei Allgemeinanästhesie, aber Versagen oder Komplikationen machen bei Regionalanästhesie evtl. Allgemeinanästhesie erforderlich ⇒ **Aspirationsprophylaxe**

Hypotension durch Sympathikusblockade

- häufigste NW: UBF direkt RR-abhängig, keine autonome Regulation!
- bei RR < 100 mmHg sinkt UBF ⇒ häufiger fetale Azidose ⇒ „ion-trapping" der LA

Therapie
- Beine hochlagern
- primär Gabe von Kolloiden z. B. Gelafundin
- O_2-Gabe
- bei Bradykardie: Atropin 0,25–1 mg i.v.
- ggf. Vasopressoren z. B.
 Cafedrin und Theodrenalin (Akrinor) (2:10 verdünnt) 1–4 ml
 ⇒ venöser Angriff, tonisierend
 oder Etilefrin (Effortil) 1–10 mg i.v. (1:10 verdünnt)
 oder notfalls Noradrenalin (Arterenol) 5–10 µg i.v. (1:100 verdünnt!)

> **Problem:** Alle vasoaktiven Medikamente senken den UBF trotz RR-Anstieg, einzige Ausnahme: Ephedrin (in BRD nicht im Handel). Akrinor hat den geringsten Einfluß auf den UBF (evtl. Effortil)

Lokalanästhetika

- Eine Periduralanästhesie erfordert große Volumina; schätzungsweise 1,0–1,4 ml/Segment (insgesamt ≈ 15–25 ml).
 Bupivacain verursacht eine ausgeprägtere, längerandauernde Blockade als Lidocain, hat jedoch eine geringere therapeutische Breite
- **Nebenwirkungen und Komplikationen der Regionalanästhesie**
  - totale Spinalanästhesie
  - toxische Reaktionen von LA
  - Blutungskomplikationen
  - allergische Reaktionen
  - postspinale Kopfschmerzen
  - Harnverhaltung
  - neurologische Komplikationen
  - Shivering
  - Rückenschmerzen
  - Duraperforation mit Periduralnadel oder primäre und sekundäre Katheterperforation (0,01–0,57%) (Motorik/Ausbreitung)
  - Injektionsschmerz (Katheter an Nervenwurzel)
  - Dislokation (nach außen oder innen), Abknicken des Katheters: Okklusion
  - Katheterabriß (Kather nie über liegende Nadel zurückziehen)
  - Nadelbruch

> **Merke:**
> - Identifizierung des PD-Raums durch aufgelockerte Bänder in der Schwangerschaft erschwert ⇒ ↑ Gefahr versehentlicher Duraperforation
> - Periduralvenen bei Schwangeren stärker gefüllt und erweitert ⇒ PD-Raum verkleinert ⇒ weniger Lokalanästhetikum erforderlich (trifft nicht immer zu)

Schmerzverhalten

- **Latenzphase:** ≈ Th11–12
- **Eröffnungsphase:** ≈ Th10-L1, späte EP auch sakrale Segmente (MM 7–8 cm)
- **Austreibungsphase:** ≈ L2-S4
  Schmerzbeginn, wenn intrauteriner Druck 15 mmHg übersteigt.
  Während der Eröffnungsphase korreliert der Schmerz linear mit der Muttermundweite, keine Korrelation mit intrauterinen Drücken. Primär schon erhöhte Schmerzschwelle durch erhöhte β-Endorphinspiegel zur Geburt

Notwendige Anästhesieausbreitung
- geburtshilfliche PDA: → Th10
- Sectio-PDA: mindestens → Th6 (7+5+5 = 17 Segmente), einige → Th4

Auswirkung der PDA auf Geburt

Diskussion um:
- Risiko erhöhter instumenteller Geburtenraten
- chronische postpartale Rückenschmerzen
  (nach MacArthur durchschittlich 14,2%; 18,9% bei PDA vs. 10,5% ohne PDA)
- erhöhte Sectiofrequenz
- erhöhte Inzidenz von Uterusrupturen während vaginaler Entbindungen unter Epiduralanästhesie bei Zustand nach Sectio (0,86 vs. 0,25%) → Gabe von niedrig prozentigen LA (0,0625–0,125% Bupivacain oder 0,1% Ropivacain (8–12 ml/h, kontinuierliche Infusion) mit Sufentanil 0,1–0,2 µg/kg

Auswirkung der PDA auf Geburtsverlauf

- **Eröffnungsphase eher verkürzt**, v. a. bei uteriner Hyperaktivität, Dystokie, gute Wehentätigkeit bei primärer Wehenschwäche (Oxytocingabe möglich)
- zu hohe Ausbreitung/Dosierung in Eröffnungsphase führt häufiger zu Einstellungsanomalien (Muskeltonus wird zur Rotation benötigt)
- **Austreibungsphase kontrovers** diskutiert: z. T. kürzer, z. T. länger ⇒ bei intensivem Monitoring kein Risiko fürs Kind
- nach Einspritzen vorübergehend schwächere Wehentätigkeit (10–40 min)

Auswirkung der PDA auf Feten

- PDA unterbindet den Kreis Schmerz – Angst – Hyperventilation bei der Mutter ⇒ seltener maternale und fetale Azidose (Voraussetzung Normotonie)
- **PDA verbessert** möglicherweise **uterinen BF** bei Senkung des peripheren Gefäßwiderstandes, andere Autoren fanden keine Änderungen
- nachgewiesen: kein Einfluß auf umbilikalen BF

- geringe Zunahme pathologischer Veränderungen der fetalen Herzfrequenz (z. B. „saltatory fetal heart rate pattern", jedoch keine neg. Auswirkung aufs Kind)

Methodik PDA

- s. Periduralanästhesie

Dosierung

> **Dosis:**
> - 10 ml LA breiten sich ca. 6–8 Segmente aus
> - **1,0 ml/Segment bei 1,50 m Körpergröße**
> - **bei >1,50 m 1,0 ml/Segment + 0,1 ml/Segment für alle 5 cm über 1,50 m,**
>   d. h. bei 1,70 m 1,4 ml/Segment
>   **im Alter:** weniger (bis 50%)
>   **bei Schwangeren:** 25–30% weniger (relativ kleinerer PD-Raum, da stärkere Venenfüllung, Steroide)

Geburtshilfliche PDA (→Th10: 3+5+5 = 13 Segmente minus 25–30%)

Medikament	Dosierung (ml) Erstinjektion	Dosierung (ml) Nachinjektion	Wirkungsdauer (min)
Chlorprocain 2–3%	8–12	6–10	40– 60
Lidocain 1–2%	8–12	6–10	60– 75
Ropivacain 0,2%	8–15	6–10	180–300
Bupivacain 0,125–0,25%	8–14	6–10	90–180

Perfusor in der Geburtshilfe (umstritten)

> **Bolus:**
> - z. B. 8–15 ml Bupivacain 0,25%
>   und Sufentanil 0,1–0,2 µg/kg
>   (oder Fentanyl 1 µg/kg,
>   Alfentanil 10 µg/kg)
>   oder 8–15 ml Ropivacain 0,2% + Opioid
>
> **Perfusor kontinuierlich:**
> - **Bupivacain 0,125% mit Sufentanil 0,75 µg/ml**
>   Herstellung: 12,5 ml Bupivacain 0,5% (=62,5 mg) + 37,5 µg Sufentanil (= 7,5 ml Sufenta epidural) + 30 ml NaCl 0,9%
>   **Dosis:** 4–8-(12) ml/Std
>   oder
> - **Ropivacain 0,2%** (evtl. + Sufentanil 0,75 µg/ml)
>   **Dosis:** 8–12 ml/h

PCEA in der Geburtshilfe

> z. B. **Bupivacain 0,125% mit Sufentanil 0,75 µg/ml**
> Herstellung: 25 ml Bupivacain 0,25% (=62,5 mg) + 37,5 µg
> Sufentanil = 7,5 ml Sufenta epidural + 17,5 ml NaCl 0,9%
> **Initialbolus:** z. B. 8–15 ml Bupivacain 0,125% +
> Sufentanil 0,75 µg/ml
> **PCEA-Bolus:**
> - 4 ml über 20 min

PDA zur Sectio (→Th4: 9+5+5 = 19 Segmente minus 25–30%)

Medikamente	Dosierung (mg)	Dosierung (ml)	Wirkdauer (min)
Chlorprocain 3%	360–600	12–20	40–60
Lidocain 2%	240–400	12–20	60–90
Ropivacain 0,5–0,75%	110–150	15–20	180–300
Bupivacain 0,5% isobar	100–125	18–20	120–180
Etidocain 1–1,5%	120–300	12–20	75–150

Epidurale Opioide

- s. Regionalanästhesie

> **Dosis:** verdünnt in 10 ml NaCl 0,9% oder mit Lokalanästhetikum gemischt
> - Morphin 1–4 mg (20–100 µg/kg)
> - Fentanyl 0,05–0,1 mg (1 µg/kg)
> - Alfentanil 0,1–0,5 mg (10 µg/kg)
> - **Sufentanil 10–25-(30) µg (0,1–0,4 µg/kg)**
> - kein Remifentanil (enthält exzitatorische Aminosäure Glycin)

Dosisempfehlungen für Sufentanil und Fentanyl epidural

	Sufentanil (µg)	Fentanyl (µg)
postoperativ kontinuierlich	5–10/h	20–50/h
postoperative Bolusapplikation	17,5–30	(50 bis) 100
geburtshilflich kontinuierlich	?	20/h insgesamt 200 (?)
geburtshilfliche Bolusapplikation	7,5 insgesamt 30	100 insgesamt 200 (?)

> **!** Sufenta epidural (1 Amp. à 2 ml = 10 µg Sufentanil) ist bisher in der BRD das einzige zugelassene Opioid für die epidurale Anwendung!

Nebenwirkungen der intrathekalen bzw. rückenmarknahen Opioidapplikation bei Schwangeren

- maternaler Atemdepression (einzelne Fälle beschrieben)
- Juckreiz (28–100%), therapierbar mit kleinen Dosen Propofol (10 mg) oder Naloxon 1–2 µg/kg/h ohne Aufhebung der analgetischen Opioidwirkung
- Übelkeit, Erbrechen (30–100%)
- Harnretention (15–90%)
- Hypotonie
- Uterusüberstimulation und fetale Bradykardie
- Aktivierung einer postpartalen Herpes-labialis-Infektion

▶ **Anmerkung: PDA**
- Katheter-PDA ist das einzige Verfahren, das in den meisten Fällen eine gute Analgesie während des gesamten Geburtsverlaufs ermöglicht. Erweiterung für instrumentelle Geburten und Sectio möglich
- bei korrekt durchgeführter Technik (Preload ↑, Hypotonie vermeiden/behandeln, Dosierung) niedrige Komplikationsrate
- insgesamt günstige Wirkung auf Mutter und Kind bei schmerzhafter Geburt und speziellen Indikationen (Gestosen, Vitien)
- aufwendige, zeitintensive Technik. In der Austreibungsphase in der Regel nicht mehr indiziert. (Anschlagszeit beachten! Schmerzhafte Geburt bei zu kurz vorher angelegter PDA gilt immer als „Versager")
- **Cave!** Dosierung/Applikationsmodus kann zu pathologischen Geburtsverläufen führen

Walking Epidural

„Walking epidural" bedeutet die Durchführung einer kombinierten Spinal-/Epiduralanalgesie (CSE) mit **intrathekaler Gabe von 5–10 µg Sufentanil oder 10–25 µg Fentanyl** (ggf. bei fortgeschrittenem Geburtsvorgang zusätzliche Gabe von **2,5 mg Bupivacain** → rasche Analgesie ohne motorische Blockade und längere Wirkung als Sufentanil allein); danach besteht jederzeit die Möglichkeit der Gabe von Lokalanästhetika und/oder Opioiden

Spinalanästhesie zur Sectio caesarea

- 25-26-27 G (0,5–0,46–0,40 mm) Pencil-Point-Spinalnadel mit Einführungskanüle
- Bupivacain 0,5% **isobar** 2–2,5 ml (= 10–12 mg) oder

- Bupivacain 0,5% **hyperbar 1,5–2 ml** (= 7,5–10 mg); besser steuerbar, jedoch nur wenn gute Lagerungsmöglichkeiten gegeben sind (z. B. auf Op.-Tisch)
- Mepivacain 4% **hyperbar** standardisiert **1,5 ml** (= 60 mg) plus 2,5–5 µg **Sufentanil** (= 0,5–1 ml Sufenta epidural) oder 5–10 µg **Fentanyl** (= 0,1–0,2 ml) nach Punktion in Höhe L 2/3

> **! Cave:**
> - Reduzierte Dosis! (besonders in Seitenlage)
> - erhöhte Gefahr rasch eintretender, starker Blutdruckabfälle

Spezielle Anästhesie in der Geburtshilfe

Präeklampsie (früher EPH-Gestose)/Eklampsie/HELLP-Syndrom

- 5–10% aller Schwangerschaften (zu 85% Erstgebärende)
- **prädisponierend:** Diabetes mellitus, Nikotinabusus, Mehrlingsschwangerschaften, fetale Mißbildungen und fortgeschrittenes Alter der Erstgebärenden (> 35 J.)
- Auftreten nach der 20. Gestationswoche, am häufigsten in der 32. Gestationswoche. Eine Schwangerschafts-assoziierte Hypertension ist die häufigste mütterliche Todesursache. Letalitätsrisiko am höchsten, wenn zusätzlich Grand-mal Anfälle (Eklampsie) auftreten
- E = **Ödeme:** haben für die Diagnose keine Bedeutung mehr, da sie bei 80% aller Schwangeren auch ohne pathologische Bedeutung auftreten. Generalisierte Ödeme sind als Risikohinweis zu werten
- P = **Proteinurie:** > 0,3 g/l pro 24h
  - hohe renale Eiweißverluste, Alarmzeichen > 5 g/Tag
  - Hypoproteinämie (Verschiebung des Albumin-Globulin-Quotienten, Albumin ↓ absolut und relativ) ⇒ Gefahr der Medikamentenüberdosierung
- H = **Hypertonie:** RR ↑ > 140/90 mmHg (**Leitsymptom**). Ein anhaltender Anstieg des Blutdrucks wird als Schwangerschaftshypertonie bezeichnet

> **!** Zu den schweren Komplikationen der Präeklampsie zählen die Eklampsie, sowie das HELLP-Syndrom

Drohende Eklampsie

- **Auftreten von ZNS-Symptomen:** starke Kopfschmerzen, Ohrensausen, verschwommenes Sehen oder Doppelbilder, Hyperreflexie, mot. Unruhe, Somnolenz, Übelkeit, Erbrechen

Eklampsie

- Inzidenz: ca. 0,05%
- **tonisch-klonische Krämpfe**, Zyanose, Bewußtlosigkeit, Zungenbiß, im Anschluß Koma

- mütterl. Mortalität 5% (bei 1 Anfall), 38% (bei > 5 Anfällen)
  Ursache: intrakranielle Blutung, Herzinsuffizienz
- perinat. Mortalität 8–27%

HELLP-Syndrom

- Sonderform der EPH-Gestose (Hemolysis, Elevated Liver Enzymes, Low Platelets) in 90% erstes Zeichen: akuter Oberbauchschmerz (durch Leberschwellung), in bis zu 15% können die klassischen Zeichen der Präeklampsie fehlen
- in der Regel schnelle Schwangerschaftsbeendigung notwendig (keine PDA bei drohendem HELLP-Syndrom, evtl. doch wenn Thrombozyten > 150.000 und Blutungszeit normal)
- mütterl. Mortalität ≈ 3,5%, perinatale Mortalität > 10%

Pathophysiologie

- diskutiert wird die **Freisetzung** eines oder mehrerer **humoraler Faktoren aus** der pathologisch veränderten **Plazenta**, was zum Endothelzelldefekt mit erhöhter Gefäßpermeabilität in allen Organen der Mutter führt
- außerdem eine **Imbalance** zwischen **Prostacyclin PGI$_2$**↓ (→ Vasodilatation) und **Thromboxan TXA$_2$**↑ (→ Vasokonstriktion, Thrombozytenaggregation) ⇒ **generalisierter Arteriolenspasmus**
- generalisierte Vasokonstriktion (Arteriolen) ⇒ RR ↑ (Linksherzinsuffizienz, Lungenödem)
- ↓ **uteroplazentare Perfusion** ⇒ Thrombose, Infarzierung und Insuffizienz der Plazenta und frühzeitige Wehen ⇒ ↓ perinatalen Überlebensrate und ↑ Inzidenz des intrauterinen Fruchttodes
- ↓ **Nierenperfusion** und glomeruläre Filtrationsrate ist assoziiert mit einer Proteinurie (↓ onkot. Druck) und einem erhöhten Serumharnstoff. Salz- und Wasserretention ⇒ Ausbildung von Ödemen (interstitielle Flüssigkeitsansammlung bes. auch in oberen Luftwegen und Larynx!)
- **hämatologisch:** der Arteriolenspasmus und die erhöhte Gefäßpermeabilität führt zu Flüssigkeits- und Proteinverlusten in das Interstitium und somit gegenüber einer normalen Schwangerschaft um ein 30–40% vermindertes Plasmavolumen. Hämokonzentration (Hb und Hk ↑) und Gerinnungsstörungen, pathologische Thrombozytenzahlen und -funktion sind häufig
- eine manifeste disseminierte intravasale Gerinnung (DIC) ist selten
- Leberödem und Leberstauung ⇒ pathologische Leberfunktion mit ↑ Transaminasen, ↓ CHE und Gerinnungsstörungen (hämorraghische Nekrosen der Leber können vorkommen)
- zerebrale Vasospasmen und Hirnödem ⇒ Kopfschmerzen, Sehstörungen, Verwirrtheit und Krämpfe. Intrazerebrale Blutungen stellen eine der Todesursachen bei der Präeklampsie dar

Überwachung

- EKG
- Pulsoxymetrie
- invasive arterielle Druckmessung, gelegentlich auch nichtinvasiv
- ZVK und regelmäßige ZVD-Messung
- stdl. Urinausscheidung, tgl. Flüssigkeitsbilanz
- regelmäßige neurologische Untersuchung
- Thoraxröntgen sorgfältig abwägen, z. B. bei Verdacht auf Lungenödem
- Pulmonaliskatheter (kontrovers diskutiert, in Abwägung der Risiken – Gerinnungsstörung)
- Laborwerte (Kreatinin, Harnstoff, Transaminasen, Bilirubin, Gerinnungsstatus mit Thrombozyten und AT III; Elektrolyte, Eiweiß in Serum und Urin, LDH, Haptoglobin, freies Hb, Blutgasanalysen, Magnesiumspiegel bei Magnesiumtherapie)
- Sonograpie oder CT des Abdomen bei Verdacht auf HELLP-Syndrom
- ggf. CCT, NMR bei schwerer Eklampsie mit Verdacht auf ↑ Hirndruck

Therapie

- basiert mehr auf der **Behandlung der Symptome und Prävention von Komplikationen** als auf einer spezifischen Therapie
- bei ausreichendem Gestationsalter des Feten sollte (wenn möglich) eine vaginale Entbindung angestrebt werden. Eine schwere Präeklampsie erfordert jedoch eine dringliche Entbindung mittels Sectio caesarea
- bei geringgradiger Ausprägung nur engmaschige Überwachung und Sedierung mit geringen Dosen von Benzodiazepinen
- da Komplikationen auch postpartal auftreten können, ist auch nach der Entbindung eine intensive Überwachung notwendig

Prophylaxe

- bei hohem Risiko evtl. Acetylsalicylsäure (Aspirin) max. 1–1,5 mg/kg/Tag oral (Hemmung der Thromboxan A_2-Synthese in niedriger Dosierung) zur Prophylaxe; zur Routineprophylaxe oder bei bereits bestehender Präeklampsie nicht gerechtfertigt

Flüssigkeitsmanagement
- adäquate Volumensubstitution mit Kolloiden und evtl. HA 20% (3mal 50 ml/Tag), begleitend zur antihypertensiven Therapie
- Substitution unter ZVD-Kontrolle
  Cave: unkritische Volumensubstitution kann aufgrund der Permeabilitätsstörung ein Lungenödem begünstigen

Blutdrucksenkung
Ziel: zwischen 130/90 und 170/110 mmHg

- Dihydralazin (Nepresol) (1 Amp. = 25 mg)
  Mittel der 1.Wahl, da keine Beeinträchtigung der uteroplazentaren Perfusion;
  NW: Tachykardie, Kopfschmerzen, neonatale Thrombozytopenie
  Dosis: fraktioniert 5 mg i.v., Perfusor: 2–20 mg/h (max. 200 mg/24 h)
- Metoprolol (Beloc, Lopresor) max. 200 mg/Tag in Kombination mit Vasodilatator (bei Reflextachykardie)
- Urapidil (Ebrantil) beeinflußt den intrazerebralen Druck auch günstig
- Diazoxid (Hypertonalum), bes. in Kombination sind schwere Hypotonien beschrieben
- Labetalol (Trandate), α_1- und β-Blocker, in BRD nicht mehr im Handel
- Kalziumantagonisten wurden schon erfolgreich eingesetzt, aber nicht genügend Erfahrungen
  NW: ↑ Urinausscheidung, Alkoholgehalt, in Verbindung mit Mg-sulfat erhebliche Hypotonie
- Clonidin (Catapresan): nicht genügend Erfahrungen
- ACE-Hemmer kontraindiziert, da Reifungsstörungen des Feten im Tierversuch
- Diuretika: nicht gerechtfertigt zur Drucksenkung, außer im Nierenversagen, da bereits eine Hypovolämie besteht
- Nitroprussidnatrium (Nipruss) wegen der Gefahr der Zyanidvergiftung des Neugeborenen kontraindiziert

Prophylaxe des Nierenversagens
- ausreichende Flüssigkeitszufuhr (**Cave:** Hyperhydratation)
- osmotische Diuretika, wie Mannitol, sind Mittel der Wahl
- Dopamin-Perfusor 1–3 µg/kg/min oder Dopexamin 1 µg/kg/min zur Verbesserung der Nierenperfusion und Urinausscheidung
- Furosemid (Lasix) nur bei Prälungenödem und Oligoanurie
- bei Anurie fühzeitig kontinuierliche Hämofiltration (CVVH)

Therapie von Gerinnungsstörungen
- Low-dose-Heparinisierung bei nicht ausgeprägter Thrombozytopenie, zudem Hemmung der Aktivierung der plasmatischen Gerinnung
- rechtzeitige Substitution von Fresh Frozen Plasma, Gerinnungsfaktoren, AT III oder Thrombozytenkonzentraten

Krampfprophylaxe und antikonvulsive Therapie
- **Magnesium**-Infusion
  Bolus von 4–10 g in 5–20 min. i.v., danach Erhaltungsdosis 1–3 g/h
  - angestrebter Magnesiumspiegel 2–4 mmol/l
  - Normalwert 0,7–1,1 mmo/l
  - > 5 mmol/l droht Atemdepression, > 10 mmol/l drohender Herzstillstand
  ▶ **Cave:** bei eingeschränkter Nierenfunktion Kumulationsgefahr
  Mg-sulfat wirkt antikonvulsiv, sedierend und potenziert die Wirkung von Muskelrelaxanzien durch Verhinderung der Acetylcholinfreisetzung

- klinische Überwachung
1. Patellarsehnenreflex soll abgeschwächt, aber noch auslösbar sein (ab 3,5–5 mmol/ist er nicht mehr auslösbar)
2. Atemfrequenz soll > 10/min sein
- bei Überdosierung von Magnesium
1. Dosisreduktion
2. bei Atemdepression 1 g Kalziumglukonat 10% oder 1 g Kalziumchlorid als Antidot
- **Diazepam** in niedriger Dosierung kann zur Prophylaxe und Therapie von Krampfanfällen eingesetzt werden, in höheren Dosen besteht Kumulationsgefahr mit Auswirkung auf das Neugeborene („Floppy-infant-Syndrom")
- **Phenytoin** in therapeutischer Dosierung, jedoch mit reduzierter "loading dose" von 10 mg/kg aufgrund der geringeren Proteinbindung bei Präeklampsiepatientinnen hat keine Auswirkung auf das Neugeborene
- **Barbiturate** werden wegen ausgeprägter sedierender Eigenschaften nur in Ausnahmefällen eingesetzt

Therapie eines erhöhten Hirndrucks
- allgemeine Richtlinien der Hirndrucksenkung (s. Neurochirurgie)

> **!** Bei therapierefraktärer EPH-Gestose evtl. PGI_2 (Flolan) 4 ng/kg/min, da Imbalance zwischen PGI_2 ↓ (Vasodilatation) und TXA_2 ↑ (Vasokonstriktion)

Anästhesiologisches Management

- bei Präeklampsie Messung des ZVD, bestehende Gerinnungsstörungen können jedoch zu Komplikationen bei der Kanülierung führen. Eine direkte arterielle Blutdruckmessung sollte erwogen werden
- präop. 4 EK bereitstellen
- Magnesium-Infusion während Section in Allgemeinanästhesie abstellen, danach weitergeben
- **bei Präeklampsie: bevorzugt K-PDA**, vorausgesetzt normale Blutungszeit (1–7 min) und Thrombozytenzahl > 100.000/mm³ auch im Hinblick auf eine Senkung des Hypertonus sinnvoll (meist um 20% gesenkt). Hypovolämie und erhöhte Sensibilität gegenüber Vasopressoren können jedoch die Erhaltung einer Normotonie erschweren ⇒ vorsichtige Volumenzufuhr trotz Hypovolämie (Hb und Hk ↑, da Plasmavolumen deutlich ↓, kolloidosmot. Druck ↓) und fraktionierte LA-Gaben
- **bei Eklampsie, HELLP-Syndrom und Kontraindikation für PDA: Allgemeinanästhesie** mit Thiopental in reduzierter Dosis, Opioide und Antihypertonika bei oder vor Narkoseeinleitung ⇒ Abschwächung der durch die Laryngoskopie induzierten Hypertonie
Cave: ein Larynxödem kann Intubationsschwierigkeiten verursachen

- Gefahr der postop. Ateminsuffizienz durch Muskelschwäche. **Magnesium** und **Diazepam** potenzieren die Wirkung von Muskelrelaxanzien ⇒ evtl. Nachbeatmung und postop. Überwachung auf Intensivstation!

Besonderheiten bei speziellen Eingriffen

Atonische Uterusnachblutungen

- Sulproston, PGE_2 (Nalador-500)
  1 Amp. = 500 μg auf 50 ml Perfusor (1 ml = 10 μg) anfangs 120–360 μg/h bis zu 10 h, max. 1000 μg/h jedoch nur kurzfristig
  NW: pulmonale Hypertonie → Lungenödem, Spasmen im Ober- und Mittelbauch, Bronchokonstriktion, ↓ Koronardurchblutung → Myokardinfarkt, Störungen im Wasser-, Elektrolythaushalt)
- evtl. Minprostin $F_{2\alpha}$ (Dinoprost)

Blutung vor und nach Geburt

Die Blutungen treten oft unerwartet auf und können innerhalb weniger Minuten zum Tode führen (Placenta praevia, vorzeitige Plazentalösung, Uterusruptur, unvollständige Plazentalösung, Uterusatonie, Zervix- u. Vaginaeinrisse)

> **!** Ausreichend Blutkonserven transfusionsbereit haben, z. B. 4 EK Blutgruppe 0 Rh-neg

Vorzeitige Plazentalösung

Gefahr der DIC: Thromboplastin aus Plazenta führt zu Thrombinaktivierung, wodurch Fibrinogen zu Fibrin umgewandelt wird. Gleichzeitig wird Plasminogen aktiviert, was zur Fibrinolyse führt

Zangenextraktion

Zur Zangenextraktion ist oft eine gute Relaxierung des Uterus erforderlich ⇒ **tiefe Inhalationsanästhesie (ITN)** mit Isofluran bzw. Halothan bis Gesäß und Füße entwickelt sind. Danach Isofluran ab und Elimination durch mäßige Hyperventilation beschleunigen, wegen Gefahr der atonen Uterusnachblutung

Fruchtwasserembolie

Urs: • offene Sinusoide an uteroplazentare Verbindung, z. B. bei vorzeitiger Plazentalösung, Sectio, aber auch Verletzung endozervikaler Venen bei Spontangeburt

Sympt: • Lungenembolie (mechanisch, vasospastisch)
• DIC
• Uterusatonie

Diagnose nur gesichert, wenn fetale Anteile (Lanugohaare, squamöse Zellen,...) im mütterlichen Blut (im ZVK- oder PAK-Aspirat) gefunden werden.

Therapie: symptomatisch

Porphyrie und Schwangerschaft

- primär PDA
- in Notfällen auch SPA (**kein Mepivacain** [Scandicain], **kein Lidocain** [Xylocain])
- bei ITN sind folgende Anästhetika anwendbar:
Fentanyl, Ketamin, N$_2$O, Desfluran, ggf. Isofluran,
(kein Halothan oder Enfluran), Succinylcholin, Vecuronium, Atracurium
- s. auch Porphyrie

Anästhesie während der Schwangerschaft

- schätzungsweise 1–2% der schwangeren Frauen benötigen Anästhesien zur Durchführung von Operationen, unabhängig von der Entbindung. Meistens handelt es sich hierbei um Appendektomien, die Entfernung von Ovarialzysten oder Mammatumoren, sowie um die Anlage von Zervikalcerclagen

Probleme

Physiologische Veränderungen in der Schwangerschaft (s. dort)

Teratogenität
Auslösung teratogener Effekte durch Exposition in
- ausreichendem Zeitraum
- ausreichender Dosierung
- spezifischem, hierfür empfindlichem Stadium der Entwicklung
  - 1. Trimenon: Periode der **Organogenese (2.–8. SSW)**, teratogene Effekte am wahrscheinlichsten ⇒ in diesem Zeitraum keine unnötigen Medikamente verabreichen

- nach der 16. SSW sind Mißbildungen durch Pharmaka nicht mehr zu befürchten. Myelinisierung des ZNS ab 7. Schwangerschaftsmonat bis erste Lebensmonate. Tierexperimentelle Befunde weisen bei Exposition der Tiere gegenüber einigen Medikamenten zu diesem Zeitpunkt auf die Entwicklung von Lern- und Verhaltensstörungen hin
- fast alle anästhetischen Medikamente haben teratogene Effekte bei einigen Tierspezies gezeigt, jedoch ist die Übertragung dieser Befunde auf den Menschen sehr schwierig. Tranquilizer, Salicylate, Vitamin A und Opioide können Defekte im 1. Trimenon verursachen
- **Lachgas (Mitosehemmung)** inaktiviert die **Methionin-Synthase** (ein Vitamin B_{12} enthaltendes Enzym, das in die Folsäure- und DNA-Synthese involviert ist) und erhöht die Inzidenz von Abnormalitäten bei Ratten
- **Halothan** erhöht bei **Tieren** die Inzidenz von Gaumendefekten und Spontanaborten
- **Isofluran** verursacht ein erhöhtes Auftreten von Gaumenspaltendefekten bei **Mäusen**, jedoch nicht bei Ratten
- Studien **beim Menschen** haben sich auf die retrospektive Analyse bei geburtshilflichen Patienten und **beim Op.-Personal** konzentriert. Bei beiden wurde eine **erhöhte Spontanabortrate** nachgewiesen. Jedoch konnte bis zum jetzigen Zeitpunkt in keiner Studie eine erhöhte Inzidenz kongenitaler Abnormalitäten beim Vergleich von während der Schwangerschaft operierten Kollektiven und entsprechenden Kontrollgruppen gezeigt werden
- **Opioide** in nichtatemdepressiver Dosierung scheinen **keinen teratogenen** Effekt zu haben. **Noscapin**, ein chemisch dem Papaverin verwandtes Opiumalkaloid mit antitussiver, jedoch fehlender analgetischer, atemdepressiver oder obstipierender Wirkung, hat in vitro mutagene Effekte, und sollte deshalb bei Frauen im gebärfähigen Alter vermieden werden (z.B in dem Antitussivum Tiamon enthalten)
- **Lokalanästhetika** scheinen **keine teratogene** Potenz zu besitzen
- **Rauchen und Alkohol** erhöhen beide die Spontanabortrate. Störungen der mütterlichen Oxygenation, der Temperatur sowie des Kohlenhydratstoffwechsels sind mit dem Auftreten teratogener Effekte in Verbindung gebracht worden

Fetale Asphyxie (Hypoxie und Azidose)

durch
- **mütterliche Hypoxie** [maternale Hyperoxie induziert jedoch keine fetale Hyperoxie (Konstriktion der Nabelschnurgefäße bei hohen O_2-Drücken), retrolentale Fibroplasie oder vorzeitigem Ductusverschluß]
- **mütterliche Hyperventilation** bzw. Hypokapnie
- **mütterliche Hypotension** aufgrund eines V.-cava-Kompressionssyndrom
- Hypovolämie
- Vasodilatation oder
- **myokardiale Depression** durch volatile Anästhetika können ebenfalls zu einer fetalen Azidose führen

▶ ein uteriner Hypertonus mit Vasokonstriktion der uterinen Gefäße mit der Folge einer fetalen Azidose kann durch Ketamin (> 1,1 mg/kg i.v.), α-adrenerge Vasopressoren (Noradrenalin etc.), toxische Lokalanästhetikakonzentrationen oder durch eine erhöhte sympathomimetische Aktivität aufgrund von Angst, Stress und zu flacher Narkose induziert werden

Vorzeitige Geburtsauslösung

ist hauptsächlich assoziiert mit gynäkologischen Eingriffen, bei denen es zu Manipulationen am Uterus kommt, wie z. B. bei der Entfernung von Ovarialzysten oder der Anlage einer Cerclage. Erhöhte Acetylcholinspiegel nach Gabe von Neostigmin können den Uterustonus erhöhen

Anästhesiologisches Management

- im 1. Trimenon sollten Operationen zur Reduzierung teratogener Effekte vermieden werden
- üblicherweise werden Operationen während der Schwangerschaft nur aus vitaler Indikation seitens der Mutter durchgeführt. Auswirkungen der Anästhetika auf den Feten sind unter diesen Bedingungen von sekundärer Wichtigkeit; auch wurden nach Hypotension der Mutter, Hypothermie und Operationen mit kardiopulmonalem Bypass gesunde Neugeborene entbunden

Voruntersuchung und Prämedikation

Die Prämedikation sollte v. a. auf Reduktion von Stress und Angst der Mutter zielen
- 1. Trimenon: bei Verwendung von N_2O kann die Gabe von Folsäure erwogen werden
- **2. Trimenon bis 1 Woche post partum:** geeignete Maßnahmen zur Reduzierung des intragastralen Volumen und der Azidität des Magensaftes sind zu treffen. Ein nichtpartikuläres Antazidum (z. B. 0,3 M Natriumcitratlösung) sollte kurz vor der Narkoseeinleitung verabreicht werden
▶ Von den in der Prämedikation verwendeten Anticholinergika passiert Glykopyrronium (Robinul) im Gegensatz zu Atropin und Scopolamin nicht die Plazentaschranke

Anästhesiedurchführung

- CTG ab 16. Schwangerschaftswoche
- bevorzugt Regionalanästhesien
- Allgemeinanästhesie mit einem hohen F_IO_2, einem volatilen Inhalationsanästhetikum und/oder Fentanyl und einem Muskelrelaxans wird als sicher an-

gesehen. Schwangere sollten gut präoxigeniert werden und ab der 16. SSW sollte eine Ileus-Einleitung mit Krikoid-Druck durchgeführt werden. Zur Vermeidung eine V.-cava-Kompressionssyndrom werden die Patientinnen ab der 20. SSW in die Linksseitenlage gebracht
- bei bestehender Tokolyse: kein Atropin, kein DHB, ... (s. Tokolyse)
- Ketamin, Hyperventilation und Vasokonstriktoren vermindern den uterinen Blutfluß und sollten bei Narkosen während der Schwangerschaft vermieden werden. Bei intraoperativem Auftreten eines fetalen Distress sollte man ein Absetzen volatiler Anästhetika erwägen
- die Applikation von Neostigmin zur Antagonisierung einer neuromuskulären Blockade sollte, wenn überhaupt, langsam und nach vorheriger Atropingabe erfolgen
- postoperative CTG-Überwachung erlaubt das frühzeitige Erkennen und die Behandlung einer vorzeitigen Wehentätigkeit
- evtl. postop. Tokolyse (nach Rücksprache mit dem Gynäkologen)

Spezielle Medikamente während bzw. bei Geburt

Medikamentengruppe	Klinische Wirkung
β_2-Agonisten Fenoterol (Partusisten)	Tachykardie, Cardiac Index ↑, myokardialer O_2-Verbrauch ↑, Stimulation des Renin-Angiotensin-Aldosteron-Systems → Wasser und Natriumretention, Lungenödem mit max. Risiko 24–28 h nach Therapiebeginn, Glukose ↑ und K^+ ↓, **Cave:** bei Kombination mit Glukokortikoiden
Magnesium	arterielle Hypotension, muskelrelaxierende Wirkung: MER ↓
Oxytocin (Syntocinon)	arterielle Hypertension, Cardiac Index ↑ bei Bolusgabe, Wasserintoxikation bei höherer Dosierung
$PGF_{2\alpha}$	Vasokonstriktion, Anstieg des intrapulmonalen Shunts, Cardiac output ↑, Erbrechen
Methylergometrin (Methergin)	arterielle und venöse Vasokonstriktion, Hypertension, Erbrechen relative Kontraindikation: Asthma bronchiale absolute Kontraindikation: Hypertonus, KHK, Vasopressorentherapie

15 Erstversorgung und Anästhesie bei Neugeborenen

Erstversorgung des Neugeborenen

Umstellung zum Zeitpunkt der Geburt

Atmung
- erster Atemzug (innerhalb 30 s) nach Abklemmen der Nabelschnur durch Stimulation des Atemzentrums ($p_aO_2 \downarrow$, $p_aCO_2 \uparrow$)
- weitere Stimulation durch taktile, thermische und akustische Reize

Kreislauf
- Atmung $\Rightarrow$ Entfaltung der Lunge, pH $\uparrow$ und $p_aO_2 \uparrow$ $\Rightarrow$ $\downarrow$ pulmonalen Gefäßwiderstand $\Rightarrow$
- $\uparrow$ **Lungendurchblutung** $\Rightarrow$ Druckanstieg im linken Vorhof (LAP) größer als im rechten Vorhof (RAP), also LAP > RAP $\Rightarrow$ Verschluß des Foramen ovale
- gleichzeitig $\uparrow$ **peripherer Gefäßwiderstand** (durch Verschluß der Nabelarterie) $\Rightarrow$ ebenfalls $\uparrow$ Druck im linken Vorhof (LAP) $\Rightarrow$ $\downarrow$ Re-li-Shunt
- $\uparrow$ **Lungendurchblutung** + $\uparrow p_aO_2$ $\Rightarrow$ funktioneller Verschluß des Ductus Botalli (Strömungumkehr)

> **!** Umschaltung zurück auf fetalen Kreislauf durch Hypoxie, Azidose oder Unterkühlung ist jederzeit möglich (auch beim reifen Neugeborenen). $\approx$ 30% der < 30jährigen und $\approx$ 20% der > 30jährigen haben ein offenes Foramen ovale, das bei Druckanstieg im re. Vorhof > li. Vorhof bedeutsam werden kann

Neonatale Asphyxie

- **Hypoxämie** (p_aO_2 in nichtmeßbare Bereiche)
- **Hyperkapnie** (p_aCO_2 > 100 mmHg)
- respiratorische und metabolische Azidose (pH < 7,0)

$\Rightarrow$ Myokardinsuffizienz (HF $\downarrow$, HZV $\downarrow$)
$\Rightarrow$ irreversible zerebrale Schäden, Reanimation des Neugeborenen notwendig

Ursachen
- fetale Asphyxie wegen Plazentainsuffizienz
- Versagen der Atemfunktion des Neugeborenen

Erstmaßnahmen nach der Geburt

Sicherung der Atemwege
- Absaugen in Kopftieflage → Reihenfolge: Mund, Rachen, Nase, Ösophagus u. Magen
  Cave: Stimulation des Hypopharynx ⇒ Bradykardie u./od. Laryngospasmus

Wärmeschutz
Körpertemperatur soll rektal 37–37,5 °C betragen
- sofort in warmes Tuch u. vorsichtig trocken reiben, kontrollierte Zufuhr von Wärme (Versorgungstisch mit Wärmematte u. Heizstrahler, Inkubator)
  Cave: Hyperthermie steigert den O_2-Verbrauch

Taktile Stimulation
- viele Neugeborene beginnen erst nach taktiler Stimulation ausreichend zu atmen (Abreiben des Körpers, Beklopfen der Fußsohlen)

Apgar-Index (eingeführt 1953 von der Anästhesistin Virginia Apgar)

Einschätzung des Neugeborenen nach 1, 5, 10 Minuten

A = **Atmung:**	90 s postpartal regelmäße Atmung, Atemfrequenz 30–60/min
	2 = regelmäßig, schreit kräftig
	1 = unregelmäßig, Schnappatmung
	0 = keine
P = **Puls:**	normale Herzfrequenz: 120–160/min
	2 = > 100
	1 = < 100
	0 = kein Puls
G = **Grundtonus:**	aktive Bewegungen oder spontan gebeugte Arme u. Beine, die einer Streckung Widerstand entgegensetzen
	2 = aktive Bewegung
	1 = geringe Beugung
	0 = schlaffer Muskeltonus
A = **Aussehen:**	Hautfarbe nach Geburt blau, am Stamm rasch rosig
	2 = rosig
	1 = Stamm rosig, Extremitäten blau
	0 = blau oder weiß
R = **Reflexe:**	Beklopfen der Fußsohlen oder Nasenkatheter → Niesen, Husten, Schreien
	2 = niest, hustet, schreit
	1 = grimassiert
	0 = keine Aktivität

▶ zwischen Hautfarbe und Säure-Base-Status der Nabelarterien besteht nur eine schlechte Korrelation, Apgar ohne Hautfarbe zeigt eine gute Korrelation zum Säure-Base-Status

Einstufung und klinisches Handeln

Apgar 10–8: lebensfrische Neugeborene, die gut atmen bzw. schreien
- absaugen
- Wärmeschutz
- Kontrolle nach 5 min

Apgar 7–5: leichte Depression
- Atemwege freimachen, absaugen
- Wämeschutz
- taktile Stimulation
- O_2-Spontanatmung
- bei nur schwacher Reaktion Maskenbeatmung (bei Verdacht auf Mekoniumaspiration oder kongenitale Zwerchfellhernie sofort intubieren)

Apgar 4–3: mäßige Depression
- Atemwege freimachen, Absaugen
- Wämeschutz
- taktile Stimulation
- Intubation u. Beatmung
- HF > 100 →
    - Volumenmangel?, ggf. Substitution
    - BGA: Pufferung, wenn pH < 7,20
    - Blutzucker bestimmen und ggf. ausgleichen
- HF < 100 → Reanimation

Apgar 2–0: schwere Depression
- Atemwege freimachen, Absaugen
- Wämeschutz
- taktile Stimulation
- Intubation u. Beatmung
- sofortige Reanimation

Reanimation des Neugeborenen

Intubation: oral bzw. nasal (Kopf in Neutral- bzw. Schnüffelposition)
- Tubus unter Sicht 2 cm über Glottis schieben
- Tubusfixierung am Nasenloch: 6 und kgKG in cm
  z. B. FG 1,5 kg bei 7,5 cm fixieren, Rö-Kontrolle
- Beatmung (Fr. 40/min, meist Drücke zw. 20–30 cm H_2O ausreichend) → p_aO_2 soll 50–80 mmHg sein
- **Kontrolle:** Heben des Brustkorbes, Atemgeräusch bds. gleich laut, HF steigt, Hautfarbe wird rosig

Kardiale Reanimation
extrathorakale Herzmassage: bei HF < 60/min
- Daumen zwischen unterem und mittlerem Sternumdrittel (Fingerbreite unter Intermamillarlinie), restliche Finger umschließen Thorax als Widerlager
- Sternum ≈ 1–2,5 cm eindrücken, Frequenz: 100–150/min
- Beatmung: 40/min

medikamentöse Wiederbelebung:
- Adrenalin (1:10) 0,1 ml/kg (=0,01 mg/kg) endotracheal oder i.v.
  ≈ 1 ml/kg Adrenalin 1:100 (= 0,01 mg/ml)
- bei Bradykardie: Atropin 0,01–0,03 mg/kg (1 ml/kg Atropin 1:10 [= 0,05 mg/ml])
- niedriges HZV: 100 mg/kg (= 1 ml/kg) Ca-glukonat 10% langsam i.v.
- Defibrillation mit 2 J/kg, bei Wdh. mit 4 J/kg

Azidosekorrektur
Blindpufferung: 1–2 mval/kg $NaHCO_3$ 8,4% (1:1 mit Glukose 5% verdünnt), wenn
- Apgar nach 2 min 2 oder weniger
- Apgar nach 5 min 5 oder weniger

Pufferung nach BGA:
- bei pH < 7,0 und pCO_2 normal (reine metabolische Azidose)
- pH < 7,05 trotz ausreichender Beatmung über 5 min

NaHCO3 8,4% (1 ml = 1 mmol)
- Natriumbikarbonat ($NaHCO_3$) **mmol = (-BE) × kg × 0,3**
- **zunächst nur die Hälfte** der errechneten Puffermenge infundieren, danach Blutgasanalyse und Neuorientierung

Tris-Puffer: (bes. wenn Na^+ ↑ oder CO_2 ↑)
- 3 molar: **ml TRIS = (-BE) × 0,1 kg**
- ($1/3$ molar: ml TRIS = (-BE) × kg)
- **zunächst nur die Hälfte** der errechneten Puffermenge infundieren, danach Blutgasanalyse und Neuorientierung

Spezielle Neugeborenenversorgung

Hypovolämie
- **Ursachen:** schwere intrauterine Asphyxie führt meist zu Hypovolämie u. Schock (bes. bei Plazenta-, Nabelschnurruptur, Nabelschnurkompression)
- **Therapie:** Bluttransfusion (evtl. Plazentablut) oder 2–5 ml/kg HA 5% bzw. Biseko (salzarmes HA) oder 5–10 ml/kg NaCl 0,9%, wenn kein Blut vorhanden)

Hypoglykämie
- ⇒ HZV ↓ u. RR ↓
- **Therapie** ab folgender BZ-Werte:
  reife NG < 30 mg%, FG < 20 mg% (Norm: 40–110 mg%)
  ⇒ 5–10 ml/kg Glukose 10% i.v.

Hypokalzämie
- ⇒ HZV ↓ u. RR ↓
- **Therapie:** 100 mg/kg Ca-glukonat 10% langsam i.v.

Mekoniumaspiration
- Absaugen vor Entwicklung des Körpers
- nach Geburt Intubation und endotracheale Absaugung (Tubus dient als Absaugkatheter). Lavage mit NaCl 0,9% bis Aspirat klar, anschließend Magen absaugen
- ▶ gehäuft Pneumothorax, Pneumomediastinum bei Mekoniumaspiration

Unterkühlung
- Aufwärmung langsam im Inkubator: pro h ≈ 1,5 °C
  (Temp. 2–3 °C über Rektaltemperatur)
- meist gleichzeitig Azidose- u. Hypoglykämie-Korrektur erforderlich

Depression durch Opioide
- Naloxon (Narcanti) 0,01 mg/kg bei Atemdepression durch Opioidgabe der Mutter
- ▶ KI bei opioidabhängigen Müttern ⇒ akutes Entzugssyndrom beim Neugeborenen

Magnesiumintoxikation
- durch Magnesium-Gabe bei Eklampsie
  Zeichen: schlaffer Muskeltonus, rosige Haut bei peripherer Vasodilation, niedriger Blutdruck
- Antidot: Kalziumchlorid 10 mg/kg

Lokalanästhetikaintoxikation
- durch zu hohe maternale Blutspiegel (Überdosierung, intravasale Injektion) ⇒ Bradykardie, Hypotonie, Apnoe, schlaffer Muskeltonus, Krämpfe
- **Therapie:** Reanimation, Magenspülung, Austauschtransfusion

Pneumothorax
- durch Überdruckbeatmung, Spontanpneumothorax, bei Mekoniumaspiration, Zwerchfellhernie, Lungenhypoplasie
  - → flache Atmung, Thorax in Inspirationsstellung, Zyanose, abgeschwächtes Atemgeräusch, hypersonorer Klopfschall
    bei Spannungspneumothorax → RR ↓, Bradykardie, Vorwölbung des Abdomens
- **Diagnose:** Aufleuchten unter Kaltlichtlampe, Thoraxröntgen
- **Therapie:** Punktion im 2. ICR (Medioklavikularlinie) u. Aspiration, danach Thoraxdrainage

Anästhesie bei Neugeborenen

- s. Anästhesie bei Kindern

Besonderheiten bei speziellen Eingriffen

Ösophagusatresie

- Inzidenz etwa 1:3500. Es werden 5 Formen der Ösophagusatresie und der ösophagotrachealen Fistel eingeteilt (Vogt I, II, IIIa, IIIb, IIIc)
- 86% Typ IIIb (mit unterer ösophagotrachealer Fistel und blind endenden oberem Ösophagusstumpf) (anamnestisch: Polyhydramnion)
- wenn möglich sollte eine Frühkorrektur erfolgen. Bei schwerer Dehydratation oder Aspirationspneumonie wird primär nur eine Gastrostomie angelegt

> **Cave:**
> - **Gefahr der Magenüberblähung** bei Intubation, deshalb möglichst **erst kurz vor Op. intubieren** und **Maskenbeatmung möglichst vermeiden** (Tubusspitze distal der Fistelmündung, aber proximal der Carina positionieren)
> - kein N_2O
> - die **manuelle Beatmung** sollte der maschinellen vorgezogen werden, um plötzliche, operationsbedingte Änderungen der Compliance zu bemerken
> - zur Schonung der trachealen Nähte sollte eine postoperative Nachbeatmung, wenn möglich, vermieden werden. Einige Autoren empfehlen jedoch zur Reduzierung der postoperativen latenten Speichelaspirationsgefahr die Intubation und Beatmung des Kindes, bis der Speichelfluß abnimmt

Kongenitale Zwerchfellhernie

- die Inzidenz beträgt ≈ 1:5000 (Verhältnis männlich:weiblich von 2:1). Etwa 20% der Kinder mit kongenitaler Zwerchfellhernie haben zusätzlich kardiovaskuläre Defekte. Die Zwerchfellhernie ist häufig mit einer homolateralen Lungenhypoplasie vergesellschaftet. Das Ausmaß der Lungenhypoplasie ist entscheidend für die Prognose dieser Kinder
- Diagnose aufgrund der pulmonalen Funktionsstörung und durch den röntgenologischen Nachweis von Abdominalinhalt im Thorax bestätigt

> **Cave:**
> - **Keine Maskenbeatmung** (nasogastrale Sonde → Entlastung)
> - bei schlechtem Zustand des Neugeborenen umgehend **Intubation** (ggf. im Wachzustand). Beatmung → Risiko eines Barotraumas; Beatmungsdrücke < 25 cm H_2O halten. Die manuelle Ventilation ist der maschinellen Ventilation vorzuziehen

- verdickte A. pulmonalis (Muskularis) → pulmonale Hypertonie (Gefahr der Wiederherstellung fetaler Kreislaufverhältnisse mit lebensbedrohlichem Rechts-links-Shunt)
  Therapie: Morphin ⇒ PAP↓, leichte Hyperventilation
- **Neuroleptanästhesie**
- **kein N_2O** (Diffusion → Darmerweiterung mit Volumenzunahme des Enterothorax)
- **postoperative Nachbeatmung** ist häufig notwendig. Um der hypoplastischen Lunge Zeit zur Reifung zu geben, wurde auch die ECMO (extrakorporale Membranoxygenierung) eingesetzt
- **Monitoring:** invasive Blutdruckmessung falls möglich, bei dringlicher Op.-Indikation reicht auch ein nichtinvasives Blutdruckmonitoring; endexspiratorische CO_2-Messung und Pulsoxymetrie sind obligat

Omphalozele/Gastroschisis

- eine **Omphalozele** (Inzidenz 1:5000) ist ein embryonaler Defekt, bei dem ein Teil des Abdominalinhaltes in die Nabelschnur herniert und außerhalb der Abdominalhöhle verlagert ist. Die Omphalozele ist meistens von einer dünnen Membran, die aus Amnion und Peritoneum besteht, umhüllt
- die **Gastroschisis** (Inzidenz 1:30.000) wird durch die intrauterine Okklusion der A. omphalomesenterica mit ischämischem Defekt in der vorderen Bauchwand (üblicherweise rechtsseitig) verursacht. Der Darm ist nicht durch parietales Peritoneum bedeckt und eine Gastroschisis ist, anders als eine Omphalozele, nicht mit anderen kongenitalen Abnormitäten assoziiert

! **Cave:**
- „Ileuseinleitung" ohne Maskenbeatmung
- möglichst kein N_2O → Darmerweiterung
- hoher Flüssigkeits- und Wärmeverlust
- hohe intraabdominale Drücke nach Rückverlagerung des Abdominalinhaltes können zu einem Abfall des Herzzeitvolumens, zu respiratorischen Störungen, zu Darmischämien und zur Anurie führen
- postoperativ ist häufig eine Nachbeatmung notwendig

Neuroleptanalgesie bei Neugeborenen

Indikationen

- große Operationen, z. B. Gastroschisis,
- ▶ Nachbeatmungsplatz organisieren

Medikamente
- Fentanyl 10–20 µg/kg, Repetition 2–4 µg/kg
- Midazolam 0,1–0,2 mg/kg
- Vecuronium 0,05–0,1 mg/kg, Repetition 0,02 mg/kg
- weiteres s. Anästhesie bei Kindern

16 Anästhesie bei Kindern

Anatomische und physiologische Besonderheiten

Anatomische Besonderheiten

Altersstufen

Neugeborenes (NG)	= 1.–28. Lebenstag
Säugling (SG)	= 1. Lebensjahr
Kleinkind (KK)	= 2.–5. Lebensjahr
Schulkind	= 6.–14. Lebensjahr
Jugendlicher	= > 14. Lebensjahr

Gewicht und Körperoberfläche

Alter	Gewicht (kg)	Länge (cm)	Oberfläche (m²)
NG	3	50	0,2
2 J	12	85	0,5
5 J	18	110	0,7
9 J	30	135	1,0
Erwachsener	70	175	1,73

Physiologische Besonderheiten

Thermoregulation

Hohe Wärmeverluste infolge
- relativ großer Körperoberfläche im Vergleich zum Körpervolumen
- geringer Hautdicke mit geringem subkutanem Fettanteil
- hoher Verdunstungskälte, Wärmeleitung, Wärmestrahlung (z. B. durch Anästhesie bedingte Vasodilatation)

> **! Anmerkung:**
> Auch nach Beendigung der Kälteexposition kann die Kerntemperatur noch weiter sinken („after drop")!

Die Wärmeproduktion beim **NG**
- erfolgt durch Metabolismus des **braunen** Fettgewebes (**"non shivering- thermogenesis"**) → Shivering wird erst nach dem **6.** Lebensjahr beobachtet!

Bei **erniedrigter Umgebungstemperatur**
- mit sinkender Umgebungstemperatur primär O_2-Verbrauch ↑ (Stoffwechsel ↑)
- respiratorischer Quotient ↓, Atemfrequenz ↓, p_aO_2 ↓
- stärkere O_2-Bindung an Hämoglobin (Linksverschiebung der O_2-Bindungskurve)
- Surfactantproduktion ↓
- Noradrenalinspiegel ↑, PVR ↑, Myokardkontraktilität ↓, HZV und Herzfrequenz ↓ → bei offenem Foramen ovale oder Ductus Botalli besteht die Gefahr des **Rechts-links-Shunt** unter hypothermen Bedingungen
- Auftreten atropinresistenter Bradykardien (Sinusstillstand bei ca. 10–15 °C und spontanes Kammerflimmern bei Temperaturen < 28 °C)
- Blutviskosität ↑, pH ↑
- Hypoglykämie
- Gerinnungsstörungen
- MAC-Wert der volatilen Anästhetika ↓, Wirkdauer der Muskelrelaxanzien ↑, Nierenfunktionseinschränkung → renale Fähigkeit zur Harnkonzentrierung nimmt ab

Respiration

- FRC ist klein (30 ml/kg), Closing Capacity > FRC → p_aO_2-Werte ↓, Gefahr der Atelektasenbildung ↑.
- V_T = 7–8 ml/kg in **allen** Altersklassen
- effektives Zugvolumen (V_T) beim NG beträgt 20 ml → notwendige Berücksichtigung des kompressiblen Volumens bei der Respiratoreinstellung
- Totraum **2** ml/kg (in allen Altersstufen gleich)
- alveoläre Ventilation **100–150** ml/kg/min (vs. 60ml/kg/min beim Erwachsenen) → schnelleres An- und Abfluten von volatilen Anästhetika
- Perspiratio insensibilis über die Luftwege: 15–20 ml/kg/Tag

> Verhältnis von alveolärer Ventilation (V_A) zu funktioneller Residualkapazität (FRC) beträgt beim Erwachsenen **1,5 : 1**; beim NG und Säugling **5 : 1** → geringer intrapulmonaler Speicher → geringe Hypoxietoleranz!

Alter	Atemfrequenz	Widerstand [ml H_2O/l × s]	Compliance [ml/cm H_2O]
Neugeborenes	40–60	40	5
6 Monate	28	20–30	10–20
1 Jahr	24		
3 Jahre	22	20	20–40
5 Jahre	20		
8 Jahre	18	1–2	100

- der Atemwegsdruck, sowie der erforderliche PEEP entspricht bei mechanischer Ventilation dem des Erwachsenen
- Atemmechanik: überwiegende Zwerchfellatmung beim NG und SG → hohe resultierende Atemarbeit, besonders bei Meteorismus und Ileus!
- Atemmuster: periodische Atmung mit Apnoephasen von 2–10 s beim NG, beim FG längere Apnoephasen
- elastischer Thorax → forcierte Spontanatmung (auch über den Tubus) führt zu inspiratorischen Thoraxeinziehungen
- der O_2-Verbrauch des Kindes: ca. 6–7 ml/kg/min → ca. 2- bis 3mal größer als beim Erwachsenen
- p_aO_2 beim NG: 1 h nach Geburt 50–80 mmHg, kurz nach der Spontangeburt ≈ 30 mmHg und intrauterin ≈ 25 mmHg

> **! Cave:**
> Gefahr der retrolentalen Fibroplasie bei hohen inspiratorischen O_2-Konzentrationen: Gefährdung für Neugeborene mit einem errechneten Gestationsalter (intra- und extrauterin) < 44 Wochen und pO_2 > 80 mmHg für mehr als 3 h oder > 150 mmHg für mehr als 2 h

- durch den hohen Anteil von Hb_F kommt es in den ersten Lebenswochen (bis ≈ 70 Tage) zu einer Linksverschiebung der O_2-Bindungskurve → verzögerte O_2-Abgabe
- schwierigere Atemwege
  - schwierige Maskenbeatmung aufgrund großer Zunge und länglicher Kopfform (nur leichte Reklination des Kopfes!)
  - schwierige Intubation: Kehlkopf des Kindes mit seiner großen U-förmigen Epiglottis steht in Höhe des 3. bis 4. Halswirbels und im Vergleich zum Erwachsenen auch deutlich ventraler → hierdurch schwierigere Laryngoskopie bzw. Intubation
  - empfindliche Schleimhaut, leichte Ödemneigung besonders nach Manipulationen → Strömungswiderstand ↑
- Tracheallänge des NG: 4 cm (⌀ 3,6–4 mm)
  mit 1 Jahren: 4,5 cm (⌀ 6,5 mm)
  mit 6 Jahren: 6 cm (⌀ 9 mm)
  mit 12 Jahren: 6,5 cm (⌀10–12 mm)
- **Ringknorpel** ist bis zur Pubertät die **engste Larynxstelle**

Thoraxdrainagengröße im Kindesalter

z. B. postoperativ nach kardiochirurgischen Eingriff oder Trauma

Alter	Größe
Säuglinge	12 – (16) Ch
Kleinkinder	16 – 20 Ch
Schulkinder	20 – 24 Ch

- der Sog an den Thoraxdrainagen sollte bei Kindern nur etwa 10 cm H_2O betragen!

Notfallmäßige Thorakotomie nach Trauma oder postoperative Revision bei
- Blutverlust über die Thoraxdrainagen von **> 5% des Blutvolumens/h** über mehrere Stunden
- primärem Blutverlust von **30% des geschätzten Blutvolumens** oder
- **> 10ml/kg/h** Blutverlust über die Drainagen

Herz/Kreislauf

- das kindliche Myokard enthält weniger kontraktile Elemente (30% vs. 60% beim Erwachsenen), die Herzcompliance entspricht der des Erwachsenen
- Schlagvolumen kann im Bedarfsfall kaum gesteigert werden → **HZV stark frequenzabhängig!**
- Herzminutenvolumen (HZV)
  - des Neugeborenen: ca. 250 ml/kg/min
  - des 6 Wochen alten Säuglings: 160 ml/kg/min
  - des Erwachsenen: ca. 80 ml/kg/min
  - → bezogen aufs Körpergewicht höheres Cardiac output (CO) bei Kindern, jedoch entspricht der Herzindex (CI) aufgrund der größeren Körperoberfläche im Verhältnis zum Gewicht dem des Erwachsenen!
- Bradykardien werden schlecht, Tachykardien hingegen gut toleriert
- geringe Neigung zu Kammerflimmern!
  terminaler Herzrhythmus ist die Asystolie!
- Herzfrequenz des NG: 120–160/min
  SG: 100–120/min
- Blutdruck

Blutdruck (syst./diast.)	
FG	50/30
NG	70/50
1 Jahr	95/65

- ZVD: 4–12 cm H_2O (bei Kindern < 6 kg sollte zur Vermeidung einer Flüssigkeitsbelastung statt konventioneller ZVD-Messmethode ein Transducersystem benutzt werden)
- angeborene Herzfehler in 1–2%, aber in 50–80% temporäre Herzgeräusche!

Blutvolumen und Blutersatz

Alter	FG	NG	Säugl./KK	Erwachsene
Blutvolumen	95 ml/kg	85 ml/kg	80 ml/kg	70 ml/kg
Hb-Wert	18–25 g/dl	15–25 g/dl	10–15 g/dl	12–16 g/dl

- Blutersatz bei NG nur mit Erythrozytenkonzentraten, die nicht älter als **4 Tage** sind
- Blutbestellung mit dem Neonatologen abklären → nicht immer ist die kindliche BG auch die geeignetste (Ak der Mutter im kindlichen Blut!)
- Vollblut ist zur Transfusion nicht geeignet, da es bei Isovolämie zur Anämie kommt („Hb" der Konserve ist zu niedrig!)
- die Lagerungszeit des Erythrozytenkonzentrates sollte gering sein (Hyperkaliämie!), ebenso Zytomegalie-Virus (CMV) frei, ggf. bestrahlte EK

> **! Merke:**
> 3–4 ml Erythrozytenkonzentrat (EK) pro kgKG heben den Hb-Wert um ≈ 1 g/dl an!

- Blutersatz bei geringen Blutverlusten mit Ringer und Kolloiden (meist HA 5%)
- Einsatz von künstlichen Kolloiden erst bei Kindern ab dem **2. Lebensjahr**:
  - Gelatine (keine Beschränkung) oder
  - HAES (max. 20 ml/kg)
- notfallmäßige Volumentherapie bei Kindern im Schock: 10–20 ml/kg Humanalbumin 5% → bis Defizit abgeschätzt werden kann → sekundäre Gabe von EK nach Hkt und Hb

Hämatokritnormalwerte (Hkt) und akzeptabler Grenzwert

Alter	Normaler Hkt (%)	Akzeptabler Hkt (%)
Neugeborene	45–65	30–**40**
3 Monate	30–42	25
1 Jahr	34–42	**20–25**
6 Jahre	35–42	**20–25**

Maximal tolerabler Blutverlust (MTBV)

$$MTBV = \frac{Blutvolumen \times (Hkt. - Hkt_{min})}{Hkt_{mittel}}$$

Hkt_0 = Ausgangs-Hämatokrit, Hkt_{min} = minimaler Hämatokrit
$HKT_{mittel} = (HKT_0 + HKT_{min})/2$
Blutvolumen s. oben

- ggf. Gabe von Fresh Frozen Plasma (FFP) bei PTT-Verlängerung > 150% der Norm, Quick < 40% und/oder Fibrinogen < 0,75 g/l beziehungsweise spätestens bei 1- bis 1,5fachen Verlust des geschätzten Blutvolumens → Gabe von **15–20** ml FFP/kg
- ggf. Gabe von Thrombozytenkonzentraten bei Thrombozytenzahlen < 30.000/µl: 10 ml/kg (= 0,1–0,3 Einzelspender-TK mit 5–8mal 10^{10} Thrombozyten bewirkt einen Thrombozytenanstieg von ca. 20–50.000/µl)

Infusionstherapie

Es gibt verschiedene, im klinischen Alltag angewandte Infusionsregime

1. *Erhaltungsbedarf für kleineren Eingriff (Korrektur nach arteriellem Blutdruck, Diurese und eventuell nach ZVD)*

Gewicht	pro Stunde	pro Tag
Neugeborene Kinder	≈ 2–3 ml (1. Tag) 4–6 ml/kg (ab 5. Tag)	50–70 ml (1. Tag) 100–150 ml/kg (ab 5. Tag)
< 10 kg	4 ml/kg	100 ml/kg
10–20 kg	40 ml + 2 ml/kg (pro kg > 10 kg)	1000 ml+50 ml/kg (pro kg >10 kg)
> 20 kg	60 ml + 1 ml/kg (pro kg > 20kg)	1500 ml+20 ml/kg (pro kg > 20 kg)

+ Defizitausgleich für präoperative Nahrungskarenz: Anzahl Stunden mal 4 ml/kg/h

2. *Perioperatives Infusionsregime nach der „Ringer-Laktatschule"*

- **in der ersten Stunde** (Defizitausgleich)
  25 ml/kg unter 20 kg, 15 ml/kg über 20 kg
- **in jeder weiteren Stunde** 4 ml/kg plus Ausgleich von Verschiebungen des EZV
  wenig Gewebstrauma   2 ml/kg/h
  mittleres Trauma   4 ml/kg/h
  großes Trauma   6 ml/kg/h

3. *Mischperfusor*

- für Säuglinge **< 10 kg** (ab 10 kg Ringer oder Päd-Lösungen)
- **Mischperfusor I (MPI):** 20 ml HA 5% + 15 ml Ringer + 15 ml Glukose 5%
- **Mischperfusor II (MPII):** 25 ml Ringer + 25 ml Glukose 5%
  – normale Op.:   MP II 5–6 ml/kg/h
  – bei größerer Bauch-Op.: MP I 10–15 ml/kg/h
  – postoperativ: 3 ml/kg/h

Niere

- intrauterin „ruhendes Organ" → bei Geburt nicht voll entwickelt
- post partum steigt Nierenperfusion rasch an (SVR ↓)
- glomeruläre Filtrationsrate (GFR) des NG ist mit 20 ml/min/1,73 m² klein
- GFR und renaler Blutfluß (RBF) verdoppeln sich bis zur 2.-4. Lebenswoche; nach dem ersten Lebensjahr werden, bezogen auf die Körperoberfläche, Erwachsenenwerte erreicht

- bei Geburt kleine Poren der Basalmembran → Substanzen mit Molekulargewicht > 15.000 (beim Erwachsenen > 50.000) werden kaum mehr filtriert → nur geringe klinische Relevanz bezüglich der meisten Medikamentendosierungen (**Cave:** z. B. Dextrane)
- renal filtrierte Medikamente können ab der 1.Lebenswoche auf Kilogramm-Basis wie beim Erwachsenen dosiert werden (z. B. bei Aminoglykosidapplikation)
- ausgeprägte tubuläre Unreife → eingeschränkte Fähigkeit zur Harnkonzentrierung (Erwachsenennorm erst mit 2 Jahren) und obligate Na^+-Verluste (bis 2% der filtrierten Menge)
- intraoperativ ist eine minimale Diurese von 1 ml/kg/h anzustreben

Leber

- Lebergewicht: 4% des Körpergewichts beim NG (2% beim Erwachsenen)
- verschiedene Stoffwechselschritte sind noch unausgereift (z. B. die Glukuronsäurekonjugation und die Acetylierungsvorgänge)
- beim NG findet in gewissem Umfang noch Hämatopoese in der Leber statt!

> **! Merke:**
> - Verlängerte HWZ von Diazepam bei FG und NG im Vergleich zum älteren Säugling
> - Theophyllin wird beim NG zu Koffein abgebaut!
> - reduzierte Esteraseaktivität in den ersten Lebensmonaten (Remifentanil- und Mivacurium-Verstoffwechselung ↓)

Nervensystem

- Nervenleitgeschwindigkeit nimmt mit dem Ausmaß der Myelinisierung zu (bis ≈ 10. Lebensjahr)
- unvollständig ausgebildete Blut-Hirn-Schranke mit der Gefahr der intrazerebralen Bilirubinablagerung (Kernikterus beim NG!)
- beim FG nur eingeschränkter Baroreflex vorhanden → keine Tachykardie bei Hypovolämie, sondern eher Blutdruckabfall → Orientierung der Flüssigkeitstherapie nach dem systemischen Blutdruck!
- periodische Atmung beim FG infolge Unreife des Atemzentrums (30–95%) → häufigste Todesursache im 1. Lebensjahr mit einem Maximum um den 2.–4. Monat: sudden infant death syndrome (SIDS); Inzidenz: 1–3/1000 Neugeborene
- ehemalige FG zeigen gehäuft ausgeprägte Apnoephasen nach Allgemeinanästhesie → besonders hohes Risiko bis zur 44. Woche post conceptionem, insgesamt erhöht bis zur 60. Woche post conceptionem → obligates **Apnoemonitoring für 24 h** postoperativ!
▶ die Apnoeinzidenz von bis dato unauffälligen Neugeborenen ist vom Hämatokrit abhängig: Hkt <30% führt in bis zu 80% der NG zur postoperativen Apnoe! (Hkt >30%: nur 21% der NG hatten eine Apnoe)

Anästhesiologisches Management

Präoperative Vorbereitung

Anamnese
- perinatale Besonderheiten
- spezielle anästhesierelevante Vorerkrankungen (Herzvitien, Gerinnungsstörungen, Muskelerkrankungen, Gesichtsdysmorphien, Allergien)
- Infektzeichen (Fieber > 38,5 °C oder subfebrile Temperaturen, rhinitische Zeichen, Leukozytose, ggf. CRP)
- körperliche „Belastbarkeit"
- Körpermaße
- Medikamente, Impfungen (bei elektiv Eingriffen sollte der Abstand zu Lebendimpfungen > 14 Tage, zu Totimpfungen > 3 Tage betragen)

Untersuchungen
- Inspektion der oberen Luftwege und Ohren
- Auskultation der Lungen
- Auskultation des Herzens (Herzgeräusche?), Blutdruck, Puls
- Körpertemperatur
- Hydratationszustand

Labor
- nach Anamnese, Alter, geplanter Op. und Untersuchungsergebnis
- allgemeiner Grundsatz:

Säuglinge < 6 Monaten	Blutbild ggf. Elektrolyte
Gesunde Kinder für – kleinere Eingriffe – größere Eingriffe	– kein Labor notwendig – BZ, Elektrolyte, BB, Gerinnung, Blutgruppe ggf. Ek kreuzen lassen
Kranke Kinder	gezielt nach Anamnese und Befund Herzkinder z. B. EKG + Thoraxröntgen

Empfohlene Nüchternheit vor Narkoseinduktion

Alter	feste Nahrung, Milch	klare Flüssigkeit, Tee, Apfelsaft
< 6 Monate	4 h	2 h
6 Mo. – 1 Jahr	6 h	3 h
> 3 Jahre	8 h	3 h

Bei pädiatrischen Notfallpatienten ist die Zeitspanne zwischen letzter Nahrungsaufnahme und Trauma maßgeblich → Nüchternheit erst nach 8–10 h, wenn Abstand zwischen Trauma und letzter Mahlzeit < 2 h beträgt! → bei Notfalleingriffen von nichtnüchternen Kindern, falls möglich 4 h abwarten!

▶ Muttermilchersatz weist gegenüber der Muttermilch eine deutlich verlängerte Passagezeit auf!

Pharmakologische Prämedikation

- 20–30 min vor Narkoseinduktion
  - Säuglinge unter 6 Monaten allgemein keine Prämedikation
  - orale Prämedikation mit Midazolam-Saft 0,5 mg/kg
  - ab 25–30 kg orale Prämedikation mit Midazolam-Tablette (3,75–7,5 mg)
- ausnahmsweise bei extrem unkooperativen Kindern: i.m.- oder rektale Prämedikation/Narkoseeinleitung unter ständiger anästhesiologischer Überwachung:
  - intramuskulär: Ketamin 4–5–8 mg/kg oder 5%iges Methohexital 7 mg/kg
  - rektal: 10%iges Methohexital 20–30 mg/kg oder 5%iges Thiopental 30 mg/kg oder Chloralhydrat (Chloraldurat rectiole) 30–50 mg/kg oder Midazolam 0,5–0,75 mg/kg
  - nasal: Midazolam 0,2 mg/kg

Narkoseeinleitung

Intravenöse Einleitung	Inhalationseinleitung

• bei allen Kinder mit erhöhtem Aspirationsrisiko (nicht nüchternes Kind, Pylorusstenose, unter Peritonealdialyse etc.) und ab ca. dem 4. Lebensjahr
• i.v.-Zugang legen
• ggf. Atropin (0,05 mg/ml): 0,01 mg/kg i.v.
 	
• Injektionsanästhetika
  - Thiopental:
    < 1 Monat: 3–4 mg/kg
    1 Monat – 1 Jahr: 6–8 mg/kg
    > 1 Jahr: 5 mg/kg oder
  - Methohexital 1,5–2 mg/kg (< 1 J: 3 mg/kg)
  - Propofol: 3–5 mg/kg
• Muskelrelaxanzien
  - ggf. Succinylcholin (4 mg/ml): 1–2 mg/kg i.v. für Neugeborene und Säuglinge 4 mg/kg i.m.
  → Präcurarisierung erst ab dem Schulalter! Strenge Indikationsstellung!
	• bei Anwesenheit eines zweiten, erfahrenen Anästhesisten
	
	• schrittweise Konzentrationserhöhung des volatilen Anästhetikums (Halothan oder Sevofluran) mit 50% N_2O (N_2O induziert Hyposmie! und second-gas-Effect) oder Single Breath or Vital Capacity Inhalational Induction: das Einatmen von 5 Vol.-% Sevofluran führt zum schnellen Bewußtseinsverlust
	• i.v.-Zugang legen nach Erreichen eines tiefen Anästhesiestadiums

Intravenöse Einleitung	Inhalationseinleitung
- Atracurium: 0,3–0,5 mg/kg Bolus oder Dauerinfusion Atracurium 0,3–0,5 mg/kg/h (auch nach langer Op. rasche Erholung) - Mivacurium: 0,2 mg/kg oder anderes nichtdepolarisierendes Muskelrelaxans (je nach geplanter Op.-Dauer) - Intubation	
ggf. auch rektale Narkoseinduktion mit 30 mg/kg Thiopental als 1% oder 2,5%ige Lösung (ab 10 kg Körpergewicht)	

Merke:
- Säuglinge im 1.–6. Lebensmonat benötigen höhere Dosen an Thiopental (6–8 mg/kg)
- Neugeborene (1–28 Tag) hingegen weniger als 3–5 mg/kg Thiopental i.v.

Inhalationsanästhesie

- ggf. in Kombination mit Regionalverfahren (z. B. Kaudalblock)
- oder Gabe eines Nichtopioidanalgetikums nach der Narkoseinduktion (z. B. Paracetamol supp. 10–20 mg/kg)

Balancierte Anästhesie

- Kombination von volatilen Anästhetika, Lachgas, Opioiden und ggf. ndMR
- Medikamente:
  - Fentanyl 1–2 µg/kg initial, Repetition 0,5 µg/kg
  - Halothan, Sevofluran und Isofluran
  - Lachgas-/Sauerstoffgemisch (1:1 oder 2:1)
  - Vecuronium 0,05–0,1 mg/kg, Repetition 0,02 mg/kg oder Atracurium initial 0,3–0,5mg, Repetition 0,05–0,15mg/kg

Neuroleptanalgesie

- Indikationen: große Operationen, z. B. Gastroschisis → Nachbeatmungsplatz organisieren!
- Medikamente:
  - Fentanyl 10–20 µg/kg, Repetition 1-2-(4) µg/kg alle 20–30 min
  - Midazolam 0,1–0,2 mg/kg, Repetition 0,02–0,05 mg/kg
  - Vecuronium 0,05–0,1 mg/kg, Repetition 0,02 mg/kg oder Atracurium initial 0,3–0,5 mg, Repetition 0,05–0,1 mg

Tubusgrößen

Näherungsformeln ab 2 Jahre:

$$\text{ID (mm)} = 4 + \frac{\text{Alter (Jahre)}}{4} \qquad \text{Ch} = 18 + \text{Alter (Jahre)}$$

Umrechnung ID in Ch: Ch = (ID × 4) + 2

Umrechnung Ch in ID: $\text{ID (mm)} = \frac{\text{Ch} - 2}{4}$

Alter	Innerer Tubusdurchmesser (mm)
Frühgeborene	2,5
Neugeborene	3
1–6 Monate	3,5
6–12 Monate	4
1–2 Jahre	3,5–4,5
2–3 Jahre	4–5
3–4 Jahre	4,5–5,5
4–5 Jahre	5–6
5–6 Jahre	5,5–6,5
6–7 Jahre	6–6,5
7–9 Jahre	6,5
10–11 Jahre	6,5–7
12 Jahre	7,5

! Anmerkung:
- Verwendung von ungeblockten Tubus bis zum 8. Lebensjahre (ID 6,0)!
- bei jeder Anästhesie sollte die nächstkleinere und nächstgrößere Tubusgröße bereitliegen
- die Tubusauswahl sollte so erfolgen, daß ab einem Beatmungsdruck von 20 cm H_2O eine Tubusleckage auftritt

Tubuslänge

NG:
Fixierung am Nasenloch: **6 cm + 1 cm pro kg**   (z. B. 1,5 kg bei 7,5 cm)

Kinder:
Fixierung Zahnreihe: **oral (cm) = 12 cm + ½ cm pro Jahr** (ab 2 Jahre)

- pädiatrische Doppellumentuben
  Rüsch-Doppellumentubus ab CH **26**; Mallinckroth-Bronchocath ab CH **28**

Anwendung von speziellen Beatmungssystemen
- **Ulmer** Narkosesystem mit speziellen Kinderschläuchen (ID 10,5 mm), ab 20 kg Erwachsenenbeatmungsschläuche und 1,5 l Beutel
- **Kuhn**-System (= Mapleson-System **D**) für Kinder bis 15–20 kg
  - mit 0,5 Liter-Beutel bis 10 kg oder 1 Liter-Beutel ab 10 kg
  - Frischgasflow > 3mal Atemminutenvolumen
  - vorteilhafter geringer Totraum und Widerstand
  - trockene, kalte Inspirationsluft, hohe Frischgaskosten, kein Atemmonitoring

Gesichtsmasken nach Rendell-Baker
- aus durchsichtigem Kunststoff zur Beurteilung von Lippenverfärbungen

Alter	Maskengröße	Totraum (ml)
Frühgeborene	0	2
Neugeborene	1	4
1–3 Jahre	2	8
4–8 Jahre	3	15

Gefäßzugänge (je nach Alter)
- 20–24 G (Neoflon) ggf. 30–45 min vorab EMLA-Salbe auf beide Handrücken
  - notfalls intraossäre Infusion bei Säuglingen und Kleinkinder
    Punktion des Markraumes ca. 2 cm unterhalb der Tuberositas tibiae mit Spezialset (Pencil Point Intraosseus Needle), notfalls 16 G-Venenkanüle in distaler Richtung → **Cave:** Verletzung der Epiphysenfuge

Maximale Durchflußrate von Braunülen

Größe in Gauge	Flußgeschwindigkeit in ml/min
24	13
22	36
20	61
Interossäre Nadel	10 unter hydrostatischen Druck, 40 unter Druckinfusion

Monitoring in der Kinderanästhesie

Pulsoxymetrie (obligat)
- universelles Monitoring zur Bestimmung der O_2-Sättigung, des Herzrhythmus und der peripheren Pulswelle → frühzeitiger Nachweis eines Kreislaufstillstands bei „weak action" trotz SR im EKG
- Fehlerquellen: Umgebungslicht (Wärmelampen), Artefakte, CO-Intoxikation (Anzeige von falsch hohen Werten!), Vitalfarbstoffe wie Methylenblau, Indigocarmin führen kurzzeitig zur falsch niedrigen Anzeigen (s. auch Monitoring)

Kapnometrie/-graphie bei ITN
- Normoventilation anstreben! (pCO_2 36–40 mmHg, 5 Vol.-%)
- zwei kapnometrische Meßverfahren:
  - Hauptstrommessung wegen schwerem Meßkopf nicht für Kinder geeignet!
  - Nebenstrommessung ist handlicher. In Kreissystemen ist Messung auch bei SG zuverlässig → möglichst patientennahe Messung → Monitorgerät auf Kinderbetrieb umstellen! → an Stelle von 200 ml/min werden nur 60–80 ml Atemgas/min zur Analyse abgesaugt!
- ggf. transkutane pCO_2-Messung
  - intraoperativ sehr störanfälliges Meßverfahren, auf NG-Intensivstation Monitoring der 1. Wahl

Temperatur (obligat)
- Überwachung der nasalen oder rektalen Körpertemperatur (Auskühlung, Wärmestau, Hinweise auf eine maligne Hyperthermie (Spätzeichen!))

Blutdruck (obligat)
- nichtinvasiv mit Dinamap
- invasiv nach Punktion der Radialarterie

Indikation zur arteriellen Kanülierung:
- voraussichtlich > 3 BGAs
- bei postoperativer Nachbeatmung
- bei Operationen, die einen größeren Blutverlust oder Flüssigkeitsverschiebungen erwarten lassen
- bei Therapie mit vasoaktiven Substanzen
- bei Vorerkrankungen, die mit respiratorischen Störungen verbunden sind (z. B. kongenitale Zwerchfellhernien)

Punktionsort:
- A. radialis bzw. A. femoralis (selten thrombembolische Komplikationen nach Punktion, aber Extremitäten gut beobachten!)
- bei größeren Kindern auch Punktion der A. dorsalis pedis möglich → im Vergleich zu zentraleren Gefäßen ist der systolische Blutdruck höher, der MAP jedoch gleich

Arterielle Dauerspülung:
- NaCl 0,9% + 2 IE Heparin/ml (500ml NaCl + 1000 IE Liquemin) über arterielles System (>10 kg: Intraflow 2–4 ml/h), bei NG + SG: Perfusor mit 100 IE Heparin (1 ml Vetren + 49 ml NaCl 0,9%) mit 1,2 ml/h

EKG-Monitoring
- obligat

Präkordiales Stethoskop
- akustische Beurteilung von Herzrhythmus, Atmung/Beatmung und Volumenstatus → bei kleinen Kindern: gute Korrelation zwischen Lautstärke des 1. Herztons und Blutdruck!

Relaxometrie
- wünschenswert
- im Gegensatz zu Erwachsenen sind bei Kindern höhere Stromstärken zur supramaximalen Stimulation erforderlich
- Nachweis der Relaxationstiefe zur Intubation: Twitch von 1 Hz
- Nachweis der Relaxationstiefe intraoperativ: PTC (post tetanic count) oder TOF (train of four), bei der Spontanisierung: Double burst stimulation (ausreichende Erholung bei zwei gleich großen Zuckungen)

> **! Merke:**
> Klinisches Zeichen einer ausreichenden Erholung nach Muskelrelaxation ist beim Säugling das kräftiges Beineanziehen (entspricht Kopfheben beim Erwachsenen)

Auswahl an Medikamenten in der Kinderanästhesie

Generic-Name	Präparat	Dosierung i.v. (mg/kg)	Bemerkungen
Alfentanil	Rapifen	20 µg/kg ED bei balanc. Anästhesie, 40–80 µg/kg bei Mononarkose	Cave: Thoraxrigidität, bei SG wegen veränderter Verteilungsvolumina längere HWZ als Fentanyl!
Atracurium	Tracrium	0,3 (< 3. Mo.) 0,5 (> 3. Mo.)	Repetitionsdosis 0,15 mg/kg kontinuierliche Infusion: 5–10 µg/kg/min
Atropin	Atropin	0,01–0,02	Mindestdosis: 0,1 mg NW: Hyperthermie, Tachykardie, Sekreteindickung
Chloralhydrat	Chloraldurat	30–50 rektal	zur Sedierung
Chlorprotixen	Truxal	2 p.o.	Truxal-Suspension: 1 ml = 20 mg, zur Sedierung bei diagnostischen Eingriffen
Clemastin	Tavegil	0,02	
Clonazepam	Rivotril	Anfall: 0,1	Speichelfluß bei Dauertherapie
Diazepam	Valium	0,2–0,5 rektal 0,5 i.v. zur Krampfanfallscoupierung	zur Sedierung, zur Anfallscoupierung
Diclofenac	Voltaren	0,5–1 p.o./rektal; max. 3 mg/kg/Tag	
Esmolol	Brevibloc	0,2, evtl. Wdh	kurzwirksamer kardioselektiver β-Blocker
Etomidat	Hypnomidate, Etomidat-Lipuro	0,2–0,3	seltene Verwendung bei Kinder, Myoklonien, Erbrechen, Hemmung der Cortisolsynthese

Auswahl an Medikamenten in der Kinderanästhesie (Fortsetzung)

Generic-Name	Präparat	Dosierung i.v. (mg/kg)	Bemerkungen
Furosemid	Lasix	0,5–1	Hypokaliämie, langsame Injektion
Heparin		Prophylaxe: 100 IE/kg/Tag Therapie: Bolus von 50 IE/kg, dann 10–25 IE/kg/h	Antithromboseprophylaxe bei Kindern meist erst ab der Pubertät notwendig
Ketamin	Ketanest	i.v. 1–2 i.m. 3–5 rekt. 10–15	Mononarkose Dosis × 1,5 Analgesie 0,5 mg/kg ½ stdl.
Metamizol	Novalgin (2 ml-Amp. = 1 g oder 5 ml-Amp. = 2,5 g)	10–15 oder kontinuierlich 30–75 mg/kg/24h	Kreislaufkollaps (Schocksymptomatik) bei schneller Injektion, selten Agranulozytose
Methohexital	Brevimytal	< 1 LJ.: 3 > 1 LJ.: 1,5–2	Injektionsschmerz, Exzitation, sehr kurze HWZ
Metoclopramid	Paspertin	0,15–0,25	bei extrapyramidalen NW: Akineton 0,1 mg/kg
Midazolam	Dormicum	0,2 + Analgetikum zur Einleitung Analgosedierung: 0,1–0,3 mg/kg/h + Opioid	HWZ bei Kindern: 1–3 h
Mivacurium	Mivacron	0,15–0,2	Repetitionsdosis 0,1 mg/kg
Morphin		0,05–0,1 als ED Dauerinfus.: Initialbolus von 0,1–0,15; anschließend 0,01–0,06 mg/kg/h	zur Analgesie bei schweren Schmerzzuständen und zur Analgosedierung von intubierten Kindern; Säuglinge > 6 Monaten: Kombination mit Benzodiazepinen FG+NG nicht >0,03 mg/kg → Auftreten von Krampfanfällen!
Morphin für PCA		15 µg/kg Bolus	Lock-out-Time: 5–7 min 4-h-Limit: 0,25 mg/kg ggf. für die ersten 24 h Hintergrundinfusion: bis 10 µg/kg/h (nach Jöhr)
Naloxon	Narcanti neonatal, 1 Amp. = 0,04 mg/2 ml	0,01–0,02	

Auswahl an Medikamenten in der Kinderanästhesie (Fortsetzung)

Generic-Name	Präparat	Dosierung i.v. (mg/kg)	Bemerkungen
Neostigmin	Neostigmin	0,05	immer Kombination mit Atropin 0,02 mg/kg oder 0,01 mg/kg Glykopyrrolat (Robinul), Antagonisierung erst ab der 2. Antworten bei TOF-Stimulation
Pancuronium	Pancuronium	0,1	Repetitionsdosis 0,015 mg/kg
Paracetamol	Ben-u-ron Talvosilen (+Codein)	Ladedosis: 35–45 Repetition: 15–20 rektal oder 10–20 oral	ab NG-Alter max. 100 mg/kg/Tag schon bei NG zugelassen, bei Intoxikation/Überdosierung: (> 150 mg/kg): Lebernekrosen und Leberversagen! Gabe von N-Acetylstein → Metabolisierung zur atoxischen Mercaptursäure
Pethidin	Dolantin	0,2–0,5 bei Spontanatmung, 0,5–1,0 i.m.	Mittel der ersten Wahl nach Kolon- und Gallenchirurgie
Phenobarbital	Luminal; Luminaletten, Lepinaletten: 1 Tbl. = 15 mg	Tagesdosis: 5–10 Loading Dosis: 20 am 1. Tag; dann alle 12 h: 5	Phenobarbitalspiegel: 30–50 ng/ml Enzyminduktion
Physostigmin	Anticholium	0,04	Bradykardien, Bronchospasmus
Piritramid	Dipidolor	0,1–0,2 i.v. 0,2–0,3 i.m.	
Propranolol	Dociton	0,01, evtl. Wdh	
Propofol *	Disoprivan	3–5	
Remifentanil	Ultiva	0,4–1 µg/kg als Intubationsbolus, Narkoseaufrechterhaltung: 10–30 µg/kg/h; Spontanatmung über Larynxmaske: 2–4 µg/kg/h	**Cave:** Bolusapplikation wegen der Gefahr der respiratorischen Insuffizienz. Skelettmuskelrigidität bei Kindern geringer ausgeprägt als bei Erwachsenen. KI: Kinder < 2 Jahre
Rocuronium	Esmeron	0,6	
Succinylcholin	Lysthenon	1–2	Bradykardien, MH-Induktion bei Prädisposition, K^+-Anstieg
Thiopental	Trapanal	4–5 (> 1 J.) 6–8 (1 Mo. bis 1 J.) rektal: 30	Verdünnung: < 10 kg: 10 mg/ml > 10 kg: 25 mg/ml
Tolazolin	Priscol	initial 1,0 in obere Hohlvene, dann 1–2 mg/kg/h	α-Adrenorezeptoren-Blocker

Auswahl an Medikamenten in der Kinderanästhesie (Fortsetzung)

Generic-Name	Präparat	Dosierung i.v. (mg/kg)	Bemerkungen
Tramadol	Tramal	0,5–1,0 i.v./p.o. 20 Trp. = 0,5 ml = 50 mg	häufig Emesis
Vecuronium	Norcuron	0,1	Repetitionsdosis 0,02 mg/kg
Verapamil	Isoptin	0,1 (-0,25)	unter EKG-Kontrolle bei SVT

* Propofol ist für die kontinuierliche pädiatrische Analgosedierung (< 16 Jahre) in Europa offiziell nicht zugelassen → plötzliche Todesfälle beschrieben: 2jähriger Junge mit Croup und Propofolsedierung (10 mg/kg/h für 4 Tage) → Hypotension, Hepatomegalie und Multi-Organversagen, 5 Kinder mit Infektionen des oberen Respirationstraktes → Lipidämie, metabolische Azidose, Hepatomegalie und MOV, 7 Kinder → mit Rhabdomyolyse und pulmonaler Hypertonus. Seit 2001 Zulassung von Propofol-Lipuro zur Narkose nach dem 1. Lebensmonat

Merke:
- Keine **Acetylsalicylsäure bei Kindern** wegen möglichem **Reye-Syndrom**! (akute Enzephalopathie infolge Hirnödem und Leberverfettung mit hepatischer Funktionsstörung bzw. akutem Leberversagen)

Besonderheiten von Anästhetika in der Kinderanästhesie

Inhalationsanästhetika

- rasches Anfluten von volatilen Anästhetika infolge hoher alveolärer Ventilation und niedriger FRC, zusätzlich **geringere Blutlöslichkeit** von Halothan beim NG (schnelleres Anfluten), jedoch **höhere MAC-Werte** (1,2 im 1.–6. Monat vs. 0,76 im 45. Lebensjahr)
- **Halothan** ist in der Kinderanästhesie das verbreiteste volatile Anästhetikum: geeignet zur Maskeneinleitungen
Halothanhepatitis ist bei Kindern absolute Rarität → dennoch möglichst Pause von 3 Monaten nach primärem Einsatz empfohlen, da die Halothanmetaboliten noch bis zu 4 Wochen postoperativ nachweisbar sind
- absolute Kontraindikation für Halothananwendung: maligne Hyperthermiedisposition, unklarer Ikterus und Fieber nach Halothananwendung
- ▶ **Cave:** simultane Adrenalinanwendung oder Versuch, eine flache Halothannarkose nach endogener Katecholaminausschüttung durch Erhöhung der Halothankonzentration zu vertiefen → Arrhythmien infolge Sensibilisierung von Adrenorezeptoren!
- seit der Markteinführung des **Sevoflurans** ist ein weiteres für die Inhalationseinleitung in der Kinderanästhesie einsetzbares volatiles Anästhetikum vorhan-

den → angenehmer Geruch und schnelles Anfluten bei guter Anästhesiesteuerbarkeit

> **! Merke:**
> Die vorherige Lachgasapplikation führt zu einer Hyposmie bei den Kindern

Muskelrelaxanzien

- Unreife der neuromuskulären Übertragung bei NG und Säuglingen
- die maximale ACh-Freisetzung ist eingeschränkt (Fading bei 100 Hz-Tetanus auch ohne Relaxation!)
- erhöhte Empfindlichkeit gegenüber nichtdepolarisierenden Muskelrelaxanzien (ndMR)
- niedrigere Plasmaspiegel von ndMR infolge des größeren Verteilungsvolumen dieser Substanzen bei Anwendung der Erwachsenendosierung
  → Dosierung ndMR in mg/kg wie Erwachsene
- langsamere renale und hepatische Elimination (außer Succinylcholin und Atracurium)

> **! Anmerkung:**
> Eine Restrelaxierung ist fatal, da die Atmung beim NG sowieso erschwert ist

Opioide

- im 1. Lebensjahr mit Vorsicht verwenden!
- Thoraxrigidität bei SG nach Opioidgabe (Opioidapplikation erst nach der Intubation und langsame Injektion, ggf. Atropingabe vorab!)
- schwierige Beurteilung eines postoperativen Opioidüberhangs → obligates postoperatives Respirationsmonitoring und Pulsoxymetrie!
- veränderte Pharmakokinetik bei NG: Clearance ↓, HWZ ↑ (wird durch intraabdominelle Op. sowie Erhöhung des intraabdominellen Drucks noch verstärkt)
- gestörte Blut-Hirn-Schranke bei SG < 3 Mo. führt infolge eines unreifen Atemzentrums zur erhöhten Apnoe-Inzidenz (bei SG > 3 Monate: Stoffwechselwege voll entwickelt, Plasmaspiegel fallen schnell ab)

> **! Anmerkung:**
> Auftreten von Entzugssymptomatik im Rahmen der Analgosedierung bei Kindern (z. B. → 2-(10) µg/kg/h Fentanyl nach initialen Bolus von 5–10 µg/kg):
> - bei Gesamtdosis von > 1,5 mg/kg oder kontinuierlicher Infusion über 5 Tagen ist mit 50%iger Wahrscheinlichkeit mit einer Entzugssymptomatik zurechnen
> - bei Gesamtdosis von > 2,5 mg/kg oder kontinuierlicher Infusion über 9 Tagen lag die Wahrscheinlichkeit bei 100%

Injektionsanästhetika

- Unreife von Zielrezeptoren (GABA-Rezeptor bei Benzodiazepinen)
- altersspezifische Unterschiede bezüglich der Reaktion/Dosierung von Injektionsanästhetika
- verzögerte Elimination

Spezielle Situationen bei Kindern

Behandlung von Hypo-/Hyperglykämien

Symptomatische Hypoglykämie	Minibolus Dauerinfusion	200 mg/kg (1 ml G20%/kg) 10 mg/kg/min (1,5 ml G40%/kg/h)
Asymptomatische Hypoglykämie	Dauerinfusion	5–10 mg/kg/min (0,75–1,5 ml G40%/kg/h)
Therapieresistente Hypoglykämie	Glucagon	0,3 mg/kg i.m. (häufig Kinder diabet. Mütter)
Therapiebedürftige Hyperglykämie	Actrapid	0,1 E/kg i.v. regelmäßige BZ-Kontrollen

Behandlung von Hyperkaliämien

- 10% Kalziumglukonat 10–20 mg/kg i.v. → Wirkdauer 30–60 min, oder Kalziumchlorid 5 mg/kg
- Natriumbikarbonat 1–2 mmol/kg → Wirkdauer ca. 120 min
- Insulin 1 IE/kg → 1 IE Alt-Insulin + 3 g Glukose → verschiebt 1 mmol Kalium von extra- nach intrazellulär

Behandlung von postoperative Übelkeit und Erbrechen (PONV)

Altersabhängige Inzidenz
im 1. Lebensjahr   3%
2.–3. Lebensjahr: 4%
4.–6. Lebensjahr: 11%
7.–14. Lebensjahr: 20%

Prophylaxe/Therapie von PONV bei Kindern

Substanz	Anti-dopa-minerg	Anti-musca-rinerg	Anti-hista-minerg	Anti-seroto-ninerg	Dosierung mg/kg i.v.	Neben-wirkungen
DHB	+++	-	+	+	0,05–0,075	α-Blockade extrapyramidale NW
Metoclo-pramid	+++	-	+	++	0,1–0,25	extrapyramidale NW Sedation
Dimen-hydrinat	+	++	++++	-	2–5 für rektal, 1,0 für intravenös	Sedation
Ondan-setron (ab 4. Lj.)	-	-	-	++++	0,06–0,12	Schwindel, Kopfschmerz

Schwerer Stridor post extubationem

- Anfeuchtung der Inspirationsluft
- ggf. Vernebelung von Epinephrin (MicroNefrin 2% 0,4 ml auf 3,6 ml 0,9% NaCl)
- ggf. Prednisolon (Solu-Decortin) 3 mg/kg i.v.
- ggf. Indometacin bei Kinder ab 2 Jahren (Amuno supp. 50/100) 1–3 mg/kg/Tag verteilt auf 2–3 Gaben

Laryngospasmus

Ätiologie
- Irritationsstimulus vor allem bei simultaner flacher Narkose: In- und Extubation, Einsetzen des Guedel-Tubus, der Magensonde, des Laryngoskops oder durch retiniertes Blut/Sekret sowie durch schmerzhafte periphere und vagale Stimuli

Klinik (je nach Verschlußgrad)
- Stridor und diaphragmale forcierte Atmung bis paradoxe Atembewegungen mit apikalen Thoraxeinziehungen

Therapie
- 100% O_2-Gabe über Maske, Freihalten der Atemwege, ggf. leichte Kopfreklination oder Esmarch-Handgriff
- vorsichtige Maskenbeatmung (**Cave:** Magenaufblähung → FRC ↓ → Oxygenierung ↓)
- Beseitigung des mutmaßlich auslösenden Stimulus (vorsichtige Sekretabsaugung, Entfernung des Guedel-Tubus)
- Vermeidung schmerzhafter bzw. jeglicher chirurgischer Stimuli

- Vertiefung der Anästhesie mit Hilfe von kurzwirksamen i.v.-Anästhetika (Propofol, Etomidat)
- ggf. erneute Muskelrelaxation (Succinylcholin ≈ 0,2 mg/kg i.v.)
- ggf. Reintubation

Regionalanästhesie bei Kindern

Indikationen zur Regionalanästhesie

- Verdacht auf maligne Hyperthermie (MH)
- Neugeborene und Frühgeborene mit Apnoe-Bradykardie-Syndrom
- obstruktive Veränderungen der oberen Luftwege (kraniofaziale Dysmorphien oder laryngeale Veränderungen)
- ggf. neurologische Erkrankungen
- postoperative Analgesie

Vorteile der Regionalanästhesie

- gute postoperative Analgesie → hohe Patienten- bzw. Elternzufriedenheit
- keine notwendige Applikation von atemdepressiven Opioiden → vor allem bei ehemaligen FG bis zur 60. Woche post conceptionem
- Reduktion des Anästhetikabedarfs bei Kombination der Allgemeinanästhesie mit Regionalverfahren
- geringere Inzidenz von Laryngo- u. Bronchospasmen
- geringere Inzidenz von postoperativer Übelkeit und Erbrechen (PONV)

Kontraindikationen

- Ablehnung durch die Eltern, unkooperatives Kind oder eingeschränkte geistige und psychische Reife
- Volumenmangel
- Gerinnungsstörungen
- allergische Reaktionen auf Lokalanästhetika (LA) oder **Konservierungsstoffen** (Paraben)
- Icterus neonatorum
  (Bilirubin verdrängt das LA aus der Eiweißbindung → erhöhte Konzentrationen an freien LA → Gefahr der LA-Intoxikation!)
- Einnahme bestimmter Medikamente mit hoher Eiweißbindung und der Gefahr der Verdrängung der Amidlokalanästhetika aus deren Proteinbindung (Begünstigung durch niedrige Blutproteinspiegel bis zum 6. Lebensmonat)
  - zu diesen Medikamenten zählen: Diazepam, Phenytoin, Cimetidin, Kalziumantagonisten (plötzlicher Herztod bei Regionalanästhesien und simultaner Ca-Antagonistentherapie sind beschrieben!)

- Bakteriämie oder Sepsis und Infektionen im Bereich der Einstichstelle
- schwere anatomische Mißbildungen (z. B. Meningomyelozele)
- floride, nicht abgeklärte neurologische Erkrankungen oder bei drohender Gefahr der Verschlechterung des Patientenzustandes (ICP-Erhöhung) unter/durch die Regionalanästhesie

Maximaldosen der Lokalanästhetika

Substanz	Dosis	Bemerkung
Bupivacain	2,5 mg/kg bzw. 0,25 mg/kg/h bei Langzeitapplikation	▶ Cave: Neugeborene und Säuglinge besitzen eine geringere Proteinbindungskapazität → freie, ungebundene Bupivacainkonzentration ↑
Lidocain	7 mg/kg	
Prilocain	7–10 mg/kg	geringe ZNS-Toxizität, hohe Clearance, aber erst nach den 3. Lebensmonat verwenden! → Met-Hb-Reduktase erreicht erst ab dem 4. Monate ihre volle Aktivität

Anatomische Besonderheiten des Neugeborenen (NG) und Kleinkind (KK)

- Rückenmarkausdehnung
  - Ende des **Rückenmarks** beim NG in Höhe des 3. Lumbalwirbels (**L3**)
  - im **1. Lebensjahr** in Höhe **L2** (beim **Erwachsenen** in Höhe **L1**)
- Periduralraum
  - beim Säugling von gelatinöser Konsistenz → Periduralkatheter kann von kaudal bis thorakal vorgeschoben werden!
  - der Periduralraum verläuft beim Neugeborenen bis zum 4. Sakralwirbel
  - beim 1jährigen Kind bis zum 3. Sakralwirbel
- Liquormenge
  - NG und Säuglinge: 4 ml/kg
  - Kleinkinder: 3 ml/kg
  - Erwachsene: 2 ml/kg

> **! Anmerkung:**
> Die Verbindungslinie der beiden Beckenkämme schneidet die Wirbelsäule beim Erwachsenen in Höhe 4./5. Lendenwirbel, beim Neugeborenen in Höhe der Oberkante des Os sacrum

Pharmakokinetische Besonderheiten bei NG und KK

- großes Verteilungsvolumen
- eingeschränkte Clearance des Lokalanästhetikums bis zum 2. Lebensjahr

- Sequestration von Lokalanästhetika durch die Lunge und das epidurale Fett → protektiver Effekt bezüglich einer LA-Intoxikation!

Technik der Regionalanästhesie

Spinalanästhesie

Indikation
- kurzdauernde Eingriffe (< 40 min) bis zu einem Anästhesieniveau von Th 10
- besonders bei ehemaligen Frühgeborenen

Methodik
- EMLA-Creme 45–60 min vorher auftragen
- Volumentherapie vor Punktion: 20 ml kristalloide Lösung i.v.
- Punktion im „Sitzen" (Helfer, der das NG/Säugling hält, notwendig!)
- Punktionsort: L5/S1 (nicht höher als L4/L5)
- 25 G Spinalnadel
- keine Liquoraspiration → sonst fraglicher Anästhesieeffekt infolge Verdünnung der LA-Konzentration
- optimale Injektionsdauer sollte ≈ 20 s betragen → dann maximale Wirkdauer
- Entfernung der Spinalnadel 5 s nach Injektion (geringere Leckage)

Dosis: isobares Bupivacain 0,5%:
- < 5 kg: 0,2 ml/kg = 1 mg/kg (ggf. plus 0,1 ml) für Konus u. Spritze je nach Set-Typ
- Kleinkinder: 0,1 ml/kg
- Größere Kinder: 0,05 ml/kg

Lumbale Periduralanästhesie

- Risiko neurologischer Schädigung nicht größer als bei Kaudalanästhesie!

Punktion
- Punktionsort: L5/S1 mit 45°-Winkel nach kranial, nie höher als L4/5 punktieren!
- Spezialzugang: Busoni-Zugang = transsakraler S2/3 Zugang
- 19 G Tuohy-Nadel bei < 6 Jahren
- 18 G Tuohy-Nadel bei > 6 Jahren
- Loss-of-resistance-Technik mit 0,9%NaCl
- ▶ **Cave:** bei Injektion von größeren Luftmengen in den PDR sind neurologische Schäden beschrieben worden!

> **Anmerkung:**
> - Regel nach Busoni: Abstand Haut-Epiduralraum = 10 mm + (Alter × 2) oder 1 mm/kg
> - evtl. Herauslaufen des LA an der Kathetereintrittsstelle bei SG und KK mit Katheter-PDA aufgrund eines lockeren Bindegewebes

---

Dosis: intraop.:
- Bupivacain 0,25% isobar mit Adrenalin: 0,5–0,75 ml/kg

postop.:
- Bupivacain 0,125% isobar: 1 ml/Lebensjahr/h als Dauerinfusion oder
- Bupivacain 0,25% isobar: 0,1–0,2 ml/kg/h
  max. 0,5 mg/kg/h Bupivacain 0,25%

thorakal.:
- Bupivacain 0,125% isobar mit Adrenalin: 0,2 ml/kg
  ggf. plus epidurale Opioid- oder Clonidingabe
  → dann obligate 24-h-Überwachung der Respiration!

> **Anmerkung:**
> - Kein postpunktioneller Kopfschmerz bis zum Pubertätsalter
> - keine Hypotension bei SPA oder PDA bis zum 8. Lebensjahr

Kaudalanästhesie/Sakralblock

Indikation
- anorektale, vaginale Eingriffe, sowie Eingriffe unterhalb des Nabels bei Kindern mit einem Körpergewicht zwischen 6–25-(30) Kilogramm
- Vorteil: ruhige Aufwachphase infolge Schmerzfreiheit → verbesserte Wundheilung

Punktion
- steriles Lochtuch, sterile Handschuhe und ausgiebige Hautdesinfektion
- stumpfe Kaudalnadeln (22 bis 20G)
- Punktion des Periduralraumes über den Hiatus sacralis nach Passage der Lig. sacrococcygeum (Klick-Phänomen) → aufgrund des lockerem Gewebe im PDR kann von einer guten Ausbreitung bis zu thorakalen Segmenten ausgegangen werden.
- „single shot" oder Kathetertechnik

> **Dosis: zur Supplementierung einer Allgemeinanästhesie:**
> Bupivacain 0,175%–0,25% oder Ropivacain 0,2%→
> je nach Anästhesieausbreitung:
> - **bis L1:** 0,8 ml/kg
> - **bis Th10:** 1 ml/kg (z. B. für Leistenhernien-Operation)
> - **bis Th4–6:** 1,2 ml/kg
> Injektionsgeschwindigkeit: 1 ml LA-Lösung/Sekunde

> **! Anmerkung:**
> Höher konzentrierte LA-Lösungen (z. B. 0,25%iges Bupivacain) führen häufiger zur motorischen Blockaden → wird von Kindern als beängstigend empfunden!
> ▶ **Cave:** zur Vermeidung von Verschleppungen von Haut- bzw. Bindegewebsteilen

Komplikationen
(insgesamt sehr gering; n. Gunter bei mehr als 150.000 Kaudalanästhesien: kein Todesfall, kein epidurales Hämatom, keine epidurale Infektion)
- hohe Spinalanästhesie bei versehentlicher Duraperforation
- intraossäre Applikation des LA bei Nadelposition unter dem Periost mit schnellem Anfluten des Lokalanästhetikums im Blut → Krampfanfall!
- Perforation des Rektums
- weitere Komplikationen wie bei der Periduralanästhesie (intraossäre Resorption ≈ intravasal) → Beeinflussung der Motorik und des Wasserlassens
- Hautnekrosen bei versehentlicher subkutaner Applikation von LA **mit Adrenalin** → Applikation von 2–3 mg Nitropflaster!

Peniswurzelblock

Indikation
- postop. Schmerztherapie für Eingriffe am Penis, z. B. Zirkumzision

Punktion
- beidseitige Infiltration nach Passage der Buck-Faszie (Widerstandsverlust) und Knochenkontakt mit der Symphyse
- dünne 27-G- (oder 25-G-) Nadel

> **Dosis: Kinder:**
> - 0,2 ml/kg Bupivacain 0,5% **ohne** Adrenalin für beide paramedianen Seiten (6–12 Monate: 2 × 1 ml, 3–5 Jahre: max. 2 × 3 ml, 6–12 Jahre: max. 2 × 4 ml)
> **Neugeborene:**
> - 0,8–1,0 ml Lidocain 1%

Axilläre Plexusblockade

Punktion
- Aufsuchen des Plexus axillaris mit Hilfe der Nervenstimulation und positiver Reizantwort bei 0,3–0,5 mA Stromstärke

> **Dosis:**
> - Gesamtvolumen abhängig von Alter und Körpergröße
> - Bupivacain 0,5% isobar oder
> - Ropivacain 0,7% oder
> - Lidocain 1% oder
> - Prilocain 1%: jeweils 0,5–0,75 ml/kg

Abhängigkeit der Lokalanästhetikamenge bei der axillären Plexusanästhesie vom Alter bzw. Körpergröße

Alter	Volumen (ml)	Volumen (ml)
0–4 Jahre	Größe (in cm) : 12	(75 + Alter × 6) : 12
5–8 Jahre	Größe (in cm) : 10	(75 + Alter × 6) : 10
9–16 Jahre	Größe (in cm) : 7	(75 + Alter × 6) : 7

Ilioinguinalblockade

Punktion
- Infiltration des LA medial (0,5–2 cm) und etwas kranial von der Spina iliaca anterior superior zu 2/3 des Volumens subfaszial unter die Externusaponeurose und zu 1/3 subkutan
- 22–24-G-Nadel

> **Dosis:** 0,1–0,5 ml/kg Bupivacain 0,25–0,5% isobar

▶ **Cave:** rasche Resorption des LA aus der Abdominalwand, ggf. nur **einseitige** Blockade unter Beachtung einer Höchstdosis von 2 mg/kg

Intravenöse Regionalanästhesie

- Bier-Block

> **Dosis:**
> - Prilocain 0,5% + 1 ml Natriumbikarbonat 8,4% pro 10 ml: 0,75 ml/kg (≈ 3–4 mg/kg)
> - ▶ Prilocain-Kontraindikationen beachten!

17 Anästhesie in der Hals-Nasen-Ohren-Heilkunde

Vorbemerkungen/Grundsätze

- bei Patienten mit Gefährdung der Atemwege (z. B. Tumoren, Schlaf-Apnoe-Syndrom) keine oder nur leichte Sedierung
- evtl. **Prämedikation** mit Atropin 0,25–0,5 mg oder Glykopyrronium (Robinul) 0,1–0,2 mg zur Speichelsekretionshemmung (z. B. bei direkter Laryngoskopie/Ösophagoskopie)
- grundsätzlich sind alle **Narkosetechniken** möglich:
  - balancierte Anästhesie
  - TIVA mit Propofol- und Alfentanil-/Remifentanil-Perfusor
  - modifizierte Neuroleptanästhesie (NLA), nur bei großen langen Eingriffen mit postoperativer Überwachung auf Intensivstation
- bei fast allen Eingriffen evtl. Infiltration von Lokalanästhetikum mit Adrenalinzusatz (1:200000 = 5 μg/ml) → **Cave:** Halothan sensibilisiert Myokard gegenüber Katecholaminen und Theophyllin → Rhythmusstörungen
- zur **Relaxierung** eignen sich v.a. kürzer wirkende nichtdepolarisierende Muskelrelaxanzien (ndMR) besonders (z. B. Mivacurium, Atracurium, Vecuronium)
- **häufig schwierige Intubationen** (Tumoren, Vorbestrahlung, Abszesse, Weichteilschwellungen etc.)
  HNO-Spiegelbefund in Krankenakte ansehen, ggf. Rücksprache mit Operateur, evtl. bronchoskopische Wachintubation oder in Tracheotomiebereitschaft
- besonders gute **Tubusfixierung**, da hinterher nicht mehr zugänglich
- nach Umlagerungen Tubuslage durch Auskultation immer erneut überprüfen
- bei allen Eingriffen in Nase, Rachen, Larynx und Trachea **Extubation erst wenn Schutzreflexe** vorhanden sind (Entfernung der Rachentamponade nicht vergessen), anschließend stabile Seitenlagerung

Besonderheiten bei speziellen Eingriffen

Ohr-Op. (Tympanoplastik, Stapesplastik, Cholesteatom)

- mögliche Narkosetechniken:
  - TIVA mit Propofol- und Alfentanil-/Remifentanil-Perfusor
  - balancierte Anästhesie

> **Cave:**
> - Lachgas bei Trommelfellverschluß/Tympanoplastik. Lachgas mindestens 15–20 min vor Trommelfellverschluß abstellen, da Lachgas schneller in das Mittelohr diffundiert, als Stickstoff herausströmt
> - evtl. kontrollierte Hypotension, da blutarmes Op.-Gebiet erwünscht ist
> - Kopfverband am Op.-Ende (bei Narkoseführung berücksichtigen)

„Kleine" Ohr-Op. (Parazentese, Paukenröhrchen)

- sehr kurzer Eingriff, auch in Maskennarkose oder Larynxmaske möglich
- häufig jedoch Kinder mit chronischem Infekt und oft nicht im infektfreiem Intervall zu operieren
- im Zweifelsfall immer Intubationsnarkose
- mögliche Narkosetechniken:
    - balancierte Anästhesie mit kleinen Dosen von Opioiden (z. B. Alfentanil)
    - TIVA mit Propofol- und Alfentanil-/Remifentanil-Perfusor
- zur Relaxierung kurz wirkendes ndMR, wie Mivacurium (Mivacron), bes. geeignet

Adenotomie (AT), Tonsillektomie (TE)

- RAE oder Woodbridge-Tubus (Tubusfixierung an Unterkiefermitte)
- **Cave:** Abknicken oder Dislokation des Tubus durch Operator (einseitige Intubation, akzidentelle Extubation) möglich
- mögliche Narkosetechniken:
    - balancierte Anästhesie mit kleinen Dosen von Opioiden (z. B. Alfentanil)
    - TIVA mit Propofol- und Alfentanil-/Remifentanil-Perfusor
- zur Relaxierung kurz wirkendes ndMR, wie Mivacurium (Mivacron), bes. geeignet
- Nachblutung und Verlegung der Atemwege häufigste postoperative Komplikation in den ersten Stunden

Tonsillen-, Pharynxabszeß („heiße TE")

- Atemwegsverlegung durch Abszeß (schwierige Intubation möglich, **HNO-Spiegelbefund**, ggf. Rücksprache mit Operator)
- Aufbrechen des Abszesses bei Intubation und Eiteraspiration vermeiden (bei großen Abszessen ggf. vor Narkoseeinleitung Nadelaspiration des Abszesses)
- weiters s. AT, TE

Nasenbluten (Epistaxis), Nachblutung nach AT, TE

- Patienten sind nicht nüchtern (durch verschlucktes Blut)
  ⇒ Magensonde, „rapid sequence induction"
- evtl. erschwerte Intubation durch Blutkoagel oder frische Blutung
- Absaugung bereithalten
- evtl. erhebliche Hypovolämie

Kieferhöhlen-, Siebbein-, Stirnhöhlenausräumung (Pansinus-Op.) Nasen-Op. (Septumplastik, funktionelle Rhinoplastik)

- evtl. Einspritzen von Adrenalin → **Cave:** Halothan
- **Rachentamponade** bei allen endonasalen Eingriffen!
- mögliche Narkosetechniken:
  - balancierte Anästhesie
  - TIVA mit Propofol- und Alfentanil-/Remifentanil-Perfusor
- evtl. kontrollierte Hypotension, um den Blutverlust zu reduzieren
- wegen Nasentamponade Atmung nur über den Mund möglich, daher postoperativ erhöhte Aufmerksamkeit bei Überwachung der Atmung
- **bei Siebbeinausräumung keine Augensalbe** (Okulomotorius-Überprüfung intraoperativ)
- bei kosmetischen Nasenoperationen (funktioneller Rhinoplastik) evtl. RAE-Tubus und über Unterkiefermitte ausleiten, damit die Nase nicht verzogen wird

Uvulopalatopharyngoplastik (UPPP)

- habituelle Schnarcher sind gehäuft Patienten mit Schlaf-Apnoe-Syndrom, daher nur leichte oder keine präoperative Sedierung
- häufig schwierige Intubation (kurzer Hals, Adipositas,...)
- RAE oder Woodbridge-Tubus (ID = 7,0)
- mögliche Narkosetechniken:
  - balancierte Anästhesie
  - TIVA mit Propofol- und Alfentanil-/Remifentanil-Perfusor

Parotidektomie (Glandula parotis)

- mögliche Narkosetechniken:
  - balancierte Anästhesie
  - TIVA mit Propofol- und Alfentanil-/Remifentanil-Perfusor
- nur kurz anhaltende Relaxierung zur Intubation, → intraoperativ Überprüfung des N. facialis

Direkte Laryngoskopie, Ösophagoskopie

- evtl. Atropin oder Glykopyrronium zur Prämedikation
- **häufig schwierige Intubationen** (Tumoren, Vorbestrahlung, Abszesse, Weichteilschwellungen etc.)
  HNO-Spiegelbefund in Krankenakte ansehen, ggf. Rücksprache mit Operateur, evtl. bronchoskopische Wachintubation oder in Tracheotomiebereitschaft
- kleiner Woodbridge-Tubus (ID = 6,5)
- **Cave:** Abknicken oder Dislokation des Tubus durch Operateur (einseitige Intubation, akzidentelle Extubation) möglich
- mögliche Narkosetechniken:
  - balancierte Anästhesie
  - TIVA mit Propofol- und Alfentanil-/Remifentanil-Perfusor
- kardiovaskuläre Reaktionen durch Manipulation am Larynx (RR ↑, Tachykardie, Herzrhythmusstörungen) begünstigt durch flache Narkose und Hyperkapnie (Hypoxämie)
- Ödemprophylaxe z. B. mit Dexamethason (Fortecortin) 4–8 mg

Fremdkörperentferung

- evtl. Atropin oder Glykopyrronium zur Prämedikation, keine oder nur leichte Sedierung
- **sorgfältige Oberflächenanästhesie** des Larynx mit Oxybuprocain (Novesine 1%) oder Lidocain (Xylocain Pumpspray)
- **mehrere Tubusgrößen** müssen vorhanden sein
- mögliche Narkosetechniken:
  - balancierte Anästhesie
  - TIVA mit Propofol- und Alfentanil-/Remifentanil-Perfusor
- kardiovaskuläre Reaktionen durch Manipulation am Larynx (RR ↑, Tachykardie, Herzrhythmusstörungen) begünstigt durch flache Narkose und Hyperkapnie (Hypoxämie)
- evtl. Ödemprophylaxe z. B. mit Dexamethason (Fortecortin) 4–8 mg

Laryngektomie, Neck dissection

- **häufig schwierige Intubationen** (Tumoren, Vorbestrahlung, Abszesse, Weichteilschwellungen etc.)
  HNO-Spiegelbefund in Krankenakte ansehen, ggf. Rücksprache mit Operateur, evtl. bronchoskopische Wachintubation oder in Tracheotomiebereitschaft
- lange Op.-Dauer und größere Blutverluste möglich
- erweitertes Monitoring (Arterie, ZVK, DK, MS, großlumiger venöser Zugang, Temperatursonde)

- mögliche Narkosetechniken:
  - modifizierte Neuroleptanästhesie mit postoperativer Überwachung auf Intensivstation und ggf. Nachbeatmung
  - balancierte Anästhesie
- auf Umintubation nach Tracheotomie vorbereiten
- bei pectoralis oder fore-arm flap auf Durchblutungsstörungen achten
- zur Prophylaxe von Weichteilschwellungen häufig Gabe von Kortikosteroiden

Laryngeale Laserchirurgie

- evtl. Atropin oder Glykopyrronium zur Prämedikation
- Entzündungsgefahr (0,4–1,5%)
- Tubuswahl:
  - bei Eingriffen < 30 min: Woodbridge-Tubus (ID = 6,5) mit Alufolie umwickeln (**Cave:** Reflexion der Laserstrahlen möglich)
  - bei Eingriffen > 30 min: Rüsch-Laser-Tubus (sehr teuer)
- tiefe Intubation und sorgfältige Cuffblockung
- Augensalbe, Augen des Patienten abkleben und mit feuchtem Tuch abdecken (Schutzbrille für Personal)
- Ödemprophylaxe z. B. mit Dexamethason (Fortecortin) 4–8 mg (stets auf Schwellung der Atemwege achten)
- bei Tubusbrand Gefahr des Inhalationstraumas
- mögliche Narkosetechniken möglichst ohne Lachgas:
  - balancierte Anästhesie
  - TIVA mit Propofol- und Alfentanil-/Remifentanil-Perfusor
- ▶ O_2-Konzentration so gering wie möglich halten (↑ Brandgefahr)
- Wasser zum Löschen bereithalten

Tracheotomie

- **Cave:** Cuffverletzung durch Operateur (Cuff über Schnittstelle schieben, manuelle Beatmung)
- auf Umintubation nach Tracheotomie vorbereiten (Schläuche, Spiraltubus bzw. Trachealkanüle)
- weiteres s. Beatmung

18 Anästhesie in der Mund-Kiefer-Gesichtschirurgie

Vorbemerkungen/Grundsätze

- **häufig schwierige Intubation** (Tumoren, Vorbestrahlung, Abszesse, Weichteilschwellungen, Mißbildungen etc.)
  Untersuchungsbefund in Krankenakte ansehen, ggf. Rücksprache mit Operateur, evtl. bronchoskopische Wachintubation oder in Tracheotomiebereitschaft
- Kieferklemme
  - reflektorisch bei schmerzhaften Abszessen
    (nach Analgesie und Relaxierung wird diese meist gelöst)
  - mechanisch nach Entzündungen, bei Tumoren und nach Radiatio (normale Intubation u. U. unmöglich → bronchoskopische Wachintubation)
- **häufig nasale Intubation** notwendig und Ausleitung über Stirn (RAE-Tubus), dabei ist auf eine sorgfältige Fixierung zu achten (Abknicken, Druckstellen vermeiden)

> **! Cave:**
> Keine nasale Intubation bei schwerem Mittelgesichtstrauma (Liquorfistel)

- grundsätzlich sind alle **Narkosetechniken** möglich,
  - bei kurzen Eingriffen meist balancierte Anästhesie oder TIVA sinnvoll
  - modifizierte Neuroleptanästhesie nur bei großen langen Eingriffen mit postoperativer Überwachung auf Intensivstation
  - kleine Eingriffe häufig in Lokalanästhesie mit Stand by oder Analgosedierung
- evtl. Infiltration von Lokalanästhetika mit Adrenalinzusatz (s. HNO)
- zur **Relaxierung** eignen sich kürzer wirkende Muskelrelaxanzien besonders (z. B. Mivacurium, Atracurium, Vecuronium)
- besonders gute **Tubusfixierung**, da hinterher nicht mehr zugängig
- nach Umlagerungen Tubuslage durch Auskultation immer erneut überprüfen
- bei allen enoralen Eingriffen und bei **intermaxillärer** Verdrahtung Extubation **erst wenn Schutzreflexe** vorhanden sind. **Drahtschere** muß immer beim Patienten **griffbereit** sein (Entfernung der Rachentamponade nicht vergessen)

Besonderheiten bei speziellen Eingriffen

Zahnsanierung

- oft ambulante Eingriffe und geistig behinderte Kinder → entsprechende Narkosevorbereitung, -führung. Eine postoperative Überwachung und Betreuung muß gewährleistet sein
- mögliche Narkosetechniken:
  - balancierte Anästhesie
  - TIVA mit Propofol- und Alfentanil-/Remifentanil-Perfusor
- Rachentamponade
- **Extubation erst wenn Schutzreflexe** vorhanden sind (Entfernung der Rachentamponade nicht vergessen)

Zystektomie (Ober- oder Unterkiefer)

- mögliche Narkosetechniken:
  - balancierte Anästhesie
  - TIVA mit Propofol- und Alfentanil-/Remifentanil-Perfusor
- Rachentamponade

Abszeß/Phlegmone im Mundboden-, Kiefer-, Wangen- oder Halsbereich

- schwierige Intubation möglich, **Untersuchungsbefund** ansehen, ggf. Rücksprache mit Operateur
- Aufbrechen des Abszesses bei Intubation und Eiteraspiration vermeiden
- Kieferklemme
  - reflektorisch bei schmerzhaften Abszessen
    (nach Analgesie und Relaxierung wird diese meist gelöst)
  - mechanisch nach Entzündungen, bei Tumoren und nach Radiatio (normale Intubation u. U. unmöglich → bronchoskopische Wachintubation)
- mögliche Narkosetechniken:
  - balancierte Anästhesie
  - TIVA mit Propofol- und Alfentanil-/Remifentanil-Perfusor
  - kleinere Abszesse auch in Lokalanästhesie und Analgosedierung möglich

Kieferorthopädische Eingriffe (frontobasales Advancement)

- Dysgnathien (Progenie, Retrogenie, Mikrogenie, Prognathie) mit sagittaler Unterkieferspaltung, Segmentosteotomie oder Le Fort I-III Osteotomie und Plattenosteosynthese oder Knochenspantransplantation
- Intubation nach Absprache mit Operateur (nasal, oral)

- mögliche Narkosetechniken:
  - balancierte Anästhesie
  - TIVA mit Propofol- und Alfentanil-/Remifentanil-Perfusor
- erweitertes Monitoring (Arterie, ZVK, DK, MS, Temperatursonde, großlumiger venöser Zugang)
- lange Op.-Dauer und größere Blutverluste möglich

Mittelgesichtsfrakturen, Kieferfrakturen

- bei Kieferfrakturen evtl. erschwerte Intubation und Maskenbeatmung (bronchoskopische Intubation bereithalten, ggf. in Tracheotomiebereitschaft)
- nasale Intubation, bes. wenn intermaxilläre Verdrahtung notwendig
- bei **Verdacht auf frontobasale Schädelfraktur keine nasale Intubation!** (bei Schädelbasisfraktur und notwendiger intermaxillärer Drahtfixation ist eine Tracheotomie erforderlich!)
- ▶ Cave: ebenso keine nasale Magen- oder Temperatursonde!
- mögliche Narkosetechniken:
  - balancierte Anästhesie
  - TIVA mit Propofol- und Alfentanil-/Remifentanil-Perfusor
- bei allen enoralen Eingriffen und bei **intermaxillärer Verdrahtung Extubation erst wenn Schutzreflexe** vorhanden sind. **Drahtschere** muß immer beim Patienten **griffbereit** sein (Entfernung der Rachentamponade nicht vergessen)

Kraniofaziale Op.
(Lippen-Kiefer-Gaumenspalte, Pierre-Robin-Syndrom)

- bei Pierre-Robin-Syndrom häufig schwierige Intubation
- ein- oder mehrzeitiger plastischer Verschluß
  - Abguß für Trinkplatte im Säuglingsalter (Stand by)
  - einseitiger Spaltenverschluß mit 4–6 Monaten
  - harter und weicher Gaumen mit 2–3 Jahren
  - Velopharyngoplastik mit 5–6 Jahren
- Woodbridge-Tubus (Tubusfixierung an Unterkiefermitte)
- mögliche Narkosetechniken:
  - modifizierte Neuroleptanästhesie
  - balancierte Anästhesie
- erweitertes Monitoring (Arterie, DK, MS, großlumiger venöser Zugang, Temperatursonde, evtl. ZVK)

Tumoren im Kiefer-Gesichtsbereich

- **häufig schwierige Intubationen** (Tumoren, Vorbestrahlung, Abszesse, Weichteilschwellungen, Mißbildungen etc.)

- **Untersuchungsbefund** in Krankenakte ansehen, ggf. Rücksprache mit Operateur, evtl. bronchoskopische Wachintubation oder in Tracheotomiebereitschaft
- Kieferklemme
  - reflektorisch bei schmerzhaften Abszessen (nach Analgesie und Relaxierung wird diese meist gelöst)
  - mechanisch nach Entzündungen, bei Tumoren und nach Radiatio (normale Intubation u. U. unmöglich → bronchoskopische Wachintubation)
- **häufig nasale Intubation** notwendig und Ausleitung über Stirn (RAE-Tubus), dabei ist auf eine sorgfältige Fixierung zu achten (Abknicken, Druckstellen vermeiden)
- besonders gute **Tubusfixierung**, da hinterher nicht mehr zugängig
- nach Umlagerungen Tubuslage durch Auskultation immer erneut überprüfen
- mögliche Narkosetechniken:
  - modifizierte Neuroleptanästhesie mit postoperativer Überwachung auf Intensivstation und ggf. Nachbeatmung
  - balancierte Anästhesie
- erweitertes Monitoring (Arterie, ZVK, DK, MS, großlumiger venöser Zugang, Temperatursonde)
- lange Op.-Dauer und größere Blutverluste möglich
- bei M. pectoralis oder fore-arm flap auf Durchblutungsstörungen achten
- zur Prophylaxe von Weichteilschwellungen häufig Kortikoidgabe
- ggf. auf Umintubation nach Tracheotomie vorbereiten

19 Anästhesie in der Augenheilkunde

Vorbemerkungen/Grundsätze

- sehr häufig alte Patienten mit entsprechenden Vor-, Begleiterkrankungen: die Patienten sind häufig Hypertoniker, relativ hypovolämisch und haben eine eingeschränkte kardiale Funktion (vermindertes HZV mit entsprechend längerer Kreislaufzeit) → vorsichtige Dosierung der Hypnotika, besonders bei der Narkoseeinleitung
- auch häufig Kinder zu diagnostischen Eingriffen oder Schiel-Operationen
- oft kurze Eingriffe, auch in **Larynxmaske** möglich, da jedoch in der Regel intraoperativ die Atemwege nicht mehr zugängig sind, ist im Zweifelsfall (z. B. Op. am offenen Auge, schlechte Lungencompliance, extreme Adipositas,....) immer eine **Intubationsnarkose** vorzuziehen und in jedem Fall auf eine gute Larynxmasken-, Tubusfixierung zu achten.
(Maskennarkose nur bei diagnostischen Untersuchungen, die jederzeit den Zugang zu den Atemwegen erlauben)
- eine besondere Herausforderung an den Anästhesisten stellt auch die Narkoseführung dar. Einerseits ist eine tiefe Narkose erwünscht, da sich der Patient, gerade bei Operationen am offenen Auge, nicht bewegen darf, andererseits handelt es sich um meist schmerzarme Eingriffe. Dies erschwert die Narkosesteuerung besonders bei alten Patienten mit Hypovolämie. Die Opioidgabe sollte niedrig dosiert erfolgen, um eine postoperative Atemdepression zu vermeiden. Intraoperative Blutdruckabfälle werden primär mit Vasopressoren (z.B. Etilefrin) und nicht mit Volumen therapiert
- mögliche Narkosetechniken:
  - balancierte Anästhesie mit kleinen Dosen von Opioiden (z. B. Alfentanil)
  - TIVA mit Propofol- und Alfentanil-/Remifentanil-Perfusor
  - häufig auch Eingriffe in Lokalanästhesie mit Stand by
- zur **Relaxierung** eignen sich besonders kürzer wirkende nichtdepolarisierende Muskelrelaxanzien (z. B. Mivacurium, Atracurium, Vecuronium); bei Op. am offenen Auge bevorzugen einige Zentren eine Vollrelaxierung (kein Succinylcholin bei Glaukom oder perforierender Augenverletzung)
- ▶ Beachte die **Beeinflussung des intraokularen Druckes**
- mit Auftreten des **okulokardialen Reflexes** muß gerechnet werden
- auch bei Glaukom ist die Atropingabe in niedriger Dosierung durchaus möglich, sobald das Glaukom lokal gut eingestellt ist
- schonende Extubation unter Vermeiden von Husten und Pressen

Okulokardialer Reflex

- Auslösung durch Zug an Augenmuskeln oder Druck auf das Auge (bes. häufig bei Schiel-Op.)
- Trigemino-(ophthalmico-)vagaler Reflex mit bradykarden Herzrhythmusstörungen → AV-Bock → Asystolie
- Therapie: Unterbrechung des chirurgischen Reizes, evtl. Atropin

Intraokularer Druck (IOD ≈ 14–20 mm Hg) und Narkose

Erhöhung des IOD	Erniedrigung des IOD
- Intubation - Succinylcholin - Ketamin - Husten, Pressen, Erbrechen - zu flache Narkose - PEEP-Beatmung - Anstieg des ZVD - Hypoventilation (pCO_2↑) - arterielle Hypertonie - venöse Abflußbehinderung im Kopfbereich	- Sedativa, Tranquilizer - Barbiturate - Propofol - Etomidat (Cave: Myoklonien → IOP ↑) - DHB - Inhalationsanästhetika (dosisabhängig) - nichtdepolarisierende Muskelrelaxanzien - hyperbare Oxygenierung - Hyperventilation (pCO_2↓) - Osmodiuretika - Carboanhydrasehemmer: Azetazolamid (Diamox) - Oberkörperhochlagerung

Besonderheiten bei speziellen Eingriffen

Katarakt, Vitrektomie

(extra-, intakapsuläre Kataraktextraktion oder Phakoemulsifikation)
- Op. am teilweise offenen Auge
- mögliche Narkosetechniken:
  - balancierte Anästhesie mit kleinen Dosen von Opioiden (z. B. Alfentanil)
  - TIVA mit Propofol- und Alfentanil-/Remifentanil-Perfusor

Keratoplastik (KPL)

- Op. am offenen Auge
- gerade bei Operationen am offenen Auge darf sich der Patient nicht bewegen, Augendruckanstiege intraoperativ sind unbedingt zu vermeiden, ebenso intraoperative Blutdruckanstiege, da eine Protusion von Augeninhalt zum Verlust des Auges führen kann
- ggf. kontrollierte Hypotension

- mögliche Narkosetechniken:
  - balancierte Anästhesie mit kleinen Dosen von Opioiden (z. B. Alfentanil)
  - TIVA mit Propofol- und Alfentanil-/Remifentanil-Perfusor
- zur **Relaxierung** eignen sich besonders kürzer wirkende nichtdepolarisierende Muskelrelaxanzien (z. B. Mivacurium, Atracurium, Vecuronium), bei Op. am offenen Auge bevorzugen einige Zentren eine Vollrelaxierung bis zur Bindehautnaht

Glaukom-Op.

- Augeninnendruckanstiege unbedingt vermeiden

Amotio-Op., Cerclage, Plombe

- oft länger dauernde Eingriffe, daher eher Intubationsnarkose
- ▶ Cave: Lachgas, wenn Gasblase in den Glaskörper eingebracht wird

Tränengangsspülung, Dakryozystorhinostomie

- kurzer Eingriff bei kleinen Kindern (Sondierung des Tränennasengangs, aber auch Spülung oder Rekonstruktion)
- Larynxmaske stellt einen Kompromiß zwischen möglicher Maskennarkose und Intubationsnarkose dar, bietet jedoch keinen sicheren Aspirationsschutz (im Zweifelsfall immer intubieren!)

Perforierende Augenverletzung

- Augendruckanstiege sind unbedingt zu vermeiden (Gefahr von Glaskörperaustritt → Visusverlust)
- mögliche Narkosetechniken:
  - balancierte Anästhesie mit kleinen Dosen von Opioiden (z. B. Alfentanil)
  - TIVA mit Propofol- und Alfentanil-/Remifentanil-Perfusor
- zur Relaxierung kurz wirkendes ndMR wie Mivacurium (Mivacron) bes. geeignet; kein Succinylcholin

Enukleation

- keine anästhesiologischen Besonderheiten

Strabismus

- meist Kinder
- mögliche Narkosetechniken:
    - balancierte Anästhesie mit kleinen Dosen von Opioiden (z. B. Alfentanil)
    - TIVA mit Propofol- und Alfentanil-/Remifentanil-Perfusor
- oft kurze Eingriffe an den Augenmuskeln, die sehr gut mit **Larynxmaske** möglich sind, da jedoch in der Regel intraoperativ die Atemwege nicht mehr zugängig sind, ist in jedem Fall auf eine gute Larynxmaskenfixierung zu achten. Eine Relaxierung ist bei der Larynxmaske nicht notwendig
- ▶ **Cave:** möglichst kein Succinylcholin:
    - gehäuftes Auftreten von Bradykardien durch Succinylcholingabe
    - gehäuftes Vorkommen einer malignen Hyperthermie bei Schielkindern (10mal häufiger)
- Monitoring: Kapnometrie, Temperatursonde ist obligat
- häufig Auftreten des okulokardialen Reflexes

Diagnostische Augenuntersuchung in Narkose

- meist kleine oder behinderte Kinder
- Larynxmaske oder Intubationsnarkose,
  Maskennarkose nur bei kurzen Eingriffen, falls jederzeit der Zugang zu den Atemwegen möglich ist (Absprache mit dem Operator)
  Cave: bei Untersuchung des Tränennasengangs auch Spülung möglich
- mögliche Narkosetechniken:
    - balancierte Anästhesie mit kleinen Dosen von Opioiden (z. B. Alfentanil)
    - TIVA mit Propofol- und Alfentanil-/Remifentanil-Perfusor
- wegen Augeninnendruckmessung kein Succinylcholin oder Ketamin

20 Anästhesie in der Traumatologie und Orthopädie

Vorbemerkungen/Grundsätze

Patientenkollektiv
- meist ältere Patienten mit zusätzlichen Begleiterkrankungen
  → großzügiger Einsatz von erweitertem intraoperativem hämodynamischem Monitoring (insbesondere invasive Druckmessung)

Anästhesieverfahren
Grundsätzlich sind alle **Narkosetechniken** möglich:
- balancierte Anästhesie mit Opioiden, volatilen Anästhetika und kurz wirksamen nichtdepolarisierenden Muskelrelaxanzien (z. B. Atracurium, Cis-Atracurium, Vecuronium, Mivacurium)
- total intravenöse Anästhesie (TIVA) mit Propofol (Disoprivan/Klimofol) und Alfentanil (Rapifen)- oder Remifentanil (Ultiva)-Perfusor
- modifizierte Neuroleptanästhesie (NLA) → nur bei längeren Eingriffen mit postoperativer Überwachung auf Intensivstation
- bei Eingriffen an der unteren Extremität auch häufig **Regionalanästhesien** möglich (SPA > PDA) → **gute Muskelrelaxation**, die bei vielen Eingriffen erwünscht ist
- im Bereich der Handchirurgie Plexusanästhesien (s. Regionalanästhesie)
- oder Kombinationsanästhesien (balancierte Anästhesie und Periduralanästhesie, z. B. bei sehr schmerzhaften Kniegelenkeingriffen)

Operationsverfahren
- Operationen, die mit erhöhtem Blutverlust in kurzer Zeit einhergehen (z. B. Prothesenwechsel, Skoliose-Operationen, Patienten mit Osteitis)
- Operationen mit der Gefahr der hämodynamischen Dekompensation infolge Palakos-Reaktion
- Operationen, die mit der Gefahr von neurologischen Komplikationen einhergehen (Skoliose-Operationen und Operationen an der Wirbelsäule)

→ großlumige periphere Gefäßzugänge, Anwendung perioperativer fremdblutsparender Maßnahmen, einschließlich Eigenblutspende, erweitertes invasives Monitoring, ggf. Überwachung der Rückenmarkbahnen mittels SSEP

Besonderheiten bei speziellen Eingriffen

Totale Endoprothese (TEP)

Palakos-Reaktion

Einbringen von Knochenzement aus **Polymethylacrylat** → Gefahr von Blutdruckabfall, Tachykardie und Abfall der O_2-Sättigung

Als Ursache wird angenommen:
- eine Depression der Myokardleistung durch allergoid-toxische Reaktion auf eingeschwemmte Monomerpartikel des Knochenzementes
- Mikroembolien in der Lunge durch Knochenmarkreste mit Fettpartikeln, welche beim Einbringen der Prothese durch den Druck in die offenen Gefäßsinus gepreßt werden
- pulmonale (Mikro-)Luftembolien → TEE-Monitoring!
- allergische Reaktionen durch vasoaktive Substanzen wie z. B. Histamin
- ▶ **Anmerkung:** die Palakosreaktion kann sich auch erst später (z. B. im AWR) manifestieren! O_2-Gabe über 24 h empfohlen

Prophylaxe der Palakosreaktion
- da die Knochenzement**monomere** größtenteils für die Palakosreaktion verantwortlich gemacht werden, sollte der Knochenzement erst nach Polymerisierung in die Knochenmarkhöhle eingebracht werden! (frühestens 2–3 min nach Durchmischung der Teilkomponenten)
- die Knochenhöhle sollte durch eine Drainage oder ein distales Bohrloch entlüftet werden, evtl. Markraumspülung
- eine ausgeglichene Volumenbilanz, respiratorische und hämodynamische Stabilität vor Einbringen des Knochenzements sollte vorliegen → Beatmung mit 100% Sauerstoff während der Zementeinbringung empfohlen!

Therapie der Palakos-Reaktion
- primär assistierte Beatmung mit Maske unter Regionalanästhesie oder kontrollierte mechanische Ventilation mit **100% Sauerstoff** je nach Ausprägung der Palakosreaktion
- angepaßte fraktionierte Vasopressoren- und Volumengabe
- ggf. Adrenalinbolusgaben (z. B. 100-µg-weise)
- ggf. Dopamin über Perfusor

Blutverlust

Infolge der Eröffnung großer Markhöhlen kann es zu hämodynamisch bedeutsamen Blutverlusten kommen (**Cave:** bei Patienten mit kardialem Risikoprofil oder reduziertem Allgemeinzustand) → Monitoring von zentralem Venendruck (ZVD), Diurese und invasivem systemischem Blutdruck → Vermeidung einer Hypovolämie

Embolien

Bei der Implantation von Hüftprothesen kann es zur Embolisation von Markrauminhalt (Fett, Knochenmarkzellen, Koagel) oder Luft kommen → bei ITN: Registrierung des endexspiratorischen CO_2 und immer pulsoxymetrisches Monitoring!

Anästhesieverfahren
- Spinal- oder Allgemeinanästhesie (PDA wird wegen teils unzureichender Muskelrelaxation nicht empfohlen)
- bei TEP-Wechsel: Bevorzugung der Allgemeinanästhesie
- Bereitstellung von Infusionswärmern, Wärmematte, Cell-Saver und 4-6 Erythrozytenkonzentraten

Knie-TEP

- neben den bei der TEP erwähnten Komplikationen ist hier besonders der **postoperative Blutverlust** im AWR (ausreichende EK-Vorräte!) hervorzuheben. Intraoperativ ist der Blutverlust infolge der angelegten Blutsperre meist gut kompensierbar
- bei Wiedereröffnung der Blutsperre: Anstieg des Blutverlusts, hämodynamische Instabilität und Gefahr der Knochenzementreaktion
- postoperativ ist eine gute Analgesie notwendig (PCA oder PDK)

Anästhesieverfahren
- Spinal- oder Allgemeinanästhesie
- Kombinationsanästhesie (ITN und PDK oder CSE)

Wirbelsäulenoperationen

Überprüfung der Rückenmarkfunktion

- da es bei Skolioseoperationen zu operativbedingten Rückenmarkschäden kommen kann (Perfusionsstörung der A. spinalis anterior), wird von einigen Operateuren eine intraoperative Überprüfung der Rückenmarkfunktion gewünscht:
  - **Aufwachtest** (AWT) nach Vauxelle (1973): Entzug des Lachgasanteils während einer flachen Phase einer modifizierten **Neuroleptanästhesie** (Fentanyl/Midazolam, Lachgas) → nach erfolgter Extremitätenbewegung sofortige intravenöse Vertiefung der Anästhesie;
    → unter reiner Inhalationsanästhesie meist nicht durchführbar
  - somatosensorisch evozierte Potentiale (SSEP)→ mit dieser elektrophysiologischen Methode ist jedoch nur eine Beurteilung des spinalen Hinterstrangs möglich!
    → eingeschränkte Beurteilbarkeit bei Hypothermie, Hypotonie und Anwendung von volatilen Anästhetika!

Blutverlust

Bei Wirbelsäuleneingriffen muß infolge der starken ossären Vaskularisation mit erhöhten intraoperativen Blutverlusten gerechnet werden → Cell-Saver-Einsatz

Hypothermie

- bei langen Operationszeiten → Infusionswärmer, Heizmatten und Heißluftgebläse

Pulmonale Traumatisierung bei BWS-Eingriffen

- bei Eingriffen an der ventralen Brustwirbelsäule kommt es teils zur Traumatisierung der Lunge mit konsekutiven Oxygenierungsproblemen → zur Verbesserung der Operationsbedingungen wird vom Operateur der Einsatz des Doppellumentubus mit Ein-Lungen-Ventilation (ELV) erwünscht → die aus der ELV resultierenden Besonderheiten: s. Thoraxchirurgie
- bei HWS-Eingriffen: schwierige Intubation bzw. primäre fiberbronchoskopische Intubation zur Vermeidung von sekundären Rückenmarkschäden

Anästhesieverfahren
- bevorzugt balanzierte Allgemeinanästhesie oder NLA
- ggf. in Ein-Lungen-Ventilation bei BWS-Eingriffen

Eingriffe im Beckenbereich

Blutverlust

Der präoperative, sowie der intraoperative Bluverlust bei Beckenfrakturen kann von größerem Ausmaß sein.
- Bereitstellung von Infusionswärmern, Wärmematte, Cell-Saver und einer ausreichenden Anzahl von Erythrozytenkonzentraten, ggf. FFP

Anästhesieverfahren
Allgemeinanästhesie, meist balancierte Anästhesie oder NLA
- ggf. Crash-Einleitung bei retroperitonealem Hämatom (CT-Befund!) und Ileussymptomatik
- auf vaskuläre intraoperative Komplikationen an der unteren Extremität vorbereitet sein, ggf. pulsoxymetrische Sensoren an den Zehen beider Beine anbringen

21 Anästhesie in der Neurochirurgie

Hirndruck (ICP) und Hirndurchblutung (CBF)

Viele Erkrankungen des ZNS führen letztlich über einen erhöhten intrakraniellen Druck (ICP) zu schweren Hirnschäden oder zum Hirntod. Daher kommt der Überwachung und Therapie des Hirndrucks eine besondere Bedeutung zu.

Ursachen eines erhöhten ICP

- Trauma/Blutung
- Tumor/Metastase
- Infekt/Abszeß
- Ischämie/Infarkt
- Post-Hypoxie-Zustand
- Hydrozephalus
- hypertensive Enzephalopathie
- metabolische Enzephalopathie

Komponenten des intrakraniellen Volumens

- Hirnparenchym (≈ 84%)
- zerebrales Blutvolumen (CBV) 100–150 ml (≈ 4%)
- Liquor cerebrospinalis (CSF) 130–150 ml, davon ½ intrakraniell (≈ 12%)
  - tägliche Sekretionsrate ≈ 500 ml (15–30 ml/h) aus Plexus chorioideus der Seitenventrikel (70%) und durch Ependym (30%):
    5- bis 6mal Erneuerung des Liquors pro Tag,
  - Abfluß über Subarachnoidalraum (im III. u. IV. Ventrikel, Rückenmark) und Resorption in den Pacchionischen Granulationen

Intrakranielle Compliance

Die intrakranielle Compliance beschreibt die intrakranielle Druck-Volumen-Beziehung.
- als Kurve dargestellt hat sie einen flachen horizontalen Anteil als Ausdruck hoher Compliance (Kompensationsphase) und einen steilen terminalen Abschnitt als Ausdruck niedriger Compliance (Dekompensationsphase)
- bei **intrakraniellen Raumforderungen** (Blutung, Tumor, Ödem) **steigt der ICP nach Ausschöpfung der Kompensationsmechanismen** rasch an. Diese bestehen

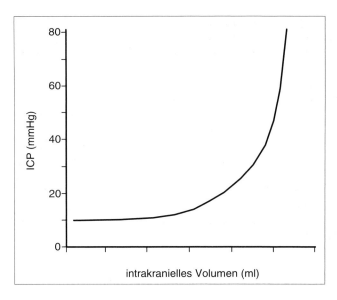

Abb 21.1. Intrakranielle Compliance

in Verschiebung von Liquor aus dem Schädel in den spinalen Subarachnoidalraum und einer erhöhten Liquorresorption. Da das Gehirn wenig kompressibel ist, wird dieser Kompensationsmechanismus schnell erschöpft, die intrakranielle Compliance nimmt dann rasch ab und jede weitere Volumenzunahme führt zu exzessiven Anstiegen des intrazerebralen Druckes. Solche Flüssigkeitsverschiebungen geschehen langsam, sodaß eine rasch zunehmende Läsion (z. B. Blutung) schneller zu einem ↑ ICP führt als ein langsam zunehmender Prozeß (z. B. Tumor)

Hirndurchblutung (CBF) und zerebraler Perfusionsdruck (CPP)

Das intrakranielle zerebrale Blutvolumen (CBV) wird im wesentlichen durch die zerebrale Durchblutung (CBF) bestimmt.

Hirndurchblutung (CBF)

- die **Hirndurchblutung (CBF)** beträgt normal 45–50–65 ml/min/100 g Gehirn ≈ 700 ml/min ≈ 15–20% des HZV **(kritischer Wert 18 ml/min/100 g)**

> ! Bei einem CBF von 16–20 ml/min/100 g zeigen sich progrediente EEG-Veränderungen bis zur EEG-Nullinie, bei einem CBF von 12–15 ml/min/100 g sind keine evozierten Potentiale mehr ableitbar (reversibler Neuronenuntergang), ein CBF < 6 ml/min/100 g jedoch führt zum irreversiblen Neuronenuntergang

- die **Hirndurchblutung (CBF) ist abhängig** von:
  - zerebraler Autoregulation (MAP von 50–150 mmHg)
  - Metabolismus = „cerebral metabolic rate for oxygen" (CMRO$_2$), p$_a$CO$_2$ und p$_a$O$_2$
  - chemischer Steuerung
  - neurogenen Kontrollen
- der CBF wird innerhalb der Grenzen der **zerebralen Autoregulation (MAP von 50–150 mmHg)** unabhängig vom zerebralen Perfusionsdruck (CPP) durch metabolische (**CMRO$_2$, p$_a$CO$_2$, p$_a$O$_2$**), chemische und neurogene Faktoren bestimmt. Bei nur 2% des Körpergewichts und 15% des HZV spiegelt dies seinen hohen Metabolismus wieder. Der **regionale CBF** ist eng mit der metabolischen Lage gekoppelt und steigt bei steigendem **CMRO$_2$** dramatisch an. Der CBF steht auch in direktem Verhältnis zum **p$_a$CO$_2$** (**ein p$_a$CO$_2$** Anstieg von 40 auf 80 mmHg verdoppelt den CBF, ein p$_a$CO$_2$ Abfall von 40 auf 20 mmHg halbiert den CBF)
- außerhalb des Autoregulationsbereichs oder bei gestörter Autoregulation ist der CBF direkt druckabhängig

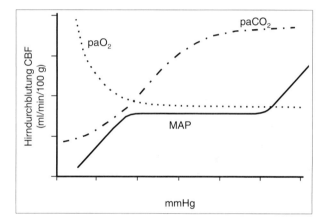

Abb. 21.2. Physiologische Beziehung zwischen Hirndurchblutung (CBF) und mittlerem arteriellem Blutdruck (MAP), arteriellem O$_2$ (p$_a$O$_2$) und CO$_2$ (p$_a$CO$_2$)

▶ eine erhöhte Hirndurchblutung (CBF) sollte vermieden werden, da
  - ↑ CBF → ↑ CBV → ↑ ICP
  - eine Vasodilatation im gesunden Hirngewebe einen Steal-Effekt zu Ungunsten von pathologischen Hirnregionen bewirken kann
  - ein hoher CBF bei defekter Blut-Hirn-Schranke ein Ödem begünstigt

Zerebraler Perfusionsdruck (CPP)

- der **CPP** entspricht dem mittleren arteriellen Druck (MAP) minus der Summe von ICP und ZVD → CPP = MAP − (ICP+ZVD)
- da der zerebral-venöse Druck im Bulbus der V. jugularis normalerweise Null ist, gilt als guter **Näherungswert**

  CPP = MAP − ICP

- bei einem MAP < 50 mmHg ist der CBF reduziert und es können schon leichte Symptome zerebraler Ischämie bei einem CPP > 40 mmHg auftreten. Die **untere kritische Grenze des MAP** bei Normothermie liegt bei **50–60 mmHg**, die des **CPP bei 35 mmHg**. Bei länger als 1–2 Monate bestehender Hypertonie können, aufgrund der Verschiebung der Autoregulationsgrenze nach oben, schon bei einem MAP > 50 mmHg zerebrale Ischämien auftreten. Ein ungenügender CBF kann auch hypoxämiebedingt einen ICP-Anstieg verstärken

> **Beeinträchtigung der Autoregulation** unter folgenden Bedingungen:
> - Hypotension
> - Hypertension
> - Hypoxie
> - Hyperkapnie
> - zerebrale Ischämie – einschließlich fokaler Ischämie
> - zerebraler Vasospasmus
> - Trauma
> - Krampfaktivität
> - volatile Anästhetika

> Häufig beeinträchtigen Prozesse, die zu einem ICP-Anstieg führen, gleichzeitig auch die zerebralen Autoregulationsmechanismen

Neuromonitoring

- Pupillenreaktionen
- intrakranieller Druck (ICP-Messung)
- jugularvenöse O_2-Sättigung ($S_{vj}O_2$)
- intraparenchymatöser Gewebssauerstoffpartialdruck ($ptiO_2$)
- transkranielle Dopplersonographie (TCD)
- Infrarotspektroskopie
- EEG-Registrierung
- evozierte Potentiale (SSEP, MEP, AEP)
- neuronenspezifische Enolase (NSE)

ICP-Messung

Normalwert des ICP
- normaler ICP: **5–15 mmHg**
- kurzfristig kann der ICP bei Husten, Pressen usw. auf Spitzenwerte von 50–80 mmHg ansteigen
- die normale ICP-Kurve zeigt langsame respiratorische und schnelle kardiale Schwankungen

Indikationen zur ICP-Messung
- zur ICP-Messung gibt es keine verbindlichen Indikationen.
  Häufigste Indikation:
  - SHT mit **Glasgow Coma Scale < 8**
    und pathologischer CCT-Befund (z. B. Einengung der basalen Zisternen)
    oder
    bei **normalem CCT-Befund, wenn** mindestens 2 der 3 folgenden Kriterien zutreffen: **arterielle Hypotonie** ($RR_{syst.}$ <90 mmHg), **postraumatischer Krampfanfall, Alter > 40 Jahre**
  - alle Patienten bei denen ein erhöhtes Risiko eines ICP-Anstieges besteht

▶ bei sedierten und beatmeten Patienten ist die Indikation eher großzügig zu stellen, da die klinische Beurteilung des neurologischen Status erschwert ist

Art der Messung	Vorteile	Nachteile
intraventrikulär	• „Goldstandard" • Meßgenauigkeit • Liquorentnahme (therapeutisch, diagnostisch)	• invasiv • ↑ Infektions-, Blutungsrisiko • stör-, artefaktanfällig • Rekalibrierung bei Lageänderung möglich
subdural/epidural	• kleines Blutungs-, Infektionsrisiko • keine Hirngewebspenetration	• Fehlmessung bei hohem ICP • stör-, artefaktanfällig • Rekalibrierung bei Lageänderung
fiberoptisch	• versch. Plazierungen möglich • hohe Auflösung • minimal artefaktanfällig	• sehr teuer • keine Rekalibrierung in situ möglich • Faserbruch möglich

Messung der jugularvenösen O_2-Sättigung ($S_{vj}O_2$)

- anhand der Messung der jugularvenösen O_2-Sättigung ($S_{vj}O_2$) können indirekt der intrakranielle O_2-Verbrauch ($CMRO_2$) und der zerebrale Blutfluß (CBF) bestimmt werden
- nach dem Fickschen Prinzip ist der $CMRO_2 = CBF \times {}_{avj}DO_2$

$$_{avj}DO_2 = \frac{CMRO_2}{CBF} = c_aO_2 - c_{vj}O_2$$

(c_aO_2 = arterieller O_2-Gehalt, $c_{vj}O_2$ = hirnvenöser O_2-Gehalt)
normale $_{avj}DO_2$ = 5–9 ml/100 ml

- unter der Voraussetzung unveränderter Werte von S_aO_2, p_aO_2 und Hb gilt

  vereinfacht: $S_{vj}O_2 \approx \frac{CBF}{CMRO_2}$

- Normwert der $S_{vj}O_2$: 55–75%
  bei Werten < 50% und länger als 10–15 min spricht man von Desaturation oder Desaturationsepisode. Diese korreliert mit einem schlechteren neurologischen Outcome → frühzeitiger Einsatz dieses Monitoring gerade nach Schädel-Hirn-Verletzung, da die meisten Patienten in den ersten Stunden nach Trauma zu Episoden zerebraler Ischämien neigen!
- hohe $S_{vj}O_2$ > 75% können bei starker Kontamination von extrazerebralen Blutzuflüssen, bei erhöhtem zerebralen Blutfluß nach Trauma oder bei einer globalen Infarzierung (massivem Verlust von aktivem Hirngewebe) auftreten
- ▶ **Anmerkung:** ca. 3% des jugular venösen Blutes kommen aus dem extrakraniellen Kreislauf (0–6,6%) und verfälschen den Meßwert, weitere Beeinflussung der Messung durch hohe Einmündung der V. facialis in die V. jugularis → der Meßkatheter sollte sehr hoch plaziert werden → am besten radiologische Kontrolle (Spitze in Höhe des 2. Halswirbels)
- bei diffuser Schädel-Hirn-Verletzung: Bevorzugung des rechten Jugularbulbus aufgrund des höheren Flows, ansonsten Plazierung des Katheters auf die Verletzungsseite
- Indentifizierung der V. jugularis mit dem höheren Flow (→ Kompression der zu bevorzugenden Seite führt zu einem größeren Anstieg des ICP)

Grundüberlegung
- unter der Annahme eines konstanten O_2-Verbrauches bedeutet ein Abfall der bulbären O_2-Differenz ein Rückgang der zerebralen Perfusion, → jedoch teils nur schlechte Korrelation zwischen CBF und $S_{vj}O_2$ (0.24 nach Robertson 1989) → Kombination mit jugular venöser Laktatkonzentration (Korrelation 0,74)

Meßtechnik
- gegenwärtiger Einsatz von zwei verschiedenen 4 F fiberoptischen Doppellumenkatheter. Insertion nach retrograder Gefäßpunktion über 5 F- oder 6 F-Schleuse mit 10 cm Länge.
  Geräte: Oximetrix von Abbott (3-Wellenlängen-Gerät: 660, 750, 810 nm) und Edslab II von Baxter Critical Care (2-Wellenlängen-Gerät: 660 und 810 nm)
- ▶ kontinuierliche Heparinisierung über das Katheterlumen mit 2 IE/h
- Insertion von polarographischen Meßsonden (Paratrend 7-Sonde) Meßwertunterschiede zwischen Sonde und aspirierter Blutgasanalyse infolge der Distanz von ca. 4 cm und den damit anatomisch bedingten kaudalen venösen Gefäßzuflüssen

Intraparenchymatöser Gewebssauerstoffpartialdruck (ptiO$_2$)

- regional und nicht global messendes invasives Verfahren, bei dem Clark-Miniaturelektroden in das Hirngewebe eingebracht werden
- Normalwert: 25–30 mmHg
- Werte < 10 mmHg sprechen für eine ausgeprägte zerebrale Minderperfusion oder eine schwere Hypoxie

- gute Korrelation zur Bulbusoxymetrie
- bis jetzt keine Infektionen oder Blutungen bekannt geworden

Transkranielle Dopplersonographie (TCD)

- s. Monitoring

Infrarotnahe Spektroskopie (NIRS)

- s. Monitoring

EEG-Registrierung

- das EEG erfaßt die Summe elektrischer Aktivitäten **kortikaler Schichten.** Die abgeleitete **EEG-Aktivität stellt** die durch subkortikale Anteile (Thalamuskerne, Formatio reticularis) beeinflußte Summe exzitatorischer und inhibitorischer synaptischer Potentiale der Pyramidenzellen und somit die **zerebrale Gesamtaktivität dar**
- die Amplitude liegt zwischen 20 und 300 µV und der Frequenzbereich zwischen 0 und 30 Hz → β-Wellen: 14–30/s (Ø 20 Hz), α-Wellen: 8–13/s (Ø 10 Hz), θ-Wellen: 4–7/s (Ø 6 Hz), und δ-Wellen: 0,5–3,5/s (Ø 3 Hz)
- die computergesteuerte Aufarbeitung des EEG durch: Digitalisierung der Wellen und Fast-Fouriersche Transformation (FFT) → Sinuswellen unterschiedlicher Frequenz und Amplitude → Umwandlung dieser in Powerspektren und nach Glättung und Komprimierung mehrerer Kurven entstehen „compressed spectral array" (CSA)

Dargestellte Parameter
- DSA („density modulated spectral array"): relative Leistung („Power") in verschiedenen Frequenzbereichen
- Median: Wert bei dem 50% aller Leistungen liegen (50%-Perzentile)
- spektrale Eckfrequenz (SEF): Werte, die in der 90%- oder 95%-Perzentile liegen
- δ-Quotient: Leistungen im α- und β-Bereich dividiert durch die Leistungen im δ-Bereich
- ▶ sämtliche Anästhetika beeinflussen dosisabhängig das EEG, bes. Inhalationsanästhetika, Barbiturate, Propofol und Etomidat (Opioide und Benzodiazepine weniger)

Gerätetypen
- Dräger pEEG-Monitor:
  Erfassung der Leistungsspektren mit Hilfe der FFT, globale Beurteilung anästhesiebedingter Auswirkungen, keine Erfassung subkortikaler Funktionsstörungen
- Neurotrac II von Medilab, Würzburg

- Aspekt A-1050 von Space Labs Medical Kaarst
  Messung des sogenannten bispektralen Index (BIS) nach bestimmten Algorithmus, der bezüglich der Vigilanz, Analgosedierungstiefe und der Narkosetiefe sehr sensitiv sein soll
- SentiLite von Fa. Pressler Medizintechnik, Kaufbeuren
- Narkograph von Fa. Pallas, Wedemark
  Darstellung eines gemittelten EEG-Leistungsspektrums mit der FFT, der Schlafstadien nach Kugler (A-F)

Indikationen
- Überwachung der Narkosetiefe
- Analgosedierung bzw. Überwachung eines Barbituratkomas zur Hirnprotektion (Burst-Supressions-EEG)
- Hirntoddiagnostik (isoelektrisches 8-Kanal-Roh-EEG über mindestens 30 min, auch bei max. Verstärkung)
- zerebrale Minderperfusion unter EKZ
- Überwachung bei Karotis-TEA in Verbindung mit SSEP
- Überwachung bei Op. im Kleinhirnbrückenwinkel in Verbindung mit BAEP
- kontrollierte Hypotension bei geriatrischen Patienten

Evozierte Potentiale (SSEP, MEP, AEP)

- s. Monitoring

Neuronenspezifische Enolase (NSE)

- zytoplasmatisches Enzym der Glykolyse, das in Neuronen und Zellen neuroektodermalen Ursprungs vorhanden ist
- Cut-off-Wert: > 33 ng/ml bis zum 3. Tag nach dem Ereignis (z. B. nach Reanimation) gilt als prädiktiver Wert für persistierendes Koma mit einer Spezifität von 100%
- Werte von < 33 ng/ml können jedoch infolge einer Sensitivität von nur 80% eine Restitutio ad integrum nicht absolut vorhersagen!

Erhöhte Werte bei:
- neuronalem Zelluntergang infolge Hypoxie
- kleinzelligem Bronchialkarzinom und Medulloblastom
- ▶ **Cave:** hämolytische Seren, da Erythrozyten **enolasereich** sind

Therapie bei erhöhtem intrakraniellem Druck

Grundsätze

Verhinderung ICP-bedingter Sekundärschäden (Hirndruckanstiege vermeiden)

Sekundärschäden	
intrakraniell	**extrakraniell**
epi-, subdurale Hämatome	Hypoxie
posttraumatische Hirnschädigung	Hyperkapnie
Hirnödem	Hypotension
Meningitis, Abszeß	Anämie

▶ beim SHT sind es, neben der Blutung, meist vaskuläre Faktoren, die über eine Zunahme des CBF den ICP erhöhen, bei der SAB hingegen ist es meist eine CSF-Abflußbehinderung, die zum ICP-Anstieg führt. Die Therapie erfolgt, wenn möglich, kausal, rasch und aggressiv

▶ bei bestehendem Hirndruck: **ICP nicht zu rasch senken** → da Gefahr der Zerreißung von Hirnbrückenvenen oder Einklemmung

Beeinflussung/Therapie des Hirndrucks

Erhöhung des ICP	Erniedrigung des ICP
• intrakranielle Raumforderung • Hirnödem • Kopftieflagerung • Schmerz Unruhe und Angst • Husten, Pressen, Erbrechen • $p_aCO_2 \uparrow$ (Hypoventilation) • $p_aO_2 < 50$ mmHg • Intubation • Succinylcholin • zu flache Narkose • durchblutungssteigernde Anästhetika (Ketamin, Lachgas, Inhalationsanästhetika) • pH ↓ • arterielle Hypertonie • venöse Abflußbehinderung im Kopfbereich • Beatmung mit PEEP • Anstieg des ZVD • ↑ intraabdomineller Druck	**unspezifische Maßnahmen:** • Oberkörperhochlagerung (≈ 30°) • Normothermie bzw. milde Hypothermie (33–35 °C) • adäquate Analgesie und Sedation • suffiziente Respiration • kontrollierte Hyperventilation ($p_aCO_2 \downarrow$) • suffiziente Herz-Kreislauf-Situation • Steroide (bei Tumoren) • durchblutungssenkende Anästhetika (Barbiturate, Propofol, Etomidat, Sedativa, DHB) **spezifische Maßnahmen:** • Osmodiuretika (Mannitol, Glycerol) • Liquordrainage • THAM • Lidocain • Dihydroergotamin • Hypertone NaCl-Lösung (?) • Kalziumantagonisten (?) • 21-Aminosteroide (?) • NMDA-Rezeptorantagonisten (?) • neurochirurgische Dekompression

Angestrebte Ziele

- $S_aO_2 > 95\%$
- MAP > 90 mmHg
- Normovolämie
- Normoglykämie (100–150 mg/dl)
- Normothermie
- unter Beatmung $p_aO_2 > 100$ mmHg und p_aCO_2 zwischen 30–35 mmHg
- frühe enterale Ernährung

Unspezifische Maßnahmen

Lagerung
- Oberkörperhochlagerung ($\approx 30°$),
- ▶ Cave: lagerungsbedingten starken MAP-Abfall, ggf. medikamentös anheben;
- keine starke Flexion oder Rotation des Kopfes ($\rightarrow$ Abflußbehinderung)

Normothermie
- der zerebrale O_2-Metabolismus – damit gekoppelt der CBF und das CBV – ist bei febrilen Patienten erhöht. Daher ist eine Normothermie oder gar **milde Hypothermie** 34–36 °C anzustreben $\rightarrow$ thermosensorische Deafferenzierung durch Handschuhe und Fußwickeln kann ggf. Zentralisation aufheben
- die Hypothermietherapie wird nach europäischen Richtlinien als experimentell angesehen, da deren positiven Effekte gegenwärtig noch nicht nachgewiesen sind

Adäquate Analgesie und Sedation
- Schmerz, Unruhe und Angst, sowie Pressen und Husten können den ICP erhöhen. Analgosedierung mit Benzodiazepinen, Opioiden, α_2-Agonisten (führen ebenfalls zur Reduktion des zerebralen Blutflusses um bis zu 40%). Im Gegensatz zu den Hypnotika (Barbiturate, Etomidat, Propofol) kommt es unter den **α_2-Agonisten** (Clonidin, Dexmedetomidin) zu einer **Entkoppelung von CBF und $CMRO_2$**, die $CMRO_2$ bleibt dabei unverändert
- ▶ Cave: Epilepsie-bedingter ICP-Anstieg beim sedierten, beatmeten Patienten (Pupillenerweiterungen mit MAP- und ICP-Anstieg)

Suffiziente Respiration
- Hypoxie und Hypoxämie erhöhen über CBF und CBV-Zunahme den ICP ($p_aO_2 < 50$ mmHg $\rightarrow \uparrow$ CBF)
- Der PAW sollte so niedrig wie möglich gehalten werden. Ein ICP-Anstieg unter PEEP-Beatmung ist meist hämodynamisch und nicht respiratorisch bedingt, und somit zur Verbesserung einer ungenügenden Oxygenation auch bei erhöhtem ICP nicht falsch und muß für jeden Patienten individuell ermittel werden. (effizienter und „sicherer" PEEP)

Moderate kontrollierte Hyperventilation
- optimaler p_aCO_2 32–35 mmHg
- Regulation des CBF über p_aCO_2 ($p_aCO_2\downarrow \rightarrow$ CBF $\downarrow$). Über Hyperventilation bzw. eine Reduktion des p_aCO_2 läßt sich innerhalb von Minuten der ICP effektiv senken
▶ **Cave:** bei einem $p_aCO_2 <$ 25–(30) mmHg muß aufgrund massiver zerebraler Vasokonstriktion mit zerebralen Ischämien gerechnet werden. Die Wirkung ist nur von vorübergehender Dauer (Normalisierung der Hirndurchblutung nach ca. 12–24 h, trotz fortgesetzter Hyperventilation). Bei akuter Reduktion ist ein Rebound möglich

Suffiziente Herz-Kreislauf-Situation
- eine Hypovolämie ist mit Volumengabe und falls indiziert mit vasoaktiven Substanzen zu therapieren, um einen kritischen Abfall des MAP und somit des CBF zu verhindern

Steroide
- haben sich zur Reduktion eines perifokalen und chronischen Ödems und Senkung des ICP **bei Tumoren als erfolgreich** erwiesen, z. B. 6 stdl. 4 mg Dexamethason (Fortecortin). Steroide sind aber **ohne Wirkung auf das akute und diffuse Hirnödem beim SHT** und werden daher nicht empfohlen!

Hypnotika
- **Barbiturate** senken den zerebralen Metabolismus ($CMRO_2$), somit den CBF und auch den ICP. Sie können auch durch zerebrale Vasokonstriktion den ICP direkt beeinflussen. Sie stellen **jedoch keine allgemein anwendbare Therapie** dar und sind wenigen Einzelfällen vorbehalten
- Heutzutage wird auch vermehrt **Propofol** zur ICP-Therapie eingesetzt (EEG-Veränderungen nach Propofol gleichen denen von Thiopental)
Etomidat spielt wegen der Unterdrückung der Steroidsynthese keine Rolle

Vermeidung von
- Hyperglykämie (> 150 mg/dl)
- Ringerlaktat (Hypoosmolarität! → 285–295 mosm/l)

Spezifische Maßnahmen

Osmodiuretika
- Gabe von Mannitol als Bolusinfusion (3–6 × 100–125 ml Osmofundin 15% über 15 min i.v., max. 1,5 g/kg/Tag oder 10 ml/kg/Tag bei 15%iger Lösung)
- Mannitol führt zum osmotischen Wasserentzug hauptsächlich aus ödematösen Hirnanteilen und bewirkt eine Reduktion der Blutviskosität, die wahrscheinlich über eine reflektorische Vasokonstriktion eine Abnahme des CBF und ICP bewirkt. Nach ca. 15 min kommt es zu einem leichten ICP ↑. Der maximale ICP senkende Effekt tritt bei normaler Serumosmolarität nach 30 min ein und hält ca. **2–3 h** an. Bei ausbleibender oder ungenügender Wirkung kann diese Dosierung wiederholt werden.

▶ es muß dabei jedoch auf die Serumosmolarität geachtet werden, die 315–330 mosmol/l nicht überschreiten soll

Liquordrainage
- durch Einlage einer **spinalen Drainage** kann das Liquorvolumen und damit der ICP vermindert werden.
▶ **Cave:** es muß jedoch bei schon bestehendem erhöhtem ICP das **Risiko** einer hierdurch verursachten **Einklemmung** in Erwägung gezogen werden.
  Bei liegendem **intraventrikulärem Katheter** führt das Ablassen von CSF zum sofortigem ICP-Abfall. Dieser Effekt ist nur kurzfristig, kann aber intermittierend oder kontinuierlich erfolgen, besonders bei Liquorabflußstörungen (Shunteinlage)

THAM
- Tris-Hydroxymethyl-Aminomethan-Puffer beeinflußt sowohl die Liquorazidose als auch ein Hirnödem günstig

Lidocain
- ein ICP-Anstieg bei der Intubation kann durch Lidocain verhindert werden. Lidocain (1,5 mg/kg i.v.) führt auch zur Senkung eines erhöhten ICP, vermutlich durch $CMRO_2$-Reduktion

Dihydroergotamin (Dihydergot)
- hat sich über Verminderung des CBV durch Konstriktion der venösen Kapazitätsgefäße zur ICP-Senkung als wirksam erwiesen. Der Effekt kann über die Wirkdauer von Dihydroergotamin hinaus beobachtet werden, was auf eine gleichzeitige Abnahme des Hirnödems schließen läßt

Hypertone NaCl-Lösung
- hat in experimentellen Untersuchungen zur ICP-Senkung geführt, der durch Mannitol nicht oder nicht mehr entsprechend gesenkt werden konnte

Kalziumantagonisten
- bei der aneurysmatischen oder traumatischen Subarachnoidalblutung (SAB) kommte es zu zerebralen Vasospasmen (distal der Blutung evtl. durch Ischämie dilatierter Gefäße) → Nimodipin (1 Amp. à 10 mg auf 50 ml 0,9% NaCl; Dosis: 2 mg/h oder 15–30 µg/kg/h) erweitert die nichtbetroffenen Gefäße und senkt den CPP

N-Methyl-D-Aspartat(NMDA)- Rezeptorantagonisten
- wie z. B. Ketamin führen experimentell zur Reduktion der Infarktgröße nach fokaler Ischämie und Neurotrauma

Bei nichtbeherrschbarem Hirndruck
- forcierte Hyperventilation unter Kontrolle der Oxygenierung (Bulbuskatheter) und ggf. neurochirurgische Dekompression

> **!** Eine ICP-senkende Therapie sollte nur dann durchgeführt werden, wenn
> - ein erhöhter Hirndruck über eine Druckmessung nachgewiesen wurde (> 20–25 mmHg ; mittels Ventrikel- oder intraparenchymale Sonde gemessen. Der ICP ist unter Spontanatmung inspiratorisch am geringsten bzw. unter Beatmung endexspiratorisch!)
> - eine durchgeführte CT-Untersuchung die Zeichen eines Hirndrucks liefert
> - klinische Zeichen eines sich entwickelnden Hirndrucks bestehen (Kopfschmerz, Übelkeit, Erbrechen, Anisokorie bei tentorieller Einklemmung, Atemstillstand bei Foramen-magnum-Einklemmung)

▶ **Anmerkung:** *Neuroprotektion durch Hypothermie*
- Senkung des zerebralen O_2-Verbrauch ($CMRO_2$) durch Erniedrigung der Körperkerntemperatur → milde (36–34 °C), moderate (33–29 °C), tiefe (28–17 °C) Hypothermie führen zur **Reduktion** des **Hirnstoffwechsels** durch Reduktion des Funktions- (60%) und des Strukturstoffwechsels (40%) im Gegensatz zur Thiopentalgabe, die nur den Funktionsstoffwechsel reduziert → Reduktion der zerebralen Durchblutung infolge Reduktion des HZV und Zunahme des zerebralen Widerstandes, der Blutviskosität und des Hkt
- **bei fokalen Insulten** nach zerebralen Ischämien verbessert die **milde** und moderate **Hypothermie** das neurologische Outcome, wobei erstere leicht effektiver sein soll
- die **tiefe** Hypothermie verschlechtert nach **fokalen ischämischen** Insulten die Prognose. Bei **globalen** Ischämien wird durch die Hypothermie das Auftreten von strukturellen zerebralen Veränderungen lediglich verzögert

Wirkungen von Anästhetika auf das ZNS

	zerebraler Blutfluß (CBF)	zerebraler Metabolismus ($CMRO_2$)	intrakranieller Druck (ICP)	direkte zerebrale Vasodilatation
Halothan	↑↑	↓	↑	+
Isofluran	↑	↓↓	± → ↑	+
Lachgas	± → ↑	± → ↑	↑	+
Fentanyl	± → ↓	± → ↓	±	–
Sufentanil	± → ↓	± → ↓	±	–
Thiopental	↓↓	↓↓	↓↓	–
Methohexital	↓↓	↓↓	↓↓	–
Etomidat	↓↓	↓↓	↓↓	–
Propofol	↓↓	↓↓	↓↓	–
Ketamin	↑↑	↑	↑	+
Midazolam	↓	↓	↓	–

- ICP ↓ durch Abnahme des CBF durch alle i.v.-Narkotika, außer Ketamin
- ICP ↑ durch Anstieg des CBF durch alle Inhalationsanästhetika und N_2O dosisabhängig und in unterschiedlichem Ausmaß (hochdosiert heben sie die Autoregulation der Hirndurchblutung auf, unter 1 MAC beeinträchtigen sie diese, am geringsten ausgeprägt bei Isofluran bis 0,8 Vol.-%, bei Enfluran zusätzlich Zunahme des Krampfpotential und Steigerung der Liquorproduktion)
- bei akutem Hirndruck mit Gefahr der Einklemmung (dekompensierter Hirndruck) kein N_2O oder andere Inhalationsanästhetika
- bei kompensiertem Hirndruck (z. B. wache unauffällige Hirntumorpatienten oder nach Entlastung) können N_2O und Isofluran bis 0,8 Vol.-% verwendet werden

Durchführung der Anästhesie bei Kraniotomie

Voruntersuchung und Prämedikation

- bei bewußtseinsgestörten Patienten keine sedierenden Medikamente zur Prämedikation
- bei Patienten mit erhöhtem Hirndruck ist die Prämedikation mit Opioiden kontraindiziert (da Atemdepression → p_aCO_2 ↑ → Anstieg des ICP)
- neurologischen Status unmittelbar vor Einleitung erheben und dokumentieren

Monitoring, Ausstattung

- EKG-Monitoring
- Pulsoxymeter, Kapnometer
- arterielle Blutdruckmessung, insbesondere bei zerebralen Gefäßoperationen, bei denen es zu plötzlichen und ausgedehnten Blutverlusten kommen kann
- ZVK
- Blasenkatheter (Urinausscheidung mind. 0,5–2 ml/kg/h)
- Magensonde
- Temperatursonde, Wärmematte, Blutwärmer

Narkoseeinleitung

- mit Thiopental (Trapanal), evtl. Propofol (Disoprivan), Etomidat (Etomidat-Lipuro)
  Methohexital (→ epileptiforme Veränderungen im EEG) und Ketamin (→ Steigerung des ICP) sollten nicht verwendet werden
- die **Intubation** des voll relaxierten Patienten erfolgt so vorsichtig wie möglich, um Anstiege des MAP (und damit auch des ICP) zu vermeiden (Patient darf weder husten noch pressen, da dies hohe Anstiege des ICP oder eine Einklemmung verursachen kann)

- bes. gute **Tubusfixierung**, da hinterher nicht mehr zugängig. Ebenso darauf achten, daß eine Obstruktion des venösen Rückflusses aus der V. jugularis ausgeschlossen ist

Mögliche Narkosetechniken

- **beim dekompensierten Hirndruck**
  - modifizierte Neuroleptanästhesie (NLA)
  (kein Lachgas, keine Inhalationsanästhetika!)
- **beim kompensierten Hirndruck** (z. B. wache unauffällige Patienten mit Hirntumor)
außerdem
  - balancierte Anästhesie
  (N_2O und Isofluran bis 0,8 Vol.-% können verwendet werden. Isofluran scheint das beste Fluß-Metabolismus-Verhältnis aufzuweisen und wird aus diesem Grund als das volatile Inhalationsanästhetikum der Wahl bei Kraniotomien angesehen)
  - TIVA mit Propofol-Perfusor und Opioid als Bolusgabe oder Perfusor
  - ggf. kontinuierliche Muskelrelaxierung und neuromuskuläres Monitoring

Beatmung

- **kontrollierte Hyperventilation** auf einen p_aO_2 von 30–35 mmHg führt über eine zerebrale Vasokonstriktion zu einer Reduktion des zerebralen Blutvolumens
- die Anwendung von PEEP ist, da hierdurch der ZVD erhöht und somit der CPP erniedrigt wird, zu vermeiden

Sonstiges

- die **intravenöse Volumenzufuhr** wird restriktiv gehandhabt (2 ml/kg/h). Isotone Elektrolytlösung werden als Volumenersatzmittel bevorzugt. Glukoselösungen sollten vermieden werden, da die Blut-Hirn-Schranke für freies Wasser völlig durchlässig ist und eine Hyperglykämie den einer zerebralen Minderperfusion folgenden Reperfusionsschaden verschlimmert. (Ursächlich hierfür soll die bei hohen Glukosespiegel größere Möglichkeit der zerebralen Laktatproduktion während Minderperfusion sein.) Bei BZ > 200 mg% Insulin geben!
- **Diuretika:** Zur Reduzierung des ICP können Schleifendiuretika (z. B. Furosemid 0,3–1 mg/kg) oder osmotisch wirksame Substanzen (z. B. Mannitol 0,5–1,5 g/kg/Tag) gegeben werden. Damit Mannitol seine volle Wirksamkeit entfaltet und Flüssigkeit aus dem Interstitium eliminiert, ist jedoch eine intakte Blut-Hirn-Schranke erforderlich

Postoperativ

- am Ende der Operation sollte man, um eine vollständige neurologische Untersuchung durchführen zu können, **anstreben, den Patienten wach werden zu lassen**. Patienten ohne vollständige Schutzreflexe sollten jedoch nicht extubiert werden. Neurologische Untersuchungen sollten regelmäßig durchgeführt werden
- jede postoperativ auftretende neurologische Verschlechterung ist verdächtig auf das Vorliegen einer intrakraniellen Blutung oder eines intrakraniellen Ödems und ein CT zum Ausschluß behandelbarer Ursachen ist sofort indiziert

Besonderheiten bei speziellen Eingriffen

Hirntumor

- s. Kraniotomie
- vor Duraeröffnung: 20 mg Dexamethason (Fortecortin), sowie 1 ml/kg Mannitol (Osmofundin 15%)
- ▶ Cave: Meningeome sind meist stark vaskularisiert

Aneurysma der Hirngefäße

- s. Kraniotomie
- SAB (subarachnoidal Blutung) → zerebrale Vasospasmen (distal der Blutung durch Ischämie evtl. dilatierte Gefäße)
- Nimodipin (Nimotop) 15–30 µg/kg/h → erweitert die nichtbetroffenen Gefäße und senkt den CPP (enthält 23,7 Vol.-% Ethanol)
- Vermeiden von starken Blutdruckanstiegen, da ↑ Gefahr von erneuter Blutung
- vor Duraeröffnung: kontrollierte Hyperventilation und Osmotherapie
- kurz **vor Clipping kontrollierte Hypotension** (MAP bei Normotonikern auf 65 maximal 50 mmHg senken)
- bei bestehendem Hirndruck ICP nicht zu rasch senken, da Gefahr der Zerreißung von Hirnbrückenvenen

Kontrollierte Hypotension
- **Cave:** Hypertoniker, KHK, hohes Alter
- MAP nicht tiefer als 50–60 mmHg
  (Autoregulation Gehirn: MAP ≈ 50–150 mmHg)
- CPP = nicht unter 35 mmHg
- einschleichend beginnen, so kurz wie möglich und ausschleichend beenden
- mindestens 50% O_2-Anteil
- arterielle BGA, SB-Haushalt überwachen

geeignete Maßnahmen
- Narkose vertiefen: Opioid, Barbiturat, DHB, Benzodiazepin
- Nimodipin-Dosis erhöhen
- Urapidil 25–50 mg i.v.
- Nifedipin-Perfusor (5 mg/50 ml): beginnend mit 6 ml/h; **Cave:** → Gefäßdilatation
- unterstützend: Lagerungsmaßnahmen

▶ **Cave:** Nitroglycerin → Gefäßdilatation bes. venös ($\uparrow$ CBF → $\uparrow$ ICP) → bei intrakraniellen Aneurysmen daher kein Nitroglycerin

Hypophysentumor

- mögliche Symptome: Gesichtsfeldausfälle (Chiasma opticum), Akromegalie, Cushing-Syndrom
- Intubationsprobleme bei Akromegalie möglich (evtl. überlanger Spatel notwendig)
- 150 mg Hydrocortison in Glukose 5% über 24 h
- mögliche Narkosetechniken:
  - modifizierte Neuroleptanästhesie mit postoperativer Überwachung auf Intensivstation und ggf. Nachbeatmung
  - balancierte Anästhesie
- erweitertes Monitoring (Arterie, ZVK, DK, MS, Temperatursonde, großlumiger venöser Zugang)
- bei transsphenoidalem Zugang:
  - Rachentamponade (mit Operateur absprechen)
  - postoperativ: Nasentamponade
- postoperative Extubation, wenn möglich
- postoperative Komplikationen:
  - Diabetes insipidus
  - unzureichende Substitution mit Kortikosteroiden (Schwächegefühl, Tachykardie, RR $\downarrow$, Temp. $\uparrow$)

Shunt-Op.

- meist Patienten mit erhöhtem Hirndruck (subdurale oder epidurale Hämatome, Hydrozephalus, Shuntinsuffizienz, …)
- bei VA-Shunt (ventrikuloatrialer Shunt) → intraop. Überprüfung der Shuntlage mittels Alpha-Kard
- bei VP-Shunt (ventrikuloperitonealer Shunt) → Eröffnung des Peritoneums
- mögliche Narkosetechniken (ohne N_2O!):
  - TIVA mit Propofol- und Alfentanil-/Remifentanil-Perfusor
  - balancierte Anästhesie
  - postoperative Extubation zur neurologischen Beurteilung angestrebt

Rückenmark-/Wirbelsäulen-Op.

Bandscheiben-Op. (Laminektomie)

- spezielle Lagerungen (Bauchlage/Häschenstellung, Concorde, sitzende Position)
- mögliche Narkosetechniken:
  - balancierte Anästhesie
  - TIVA mit Propofol- und Alfentanil-/Remifentanil-Perfusor

Ventrale Fusion (Cloward-Op.)

- bei mechanisch bedingten medullären Syndromen der Wirbelsäule → ventrale fixierende „Verblockung" der Halswirbelsäule durch Knochenspan (meist Beckenkamm)
- mögliche Narkosetechniken:
  - balancierte Anästhesie
  - TIVA mit Propofol- und Alfentanil-/Remifentanil-Perfusor

Spaltbildungen der Wirbelsäule

- meist Neugeborene innerhalb der ersten 24 h
- kombinierte Mißbildung der Wirbelsäule und des spinalen Nervensystems in unterschiedlicher Ausprägung:
  - Spina bifida (offener Wirbelbogen, Rückenmark und -häute unauffällig)
  - Meningozele (Ausstülpung der Rückenmarkhäute bei offenem Wirbelbogen, Rückenmark und Wurzel normal)
  - Meningomyelozele (sackartige Ausstülpung der Rückenmarkhäute, pathologische Rückenmarkanteile und Wurzeln im Bereich der offenen Wirbelbögen mit unvollständiger Überhäutung)
  - Myelozele (wie Meningomyelozele ohne Überhäutung) häufig mit Hydrozephalus
- mögliche Narkosetechniken:
  - balancierte Anästhesie
  - modifizierte NLA mit postop. Nachbeatmung auf Intensivstation

Akute traumatische Wirbelsäulenverletzung mit Querschnitt (Rückenmarktrauma)

- **Cave:** instabile WS-Fraktur (bes. HWS)
- bei HWS-Fraktur: geringe bis keine Beugung im HWS-Bereich (Kopf darf nur sehr wenig gebeugt od. gestreckt werden), ggf. bronchoskopische Intubation
- **Cave:** Succinylcholin ab 1. Woche bis 6 Monate (→ Hyperkaliämie)
- Störungen der Atem- und Kreislauffunktion

- bei akutem hohem Querschnitt: Gefahr von Bradykardien u. starken RR-Abfall durch Sympathikolyse
- positiver Effekt nur von **Methylprednisolon** beim Rückenmarktrauma nachgewiesen (**keine** anderen Glukokortikoide!)
- nach dem NASCI II Schema bei traumatischen Rückenmarkverletzungen: Methylprednisolon (Urbason) 30 mg/kg als Bolus innerhalb 8 h nach Trauma, anschließend 5,4 mg/kg über 23 h führt zu geringerer Rekonvaleszenz- bzw. Rehabilitationsdauer, jedoch auch zu einer längeren Beatmungsdauer und höherer Pneumonierate (NASCI III Studie läuft gegenwärtig → Glukokortikoidgabe für 48 h)

Janetta-Op.

- bei Trigeminusneuralgie (Tic douloureux)
  → vaskuläre Dekompression der A. cerebelli superior
- mögliche Narkosetechniken:
  - balancierte Anästhesie
  - TIVA mit Propofol- und Alfentanil-/Remifentanil-Perfusor

Sitzende Position

- für Eingriffe bei infratentoriellen Läsionen (z. B. Kleinhirn) und posteriorer Zugang zum Zervikalmark
- ↑ Gefahr der **Luftembolie** (Inzidenz: venöse LE ≈ 30%, paradox venöse (arterielle) ≈ 10%)

Symptome der Luftembolie
- $p_{et}CO_2$ ↓↓, Tachykardie, Arrhythmien, RR ↓, art. Hypoxämie, HZV ↓, PAP ↑

Monitoring
- **präkordialer Doppler** (re. Vorhof, 3.–4. ICR rechts) Änderung vom üblichen zu einem donnernden Geräusch, ab 0,01 ml Luft/kg
- $p_{et}CO_2$-Messung (**plötzl.** ↓ bei Luftembolie), ab 0,5–1 ml Luft/kg
- **TEE**
- deutl. **ZVD** ↑ bei kontinuierlicher Messung
- plötzlicher **PAP** ↑ (bei liegendem PAK)
- im **EKG** können eine rechtsventrikuläre Belastung und Arrhythmien auftreten
- typisches **Mühlradgeräusch** mittels ösophagealem oder präkordialem Stethoskop, erst ab 1,5–4,0 ml Luft/kg

Prophylaxe
- ZVD: 8 mmHg anstreben
- PEEP: ≈ 2–6 mbar
  Cave: bei offenem Foramen ovale (≈ 10–30% der Erw.) arterielle Luftembolie möglich

- ZVK in Vorhof (α-Kard) legen mit Vakuum oder Perfusorspritze zum Luft absaugen
- evtl. N$_2$O-freie Narkose, da Lachgas das Volumen bei einer Luftembolie vergrößern würde

Therapie
- Verschluß der offenen Venen (Op.-Gebiet evtl. mit Kochsalzlösung auffüllen)
- Zufuhr von Lachgas beenden und F$_I$O$_2$ auf 1,0 erhöhen
- beidseitige Jugulariskompression behindert den venösen Abfluß und vermeidet somit eine weitere intravasale Luftaufnahme
- **Luft** kann häufig **über einen liegenden ZVK** aspiriert werden
- Linksseitenlage mit gleichzeitiger Kopftieflage kann einen großen Luftembolus daran hindern, vom rechten Ventrikel in die Pulmonalarterie zu wandern (Durant-Manöver)
- Medikamente zur **Stützung des kardiovaskulären Systems,** falls notwendig
- ggf. kardiopulmonale Reanimation

▶ präoperativer Ausschluß eines offenen Foramen ovale → paradoxe Emboliegefahr!

Schädel-Hirn-Trauma (SHT)

Definition

Störung der funktionellen und strukturellen Integrität des Gehirns durch äußere Gewalteinwirkung

Einteilungen

A. **offenes SHT** (alle Verletzungen mit Duraeröffnung)
B. **geschlossenes SHT** (Dura unverletzt)

und/oder

Leichtes SHT	Bewußtlosigkeit und Bewußtseinseintrübung **bis zu 1 h**, völlige Wiederherstellung (**GCS >12 Pkt.**)
Mittelschweres SHT	Bewußtlosigkeit und Bewußtseinseintrübung **bis zu 24 h** (**GCS 9–12 Pkt.**)
Schweres SHT	Bewußtlosigkeit und Bewußtseinseintrübung **> 24 h** oder **> 6 h mit Hirnstammläsion** (**GCS < 8 Pkt.**)

weitere Einteilungen:

Grad I (Commotio cerebri)	keine Substanzschäden des Gehirns, kurze Bewußtlosigkeit, neurologische Ausfälle können vorhanden sein, klingen jedoch innerhalb 4 Tage ab
Grad II (leichte Contusio cerebri)	Substanzschäden des Gehirns, Bewußtlosigkeit bis zu 1 Stunde, neurologische Ausfälle können bis zu 3 Wochen nachweisbar sein
Grad III (schwere Contusio cerebri)	Substanzschäden des Gehirns, Bewußtlosigkeit meist Tage bis Wochen, neurologische Ausfälle länger als 3 Wochen und bilden sich nur langsam, teilweise od. nicht zurück

Komaeinteilung nach der World Foundation of NeuroSurgery (WFNS, 1976)

Koma I	Bewußtlosigkeit ohne weitere zentrale neurologische Störungen
Koma II	dazu Anisokorie und/oder Paresen
Koma III	dazu Strecksynergismen
Koma IV	Pupillen weit, reaktionslos, Extremitäten schlaff, Spontanatmung kann vorhanden sein

Glasgow Coma Scale (GCS)

Augen öffnen	Punkte
spontan	4
auf Ansprache	3
auf Schmerzreiz	2
nicht	1
Beste motorische Antwort (Extremitäten der besseren Seite)	**Punkte**
befolgt Aufforderungen	6
gezielte Abwehr	5
Wegziehen	4
pathologische Beugung	3
Strecken	2
keine	1
Beste verbale Antwort (beim Intubierten schätzen)	**Punkte**
orientiert	5
verwirrt	4
Wortsalat	3
unverständliche Laute	2
keine	1
Summe (maximal 15 Punkte, minimal 3 Punkte)	

Mortalität

in den letzten 20 Jahren deutlich fallende Mortalität bei gleichzeitig geringeren neurologischen Residuen → durch verbessertes präklinisches Managment

Jahr	1977	1991	1999
Mortalität	52%	36%	14%

▶ wichtig für die Prognose des Patienten ist eine effektive präklinische und frühe intrahospitale Therapie! (golden hour)
▶ Patienten mit weiten lichtstarren und therapierefraktären Pupillen (> 30-60 min) mit einer Glasgow Coma Scale < 3 haben eine infauste Prognose. Ebenso Patienten mit im CCT nachgewiesener Mittellinienverlagerung > 2 cm und Kompression der basalen Zisternen.

Pathophysiologie

- ICP ↑ → CBF ↓
  weitere Abnahme des CBF durch die traumatisch-hämorrhagische Hypotension, sowie durch eine zentralnervöse Blutdruckregulationsstörung (neurogener Schock) möglich → **hypotensive Phasen verschlechtern die Prognose des SHT-Patienten**
  - kritischer Wert für zerebrale Perfusion: 18 ml/min/100 g Gewebe → unterhalb dieses Wertes ist ATP-Gehalt des Gehirn nahezu null, Abfall der O_2-Ausschöpfung bzw. der O_2-Aufnahme → daher jugularvenöse O_2-Sättigung ($S_{vj}O_2$)↑
- **zerebrale Oxygenierungsstörung** infolge **Hypoventilation** mit sekundärer Hypoxämie (Störung des Atemzentrums bei Hirnstammschädigung) oder infolge eines **neurogenen Lungenödems** (selten, nur ca. 1% der SHT; wahrscheinlich über Stimulation von α-Rezeptoren der Lungenvenen vermittelt)

Symptome
- ggf. Frakturen der Schädelkalotte (Impressionen, Blut aus den äußeren Gehörgang, Liquor aus der Nase)

durch erhöhten Hirndruck
- Kopfschmerzen, Übelkeit und Erbrechen im Schwall
- zunehmende Vigilanzstörung
- Hypertension und Bradykardie (Cushing Reflex)
- Pupillenanomalie (Dilation auf der Läsionsseite)

durch Hirnstammkompression
- Hypotension, tiefes Koma, Bewußtlosigkeit, Streckstellung der Extremitäten, max. Pupillenverengung oder träge Lichtreaktion
- später: Atemstörung (Maschinenatmung, Cheyne-Stokes-Atmung), zunehmende Pupillenerweiterung, Aufhebung der Schmerzreaktion, Versagen von Atmung u. Kreislauf (durch Einklemmung)

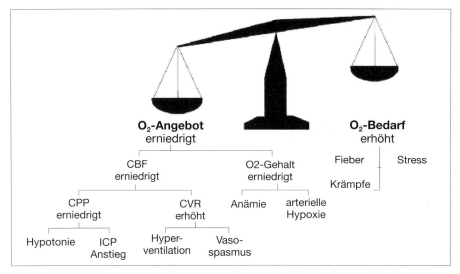

Abb. 21.3. Ursachen der zerebralen Hypoxie (*CBF* Hirndurchblutung, *CPP* zerebraler Perfusionsdruck, *CVR* zerebraler Gefäßwiderstand, *ICP* intrakranieller Druck)

Therapieziel

Verhinderung von Sekundärschäden aufgrund eines erhöhten zerebralen Sauerstoffbedarfs oder reduziertem Sauerstoffangebot

Therapiekonzepte

- das sogenannte **Lund-Konzept** mit dem Ziel, das posttraumatische vasogene Hirnödem zu limitieren durch eine Reduktion des mittleren arteriellen Blutdrucks als treibende Kraft → Gabe von β_1-Antagonisten und α_2-Agonisten → das Konzept ist in Mitteleuropa umstritten!
- **CPP-Konzept** nach **Rosner** mit Erhöhung des MAP ggf. mittels Katecholamin- (Noradrenalin und ggf. Dobutam) oder Flüssigkeitstherapie (am besten mittels HAES) mit dem Ziel **CPP über 70 mmHg** → bei intakter Autoregulation kommt es zu einem Abfall des ICP und somit zur weiteren Verbesserung des CPP

Präklinische Maßnahmen

- **frühzeitige Intubation und Beatmung** aller Patienten mit einer GCS < 8 bzw. von Patienten, bei denen eine rasche respiratorische Verschlechterung befürchtet werden muß (schwere Mittelgesichtsverletzung, hoher Querschnitt). Bei der Intubation nur diskrete Reklination (**Cave: 10% haben begleitende HWS-Verletzungen!**)(Normo- oder mäßige Hyperventilation (AMV: 100–120 ml/kg, p_aCO_2

35–38 mmHg). Eine Hyperventilation mit p_aCO_2 von 30–35 mmHg in Sinne einer Hirndruckprophylaxe sollte nicht mehr durchgeführt werden, allenfalls **milde** kontrollierte Hyperventilation, p_{AW} so niedrig wie möglich halten

> **! Cave:** Intubationsprobleme bei Gesichtsverletzungen, HWS-Fraktur

- **Schockbekämpfung** (ausreichend venöse Zugänge legen, adäquate Volumen- und ggf. Katecholamintherapie → angestrebter systolischer Blutdruckwert ≈ 140 mmHg bzw. **MAP > 90-100 mmHg** für Outcome entscheidend
  Cave: Überwässerung mit ICP ↑
  bei Anisokorie ggf. Kurzinfusion von Mannit (s. unten)

Maßnahmen zur Hirndrucksenkung in der Klinik

- **Sedierung** des beatmeten Patienten und notfalls Muskelrelaxierung ($CMRO_2$ ↓ → CBF↓)
- ca. **30 ° Oberkörperhochlagerung** mit Kopf in Mittellage
- Normo- oder **mäßige Hyperventilation**
- **Mannitol** (0,25–1,0 g/kg über 10–15 min, 3- bis 4mal/Tag) → kurzzeitiger ICP ↑
- ggf. **Liquordrainage** über intraventrikuläre Drucksonde bei registriertem Hirndruck (ICP > 20-25 mmHg)
  ▶ ICP-Werte > 20 mmHg, die länger als 5 min anhalten, führen zu einer Verschlechterung des neurologischen Outcome!

Bei Ineffektivität der oben genannten Maßnahmen:
- **forcierte** Hyperventilation (p_aCO_2 30–35 mmHg) → Änderungen des p_aCO_2 um 1 mmHg führt zu Veränderungen des CBF um 2–4%
  Cave: Vermeidung von p_aCO_2- Werten < 28 mmHg → Gefahr der zerebralen Ischämie bzw. Verbreiterung der Penumbrazone!
- Anheben des arteriellen Blutdrucks (**MAP > 90-100 mmHg bzw. CPP > 70 mmHg**)
  → Gabe von Noradrenalin und/oder Dobutrex,
  Gabe von isotonen Kristalloiden oder 2–4 ml/kg hypertoner 7,5%iger Kochsalzlösung bei sehr niedrigen ZVD (z. B. 6% HES 200/0,60-0,66 in 7,5% Kochsalzlösung [Hyperhes der Firma Fresenius-Kabi Austria]) → z. Z. nicht offiziell zugelassen zur Hirndrucktherapie
- hochdosierte Barbituratgabe (initialer Bolus von 1,5 g Thiopental oder 10 g Pentobarbital)
- neurochirurgische dekompressive Kraniotomie
- milde Hypothermie (34–36 °C) durch Oberflächenkühlung → zerebraler O_2-Verbrauch und Freisetzung von toxischen Neurotransmitter ↓
  ▶ nach neueren Erkenntnissen profitieren nur Patienten mit einer GCS von 5–8 von der milden Hypothermie
- Gabe von THAM 1 mval/kg
- Kortikosteroide obsolet (Wirkung beim Tumorödem gesichert)

Merke:
Vermeide
- Hypoventilation mit Hyperkapnie
- Hyperventilation mit $p_aCO_2 < 30$ mmHg → zerebrale Vasokonstriktion! (1 mmHg p_aCO_2-Erniedrigung → Abnahme der CBF um 3–4%)
- Pressen und Husten
- Hyperglykämie (> 200 mg/dl)
- Hyperthermie und Kältezittern (am besten milde Hypothermie 34–36 °C)
- Ringerlaktat (Hypoosmolarität! → 285–295 mosm/l)

22 Anästhesie in der Thoraxchirurgie

Historie

1904 Sauerbruch entwickelt seine Unterdruckkammer
1940 Einführung der endotrachealen Überdruckbeatmung durch Crafoord
1949 Einführung des Doppellumentubus mit Karinasporn durch Carlens
1962 Einführung des heute am meist verwendeten Doppellumentubus nach Robertshaw

Prämedikationsvisite

- Ziel der präoperativen Visite sollte insbesondere die Beurteilung des Ausmaßes und des Schweregrades vorbestehender kardiopulmonaler Erkrankungen sein

Anamnese

Dabei stellt sich v. a. die Frage nach folgenden Symptomen:
- **Dyspnoe** (bei welcher Belastung?)
- **Husten** (wie sieht das Sputum aus?, liegt eine Sputumkultur vor?)
- **Rauchen** (tägliche Menge?)

Körperliche Untersuchung

- respiratorisches System
  - Zyanose
  - Atemfrequenz und -muster (obstruktiv oder restriktiv)
  - Rasselgeräusche (feucht, trocken)

- kardiovaskuläres System
  - Zeichen einer pulmonalvaskulären Hypertension

Standarduntersuchungen

- **EKG** (Zeichen der Rechtsherzbelastung)
- **Thoraxröntgen** (Trachea- und Hauptbronchusverlauf, Atelektasen, Ergüsse)
- **arterielle BGA** (blue bloater – pink puffer)
- **Lungenfunktion** (Aussage über die Resektabilität)
- Ventilations-, Perfusionsszintigramm

Grenzwerte der Lungenfunktion für allgemeinchirurgische Eingriffe, die auf erhöhte Morbititäts- und Mortalitätsrisiken hinweisen

- Vitalkapazität (**VC**) < 50% des Sollwertes oder < 2 l (für einen effektiven Hustenstoß sollte die VC mind. **3mal so groß** wie das Tidalvolumen (V_T) sein)
- forcierte Einsekundenkapazität (**FEV$_1$**) < 50% bzw. < 2 l. Die relative Einsekundenkapazität (**FEV$_1$/FVC in %**) ist normal bei restriktiven (beide sind niedriger) und kleiner bei obstruktiven (FEV$_1$ ist kleiner) Lungenerkrankungen
- Atemgrenzwert (AGW) < 50% des Sollwertes oder < 50 l/min (normal 125 l/min)
- Diffusionskapazität der Lunge für CO (DL$_{CO}$) < 50% des Sollwertes
- Verhältnis Residualvolumen zu totaler Lungenkapazität (RV/TLC) > 50%
- arterieller pCO$_2$ > 46 mmHg und pO$_2$ < 50 mmHg

Präoperative Funktionsdiagnostik bei thoraxchirurgischen Eingriffen

- der Standard präoperativer pulmonaler Funktionsdiagnostik besteht im Wesentlichen aus der Spirometrie: mit den Parametern VC, FVC, FEV$_1$, FEV$_1$/VC
- bei pulmonalen Eingriffen ist das folgende Flußdiagramm allgemein anerkannt

Flußdiagramm zur Beurteilung der Operabilität bei pulmonalen Eingriffen

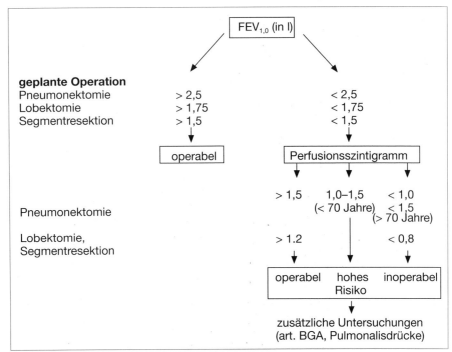

(Deutsche Gesellschaft für Pneumologie und Deutsche Gesellschaft für Herz- und Thoraxchirurgie)

- werden die angegebenen Grenzwerte für die **absolute FEV₁** eingehalten, liegt die postoperative 30-Tage-Mortalität < 5%, es ist funktionelle Operabilität gegeben
- werden diese Grenzwerte unterschritten, muß mit Hilfe der **Perfusionsszintigraphie** die **prognostische FEV₁** bestimmt werden
- die prognostische FEV₁, v. a. wenn die Relation zum altersabhängigen Soll hergestellt wird, gilt als der **Parameter mit der höchsten prädiktiven Kraft**
- je nach zugrundeliegendem Untersuchungsverfahren fallen die Werte für die prognostische FEV₁ zu hoch (Ventilationsszintigraphie) oder zu niedrig (Perfusionsszintigraphie) aus, auch kann die Untergrenze von 0,8–1,0 l nicht mehr als absolut angesehen werden, deshalb sind bei Risikopatienten zusätzliche Untersuchungen notwendig
- statt der absoluten FEV₁-Werte sollten besser die körpergewichtsbezogenen Relativwerte verwendet werden
▶ Wichtig:
  - präoperative Xenon-Szintigraphie vor Pneumonektomie, Lobektomie → Ausschluß der Entfernung von brauchbarem oder benötigtem Lungengewebe!

Zusätzliche Untersuchungsverfahren bei Risikopatienten

Untersuchung des pulmonalen Gaswechsels

Globalinsuffizienz (arterielle Hypoxämie und Hyperkapnie)	inoperabel
Partialinsuffizienz in Ruhe	
• p_aO_2 < 55 mmHg	inoperabel
• p_aO_2 = 56–65 mmHg	
– p_aO_2-Anstieg bei Belastung (geringe V_A/Q-Inhomogenität)	operabel
– p_aO_2-Abfall bei Belastung	
– hoher Q_s/Q_t-Anteil in Op.-Region	operabel
– niedriger p_vO_2 in Ruhe und bei Belastung	inoperabel (bei Besserung der kardialen Funktion: bedingt operabel)
– hohe V_A/Q-Inhomogenität	inoperabel
– niedrige DL_{CO}	inoperabel
• p_aO_2 ≥ 66 mmHg, jedoch unter der Altersnorm	operabel (auch bei mäßigem Abfall unter Belastung)
Partialinsuffizienz in Ruhe „Übergang" in Globalinsuffizienz (pCO_2-Anstieg) **unter Belastung**	inoperabel (Cave: Fehlinterpretation: pCO_2-Messung nur im Steady state der Belastung)

V_A/Q = Ventilations-Perfusions-Verhältnis, Q_s/Q_t = pulmonaler Shunt, DL_{CO} = Diffusionskapazität der Lunge für CO

- 3 Kriterien dienen der weiteren Differenzierung der Operabilität bei Patienten mit vorbestehender Partialinsuffizienz:
  a) körperliche Belastung
  b) Messung des pulmonalen Shunts (Q_s/Q_t):
     der **Nachweis eines pulmonalen Shunts** (Q_s/Q_t) erfolgt unter $F_IO_2 = 1,0 \rightarrow$ der p_aO_2 sollte > 400 mmHg liegen
  c) Bestimmung der Diffusionskapazität:
     die Diffusionskapazität der Lunge für CO (DL_{CO}) kann als Maß für die Güte des pulmonalen Gaswechsels gelten; Ventilations-/Perfusions-(V_A/Q) Inhomogenitäten gehen ebenfalls mit ein. Die DL_{CO} sollte > 81% des altersbezogenen Solls sein

Untersuchung der pulmonalen Hämodynamik und O_2-Aufnahme (VO_2)

Parameter	Meßwert	30-Tage-Mortalität nach Pneumonektomie
mittlerer PAP unter Belastung	≤ 40 mmHg > 40 mmHg	< 10% 17%
PVR unter Belastung	≤ 190 dyn × s × cm^{-5}	< 10%
mittlerer PAP unter unilateraler Ballonokklusion	≤ 30 mmHg > 30 mmHg (p_aO_2 < 55 mmHg?)	< 10% 27%
VO_2 max.	< 15 ml/kg/min 15–20 ml/kg/min > 20 ml/kg/min	hohes Risiko 10–18% 10%

- die absoluten Werte der hämodynamischen Parameter liefern keine geeignete Aussage, **erst das Verhalten unter Belastung gibt verwertbare Aufschlüsse**
- Pumpinsuffizienz des Herzens und nichteinstellbare höhergradige Rhythmusstörungen bedeuten Inoperabilität
- Einfluß der KHK, arterielle Hypertonie, erhöhter PAP, Verminderung der links-, wie rechtsventrikulären Ejektionsfraktion oder Erhöhung der enddiastolischen Volumina auf den perioperativen Verlauf sind bisher nur qualitativ erarbeitet
- die Messung der maximalen oder der symptomlimitierten submaximalen O_2-Aufnahme (VO_2 max.) besitzt vielleicht sogar noch einen höheren prädiktiven Wert bezüglich postoperativer Komplikationen und der 30-Tage-Mortalität als die prognostische FEV_1. Erklären liese sich dies sehr leicht dadurch, daß die kardiale Funktion in bedeutendem Maße Einfluß auf das organbezogene O_2-Angebot hat und damit eine Intergration von pulmonalen und kardialen Faktoren in der präoperativen Risikoerfassung bietet

Präoperative Vorbereitung

Folgende Risikofaktoren sollten präoperativ verbessert werden:

- Rauchverbot: Carboxyhämoglobin fällt in 48 h ab, die Verbesserung der Ziliarfunktion und Verminderung der Sputumproduktion erfordert 8–12 Wochen Abstinenz
- bronchiale Sekretion
- Therapie von Atemwegsinfektionen
- Verbesserung der Lungenfunktion nach Gabe von Bronchodilatatoren > 15% ist eine Indikation für eine kontinuierliche präoperative Bronchospasmolyse

Intraoperatives Monitoring

- **Pulsoxymetrie**
- **Kapnometrie**
- **arterielle Druckmessung** am „unten liegenden Arm" vor Einleitung der Narkose erlaubt häufige Blutgasanalysen zur Verifikation der Kapnometrie und Pulsoxymetrie und kontinuierliches Blutdruckmonitoring. Die rechte A. radialis weist auf eine Kompression des Truncus brachiocephalicus („innominate artery") hin. Ausgangs-BGA nicht vergessen!
- ZVK auf der zur Thorakotomie ipsilateralen Seite, reicht bei guter Ventrikelfunktion
- evtl. PAK (die Genauigkeit der Messung hängt von der Katheterposition ab)
- evtl. TEE
- **Magensonde, Blasenkatheter**
- **Temperatursonde** (rektal, nasopharyngeal)

Doppellumentubi

Carlens-Tubus	historischer **links**seitiger Tubus **mit Karinasporn**
White-Tubus	**rechts**seitiger Tubus **mit Karinasporn** (Öffnung am Cuff für rechten Oberlappen)
Robertshaw-Tubus	**links-** oder **rechts**seitiger Tubus **ohne Karinasporn**, mit schlitzförmiger Öffnung im distalen Cuff zur Belüftung des rechten Oberlappens, der **endobronchiale Cuff** und der zugehörige Ballon sind **blau** 3 Größen: klein, mittel, groß (ID = 8,0; 9,5; 11 mm)
Mallinckrodt (Bronchocath)-Tubus bzw. Rüsch-Doppellumentubus	**links-** oder **rechts**seitiger Tubus **ohne Karinasporn**, mit schrägverlaufenden **blauen** Cuff und **distaler** Öffnung zur Ventilation des rechten Oberlappens Größen: 35, 37–39 Ch für Frauen, 39 und 41 Ch für Männer Rüsch-Doppellumentubus ab CH **26**; Mallinckroth Bronchocath ab CH **28** erhältlich
Sheridan-I - Tubus	mit zweiteiligen endobronchialen Cuff und großer dazwischenliegender Öffnung
Bronchusblocker (Univent)	**Singlelumentubus** mit dünnem **Seitenkanal,** durch den ein Katheter mit Bronchusblockmanschette geführt werden kann (Tubus mit 6,0–9,0 mm ID) **Vorteile:** nach Op. kein Tubuswechsel notwendig, geringe Kosten, auch für kleine Lumen (ab 20 Ch) anwendbar **Nachteile:** fehlende Absaug- u. Beatmungsmöglichkeit distal des Blockers, unbedingte fiberoptische Lagekontrolle notwendig, leichtes Verrutschen + z. B. mögliche Kontamination der gesunden Lunge bei Abszeß möglich

Spezielle Anästhesie

Indikationen für Doppellumentubus (DLT)

Absolute Indikationen	• **Schutz der gesunden Lunge vor Kontamination**
	  – intrapulmonale Abszesse und Brochiektasien
	  – massive Hämorrhagien
	• **Beherrschung einseitiger Ventilationsprobleme**
	  – bronchopleurale Fistel
	  – große einseitige Lungenzyste oder Bulla
	  – tracheobronchiale Verletzungen
	  – Op. am Bronchus oder Trachea, Lungentransplantation
	• **einseitige bronchoalveoläre Lavage**
	  – pulmonale alveoläre Proteinose

Relative Indikationen – hohe Priorität – (aus chirurg. Sicht)	• **thorakale Gefäß- und Ösophaguschirurgie** (thorakales Aortenaneurysma) • **Lungeneingriffe** (Pneumonektomie, Oberlappenresektion)
Relative Indikationen – niedrige Priorität – (aus chirurg./ anästhesiolog. Sicht)	• Mittel- oder Unterlappenresektion bzw. Segmentresektion • Thorakoskopie • Eingriffe an der thorakalen Wirbelsäule • Training und Ausbildung

▶ wesentlicher Nachteil der Doppellumentubi:
durch einzelne Lumina können nur Fiberoptikbronchoskope mit Außendurchmesser von max. 4,0 mm eingeführt werden, somit kann kaum zähes Sekret oder Blutkoagel abgesaugt werden

Doppellumenintubation (praktisches Vorgehen)

Durchführung der Doppellumenintubation
- 1 Amp. Glykopyrronium (Robinul) oder Atropin vorab i.v.
- arterielle Kanüle in Lokalanästhesie und Ausgangs-BGA
- Präoxigenierung
- normale Einleitung
- Intubation:
  – erst blaues (endobronchiales) Ende nach oben
  – beim Passieren der Zähne auf Beschädigung des Cuffs achten
  – nach Passage der Stimmbänder mit der Tubusspitze:
    – Entfernung des Führungstabes und Drehung um 90° nach der Seite des zu intubierenden Hauptbronchus
    – Vorschieben bis zum Auftreten eines mäßigen Widerstandes, entsprechend einer intrabronchialen Lage des distalen Tubusende
  – nach Blocken des trachealen Cuffs und Anschluß des Y-Konnektors folgt die Auskultation

> **Merke:**
> Ein linksseitiger Doppellumentubus ist leichter zu plazieren als ein rechtsseitiger (Länge Hauptbronchus links: ≈ 4–4,5 cm; rechts ≈ 1–2,5 cm) und weniger anfällig für Dislokationen. Durch bronchoskopische Intubation ist jedoch auch ein rechtsseitiger Tubus sicher zu plazieren, daher immer bronchialer Teil weg von Op.-Seite, außer bei Empyem

▶ Aufgrund der zunehmenden Verfügbarkeit von Bronchoskopen mit geringem Durchmesser (< 5,0 mm) sollte die Plazierung eines Doppellumentubus (DLT) zur Vermeidung von Komplikationen (z. B. Bronchusruptur, Fehlplazierung) heutzutage **nur** unter bronchoskopischer Führung bzw. Kontrolle erfolgen! Hierdurch kann weiterhin ein verkürzter (<1,0 cm) Hauptbronchus (bei 1 von 6 Patienten) oder ein Abgang des rechten OL aus der Trachea (Bronchus trachealis bei 1 von 250 Patienten), was eine Kontraindikation für den Einsatz eines rechtsseitigen DLT darstellt, frühzeitig erkannt werden.

Auskultationsmanöver zur Verifikation der korrekten Tubuslage
- Blocken des trachealen Cuffs → Ventilation seitengleich?
- Blocken des bronchialen Cuffs → bei weiterhin seitengleicher Ventilation → (ca. 2 ml)   Anzeichen, daß der bronchiale Cuff nicht die gegenüberliegende Seite verlegt
- selektives Abklemmen beider → nur eine Seite ventiliert → Korrekte endo- Seiten nacheinander   bronchiale Seitenlokalisation
- Fixierung des Tubus
- bronchoskopische Lagekontrolle → spätestens nach der Lagerung auf dem Op.-Tisch muß die Tubuslage noch einmal bronchoskopisch überprüft werden!

Bronchoskopie zur Sicherung der korrekten Tubuslage

Linksseitiger Doppellumentubus	• über das tracheale Lumen muß die Karina und gerade darunter der obere Anteil des blauen endobronchialen Cuffs sichtbar sein • über das bronchiale Lumen muß der linke Oberlappenbronchus (ca. 5 cm ab Karina) identifiziert werden
Rechtsseitiger Doppellumentubus	• über das tracheale Lumen muß die Karina gesehen werden • über das bronchiale Lumen muß der rechte Oberlappenbronchus, der 1–1,5 cm nach der Karina kommt, identifiziert werden

> **Merke:**
> - erneute mehrfache Auskultation, besonders nach Seitlagerung im OP
> - ebenso erneute bronchoskopische Lagekontrolle nach Lagerung
>   - das Bronchoskop sollte während der gesamten Op. zur Verfügung stehen
>   - BGA nach Seitlagerung – spätestens nach Kollaps der obenliegenden Lunge

Besonderheiten der Seitlagerung

- die Lagerung erfolgt abhängig vom operativen Zugang:
  anteriorer Zugang in Rückenlage, anterolateraler Zugang in Halbseitenlage oder posterolateraler Zugang in Seitenlage

Lageabhängige Lungenperfusion
(in % von der Gesamtlungenperfusion)

	Stehen und Liegen	Linksseitenlage	Rechtsseitenlage
rechte Lunge	≈ 55%	≈ 45%	≈ 65%
linke Lunge	≈ 45%	≈ 55%	≈ 35%

d. h. die **nichtabhängige Lunge** bekommt durchschnittlich ≈ 40%,
die **abhängige Lunge** durchschnittlich ≈ 60% der Gesamtperfusion.
Bei Seitenlagerung wird die Perfusion der unten liegenden Lunge um ≈ 10% gesteigert!

- die abhängige Lunge ist überperfundiert und minderventiliert (die obenliegende Lunge wird bei IPPV stärker gebläht) → Atelektasenbildung in der unteren Lunge begünstigt (+ Tendenz zur Flüssigkeitstranssudation und Ödembildung) Therapie s. unten
- Re-li-Shunt ≈ 10%, bei Thoraxeröffnung ≈ bis 20%, p_aO_2 ≈ 400 mmHg

Die Verteilung der Perfusion erfolgt in Abhängigkeit von Teilwiderständen
(R1 = Widerstand nichtabhängiger Lunge, R2 = Widerstand abhängiger Lunge)

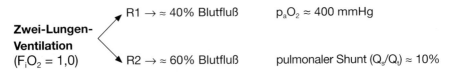

Zwei-Lungen-Ventilation ($F_iO_2 = 1{,}0$)
- R1 → ≈ 40% Blutfluß p_aO_2 ≈ 400 mmHg
- R2 → ≈ 60% Blutfluß   pulmonaler Shunt (Q_s/Q_t) ≈ 10%

Ein-Lungen-Ventilation

Pathophysiologie der Ein-Lungen-Ventilation

- Ein-Lungen-Ventilation führt unweigerlich zu ↑ intrapulmonalem Re-li-Shunt (das gesamte Blut der nichtbeatmeten Lunge fließt unaufgesättigt zum linken Herzen) zurück → p_aO_2 ↓ → Hypoxie (sehr variabel), CO_2 Elimination meist ungestört
- Halbierung der Alveolarfläche mit konsekutiven p_aO_2-Abfall, der wiederum abhängig ist von
  - **venöser Beimischung** aus perfundierter, aber nichtventilierter Lunge
  - **Effizienz des Gasaustausches der ventilierten Lunge**, sowie dem
  - **HZV**

- 50% nichtventilierter Lungenanteil ergibt rein rechnerisch einen p_aO_2 von 50 mmHg und einen pulmonalen Shunt (Q_s/Q_t) von ≈ 40–50%
- die hypoxische pulmonale Vasokonstriktion (s. unten) ist in der Lage, den Blutfluß nichtventilierter Areale um 50% und damit den Shunt (Q_s/Q_t) auf ≈ 20–30% zu senken und somit den p_aO_2 zu erhöhen

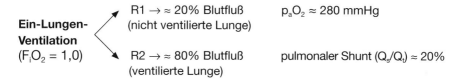

Ein-Lungen-Ventilation ($F_iO_2 = 1{,}0$)
- R1 → ≈ 20% Blutfluß (nicht ventilierte Lunge) p_aO_2 ≈ 280 mmHg
- R2 → ≈ 80% Blutfluß (ventilierte Lunge)   pulmonaler Shunt (Q_s/Q_t) ≈ 20%

Hypoxische pulmonale Vasokonstriktion (HPV)

- beschrieben durch von Euler und Liljestrand 1946
- die hypoxische pulmonale Vasokonstriktion ist ein Mechanismus, der durch eine **lokale Erhöhung des pulmonalvaskulären** (Arteriolen mit Ø von ≈ 200 µm)) **Widerstandes** den Blutfluß von minderventilierten (atelektatischen) Lungenbezirken zu besser ventilierten Lungenarealen umleitet. Dadurch verkleinert sich der funktionelle Re-li-Shunt, die arterielle Oxygenierung verbessert sich. Der pulmonale Gefäßwiderstand nimmt zu
- die HPV setzt innerhalb von Sekunden ein und erreicht nach ca. 15 min ihr Maximum; der Sensor für die Steuerung der HPV befindet sich präkapillär
- **Hauptstimulans** für die HPV soll zu **zwei Dritteln der alveoläre O_2-Partialdruck (p_AO_2)** und zu **einem Drittel der gemischtvenöse pO_2 (p_vO_2)** sein. In der Folge sollen die alveoloarterielle O_2-Partialdruckdifferenz ($AaDO_2$) kleiner und der arterielle pO_2 (p_aO_2) größer werden

Vier Hauptwirkungen der HPV

- größere Homogenität des Ventilations-Perfusions-Verhältnisses ($V_A/Q > 0, V_A/Q < \infty$)
- verringerte alveoloarterielle O_2-Partialdruckdifferenz ($AaDO_2$)
- verringerte venöse Beimischung aus perfundierter, aber nichtventilierter Lunge (pulmonaler Shunt)
- erhöhter arterieller O_2-Partialdruck (p_aO_2)

Zwei Theorien zum Mechanismus der HPV

- die Wirkung wird **indirekt über Mediatoren vermittelt.**
  Dabei nimmt man an, daß die **alveoläre Hypoxie zur Freisetzung vasokonstriktorisch wirksamer Substanzen** (z. B. Katecholamine, Histamin und Prostaglandine) ins pulmonale interstitielle Kompartiment und damit zur Vasokonstriktion führt. Es gibt Hinweise für eine Beteiligung jeder dieser Substanzen an der HPV, der Beweis für eine ursächliche Beteiligung an der Entstehung der HPV ist jedoch bislang noch für keine der erwähnten Substanzen erbracht

- die **Hypoxie bewirkt eine direkte Vasokonstriktion**
  Es gibt Anhalt für eine direkte Wirkung der Hypoxie an der glatten Gefäßmuskulatur über Glykolyse und ATP-Produktion, eine Beeinflussung der Funktion des Kalziumions in seiner Vermittlung der elektromechanischen Kopplung, und über eine Hemmung der Kaliumkanäle an pulmonalarteriellen Muskelzellen

HPV-modulierende Faktoren
- in erster Linie wird eine verminderte **EDRF**-Freisetzung oder -Aktivität („endothelium-derived relaxing factor"), chemisch dem NO entsprechend, diskutiert. EDRF führt, nach Diffusion in die Gefäßmuskelzelle, über die Aktivierung der Guanylat-Cyclase zur Produktion von zyklischem Guanosin-Mono-Phosphat (cGMP) und damit zur Relaxation der Gefäßmuskulatur
- desweiteren kommen modulierende Einflüsse der vasokonstriktorisch wirkenden **EDCF** („endothelium-derived contracting factor") und **Endothelin** in Frage
- das **autonome Nervensystem** nimmt über die efferente Kontrolle der pulmonalen Gefäße (α- und β-adrenerge Rezeptoren) Einfluß auf den pulmonalen Gefäßtonus
- eine **hypoxische Stimulation der Chemorezeptoren** in der A. carotis und der Aorta kann reflektorisch zu einer pulmonalen Vasokonstriktion führen
- weitere Beeinflussung der HPV durch **extreme Azidose und Alkalose** (unter hypoxischen Bedingungen führt die Zufuhr von sauren Valenzen zu einer gesteigerten, die Zufuhr alkalischer Valenzen zu einer deutlich verringerten HPV-Antwort)
- die **max. Reduktion des Blutflusses** bei völlig atelektatischen Lungenbezirk beträgt 60–75%

Beeinflussung der HPV

- **Inhalationsanästhetika** scheinen dosisabhängig mit der hypoxischen pulmonalen Vasokonstriktion zu interferieren.
  Wohl schwächen alle Inhalationsanästhetika die HPV-Antwort **in vitro** ab (dosisabhängige Zunahme des Shunts durch Inhalationsanästhetika induzierte Durchblutungssteigerung nichtventilierter Lungenabschnitte), **in vivo** sind die **Befunde widersprüchlich**. Dies liegt vermutlich an der zusätzlichen Überlagerung durch die gleichzeitige Beeinflussung des HZV durch die Inhalationsanästhetika (HZV ↓ → p_vO_2 ↓ → Shuntabnahme). **Isofluran** bis 0,5 Vol-% hat keinen Einfluß auf die HPV)
  Lachgas wird sowohl mit einer Shuntzunahme, als auch einer Shuntabnahme in Verbindung gebracht
- **Injektionsanästhetika** (Barbiturate, Benzodiazepine) und **Opioide** beeinflussen die HPV nicht
- **Vasodilatanzien** (Nitroglycerin, Nitroprussid-Natrium, Prostaglandin und Prostacyclin) und Kalziumantagonisten (Verapamil, Nifedipin etc.) schwächen die HPV ab
- sowohl ein erhöhter als auch ein erniedrigter **PAP** soll den HPV-Effekt verringern

- **Hypokapnie** (z. B. durch Hyperventilation der noch ventilierten Lunge) führt zur Vasodilatation. Ein erhöhter Atemwegsdruck in der vermehrt ventilierten Lunge, der zu einem erhöhten Gefäßwiderstand führt, wirkt der Vasodilatation entgegen. Insgesamt wird der HPV-Effekt verringert
- **Hyperkapnie** führt zur Vasokonstriktion in der ventilierten Lunge und damit zur partiellen Umverteilung des Blutflusses in die nichtventilierte Lunge
- eine deutlich erniedrigte F_iO_2 (z. B. von 1,0 auf 0,3) verringert den HPV-Effekt durch den resultierenden erhöhten Gefäßwiderstand in der ventilierten Lunge und reduziert so den von der nichtventilierten in die ventilierte Lunge umgeleiteten Blutfluß → (Shuntzunahme)
- **PEEP in der ventilierten Lunge** erhöht den intraalveolären Druck und damit den Gefäßwiderstand und vermindert so die HPV

> **Merke:**
> Der Effekt der HPV soll unter den Bedingungen eines normalen Pulmonalarteriendruckes, eines normalen p_vO_2, eines normalen p_aCO_2 (> 30 mmHg), einer F_iO_2 von 1,0 und einer Beatmung ohne PEEP maximal ausgeprägt sein

Wahl des Anästhesieverfahrens

- mögliche Narkosetechniken:
  - TIVA mit Propofol-Perfusor (sicher keine Beeinflussung der HPV)
  - balancierte Anästhesie mit Opioiden (Fentanyl, Sufentanil, Alfentanil)
  - evtl. Kombination mit thorakaler PDA
  (**Cave:** erhöhte ateriovenöse O_2-Gehaltsdifferenz bei Kombinationsanästhesie im Vergleich zu NLA oder Inhalationsanästhesie nach Studien von Reinhart oder Seeling)
- bei erhöhter Pneumothoraxgefahr (Lungenzyste, Emphysem), sowie pulmonaler Hypertension → Verzicht auf N_2O (widersprüchliche Beurteilung bezüglich Beeinflussung der HPV)

> **Beachte:**
> - Erhöhte Wahrscheinlichkeit einer bronchialen **Hyperreaktivität** (Raucher, chronische Bronchitis, COPD)
> - evtl. **Lidocainspray** oder Lidocain i.v. (0,5–1 mg/kg) vor Manipulation an den Atemwegen, um die Gefahr eines Bronchospasmus zu vermindern
> - ganz besonders aber muß vor Atemwegsmanipulationen bei Patienten mit einer Hyperreagibilität der Atemwege auf eine **ausreichende Narkosetiefe** geachtet werden

Beatmung unter Ein-Lungen-Ventilation

- größtmöglicher Doppellumentubus
- exakte Tubusplazierung
- TIVA
- V_T: 8–12 ml/kg (5–7 ml/kg bei ↑ Beatmungsdruck) → **Cave:** hohes Tidalvolumen kann zu einer Blutflußumverteilung in die nicht abhängige Lungenhälfte führen
- F_iO_2: 0,8–1,0
- ▶ **Cave:** Gefahr von Resorptionsatelektasen
- Atemfrequenz richtet sich nach dem p_aCO_2 (Normokapnie bei ≈ 35 mmHg)
- O_2-Insufflation von 1–6 l/min tief endobronchial in nichtventilierte Lunge
- danach Stufenplan nach Benumof

Stufenplan nach Benumof

1. **CPAP von 5 cm H_2O** auf die **nicht ventilierte** Lunge nach primärer, kurzer Blähung (erspart die Notwendigkeit einer permanenten F_iO_2 von 1,0)
2. zusätzlich **PEEP von 5 cm H_2O** auf die **ventilierte** Lunge (PEEP-Applikation auf die abhängige Lunge ohne CPAP-Belegung der anderen Lunge führt meist zu keiner Oxygenierungsverbesserung oder ggf. zu einem p_aO_2-Abfall)
3. **CPAP von 10 cm H_2O**
4. **PEEP von 10 cm H_2O**

> **! Merke:**
> - So lange wie möglich werden beide Lungen ventiliert
> - nach Beginn der Ein-Lungen-Ventilation kann der p_aO_2 bis zu 45 min abfallen
> - bei Auftreten einer Hypoxie muß eine **Tubusfehllage ausgeschlossen** werden (ein plötzlicher Anstieg des Atemwegsdruckes kann eine Tubusdislokation anzeigen)
> - kontinuierliche Auskultation der untenliegenden Lunge kann nützlich sein
> - **zögere nicht, auf die Zwei-Lungen-Ventilation überzugehen**, bis ein Patient wieder stabilisiert werden oder die Ursache für die Instabilität des Patienten (Hypoxämie, Hypotension, Arrhythmie) behoben werden kann
> - notfalls (bei nicht zu beeinflussender Hypoxie) **Pulmonalisdrosselung** oder Abklemmen der A. pulmonalis durch Chirurgen führt zur Verminderung des Shunts (z. B. bei geplanter Lobektomie oder Pneumonektomie) oder **inhalative Applikation von NO** in die ventilierte Lunge und/oder **intravenöse Almitringabe** in niedriger Dosierung
> - **vor Verschluß des Thorax** beide Lungen **manuell** mit Atembeutel **blähen**, um Atelektasen wieder zu eröffnen
> - am Ende der Op., falls postoperative Nachbeatmung erforderlich, Umintubation auf Singlelumentubus (**Cave:** erschwerte Intubation durch ödematöse Weichteilschwellungen)

Anästhesie für spezielle Situationen

- bei bronchopleuralen oder tracheoösophagealen Fisteln
- Tracheobronchialchirurgie
- intraoperativ bei z. B. Treachearesektionen, Tracheomalazien
- bei Bestrahlung von Lungentumoren zur Lungenruhigstellung

Hierzu eignet sich die **Hochfrequenz-Jetventilation** (s. Beatmung)

Postoperatives Management und Komplikationen

Komplikationen
- bei 40–60% postoperative respiratorische Störungen (meist Atelektasen, Pneumonie)
- massive Blutung (Nahtinsuffizienz)
- Ausriß des Bronchusstumpfes (→ bronchopleurale Fistel, Spannungspneumothorax, wenn Drainage unzureichend)
- Herniation des Herzens (nach Perikarderöffnung und Pneumonektomie) begünstigend: zu starker Sog über Drainage, ↑ Beatmungsdruck, Lagerung

Postoperative Nachsorge
- postoperative Nachbeatmung im Aufwachraum oder auf Intensivstation
- BGA und Thoraxröntgen bei Aufnahme!

Postoperative Schmerztherapie
Eine programmierte Schmerztherapie nach Thorakotomie (bes. nach lateraler Thorakotomie) ist zur Vermeidung von Atelektasen und einer sekundären Pneumonie äußerst wichtig!
- thorakale PDA mit LA und Opioiden
- PCA mit Opioiden
- Interkostalnervenblockade (hohe Resorptionsrate der LA)
- interkostale oder paravertebrale Nervenblockade (2–3 Zwischenräume ober- und unterhalb der Inzision)
- intrapleurale Blockaden (meist über zweckentfremdeten PDK)

Postoperative Atemtherapie
- Physiotherapie, Atemübungen, Lagerungsdrainagen, Broncho- und Sekretolyse

23 Anästhesie in der Kardiochirurgie

Historie

1953 erste erfolgreiche Herzoperation mit Herz-Lungen-Maschine durch Gibbon

Vorbemerkung

Herzchirurgische Eingriffe werden an Patienten mit angeborenen oder erworbenen Herzfehlern, sowie koronarer Herzerkrankung durchgeführt. Die operative Behandlung der koronaren Herzerkrankung steht dabei an vorrangiger Stelle, während Herzklappenersatz und Klappenrekonstruktion infolge des Rückganges rheumatischer und infektiöser Krankheiten abgenommen haben.

Besonderheiten bei der Prämedikationsvisite

Anamnese

besonders
- instabile Angina pectoris, Orthopnoe, körperliche Belastbarkeit
- Belastbarkeit (NYHA-Klassifikation)
- arterielle Hypo-, Hypertonie
- zerebrale Durchblutungsstörungen, periphere AVK
- Nierenerkrankungen (Kreatinin, Harnstoff, Restausscheidung)
- Diabetes mellitus
- Lebererkrankungen (Bilirubin, GOT, GPT)
- Gerinnungsstörungen, ASS-Einnahme, AT III besonders bei i.v.-Antikoagulation mit Heparin
- allergische Diathese
- Medikamentenanamnese (β-Blocker, letzte ASS-Einnahme, ...)
- Elektrolytstörungen (Hypokaliämie, Hypomagnesiämie → Rhythmusstörungen)
- infolge der chronischen Diuretikaeinnahme und des verminderten Plasmavolumens besteht bei vielen dieser Patienten eine relative Hypovolämie, sowie eine Hypokaliämie

Körperliche Untersuchung

- Zeichen kardialer Dekompensation
- Radialis-/Ulnaris-Pulse, Allen-Test (zumindest aus forensischen Gründen), ggf. Femoralis-Pulse
- zu erwartende Intubationsschwierigkeiten

Aktenstudium

- Ruhe-, Belastungs-EKG
- Herzkatheterbefund:
    - pulmonale Hypertonie (PAP_{dia} > PCWP oder LVEDP → Hinweis auf erhöhten pulmonalvaskulären Widerstand)
    - Art und Lokalisation der Koronarstenosen
    - Schweregrad des Klappenvitiums, Druckgradient
- Echokardiographie: LV-Funktion
  (systolisch: Akinesien, Hypokinesien; diastolisch: LVEDP)
- Thoraxröntgen, Routinelabor
- Lungenfunktion, BGA
- Karotisbefund (bei einseitiger Karotisstenose venöse Gefäßpunktion kontralateral, bei beidseitiger Stenose ggf. Punktion der V. subclavia). In Einzelfällen kann die Koronarbypass-Operation in Kombination mit einer Karotis-TEA zusammen durchgeführt werden
- Nasen-, Rachenabstrich (Staph. aureus?, → Turixin Vorbehandlung)
- urologischer Befund (DK problemlos möglich?)
- EK und evtl. Eigenblut bereitstellen

Medikamentöse Prämedikation der Patienten

- **Fortführung der oralen Medikation am Op.-Tag:** insbesondere β-Blocker und Antihypertensiva, beim schlecht eingestellten Hypertoniker auch ACE-Hemmer. Digitalis bei Tachyarrhythmia absoluta, ebenso Kalziumantagonisten. i.v.-Nitrate und i.v.-Antikoagulation mit Heparin
- die medikamentöse Prämedikation wird wegen der anxiolytischen Wirkung und der geringen Atem- und Kreislaufdepression vorzugsweise mit Benzodiazepinen durchgeführt
- **starke Prämedikation** beim aufgeregten, hypertonen Koronarpatienten, z. B. Flunitrazepam (Rohypnol) 2 mg p.o.
- **zurückhaltende Prämedikation** bei Patienten mit kardialer Kachexie, die an der Schwelle zur Dekompensation stehen, z. B. 10 mg Dikaliumchlorazepat (Tranxilium) p.o.
- **keine orale Prämedikation** bei dekompensierten Patienten
- eine **zusätzliche morgendliche Anxiolyse** bei Patienten, die erst später am Tag auf dem Op.-Programm stehen, z. B. 10–40 mg Dikaliumchlorazepat (Tranxi-

lium) p. o., auf Abruf dann weitere übliche Prämedikation z. B. Flunitrazepam (Rohypnol) 1–2 mg p. o.
- α_2-Agonisten zur Senkung der periop. Myokardischämierate sind derzeit noch in klinischer Erprobung und haben sich noch nicht sicher durchgesetzt z. B. Clonidin (Catapresan) 1 Tbl. à 300 µg p.o. (2–5 µg/kg p.o.)
→ ↓ Anästhetikabedarf um ≈ 40%, ↓ postop. Shivering, stabilere Hämodynamik, ↓ von periop. Myokardischämien

Prämedikation von Herzkindern
zur Nacht:
- evtl. 3–4 mg/kg Phenobarbital (Luminal) p.o.

Präop.:
- Flunitrazepam (Rohypnol) 0,05–0,1 mg/kg
- oder Midazolamsaft (Dormicum) 0,5 mg/kg p.o. oder 0,2 mg/kg Midazolam rektal

Narkoseführung

Monitoring, Ausstattung

- EKG (Ableitung II und V_5)
- Pulsoxymetrie
- direkte arterielle Blutdruckmessung in Lokalanästhesie vor Einleitung (Arterie mit Verlängerung, da beide Arme angelegt werden)
- oraler Tubus
- endexspiratorische CO_2-Messung
- Magensonde (oral!, da Gefahr des Nasenblutens unter Antikoagulation)
- transurethraler Blasenkatheter (→ Urinausscheidung, Hämolyse)
- Temperatursonde (rektal, nasopharyngeal und evtl. pulmonalarteriell)
- ZVK
- evtl. Pulmonaliskatheter zur Volumensteuerung und Detektion von Myokardischämien (jedoch weniger sensitiv als TEE)
  - z. B. bei Patienten mit schlechter Ventrikelfunktion, schwere Linksherzinsuffizienz (LVEF < 40%, LVEDP > 20 mmHg), Hauptstammstenose, Infarktanamnese < 6 Monate, KHK + Klappenvitium, pulmonaler Hypertonus, IHSS, Mitralklappenvitium
  - alternativ kann bei Operationen an den Herzklappen und bei kongenitalen Vitien vom Chirurgen ein linksatrialer Katheter (→ LAP) gelegt werden
  ▶ bes. die Erfassung von Veränderungen (PCWP, HZV, SVR, PVR) unter entsprechenden therapeutischen Maßnahmen (Volumengabe, Vasodilatoren, Katecholamine) steigert den Wert des PCWP als Überwachungsgröße der linksventrikulären Vorlast
- evtl. TEE (regionale Wandbewegungsstörungen als sensitiver Indikator einer Myokardischämie)

- großlumige venöse Zugänge (mit Verlängerung)
- evtl. Neuromonitoring (Pupillenkontrolle, SSEP, EEG)
- Wärmematte
- Labor (BGA, Hb, Elektrolyte, HC bzw. ACT, ggf. weitere Gerinnungsparameter)

Ziel
- Prävention von Myokardischämien
- größtmögliche kardiale Stabilität, bei gleichzeitiger Ausschaltung zirkulatorischer Gegenregulationsmechanismen
- Blutdruck und Herzfrequenz sollten ± 30%, besser vielleicht noch innerhalb ± 20% des Ausgangswertes (Mittelwerte der letzten Tage) gehalten werden. Abweichungen hiervon sollten rasch therapiert werden

Prinzip
- Titration der Anästhetika nach Wirkung, nicht nach Gewicht
- **Notfallmedikamente** (wie z. B. Adrenalin, Noradrenalin, Lidocain, Atropin, ...) müssen immer bereitliegen

Einleitung

- mit Opioid, Etomidat und ggf. Midazolam
- vor Laryngoskopie Oberflächenanästhesie mit Lidocain-Spray
- **Relaxation** mit Pancuronium (sympathomimetische Eigenschaften der Substanz kupieren die vagomimetische Opioidwirkung) oder ein anderes ndMR

Mögliche Narkosetechniken

- „Fast-track-Anästhesie" (frühe Extubation innerhalb 1–8 h postop.) bei ausgewählten Patienten (abhängig von Alter, Myokardfunktion, geplantem Eingriff) z. B. mit
  - balancierter Anästhesie und niedrig dosierten Opioiden
  - TIVA mit Remifentanil und Propofol über Perfusor bei Patienten mit guter LVF
- **High-opiat-Technik** (Monoanästhesie) mit Fentanyl ($\approx$ 50–100 µg/kg), Sufentanil ($\approx$ 10–20 µg/kg), besonders bei Patienten mit deutlich eingeschränkter LVF, da Opioide kaum kardiodepressiv sind. Bei Patienten mit guter LVF ist es sinnvoll, sie mit Benzodiazepinen und/oder Inhalationsanästhetika zu kombinieren, um eine Amnesie und bessere Unterdrückung der Sympathikusaktivität zu erzielen
- **modifizierte Neuroleptanästhesie** mit Benzodiazepinen (z. B. Midazolam $\approx$ 0,3 mg/kg)
- evtl. Kombination mit thorakalem PDK ein Tag präop. zur postoperativen Schmerztherapie

> **Anmerkung:**
> - **Lachgas**
>   hat bes. bei Patienten mit schon eingeschränkter LVF einen direkten negativen inotropen Effekt, bei Gesunden ist dies gering ausgeprägt und kann daher bei Patienten mit guter LVF eingesetzt werden (**wenn, dann jedoch nur vor der EKZ**, da N_2O eine evtl. bestehende Luftembolie in den Koronarien verstärken kann)
> - **Inhalationsanästhetika**
>   wirken dosisabhängig neg. inotrop, dämpfen die Sympathikusaktivität und bewirken eine Amnesie. In Kombination mit Opioiden können niedrig dosiert alle Inhalationsanästhetika problemlos eingesetzt werden.
>   **Isofluran**
>   ist ein ausgeprägter Vasodilatator, ein Coronary-steal-Syndrom ist in hohen Konzentrationen (>1,5 MAC) bei Koronarkranken möglich. Bei < 1 MAC tritt dieser Effekt nicht auf
>   **Desfluran**
>   bewirkt bei schneller Konzentrationserhöhung eine starke Sympathikusstimulation

Zwischen Einleitung und Hautschnitt

- die stärksten Reize mit der Gefahr von Blutdruckanstieg, Tachykardie und konsekutiver Myokardischämie sind Laryngoskopie, Hautinzision, Sternotomie und Kanülierung der großen Gefäße
- umgekehrt sinkt mit Abschluß der Einleitung und der fehlenden Stimulation der Narkotikabedarf und es besteht die Gefahr der Hypotension

Behandlung einer Hypotension
- primär mit Volumengabe, sekundär mit Katecholaminen (s. unten)
- hilfreich dabei ist die ZVD-Messung bereits vor Narkoseeinleitung über einen peripheren zentralen Venenkatheter
- nach Einschwemmen des PA-Katheters Volumensteuerung nach PCWP

Behandlung einer Hypertension
- ausreichende Narkosetiefe (evtl. Addition von Isofluran (0,2–0,6 Vol.-%) oder DHB)
- Antihypertensiva (Nitroglycerin ist das Mittel der ersten Wahl)

Behandlung einer Myokardischämie
- Medikament der 1. Wahl ist Nitroglycerin(1:10 verdünnt) 100-µg-weise fraktioniert i.v., anschl. evtl. Perfusor 0,3–5 µg/kg/min (wenn RR > 100–120 mmHg)
- positiv-inotrope Substanzen (wenn RR < 90–100 mmHg)
  - Dobutamin (Dobutrex) 1–10 µg/kg/min und/oder
  - Adrenalin (Suprarenin) 0,01–0,4 µg/kg/min und/oder
  - Milrinon (Corotrop) 0,2–0,75 µg/kg/min

- Ca-Antagonisten
  - Verapamil (Isoptin) oder Diltiazem (Dilzem) bei supraventrikulärer Tachykardie, Tachyarrhythmie bei Vorhofflimmern, -flattern
  Cave: neg. inotroper Effekt
  - Nifedipin (Adalat) evtl. zur koronaren Vasodilatation
- evtl. β-Blocker, soweit keine Kontraindikationen

Fremdblutsparende Maßnahmen

s. Blut und Blutprodukte
- präoperative Eigenblutspende (EBS) bei kardiochirurgische Patienten wegen Kontraindikationen meist nicht durchführbar:
schwere respiratorische Störungen, schwere kardiale Störungen (z. B. KHK mit instabiler AP, Herzinfarkt vor weniger als 6 Wochen, hochgradige Aorten-, Mitralstenose), Anämie (Hb < 11,5 g/dl und Hkt < 34%)
- präoperative Eigenplasmapherese (PPH), auch bei Anämie und sehr alten Patienten durchführbar
- isovolämische Hämodilution vor EKZ
auch hier Limitierung durch Kontraindikationen:
Koronar- und Herzinsuffizienz (Herzinfarkt < 3 Monate, Herzklappenfehler), schwere restriktive und obstruktive Lungenerkrankungen, Anämie < 11 g/dl
- maschinelle Autotransfusion (MAT)
- medikamentöse Beeinflussung des Blutverlustes (s. Blutgerinnung):
  - rechtzeitiges Absetzen von Thrombozytenaggregationshemmern und Umstellen auf Heparinperfusor
  - Antifibrinolytika: Aprotinin (Trasylol)
  High-dose Aprotinin (2 Mio. KIE): Hemmung der Fibrinolyse und der durch Thrombozytenaggregationshemmer induzierten Blutungsneigung
  Low-dose Aprotinin (1 Mio. KIE): nur Hemmung von Plasmin,
  initial 1–2 Mio. KIE, zusätzlich 1–2 Mio. KIE in die Herz-Lungen-Maschine
  Cave: Anaphylaktische oder anaphylaktoide Reaktionen verlängern die nach der Hemochron-Methode oder nach vergleichbaren Fremdoberflächen-Aktivierungsmethoden bestimmte Vollblutgerinnungszeit → ACT-Bestimmung
  - Desmopressin (Minirin) führt zu einer gesteigerten Thrombozytenausschwemmung aus dem Knochenmark, Dosis: 0,3–0,4 μg/kg i.v., s.c.
- Hämodilution durch EKZ

Ablauf einer Op. mit Herz-Lungen-Maschine (HLM)

Extrakorporale Zirkulation (EKZ), extrakorporaler Kreislauf (EKK)

Der kardiopulmonale Bypass oder die extrakorporale Zirkulation wird für Operationen am flimmernden bzw. nichtschlagenden Herzen eingesetzt

Füllung der EKZ (Priming)
- ≈ 2-(4) l bei Erwachsenen
- plasmaisotone Lösungen oft mit Zusatz von Mannitol, Glukose, Dextran oder HÄS → Hämodilution
- Blut nur bei deutlich anämischen Patienten oder Kleinkindern
- ≈ 2500 IE Heparin pro Liter Primingvolumen (≈ 5000 IE Heparin)

Oxygenatortypen
- **Bubbleoxygenator**
  Arterialisierung des Blutes durch Einblasen von O_2 (Gas in Blutphase) → zeitabhängige Erythrozytenschädigung (Hämolyse), gute CO_2-Elimination, Gefahr gasförmiger Mikroembolien → heutzutage kaum noch verwendet
- **Membranoxygenator**
  Blut- und Gasphase sind durch eine gaspermeable Membran getrennt → geringe Hämolyse, schlechtere CO_2-Elimination (Verbesserung ↑ der CO_2-Elimination durch Erhöhung der Durchflußrate des Gases und/oder gesteigerte Blutflußrate)

Pumpen
- das venöse Blut fließt entsprechend dem Druckgefälle passiv in die HLM
- das art. Blut wird mit einer Pumpe in die Aorta bzw. A. femoralis zurückgepumpt
- dazu werden **Multiflow-Rollerpumpen** verwendet, mit denen sowohl ein pulsatiler, als auch nichtpulsatiler Blutfluß erzeugt werden kann
- mit einer Rollerpumpe kann auch ein Sog erzeugt werden, sodaß während einer Op. mehrere Rollerpumpen eingesetzt werden, die auch Blut aus dem Operationsgebiet oder speziellen Kanülen absaugen
- bei vorwärts arbeitenden Pumpen wird das Blut nur wenig traumatisiert, bei Sog besteht hingegen eine erhöhte Gefahr der Erythrozyten- oder Thrombozytenschädigung. Daher sollte die Saugung mit möglichst niedriger und konstanter Rollengeschwindigkeit laufen

Kreislauf der EKZ
- das venöse Blut fließt über Kanülen aus den beiden Hohlvenen (zwei getrennte Kanülen) oder aus dem rechten Vorhof und der unteren Hohlvene (Stufen- oder Two-stage-Kanüle) in die HLM
- in der HLM wird es mit O_2 angereichert, von CO_2 eliminiert und wie gewünscht temperiert und gelangt über die Aorta oder die A. femoralis in den arteriellen Kreislauf des Patienten zurück

Arterielle Kanülierung
- Kanülierung der Aorta ascendens. Selten der A. femoralis, wenn die Aorta ascendens selbst betroffen ist (z. B. Aortenaneurysma) oder eine Kanülierung aus anderen Gründen nicht möglich ist
- ▶ bei Reeingriffen sollte die Leiste immer zum Kanülieren der A. femoralis vorbereitet werden, da mit starken Verwachsungen zu rechnen ist und u. U. die Aorta verletzt werden kann

Venöse Kanülierung
Zwei Kanülen oder Two-stage-Kanülen-Technik
a) Zwei Kanülen
- Kanülierung der V. cava superior über das rechte Herzohr und der V. cava inferior ebenfalls über das Herzohr oder über die Vorhofswand durch jeweils eine Kanüle
- beim **totalen Bypass** werden beide Hohlvenen durch ein Tourniquet oder eine Cava-Klemme abgedichtet, sodaß das gesamte venöse Blut in die HLM fließt
- beim **partiellen Bypass** sind die Tourniquets gelockert bzw. die Cava-Klemmen entfernt und ein Teil des venösen Blutes fließt weiterhin durch die Lunge und ein Teil wird durch die HLM gepumpt

b) Stufenkanüle (Two-stage-Kanüle)
- Kanülierung über das rechte Herzohr. Die Stufenkanüle wird mit der Spitze in die V. cava inferior vorgeschoben, sodaß die weiteren Öffnungen der Stufenkanüle im rechten Vorhof zu liegen kommen
- der Zufluß zum rechten Herzen läßt sich dabei nicht vollständig unterbrechen, sodaß Operationen am rechten Herzen oder mit Zugang über den rechten Vorhof (z. B. Trikuspidalklappe, ASD, VSD) nicht durchgeführt werden können, außerdem gelangt ein großer Teil der Kardioplegielösung in die HLM (s. unten)

Kardioplegiekanülierung
- **bei intakter Aortenklappe** erfolgt die Applikation der kardioplegischen Lösung unmittelbar nach Abklemmen der Aorta über eine Kardiolplegiekanüle in die Aortenwurzel
- **bei Aortenklappeninsuffizienz** wird eine Kanüle direkt in die Koronarostien eingeführt
- gelegentlich ist eine retrograde Zufuhr der Kardioplegielösung über den Sinus coronarius notwendig (z. B. ausgeprägte Hauptstammstenose, extrem hypertrophierter Ventrikel)

Entlastungs-, Entlüftungskanülen (Vent)
- um eine Überdehnung durch Überfüllung **des linken Ventrikels** während des Herzstillstandes zu vermeiden, wird eine Entlastungskanüle „LV-Vent" eingelegt. Der LV-Vent wird entweder über eine Pulmonalvene durch den linken Vorhof und die Mitralklappe vorgeschoben oder direkt über die Herzspitze eingeführt. Besonders bei Aorteninsuffizienz muß der LV-Vent frühzeitig gelegt werden
- nach Einleiten der Kardioplegielösung in die Koronarien fließt diese über den **Sinus coronarius** in den rechten Vorhof und kann hier getrennt abgesaugt werden. Man spricht daher auch vom „dirty Vent"
- weitere Absaugmöglichkeiten sind je nach Op. und Operateur möglich (z. B. Pulmonalis-Vent bei Two-stage-Kanüle, um einen totalen Bypass zu ermöglichen)
- über einen „**Koronarsauger**" kann Blut aus dem Operationsgebiet in das Reservoir der HLM abgesaugt werden
- um eine arterielle Luftembolie zu vermeiden, werden je nach Op. (v. a. bei Eröffnung der linken Herzhöhlen) am Ende des kardioplegischen Herzstillstandes **Entlüftungskanülen** in die Aorta ascendens bzw. in die linke Herzspitze eingestochen

Vorgehen vor EKK

Antikoagulation
- vor Anschluß an die HLM wird Heparin (300 IE/kg oder 3 mg/kg) i.v. gegeben
- die Kontrolle des Gerinnungsstatus während der EKZ erfolgt mittels der aktivierten Gerinnungszeit (**ACT**) oder mittels Hemochron (**HC**)
- Ziel: ACT > 500 s bzw. HC > 400 s
- bei ungenügender Heparinwirkung präoperative AT-III-Werte nachsehen, ggf. AT-III-Gabe bes. bei Dauerantikoagulation (Heparinperfusor)
- ACT- bzw. HC-Kontrollen ≈ alle 30 min
- weitere Heparingaben erfolgen entsprechend der ACT bzw. des HC

Vor Aortenkanülierung
- Beatmung mit 100% O_2
- Pumonaliskatheter etwas zurückziehen
(bei HTPL und Trikuspidalklappenrekonstruktion bis in obere Hohlvene!)
- ausreichende Narkosetiefe und Relaxierung überprüfen, um **Blutdruckanstiege zu vermeiden**, ggf. Blutdrucksenkung mit Propofol oder Nitroglycerin

Nach venöser Kanülierung
- kontinuierliche ZVD-Messung
- auf ZVD-Anstieg und obere Einflußstauung achten (Behinderung des venösen Rückflusses vom Gehirn)

Vorgehen am EKK

Beginn des partiellen Bypasses
- nach Abschluß der arteriellen und venösen Kanülierung kann der Beginn des partiellen Bypasses erfolgen. Während dieser Zeit wird mit 100% Sauerstoff weiterbeatmet

Kühlung
- Kühlung mittels Wärmeaustauscher der HLM (meist 28–32 °C)
- mit Beginn des EKK Wärmematte auf Kühlung einstellen
- zur Oberflächenkühlung des Herzens kann dieses mit Eiswasser oder Eisbrei übergossen werden

Beginn des totalen Bypasses
- mit Umleiten des gesamten Blutes über die Herz-Lungen-Maschine beginnt der totale Bypass
- die Beatmung und die Infusionslösungen werden abgestellt

Aortenabklemmung
- nach externer Kühlung des Herzens und Eintreten von Asystolie oder Kammerflimmern wird die Aorta in der Regel 2 cm oberhalb der Klappenebene abgeklemmt (**Cave:** artherosklerotische Trombembolien)
- Beginn der Ischämiezeit des Herzens

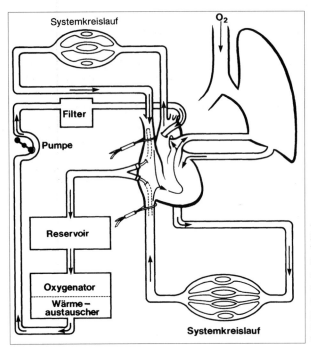

Abb. 23.1. Partieller Herz-Lungen-Bypass. Die beiden Hohlvenenschläuche sind noch nicht fest angeschlungen, so daß nur ein Teil des Blutes in die Maschine fließt und von dort in den Körper zurückgepumpt wird. Der andere Teil des Blutes wird vom Herzen weiter selbst gepumpt

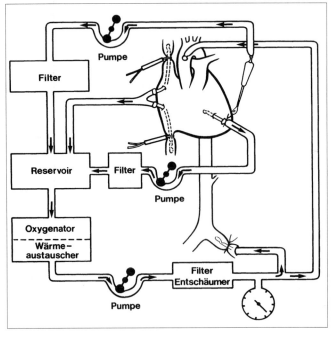

Abb. 23.2. Totaler Herz-Lungen-Bypass. Herz und Lungen sind aus der normalen Zirkulation ausgeschaltet. Die Pfeile geben die Richtung des Blutstroms an. Der arterielle Einstrom erfolgt entweder über die Aorta ascendens oder die A. femoralis

Kardioplegie
- die kardioplegische Lösung soll den Herzstillstand bewirken und den Energieverbrauch des Myokards auf ein Minimum reduzieren. Desweiteren soll sie der Energiegewinnung und Membranstabilisierung dienen, eine anaerobe Azidose puffern und durch Hyperosmolarität das bei Ischämie entstehende Myokardödem vermindern
- es gibt verschiedene kardioplegische Lösungen, am häufigsten wird die kardioplegische Lösung nach Bretschneider verwendet:

NaCl	15 mmol/l	Kaliumhydrogen-2-oxoglutarat		1 mmol/l
KCl	9 mmol/l	Histidin		180 mmol/l
MgCl × 6 H$_2$O	9 mmol/l	Histidin × HCl × H$_2$O		18 mmol/l
Mannit	30 mmol/l	Tryptophan		2 mmol/l

Elektrolyte:
K$^+$ 11 mmol/l, Na$^+$ 15 mmol/l, Mg^{2+} 9 mmol/l, Cl$^-$ 60 mmol/l

Myokardialer O$_2$-Verbrauch (MVO$_2$)

▶ **Anmerkung:**
O$_2$-Verbrauch des Myokards bei Hypothermie
Abnahme des **O$_2$-Verbrauches** um 50% vom Ausgangsniveau pro 7–8 °C Temperaturerniedrigung, d. h.

Temperatur	% vom Ausgangs-O$_2$-Verbrauch
37 °C	100%
30 °C	50%
28 °C	40%
25 °C	25–30%
20 °C	20%
10 °C	10%

	MVO$_2$ (ml/min/100 g)
Herz bei Normothermie (in Ruhe)	8–10
Herz bei Normothermie (unter Belastung)	bis 40–50
flimmerndes Herz	4–7
leerschlagendes Herz	3
kardioplegisch stillgelegtes Herz bei Normothermie	1,5
kardioplegisch stillgelegtes Herz bei 28–30 °C	0,6–1,0
kardioplegisch stillgelegtes Herz bei 17 °C	0,1–0,2

- die Blutviskosität steigt pro °C Temperaturabfall um 2%
- ▶ jedes °C Körpertempertatur < 37 °C erhöht den pH um 0,015! ein pH von 7,40 bei 37 ° ergibt bei 27 °C einen pH von 7,55 (selbe Blutprobe!), die Messung erfolgt bei 37 °C (Korrektur auf die tatsächliche Patiententemperatur erfolgt bei entsprechender Eingabe automatisch durch das Gerät)

- die **Applikation** der ca. 4 °C kalten **Kardioplegielösung** erfolgt in der Regel über die Aortenwurzel, gelegentl. durch direkte Kanülierung der Koronarostien, der Abfluß über den Sinus coronarius in den rechten Vorhof
- bei getrennter Kanülierung kann die Kardioplegie über einen Op.-Sauger abgesaugt werden, bei der Stufenkanüle gelangt sie direkt in die HLM
- gelangt ein Teil der kardioplegen Lösung in die HLM → passagerer Blutdruckabfall

- ▶ bei der Stufenkanüle (Two-Stage) gelangt die gesamte Kardioplegie (1–2 l) in die HLM → ausgeprägter Blutdruckabfall, Verdünnung des Blutes und Volumenüberladung, Elektrolytverschiebungen: $Na^+\downarrow$, $K^+\uparrow$, $Hb\downarrow$ → auf ausreichende Diurese achten, ggf. Stimulation

- ▶ vor der Koronarperfusion mit Kardioplegielösung wird z. T. auch eine Oberflächenkühlung mit Eiswasser oder Eisbrei durchgeführt. Besonders bei Verwendung von Eisbrei zur zusätzlichen Oberflächenkühlung besteht die Gefahr, daß die im rechts- und linkslateralen Perikard verlaufenden Nn. phrenici Kälteschäden erleiden können („frost bitten phrenicus" → postop. Zwerchfellähmung)

Perfusionsdruck und Flußrate
- über die **Höhe des anzustrebenden Perfusionsdruckes (MAP)** während der EKZ gibt es unterschiedliche Ansichten. So erachten einige Zentren einen MAP von 30–50 mmHg (Kinder 20–40 mmHg) für ausreichend, andere fordern einen MAP von 60–100 mmHg (Kinder 40–60 mmHg)
- die Höhe des anzustrebenden Perfusionsdruckes (MAP) während der EKZ sollte in jedem Fall **abhängig vom Gefäßzustand** des Patienten (pAVK, Karotis-, Nierenarterienstenosen), der **Flußrate** und der gewählten **Körpertemperatur** erfolgen. In der Regel ist bei voller Flußrate ein MAP von 40–60 mmHg ausreichend, bei Kindern 30–50 mmHg
- kurzfristige Druckabfälle unter 30 mmHg werden bei vollem Fluß in der Regel problemlos toleriert. In den ersten Minuten der EKZ kommt es häufig zu einem niedrigen MAP durch periphere Vasodilatation und Hämodilution (Primingvolumen, Kardioplegielösung). Ein niedriger MAP aufgrund niedriger Flußraten liegt häufig an einem schlechten venösem Rückfluß durch Fehllage der venösen Kanüle oder an einer Hypovolämie des Patienten. Kann trotz voller Flußrate kein ausreichender Perfusionsdruck gehalten werden, ist die Gabe von Vasokonstriktoren notwendig (z. B. Noradrenalin 5–50 µg)
- bei einem zu hohem MAP ist in erster Linie eine ausreichende Narkosetiefe zu überprüfen (z. B. Opioide, Benzodiazepine, Propofol oder Inhalationsanästhetika über Gasmischer der HLM). In seltenen Fällen ist die Gabe von Vasodilatanzien (z. B. Nitroglycerin) notwendig

- die Höhe der **anzustrebenden Flußrate der HLM** ist **abhängig vom Gefäßzustand** des Patienten (pAVK, Karotis-, Nierenarterienstenosen), dem **Perfusionsdruck** und der gewählten **Körpertemperatur**

Standardflußraten der HLM

	Flußrate der HLM	
	l/min/m²	ml/kg/min
Erwachsene, Normothermie pro Grad Temp. ↓	2–2,6 ≈ 7% ↓ mind. 1,4	50–80 ≈ 7% ↓ mind. 34
Kinder, Normothermie pro Grad Temp. ↓	2,2–3,5 ≈ 7% ↓ mind. 1,4–1,8	80–140 ≈ 7% ↓ mind. 50

▶ Anmerkung:
- CPP = MAP – ICP (5–15 mmHg)
- bei einem MAP < 50 mmHg ist der CBF reduziert und es können schon leichte Symptome zerebraler Ischämie bei einem CPP > 40 mmHg auftreten. Die **untere kritische Grenze** des **MAP bei Normothermie** liegt bei **50–60 mmHg**, die des **CPP** bei **35 mmHg**. Bei länger als 1–2 Monate bestehender Hypertonie können, aufgrund der Verschiebung der Autoregulationsgrenze nach oben, schon bei einem MAP > 50 mmHg zerebrale Ischämien auftreten

Störungen während des EKK
- zu geringer venöser Rückfluß (z. B. Schläuche knicken oder liegen an, Fehllage der venösen Kanüle, Reservoir hängt zu hoch, Hypovolämie, venöses Pooling)
- zu geringer arterieller Einstrom (z. B. Fehllage der Aortenkanüle, Schläuche knicken oder liegen an, Koagelbildung in HLM, defekte Rollerpumpe)

Monitoring während des EKK
- arterieller Druck (MAP)
- Urinausscheidung
- Temperaturkontrolle (besonders bei Säuglingen und Kleinkindern ist auch auf die Kopftemperatur zu achten, da bei zu tiefer venöser Kanülierung evtl. eine Seitendifferenz auftreten kann)
- Pupillenkontrolle
- Labor (arterielle und venöse BGA, Hb, Elektrolyte, ACT bzw. HC, Blutzucker bei Diabetikern)

Narkose während des EKK
- bei zunehmender Hypothermie sinkt auch der Narkotikabedarf (jedoch erst beim totalen Kreislaufstillstand in tiefer Hypothermie sind wahrscheinlich keine Medikamente mehr erforderlich)
- bei zunehmender Erwärmung steigt der Narkotikabedarf wieder an
- Blutdruckanstiege oder Schwitzen unter der EKK sind klinische Zeichen eines zusätzlichen Narkotikabedarfs

Totaler Herz-Kreislauf-Stillstand
- einige Operationen wie z. B. Aneurysma-Op. können nur nach Abstellen der EKZ im sogenannten **totalem Kreislaufstillstand** durchgeführt werden. Die tolerable Zeit ist vom Ausmaß der Hypothermie abhängig → bei 18 °C Körperkerntemperatur bis max. 60 min
- **Hirnprotektion** vor Induktion des Kreislaufstillstandes
    - Thiopental 10 mg/kg oder Phenobarbital 10 mg/kg → Reduktion zerebralen Stoffwechsels
    - antiödematöse Prophylaxe durch Dexamethason (1 mg/kg Fortecortin i.v.)
    - Vertiefung der Narkose (Opioide und Benzodiazepine)
    - äußere Kühlung des Kopfes mit Eiswickel
    - Verbesserung der rheologischen Eigenschaften durch Dextran 40 (Rheomakrodex oder Longasteril) nach Vorabgabe von Promit
    - Optimierung des kolloidosmotischen Drucks (KOD-Zielwert: mind. 13–15 mmHg)
    ▶ die Pupillen werden nach Wiederaufnahme der EKZ erst verzögert wieder eng!

Vorgehen beim Beenden des EKK

Aufwärmen
- das Aufwärmen erfolgt nach Anweisung des Operateurs
- Erwärmung mittels Wärmeaustauscher der HLM
- gleichzeitig Wärmematte auf Wärmen einstellen
- Narkosetiefe überprüfen

Beenden der Aortenabklemmung
- durch Öffnen der Aortenklemme kommt es zur Reperfuison des Myokards und „Auswaschen" der kardioplegischen Lösung aus dem Myokard (Reperfusion)

Partieller Bypass
- beim partiellen Bypass wird mit niedrigem Tidalvolumen ($F_iO_2 = 1,0$) mitbeatmet
- ZVD-Messung wieder auf PAP-Messung umstellen
- erneutes Abeichen der Meßkammern auf Herzhöhe
- **nach langer myokardialer Ischämiezeit** (Aortenklemmzeit) **oder** bei schwer **vorgeschädigtem Myokard** benötigt das Myokard zur Erholung eine **längere Reperfusionszeit**

- beginnt das Herz nicht spontan zu schlagen, wird es mit 10–60 J defibrilliert
- jetzt sollte man sich das Herz ansehen (Kontraktilität, Größe, Herzrhythmus) und ggf. rechtzeitig zum Abgehen von der EKZ medikamentös unterstützen (Vasodilatanzien, positiv-inotrope Medikamente)
- routinemäßig werden temporäre atriale und ventrikuläre Schrittmacherelektroden angelegt. Bei bradykarden Rhythmusstörungen wird über die myokardialen Elektroden ein Schrittmacher angeschlossen

Voraussetzungen zum Beenden des EKK
- Temperatur rektal > 36 °C
- ausgeglichener Säure-Basen- und Elektrolythaushalt
- ausreichende Kontraktilität des Herzens
- ggf. kardiovaskuläre Medikamente als Perfusor bereitstellen
- Protamingabe vorbereiten
- ggf. Hämodilutionsblut, EB, EK, FFP und TK bereitstellen

Vorgehen beim Beenden des EKK und mögliche Probleme
- vor Beenden des EKK sollten die **Lungen manuell gebläht** werden, um evtl. noch bestehende atelektatische Bezirke zu öffnen. Danach erfolgt eine die Beatmung mit leicht erhöhtem Tidalvolumen und evtl. einem PEEP von 3–6 cm H_2O. Die weiteren Einstellungen werden an der aktuellen BGA orientiert vorgenommen
- langsame **Protamingabe** nach Rücksprache mit dem Operator (s. unten)

Störungen im Säure-Basen- und Elektrolythaushalt
- Korrektur mit Natriumbikarbonat nach BGA
- bei K^+ ↑: forcierte Diurese durch Furosemid, Calciumgabe, ggf. Glukose-Insulin-Infusion (evtl. schon Hämofiltration an HLM)
- bei K^+ ↓: Kaliumgabe
- bei Ca^{++} ↓: Calciumgabe und evtl. beim Abgehen von EKK

Hypovolämie
- Volumengabe aus der HLM, dabei ist es sinnvoll, die HLM soweit wie möglich „leerzufahren", um das darin enthaltene Plasma zu erhalten
- rechtzeitiges Bereitstellen von Hämodilutionsblut, EB und EK

Arrhythmien
supraventrikuläre Tachykardie oder Tachyarrhythmia absoluta
- Korrektur von Elektrolyt- und Säure-Base-Störungen
- ggf. Kardioversion oder Überstimulation
- Verapamil (Isoptin) 2,5–5 mg i.v., **Cave:** neg. inotroper Effekt
- Digitalisierung

rezidivierendes Kammerflimmern oder ventrikuläre Tachykardie
- Korrektur von Elektrolyt- und Säure-Base-Störungen (evtl. zusätzlich Magnesiumgabe)
- Defibrillation

- Lidocain (Xylocain) initial 1–1,5 mg/kg i.v. (50–100 mg), dann weiter 1–4 mg/kg/h über Perfusor
- bei Erfolglosigkeit Amiodaron (Cordarex) initial 5 mg/kg (300–450 mg) in minimal 3 min i.v., dann weiter ca. 1 g/Tag über Perfusor

totaler AV-Block oder Asystolie
- Korrektur von Elektrolyt- und Säure-Base-Störungen (Calcium-Gabe)
- myokardialer Schrittmacher
- evtl. Stimulation mit positiv-inotropen Medikamenten (Dobutamin, Adrenalin)

Kontraktilitätsstörungen bei bereits präop. schlechter LVF
- zum Abgehen von der EKZ positiv-inotrope Substanzen zur Kontraktilitätsunterstützung verwenden, z. B.
    - Dobutamin (Dobutrex)   1–10-(15) µg/kg/min und/oder
    - Adrenalin (Suprarenin) 0,05–0,4-(1) µg/kg/min und/oder
    - Milrinon (Corotrop)   0,3–0,75 µg/kg/min
- bei erhöhter Nachlast Vasodilatanzien, z. B.
    - Nitroglycerin (Nitrolingual, Gilustenon) 0,3–5 µg/kg/min und/oder
- Kombination von Vasodilatanzien und positiv-inotropen Substanzen
- bei pulmonaler Hypertonie oder Rechtsherzinsuffizienz evtl. zusätzlich
    - Alprostadil/PGE$_1$ (Minprog) 10–50 ng/kg/min
    - selten inhalatives NO

Differentialdiagnose und Therapie nach EKK (nach Barash)

AP	PCWP (LAP)	HZV	wahrscheinliche Ursache	Therapie
↑	↑	↑	Hypervolämie	Volumenreduktion, Diuresesteigerung, Vasodilatanzien
↑	↑	↓	Vasokonstriktion, Kontraktionsstörung	Vasodilatanzien, pos. inotrope Medikamente
↑	↓	↑	Hyperdynamik, flache Narkose	Narkose vertiefen, evtl. β-Blocker
↑	↓	↓	periphere Vasokonstriktion	Vasodilatanzien und Volumengabe
↓	↑	↑	Hypervolämie mit peripherer Vasodilation	abwarten, Vasokonstriktiva
↓	↑	↓	linksventrikuläres Versagen, Bypass-Verschluß?	pos. inotrope Medikamente, Vasodilatanzien, IABP
↓	↓	↑	Vasodilatation	Vasokonstriktiva
↓	↓	↓	Hypovolämie, Blutung, Allergie (PAP, ggf. PCWP ↑)	Volumengabe, ggf. antiallerg. Therapie

AP = systol. arterieller Druck, *PCWP* = Wedgedruck, *LAP* = linksatrialer Mitteldruck, *HZV* = Herzzeitvolumen

- ist hierdurch keine Verbesserung der Herzfunktion zu erzielen, sollte rechtzeitig die Möglichkeit einer **intraaortalen Ballongegenpulsation** (IABP) zur Verbesserung der Koronarperfusion oder ein **erneuter partieller Bypass** zur Erholung des Myokards und Beseitigung bestehender Probleme in Erwägung gezogen werden

Kontraktilitätsstörungen post EKK
- z. B. durch ungenügenden Fluß im Bypass (zu kleine periphere Gefäße, Vasospasmus, Luft in Koronarien, abgeknickter Bypass,...), periop. Myokardinfarkt
- primär Behandlung der zugrunde liegenden Störung (falls erkennbar)
▶ **Wichtig:**
  - exaktes (und wiederholtes) Abeichen der Meßkammer auf Herzhöhe
  - immer mehrere Parameter im Zusammenhang und im Verlauf betrachten

Intraaortale Ballonpumpe (IABP)
- Wirkung: Erhöhung der Koronarperfusion in der Diastole, ausgeprägte Reduktion der linksventrikulären Nachlast, MAP und enddiastolischer Druck fallen leicht
- kardiale Restfunktion von > 1,2–1,4 l/min/m² notwendig!
- Einführung eines ca. 15 cm langen Ballons meist über eine Leistenschleuse (A. femoralis)
- Entfaltung des Ballons durch Heliuminsufflation in der Diastole im Verhältnis 1:1 bis 1:3 → Triggerung über Oberflächen-EKG oder arterielle Druckmessung
- radiologische Lagekontrolle obligat → die Spitze des Ballons sollte am Übergang Aortenbogen zu Aorta ascendens liegen, unterhalb des Abganges der linken A. subclavia aus der Aorta → periphere Pulskontrolle der A. radialis links, sowie periphere Fußpulse bei Lage über A. femoralis
- Laktatkontrolle → Anstieg des Laktats bei zu tiefer Lage des Ballons mit konsekutiver Verlegung des Abganges des Truncus coeliacus

Gerinnung
- bei **Beenden des kardiopulmonalen Bypasses** wird **Protamin** eingesetzt (1 ml Protamin 1000 antagonisiert 1000 IE Heparin), um die Gerinnung wiederherzustellen
- die Protamingabe sollte **möglichst langsam** und über eine peripheren Zugang gegeben werden, da dadurch die hämodynamischen Auswirkungen geringer sind. Bei **rascher Gabe häufig Blutdruckabfall** durch Vasodilatation (vermutlich Histamin-vermittelt), **pulmonale Hypertonie** in 0,2–4% (vermutlich Thromboxan-A_2-vermittelt)
- nachdem die Hälfte der errechneten Menge gegeben wurde, sollte der Chirurg und der Kardiotechniker informiert werden, da danach die Absaugung von Blut nicht mehr in die EKZ erfolgen sollte (↑ Gefahr der Koagelbildung in der EKZ)
- ACT- bzw. HC-Kontrolle nach Protamingabe
- ggf. sind zusätzlich Gerinnungspräparate wie TK, FFP oder Gerinnungsfaktoren erforderlich (bes. nach langer EKK-Zeit)

Flowmessung der Koronarien
- um den Operationserfolg zu überprüfen bzw. zu dokumentieren, kann eine Flowmessung der Koronarien durchgeführt werden

Thoraxverschluß
- gelegentlich kommt es bei Thoraxverschluß zu einem passageren Blutdruckabfall
- bleibt der Druckabfall trotz Volumengabe bestehen, sollte u. U. eine Blutung oder ein Abknicken eines Bypasses ausgeschlossen werden

Probleme und Komplikationen post EKK

- Probleme durch operatives Ergebnis (z. B. ungenügende Revaskularisation beim Koronarbypass), veränderte Hämodynamik nach Klappenoperationen oder korrigierten Vitien
- Auswirkungen der EKZ:
  - Gefäßdysregulation
  - Temperaturdysregulation
  - Nachwirkungen der Kardioplegie
  - Störungen der Blutgerinnung (Thrombozytopenie, -pathie, Verdünnungskoagulopathie)
  - Elektrolytimbalancen: Hyperkaliämie, Hyponatriämie, Hypocalcämie, Nieren-, Leberfunktionsstörungen, sowie gastrointestinale und zerebrale Störungen
  - arterielle Embolien (auch durch versprengte artheromatöse Mikroembolisationen der Aorta oder Herzklappen)
- Nachblutung
- Perikardtamponade
- Low-output-Syndrom

Besonderheiten bei speziellen Eingriffen

Koronarer Bypass (MCB oder IMA, ACVB)

Patienten, die zur einer koronaren Bypassoperation anstehen, sind insbesondere durch Myokardischämien gefährdet
- Blutdruckschwankungen sowie tachykarde und bradykarde Rhythmusstörungen sollten vermieden werden, um die meist eingeschränkte Koronarperfusion nicht noch weiter zu gefährden

Herzklappenerkrankungen

Zu den häufigsten Ursachen von Herzklappenerkrankungen zählen kongenitale und rheumatische Klappenveränderungen. Bei chronischen Erkrankungen der Herzklappen treten Kompensationsmechanismen auf, die das Herzzeitvolumen aufrechterhalten, wie gesteigerter Sympathikotonus, Ventrikelhypertrophie und Dilatation. Diese Kompensationsmechanismen können bereits durch Anästhetika in geringer Dosierung beeinflußt werden und zu einem Abfall des Herzzeitvolumens mit konsekutiver Myokardischämie führen.

Aortenstenose

Bei der Aortenstenose ist der Druckgradient zwischen Aorta und linkem Ventrikel erhöht. Es kommt zur Steigerung des LVEDP und zur konzentrischen Linksherzhypertrophie. Das Herz ist anfällig für Myokardischämien auch ohne KHK. Bei Patienten mit schwerer Aortenstenose können bereits geringe Anästhetikadosen eine Kreislaufdepressionen hervorrufen.
- Tachykardie und RR ↓ vermeiden:
  beides verschlechtert die ohnehin schon gefährdete Koronardurchblutung durch Verkürzung der Diastole bzw. ↓ des diastolischen Druckes
- Behandlung der Hypotension primär mit Volumengabe. Mittel der 2. Wahl α-Stimulation mit Noradrenalin, um einen kurzfristigen MAP-Abfall zu therapieren. Vorteil gegenüber anderen Katecholaminen: seltener Tachykardie
- ggf. PA-Katheter, um eine Überinfusion und damit LVEDP ↑ bzw. PCWP ↑ zu vermeiden

> **! Cave:** Die Indikation für einen PAK sollte jedoch streng gestellt werden (bestehende pulmonale Hypertonie oder deutlich eingeschränkter LVF), da beim Legen eines PA-Katheters bei Patienten mit Aortenstenose ↑ Gefahr schwerwiegender Rhythmusstörungen bis hin zum Kammerflimmern besteht, da der hypertrophe Ventrikel besonders sensibel ist. (Die Reanimation ist wegen der schlechten Koronarperfusion besonders schwierig und häufig erfolglos.)

- Behandlung einer Tachykardie: zu flache Narkose ausschließen, Volumenmangel behandeln, O_2-Mangel ausschließen

Sonderfall: idiopathische hypertrophe Subaortenstenose (IHSS)
- β-Mimetika kontraindiziert (aggravieren die Obstruktion)
- endogene Katecholaminfreisetzung durch ausreichend tiefe Narkose verhindern
- bei Tachykardie: β-Blockade
- Füllungsdrücke (PCWP) im oberen Normbereich halten → Hypovolämie aggraviert die Obstruktion

Aorteninsuffizienz

Bei der Aortenklappeninsuffizienz kommt es durch das Regurgitationsvolumen zwischen Aorta und linkem Ventrikel zur Ventrikeldilatation und exzentrischen Hypertrophie. Bei chronischem Verlauf erhöht sich der LVEDP und der Vorhofdruck steigt an.

- Herzfrequenz-Abfall vermeiden (je länger die Diastole, desto größer das Regurgitationsvolumen)
  ⇒ keine Kombination von Opioiden und Vecuronium (führt oft zur Bradykardie)
- Anstieg des peripheren Widerstands vermeiden (erhöht ebenfalls das Regurgitationsvolumen)
- Hypovolämie vermeiden bzw. vor Narkoseeinleitung ausgleichen. Katecholamin der Wahl ist Dobutamin wegen peripherer Vasodilatation
- PCWP < LVEDP aufgrund vorzeitigem Schluß der Mitralklappe

Mitralstenose

Die Mitralstenose zeichnet sich durch eine Verengung der Klappenöffnungsfläche und einen erhöhten Druckgradienten zwischen Vorhof und Ventrikel aus. Mit zunehmendem Schweregrad kann es zum pulmonalen Hypertonus und zur Rechtsherzinsuffizienz kommen. Häufig liegt eine absolute Arrhythmie bei Vorhofflimmern vor.
- Tachykardie vermeiden und therapieren (längere Diastolendauer → bessere Ventrikelfüllung)
- Knotenrhythmen sehr ungünstig (aktive Vorhofkontraktion fällt weg)
- Hypovolämie vermeiden, Volumentherapie aber sehr vorsichtig (**Cave:** Überinfusion! → Lungenödem) streng nach ZVD
- PCWP > LVEDP aufgrund des Gradienten über der Stenose! (eher großzügige Indikation zur Katecholamintherapie, aber nicht bei Hypovolämie)
- bei schwerer Hypotension: α-Stimulation

> **! Cave:** Indikation für PAK streng stellen, da ↑ Gefahr der Pulmonalarterienruptur, da durch pulmonale Hypertonie starre Gefäße

Mitralinsuffizienz

Die Mitralinsuffizienz führt durch Volumenüberlastung zu Dilatation und Hypertrophie des linken Ventrikels. Anästhetika werden im allgemeinen gut toleriert.
- Bradykardie und Anstieg des peripheren Widerstandes vermeiden (erhöhen das Regurgitationsvolumen – wie bei Aorteninsuffizienz)
- im Gegensatz zur Mitralstenose ist der linke Ventrikel chronisch volumenüberlastet → weitere Volumenüberladung kann zum Lungenödem führen
- Katecholamin der Wahl ist Dobutamin (Inotropiesteigerung und Senkung des peripheren Widerstands)
- PCWP > LVEDP bei ausgeprägter mitraler Regurgitation

> **! Cave:** Indikation für PAK streng stellen, da ↑ Gefahr der Perforation, da durch offene Mitralklappe Wedgekurve erschwert zu erkennen und Katheter evtl. zu weit vorgeschoben wird

Narkose bei zyanotischen Vitien

- Narkoseeinleitung per inhalationem verläuft langsamer durch Rechts-links-Shunt: kardiodepressive Effekte können auftreten, bevor das Kind schläft
- bei intrakardialem Rechts-links-Shunt führt **Ab**nahme des peripheren Gefäßwiderstandes (durch Narkotika) und **Zu**nahme des pulmonalvaskulären Gefäßwiderstandes (durch Überdruckbeatmung) zur Zunahme des Shunts
- Behandlung eines „zyanotischen Anfalls" bei infundibulärer Pulmonalstenose: Volumengabe, α-Stimulation, evtl. Inhalationsanästhetikum, evtl. β-Blockade

Narkose bei Herzbeuteltamponade

Der grenzgradig kompensierte Patient (normoton, tachykard, gestaute Jugularvenen) kann bei der Narkoseeinleitung innerhalb kürzester Zeit dekompensieren: Abnahme des venösen Rückflusses durch venöses Pooling und erhöhten intrathorakalen Druck unter Beatmung.
- Einleitung auf dem Op.-Tisch, Operateur muß bereitstehen
- Vermeidung hoher Beatmungsdrücke (evtl. Verzicht auf Maskenbeatmung – oft ohnehin Ileuseinleitung erforderlich)
- Anästhetika in reduzierter Dosierung (ggf. Ketamin)
- Volumengabe trotz hohem ZVD bei Narkoseeinleitung

Narkose zur Herztransplantation (HTPL)

Prämedikation und Vorbereitung
- keine medikamentöse Prämedikation
- **Antibiotika**: z. B. Imipenem (Zienam) 500 mg vor EKZ, zweite Dosis nach EKZ
- Aprotinin nach Rücksprache mit Operateur, z. B. 1–2 Mio. KIE Aprotinin (Trasylol)
- **Immunsuppressiva**: Methylprednisolon (Urbason) 0,5–1,0 g i.v. (nach EKZ)

Monitoring, Ausstattung
- wie oben
- ZVK über V. jugularis interna links (alternativ V. subclavia) Swan-Ganz-Katheter nur bei kardial extrem grenzwertigen Patienten und ausgeprägter pulmonaler Hypertonie

> **!** Keine Kanülierung der V. jugularis interna rechts, wegen postoperativer Myokardbiopsien!

Narkoseführung
- wie oben
- häufig nichtnüchterne Patienten, ggf. Ileuseinleitung

- bei präop. Antikoagulation (Phenprocoumon (Marcumar) oder Thrombozytenaggregationshemmer) ist evtl. die Substitution von AT III und PPSB bzw. die Gabe von Desmopressin (Minirin) sinnvoll

Zum Abgehen von der EKZ
- **immer** pos. inotrope Substanzen zur Kontraktilitätsunterstützung verwenden, z. B.
    - Dobutamin (Dobutrex) 1–10–(15) µg/kg/min und/oder
    - Adrenalin (Suprarenin) 0,05–0,4–(1) µg/kg/min und/oder
    - Milrinon (Corotrop) 0,3–0,75 µg/kg/min
- bei pulmonaler Hypertonie oder Rechtsherzinsuffizienz zusätzlich Vasodilatanzien
    - Nitroglycerin (Nitrolingual, Gilustenon) 0,3–5 µg/kg/min und/oder
    - Alprostadil/PGE$_1$ (Minprog) 10–50 ng/kg/min
    - evtl. inhalatives NO

Chirurgische Anastomosen
- linke und rechte Vorhofanastomose
- Pulmonalarterie
- Aorta

Narkose bei herztranplantierten Patienten für nichtkardiochirurgische Eingriffe

Herztransplantierte Patienten haben ein akzeptables Anästhesie-Risiko für nichtherzchirurgische Eingriffe und es ist in der Regel kein erhöhtes invasives Monitoring notwendig

Besonderheiten beim herztransplantierten Patienten

EKG
- EKG oft mit zwei P-Wellen
- beim Empfänger bleibt ein Teil des Vorhofes erhalten und auch innerviert
- beim Spenderherz ist der Vorhof vagal denerviert
- die Herzfrequenz entspricht dem Eigenrhythmus des Spenderherzens ohne Vagotonus (d. h. schneller als normal; Ruhefrequenz ≈ 90–100/min)

Reaktionen auf Hypotonie und Hypovolämie, Steigerung des HZV
- **denerviertes Herz:** sympathoadrenerge und vagale Reaktionen fehlen → fehlender bzw. verzögerter Herzfrequenzanstieg bei Hypovolämie. Reaktion nur auf zirkulierende Katecholamine
- die normale Reaktionen auf Hypotonie und Hypovolämie mit Reflextachykardie fehlt, das transplantierte Herz reagiert primär mit Erhöhung des Schlagvolumens
- eine Steigerung des HZV ist primär vom venösen Rückfluß abhängig, erst nach 5–6 min reagiert das transplantierte Herz mit Steigerung der Herzfrequenz

durch direkte Stimulation des Sinusknoten mit endogenen Katecholaminen, daher sagt man, Herztransplantierte sind „**Vorlast-abhängig**", was besonders für die Narkoseeinleitung wichtig ist

Reaktion auf Medikamente
- Herzfrequenzanstieg auf direkt wirkende Katecholamine, wie z. B. Adrenalin, Dopamin, Dobutamin, Ephedrin, Isoprenalin, Orciprenalin
- Herzfrequenzsenkung nach β-Blocker
- keine Herzfrequenzänderung auf: Atropin, Digoxin, Na-Nitroprussid, Nifedipin, Pancuronium, Neostigmin, Pyridostigmin, Physostigmin

Herzrhythmusstörungen
- **Ursache** von Herzrhythmusstörungen sind beim Herztransplantierten fehlender Vagotonus, ↑ endogene Katecholaminkonzentration, Transplantatabstoßung
- **Therapie:**
  - Bradyarrhythmie: direkte β-adrenerge Stimulation mit Orciprenalin (Alupent), Herzschrittmacher
  - supraventrikuläre Tachkardie, Vorhofflimmern, -flattern: Verapamil, Procain
  - ventrikuläre Tachykardie: Lidocain sehr vorsichtig, da negativ inotrop!

Hypertonie
- 75% aller Herztransplantierten haben eine milde Hypertonie (z. T. aufgrund der Ciclosporintherapie)
- **Therapie:**
  - Kalziumantagonist: Diltiazem
    (Nifedipin ist wegen starker Vasodilatation weniger gut geeignet)
  - kombiniert mit ACE-Hemmer (wenn notwendig)
  - keine β-Blocker, da das transplantierte Herz unter Belastung sehr von endogenen Katecholaminen abhängig ist

Infektion und Immunsuppression
- Indikation für invasives Monitoring zurückhaltend, wenn dann streng aseptisch, da immunsupprimierte Patienten
- Intubation bevorzugt orotracheal
- bei Transfusion auf CMV-negative Konserven achten
- Ciclosporin ist nephrotoxisch, daher Serumspiegel überwachen

> **! Anmerkung:**
> - Das transplantierte Herz ist besonders anfällig für Koronarsklerose (in 10–20% lassen sich nach 1 Jahr und in 50% nach 5 Jahren angiographisch Koronarsklerosen nachweisen)
> - sollte ein ZVK notwendig sein, möglichst die rechte V. jugularis interna meiden (Zugang für Myokardbiopsie)

24 Anästhesie zur Lebertransplantation

Pathophysiologische Besonderheiten

Kardiovaskuläre Veränderungen
- meist hyperdynamer Zustand, HZV > 10 l/min
- ↓ SVR durch erhöhte periphere a.v.-Shunts ⇒ ↓ periphere O_2-Ausschöpfung
- portale Hypertonie

Pulmonale Veränderungen
- meist niedrignormaler p_aO_2 durch
  - ↑ intrapulmonale Rechts-links-Shunts
  - alveoläre Hypoventilation (Aszites)
  - ↓ Diffusionskapazität (Zunahme der Extrazellulärflüssigkeit)
  - Rechtsverschiebung der O_2-Dissoziationskurve (↑ 2,3-Diphosphoglycerat)

Veränderungen der Nierenfunktion
- ↓ Rindenperfusion, und intrarenale Shunts ↑
- ↑ Konz. von Renin, Angiotensin, Aldosteron (⇒ Hypokaliämie)
- ↑ ADH durch ↓ SVR und Hypotension

Blutgerinnung
- Thrombozytopenie (durch Knochenmarkdepression, Hypersplenismus, subklinische DIC) bzw. Thrombozytopathie
- Verminderung der in der Leber produzierten Gerinnungsfaktoren (bes. Faktor VII)
- erhöhte fibrinolytische Aktivität

Elektrolytstörungen
- Hypo- oder Hypernatriämie möglich
- Hypokaliämie (↑ Konz. von Aldosteron, inadäquate Zufuhr, Diuretika)
- Kalzium meist vermindert

Säure-Basen-Haushalt
- Alkalose (durch Hyperventilation infolge Hypoxämie) oder
- Azidose möglich (durch Lebernekrose und hämodynamische Störungen)

Glukosestoffwechsel
- Hypoglykämie (gestörte Glukoneogenese, ↓ Glykogenolyse, ↓ Glykogenvorräte) oder
- Hyperglykämie (Insulinresistenz und ↑ Glukagonspiegel)

Enzephalopathie
- Ammoniak ↑ (normal: 11–48 µmol/l)
  ⇒ gesteigerte Empfindlichkeit auf Hypnotika, Benzodiazepine, Opioide

Anästhesiologisches Management

Prämedikation, Vorbereitungen

- keine medikamentöse Prämedikation
- Cell-Saver/RIS- Dienst rechtzeitig informieren
- Narkoseprotokoll, Protokoll für BGA und Labor, Massivtransfusionsprotokoll
- **Antibiotika** z. B. 2 g Ceftriaxon (Rocephin) und 0,5 g Metronidazol (Clont) (zweite Dosis nach 8 h!!)
- evtl. Dopamin-Perfusor auf 3 µg/kg/min während der gesamten Op.-Dauer (Nutzen umstritten)
- evtl. **Aprotinin** (Trasylol) **2 Mio. KIE** unmittelbar nach Narkoseeinleitung und als Erhaltungsdosis während der Operation 500.000 KIE über 4 h (Perfusor 12,5 ml/h)
- **Antithrombin III** (AT III) soll bei der LTPL > 70% sein, ggf. Substitution
- **Immunsuppressiva**
  Methylprednisolon (Urbason) 10 mg/kg i.v. in der anhepatischen Phase
  Azathioprin (Imurek) 100 mg i.v. als Kurzinfusion in der anhepatischen Phase
  Ciclosporin (Sandimmun) 1,5 mg/kg, nur nach Absprache mir dem Operateur (wegen inhärenter Nierproblematik)
- **Immunglobuline** erst gegen Ende der Op. bei stabilen Blutungsverhältnissen bzw. nach der Op. auf der Intensivstation
  - **Cytotect** gegen Cytomegalie-Virusinfektion 1 ml/kg i.v. intraoperativ bei High-risk-Patienten (Spender CMV +/Empfänger CMV –), zusätzlich Ganciclovir (Cymeven) 2-mal 5 mg/kg/Tag i.v.; anschließend 6-mal 500 mg für 6 Wochen
  - **Hepatect** 1-mal 2000 IE i.v. bei Patienten ohne Antikörper gegen Hepatitis B (HBs-Ag neg./Anti-HBs neg./Anti-HBc neg) bzw. bei HBs-Ag-positiven und Anti-HBs-Ak-negativen Empfängern 10.000 IE intraoperativ in der anhepatischen Phase und anschließend 2000 IE/Tag für eine Woche

Monitoring

- EKG
- Pulsoxymetrie
- Kapnometrie
- Magensonde (**Cave:** Ösophagusvarizen)
- 2 arterielle Zugänge: A. femoralis re., A. radialis re.
- Multilumenkatheter (12F) V. jug. interna li. (alternativ V. subclavia)
- Pulmonaliskatheter über V. jug. interna re. (li.)
- Temperatursonde (rektal, nasopharyngeal und pulmonalarteriell)
- Blasenkatheter

▶ beide Arme werden ausgelagert
linker Arm nur begrenzt nutzbar, keine venösen Zugänge in untere Extremitäten, außer Shaldon (evtl. VVBP), Wärmematte, Beine in Goldfolie

Narkoseführung

- **modifizierte Ileuseinleitung** mit Präoxygenierung
  Fentanyl, Pancuronium, Etomidat oder Thiopental und Succinylcholin → orale Intubation möglichst ohne vorherige Maskenbeatmung (Patient ist nie nüchtern!)
- **mögliche Narkosetechniken:**
  - modifizierte Neuroleptanästhesie
  - balancierte Anästhesie (mit Isofluran)
  - N_2O sollte zumindest während der anhepatischen Phase nicht benutzt werden (s. VVBP)
- der ZVD sollte bei 5–10 mmHg gehalten werden (keine Volumenüberladung), der ZVD ist während des VVBP nicht zuverlässig verwertbar (Orientierung am PCWP, PAP_{dia})
- die **Beatmung** sollte nach Eröffnung der Anastomosen möglichst ohne PEEP erfolgen (bessere Leberdurchblutung), die Nachbeatmungszeit beträgt etwa 6 h

Chirurgische Technik

5 Anastomosen, davon 4 Gefäßanastomosen
- suprahepatische V. cava
- infrahepatische V. cava
- Pfortader (anschließend Leberperfusion!)
- A. hepatica
- Versorgung des Gallengangsystems (Cholecystektomie, anschl. End-zu-End-Anastomose [Choledocho-choledochostomie]) mit T-Drain. Bei technischen Schwierigkeiten wird eine Roux-Y-Anastomose mit innerer Schienung durchgeführt

Präparationsphase

- Laparotomie ⇒ intraabdominelle Druckentlastung ⇒ Störung des Gleichgewichts zwischen Flüssigkeitsabstrom aus Intravasalraum und Aszitesrückresorption.
  Kollateralbildungen und fragile Gefäße ⇒ schwierige chirurgische Blutstillung, größte kardiovaskuläre Veränderungen durch **Volumenverlust**
- Verschluß von V. portae und V. cava ⇒
  Zunahme der chirurg. Blutung durch erhöhte portale Hypertension.
  Therapie: Volumengabe vor und während Abklemmen, ggf. Vasopressoren

Anhepatische Phase

- Abklemmen von V. portae und V. cava ⇒ venöser Rückstrom ↓ um 50% ⇒ ↓ HZV ⇒ schwere Hypotension
  Therapie: ggf. niedrigdosiert Katecholamine bereits kurz vor Abklemmen, VVBP
- ↓ Nierenperfusion, ↑ portale Hypertension mit diffusen Ödemen im GI-Trakt
- Gabe von Methylprednisolon (Urbason) 10 mg/kg i.v. und Azathioprin (Imurek) 100 mg i.v. als Kurzinfusion. Ciclosporin (Sandimmun) nur nach Absprache mir dem Operateur (wegen inhärenter Nierenproblematik)
- restriktive Volumenzufuhr
- verminderte Erhaltungsdosis von Pancuronium (um 50% ↓)
- Elektrolyte und SB-Haushalt bis zum Ende der anhepatischen Phase korrigieren

Venovenöser Bypass (VVBP)

Umleitung des venösen Blutes aus der Pfortader und linker V. femoralis in linke V. axillaris mittels Biopumpe

Gefahren
- Gerinnungsaktivierung bei Fluß < 800 ml/min (Sicherheitsgrenze: 1 l/min)
- Gefahr der Luftembolie ⇒ **daher kein Lachgas**, zumindest während Pumpenphase
- Wärmeverlust
- verlängerte Op.-Dauer bei Präparation von Axilla und Leiste

Veränderungen während der Bypassphase
- Absinken der Körpertemperatur um ca 0,9 °C/h
- Absinken des arteriellen Druckes, Anstieg der Herzfrequenz, Anstieg des ZVD
- Abfall des $p_{et}CO_2$
- Konzentration des Blutvolumens
- Ausbildung eines zunehmenden Basendefizits

Probeklemmen
folgende hämodynamische Veränderungen sollten zum Einsatz der VVBP führen:
- MAP-Abfall über 30% und/oder
- HZV-Abfall über 50%

Reperfusion

Ausschwemmung von Kalium, sauren Stoffwechselprodukten, vasoaktiven Substanzen (Kininen), fibrinolytischen Substanzen, Abfall der Körpertemperatur um 2 °C

Postreperfusionssyndrom
- Abfall des systemischen Blutdrucks um mindestens 30% für mind. 5 min
- schwere Hypotension (häufigste Ursache Rechtsherzversagen)

- Bradykardie
- supraventrikuläre und ventrikuläre Arrhythmien und elektromechanische Entkopplungen bis hin zum Cardiac Arrest können auftreten (Hyperkaliämie)
- PAP ↑
- ZVD ↑

- **Therapie:**
  - diese schwerwiegenden hämodynamischen Veränderungen sind passager und verschwinden ≈ 10–15 min nach Reperfusion (ZVD ↑ und leichte arterielle Hypotension können bestehen bleiben)
  - **Prophylaxe** vor Reperfusion:
    Gabe von Kalziumchlorid 0,5–1 g und NaHCO$_3$ 1 mmol/kg i. v., um das Postreperfusionssyndrom abzuschwächen, ggf. kleine Dosen pos. introper Substanzen (z. B. Adrenalin) und Vasokonstriktoren (z. B. Noradrenalin) bei kardiovaskulärer Depression zur Überbrückung
  - anschließend Gabe von Ca^{2+} und NaHCO$_3$ nach Wert
  - der ZVD sollte 5–10 mmHg nicht überschreiten ⇒ besserer venöser Abstrom aus Transplantatleber (nach übermäßigen Volumenbedarf in der anhepatischen Phase kann evtl. ein Nitro-Perfusor indiziert sein)
- in der Reperfusionsphase sind initial häufige Kontrollen von BGA, Kalium, BZ und Gerinnung (→ **Reperfusionskoagulopathie** s. unten) erforderlich
▶ **Anmerkung:**
  - als Ätiologie werden diskutiert: akute Hyperkaliämie, Azidose, Hypothermie, systemische Reflexvasodilation, Prostaglandinfreisetzung

Anästhesiologische Besonderheiten

Transfusion

- Einsatz des RIS (Rapid-Infusion-System), nur Ca^{2+}-freie Lösungen (nur NaCl 0,9%, EK, FFP)
- Einsatz des Cell-Savers (bis zu 35% Retransfusion)
- bei Tumorpatienten kein Cell-Saver
- EK-Gabe bei Hb < 8 g/dl (Gabe von EK und FFP im Verhältnis 1:1)

Gerinnung

- **Ausgangsparameter**
  Quick, PTT, TZ, Fibrinogen, AT III, Thrombozytenzahl, ggf. -funktion
- die Leber produziert folgende Gerinnungsfaktoren:
  Faktor I (Fibrinogen), II (Prothrombin), V, VII, IX, X, XI, XII, außerdem die Gerinnungsinhibitoren Antithrombin III, Plasminogen, α^1-Antitrypsin und α^2-Makroglobin

- **AT III soll bei der LTPL > 70% sein,** da es außer Thrombin noch weitere aktivierte Proteasen inhibiert
- eine LTPL geht häufig mit systemischer Fibrinolyse einher (großer Blutumsatz, chirurgisches Trauma). Daher wird z. T. eine antifibrinolytische Therapie mit dem Proteasehemmer Aprotinin (Trasylol) empfohlen (**2 Mio. KIE Trasylol** unmittelbar **nach Narkoseeinleitung** und als **Erhaltungsdosis** während der Op. 500.000 KIE über 4 h)

Veränderungen durch Massivtransfusion

- Koagulopathie durch Dilution
- Koagulopathie durch Verbrauch

Reperfusionskoagulopathie
Die Konzentration aller Gerinnungsfaktoren fallen mehr oder minder nach der Reperfusion ab (verstärkt durch instabilen Kreislauf und Temperaturabfall von 2 °C)

Mögliche Ursachen
- Dilutionseffekt durch Spülung
- aktive Fibrinolyse (Freisetzung von Plasminaktivatoren aus Endothel der Spenderleber)
- disseminierte intravasale Gerinnung
  a) Verlust der hepatischen Clearance-Funktion
  b) Antigen-Antikörper-Reaktionen
- Freisetzung von Heparin aus der konservierten Leber („Heparineffekt")
- Hypokalzämie

In der Reperfusionsphase häufige Kontrollen folgender Gerinnungparameter:
- Quick, PTT, Thrombinzeit, Reptilasezeit, Fibrinogen, AT III, Hemochron
- außerdem ein Thrombelastogramm
- zur serienmäßigen Beurteilung eignet sich die „clot observation time" (COT) → 3 ml Nativblut in standardisierte Glasröhrchen (Norm: Gerinnung nach 8–12 min/22 °C; keine Gerinnselauflösung)

Elektrolyte

Kalium
- bei Leberzirrhosepatienten besteht eine chronische Hypokaliämie
- **vor Reperfusion keine Kalium-Substitution** (mit der Reperfusion kommte es zu einem akuten Kalium-Anstieg (Einschwemmung aus ischämischen Hepatozyten, verstärkt durch metab. Azidose))
- vor Freigabe der Transplantatleber werden Kaliumwerte im mittleren bis unteren Normbereich angestrebt. Höhere Werte werden mit Glukose/Insulin therapiert (100 ml 20% Glukose + 10 IE Altinsulin [1 IE/2g] nach 1/2 h Kontrolle),

zusätzl. prophylaktische Gabe von Natriumbikarbonat vor Reperfusion (s. oben) ⇒ K⁺ ↓
- in der Postreperfusionphase kommt es in der Spenderleber (bei guter Transplantatfunktion) durch Diffusion von Kalium von extra- nach intrazellulär zu einer Kalium-Verschiebung. Es entwickelt sich eine Hypokaliämie. Jetzt kann und sollte ein K⁺-Einsatz erfolgen

Kalzium
Kalzium (ionisiertes Kalzium: Normalwert 1,1–1,4 mmol/l)
- bei der LTPL besteht die Gefahr einer Citratintoxikation (Serumcitrat-Anstieg mit Abfall des ionisierten Kalziums und Kreislaufdepression)
- die Leber ist normalerweise in der Lage, das 100-fache der normalen Serumcitratkonzentration während einer einzelnen Passage zu metabolisieren. Bei einer Citratüberschwemmung kommt es auch zu einer Hypokalzämie, da Citrat ionisiertes Kalzium bindet
- Hypothermie, verminderte Leberdurchblutung und Hyperventilation erhöhen zusätzlich die Gefahr der Hypokalzämie
- Gesamt-Kalzium-Werte (im Labor gemessen) können irreführend sein
- deutliche Effekte auf die Gerinnung hat die ionisierte Hypokalzämie erst < 0,5 mmol/l
- kardiale Phänomene können schon bei Werten < 0,75 mmol/l Ca^{2+} auftreten
- eine Ca^{2+}-Substitution erfolgt nicht routinemäßig, sondern nur bei erniedrigtem ionisiertem Kalziumspiegel
- Ca^{2+}-Substitution durch $CaCl_2$ (kein Ca-Glukonat, da vom Lebermetabolismus abhängig)
▶ **Cave:** Ca-Glukonat und $CaCl_2$ haben verschiedene Molarität, bei $CaCl_2$ wird mehr ionisiertes Ca^{2+} freigesetzt
    - 10 ml Ca-Glukonat 10% (**0,225 mmol/ml**)
    - 10 ml Ca-Glukonat 20% (0,45 mmol/ml)
    - 10 ml $CaCl_2$ (**0,5 mmol/ml**)

Glukose

- anhepatische Phase: Hypoglykämie (fehlende Glukoneogenese und Glykogenolyse kommen erst ab 90 min zum tragen)
- Reperfusionsphase: initial Anstieg durch Glukosefreisetzung aus Spenderleber
- eine persistierende schwere Hyperglykämie ist ein früher prognostischer Parameter für eine schlechte Transplantatfunktion (sensitiver soll der Quotient aus Plasmaglukosespiegel und Gesamtsauerstoffverbrauch [VO_2] sein)

Säure-Basen-Haushalt

- intraoperativ ist sehr **häufig** eine **Azidose** zu beobachten
- **Ursachen:**
  - Zufuhr saurer Metaboliten über Blutprodukte
  - Abklemmen der V.cava inferior
  - reduzierter Abbau von Citrat und Laktat
  - niedrige Körpertemperatur
- die **Korrektur** erfolgt mit Natriumbikarbonat oder Tris-Puffer
- **postoperativ** entsteht durch den Citratmetabolismus eine **metabolische Alkalose**, die mehrere Tage anhält (für jedes metabolisierte Mol Citrat entstehen 3 Mol Bikarbonat). Die metabolische Alkalose muß häufig mit HCl ausgeglichen werden

Niere

- eine intraoperative **Oligurie** ist nicht selten
- **Ursachen:**
  - vorbestehendes hepatorenales Syndrom
  - Reduktion der Nierendurchblutung
  - Hypovolämie während großer Flüssigkeitsverschiebungen
  - Nephrotoxizität von Ciclosporin (eher postoperativ)
- zur **Aufrechterhaltung der Diurese** evtl. intraoperativ Dopamin-Perfusor mit 3 µg/kg/h (Nutzen umstritten)
- rechtzeitige Furosemid-Gaben bzw. Mannit-Infusionen (Osmofundin 15%) können eine adäquate Diurese unterstützen
- die Urinmenge sollte mindestens 1 ml/kg/h betragen

Körpertemperatur

Wärmeverluste durch
- große Wundfläche und hohen Volumenumsatz
- VVBP (beim Bypass ohne systemische Heparinisierung kann kein klassischer Wärmeaustauscher verwendet werden)
- Reperfusion des Spenderorgans (neue Leber ca. 1,5 kg, 4 °C) $\Rightarrow$ Temperatursturz um 2 °C

$\Rightarrow$ Einsatz von Wämematten und angewärmten Infusionen

O_2-Verbrauch

Der O_2-Verbrauch (VO_2) reduziert sich in der anhepatischen Phase um 25%. Nach der Reperfusion muß der O_2-Verbrauch bei initialer Transplantatfunktion um 40–50% ansteigen. Bei fehlendem Anstieg des VO_2 besteht der Verdacht auf eine initiale

Nichtfunktion des Transplantates. Diese Veränderungen zeigen in Abhängigkeit von der Grunderkrankung unterschiedliche Profile.

$VO_2 = (c_aO_2 - c_vO_2) \times HZV \times 10$ (ml/min)
$c_aO_2 = (1{,}39 \times Hb \times S_aO_2) + (0{,}003 \times p_aO_2)$
$c_vO_2 = (1{,}39 \times Hb \times S_vO_2) + (0{,}003 \times p_vO_2)$

S_aO_2 = arterielle O_2-Sättigung (Angabe als Absolutwert, z. B. 0,95)
S_vO_2 = gemischtvenöse O_2-Sättigung (aus Pulmonalarterie)

Besonderheiten bei Kindern

- ein Swan-Ganz-Katheter ist in der Regel bei kleinen Kindern nicht nötig. Zur Volumensteuerung reicht meist der ZVD
- der venovenöse Bypass ist nur bei Kindern größer als 20 kg einsetzbar. Je kleiner die anatomischen Verhältnisse, um so mehr behindern die Bypasschläuche die Operation
- **Reperfusionsprobleme** sind bei Kindern **stärker ausgeprägt** als bei Erwachsenen, d. h. eine akute Hyperkaliämie mit Bradykardie bis Asystolie kommt bei bis zu 10% der Kinder vor

25 Anästhesie bei geriatrischen Patienten

Definition

- Patienten mit einem Alter > 65 Jahren
- ca. 11% der Bevölkerung in Europa sind älter als 65 Jahre, davon werden ca. 50% in ihrer verbleibenden Lebensspanne operativ behandelt (meist Katarakt-Op., TUR-Prostata, osteosynthetische Maßnahmen bei Femur- oder Humerusfrakturen, Herniotomie, Cholezystektomie etc.)

Physiologische Veränderungen
Physiologische Alterungsprozesse

- Lipofuszinablagerungen in den Organen
- Verlust von Parenchymzellen und Zunahme von interstitiellen Gewebe → reduzierte Kompensationsmöglichkeit aller Organsysteme:
    - insbesondere Abnahme des Herzzeitvolumens, der GFR und der tubulären Funktion der Niere um ca. **1% pro Lebensjahr!**
    - zwischen dem 30. und 85. Lebensjahr nimmt die Vitalkapazität (VC) der Lunge um 40% und der Grundumsatz (GU) um 20% ab
    - **Abnahme des Wassergehalts** des Körpers, Zunahme des Fettgehalts (ca. 35% zwischen dem 20. bis 70. Lebensjahr) **und Abnahme des Blutvolumens** → veränderte Verteilungsvolumina; besonders für Substanzen, die eine hohe Proteinbindung und/oder Lipophilie aufweisen (Abnahme des zentralen Verteilungsvolumen mit vergleichsweise höheren Konzentrationen im Plasma und ZNS)!

Herz/Kreislauf

- Zunahme des Herzgewichtes mit konsekutiver Abnahme der Ventrikelcompliance
- Linksherzhypertrophie durch erhöhtes Afterload: Zunahme des totalen peripheren Gefäßwiderstands und Verlust der Windkesselfunktion der Aorta → 45% der älteren Patienten haben einen arteriellen Hypertonus
- Abnahme des HZV infolge geringerer Kontraktilitätsleistung

- maximaler koronarer Blutfluß um 65% vermindert
- Abschwächung der adrenergen Stimulation → der maximale Anstieg der Herzfrequenz ist beim 75jährigen Patienten ca. 20% niedriger als im Alter von 20 Jahren

Respiration

- Abnahme von Vitalkapazität, des exspiratorischen Reservevolumens und der Gesamtcompliance infolge einer Versteifung des Thorax und Abbau der elastischen Lungenfasern → meist restriktive Ventilationsstörungen im Alter
- Abnahme von FEV_1 und FVC und Atemgrenzwert
- Zunahme des Residualvolumens und der funktionellen Residualkapazität (FRC)
- $AaDO_2$ ↑ (alveolärer pO_2 bleibt gleich; p_aO_2 nimmt ab)

Neurologie

- Abnahme der zerebralen Durchblutung ab den 6.-7. Lebensjahrzehnt
- **Abnahme der Neurotransmittersyntheserate** (M. Parkinson: Dopaminmangel; Morbus Alzheimer: Acetylcholinmangel in Rinde und zentralen Kernen)
- **Abnahme der Anzahl der Opioidrezeptoren** bei jedoch erhöhter Sensibilität → **Cave:** länger anhaltende Atemdepression bei normaler Dosierung, dasselbe gilt für die Benzodiazepine, deren klinische Wirkung im höheren Lebensalter schlecht abgeschätzt werden kann!
▶ Nach einer neueren Untersuchung weisen ca. 26% der über 65jährigen Patienten im Anschluß an größeren Eingriffen in Allgemeinanästhesie eine kognitive Dysfunktion auf, die bei 10% der Patienten auch nach 3 Monaten noch nachzuweisen ist!

Niere

- GFR ↓, RBF ↓, Wirkung von ADH ↓
- verminderte renale Elimination von Medikamenten
  → nach dem 40. Lebensjahr nimmt die GFR jedes Jahr um 1 ml/min ab; d. h. daß ein 70jähriger Patient im Vergleich zu einem 40-jährigen eine um 30 ml/min reduzierte GFR hat

Endokrinium

- 50% aller geriatrischen Patienten haben eine **pathologische Glukosetoleranz**, 7% aller Patienten > 70 Jahre und 17–25% der Patienten älter als 85 Jahre haben einen **manifesten Diabetes mellitus**

→ Beachtung von Begleiterkrankungen, die sich aus der Makro- (pAVK, KHK) und Mikroangiopathie (diabetische Nephropathie und Neuropathie) bei Diabetes mellitus ergeben
→ Beinflussung der gastralen Motiliät (Aspirationsgefahr!) oder des neuromuskulären Monitoring!

Pharmakologische, altersbedingte Veränderungen

Änderung von Pharmakokinetik

- Aktivitätsabnahme der **Phase-I-metabolisierenden Enzyme** → oxidativer Abbau ↓, Glukuronidierungsvorgänge sind alters**un**abhängig! (Bevorzugung von Lorazepam, Lormetazepam, Temazepam, Oxazepam)
- **Zunahme des Verteilungsvolumen** und somit der Eliminationshalbwertszeit von Flunitrazepam, Midazolam, Diazepam, Chlordiazepoxid, Nitrazepam
- **Abnahme** des Albumins (– 20%) und damit **der Proteinbindung** → **höhere Wirkspiegel** der freien, nichtgebundenen Medikamente
- reduzierte Clearance von ndMR (Vecuronium, Rocuronium) → evtl. Bevorzugung von Atracurium, ggf. Mivacurium (diskrete Wirkverlängerung [Plasmacholinesterase ↓ mit zunehmendem Alter])

	β-HWZ bei Patienten < 40 Jahre	β-HWZ bei Patienten > 65 Jahre
Fentanyl	3,1–3,65 h	15,4 h
Alfentanil	1,2–1,6 h	2,3 h
Midazolam	2,5 h	4,3 h
Diazepam	32 h	72 h

Änderung von Pharmakodynamik

- erhöhte Rezeptoremfindlichkeit gegenüber Benzodiazepinen und Opioiden

26 Anästhesie bei minimal-invasiver Chirurgie

Indikationen

- Laparoskopische Eingriffe
  - im Bereich der Gynäkologie (Diagnostik, Entfernung von Ovarialzysten, Sterilisation, etc.)
  - im Bereich der Abdominalchirurgie (Cholezystektomie, Appendektomie, Herniotomien bei Inguinalhernien)
  - im Bereich der Urologie (Nephrektomie oder Lymphadenektomie)
- im Bereich der Traumatologie bei Eingriffen am Kniegelenk
- im Bereich der Herzchirurgie (minimal-invasive Bypass-Chirurgie)

Anästhesieverfahren

- meist balancierte Anästhesie mit oder ohne Lachgas (**Cave:** Darmdistension und schlechtere Op.-Bedingungen für den Operateur) oder
- TIVA mit Propofol und einem Opioid (z. B. Alfentanil, Remifentanil)

Auswirkungen eines Pneumoperitoneum

durch den Anstieg des intraabdominellen Drucks (IAP) kommt es zu diversen Veränderungen:

Hämodynamik

- Abnahme des Blutflusses in der V. cava inferior um bis zu 50%, meist ≈ 20%
- **Zunahme des totalen peripheren Widerstandes (SVR)** um bis zu 230% aufgrund eines erhöhten Katecholaminspiegels bzw. Anstieg des vasokonstringierend wirkenden antidiuretischen Hormons (ADH), über intraabdominelle Druck- und Dehnungsrezeptoren ausgelöst
- **Abnahme des HZV** um bis zu 70% (ggf. auch Zunahme des HZV um 10% bei Kopftieflagerung)
- Dehnung des Peritoneums mit vagaler Reizantwort und Bradykardien
- Erhöhung des intrathorakalen Drucks mit Anstieg von ZVD, PAP und PCWP

▶ **Anmerkung:**
damit ähneln die Effekte nach Anlage des Pneumoperitoneums einer Beatmung mit erhöhtem PEEP

> **! Merke:**
> Die Auswirkungen auf die Hämodynamik sind abhängig vom insufflierten Gasvolumen bzw. vom intraabdominellen Druck (IAP), sowie vom intravasalen Volumenstatus
> - IAP ↑ → venöser Rückfluß ↓ → Preload ↓ → **HZV** ↓
> - IAP ↑ → SVR ↑ → Afterload ↑↑ → **HZV** ↓

Respiration

- in Allgemeinanästhesie → Compliance ↓ und FRC ↓ (≈ 18%), sowie Rechts-links-Shunt ↑ (≈ 17%)
- IAP ↑ → Verstärkung der Auswirkungen der Allgemeinnarkose
- IAP ↑ → Beatmungsspitzen- und -plateaudruck ↑
- der Gasaustausch ist nicht beinträchtigt → $AaDO_2$ normal, jedoch Oxygenierungsbeeinträchtigung durch Reduktion der FRC

Endokrinologie

- Anstieg von Vasopressin mit seiner wasserretinierenden und vasokonstringierenden Komponente
- Anstieg der Noradrenalin- und Adrenalinplasmakonzentration

Besonderheiten des Kapnoperitoneums

- die **CO_2-Resorption** ist abhängig von
  - Höhe des intraabdominellen Drucks (die Resorption des insufflierten CO_2 ist bei ↑ IAP infolge einer Kompression der peritonealen Bauchgefäße geringer)
  - Peritonealoberfläche
  - HZV
  - Dauer der CO_2-Insufflation
  - Temperaturdifferenz zwischen Gas und Bauchhöhle bzw. Blut
- ▶ **Anmerkung:** eine genaue Vorhersage über das Ausmaß der CO_2-Resorption ist aufgrund der obengenannten multiplen Variablen nur schwer möglich!
- die **Elimination** des resorbierten CO_2 erfolgt letztendlich über die alveoläre Ventilation
  - AMV verdoppelt → pCO_2-Halbierung
  - AMV halbiert → pCO_2-Verdoppelung, jedoch mit zeitlicher Verzögerung

CO_2-Speicherkompartimente

- **Speichervermögen** für CO_2 im menschlichen Organismus ≈ 120 l
  - in gelöster Form (abhängig vom Partialdruck)
  - chemisch gebunden (in Form von Bikarbonat): $CO_2 + H_2O \Leftrightarrow HCO_3^- + H^+$
- **Speicherkompartimente**
  - **schnelle Kompartimente:** Blut und parenchymatöse Organe mit hoher Perfusion
  - **mittelschnelle Kompartimente:** Muskulatur und Organe mittlerer Perfusion
  - **langsame Kompartimente:** Knochen, Fett und schlecht perfundierte Organe (erst nach Tagen)
- eine CO_2-Resorption von 2 ml/kg/KG führt rechnerisch bei unverändertem Atemminutenvolumen (AMV) zu einen durchschnittlichen Anstieg des arteriellen pCO_2 um 1 mmHg!
  d. h. bei einem 75 kg schweren Patienten würde bei 6 l CO_2-Insufflation und vollständiger Resorption der pCO_2 um 40 mmHg ansteigen → Untersuchungen haben jedoch gezeigt, daß unter einem **Pneumoperitoneum der pCO_2 nur um ≈ 10 mmHg** ansteigt, d. h. die tatsächlich aufgenommene Gasmenge ist deutlich geringer (≈ 1500 ml) als die errechnete Menge
- die **CO_2-Resorption** erfolgt nicht gleichmäßig, sondern ist zu Beginn und am Ende der Gasinsufflation am größten (geringere Kapillarkompression)
- bei der **extraperitonealen Insufflation** kommt es zur kontinuierlich hohen CO_2-Resorption aufgrund der erhöhten Resorptionsfläche (erhöhte Resorption bei der Entwicklung eines Hautemphysems)

Elimination des intraperitoneal insufflierten CO_2

- ein Großteil des Gases wird über den Trokar wieder abgelassen.
- Resorption über das Peritoneum (die verbleibende Gasmenge von ≈ 1500 ml wird überwiegend nach Ablassen des Pneumoperitoneums absorbiert) und Abatmung in der postoperativen Phase → erhöhte Atemarbeit

Komplikationen des Pneumoperitoneums

- **Übelkeit und Erbrechen** (in 50–60% der Fälle nach Anlage eines Pneumoperitoneums)
- postoperative meist rechtsseitige **Schulterschmerzen**
- **Oxygenierungsstörungen** infolge Abnahme der FRC, Ausbildung von basal gelegenen Atelektasen
- **Rhythmusstörungen** in ca. 10% der Fälle (VES bei Hyperkapnie und Sinusbradykardien bei vagaler Reizantwort auf den peritonealen Zug)
- **kardiale Dekompensation** bei Herzinsuffizienz durch Afterload-Erhöhung
- **respiratorische Dekompensation** durch zusätzliche Erhöhung der Atemarbeit bei schwerer obstruktiver oder restriktiver Ventilationsstörung

- **Verletzung intraabdomineller Strukturen** (bes. beim Einstich des ersten Trokars) → präoperativ Magensonde und Blasenkatheter bei Eingriffen im Unterbauch und kleinen Becken, sowie ausreichende Muskelrelaxierung
- **intraoperative Auskühlung** bei vermehrter und längerer Insufflation von kaltem CO_2-Gas
- **Tubusdislokation:** durch den ↑ IAP kann es zu einer kranialen Verschiebung des Zwerchfells möglicherweise auch mit Verlagerung des Lungenhilus und dadurch bedingte Dislokation des Tubus in einen Hauptbronchus kommen
- **Spontanpneumothorax** (selten) infolge
    - Alveolarruptur bes. bei bestehender COPD
    - Übertritt von CO_2 vom Abdomen in die Pleurahöhle durch Zwerchfellruptur
    - Diffusion im dünnen Bindegewebebereich des Trigonum lumbocostale
- **CO_2-Embolie:** sehr selten (plötzlicher $p_{et}CO_2$↓, p_aCO_2↑, S_aO_2 ↓, Hypotonie)

27 Anästhesie bei Herzschrittmacherpatienten

Herzschrittmacher

- steigende Zahl von Schrittmacher (SM)-Trägern, welche sich operativen Eingriffen unterziehen müssen!
- im Jahr 1996 wurden in Deutschland 47.000 (!) Schrittmacher implantiert

Historie

1882 erste Stimulation des Herzens durch Zeimsen
1958 erste subkutane Implantation eines Herzschrittmachers durch Senning und Elmquist in Stockholm
1962 erster Einsatz eines transvenösen, subkutan plazierten Schrittmachers

Indikation zur Schrittmachertherapie

Permanenter Schrittmacher
- AV-Block Grad III (fixiert oder intermittierend)
- Sick-Sinus-Syndrom (SSS)
- Bradykardie/Bradyarrhythmie mit klinischer Symptomatik
- Synkopen kardialer Genese
- Karotis-Sinus-Syndrom mit klinischer Symptomatik

Passagerer Schrittmacher
- therapierefraktäre Bradykardie mit hämodynamischer Auswirkung (z. B. HF < 40/min oder Pausen > 3 s)
- bifaszikulärer Block mit Synkopen (RSB und linksposteriorer Hemiblock oder linksanteriorer Hemiblock) → Gefahr eines intraoperativen totalen AV-Blocks
- AV-Block Grad I und Linksschenkelblock (LSB)
- AV-Block Grad II Typ Mobitz

Klassifikation der Schrittmacher

nach dem Schrittmacher-Code der NASPE/BPEG

Klassifikation der antibradykarden Funktion			Klassifikation der Programmierbarkeit + antitachykarden Funktion	
Position I	Position II	Position III	Position IV	Position V
Stimulationsort	Sensingort	Sensingantwort	Programmierbarkeit	Antitachykarde Funktion
O = keine	O = keine	O = keine	O = keine	O = keine
A = Vorhof	A = Vorhof	T = getriggert	P = einfach programmierbar	P = Pacing
V = Ventrikel	V = Ventrikel	I = inhibiert	M = mehrfach programmierbar	S = Schock
D = Doppelt (A+V)	D = Doppelt (A+V)	D = Doppelt (T+I)	C = Telemetrie	D = Doppelt (P+S)
			R = frequenzadaptiert	

z. B. VVI: Position I = V, Position 2 = V, Position 3 = I

Einige Schrittmacherfunktionsmodi und deren Abkürzungen

VVI
- Stimulation des Ventrikels bei Herzfrequenzabfall unterhalb der SM-Frequenz mit der Gefahr der HZV-Reduktion bei SM-Stimulation infolge fehlender Vorhofkontraktion und verminderter Ventrikelfüllung

AOO oder VOO
- starrfrequenter oder asynchroner Modus mit der Gefahr der Induktion von Kammerflimmern und Parasystolie

AAI oder AAT
- Bedarfs- oder Synchronmodus, bei dem die Detektion des Vorhofimpulses entweder zu einer Hemmung des Schrittmachers führt (AAI-Modus) oder bei dem der Schrittmacherimpuls nach der Herzeigenaktion in die anschließende Refraktätzeit des Myokards einfällt → Indikation: z. B. eine Sinusknotendysfunktionen bei intakter AV-Überleitungszeit

VVIR, DVIR und DDDR
- **frequenzadaptierte** Schrittmachersysteme, bei denen das HZV über die Herzfrequenzänderung an die jeweilige Belastung adaptiert wird. Die Steuerung erfolgt über:

- Vibrations- oder Bewegungswahrnehmung (Piezoelektrokristall) →
  Cave: Shivering, z. B. infolge Hypothermie oder durch volatile Anästhetika induziert, führt zum Anstieg der Stimulationsfrequenz
- Kerntemperatur/zentralvenöse Bluttemperatur
- QT-Intervall
- S_vO_2 (Abnahme der S_vO_2 → HF ↑)
- interventrikuläre Impedanz/rechtsventrikuläres Schlagvolumen → Wechsel von Spontanatmung auf maschineller Beatmung führt zu Thoraximpedanzveränderungen → HF ↑
- rechtsventrikuläre Druckänderung
- Kombination verschiedener Sensoren

Allgemeine SM-Probleme/Komplikationen

- Gefahr von Vorhofflimmern und Kammerflimmern bei Einfall des SM-Spikes in die vulnerable Phase des Myokardaktionspotentials
- Thrombophlebitis und Thrombose
- Auslösung einer SM-Dysfunktion durch Elektrokautern oder andere elektromagnetische Störungen
- Nichtregistrierung eines intravasalen Volumenmangels bei fehlendem Frequenzanstieg
- Myokardperforation und Perikardtamponade
- Elektrodendislokation → Ausfall der SM-Stimulation und ggf. Auslösung von Arrhythmien durch Elektrodenspitze
- Diaphragmastimulation
- Ösophagusverletzung bei ösophagealer Stimulation
  (**Cave:** Ösophagusvarizen!)
- Hautreizung beim externen Stimulationsmodus

Möglichkeiten der intraoperativen SM-Stimulation

- mit externen Klebe-Elektroden (ventrale, präkordiale und dorsale, interskapuläre Positionierung) → bei der transthorakalen Stimulation sind höhere (40–200 mA) und längere (20–40 ms) Reizstromstärken im Vergleich zur transvenösen Stimulation notwendig → infolge Muskelkontraktionen und Schmerz sollte unter Stimulation mindestens eine Analgosedierung durchgeführt werden!
- über Stimulationskanal eines speziellen 5-lumigen Pulmonaliskatheter (Chandler-Sonde der Firma Baxter) oder direkte Plazierung einer Stimulationssonde über eine 5F-Schleuse
- mit Hilfe einer transösophagealen Sonde → Vorschieben der Sonde bis ≈ 35 cm aboral, bis eine Kammer- oder Vorhofstimulation nachweisbar ist. Kammerstimulation **nicht** immer möglich! **Cave:** bei AV-Block höheren Grades!

Anstieg der Schrittmacherreizschwelle durch

- Hyperkapnie
- Hypernatriämie
- Hypokaliämie → Negativierung des Ruhepotentials
- Hypoxie
- Mineralokortikoide
- Verkürzung der Impulsdauer → höhere Reizschwelle

Anästhesie zur Anlage eines Herzschrittmacher

- in den meisten Zentren werden die Herzschrittmacher **in Lokalanästhesie**, die vom Kardiochirurgen durchgeführt wird, implantiert
- Alternative Verfahren:
  - **Analgosedierung** z. B. mit Alfentanil- und Midazolamboli
  - **Allgemeinanästhesie** (Inhalationsanästhesie empfohlen)

Mögliche intraoperative Komplikationen
- Luftembolie
- Pneumothorax
- Myokardperforation mit Zeichen der Perikardtamponade oder akuten Blutung
- frühzeitige Elektrodendislokation

Postoperatives Vorgehen
- Ruhiglagerung des Patienten → Gefahr der Elektrodendislokation
- radiologische Lagekontrolle der Elektrodenlage
- Elektrolytkontrolle

Anästhesie bei Patienten mit Herzschrittmacher

Präoperative Vorbereitung

minimale präoperative Diagnostik bei Elektiv-Eingriffen:
- EKG (Bestimmung der SM-Abhängigkeit ggf. nach Abschalten eines passageren Schrittmachers)
- Thoraxröntgen (Nachweis über Anzahl, Lage und Verlauf der Elektrode(n))
- Elektrolyt-Bestimmung (Serumkalium in Normbereich!)
- Einsicht in den Schrittmacher-Ausweis (Implantationszeitpunkt und -grund, derzeitig eingestellter Betriebsmodus und Frequenz, Batteriestatus) → kardiologisches Konsil bei >12 Monaten zurückliegender Kontrolle oder neuaufgetretenen kardialen Symptomen nach Implantation

Anästhesieverfahren bei Schrittmacherpatienten

- grundsätzlich sind alle modernen Anästhesieverfahren bei SM-Patienten anwendbar!
- bei **Regionalanästhesien** sollte eine mögliche Beeinflussung der Reizschwelle durch das applizierte **Lokalanästhetikum**, sowie eine direkte Irritation des SM durch angewandte **Nervenstimulatoren** bei der Plazierung von Plexusanästhesien berücksichtigt werden
- bei **Allgemeinanästhesien** kann es gelegentlich zu Interaktionen kommen: ausgelöst durch bestimmte **Medikamente** wie z. B.
  - **Etomidat** → Beeinflussung von frequenzadaptierten SM durch **Myoklonien**
  - **depolarisierende Muskelrelaxanzien** → ausgelöste Muskelfaszikulationen führen beim frequenzadaptierten SM-Typ zu Tachykardien (im Falle eines Defibrillators zur Schockauslösung infolge KF-Fehlinterpretation)
  - **Lachgas** → bei frisch implantierten SM kommt es zur Dilatation der Schrittmachertasche mit der Gefahr des Kontaktverlustes des SM-Gehäuses und intermittierendem Funktionsausfall
- weitere Faktoren, welche die Schrittmacherfunktion beeinflussen:
  - **evozierte Potentiale** (z. B. SSEP bei Karotisoperationen) bei implantierten VDD- oder DDD-Schrittmachern → Stimulationsimpuls kann als Vorhofaktion detektiert und fälschlicherweise an den Ventrikel weitergeleitet werden!
  - **Diathermieimpuls** infolge einer Umprogrammierung des SM-Aggregats (Phantomprogrammierung)
  - intraoperatives **Elektrokautering** bei synchronisiertem antibradykardem Schrittmachersystem → Detektion des Kauterings als eigene Herzaktion →

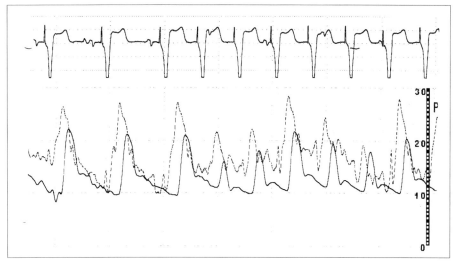

Abb. 27.1. EKG-Beispiel für die Umprogrammierung eines DDD-SM auf VOO-Modus durch Magnetauflegung → hämodynamische Verschlechterung durch Ausfall der Vorhofkontraktion!

Pacingausfall (auch AICD können fälschlicherweise das Kautern als KF interpretieren und eine Defibrillation auslösen! → daher sollten die Dauer des Elektrokautern bei implantiertem Defibrillatoren < 5 s betragen, da die Zeit bis zum Erkennen von Kammerflimmern durch den Defibrillator ≥ 5 s beträgt) → Empfehlung: nur **bipolare** Kauter benutzen (Strom fließt nur durch die Pinzette); im Falle des notwendigen Einsatzes eines **unipolaren** Kauters sollte die indifferne Elektrode möglichst weit von SM-Aggregat (> 15 cm) geklebt werden!

Perioperatives Monitoring

- von dem üblichen Minimal-Monitoring bei Allgemeinanästhesien (EKG, NIBP, Narkosegas-Monitor, $p_{et}CO_2$) empfiehlt sich besonders die **Pulsoxymetrie**, das Ösophagusstethoskop und die manuelle Palpation des peripheren Pulses zur Überwachung der Herz-Kreislauf-Funktion! → Ausschluß einer Fehlinterpretation eines myokardial nicht beantworteten SM-Spikes als Herzaktion durch pulsoxymetrisch oder palpatorisch nachgewiesener peripherer Pulswelle!
- ggf. situationsgerechtes erweitertes Monitoring mit invasiver arterieller und zentralvenöser Druckmessung und pulmonalarteriellem Katheter (PAK)

> **! Merke:**
> - Intraoperativ sollte auf jeden Fall ein **Magnetring** bereitliegen → **notfalls** (keine prophylaktische) Umprogrammierung des Schrittmachers während der Operation auf einen **VVO**-Modus durch Auflegen eines **Magneten** auf das SM-Gehäuse
> - **frequenzadaptierte** Schrittmacher sollten wenn möglich **präoperativ inaktiviert** werden!
> - antitachykarde SM/Defi-Funktionen werden durch Magnetauflagerung **de**aktiviert → Auftreten von **Para**systolie und Gefahr von Kammerflimmern, wenn der SM-Spike in die vulnerable Phase des Myokards fällt!
> - zur Vermeidung einer Elektrodenschädigung sollte die **Anlage eines ZVK** auf der **kontralateralen** Seite erfolgen!
> - Schrittmacherträger benötigen normalerweise keine Endokarditisprophylaxe!
> - keine Kernspintomographie-Untersuchungen bei Schrittmacherträgern!
> - im Falle einer Defibrillation eines SM-Trägers dürfen die Padels nicht direkt über dem Gehäuse plaziert werden; der Stromfluß sollte rechtwinklig zum Elektrodenkabel bzw. Gehäuse verlaufen und möglichst gering sein (200 J bei KF)!
> - ggf. postoperative SM-Funktionskontrolle

Implantierbare antitachykarde Schrittmachersysteme (Defibrillator)

- andere Abkürzung: **AICD** (automatischer implantierter Cardioverter-Defibrillator)
- seit 1986 sind AICD auf dem deutschen Markt
- Deutschland ist bezüglich der Anzahl von AICD-Implantation in Europa der Spitzenreiter!

Indikation

- Patienten mit therapierefräktären höhergradigen Rhythmusstörungen (ventrikuläre Tachykardie)
- Patienten mit ventrikulärer Tachykardie (VT) auf der Warteliste zur Herztransplantation
- Zustand nach Reanimation bei Kammerflimmern und persistierenden malignen Herzrhythmusstörungen unter medikamentöser Therapie

Kontraindikation

- Patienten mit asymptomatischer VT oder eingeschränkter Lebenserwartung (< 6 Monaten)

Klassifikation der AICD

nach dem NASPE/BPEG –Defibrillator-Code

Position I	Position II	Position III	Position IV
Schockort	Antitachykarder Stimulationsort	Tachykardie-Detektion	Antibradykarder Stimulationsort
O = keine	O = keine	E = EKG	O = keine
A = Vorhof	A = Vorhof	H = Hämodynamik	A = Vorhof
V = Ventrikel	V = Ventrikel		V = Ventrikel
D = Doppelt (A+V)	D = Doppelt (A+V)		D = Doppelt (A+V)

z. B. DDED: Position I = D, Position II = D, Position III = E, Position IV = D

Merke:
Gegenwärtig werden Defibrillatoren implantiert, deren Elektroden **transvenös** über die meist linke V. cephalica oder V. subclavia in den rechten Ventrikel vorgeschoben werden. Eine Sternotomie, wie bei der Anlage von **epikardialen** Elektrodenspiralen, ist daher nicht mehr notwendig!

Anästhesie zur Anlage eines Defibrillators

Wird ein AICD implantiert, dessen Funktion intraoperativ nach iatrogenem Auslösen von Kammerflimmern getestet wird, so kommen 2 Anästhesieverfahren zur Anwendung:
- **Analgosedierung** in Kombination mit einer Lokalanästhesie bei überwiegender Spontanatmung und kurzer Maskenbeatmung nach Vertiefung der Anästhesie zur Schockauslösung z. B.
  - Propofol-Perfusor (2–5 mg/kg/h)
    Perfusor mit 10 mg/ml ≈ 0,2–0,5 ml/kg/h und
  - Remifentanil-Perfusor (2,4–6 µg/kg/h = 0,04–0,1 µg/kg/min)
    Perfusor mit 1 mg auf 50 ml NaCl 0,9% (1 ml = 20 µg) ≈ 0,1–0,3 ml/kg/h
- **Allgemeinanästhesie** mit Medikamenten wie bei der Analgosedierung, nur in geringgradig höherer Dosierung und ggf. Atracurium/Cis-Atracurium als nichtdepolarisierendes Muskelrelaxans zur Intubation

Perioperatives Monitoring

- von den üblichen Minimal-Monitoring bei Allgemeinanästhesien (EKG, NIBP, Narkosegasmonitor, $p_{et}CO_2$ und Pulsoxymetrie) wird eine invasive Druckmessung (A. radialis) und bei deutlich eingeschränkter kardialer Pumpfunktion die Anlage eines ZVK zur evtl. notwendigen Katecholamintherapie empfohlen
- ständige Defibrillationsbereitschaft und bei Spontanatmung Intubationsbereitschaft muß gegeben sein

28 Kontrollierte Hypotension

Definition

- medikamentöse Senkung des arteriellen **Mittel**drucks auf 50–60 mmHg bei einem beatmeten Patienten **unter Allgemeinanästhesie**

Mortalität

- 0,02–0,06% infolge von Ischämien vitaler Organe (Apoplex, Myokardinfarkt)

Ziele

- verbesserte Operationsbedingungen → Reduktion von Blutungen im Op.-Gebiet
- Einsparung von Fremdblut infolge eines geringeren Blutverlustes
- Reduktion der drohenden Rupturgefahr bei Aneurysmen infolge einer geringeren Wandspannung

Kontraindikation

- arterieller Hypertonus
- Karotis-Stenose
- KHK, Herzvitien, Zustand nach Myokardinfarkt
- Hirndruck (CPP↓ [= MAP-ICP]: nicht unter 25–35 mmHg)
- schwere Anämie
- hohes Alter

> **! Merke:**
> Keine Kombination von isovolämischer Hämodilution und kontrollierter Hypotension!

Allgemeine Therapiekonzepte

- größere Blutverluste umgehend ersetzen, da Hypovolämie unter kontrollierter Hypotension zur Potenzierung des Blutdruckabfalls führen kann!
- einschleichender Therapiebeginn, möglichst kurze Hypotensionszeit, ausschleichendes Therapieende
- kontrollierte Beatmung mit einem F_iO_2-Anteil von $> 0,5$ und angestrebter Normoventilation
- intermittierende BGA-Kontrollen (bei Minderperfusion: metabolische Azidose, hohes Basendefizit, Hyperlaktatämie)

Monitoring

- EKG (V_2- und V_5-Ableitung und mit ST-Segmentanalyse)
- **invasive** Blutdruckmessung
- Urinvolumenmessung
- Pulsoxymetrie und Kapnometrie
- Temperaturmessung
- Blutgasanalysen (BGA)

Medikamentenanforderung für die kontrollierte Hypotension
- schneller Wirkungseintritt und kurze Wirkdauer
- einfache und sichere Applikationsweise
- kalkulierbare, rasche Metabolisierung und fehlende Akkumulation → gute Steuerbarkeit

Blutdrucksenkende Substanzen

- volatile Anästhetika
- Nitroglycerin
- Nitroprussidnatrium ($Na_2Fe(CN)_5\ NO \times 2H_2O$)
- Urapidil
- Adenosin
- Clonidin
- weitere Substanzen wie z. B. Esmolol, Nifedipin, Magnesium, Phentolamin

Volatile Anästhetika

Einsatz von volatilen Anästhetika zur intaoperativen Blutdrucksenkung:
- Halothan: HZV ↓, SV ↓, LVEDP ↑, SVR konstant, HF konstant oder ↓
- Isofluran: primäre Vasodilatation, SVR↓
- Desfluran: wie Isofluran, nur deutliche Anstiege der Herzfrequenz vorwiegend bei schnellen Konzentrationsänderungen

Nitroglycerin (Nitrolingual inf, Gilustenon)

- 1 Amp. à 5/25/50 ml = 5/25/50 mg

WM:
- NO-Freisetzung
  → Relaxierung von Venen, Arteriolen, Bronchien, Uterus, Gallengängen
  → Preload ↓, ZVD ↓, LVEDP ↓, SVR ↓, RR ↓ (systolischer > diastolischer Blutdruckabfall)
- keine Reboundhypertonie

Pha:
- Überführung von Nitroglycerin durch reduzierende SH-Gruppen vorwiegend von Cystein in NO oder durch enzymatische Denitrierung zu Glycerol-di- und -monoverbindungen
- hohe extrahepatische Clearance
- hoher First-pass-Effekt
- HWZ: 2–4 min bzw. Dinitrat-Verbindungen ca. 40 min; NO einige Sek.
- **Tachyphylaxie** bei längerer und kontinuierlicher Gabe infolge Erschöpfung der SH-Gruppen enthaltenden Substanzen, welche für die Überführung der Nitrate in NO notwendig sind und/oder Enzyminduktion der Nitratreduktasen!

Ind:
- akuter Myokardinfarkt mit und ohne Linksherzinsuffizienz, subakutes und akutes Lungenödem bei Linksherzinsuffizienz
- kontrollierte Hypotension bei Operationen
- akute Koronarinsuffizienz

Dosis:
- evtl. initialer Bolus 0,05–0,1 mg i.v. (1:10 verdünnt)

Perfusor: (1 ml = 1 mg):
- beginnend mit 0,1–0,5 µg/kg/min

KI:
- Schock, ausgeprägte Hypotension (< 90 mmHg)
- hypertrophe obstruktive Kardiomyopathie, toxisches Lungenödem

NW:
- Reflextachykardie
- Kopfschmerz (Dilatation der Hirngefäße)
- ICP-Anstieg
- Hypotension

> **! Anmerkung:**
> Alle Vasodilatoren (= NO-Donatoren) erhöhen die intrapulmonale Shuntfraktion!

Nitroprussidnatrium (Nipruss)

- 1 Amp. = 60 mg als Trockensubstanz
- Haltbarkeit 12 h, vor Licht schützen (Lichtschutzfolie!), nur in Glukose 5%-Lösung applizieren!

460 Spezielle Anästhesie

WM: • direkt relaxierende Wirkung (bevorzugt auf Arteriolen) und NO-Freisetzung → Stimulation der Guanylatcyclase → cGMP-Konzentration ↑ → Vasodilatation
- gute Steuerbarkeit infolge schnellem Wirkbeginn und kurzer Wirkdauer
- Auswirkungen auf die Hämodynamik:
  - bei Hypovolämie nimmt arterieller Blutdruck, Preload und HZV ab
  - bei Normovolämie nimmt arterieller Blutdruck ab, das Schlag- (SV) und das Herzminutenvolumen (HZV) bleiben konstant

Pha: • nichtenzymatische Freisetzung von 5 CN-Ionen, wovon ein Molekül an Methämoglobin zum nichttoxischen Cyanmethämoglobin (MetHbCN) bindet und die restlichen Cyanidionen durch die Leber- und Nierenrhodanase (im Überschuß vorhanden) unter Verbrauch von Thiosulfat zum toxisch geringerem Thiocyanat umgewandelt und anschließend renal ausgeschieden werden

Ind: • Bluthochdruckkrisen jeder Ätiologie, kontrollierte Hypotension bei Operationen
- kontrollierte Nachlastsenkung in der pädiatrischen Kardiologie

Dosis: Perfusor (1 ml = 1,2 mg):
- beginnend mit 0,2 µg/kg/min, allmähliche Dosissteigerung (in 3–5 minütlichen Abständen) bis zum gewünschten Steady state (evtl. bis 10 µg/kg/min)
- bei intraoperativer kontrollierter Hypotension wird empfohlen, die Gesamtmenge von 1,0–1,5 mg/kg nicht zu überschreiten!
- Höchstdosis: 0,5 mg/kg/h oder 1,5 mg/kg/2–3 h → Verminderung der Toxizität durch simultane Gabe von Natriumthiosulfat im Verhältnis 1:10

KI: • Aortenisthmusstenose, intrapulmonale arteriovenöse Shunts
- Hypothyreose, Vitamin-B_{12}-Mangel, metabolische Azidose
- Optikusatrophie, Amblyopie

NW: • Gefahr der Cyanidintoxikation
- Reboundhypertonie infolge vermehrter Reninfreisetzung während der Hypotonie
- Tachyphylaxie: Ursache unbekannt
- Reflextachykardie → therapierbar mit kurzwirksamen β-Blockern
- Thrombozytenfunktionsstörung infolge der medikamenteninduzierten NO-Freisetzung
- Schwächegefühl, Schwindel, Erbrechen

Intoxikation durch Cyanidionen (CN)
Bei Intoxikation mit Cyanid kommt es zur Blockierung der Atmungskette bzw. des Enzyms Cytochromoxidase → Gewebshypoxie infolge „innerer Erstickung"

Klinische Zeichen der Cyanidintoxikation
- Frühzeichen: Tachyphylaxie von Nitroprussid-Natrium
- metabolische Azidose/Laktatazidose (Spätzeichen)
- Tachykardie
- **Zunahme** der S_vO_2, Abnahme der $avDO_2$ aufgrund Abnahme der Sauerstoffextraktionsrate
- Schock

Therapie der Intoxikation
- sofortwirkendes Antidot bei Cyanidvergiftung: 3–4 mg 4-Dimethyl-Aminophenol (DMAP) zur Methämoglobinbildung, welches die CN-Ionen als nichttoxisches Cyanmethämoglobin (MetHbCN) bindet
- nachfolgend 100–150 mg/kg (» 10 g) Natriumthiosulfat als Schwefeldonator zur renalen Elimination der CN-Ionen in Form von **harngängigem** Thiocyanat
▶ Bei ausgeprägter Niereninsuffizienz kann es wiederum zur **Thiocyanatintoxikation** (Thiocyanatspiegel meist >100 mg/l) kommen
  → Klinik: Angstzustände, Verwirrung, Halluzinationen, Krampfanfälle, Miosis, Tinnitus, Hypothreose infolge Hemmung der Jodaufnahme in die Schilddrüse. Therapie: Hämodialyse
- 0,1 mg/kg Hydroxycobalamin (= nierengängiger Komplexbildner)

Prophykaxe der CN-Intoxikation
- simultane Infusion von Natriumthiosulfat 10%: 0,5 mg/kg/h
  (→ Bildung von weniger toxischem Thiocyanat)

Urapidil (Ebrantil)

- 1 Amp. à 5 ml = 25 mg, 1 Amp. à 10 ml = 50 mg

WM:
- Blockade von peripheren α_1-Rezeptoren
- **Stimulation** von zentralen α_2- und zentralen **Serotonin**-Rezeptoren (HT_{1A}), hierdurch keine Aktivierung des sympathischen Nervensystems, keine Reflextachykardie und keine Reboundphänome

Pha:
- Wirkbeginn: nach 2–5 min
- HWZ: 3 h nach i.v. und 5 h nach p.o.-Gabe
- Elimination zu 70% renal, zu 15% unverändert und der Rest als aktive Metaboliten nach Hydroxylierung und O- und N-Demethylierung
- Proteinbindung: 80%

Ind:
- hypertensive Notfälle, therapieresistenter Hochdruck
- kontrollierte Hypotension bei Operationen

Dosis:
- fraktionierte Gabe von 10 -50 mg (100 mg) i.v.
Perfusor (4 Amp. à 50 mg = 200 mg + 10 ml NaCl 0,9% → 1 ml = 4 mg):
- 2–10 µg/kg/min (8–36 mg/h)

KI: - Aortenisthmusstenose, arteriovenöser Shunt, ausgenommen hämodynamisch nichtwirksamer Dialyseshunt
NW: - Schwindelgefühl, Übelkeit, Erbrechen, Unruhe, Schweißausbruch
- unregelmäßige Herzschlagfolge, Druckgefühl hinter dem Brustbein und Atemnot, Herzklopfen
- allergische Erscheinungen, Müdigkeit, Kopfschmerz
WW: - Cimetidin und Alkohol verstärken die Urapidilwirkung!

Adenosin (Adrekar)

- 1 Amp. à 2 ml = 6 mg

WM: - Stimulation von Adenosinrezeptoren (A_1 und A_2)
- **Dilatation der arteriolären Widerstandsgefäße** über Adenosin A_2-Rezeptoren (cGMP ↑) an Gefäßmyozyten und indirekt über NO-Freisetzung
- **negative Chronotropie** über Adenosin-A_1-Rezeptoren im Sinus- und AV-Knotenbereich (cAMP ↓) → Efflux von Kalium und damit Anstieg des Membranpotentials
- **negative Dromotropie** im AV-Knoten (AV-Block) durch Hemmung der Kalziumkanäle
- keine Wirkung am Ventrikel

Pha: - Elimination durch
    - Aufnahme in die Erythrozyten und das Gefäßendothel und
    - Verstoffwechselung zu Inosin und Hypoxanthin
- HWZ: 1,5 s
- Wirkdauer: < 60 s

Ind: - paroxysmale supraventrikuläre Tachykardie
- atrioventrikuläre Reentry-Tachykardie und AV-Knoten-Tachykardie
- diagnostisch bei nicht sicher klassifizierbaren supraventrikulären Tachykardien
- kontrollierte Hypotension, kontrollierter kurzzeitiger Herzstillstand

> **Dosis: Arrhythmietherapie:**
> - initial 3 mg (50–150 µg/kg) **schnell i.v.** (am besten zentralvenös) Steigerung um 3 mg bis max. 12 mg Bolus
>
> **kontrollierte Hypotension:**
> - 100–140 µg/kg/min über Perfusor
> - individuelle Dosisaustestung zum induzierten kurzen Kreislaufstillstand intraoperativ bei Anlage eines aortalen Stent im thorakalen Bereich!

KI: - Sick-sinus-Syndrom, AV-Block II-III
- obstruktive Lungenerkrankung wie z. B. Asthma bronchiale
- verlängertes QT-Intervall

NW: • häufig Flush, Dyspnoe, Übelkeit und Schwindel, Bronchospasmus
- gelegentl. Unwohlsein, Benommenheit, Hitzegefühle, Schwitzen, Hyperventilation, Kopfdruck, Brust- und Kopfschmerzen
- Einzelfälle von länger andauernden, potentiell lebensbedrohlichen kardialen Nebenwirkungen (Torsade de pointes, Kammerflimmern, Asystolie, Bradykardie), die teilweise eine Elektrotherapie oder einen temporären Schrittmacher erfordern
- supraventrikuläre und ventrikuläre Extrasystolen, Sinuspause und verschiedene Arten von AV-Blöcken während des Umschlagens von Tachykardien in den Sinusrhythmus wurden beobachtet

WW: • Dipyridamol: Wirkungsverstärkung von Adenosin
- Theophyllin und andere Xanthinderivate: Wirkungsverringerung von Adenosin
- Interaktionen mit Medikamenten, die die Überleitung hemmen (z. B. β-Blocker, Digitalis, Verapamil) oder beschleunigen (z. B. Sympathomimetika) sind möglich

▶ **Anmerkung:**
- die induzierte Bradykardie prädisponiert zu ventrikulären Extrasystolen bis zu Kammerflimmern

Clonidin (Catapresan)

- 1 Amp. á 1 ml = 0,15 mg

WM: • Stimulation zentraler, postsynaptischer α_2- Adrenorezeptoren im Nucleus tractus solitarii (Umschaltstelle für den Barorezeptorreflex) → zentrale Sympathikolyse
- Stimulation von **peripheren präsynaptischen** α_2-Rezeptoren → Reduktion der Noradrenalinfreisetzung
- Anlagerung an zentrale, in der rostralen, ventrolateralen Medulla gelegene **Imidazol**-Bindungsstellen mit blutdrucksenkendem Effekt
- infolge der **mäßigen** Selektivität ($\alpha_1 : \alpha_2 = 1:200$) → primärer kurzfristiger hypertensiver Effekt über postsynaptische α_1-Rezeptorstimulation
- ADH-Sekretion ↓ → Anstieg von cAMP im Sammelrohr des Nephrons → Hemmung der tubulären Natriumreabsorption
- Freisetzung von atrial natriuretischem Peptid → Förderung der Natriumausscheidung und Hemmung der Sekretion von Aldosteron und Renin
- Stimulation von renalen Imidazolrezeptoren → Austausch von Natrium gegen Wasserstoffionen
- Hemmung der Lipolyse, Steigerung der Thrombozytenaggregation

Pha: • Wirkbeginn: 5–10 min nach i.v.-Gabe
- HWZ: 9–12 h
- Elimination: 20–30% hepatisch und 65% renal
- Proteinbindung: 20–40%

Ind:
- arterielle Hypertonie (mit Einschränkungen beim Phäochromozytom)
- kontrollierte Hypotension → jedoch relativ schlecht steuerbar!
- Einsatz als Sedativum mit anästhetikasparendem Effekt (hypnotisch-sedierende Komponente) → Reduktion des Anästhetikabedarfs um ≈ 30–50% (150–300 µg p.o. zur Prämedikation)
- Therapie der Entzugssymtomatik bei Drogen-, Alkohol- und Nikotinabhängigkeit, sowie bei opioidabhängigen Patienten
- zur „pharmakologischen Sympathektomie" (Diagnostikum bei Phäochromozytom)
- zur Verbesserung der intraoperativen hämodynamischen Stabilität
- zur epiduralen Analgesie als Adjuvans (Hemmung der Schmerzverarbeitung)
- postoperatives Shivering
- ggf. zur Migräneprophylaxe

Dosis:
- Bolus: 2–4 µg/kg i.v. zur Blutdrucksenkung
Perfusor (10 Amp. à 0,15 mg = 1,5 mg + 40 ml NaCl 0,9% ≈ 1 ml = 0,03 mg):
- 1–4 ml/h (30–120 µg/h)
- evtl. initial 1–2 Amp. (= 0,15–0,3 mg) i.v.

KI:
- Hypovolämie
- ausgeprägte Bradykardie
- Obstipation
- Polyneuropathie
- Patienten, die auf einen erhöhten Sympathikotonus angewiesen sind

NW:
- initialer RR ↑, und später Hypotension (ausgeprägt bei Hypertonikern)
- Bradykardie
- Sedierung
- Austrocknen der Schleimhäute (Mundtrockenheit!)
- Rebound-Hypertension
- selten Haarausfall
- selten passagerer Anstieg der Blutzuckerwerte
- sehr selten Pseudoobstruktion des Dickdarms

▶ **Anmerkung:**
ggf. bei Hypotension nach Clonidingabe: Naloxon 0,4 mg i.v. als Antidot
- neuere α_2-Adrenorezeptoragonisten: Medetomidin und Dexmedetomidin mit ca. 10-fach höherer α_2-Selektivität, sowie das Mivazerol und das Azepoxol

Übersicht der α_2-Agonisten und Antagonisten

Agonisten		
α_1	α_2	α_1 und α_2
	Clonidin ($\alpha_2 > \alpha_1$) Guanabenz Dexmedetomidin Azepoxol	Noradrenalin Adrenalin
Antagonisten		
Prazosin Doxazosin Trimazosin Urapidil	Yohimbin Idazoxan Rauwolscin	Phentolamin Tolazolin Piperoxan Phenoxybenzamin

α- Rezeptorenverteilung

α_1-Rezeptoren		α_2-Rezeptoren	
Vorkommen	Funktion	Vorkommen	Funktion
peripher postsynaptisch: glatte Muskelzellen in: Arteriolen Bronchiolen Spinkteren Uterus M. dilatator pupillae	Kontraktion ++ + + + +	zentral postsynaptisch: Neurone im ZNS	Aktivität ↓ → Senkung des Sympathikotonus, Steigerung des Vagotonus, Analgesie, Sedierung, Anxiolyse, antiemetisch
		peripher präsynaptisch: noradrenerge Neurone	Hemmung der NA-Freisetzung (Sympathikus)
		peripher postsynaptisch: Darm Pankreas Thrombozyten Fettzellen	Hemmung der Darmmotilität Hemmung der Insulinsekretion Steigerung der Thrombozytenaggregation Lipolyse ↓

Esmolol (Brevibloc)

- Amp. à 10 ml = 100 mg

WM:
- kardioselektiver β-Blocker ohne intrinsische Aktivität

Pha:
- Metabolisierung durch unspezifische Esterasen (nicht Plasmacholinesterase) → Entstehung von **Methanol** und zu 80% freie Carbonsäure (HWZ: 4h) → klinisch und toxikologisch ohne Bedeutung!
- HWZ: 9 min
- Proteinbindung: 55%

Ind:
- perioperativer arterieller Hypertonus und Tachykardie

> **Dosis:** • 0,5–1 mg/kg i.v.
> **Perfusor:**
> - ≈ 0,1 – 0,2 mg/kg/min

KI:
- Herzinsuffizienz, Bradykardie

Nifedipin (Adalat)

- 1 Amp. à 50 ml = 5 mg (Ethanolgehalt: 18 Vol.-%)
- 1 Kps. à 5/10 mg
- lichtempfindliche Substanz → Infusion in schwarzer Perfusorspritze und Infusionsleine

WM:
- Blockade der langsamen Ca^{2+}-Kanäle

Pha:
- Wirkbeginn: 5–10 min
- Wirkdauer: 1–4 h
- HWZ: 2 h
- Plasmaeiweißbindung: 90%

Ind:
- Hypertonie, akute hypertensive Krise
- instabile Angina pectoris infolge von Koronargefäßspasmen

> **Dosis: Perfusor** (1 Fl. Adalat à 5 mg in 50 ml → 1 ml = 0,1 mg):
> - 6–12 ml/h (= 0,6–1,2 mg/h)
> - evtl. Bolus 0,5 mg (in 5 min) oder 60 ml/h für 5 min
> - sublinguale Gabe von eröffneten Kapseln 5–10 mg

NW:
- Reflextachykardie
- Übelkeit, Erbrechen, Juckreiz
- Kopfschmerzen
- in Einzelfällen: Purpura, Agranulozytose, photosensitive Dermatitis, anaphylaktische Reaktionen, synkopale Episoden

WW: • gleichzeitige Behandlung mit Rifampicin (beschleunigt die Metabolisierung von Nifedipin)

Magnesium (Magnesiocard-Injektionslösung)

- 1 Amp. à 10 ml = 737,6 mg Magnesiumaspartat
  (72,9 mg Mg^{2+} bzw. 6,0 mval Mg^{2+})

WM: • antihypertensive Wirkung durch **kalziumantagonistischen** Effekt
Ind: • bestimmte Formen von Herzrhythmusstörungen
- Präeklampsie/Eklampsie, Tokolyse
- parenterale Ernährung

Dosis: Bolus: 1–2 Amp. Magnesiocard-Injektionslösung i.v.

NW: • muskelrelaxierender und tokolytischer Effekt
WW: • Verstärkung der Wirkung von nichtdepolarisierenden Muskelrelaxanzien

Phentolamin (Regitin)

- 1 Amp. à 1 ml = 10 mg
- über internationale Apotheke erhältlich!

WM: • nichtselektiver α-Rezeptorenblocker
Pha: • Wirkdauer: 10–30 min
- HWZ: 1,5 h
- Elimination: 10% unverändert renal, 90% hepatische Metabolisation
- Proteinbindung: 50%
Ind: • akute hypertensive Krise im Rahmen des Phäochromozytoms

Dosis: • 2,5–5 mg Bolus
Perfusor:
- 2–20 µg/kg/min

NW: • barorezeptorvermittelte Tachykardie
- durch Hemmung der präsynaptischen α_2- Rezeptoren kommt es zur vermehrten Katecholaminfreisetzung (Noradrenalin) mit β_1-vermittelter Tachykardie und Inotropiezunahme
- Adrenalinumkehr: Blutdruckabfall bei Adrenalingabe über vermehrte Stimulation von vaskulären β_2-Rezeptoren
- Miosis

29 Anästhesie bei ambulanten Operationen

- 50% der elektiven Eingriffe werden in England ambulant durchgeführt
- in Deutschland steigende Zahlen an ambulanten Operationen (innerklinisch, als auch in den Ambulatorien)

Geeignete Operationen

- minimales Risiko einer Nachblutung
- minimales Risiko postoperativ auftretender respiratorischer Komplikationen
- keine spezielle postoperative Pflegebedürftigkeit
- rasche Flüssigkeits- und Nahrungsaufnahme

Vorteile

- Kostenersparnis
- vermindertes Risiko nosokomialer Infektionen
- verminderte Inzidenz an pulmonalen Komplikationen
- schnelle Rückkehr ins gewohnte soziale Umfeld (bes. für Kinder und geriatrische Patienten von Bedeutung)

Kontraindikationen

Operationsbedingt
- längere operative Eingriffe (relativ)
- Eingriffe mit einem größeren intra- und postoperativen Blutverlust
- Eingriffe mit Eröffnung großer Körperhöhlen (Thorax/Abdomen) mit den daraus resultierenden größeren Gewebstraumata
- Eingriffe mit hohem Nachblutungsrisiko oder längerer Immobilisierung

Patientenbedingt
- Patienten mit schlechtem sozialem Umfeld
- Patienten mit akuter bronchopulmonaler oder gastrointestinaler Infektion (hohe Inzidenz von Laryngo- und Bronchospasmus)
- Patienten mit florider COPD oder steroidpflichtigem Asthma bronchiale
- Kinder mit normalem Geburtstermin jünger als 3 Monate

- ehemalige Frühgeborene vor der 37. Schwangerschaftswoche im 1. Lebensjahr
  → Gefahr von postoperativen Apnoephasen
- Patienten mit einer höheren ASA-Klassifikation als II (mit einigen Ausnahmen auch ASA-III-Patienten)
- Patienten mit medikamentös nicht zufrieden eingestelltem Krampfleiden
- Patienten mit Alkohol-, Drogen- und Medikamentenabusus, sowie Patienten mit deutlicher Adipositas
- Patienten mit Muskelerkrankungen
- Patienten mit eingeschränkter kardialer Reserve (AP-Symptomatik, schlecht eingestelltem arteriellem Hypertonus, klinische Zeichen der Herzinsuffizienz)
- ggf. Patienten unter MAO-Hemmer-Dauertherapie

Prämedikation

- das Aufklärungsgespräch erfolgt so früh wie möglich (am besten einige Tage vor dem geplanten Eingriff), um entsprechende Vorkehrungen (kompetente Begleitperson und weitere Versorgung zu Hause) organisieren zu können
- der Patient sollte mündliche und schriftliche Verhaltensanweisungen erhalten, sowie den Hinweis auf eine möglicherweise längere Überwachungszeit bis hin zur stationären Aufnahme
- die medikamentöse Prämedikation des Patienten (z. B. Midazolam) erfolgt nach seinem Eintreffen am Op.-Tag ca. 20–30 min vor Narkoseeinleitung (sie führt zu keiner Beeinträchtigung der ambulanten Anästhesie)
- ▶ Aufklärung und Einwilligung siehe Kapitel „Narkosevisite"

Bevorzugte Anästhetika zur ambulanten Anästhesie

Inhalationsanästhetika
- Sevofluran, Isofluran

Hypnotika
- Propofol, Etomidat

Opioide
- Remifentanil, Alfentanil, Fentanyl

Muskelrelaxanzien
- Atracurium, Cis-Atracurium, Mivacurium, ggf. Rocuronium und Vecuronium

Entlassungskriterien nach ambulanten Eingriffen

Allgemeine Entlassungskriterien nach ambulanten Eingriffen
- hämodynamische Stabilität
- Eupnoe, suffizientes Husten
- intakte Schutzreflexe
- weitgehende Schmerzfreiheit oder eine aureichende Schmerztherapie mit oralen Analgetika
- minimale Übelkeit oder Erbrechen
- die Fähigkeit, die Harnblase zu entleeren, sollte gesichert sein
- unauffällige Wundverhältnisse (minimale Blutung bzw. Wunddrainageverlust)
- Orientierung nach Zeit, Ort und bekannten Personen
- die Fähigkeit, sich anzuziehen und herumzugehen entsprechend dem präoperativen Zustand
- Aufnahme oraler Flüssigkeit ohne Erbrechen sollte toleriert werden

Post Anesthetic Discharge Scoring System (PADSS) nach Chung

Punkte	2	1	0
Vitalfunktionen	± 20% des Ausgangswertes	± 20–40% des Ausgangswertes	>± 40% des Ausgangswertes
Aktivität und mentaler Status	orientiert zu Person, Ort, Zeit und stabile Standfestigkeit	orientiert zu Person, Ort, Zeit oder stabile Standfestigkeit	keines von beiden
Schmerz, Übelkeit und/oder Erbrechen	minimal	mäßig	ausgeprägt, erfordert spez. Behandlung
chirurgische Blutung	minimal	mäßig	schwer
Ein- und Ausfuhr	orale Flüssigkeitsaufnahme und Spontanmiktion	orale Flüssigkeitsaufnahme oder Spontanmiktion	weder orale Flüssigkeitsaufnahme noch Spontanmiktion

maximale Punktzahl 10, Entlassungsfähigkeit ≥ 9 Punkte

Komplikationen bei Entlassung nach PADSS
- Wiederaufnahme 1% wegen Komplikationen
- Probleme bei telefonischer Beratung: 12% Kopfschmerzen, 11% Benommenheit, 7% Übelkeit und Erbrechen, 2% erhebliche Operationsschmerzen
- ▶ **Anmerkung: new PADSS** (ohne Ein- und Ausfuhr) → führt wahrscheinlich zu einer weiteren Verkürzung der postop. Überwachung. Die Evaluierung steht noch aus

Entlassungskriterien nach Regionalanästhesie
- normale Sensibilität (S4-S5)
- Plantarflexion des Fußes
- Propriozeption der großen Zehe
- normale motorische Funktion
- intakte Miktion

Vorgehen bei Entlassung
- der verantwortliche Erwachsene zur Begleitung nach Hause sollte feststehen
- die Entlassung muß grundsätzlich von dem Operateur und dem Anästhesisten vorgenommen werden
- Sicherstellung der weiteren Betreuung (niedergelassener Arzt, Anlaufstelle im Krankenhaus)
- **adäquate Schmerzbehandlung** (Schmerzfreiheit auch bei Bewegung, Husten), sowie weitere Anweisungen bei erneut auftretenden Schmerzen (Schmerzmittel bzw. Rezept für postoperative Analgetika mit Einnahmeanweisung)
- der Patient sollte bei Entlassung **Verhaltensregeln** bei postoperativen Komplikationen in mündlicher und schriftlicher Form erhalten (einschließlich einer Telefonnummer, an die er sich 24 h am Tag notfalls wenden kann)
- Patient darf postoperativ für 24 h nicht am Straßenverkehr teilnehmen bzw. Maschinen bedienen, Abschlüsse jeglicher Art vornehmen oder Alkohol bzw. Sedativa nehmen (schriftlich bei Prämedikation fixieren lassen!)

30 Schmerztherapie

Schmerz

A. Theorie von **niedrigschwelligen** Mechano- oder Thermorezeptoren mit Auslösung hochfrequenter Impulsfolgen (Intensitätstheorie) bzw. besonderen Impulsmuster (Mustertheorie)
oder
B. **hochschwelligen** Schmerzrezeptoren (Spezifitätstheorie)

Weiterleitung über bestimmte Schmerzfasern

1. **A-δ-Fasern** (gute Schmerzlokalisation, scharf, stechende Schmerzqualität) → 15 m/s Leitungsgeschwindigkeit, < 3 µm Durchmesser
2. **C-Fasern** (schlecht lokalisierbare, anhaltende, dumpfe oder brennende Schmerzen) → 1 m/s Leitungsgeschwindigkeit, ≈ 1 µm Durchmesser

Sensibilisierung der Schmerzfasern durch:
- Zellschaden mit Freisetzung von K^+, ATP, H^+
- Freisetzung von Entzündungsmediatoren wie Bradykinin (B1+ B2-Rezeptoren), Serotonin, Histamin, Prostaglandinen E u. $F_{2\alpha}$
- Substanz P
- Übertragung der Schmerzinformation im Rückenmark vom peripheren Neuron auf das Hinterhorn (5 Schichten: nozizeptive Neurone in Lamina I und V)
- Kontrolle durch deszendierende Bahnen von großen Raphekernen und dem periaquäduktalem Höhlengrau sowie Modulation auf Rückenmarkebene über N-Methyl-D-Aspartat (NMDA)-Rezeptoren (verursachen ansteigende Entladungsraten → sogenannter „wind-up") und NO-Synthese
- ▶ **Schmerzbahn** kreuzt in der vorderen Kommissur auf Rückenmarkebene und läuft im Tractus spinoreticularis zur Formatio reticularis und von dort zu den medialen Thalamuskernen und Nucleus caudatus, sowie über den Tractus spinothalamicus zum lateralem Thalamus und von dort zum Kortex
  - **kognitive Schmerzverarbeitung** im Gyrus postcentralis (Lokalisation des Schmerzgeschehens)
  - **affektive Schmerzverarbeitung** im limbischen System (Induktion des Grundcharakters stechend, bohrend → einfach unangenehm)

Akuter Schmerz

- kurzzeitig bestehender meist operativ, traumatisch oder entzündlich bedingter Schmerz

Chronischer Schmerz

- \>6 Monate bestehende Schmerzsymptomatik
  z. B. bei Tumorerkrankung, Osteoporose, degenerativ bedingten Wirbelsäulenveränderungen
- ▶ der Tumorschmerz kann
  - tumorbedingt (Inzidenz >70%) durch z. B. Gewebsinfiltration und Erregung der Nozizeptoren
  - therapiebezogen (Chemo-, Radiotherapie) oder
  - tumorassoziert sein

Prinzipien der Schmerztherapie

Präemptive Analgesie (vorbeugende Analgesie)
- erstmals 1988 von Wall vorgestellt; beinhaltet die **Blockade** von nozizeptiven Stimulationen **vor dem Gewebstrauma** → Vermeidung von zentraler Sensibilisierung der Nozizeptoren, von molekularbiologischen Veränderungen: keine Aktivierung von „immediate early genes", welche zu multiplen zellbiologischen Funktionsänderungen führen
- die Freisetzung von Neuropeptiden (Substanz P, Neurokinin A, Calcitonin, „calcitonin gene related peptide") und exzitatorischen Aminosäuren Glutamat und Aspartat, welche über den NMDA-Rezeptor wirken, führen zu langanhaltenden Potentialen mit Anstieg der intrazelluären Ca-Konzentration in der Hinterhornzelle mit konsekutiver Aktivierung von Proteinkinasen → Anstieg der Expression von sogenannten frühintermediären Genen, wie c-fos und c-jun (Wind-up-Phänomen) → dadurch erhöhte Produktion von schmerzfördernden Substanzen wie Dynorphin

> ! Die **präemptive Analgesie** kann **mit NSAID, Opioiden oder Lokalanästhetika** durchgeführt werden → die prophylaktische Gabe von LA hat sich in mehreren Studien nur bezüglich des **Phantomschmerzes nach Amputation** bestätigt

Prinzip der Antizipation
- erneute Analgetikagabe **vor** Wiederauftreten von Schmerzen

Akute Schmerzen
- Gabe von potenten, schnellwirksamen Opioiden intravenös: z. B. Piritramid (titriert)

Chronische Schmerzen
- kontinuierliche Gabe langwirksamer Opioide per os, transdermal oder notfalls subkutan (nach festem Zeitplan)

Akute (postoperative) Schmerztherapie

Grundregeln der akuten (medikamentösen) Schmerztherapie

- meist nur Stunden bis wenige Tage notwendig
- Medikamentengabe: i.v., rektal, s.c., Regional-, oder Lokalanästhesie
  → schneller Wirkbeginn erwünscht, gut steuerbar (oral ab 1. postop. Tag)
- Monoanalgesie oder kombinierte Analgesie mit NSAID und/oder Opioiden
- individuelle Dosierung (→ titrieren, PCA, PCEA)
- Zusatzmedikation für Schmerzspitzen
- Weiterführen der Therapie, sowie Kontrolle von Wirkung und Nebenwirkung auch auf Normalstation bei Verlegung aus AWR sicherstellen

Prophylaktische Analgetikagabe

z. B.
- Prämedikation mit Clonidin (Catapresan) 2–5 µg/kg p.o.
  bes. bei Risikopatienten (ASA III + IV)
- 1 g Metamizol (Novalgin) intraoperativ als Kurzinfusion
  → 70% Reduktion der postoperativen Schmerzen gegenüber Plazebo oder
  5 g Metamizol (Novalgin) in 50 ml NaCl 0,9% über Perfusor mit 2 ml/h
- Paracetamol (Ben-u-ron) bes. bei Kindern (Supp. 20–40 mg/kg nach Einleitung oder kurz vor Op.-Ende)
- bei intraoperativer Regional- oder Lokalanästhesie Ausnutzung der analgetischen Wirkung für die postoperative Phase (evtl. Kathetertechnik, Sakralblock, Peniswurzelblock,...), rechtzeitige Nachinjektion

> **! Cave:** Prophylaktische Opioidgabe ist problematisch, da unterschiedliches therapeutisches Fenster und toxische Schwelle, d. h. Nebenwirkungen (bes. Atemdepression) nicht kalkulierbar

Nonsteroidal anti-inflammatory Drugs (NSAID), Nichtopioidanalgetika

auch „periphere Analgetika" genannt
WM:
- Hemmung der Prostaglandinfreisetzung bzw. der Prostaglandinsynthese durch unterschiedliche Enzyme → darauf lassen sich die unterschiedliche antiphlogistische (entzündungshemmende) und antipyretische (fiebersenkende) Wirkung, sowie die unterschiedlichen Nebenwirkungen zurückführen

- in Entwicklung: selektive Hemmung der **Cyclooxygenase-2**, welche nur unter pathologischen Bedingungen induziert wird und nicht die magenschleimhautschützende Prostaglandin-E-Synthese (über **Cyclooxygenase-1**) hemmt

Unterscheidung in

Saure antiphlogistische und antipyretische NSAID
- hemmen die periphere Cyclooxygenase → Prostaglandin E_2 ↓, → Bradykinin, Histamin und Serotonin können Nozizeptoren schlechter erregen
- Acetylsalicylsäure hemmt irreversibel die Cyclooxygenase in den Thrombozyten für die Lebensdauer der Thrombozyten, die in der Regel 8–10 Tage beträgt
- entzündungshemmend und fiebersenkend
- z. B. Acetylsalicylsäure, Diclofenac, Indometacin, Ketoprofen, Ibuprofen, Piroxicam, Naproxen

Ind:
- bes. entzündliche Schmerzzustände
- Knochen- und Weichteilschmerzen

Nichtsaure antipyretische NSAID
- hemmen die periphere Cyclooxygenase nur wenig, stärkere Hemmung der zentralen Cyclooxygenase, in hohen Dosen Hemmung der Prostaglandinfreisetzung
- vornehmlich fiebersenkend, gering antiphlogistisch Metamizol auch spasmolytisch
- z. B. Metamizol, Paracetamol

Ind:
- bes. spastische Schmerzzustände
- schwere Fieberzustände

Nichtopioidanalgetika
- ohne antiphlogistische und antipyretische Wirkung
- z. B. Flupirtin, Nefopam

Einsatz von NSAID in der postoperativen Schmertherapie

- bei geringen Schmerzen
- Knochen- und Weichteilschmerzen
- bes. entzündliche Schmerzzustände
- bes. spastische Schmerzzustände evtl. Kombination mit Spasmolytikum z. B. Butylscopolamin (Buscopan) 10 mg i.v., s.c., i.m., s.c., rektal, p.o. oder in fester Kombination Butylscopolamin und Paracetamol (Buscopan plus)

Dosierung und Wirkdauer von NSAID zur postoperativen Schmerztherapie

Generic name	Handels-name	Analgesie Dosis (mg/70 kg)	Analgesie Dosis (mg/kg)	Wirkdauer (h)	Tageshöchst-dosis (mg)
Paracetamol	Ben-u-ron supp	500–1000	20 Supp.	4–6	4000 (100 mg/kg/Tag)
Medikament der 1. Wahl bei Kindern, schon bei NG zugelassen, Lebernekrose bei Überdosierung (ab 7 g/Tag bei Erwachsenen), max. Wirkung erst nach 1–2 h → frühe Gabe					
Metamizol	Novalgin	1000–2000 als KI i.v.!	10–15-(30) i.v.	4–6	4000–6000
Kreislaufkollaps (Schocksymtomatik) bei schneller Injektion, Allergie, selten Agranulozytose (1:1 Mio) → sofortige Gabe von G-CSF (Neupogen) 5 µg/kg s.c.; HWZ: 4–7 h, vorwiegend renale Elimination, selten Rotfärbung des Urins durch den Metaboliten Rubazonsäure, bessere analgetische Potenz als Paracetamol, gut spasmolytisch, zugelassen für Kinder > 1 Jahr (< 3 Monate nicht empfohlen)					
Diclofenac	Voltaren Supp.	50–100	0,5–1 Supp.	8–12	150–200 (3 mg/kg/Tag)
Leberschäden, Blutung, Allergie, in Kombination mit nephrotoxischen Substanzen erhöhte Gefahr der Nierenschädigung					
Indometacin	Amuno Supp.	50–100	1 Supp.	4–6	200–300 (3,5 mg/kg/Tag)
Gastrointestinale NW					
Acetylsalicyl-säure	Aspisol	500–1000 i.v.		4–6	4000–7000
Thrombozytenaggregationshemmung, gastrointestinale NW, allerg. Reaktion, bei Kindern: Reye-Syndrom					
Ketorolac	Toratex (in BRD nicht mehr im Handel)	30	0,5–1 i.v./p.o.	4–6	120
Gastrointestinale NW, allerg. Reaktion, akute Niereninsuffizienz					

Opioide

Einsatz von Opioiden in der postoperativen Schmerztherapie

- nach größeren Abdominal-, Thoraxeingriffen
- bei starken Schmerzen

Generic name	Handels-name	Potenz	Analgesie-Dosis (mg/70 kg i.v.)	Analgesie-Dosis (mg/kg i.v.)	Mittl. Wirkdauer (h)
Piritramid	Dipidolor	0,7	7,5–15	0,1–0,3	4–6
Pethidin	Dolantin	0,1	50–100	0,5–1,5	2–4
Pentazocin	Fortral	0,3–0,5	30–50	0,4–0,7	2–3
Tramadol	Tramal	0,05–0,1	50–100	0,5–2	2–4
Morphin	Morphin Merck	1	5–10	20–100 µg	3–5
Fentanyl	Fentanyl-Janssen	100–300	50–100 µg	1–2 µg	0,3–0,5

Regional- oder Lokalanästhesie

- bei intraoperativer Regional-oder Lokalanästhesie Ausnutzung des analgetischen Effekts für die postoperative Phase
- Kathetertechnik, bes. bei größeren Abdominal- oder Thoraxeingriffen

Mögliche Verfahren
- Periduralanästhesie
- Sakralblock
- Plexusblockaden
  - Plexus-brachialis-Blockade
  - 3-in-1-Block
  - andere Plexusblockaden
- Nervenblockaden
  - Peniswurzelblock
  - andere Nervenblockaden
- intrapleurale Lokalanästhesie
- Wundinfiltration

Programmierte Schmerztherapie über PDK

Ind:
- große Oberbaucheingriffe
- laterale Thorakotomie

Dosis: Bolus:
- z. B. 10–15 ml Bupivacain 0,25%
  + Sufentanil 0,1–0,2 µg/kg (oder Fentanyl 1 µg/kg, Alfentanil 10 µg/kg)

Perfusor kontinuierlich:
- Bupivacain 0,125% + Sufentanil 0,75 µg/ml
  Herstellung: 12,5 ml Bupivacain 0,5% (=62,5 mg) + 37,5 µg
  Sufentanil = 7,5 ml Sufenta epidural + 30 ml NaCl 0,9%
  Dosis: 4–8 (12) ml/h
- Bupivacain 0,175% + Sufentanil 0,75 µg/ml
  17,5 ml Bupivacain 0,5% (= 87,5 mg) + 37,5 µg Sufentanil
  = 7,5 ml Sufenta epidural + 25 ml NaCl 0,9%
  Dosis: ≈ 6–8 ml/h
- Ropivacain 0,2% (evtl. + Sufentanil 0,75 µg/ml)
  Dosis: 8–12 ml/h

Kinder:
- Bupivacain 0,175% (0,25% oder 0,125%) ohne Opioid
- Dosis: 0,1–0,2 ml/kg/h (max. 0,5 mg/kg/h Bupivacain)

Nachinjektionen:
- rechtzeitig um Tachyphylaxie zu vermeiden (Gabe über mehrere Tage)
- Lidocain, Mepivacain, Prilocain nach 60 min
- Bupivacain, Etidocain nach 90–120 min
- $1/3$ – $1/2$ der Ausgangsdosis (Bupivacain max. 2 mg/kg/4h)

„On-demand-Analgesie-Verfahren"

- bei kooperativen Patienten nach umfassender Einweisung (möglichst präop.)
- ausreichend hohe Bolusgaben (Initialbolus)
- gewisser Schutz vor Überdosierung durch Sperrzeiten („lock-out"), abhängig von Wahl des Opioids und Bolushöhe (Richtlinien, Alarmierungsgrenzen festlegen)
- evtl. kontinuierliche Basisinfusion (→ nicht erst Erwachen durch den Schmerz)
- evtl. Kombination mit NSAID bes. bei Knochen- und Weichteilschmerzen
- Ansprechpartner (Schmerzdienst) notwendig
- Schmerzpumpen derzeit noch recht teuer

Intravenöse PCA („Patient controlled analgesia")

- PCA (patient controlled analgesia) z. T. auch schon bei älteren Kindern (≈ ab 5 Jahren) einsetzbar, bei Kindern ab 1 Jahr evtl. NCA („nurse controlled analgesia") bei entsprechender Ausbildung der Krankenschwestern in der Schmerzbeurteilung bei Kleinkindern

- eine entsprechende Überwachung ist bei Kleinkindern nach Opioidgabe (Atemfrequenz, Atemtiefe, Sedierung, Pulsoxymetrie, Respirationsmonitor) unbedingt notwendig

Generic-name	Handels-name	Einzeldosis (mg/70 kg i.v.)	Einzeldosis (mg/kg i.v.)	kontinuierlich i.v. (mg/kg/h)	PCA-Bolus (mg/kg)
Morphin	Morphin Merck MSI Mundipharma	2,5–10	0,02–0,1	0,01–0,1	0,01–0,05
Fentanyl	Fentanyl-Janssen	0,025–0,1	1–2 µg	0,3–1,5 µg	0,2–0,7 µg
Pethidin	Dolantin	12,5–50	≈ 0,5	0,1–0,25	0,1–0,2
Piritramid	Dipidolor	3,75–15	0,1–0,2	0,02–0,05	0,02–0,04
Tramadol	Tramal	12,5–50	0,5–1,0	0,1–0,3	0,2–0,3
Pentazocin	Fortral	15–45	0,4–0,7	0,1–0,3	0,1–0,25

Verbrauchs-Anhaltszahlen (mg/70kg/Tag):
Morphin 50 mg, Pethidin 290 mg, Piritramid 50 mg, Tramadol 250–300 mg, Fentanyl 0,8 mg

Beispiele für einige Medikamente

> **Dosis: Piritramid (Dipidolor) 1,0 mg/ml**
> (3 Amp. Dipidolor à 15 mg (= 45 mg) + 39 ml NaCl 0,9% auf 45 ml)
> - **Basis:** keine (hohe Atemdepressionsgefahr bei geringem Nutzen)
> - **Bolus:** 1,5 mg = 1,5 ml über 2 min
> - **Sperrzeit:** 10–12 min
>
> oder: **Pethidin (Dolantin) 5 mg/ml**
> (5 Amp. Dolantin (= 250 mg) auf 50 ml NaCl)
> - **Basis:** 10 mg/h = 2 ml/h
> - **Bolus:** 10 mg über 2 min = 2 ml
> - **Sperrzeit:** 8–10 min

PCEA („Patient controlled epidural analgesia")

> **Dosis: Bupivacain/Sufentanil:**
> **Bupivacain 0,125% + Sufentanil 0,75 µg/ml**
> Herstellung: 25 ml Bupivacain 0,25% (= 62,5 mg) + 37,5 µg Sufentanil = 7,5 ml Sufenta epidural + 17,5 ml NaCl 0,9%
> - **Initialbolus:** z. B. 8–15 ml Bupivacain 0,125% + Sufentanil 0,75 µg/ml
> - **PCEA-Bolus:** 4 ml über 20 min

oder	• 10 ml Bupivacain 0,25% als Initialbolus, dann **Bupivacain 0,175% + Sufentanil 0,75–1 µg/ml**
	• Basis: 5 ml/h
	• PCEA-Bolus: 2 ml
	• Sperrzeit: 20 min
	→ Steigerung um jeweils 2 ml/h möglich
	▶ Höchstdosis für Erwachsene bei kontinuierlicher Infusion: 0,4 mg/kg/h Bupivacain
oder	**Ropivacain/Sufentanil:** (bessere Motorik im Rahmen der Mobilisierung als Bupivacain) **Ropivacain 0,2% + Sufentanil 0,75–1 µg/ml**
	• Basis: 5 ml/h
	• Bolus: 2 ml
	• Sperrzeit: 20 min
	Steigerung um jeweils 2 ml/h möglich
oder	**Morphin/Clonidin:**
	• **Bolus Morphin:** Morphin 50 µg/kg (2–4 mg)
	• **Bolus Clonidin:** 4–5 µg/kg (0,15–0,3 mg)
	Morphin:
	• **Bolus:** 50 µg/kg (2–4 mg)
	• **kontinuierlich:** 0,2–0,4 mg/h

Vorteil
- verbesserte Lungenfunktion
- Suppression von Streßparametern
- reduzierte Katabolie
- verminderte Inzidenz von Thrombosen (Gefäßchirurgie)
- produktives, schmerzfreies Abhusten bei Thorax- und Oberbaucheingriffen

Nachteil
- hoher personeller Bedarf (die Betreuung des Patienten mit PCEA sollte **allein vom „akuten Schmerzdienst"** erfolgen)
- ▶ **Cave:** Gerinnungsstörungen
- **Gefahr der Atemdepression** (Maximum am 2.–4. postoperativen Tag); Risikokonstellation:
  - Alter > 70 Jahre
  - hohe Infusionsgabe
  - zusätzliche Neuroleptikaapplikation
  - zusätzliche systemische Opioidgabe

Chronische Schmerztherapie

Grundregeln der chronischen (medikamentösen) Schmerztherapie

- meist mehrere Monate oder Jahre (→ lebenslang) notwendig
- Medikamenteneinnahme oral, rektal (→ zu Hause anwendbar, schneller Wirkbeginn nicht oberstes Ziel, lang wirksame Substanzen z. B. Retardform)
- nach WHO-Stufenschema
- nach einem festen Zeitschema nach den Prinzip der Antizipation (→ gleichmäßige Plasmaspiegel)
- individuelle Dosierung unter Berücksichtigung der Schmerzsymptomatik
- für Schmerzspitzen evtl. Zusatzmedikation als sogenannte „rescue-dosis" → schnell wirksame Opioide z. B. orales Morphinsulfat (Sevredol 10 mg)
- eventuell Begleitmedikation (Kotherapeutika) (→ Kombinationstherapie → Reduktion der Einzeldosis oder Erreichen von Schmerzfreiheit bei geringerer Nebenwirkungsrate)
- evtl. invasive Maßnahmen
- regelmäßige Kontrolle von Wirkung und Nebenwirkung

WHO-Stufenschema bei chronischen Tumorschmerzen

Der analgetische Stufenplan der WHO wurde im Jahr **1986** eingeführt:

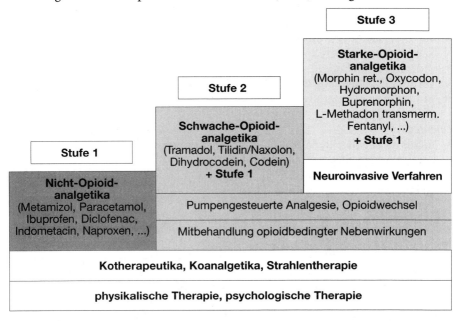

! Begleitende Maßnahmen (Kotherapeutika bzw. adjuvante Medikamente) sind auf jeder Stufe möglich

Nonsteroidal Anti-inflammatory Drugs (NSAID), Nichtopioidanalgetik

Wirkmechanismus, Unterteilung und Indikation s. akute Schmerztherapie

Dosierung von NSAID

Generic-name	Handels-name	Analgesie Dosis (mg/70kg)	Analgesie Dosis (mg/kg)	Wirkdauer (h)	Tageshöchst dosis (mg)
Acetylsalicyl-säure	Aspisol Aspirin	500–1000 i.v. 500–1000 p.o.		4–6	4000–7000
Thrombozytenaggregationshemmung, gastrointestinale NW, allerg. Reaktion bei Kindern: Reye-Syndrom					
Diclofenac	Voltaren, Voltaren Supp.	50–100	0,5–1 Supp.	8–12	150–200 (3 mg/kg/Tag)
Leberschäden, Blutung, Allergie in Kombination mit nephrotoxischen Substanzen erhöhte Gefahr der Nierenschädigung					
Indometacin	Amuno Supp.	50–100	1 Supp.	4–6	200–300 (3,5 mg/kg/Tag)
Gastrointestinale NW					
Ketoprofen	Ketoprofen Orudis	50 (200 retard)		6 24	150
Glottisödem, Asthma, gastrointestinale NW					
Ibuprofen	Tabalon	400–600/ 800 ret.	15–20 mg/kg/Tag in 3–4 ED ab dem 6. L.-jahr	6–8 12	2400
Hautreaktion, Blutbildung					
Piroxicam	Felden	10–20		24	40
Gerinnungsstörungen, gastrointestinale NW					
Ketorolac	Toratex (in BRD nicht mehr im Handel)	30	0,5–1 i.v./p.o.	4–6	120
Gastrointestinale NW, allerg. Reaktion, akute Niereninsuffizienz					
Naproxen	Proxen	250–500		(8–) 12	1000
Gastrointestinale Beschwerden, Hautreaktion, Blutbildungsstörungen					
Flurbiprofen	Froben	3 × 50–100		4–8 (–12)	300
stark entzündungshemmend, NW: Kopfschmerz, Schwindel, Somnolenz, Störungen der Hämatopose					

Generic-name	Handels-name	Analgesie Dosis (mg/70kg)	Analgesie Dosis (mg/kg)	Wirkdauer (h)	Tageshöchst-dosis (mg)
Paracetamol	Ben-u-ron supp; Pro-Dafalgam (als intravenöse Applikations-form, über Internationale Apotheke)	500–1000	20–40 mg supp.; initial Repetition 20 mg alle 6–8 h	6–8	4000 (Kinder max. 90 mg/kg/Tag) NG: 60 mg für max. 3 Tage
Lebernekrose bei Überdosierung (ab 7 g/Tag) max. Wirkung erst nach 1–2 h → frühe Gabe, in Kombination mit 2,5–10 mg **Codeinphosphat in** Talvosilen					
Metamizol	Novalgin	1000–2000 als KI i.v.!	10–15 (–30) i.v.	4 (–6)	4000–**6000**
Kreislaufkollaps (Schocksymptomatik) bei schneller Injektion, Allergie, selten Agranulozytose (1:1 Mio.) mit höherem Risiko bei längerer Einnahme (–20fach) → sofortige Gabe von G-CSF (Neupogen) 5 µg/kg s.c. HWZ: 4–7 h, vorwiegend renale Elimination, Rotfärbung des Urins durch den Metaboliten Rubazonsäure, bessere analgetische Potenz als Paracetamol, gut spasmolytisch					

> **Anmerkung:**
> Ab einer bestimmten Dosis ist bei den meisten Analgetika keine Steigerung der Schmerzreduktion zu erzielen, wohl aber der Nebenwirkungen

Weitere nichtantipyretische und nichtantiphlogistische Analgetika

Generic-name	Handels-name	Analgesie Dosis (mg/70kg)	Analgesie Dosis (mg/kg)	Wirkdauer (h)	Tageshöchst-dosis (mg)
Flupirtin	Katadolon	100–200 p.o. 150 rektal		(6–) 8 oral	600/900 rektal
Gastrointestinale NW (Obstipation), Müdigkeit, Schwindel, grüner Urin, Mundtrockenheit, **muskelrelaxierende** Wirkung (meist erwünscht, WM über Hemmung polysynaptischer Reflexe im Rückenmark), **Anstieg der Leberenzyme**					

- ▶ gehört als Triaminopyridin zur Gruppe der Pyrazolonderivate (**Cave:** bei bekannter Allergie gegen **Metamizol!**)
- Wirkmechanismus über Aktivierung von spannungsabhängigen neuronalen K⁺-Kanälen (SNEPCO-Prinzip = Socalled Neuronal Potassium Channel Opener)→ Membranhyper-polarisation, welche zur Hemmung des NMDA-induzierten Kalziumeinstromes führt, ggf. Stimulation noradrenerger Hemmsysteme
- Dosisreduktion bei Niereninsuffizienz
- gegenwärtig nur für die Behandlungsdauer von 4 Wochen zugelassen!

Generic-name	Handels-name	Analgesie Dosis (mg/70kg)	Analgesie Dosis (mg/kg)	Wirkdauer (h)	Tageshöchst dosis (mg)
Nefopam	Ajan	30 (= 1 Tbl.) bis 90 p.o. bzw. ½ Amp. (=10 mg) i.v.		8	max. 270

Häufig: Übelkeit, Erbrechen, Schweißausbrüche, Verwirrtheitszustände, Schläfrigkeit, Herzfrequenz- und Blutdruckanstieg. Gelegentlich: Benommenheit, motorische Unruhe, Schwindel, Mundtrockenheit. Selten: Einschlafstörungen, Sehstörungen
WM: zentraler Angriffspunkt
Renale Elimination zu 96%

Übersicht Wirkprofil der Nicht-Opioid-Analgetika

	Analgetisch	Antiphlogistisch	Antipyretisch	Spasmolytisch
Indometacin	+++	+++	++	0
Ibuprofen	+++	+	+	++ (auf Uterusmuskulatur)
Diclofenac	++	++	+	0
Metamizol	+++	0	+++	+++
Paracetamol	++	0	++	0
Flurbiprofen	++	+++	+	0
Flupirtin	++	0	++	++

Schwache Opioide

Dosierung von schwach wirksamen oralen Opioiden
(unterliegen **nicht** der BtMVV, die Verordnug erfolgt auf einem „normalem" Rezept)

Generic-name	Handels-name	Dosis (mg)	Wirkdauer (h)	Potenz (Morphin = 1)	Tageshöchst-dosis (mg)
Codein-phosphat	codi OPT	3–4 × 30–60 (1 Tbl. = 60 mg Codein)	6–8 (?)		300 (max. 5 Tbl.)
Dihydro-codein	DHC 30/60/90 (teilbare Tablette)	2 (–3) × 60–120	8–10 (–12)	0,1–0,13	360

Dihydrocodein wird in Morphin umgewandelt, neben der analgetischen auch eine gute antitussive Wirkung, hohe **Obstipationsrate**!

Generic-name	Handels-name	Dosis (mg)	Wirkdauer (h)	Potenz (Morphin = 1)	Tageshöchst-dosis (mg)
Tilidin/ Naloxon	Valoron N oder Tiligetic-, Tilidin plus-Tropfen	50–100 (= 20-40 Trp.)	2–4	0,2	600
	Valoron N Retard-Tabl.	2- bis 3 × 50-150	8–10		
Hohe Bioverfügbarkeit: 90% ; hepatische Umwandlung des Tilidins (Prodrug) in die eigentliche Wirkform **Nortilidin,** wegen Naloxonzusatz **nicht** mit anderen Opioiden kombinieren!					
Tramadol	Tramal	50–100	2–4	0,1	400 (nicht dialysierbar !)
	Tramundin SL	100 mg, wovon 25 mg schnell (S) und 75 mg langsam (L) wie Retardtablette freigesetzt werden			
	Tramal long; Tramundin retard (letztgenannte Tablette ist teilbar)	2- bis 3 × 100-200	8–12	0,1	
Bioverfügbarkeit: 70%; geringe spasmogene Wirkung (verwendbar bei Pankreatitis); NW: **Übelkeit,** Erbrechen, Sedierung, Schwitzen					
Dextropro-poxyphen	Develin	150–300	8–12	0,05	600
als NW ausgeprägte Obstipation					

Starke Opioide

Dosierung von stark wirksamen, oralen Opioiden

Generic-name	Handels-name	Dosis (mg)	Wirkdauer (h)	Potenz (Morphin = 1)	Tageshöchst-dosis (mg)
Buprenorphin	Temgesic Temgesic forte	0,2–1,2	6–8	30–60	4–5
Retardiertes Morphin-sulfat	MST, M-long Kapanil, Capros	10–100 (bis 500)	8–12	1	–
Nicht retardiertes Morphinsulfat	Sevredol	10/20 bzw. 1/6 der Tagesdosis	4	1	max. alle 4h bzw. 6mal am Tag

Generic-name	Handels-name	Dosis (mg)	Wirkdauer (h)	Potenz (Morphin = 1)	Tageshöchst-dosis (mg)
Oxycodon	Oxygesic	10–20	8–12	0,7	–
Hydro-morphon	Palladon (als Retard)	(2–) 5	12	6–7,5	–

Transdermale Applikation von Fentanyl

Fentanyl transdermal	Durogesic	0,025–0,2	(48–) 72	70–100	–

Fentanyl TTS (transdermales therapeutisches System)

- Fentanyl transdermal (Durogesic) 25–200 µg/h/cm²
  → kontinuierliche Freisetzung von 2,5 µg/h/cm² Pflaster
- seit Oktober 1995 in Deutschland zugelassen
- seit **Anfang 1998** ist auch die ambulante Einstellung des Patienten auf transdermales Fentanyl erlaubt
- seit **Juni 1999** ist Fentanyl auch zur Therapie starker nicht-neoplastisch bedingter, **chronischer Schmerzen,** und nicht nur bei **Tumorschmerzen** zugelassen!

Vorteile
- von der gastrointestinalen Motilität unabhängige kontinuierliche Abgabe des Opioids Fentanyl
- **geringere Obstipations- und Emesisneigung,** sowie verbesserter Vigilanz bei meist gleichzeitig verbesserter Analgesiewirkung nach der Umstellung (gilt besonders für die Umstellung von WHO-Stufe II-Analgetika)
- bessere Wirkung bei **neuropathischen** und bei **pseudoradikulären** Schmerz als retardiertes Morphin bei äquipotenter Dosierung
- ▶ 30-Tageshöchstmenge beträgt nach der BtMVV **1000 mg!**

Nachteile
- kann bei Umstellung von Morphin **Dysphorie** hervorrufen
- entgegen Herstellerangaben kann es zu sehr unterschiedlichen Fentanylspiegeln bei den einzelnen Patienten kommen
- verlängerte HWZ von Fentanyl bei TTS-Applikation

Äquipotenz von Fentanyl, Morphin und Fentanyl transdermal (Durogesic)

Fentanyl i.v. (mg/Tag) (PCA)	Morphin i.v. (mg/Tag)	Morphin p.o. (mg/Tag)	Durogesic (µg/h)	Pflastergröße (cm^2)
0,9	22	90	25	10
1,5	37	150	50	20
2,1	52	210	75	30
2,7	67	270	100	40
je **weitere 0,6**	je **weitere 15**	je **weitere 60**	je **weitere 25**	je weitere 10

▶ die Äquivalenzdosis zwischen Fentanyl transdermal und Morphin wird nach Zenz et al. mit **70:1** angegeben (nach US-Studie doppelt so hoch 140–150:1)

Neueinstellung auf Fentanyl transdermal (Durogesic)
- kleinste Durogesic-Pflastergröße (max. Wirkung nach 12–24 h)
- in den ersten 12 h zuvor gegebene Analgetika weitergeben
- nach 3 Tagen Neuberechnung der Pflastergröße anhand des zusätzlichen Morphinbedarfs (s. Tabelle)
- spätestens alle 72 h neues Pflaster aufkleben (einige Patienten benötigen einen Wechsel bereits zwischen der 48. und 60. Stunde)
- gegen Schmerzspitzen bei Bedarf zusätzlich schnell wirksames Morphinsulfat oral (ca. **1/6** der in den letzten Tagen benötigten oralen Tagesmorphinmenge)
- evtl. Kombination mit Nichtopioidanalgetika

Umstellung von Morphin auf Fentanyl transdermal (Durogesic)
- Durogesic-Pflastergröße entsprechend der Umrechnung (s. Tabelle)
- letzte Retard-Morphingabe bei Pflasterapplikation
- bei Bedarf zusätzlich schnell wirksames Morphinsulfat oral (Morphin Merck Trp. 2% [**16** Trpf. = **20** mg] oder Sevredol-Tbl. 10/20 mg)
- nach 3 Tagen Neuberechnung der Pflastergröße anhand des zusätzlichen Morphinbedarfs

Nebenwirkungen von Opioiden bei chronischer Schmerztherapie

Übelkeit, Erbrechen und chronische Obstipation (keine Toleranz)
⇒ Gabe von Laxanzien bei chronischer Tumorschmerztherapie obligat

Therapie-/Prophylaxemöglichkeiten
- Liquidepur N: Trockenextrakt aus Alexandriner-**Sennesfrüchten**
  Dosierung: Erw. und Kinder ab 12 Jahren: 2-mal tgl. 1 Teel. abends. (max. 3-mal tgl. 1 Teel.)
- Movicol (Macrogol 3350): biologisch inerte Substanz (kein Abbau im Darm, keine Resorption, keine Fermentation durch die Darmflora), welche nach Auflösung in 125 ml Wasser getrunken wird → Bindung von Wasser → verhärteter Stuhl wird hydratisiert

- Laxoberal 1–2 Tbl. bzw. 10–20 Trpf. (5–10 mg Natriumpicosulfat)
- Obstinol mild 1 Eßlöffel (Paraffin);
  NW.: Fremdkörpergranulome, Resorptionsstörungen von fettlöslichen Vitaminen, Gefahr der Aspirationspneumonie
- Bifiteral (Lactulose)- Beutel oder Sirup
- Bisacodyl (Dulcolax-Supp) + Klysma, CO_2-produzierende Suppositorien (Lecicarbon)
- Einlauf
- manuelles Ausräumen
▶ evtl. Naloxon (Narcanti) 2-mal 0,8–1,2 mg oral bei opioidinduzierter Obstipation oder Papaverin **oral** → keine Beeinflußung der Analgesie
▶ **Cave:** Agiolax, Liquidipur, Bekunis-Tee fragl. kanzerogen, gentoxisch

Kotherapeutika (Adjuvante Medikamente)

Trizyklische Antidepressiva
- Amitryptilin (Saroten, Laroxyl), Doxepin (Aponal), Imipramin (Tofranil), Clomipramin (Anafranil)

WM:
- eigener indirekter analgetischer Effekt schon in niedriger Dosierung (10-50% der üblichen antidepressiven Dosis)
- ca. 5-7 Tage bis zum Wirkbeginn (2-3 Wochen Latenzzeit bis zur antidepressiven Wirkung)
- additiver Synergismus zu Opioiden

Ind:
- vorwiegend bei **neuropathischen** Schmerzen mit **Brennschmerzkomponente**
- Monotherapie des chronischen Spannungskopfschmerzes, des posttraumatischen Kopfschmerzes, des myofaszialen Syndroms
- opioidresistente neurogene Tumorschmerzen durch Kompression
- Schlafstörungen bei Tumorerkrankung

> **Dosis:**
> - Amitriptylin (Saroten, Laroxyl), sedierend:
>   1. Woche abends 10 mg
>   2. Woche abends 20–20 mg/Tag
>   3. Woche: 0–0–50 mg/Tag, weitere Steigerung auf 25–0–50 mg (max. 150 mg)
>   → bei frühmorgendlichem „hang-over" → Gabe bereits um 20.00 Uhr mit Wirkbeginn um ca. 22.00
>   *bei Erfolglosigkeit (frühestens nach 6 Wochen) alternativ:*
> - Doxepin (Aponal) mit 5–10 mg abends beginnend, bis 75 mg steigern (z. B. 25–0–50 mg) → bevorzugter Einsatz bei Patienten mit kardialen Risikofaktoren (geringerer anticholinerger Effekt)
> - Imipramin (Tofranil): 3×10 mg bis 3×50 mg
> - Clomipramin (Anafranil): 10–10–0 bis 25–25–0 mg (antriebssteigernd)

NW: • anticholinerge Herz-Kreislauf-Wirkungen (siehe Anticholinergika), Obstipation, Mundtrockenheit, Urinretention, Akkommodationsstörungen, Mydriasis

Weitere Antidepressiva
- Johanniskraut (Jarsin 300) 3-mal 2 Tbl. für 10 Tage, anschl. 3-mal 1 Tbl. (**Cave:** Photosensibilisierung, Erniedrigung des Ciclosporinspiegels!)

Antikonvulsiva
- Carbamazepin (Tegretal), Phenytoin (Phenhydan, Zentropil), Clonazepam (Rivotril), Gabapentin (Neurontin), Valpoinsäure

WM: • Erhöhung der Depolarisationsschwelle
- analgetische Eigenwirkung bei neuralgischen Schmerzen
- additiver Synergismus zu verschiedenen Analgetika

Ind: • bei neuropathischem Schmerz (attackenförmig, **einschießender** Schmerzcharakter z. B. bei Nerveninfiltration und -kompression, insbesondere Deafferenzierungsschmerz)
- Trigeminusneuralgie
- Postherpetische Neuralgie
- schmerzhafte Polyneuropathien

Dosis:
- **Carbamazepin** (Tegretal) 2 × (100)-200 mg bis max. 1600 mg/Tag in 3–4 Einzeldosen, beginnend mit 100–200 mg abends (Dosierung nach Klinik und weniger nach Serumspiegel [Spiegel: 5–10 mg/dl])
  NW: Müdigkeit, Schwindel, Ataxie, Übelkeit, Sehstörungen (Doppelbilder), Leukopenie, Leberfunktionsstörungen, Exanthem
- **Phenytoin** (Zentropil): 1–3× 100 mg/Tag (ggf. Spiegelbestimmung: 10–20 mg/dl). Cave: Enzyminduktion! **NW:** Exanthem, Müdigkeit, Ataxie, Übelkeit, Erhöhung der Leberenzyme, Gingiva-Hyperplasie, Hirsutismus
- **Gabapentin** (Neurontin): 1.Tag 3 × 100 mg, 2.Tag 3 × 200 mg, 3.Tag 3 × 300 mg, ggf. muß bei primär positivem Effekt die Dosis auf 1200–1800 mg gesteigert werden, max. empfohlene Dosis für ambulante Patienten 2400 mg (sehr teures Präparat!); nach Langzeitanwendung langsam ausschleichen, einige Autoren beginnen auch mit einer Startdosis von 300 mg zur Nacht
  WM: Reduktion der Leitfähigkeit bestimmter Na^+-Kanäle (Membranstabilisierung, Noradrenalin-Turnover ↓, Aktivität des noradrenergen Locus coeruleus ↓)
- **Clonazepam** (Rivotril) als Antikonvulsivum mit 0,3 mg zur Nacht beginnend, anschließend auf 2-3 Gaben verteilt, bis zur Tagesdosis von 2 mg steigerbar. Wirkung über Benzodiazepinrezeptor mit konsekutiver Steigerung der hemmenden Wirkung von Gamma-Aminobuttersäure (GABA)

NW: • teilweise Enzyminduktion, Exanthem, Sedierung

Kortikosteroide (Steroidal Anti-Inflammatory Drugs)
- Prednisolon (Decortin H), Dexamethason (Fortecortin)

WM:
- antiphlogistische und antiödematöse Wirkung, appetitanregend in niedriger Dosierung, stimmungsaufhellend

Ind:
- Leberkapselschmerzen z. B. bei Metastasen
- erhöhter intrakranieller Druck bzw. Kopfschmerz bei Hirnmetastasen
- Lymphödem
- neurogene Schmerzen bei Tumorkompression
- lateraler Bandscheibenprolaps mit neuritischem Schmerz

> **Dosis:** initial Stoßtherapie für 10-14 Tage
> - Prednisolon (Decortin H): 40-80 mg/Tag
> - Dexamethason (Fortecortin): 8-24 mg/Tag
> danach Reduktion möglichst unter Cushing-Schwelle
> - Prednisolon: 7,5-10 mg/Tag
> - Dexamethason: 1-2 mg/Tag

NW:
- s. Kortikosteroide

▶ **Anmerkung:** möglichst unter der Cushing-Schwelle dosieren oder auf 10 Tage beschränken

Spasmolytika
- Butylscopolamin (Buscopan)
- Butylscopolamin + Paracetamol (Buscopan plus)

WM:
- Parasympatholytikum

Ind:
- Schmerzen von Hohlorganen

> **Dosis:** 10 mg i.v., i.m., s.c., rektal, p.o.

KI:
- Tachyarrhythmie, Engwinkelglaukom,

NW:
- s. Anticholinergika (teilweise Enzyminduktion)

Calzitonin
- Calcitonin (Karil: Lachscalcitonin mit höherer Potenz als Humanes oder Cibacalcin: humanes Calcitonin)

WM:
- direkte zentrale analgetische Wirkung durch Anhebung der Schmerzschwelle wahrscheinlich durch Aktivierung des serotoninergen absteigenden Schmerzhemmsysteme

Ind:
- bei Knochenschmerzen infolge osteolytischer Knochenmetastasen und Hyperkalziämie
- Phantomschmerzen
- sympathische Reflexdystrophie

- M. Paget
- Osteoporose

Dosis: 100–200 IE über 1-2 h in 250 ml NaCl 0,9% an 5–7–(10) Tagen

NW: • Übelkeit, Erbrechen (ggf. Ondansetron vor der Gabe), Flush mit Hautrötung und RR-Abfall
▶ das Lachskalzitonin scheint effektiver zu sein und besitzt außerdem eine längere Halbwertszeit

α_2-*Agonisten*
- Clonidin (Catapresan)

WM: • zentrale α_2-Rezeptorstimulation
- zentrale Sympathikolyse → Analgesie, Sedierung, Anxiolyse
- additiver Synergismus zu Opioiden und Lokalanästhetika
- bei epiduraler Anwendung kommt es zu einer Hemmung der Schmerzverarbeitung

Ind: • adjuvanter Einsatz bei regionaler (rückenmarknaher) Analgesie

Dosis: • 1–2 × 0,15 mg i.m.
epidural:
- Bolusinjektion ≈ 5 µg/kg (≈ 0,3–0,45 mg/70 kg)
- Bolusinjektion in Kombination mit Opioid < 5 µg/kg
- ggf. Bolusinjektion > 5 µg/kg + kontinuierliche Zufuhr 20–40 µg/h

KI: • Hypovolämie
- Bradykardie

NW: • initialer RR ↑
- RR ↓ bei Hypertonikern ausgeprägter Bradykardie
- Sedierung
- Mundtrockenheit
- Rebound-Hypertension

▶ **Cave:** bei Patienten, die auf einen erhöhten Sympathikotonus angewiesen sind und nur bei Normovolämie erlaubt

Stimulationsverfahren

- transkutane elektrische Nervenstimulation (**TENS**)
  Indikationen
  - Stumpf- und Phantomschmerz
  - Lumbalgie/Lumboischialgie
  - HWS-Syndrom, Schulter-Arm-Syndrom
  - Kopfschmerz vom Spannungstyp, Gesichtsschmerz

- Postzoster-Neuralgie
- Schmerzen nach peripheren Nervenläsionen

WM:
- Stimulation von A-β-Fasern mit resultierender Unterdrückung der über A-δ- und C-Fasern einlaufenden Schmerzimpulse auf Rückenmarkebene (hochfrequenter Modus mit ca. 100 Hz)
- Freisetzung von Endorphinen (niederfrequenter Modus mit 2-3-10 Hz) → Effekt kann durch Naloxongabe aufgehoben werden!

KI:
- Demand–Schrittmacher
- relativ: Gravidität, Allergien, Stimulation über große Metallplatten
▶ keine Stimulation über dem Karotissinus

- Reizung des Rückenmarks = „spinal cord stimulation" (SCS)

Ind:
- radikulärer Schmerz bzw. neuropathischer Schmerz mit konstanter Schmerzintensität und positiver Teststimulation für >1 Woche
- pAVK, Ichämieschmerz
- therapieresistente AP-Symptomatik
- Postdiskektomie-Syndrom
- komplexes regionales Schmerzsyndrom (CRPS)
- Stumpfschmerz
- Plexusausriß
▶ Implantation erst nach erfolgreicher Probestimulation über > 5 Tage mit Schmerzreduktion ≥ 50% auf der VAS

- Reizung tiefer Hirnstrukturen über implantierte Elektroden = „**deep brain stimulation**" (DBS) → Stimulation des periaquäduktalen Graus bei Nozizeptorschmerz oder Stimulation des ventroposterioren Thalamuskerns bzw. des hinteren Abschnitts der Capsula interna
- **intrakutane Reiztherapie** (Quaddelung)
- **Akupunktur** bes. bei Migräne und Schmerzen im Bewegungsapparat (Dickdarm 4, Leber 3)

Invasive Therapie

- **intravenöse Opioid**-Gabe
- **spinale oder epidurale** Opioidgabe
  (bei unstillbarem Erbrechen oder chronischem Subileus)
- Morphin (Wirkdauer 8–12 h)
  Morphin 24-h-Dosis: Verhältnis von **oral zu peridural zu intrathekal = 100:10:1**
- Sufentanil (Wirkdauer 3 h)
- Fentanyl (Wirkdauer 1–2 h)
- Buprenorphin

Regionalanästhesie

- rückenmarknahe Regionalanästhesie
  - SPA, PDA, PDK
  - intrathekale oder epidurale Portsysteme (z. B. bei malignen Tumoren)
- **intrapleurale Blockade**
- **Sympathikusblockade:**
  - diagnostische **intravenöse regionale Sympathikusblockade** (IVRSB),
  - **Ganglion-stellatum-Blockade** (GSB) bei CRPS, Hyperhidrosis, Herpes zoster bzw. Postzoster-Neuralgie, Durchblutungsstörungen der oberen Extremität
  - **Verschiedene Punktionsmethoden:**
    - nach **Herget** (von ventral in Höhe vom Ringknorpel (C6) am liegenden, den Kopf leicht überstreckten Patienten mit geöffnetem Mund)
    - nach **Lerich-Fontaine** im Sitzen mit gedrehtem Kopf
    - nach **Reischauer** von dorsal (Cave Pneugefahr)
  - NW: Heiserkeit, Anschwellung der Nasenschleimhaut („Guttmann-Zeichen")
- **ganglionäre, lokale Opioidanalgesie** (GLOA) des Ganglion stellatum bei sympathischer Reflexdystrophie) oder GLOA des Ganglion cervicale superior bei Trigeminusneuralgie
  ▶ 100-mal höhere μ-Rezeptordichte im Ganglion als im Hinterhorn
- Plexus-brachialis-Blockade ggf. mittels Katheter (z. B. bei M. Raynaud)

Neurodestruierende Verfahren (Neurolyse, Kryotherapie)

- perkutane Chordotomie → Durchtrennung des Tractus spinothalamicus bei einseitiger Schmerzsymptomatik (Höhe C1/C2)
- Rhizotomie → Durchtrennung der Hinterwurzelfasern bei sonst therapieresistenten Schmerzen
- neurolytische Verfahren mittels nervennaher Applikation hochprozentigen Alkohols (50-100%) oder 6-10% Phenols
  - intrathekale Neurolyse
  - Zöliakus**neurolyse** (z. B. bei chronischer Pankreatitis oder Tumoren im Oberbauch)
  - Neurolyse des lumbalen Sympathikus (z. B. bei Tumoren im Beckenbereich)

Spezielle Krankheitsbilder

Migräne

- **halbseitiger Attackenkopfschmerz** mit/und ohne Aura (Sensibilitäts-, Sprachstörungen, Flimmerskotome)
- mit **Begleitsymptomen**: Übelkeit, Erbrechen, Photo- u. Phonophobie
- begünstigend: Streß, Alkohol, Nahrungsmittel, Hormone, Lärm, Licht, Gerüche
- Langzeitprävalenz: 12% (10 Mio. Bundesbürger)

- Status migraenosus (> 7 Tage anhaltender Kopfschmerz oder anfallsfreies Intervall < 4 h)
- diskutiert wird eine **zentralneurogene Ursache**, mit Stimulation und Modulation des Trigeminuskerns, was zu einer exzessiven Vasodilatation aller Blutgefäße des Gehirns und der Dura führt → Freisetzung von Prostaglandinen und Neurotransmittern, sowie Extravasation von Lymphozyten → aseptische perivaskuläre Entzündung → Stimulation afferenter Schmerzfasern (C-Fasern) mit Projektion auf den Trigeminuskern

Therapie

A. Akuter Anfall
- Metoclopramid (Paspertin): 20 mg p.o. oder
- Domperidon (Motilium): 3–4 × 1(-4) ml/Tbl. 10(-40) mg p.o./Supp.

nach 20–30 min:
- ASS: 1,0 g als Brausetbl. (alle 3–4 h; max. 4,0 g/Tag) (ggf. 1 g i.v.)
  oder andere NSAID:
  - Naproxen (Proxen): 2 × 500 mg (max. 1000 mg) p.o./Supp.
  - Metamizol (Novalgin): 2 × 1 Tabl à 0,5 g oder 1 × 1 Supp. à 1 g (ggf. 1 g i.v.)
  - Paracetamol (Ben-u-ron): 1000 mg Supp.

bei Unwirksamkeit oder schwerer Attacke:
- Ergotamintartrat (Cafergot): 2 mg
  1 × 2 Kps. à 1 mg oder 1 × 1 Supp. à 2 mg
  nach 60 min ggf. erneut 2 mg (max. 4 mg/Tag oder 6 mg/Woche)
- Dihydroergotamin (Dihydergot):
  1 Amp. à 1 ml = 1 mg s.c., i.m. oder 2 × 1 Tbl. ret.
  nach 30–60 min wdl. max. 3 ml (evtl. ½ ml sehr langsam i.v.)
- Serotoninagonist Sumatriptan (Imigran)
  (5-HT$_{1D}$-Agonist) → zerebrale Gefäßkonstriktion
  100 mg p.o. (nach 4 h Repetition möglich, max. 300 mg/Tag!)
  oder 6 mg s.c. (frühestens nach 2 h wdh., max. 12 mg/Tag!)
- ▶ **Cave:** NW: Herzinfarkt (auch Patienten ohne Risikofaktoren) Kontraindikation: KHK, Risikofaktoren für KHK (Hypertonie, Hypercholesterinämie, ...) → nicht zusammen mit Ergotaminpräparaten geben!

B. Prophylaxe
wenn 2 oder mehr schwere Attacken/Monat innerhalb 3 Monate
β-Blocker:
- 50–200 mg Metoprolol (Beloc, Lopresor) p.o. oder
- 30–240 mg Propanolol (Dociton) p.o., Wirkung erst nach 6 Wochen

> **bei Erfolglosigkeit**
> - Kalziumantagonist Flunarizin (Sibelium): 5–10 mg p.o. (abends)
>   **Cave:** in BRD dafür nicht zugelassen → Appetitsteigerung (HWZ: 1–3 Wo!)
>   oder
> - Serotoninantagonist Pizotifen (Sandomigran, Mosegor)
>   ($5-HT_{2A}$ u. $5-HT_{12C}$ Antagonist):
>   1./2. Tag: 1 × 1 Drg. à 0,5 mg (abends)
>   3./4. Tag: 2 × 1 Drg.
>   ab 5. Tag: 3 × 1 Drg.
>   oder
> - Kalziumantagonist Cyclandelat (Spasmocyclon): 2–3 × 400 mg p.o.
>   evtl.
> - Dihydroergotamin (Dihydergot):
>   2 × 1 Ret.-Tbl. oder 3 × 20 Trp. oder 3 × 2 Tbl. p.o.
>
> **„Kurzzeitprophylaxe" der menstruellen Migräne:**
> - Naproxen (Proxen): 1–2 × 250 mg – 2 × 500 mg p.o. (max. 1000 mg)
>
> **Medikament der letzten Wahl:**
> - Methysergid (Deseril): 1–2 × 2–4 mg/Tag p.o. für max. 3 Monate
>   ⇒ bei Langzeitbehandlung → Fibrose (retroperitoneal, perivaskulär, endokardial, pleuropulmonal, peribronchial)
>
> **Akupunktur**

▶ Cave:
- Dihydroergotamin (Dihydergot) kann ebenso wie Ergotamin (Cafergot) Kopfschmerzen verstärken
- die Indikation zur Intervallprophylaxe sollte nach 3–6 Monaten überprüft werden, nach spätestens 9 Monaten sollte die Therapie ausgeschlichen werden

Spannungskopfschmerz

- **bilateraler überwiegend okzipitaler** und/oder subokzipitaler dumpf drückender Kopfschmerz ohne vegetative Begleitsymptome („wie unter einer schweren Haube")
- Beginn nie nachts, Fähigkeit zur Streßbewältigung und Entspannung ist oft reduziert
- wahrscheinlich funktionelles Versagen des „antinoziceptiven Systems", in dem Serotonin, Noradrenalin und Dopamin eine wichtige Rolle spielen

Therapie

> **A. Akuter Anfall**
> - ASS: 1,0 g als Brausetbl. (alle 3–4 h; max 4,0 g/Tag) (ggf. 1 g i.v.) oder andere NSAID:
>   - Naproxen (Proxen): 2 × 250–500 mg (max. 1000 mg) p.o./Supp.
>   - Ibuprofen (Optalidon): 2 × 1 Tbl. à 200 mg p.o. (400–1200 mg/Tag)
>   - Diclofenac (Voltaren): 3 × 50–100 mg p.o./Supp.
>
> **B. Prophylaxe**
> **trizyklische Antidepressiva**
> - Amitriptylin (Saroten, Laroxyl):
>   1. Woche: abends 10 mg p.o.
>   2. Woche: 3 × 10 mg/Tag p.o.
>   3. Woche: 3 × 25 mg/Tag p.o.
>
> **bei Erfolglosigkeit** (frühestens nach 6 Wochen alternativ):
> - Doxepin (Aponal): 3 × 10 mg bis 3 × 50 mg p.o.
> - Imipramin (Tofranil): 3 × 10 mg bis 3 × 50 mg p.o.
> - Clomipramin (Anafranil): 10–10–0 bis 25–25–0 mg p.o.

- die Therapie sollte mindestens 6 Monate beibehalten und dann über 4–6 Wochen ausgeschlichen werden

Cluster Headache

- **streng einseitiger Vernichtungskopfschmerz** (brennend, bohrend) mit motorischer Unruhe und suizidaler Gefährdung
- gel. ipsilaterale Lakrimation oder Rhinorrhoe, selten Horner-Syndrom
- meist nächtliche Anfälle
- beginnen schnell, Dauer 30–180 min, brechen recht unvermittelt ab
- Männer > Frauen = 8 : 1
- jahreszeitliche Betonung (Frühjahr, Herbst)
- vaskuläre und zentrale Ursachen werden diskutiert

Therapie

> **A. Akuter Anfall**
> - Inhalation von Sauerstoff (> 7 l/min) in sitzender Position (15–20 min) evtl. ASS-Infusion 1,0 g
>
> **bei Nichtansprechen:**
> - Ergotamintartrat-**Aerosol** (Ergotamin Medihaler, Cafergot):
>   1 Sprühstoß à 0,45 mg alle 3 min (max. 3mal, Tageshöchstdosis 6mal)

> **bei Erfolglosigkeit:**
> - Dihydroergotamin (Dihydergot): 1 mg i.m.
>
> **alternativ:**
> - Sumatriptan (Imigran): 6 mg s.c. (max. 12 mg/Tag)
>
> **B. Prophylaxe**
> - Verapamil (Isoptin) in ansteigender Dosierung:
>   1./2. Tag 0 – 0 – 80 mg p.o.
>   3./4. Tag 80 – 0 – 80 mg p.o.
>   ab 5. Tag 3 × 80 mg p.o.
>   nach 6 Wochen ausschleichen
>
> **bei Erfolglosigkeit:**
> - Verapamil + Lithium (Quilonum ret.oblong.): 1 × 1 Tbl. à 450 mg p.o.
>   oder
> - Lithium-Monotherapie: allein 600–1500 mg p.o. (Serumspiegel < 1,2 mmol/l)
>
> **alternativ bei episodischem Clusterkopfschmerz:**
> - Methysergid (Deseril): 1–2 × 2–4 mg/Tag p.o. für max. 3 Monate
>   ⇒ retroperitoneale, endokardiale, pleuropulmonale Fibrose
>
> **bei therapiresitentem episodischem Clusterkopfschmerz:**
> - Prednison (Decortin)-Stoßtherapie: 40–80 mg p.o. für 10–14 Tage
>   dann in 10 mg-Schritten alle 5 Tage ausschleichen
>
> **bei therapiresitentem chronischem Clusterkopfschmerz:**
> - Prednison (Decortin)-Stoßtherapie: 40–80 mg für 10–14 Tage
>   + Lithium (Quilonum ret.oblong.) 1 × 1 Tbl. à 450 mg/Tag p.o.
>   dann in 10-mg-Schritten alle 5 Tage ausschleichen

Medikamenteninduzierter Kopfschmerz

- häufige (tägliche) Einnahme von Analgetika und oder Ergotaminpräparaten kann selbst einen Dauerkopfschmerz auslösen
- dumpf, drückend, auch pulsierender Dauerkopfschmerz bereits beim Aufstehen

Therapie

> - Motivation zur Entzugsbehandlung
>   mit konsequenter und unfassender Betreuung (Verhaltenstherapie)
>
> **medikamentös unterstützend:**
> - Naproxen (Proxen): 2 × 500 mg p.o. über 10 Tage
>   ggf. + Metoclopramid (Paspertin): 20 mg p.o.

Zervikaler Kopfschmerz

Therapie

- Krankengymnastik + Ibuprofen (Optalidon, Opturem):
  1–2 Ret.-Tbl. à 800mg /Tag (400–1200 mg/Tag)

alternativ:
- Naproxen (Proxen): 1–2 × 250 mg – 2 × 500 mg p.o.
- Diclofenac (Voltaren): 3 × 50–100 mg p.o./Supp.
- Flupirtin (Katadolon): 3–4 × 200 mg p.o., 3–4 × 150 mg Supp. (max. 900 mg)

Trigeminusneuralgie (Tic douloureux)

- einseitiger, elektrisierender, einschießender starker Schmerz, **durch Trigger auslösbar**
- meist V II (35%) oder V III (44%) lokalisiert
- Patientenalter: meist 40–70 Jahre

DD: Trigeminusneuropathie

Therapie

- Carbamazepin (Tegretal): 2 × (100)-200 mg p.o. bis max. 1600 mg/Tag in 3–4 Einzeldosen (Spiegel: 5–10 mg/dl) und
- **GLOA** (**g**anglionäre, **l**okale **O**pioid**a**nalgesie) des Ganglion cervicale superior:
  5–10 Infiltrationen (bei Erfolgseinstellung bis zur 4. Sitzung)
  mit 0,03 mg Buprenorphin in 5–10 ml NaCl 0,9%

bei unzureichender Schmerzreduktion:
- Carbamazepin + Baclofen (Lioresal): 3 × 5–10 mg p.o. (Steigerung alle 3 Tage um 5–10 mg auf 60 mg/Tag; max. 80 mg/Tag)
  oder
- Phenytoin (Zentropil): 100–300 mg/Tag p.o. (Spiegel: 15 mg/dl) oder Doxepin (Aponal): 3 × 10–50 mg p.o.

evtl. operative Verfahren:
- Janetta-Op. (vaskuläre Dekompression der A. cerebelli sup.) bei jüngeren Patienten
- Blockade des Ganglion Gasseri mit Glycerol oder Elektrokoagulation bei älteren Patienten

Trigeminusneuropathie

- fehlender Kornealreflex, sensible und/oder motorische Störungen!

Therapie

> - Amitriptylin (Saroten, Laroxyl) p.o.:
>   1. Woche abends 10 mg, 2. Woche 3 × 10 mg/Tag, alternativ abends 25 mg
>   3–4. Woche: 3 × 25 mg/Tag, alternativ abends 50 mg
>   ab 5. Woche: Dosierung nach Wirkung
>
>   **bei Erfolglosigkeit** (frühestens nach 6 Wochen alternativ):
>   - Doxepin (Aponal): 3 × 10 mg bis 3 × 50 mg p.o.
>   - Imipramin (Tofranil): 3 × 10 mg bis 3 × 50 mg p.o.
>
>   **bei Erfolglosigkeit:**
>   - **GLOA** (**g**anglionäre, **l**okale **O**pioid**a**nalgesie) des Ganglion cervicale sup.: 5–10 Infiltrationen (bei Erfolgseinstellung bis zur 4. Sitzung) oder:
>   - diagnostische Lidocaininfusion:
>   1. Infusion 1 mg/kg, 2.+3. Infusion 4 mg/kg
>   bei positiven Verlauf: Umstellung auf Mexitil 2 × 100 mg p.o.
>   (max. 10 mg/kg)

Sympathische Reflexdystrophie (SRD)

Synonyme
Komplexes regionales Schmerzsyndrom, **M. Sudeck, Algodystrophie, posttraumatisches Ödem**

2 Formen:
I. **Frische** SRD (< 8 Wochen)
II. **Alte** SRD (> 8 Wochen)

Symptome

- **Autonomie:** distale generalisierete Schwellung, systematische Temperaturseitendifferenz, differente Schweißsekretion
- **Motorik:** Ruhe- und Aktionstremor, grobe Kraft ↓, Beweglichkeit ↓
- **Sensibilität:** Hyper- oder Hypalgesie, Hypo- oder Hyperästhesie
- Schmerzlinderung beim Hochlagern (**Orthostasephänomen**)
- suprasystolische Kompression → in 1–2 min Schmerzfreiheit (**Ischämietest**)

Therapie

- **Physiotherapie**
- diagnostische **intravenöse regionale Sympathikusblockade (IVRSB):** 1,25–2,5 mg Guanethidin in 30–40 ml NaCl 0,9%

bei gutem Effekt:
- 3 weitere IVRSBs innerhalb von 2 Wochen

alternativ:
- **GLOA** (ganglionäre, lokale Opioidanalgesie) des Ganglion stellatum mit 0,03 mg Buprenorphin in 10 ml NaCl 0,9%

bei Erfolglosigkeit nach 7 Injektionen:
- Ganglion-stellatum-Blockade mit 5–10 ml Bupivacain 0,25%

bei weiterer Erfolglosigkeit nach 7 Injektionen:
- Plexus-brachialis-Katheter

Therapie an der unteren Extremität

- s. oben

alternativ:
- Katheterepiduralanalgesie (PDK) < 2 Wochen oder Spinalkatheter

Anästhesie relevante Krankheitsbilder

31 Neuromuskuläre Erkrankungen

Myasthenia gravis

Definition

- die Myasthenia gravis ist eine **Autoimmunerkrankung, bei der Antikörper gegen die ACh-Rezeptoren der motorischen Endplatte** auftreten. Dadurch ist die Anzahl funktionierender Rezeptoren reduziert und die Struktur der postsynaptischen Membran gestört. Sie kann kongenital (selten diaplazentarer Transport von AK der myasthenischen Mutter zum Foeten) oder erworben sein
- Inzidenz: 1:20.000–30.000.
  Ein Zusammenhang mit Thymomen ist häufig (10%)
- 3–4% der Patienten haben andere Autoimmunerkrankungen, wie z. B. eine rheumatoide Arthritis, eine perniziöse Anämie oder eine Thyreotoxikose

Symptome

- Doppelbilder
- Ptosis
- Muskelschwäche und Muskelermüdung
  Initial: Unfähigkeit der Elevation des Armes über Kopfhöhe. Die Muskelschwäche verschlimmert sich mit zunehmender Anstrengung und verbessert sich nach Ruhephasen

Diagnose

- ergibt sich aus der Anamnese und wird durch einen hohen Titer von Anti-Acetylcholinrezeptorantikörpern (polyklonale IgG-AK) im Immunoassay oder durch einen positiven „Tensilon-Test" bestätigt
  - nach Gabe von Edrophonium (Tensilon), einem Cholinesterasehemmer, kommt es zu einer Verbesserung der Muskelfunktion. Objektive Kriterien einer verbesserten Muskelfunktion beinhalten Veränderungen der Ptosis oder der Spirometrie. Neurophysiologische Untersuchungen (EMG) zeigen eine Läsion an der neuromuskulären Endplatte mit Fading und einer posttetanischen Potenzierung

Probleme

- **Muskelrelaxanzien:** Myastheniker reagieren **extrem sensibel** auf nichtdepolarisierende Muskelrelaxanzien. Ihre Wirkung kann verlängert und die Rückbildung inkomplett sein. Die Reaktion auf Succinylcholin ist ebenfalls abnorm (Unempfindlichkeit oder rasche Entwicklung eines Phase-II-Blocks möglich)
- **respiratorische Schwäche,** die bei manchen Patienten eine postoperative Beatmung erforderlich macht
- **Immunsuppression** als Resultat der medikamentösen Therapie
- **myasthenische Krise:** akute Verschlechterung der klinischen Situation, häufig ausgelöst durch Infektionen
- **cholinerge Krise:** akute Verschlechterung durch eine Überdosierung von Cholinesterasehemmern
  Symptome: Schwitzen, Salivation, Abdominalkrämpfe und Diarrhö

Therapie

- Gabe von Cholinesterasehemmern, z. B. Pyridostigmin (Mestinon)
- Thymektomie, sowohl bei Patienten mit einem Thymom, als auch bei Patienten mit einer antikörperproduzierenden Thymusdrüse
- evtl. Intensivtherapie im Rahmen einer myasthenischen oder einer cholinergen Krise
- die Behandlung einer myasthenischen Krise kann die Durchführung einer Plasmapherese und die Applikation von Steroiden und Azathioprin oder anderer Immunsuppressiva erfordern

Anästhesiologisches Management

Voruntersuchung und Prämedikation
- Untersuchung der Schluckfähigkeit, da die Bulbärmuskulatur betroffen sein kann
- im Thoraxröntgen evtl. Zeichen einer Aspiration oder eine Verbreiterung des oberen Mediastinums bzw. im Seitenbild eine anteriore Raumforderung (bei Thymom)
- Lungenfunktionsuntersuchungen → Schwäche der Atemmuskulatur (präop. arterielle BGA)
- eine Therapie mit Pyridostigmin sollte präoperativ um ca. 20% reduziert oder am Operationstag abgesetzt werden (einige Autoren 1–4 Tage vorher); die Patienten sollten eher leicht myasthenisch als cholinergisch gehalten werden
- Prämedikation mit geringen Benzodiazepindosen und Atropin (zur Reduktion der Salivation)

Narkoseführung
- Intubation in tiefer Inhalationsnarkose und Einsprühen des Larynx mit Lokalanästhetika. Alternativ evtl. eine einzige Dosis Succinylcholin (**Cave:** Unempfindlichkeit oder Phase-II-Block möglich)
- die Überwachung der neuromuskulären Funktion mit einem Nervenstimulator ist essentiell, jedoch sollte das präoperative Muster vor Applikation von Muskelrelaxanzien bekannt sein. Nichtdepolarisierende Muskelrelaxanzien sollten wenn möglich vermieden werden
- sind Muskelrelaxanzien erforderlich, **nur in kleinen Bolusdosen**, z. B. Vecuronium 0,002–0,005 mg/kg, Atracurium 0,09–0,21 mg/kg, Pancuronium 0,003 mg/kg. Atracurium ist das Medikament der 1. Wahl: sicherste Anwendung unter Überwachung mit einem Nervenstimulator. Die Rückkehr der neuromuskulären Funktion sollte spontan erfolgen; der Einsatz von Cholinesterasehemmern sollte aufgrund der hierdurch auslösbaren cholinergen Krise vermieden werden
- während einer Thymektomie besteht die Gefahr einer Verletzung der V. cava superior und des Auftretens eines Pneumothorax. Um die systemische Applikation von Medikamenten und Flüssigkeit zu gewährleisten, sollte aus diesem Grund auch eine Fußrückenvene vor Operationsbeginn punktiert sein
- **Cholinesterasehemmer** wegen Gefahr der cholinergen Krise **meiden** (evtl. max. 0,25–0,5 mg Neostigmin)
- eine myasthenische Schwäche kann durch Hypokaliämie, Aminoglykoside und Ciprofloxacin exazerbieren

Postoperativ
- evtl. Nachbeatmung mit allmählicher Entwöhnung
- die präoperative Therapie sollte postoperativ wieder begonnen werden, jedoch ist der initiale Dosisbedarf häufig niedriger als präoperativ

Lambert-Eaton-Syndrom (paraneoplastische Myasthenie)

Definition
Das Lambert-Eaton-Syndrom ist gekennzeichnet durch **Antikörper gegen präsynaptische ACh-Rezeptoren** gehäuft bei paraneoplastischen Erkrankungen (z. B. Bronchialkarzinom, Malignome,...). **Unter Belastung bessert sich vorübergehend die daraus entstehende Muskelschwäche**. Cholinesterasehemmer bewirken keine Besserung. Die Patienten reagieren äußerst sensibel auf depolarisierende und nichtdepolarisierende Muskelrelaxanzien

Narkoseführung
- wie bei Myasthenie
- die Wirkung von nichtdepolarisierenden Muskelrelaxanzien ist noch ausgeprägter als bei der Myasthenia gravis

Myotonien und Muskeldystrophien

Progressive Muskeldystrophie (Typ Duchenne)
- häufigste Form (3:100.000).
- Beginn im frühen Kindesalter (1.–3. Lebensjahr), betrifft zunächst die Beckengürtel- u. Beinmuskulatur
- Beugekontakturen und Fußdeformitäten führen Ende des ersten Lebensjahrzehnts zur Gehunfähigkeit

Myotonia dystrophica
- die Patienten mit **Myotonia dystrophica** weisen eine charakteristische Fazies auf (frühzeitige Frontalglatzenbildung, fliehende Stirn, Ptosis und häufig Katarakte)
- später kommt es zu einer Muskelhypertrophie im Bereich des Nackens (bes. des M. sternomastoideus), der Schultern und des M. quadriceps. Der Muskeltonus und die Reflexe sind jedoch reduziert
- die Erkrankung ist mit niedrigem IQ, Hodenatrophie, Diabetes mellitus, muskulärbedingtem respiratorischem Versagen, kardialen Überleitungsstörungen und einer Kardiomyopathie assoziiert. Die betroffenen Patienten sind meistens zwischen 20 und 40 Jahre alt und sterben gewöhnlich in der 6. Lebensdekade im Rahmen kardialer Störungen oder Bulbärbeteiligung

Symptome

- **gemeinsames Symptom aller Myotonien** ist die **verzögerte Erschlaffung** der Skelettmuskulatur **nach einer willkürlichen Kontraktion**. Jede Stimulation führt zu einer langanhaltenden Kontraktion
- bei den **Muskeldystrophien** steht die progrediente Muskelschwäche im Vordergrund

Diagnose

- die klinische Diagnose wird durch ein EMG bestätigt

Probleme

- Auslösung der Myotonie durch Kälte, Anstrengung, Zittern, Hyperkaliämie, Succinylcholin und Neostigmin
- respiratorische und kardiale Beteiligung
- gehäuft mit der **malignen Hyperthermie assoziiert** (s. maligne Hyperthermie)

Anästhesiologisches Management

Voruntersuchung und Prämedikation
- wegen kardialer und respiratorischer Beteiligung wenn möglich auch ein 24-h-EKG, eine **Lungenfunktionsuntersuchung** (reduzierte Vitalkapazität und reduziertes exspiratorisches Reservevolumen) und eine **Kaliumbestimmung**
- die Patienten reagieren **sehr sensibel auf alle depressorischen Medikamente**, sodaß eine Prämedikation vermieden werden sollte

Narkoseführung
- die Indikation eines invasiven kardiovaskulären Monitorings (inklusive Pulmonaliskatheters) sollte großzügig gestellt werden. Weiterhin sollten die Körpertemperatur und die neuromuskuläre Blockade überwacht werden
- durch **Regionalanästhesien** können bekannte auslösende Medikamente vermieden werden, jedoch wird der myotonische Reflex nicht unterdrückt
- sollte eine Allgemeinanästhesie unumgänglich sein, dann sollten die bekannten **Triggersubstanzen Succinylcholin, Neostigmin und Inhalationsanästhetika vermieden** werden
- die Patienten **reagieren sehr sensibel auf** Opioide, Barbiturate und volatile Inhalationsanästhetika. Bereits 1,5 mg/kg Thiopental-Na kann eine Apnoe verursachen. Der Einsatz von Propofol bei Myotonia dystrophica wurde als sicher beschrieben
- eine Auskühlung der Patienten muß vermieden werden
- durch die Verwendung von **Inhalationsanästhetika und Succinylcholin** wurden besonders bei Myopathien **schwere Rhabdomyolysen, Hyperkaliämien sowie maligne Hyperthermien** beobachtet.
Succinylcholin verursacht bei Myotonikern **Muskelkontrakturen**, die eine Beatmung für 2–4 min unmöglich machen und läßt sich durch nichtdepolarisierende Muskelrelaxanzien nicht durchbrechen. **Nichtdepolarisierende Muskelrelaxanzien können eingesetzt werden**, mit einer verstärkten Reaktionsweise ist jedoch zu rechnen. Sinnvoll ist die **Überwachung der neuromuskulären Funktion** mit einem Nervenstimulator. Als Relaxans der Wahl wird Atracurium angesehen; die Erholung der neuromuskulären Funktion sollte spontan erfolgen

Postoperativ
- bei kardiovaskulärer Instabilität oder verzögertem Aufwachen sowie verzögerter Wiederkehr der normalen neuromuskulären Funktion ist eine Verlegung der Patienten auf eine Intensivstation erforderlich
- Cholinesterasehemmer zur Antagonisierung haben bei Patienten mit Dystrophia myotonica zu einer Verstärkung der neuromuskulären Blockade statt zur Aufhebung geführt
- Opioide sollten vorsichtig nach Effekt titriert werden
- das Schlucken ist häufig beeinträchtigt und die Magenentleerung verzögert. Da stille Aspirationen bei diesen Patienten häufig sind, sollte eine frühzeitige orale Ernährung vermieden werden

Multiple Sklerose

Definition

- die **multiple Sklerose** ist eine erworbenen Erkrankung des ZNS, bei der es willkürlich an zahlreichen Stellen im Bereich des Gehirns und des Rückenmarks zu einer **Demyelinisierung** kommt (**Encephalomyelitis disseminata**)

Ätiologiehypothesen

- Virusätiologie „Slow-virus-Infektion"
- Autoimmunisation postinfektiös
- ↑ Inzidenz in gemäßigten Temperaturzonen, bei Stadtbevölkerung und unter wohlhabenden sozio-ökonomischen Bevölkerungsgruppen im Alter zwischen 15 und 40 Jahren (0,5–1‰), gehäuft HLA-DW2

Symptome

- aszendierende **spastische Parese** der quergestreiften Muskulatur, ↑ Häufigkeit an Krampfleiden, Gangstörungen (Kleinhirn), **Sensibilitätsstörungen**, ↓ **Sehschärfe**, gestörte Pupillenreaktion (Neuritis nervi optici), **Augenmuskellähmungen** (Doppelbilder), Nystagmus (Nervenbahnen im Hirnstamm), **Schwäche der Extremitäten**, Urininkontinenz, sexuelle Impotenz (Rückenmark), Sprachstörungen
- schubweiser Verlauf (bei Auftreten nach dem 35. Lebensjahr langsame Progredienz)

Diagnose

- keine spezifischen Labortests; visuell-, akustisch- und somatosensorisch-evozierte Potentiale → **verlangsamte Nervenleitgeschwindigkeit**
- Computertomographie: **demyelinisierte Plaques**
- Eintauchen in 40°C heißes Wasser provoziert Symptome
- Liquor cerebrospinalis: IgG ↑, „**myelin basic protein**" ↑ (im RIA)

Therapie

- keine kurative Therapie möglich; **ACTH** oder **Kortikosteroide** verkürzen einen akuten Schub, ein Einfluß auf die Progredienz ist aber fraglich
- evtl. immunsuppressive Therapie mit **Azathioprin** und Cyclophosphamid
- Vermeidung von extremer Erschöpfung, emotionalem Streß und starken Temperaturveränderungen

- Behandlung der Spastik mit Diazepam, Dantrolen und Baclofen; Behandlung schmerzvoller Dysästhesien, toxischer Krampfanfälle und von Attacken einer paroxysmalen Dysarthrie und Ataxie mit Carbamazepin

Anästhesiologisches Management

- beachte Auswirkungen von perioperativen Streß; Vermeide postoperative Temperaturerhöhung (**Temperaturmonitoring**)
- bei Spinalanästhesie scheint die Neurotoxizität des Lokalanästhetikums höher zu sein als bei PDA
- normalerweise wird eine Allgemeinanästhesie durchgeführt. Es sind keine speziellen Interaktionen zwischen Narkotika und MS bekannt

! Cave:
- erhöhte Kaliumfreisetzung nach Succinylcholin
- eventuell **verlängerte Wirkung von nichtdepolarisierenden Muskelrelaxanzien** (myasthenieartige Muskelschwäche, verminderte Muskelmasse), aber auch Relaxanzienresistenz möglich (cholinerge Rezeptoren außerhalb der motorischen Endplatte); Hydrocortisonersatz bei Cortisondauertherapie; neurologische Nachuntersuchung zur Erfassung neu aufgetretener Symptome

! Merke:
- **bei allen** neuromuskulärer Erkrankungen ist die Verwendung eines **Nervenstimulators** zu empfehlen
- tritt eine unerwünscht lange neuromuskuläre Blockade auf, sollte auf eine Antagonisierung mit Cholinesterasehemmern verzichtet und der Patient bis zum spontanen Abklingen der Muskelrelaxation nachbeatmet werden

Übersicht neuromuskulärer Erkrankungen und Muskelrelaxanzien

Erkrankung	Succinylcholin	nichtdepolarisierende Muskelrelaxanzien	Bemerkung
akute Denervierung	vermeiden ($\Rightarrow$ Hyperkaliämie)	teilweise Resistenz	Ausbildung cholinerger Rezeptoren über gesamter Muskelmembran (extrajunktionale ACh-Rezeptoren) abhänig von denervierter Muskelmasse nach 2–4 Tagen (max. 10–14 Tage)
chronische Denervierung	fraglich	möglich	extrajunktionale ACh-Rezeptoren
Schädigung des 1. Motoneurons (Apoplex)		Resistenz der betroffenen Körperhälfte möglich	
Schädigung des 2. Motoneurons (amyotrophe Lateralsklerose)		Überempfindlichkeit	
Multiple Sklerose (Encephalomyelitis disseminata)	vermeiden ($\Rightarrow$ Hyperkaliämie)	verlängerte Wirkung, aber auch Resistenz möglich	extrajunktionale ACh-Rezeptoren
Erkrankungen der motorischen Endplatte		vermeiden $\Rightarrow$ Überempfindlichkeit	
Myasthenia gravis	ohne Probleme möglich (**Cave:** Unempfindlichkeit oder Phase-II Block möglich)	Vecuronium 0,002–0,005 mg/kg, Atracurium 0,09–0,21 mg/kg, Pancuronium 0,003 mg/kg	nur in kleinen Bolusdosen; Cholinesterasehemmer wegen Gefahr der cholinergen Krise meiden (evtl. max. 0,25–0,5 mg Neostigmin)
Lambert-Eaton-Syndrom	vermeiden ($\Rightarrow$ Hyperkaliämie)	vermeiden $\Rightarrow$ Überempfindlichkeit	extremere Überempfindlichkeit; Cholinesterasehemmer bei Überhang wenig wirksam
Erkrankungen des Muskels		möglich (**Cave:** Überempfindlichkeit)	
Muskeldystrophie Duchenne	vermeiden (Hyperkaliämie, Rhabdomyolyse, maligne Hyperthermie)		
Dystrophia myotonica (Curshmann-Steinert)	vermeiden (verursacht Muskelkontrakturen)	anhaltende Myotonien möglich	Antagonisierung $\Rightarrow$ Verstärkung der neuromuskulären Blockade

32 Endokrinologische Erkrankungen

Diabetes mellitus (DM)

Definition

- chronische Systemerkrankung mit absolutem (Typ I) oder relativem (Typ II) Insulinmangel
- Inzidenz: ca. 3% der deutschen Bevölkerung

Einteilung des DM

In 2 Typen:
- **Typ I: IDDM** („insuline dependent diabetes mellitus")
- **Typ II: NIDDM**
  IIA ohne Adipositas
  IIB mit Adipositas

Therapie

- Sulfonylharnstoffe (Steigerung der Insulinausschüttung)
- Acarbose (Hemmung der Glukoseresorption)
- Biguanide (Hemmung der Glukoseresorption und der hepatischen Glukoneogenese aus Laktat mit potentiell gefährlichem Laktatanstieg)
- Insulin (letzte Option)

▶ **Anmerkung:**
es gibt 3 verschiedene exogen applizierbare Insulinarten:
  - Rinderinsulin (3 unterschiedliche AS im Vergleich zu Humaninsulin)
  - Schweineinsulin (1 unterschiedliche AS im Vergleich zu Humaninsulin)
  - rekombinantes Humaninsulin

Möglichkeiten der Einstellungskontrolle

- Messung von HbA$_1$ bzw. HbA$_{1C}$
  (spiegelt den BZ-Verlauf der letzten 6 Wochen wider)
- Anfertigung von 3 BZ-Tagesprofilen →
- Umrechnungsfaktor des BZ: mmol/l × 18 = mg/dl
- Diagnostik einer Glukose- und/oder Acetonurie, sowie Mikroalbuminurie
- endogene Insulinproduktion anhand des C-Peptids
  (endogen sezerniertes Proinsulin = C-Peptid und Insulin)
  (normale Tagesproduktion: 40–50 IE/Tag, sezerniert das Pankreas)
- ein gut eingestellter DM Typ I ist gekennzeichnet durch
  Normoglykämie, keine Glukosurie, keine Ketonurie

Anästhesiologisches Management

Anästhesiologisch relevante Begleiterkrankungen
- Mikro- und Makroangiopathie → Wundheilungsstörungen, pAVK, KHK, eingeschränkte Pumpfunktion, erhöhte Infektionsgefahr → perioperative Antibiotikatherapie
- autonome Neuropathie: (≈ 20–40% der Diabetiker)
  - Gastroparese → Ileuseinleitung bei hohem Aspirationsrisiko
  - reduzierter Herzfrequenzanstieg bei Belastung
  - schmerzlose Angina pectoris und Gefahr eines stummen Myokardinfarktes
- periphere Polyneuropathie (Verlust des Vibrationsempfinden und des Achillessehnenreflexes) → trophische Störungen mit Fettgewebsnekrosen
- Nephropathie → Niereninsuffizienz (Kimmelstiel-Wilson-Glomerulonephritis)
- diabetische Retinopathie
- ▶ **Cave:** β-Blocker (Verstärkung einer Hypoglykämie; Symptome verschleiert)

▶ **Anmerkung:**
  - **Akutkomplikation des IDDM ist das ketoazidotische Koma:**
    Symptome sind Hyperglykämie (üblicherweise <500 mg/dl), Hypovolämie und Hypotonie (aufgrund osmotischer Diurese → 3–5 l Volumendefizit), Ketoazidose (durch ungehemmte Lipolyse Bildung freier Fettsäuren und daraus u. a. Ketonkörper), Elektrolytentgleisungen (K$^+$ ↑), myokardiale Kontraktilitätsstörungen, Koma
  - beim **NIDDM** kann es zum **hyperosmolaren Koma ohne Ketoazidose** kommen (die Restinsulinproduktion verhindert eine völlige Enthemmung der Lipolyse). Die Hyperglykämie (> 500 mg/dl) bewirkt eine stärkere osmotische Diurese mit bis zu 5–10 l Volumendefizit

Vorgehen

- diabetische Patienten sollten bei elektiven Eingriffen am Anfang des Op.-Programmes stehen! → kurze Phase der präoperativen Nüchternheit und schnelle Aufnahme des gewöhnten Ernährungsschemas (wenn möglich)

Prämedikation

- orale metforminhaltige Antidiabetika (Biguanide) müssen 2 Tage präoperativ abgesetzt und dürfen erst 2 Tage postoperativ wieder angesetzt werden! (Gefahr einer **Laktatazidose**)
- Sulfonylharnstoffe bis Vortag; stimulieren die Insulinsekretion → auch postoperativ sind Hypoglykämien möglich (Wirkzeiten bis 24 h)
- Acarbose verzögert die Absorption von Kohlenhydraten im Darm → kein Effekt und kann somit bis zum Vorabend gegeben werden
- Retard-Insulin werden bis zum Vortag normal eingenommen
- bei Verdacht auf schlecht eingestellten Diabetes mellitus evtl. Anfertigung eines BZ-Tagesprofils
- Umstellung von Verzögerungsinsulin (Retard, Lente, Ultralente) auf Altinsulin → perioperative BZ-Kontrollen (stdl.)

am Op.-Tag

Nichtinsulinpflichtiger DM
- am Op.-Tag → engmaschige BZ-Kontrollen und ggf. Gabe von Glukose 10% oder Altinsulin nach BZ

Insulinpflichtiger DM, sowie nichtinsulinpflichtiger DM vor größeren Eingriffen
- **Bolustechnik:**
  - am Op.-Tag: nüchtern BZ-Kontrolle → Glukose 10%-Infusion mit ≈ 60 ml/h und die ½ der normalen Tagesdosis s.c. → 2–4 stdl. BZ-Kontrolle oder
- **Infusionstechnik:**
  - am Op.-Tag: nüchtern BZ-Kontrolle, anschl. Glukose 10%-Infusion mit 60 ml/h (100–150 g/Tag für 75 kg), und Insulinperfusor (1,5 IE/h) → 2-stündlich BZ-Kontrolle:
  bei beiden Methoden je nach BZ zusätzliche Gabe von Alt-Insulin (HWZ: 5–7 min) oder Glukose notwendig (Ziel-BZ: 100–200 mg/dl)
  - BZ > 200 mg/dl → 4–8 IE i.v.
  - BZ < 100 mg/dl → dann Infusionsgeschwindigkeit erhöhen
  - BZ < 70 mg/dl → 20–40 ml Glukose 20% i.v. (4–8 g Glukose)
- ▶ **Anmerkung:**
  - aufgrund der intrazellulär kaliumverschiebenden Wirkung der Glukose-Insulin-Infusion Kalium regelmäßig kontrollieren und ggf. substituieren
  - **evtl. erschwerte Intubation** durch verminderte Beweglichkeit des Atlantookzipitalgelenks sowie der Larynxregion („stiff joint syndrome")

Hyper- und Hypothyreose

Hyperthyreose

> **! Merke:**
> **Elektive Eingriffe nur im euthyreoten Zustand**
> (anamnestisch keine Tachkardie, Schwitzen, Diarrhö, kein Hypertonus, kein Tremor), da sonst exzessive Schilddrüsenmengen intraoperativ freigesetzt werden können → **Cave:** iodhaltige Kontrastmittel!

Ursachen

- primäre Hyperthyreosen
  - Immunhyperthyreosen (M. Basedow durch Antikörper mit intrinsischer Aktivität gegen TSH-Rezeptoren)
  - thyreoidale Autonomie (autonomes Adenom oder disseminierte thyreoidale Autonomie)
- sekundäre Hyperthyreosen (TSH-Sekretion↑)
- tertiäre Hyperthyreosen (TRH-Sekretion↑)

Klinik

- Tachykardie
- gesteigerte Unruhe, feinschlägiger Tremor
- Schwitzen, Wärmeintoleranz
- Gewichtsverlust (verstärkter Energieumsatz)

Anästhesiologisches Management

- präoperative Medikation mit β-Blocker und Thyreostatika nicht absetzen!
- adäquate pharmakologische Prämedikation
- Narkoseeinleitung mit Thiopental (antithyreoidale Eigenschaft), kein Ketamin → Tachykardien
- Narkoseaufrechterhaltung als balancierte Anästhesie mit Isofluran/Lachgas und Atracurium oder Vecuronium
  (kein Desfluran, kein Halothan oder Enfluran → verstärkter Metabolismus, kein Pancuronium wegen Vagolyse)
- vorsichtige Dosierung von Sympathomimetika
- ▶ Anmerkung: HWZ: T_3:1–2 Tage und T_4: 6–7 Tage

Hypothyreose

- Inzidenz ist viel seltener als die der Hyperthyreose

Ursachen

- primäre (thyreogene) Hypothyreose bei Autoimmunerkrankung (meist Hashimoto-Thyreoiditis), nach Strumaresektion (iatrogen), nach Radioiodtherapie, nach thyreostatischer Therapie
- sekundäre (hypophysäre) Hypothyreose bei Hypophysen**vorderlappen**insuffizienz (meist noch andere Releasing-Hormone betroffen)
- tertiäre (hypothalamische) Hypothyreose

Klinik

- Kälteintoleranz
- Myxödeme (prätibial, periorbital)
- geistige Verlangsamung
- Bradykardie, Niedervoltage-EKG
- ggf. Psychose, Apathie

Anästhesiologisch relevante Begleiterkrankungen
- digitalisrefraktäre Herzinsuffizienz (Myxödemherz → HZV↓), bradykarde Rhythmusstörungen (ggf. passagerer Schrittmacher), evtl. Perikarderguß
- Störung der Lungenperfusion und des Atemantriebs (p_aO_2↓, Myxödemkoma mit CO_2-Narkose infolge Hypoventilation)
- Nebennieren- und Niereninsuffizienz
- Leberfunktionsstörungen (Medikamentenmetabolismus↓ → Narkoseüberhang!)
- evtl. Makroglossie (Intubationsprobleme!), verzögerte gastrale Entleerung (Aspirationsgefahr!)
- Kälteintoleranz und Gefahr der Hypothermie

Anästhesiologisches Management

- zurückhaltende bzw. dosisreduzierte pharmakologische Prämedikation
- ggf. beginnende orale Hormonsubstitution mit 25 µg/Tag L-Thyroxin (T4) und wöchentlicher Steigerung um jeweils 25 µg/Tag, evtl. bis Maximaldosis von 150 µg/Tag
- bei Myxödemkoma:
  1. frühzeitige mechanische Ventilation
  2. L-Thyroxinsubstitution (1. Tag: 500 mg i.v., 2–7. Tag: 100 µg/Tag i.v., in der 2. Woche **oral** 100–150 mg/Tag),
  3. Hydrocortisontherapie mit 100–200 mg/Tag (immer vor der Schilddrüsenhormongabe)
- prinzipiell alle Anästhesieverfahren anwendbar → vorher Volumensubstitution bei Hypovolämie
- Elektrolytsubstitution (meist Na^+ ↓ und Cl^- ↓)

- großzügige Indikation zur postoperativen Nachbeatmung bei Verdacht auf Anästhetikaüberhang
- Intensivüberwachung/-therapie

> **Merke:**
> - Vorsichtige Hormonsubstitution bei **koronarkranken Patienten** (Gefahr der kardialen Dekompensation und des Herzinfarktes)
> - erhöhte **Katecholaminempfindlichkeit** auch bei **Hypo**thyreose

Phäochromozytom

Definition

- meist benigner, endokrinaktiver Tumor des chromaffinen Gewebes mit Noradrenalin- und Adrenalinsekretion

Lokalisation

- 80–90% adrenal im Nebennierenmark (10–15% der Fälle bilateral)
- 10–20% extraadrenal (Grenzstrang, Pankreas,...)

Diagnose

- **Messung der Plasmakatecholamine** > 2000 ng/l (= sichere Diagnose), 1000–2000 ng/l: Borderline → Durchführung des Clonidintests (0,3 mg p.o.) → bewirkt bei Phäochromozytom **keinen** Abfall des Katecholaminspiegels, während beim Gesunden es zu einem Abfall der Plasmawerte kommt
- **Messung der Katecholamin-Abbauprodukte** (Vanillinmandelsäure) im Urin (gilt als unzuverlässig bezüglich der Diagnosesicherung)
- weitere Diagnostik: Sono, CT, Metaiodobenzylguanidin-Szintigraphie

Vorkommen

- isoliert oder
- kombiniert mit
  - Hyperparthyreoidismus und medullärem Schilddrüsen-Ca (multiple endokrine Neoplasie Typ II) → Calcitonin ↑
  - Neurofibromatose v. Recklinghausen, medullärem Schilddrüsen-Ca und Phäochromozytom oder
  - Hippel-Lindau-Syndrom (Angiomatose des Kleinhirn und Retina, Nieren-Pankreas-Zysten und Hypernephrom)

Symptome

- paroxysmale Hypertension, Tachykardie, Arrhythmie, ST-Streckenveränderung, orthostatische Dysregulation
- Schwitzen, Zittern, Glukoseintoleranz

Letalität

- von 25–45% auf 6% ↓ durch präoperative α-Blockung

Anästhesiologisches Management

Behandlung der Hypertonie

- Phentolamin (Regitin) → lange HWZ, schlecht steuerbar, Tachykardie
- Natriumnitroprussid (s. kontrollierte Hypotension)
- Adenosin (0,2–1 mg/kg/min)
- Magnesiumsulfatinfusion (40 mg/kg Bolus, dann 1–2 g/h)
- ggf. Urapidil (Ebrantil)

Prämedikation

- ausreichende α-Blockade bis zum Vorabend der Op. mit:
  - Phenoxybenzamin (Dibenzyran): 2–3mal 20–40-(80) mg p.o. (Tagesdosis: bis 250 mg)
  - Prazosin (Minipress): 3mal 1 mg p.o. (Tagesdosis: 8–12 mg)
- gute Anxiolyse am Op.-Tag: z. B. Flunitrazepam 1–2 mg p.o., Midazolam 5–15 mg p.o.

Cave:
- Keine β-Blockade **vor** α-Blockade → linksventrikuläres Pumpversagen
- kein Atropin!

Narkoseführung
- balancierte Anästhesie
- alle Einleitungsnarkotika, mit Ausnahme von Ketamin möglich
- Muskelrelaxierung: Vecuronium, Alcuronium, **kein** Pancuronium (HF ↑), **kein** Atracurium (Fälle von RR-Anstiege beschrieben!)
- **kein** Halothan (Sensibilisierung gegenüber Katecholaminen) oder Desfluran (Tachykardie)
- **kein** DHB (α-Blockierung mit konsekutiver Hypotonie oder paradoxe RR-Anstiege)
- bei Arrhythmie oder zur Intubation: 2% Lidocain i.v.
- nach Venenabklemmung: Volumen und Noradrenalingabe (Boli oder Perfusor)

> **Merke:**
> Auf jeden Fall postoperative Überwachung auf Intensiv- oder Intermediate-care-Station wegen erhöhter Inzidenz von postoperativen hämodynamischen Komplikationen!

Karzinoid

Definition

- enterochromaffiner Tumor, der Serotonin, Prostaglandine, Histamin, Kallikrein (aktiviert wiederum Bradykinin) sezerniert

Lokalisation

- am häufigsten im Dünndarm, Appendix, gelegentlich in Pankreas, Magen, Lunge oder Schilddrüse

Karzinoidsyndrom

in 5% der Fälle **Karzinoidsyndrom**: bei Überschreiten des hepatischen Metabolismus oder Leber-Lungen-Metastasen:
- Flush
- Hypotension
- Bronchokonstriktion bzw. asthmoide Beschwerden
- Trikuspidalinsuffizienz (Veränderung der ZVD-Kurve mit hoher a-Welle)
- Endokardfibrose des rechten Ventrikel
- SVES
- abdominelle Schmerzen und Diarrhöen
- Hyperglykämien

Diagnose

- Bestimmung der 5-Hydroxyindolessigsäure im Urin

Anästhesiologisches Management

- präoperative Durchführung einer Spirometrie und Echokardiographie zur Feststellung der rechtsventrikulären Funktion (RVF) und Auschluß einer Trikuspidalinsuffizienz

- gute Prämedikation, da Aufregung und Streß einen Anfall auslösen können (Sympathikus↑)
- Gabe eines Serotoninantagonisten Cyproheptadin (Peritol) mit sedierendem Effekt (!) vor dem Op.-Tag: 3mal 4 mg p.o.
- H_1-H_2-Blocker 10–20 min vor der Narkoseeinleitung
- balancierte Anästhesie unter Vermeidung von Barbituraten, Atracurium, Suxamethonium und Mivacurium bzw. allen Substanzen die zu einer Histaminfreisetzung führen!

> **Cave:**
> Unter Regionalanästhesie: Sympathikolyse mit Vasodilatation und Hypotension kann zu reflektorischer Steigerung des Sympathikotonus führen und einen Anfall auslösen! → **adäquate Hydratation des Patienten**

Patienten mit Glukokortikoiddauermedikation

> **Merke:**
> Normalerweise werden unter Ruhebedingungen 20–30 mg Cortisol pro 24 h produziert. **Unter Streß** steigt die **Cortisolproduktion** bis zum **2–10fachen** an

Indikationen zur perioperativen Glukokortikoidsubstitution

- bei Patienten, die eine **Dauertherapie** von Glukokortikoiden über der Cushing-Schwelle erhalten
- Patienten, die eine Cortisondauertherapie für länger als einen Monat innerhalb der letzten 6–(12) Monate vor dem chirurgischen Eingriff hatten
- Patienten zur **Hypophysektomie**
- Patient mit bekanntem **Morbus Addison**

Hydrocortison (Cortisol)-Substitution bei Kortikoiddauertherapie

> Die zu substituierende Hydrocortisondosis ist abhängig vom perioperativen Streß und operativen Trauma
> **bei kleinen atraumatischen Operationen**
> genügt die Substitution von 50–(100) mg Hydrocortison am Op.-Tag, u. U. kann auf eine zusätzliche Substitution verzichtet werden (z. B. normale Erhaltungsdosis bei schmerzlosen diagnostischen Eingriffen)
> **bei großen Operationen**
> muß die Dosis auf 200 mg Hydrocortison/24 h perioperativ gesteigert werden z. B.
>   100 mg Hydrocortison intraoperativ
>   100 mg Hydrocortison postoperativ

> **Merke:**
> - Postoperativ ausschleichende Dosisreduktion auf das präoperative Glukokortikoidausgangsniveau!
> - bei einseitiger Adrenalektomie ist bei präoperative intakter NNR-Syntheseleistung keine Glukokortikoidsubstitution notwendig

Glukokortikoidsubstitution bei Akutsituationen

Schock (kardiogen, anaphylaktisch, septisch)	Initialdosis i.v.
Prednisolon (Solu-Decortin H)	1–2 g
Methylprednisolon (Urbason)	1–2 g
Dexamethason (Fortecortin)	100–200 mg
Akutes Hirnödem (tumorbedingt)	
Prednisolon (Solu-Decortin H)	250–1000 mg
Methylprednisolon (Urbason)	500–1000 mg
Dexamethason (Fortecortin)	40– 120 mg
Status asthmaticus	
Prednisolon (Solu-Decortin H)	250–1000 mg
Methylprednisolon (Urbason)	250– 500 mg
Dexamethason (Fortecortin)	40– 120 mg
Inhalative Vergiftung	
Prednisolon (Solu-Decortin H)	1–2 g
Methylprednisolon (Urbason)	1–2 g
Dexamethason (Fortecortin)	100–200 mg
Akute Nebenniereninsuffizienz	
Hydrocortison	100–300 mg
Prednisolon (Solu-Decortin H)	50–100 mg
Methylprednisolon (Urbason)	250–500 mg
Dexamethason (Fortecortin)	8– 16 mg

Äquivalenzdosen von Kortikosteroiden

Kortiko-steroide	Handelsname	mineralo-kortikoide Potenz	glukokor-tikoide Potenz	Wirkdauer (h)	Cushing-Schwelle (mg/Tag)
Hydrocortison (≈ Cortisol)	Hydrocortison	1	1	8–12	30–50
Prednisolon	Decortin H Solu Decortin H	0,8	4–5	12–36	7,5–10
Prednison	Decortin	0,8	4–5	18–36	7,5–10
Methyl-prednisolon	Urbason	0,5	5–8	12–36	6–8
Triamcinolon	Volon, Volon A	0	5–8	12–36	6–8
Betamethason	Celestan	0	25–30	36–54	1–2
Dexamethason	Fortecortin Decadron	0	25–30	36–54	1–2
Fludrocortison	Astinon H	125	10	24	

▶ **Anmerkung:** Das natürlich vorkommende Glukokortikoid Cortisol hat neben der glukokortikoiden auch noch eine mineralokortikoide Wirkung. Die synthetischen Glukokortikosteroide haben mit steigender Potenz keine mineralokortikoide Wirkung

ACTH-Stimulationstest

- zur Morbus-Addison-Diagnostik
- am Testtag selbst und am darauffolgenden Tag sollte ein Dexamethason-Schutz durchgeführt werden. Dazu werden 2mal täglich 0,5 mg Dexamethason per os verabreicht. Das Testergebniss wird dadurch nicht beeinflußt

Testablauf Kurztest
1. Basalwertbestimmung von Cortisol und ACTH: Abnahme von Cortisol basal und ACTH basal
2. Injektion von 0,25 mg ACTH (Synacthen) i.v.
3. 30 und 60 min nach Injektion erneute Abnahme von Cortisol und ACTH

Testablauf Infusionstest
1. Basalwertbestimmung von Cortisol und ACTH: Abnahme von Cortisol basal und ACTH basal
2. Infusion von 0,5 mg ACTH (Synacthen) über 4–8 h
3. 30 und 60 min nach Infusion erneute Abnahme von Cortisol und ACTH

Bewertung
- der Basalwert von Cortisol sollte sich bei normaler Funktion mind. verdoppeln
- bei einem Cortisol-Anstieg > 7 µg/dl kann von einer uneingeschränkten NNR-Funktion ausgegangen werden

Normale Dauertherapie bei M. Addison

- 20–30 mg Hydrocortison und 0,05–0,2 mg Fludrocortison (Astinon H) tgl. entsprechend dem physiologischen Rhythmus (15–5–10 mg)
- bei Belastungen (Op., Infekte u. a.) Dosissteigerung auf das 2–10fache

33 Chronisch obstruktive Atemwegserkrankungen

Chronische Atemwegsobstruktion

Zur Erkrankungsgruppe der chronischen Atemwegsobstruktionen („chronic airflow obstruction" = CAO) zählen
- chronische Bronchitis
- Lungenemphysem
- Bronchiolitis
- Bronchiektasen
- chronisches Asthma bronchiale

Zur **obstruktiven** Lungenerkrankung (= COLD = COPD) zählen:
- chronische Bronchitis
- Lungenemphysem

Die beiden Erkrankungen sind durch eine Progredienz und **partielle Reversibilität** charakterisiert!

Ätiologie der COPD

- Rauchen
- bronchiale Hyperreaktivität
- Umweltfaktoren: Luftverschmutzung (Smog, Ozon)
- rezidivierende virale und bakterielle Infekte
- selten α_1-Antitrypsinmangel (**Cave:** Koinzidenz von COPD und Leberinsuffizienz)

Pathophysiologie

1. Lungenemphysem
- Induktion durch Imbalance zwischen Proteasen (freigesetzt durch aktivierte Leukozyten im Rahmen von Infekten) und Anti-Proteasen (Elastase-Inhibitoren), sowie Beeinträchtigung der Elastinneusynthese
  → Schädigung des elastischen Lungengerüstes → irreversible Erweiterung der Lufträume distal der terminalen Bronchiolen

Einteilung des Emphysems in
- **pan**lobuläres Emphysem (alle Lufträume eines Lobulus vergrößert)
- **zentri**lobuläres Emphysem (zentrale Höhlenbildung: Alveolardestruktion um den respiratorischen Bronchiolus herum beginnend)

Klinische Einteilung des Emphysematikers in 2 Typen
- Typ A („pink puffer"): asthenischer Habitus, blaß-rosige Haut, Leitsymptom ist **Dyspnoe**
- Typ B („blue bloater"): pyknischer Habitus, Husten, Auswurf, **Zyanose** und plethorisches Gesicht

2. Bronchitis
- Hypertrophie und Hyperplasie der Bronchialwanddrüsen, Hyperkrinie und Dyskrinie, Umbau des Flimmer- und Zylinderepithels in funktionsloses Plattenepithel → mukoziliare Clearance ↓ → Entzündung der Bronchialwand infolge bakterieller Infiltration
- Obstruktion der kleinen Atemwege durch Schleim und erhöhtem Bronchialmuskeltonus führt zur Überblähung und Atelektasenbildung

Folgen der COPD

- Abnahme des Atemflows und der alveolären Ventilation → Verteilungsstörungen der Atemluft → Störungen des **Ventilations-Perfusions-Verhältnisses** → Verschlechterung des pulmonalen Gasaustausches
- Zunahme des **Atemwegwiderstandes (R)** und Erhöhung der **Atemarbeit** mit der Gefahr der Erschöpfung der Atempumpe → maximale Kraft der Atemmuskulatur nimmt ab
- **Rechtsherzbelastung** infolge Rarefizierung des Kapillarbetts und der Zunahme des pulmonalvaskulären Widerstandes (PVR) unter alveolärer Hypoxie durch den Euler-Lijestrand-Reflex → chronisches Cor pulmonale nach Hypertrophie der rechten Herzkammer → evtl. Zeichen der Rechtsherzinsuffizienz (Beinödeme, gestaute Halsvenen, Hepatomegalie etc.)
- **Air trapping** bei frühzeitigem Alveolarkollaps und Behinderung der Alveolenentleerung durch zähes Sekret → Überblähung der Lunge und Gefahr des Barotraumas (Pneumothorax besonders unter mechanischer Ventilation) → Ausbildung eines Intrinsic- oder Auto-PEEP (erkennbar unter kontrollierter Beatmung an der veränderten Flow-Zeit-Kurve, s. Abb. 33.1.)

Veränderung folgender Lungenparameter als Zeichen der Obstruktion
- Anstieg des Atemwegwiderstands (**R**): R > 3,5 cm $H_2O/l/s$
- Zunahme des Residualvolumens (**RV**)
- Abnahme der absoluten **und** relativen Ein-Sekunden-Kapazität (**FEV_1** bzw. **FEV_1/FVC in %**) → bei Abfall der **FEV_1 unter** den Wert von **1 Liter** muß mit dem Auftreten eines hyperkapnischen Atemversagen gerechnet werden!

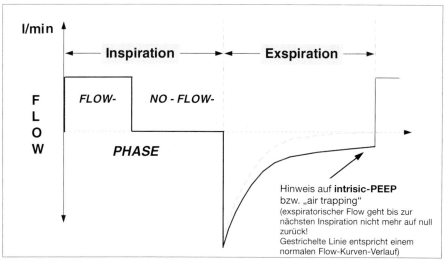

Abb. 33.1. Flow-Zeit-Diagramm unter volumenkontrollierter Beatmung bei COPD

- Zunahme der totalen Lungenkapazität (**TLC**): beim Lungenemphysem > als beim Asthma bronchiale
- Abnahme der Vitalkapazität (**VC**)
- Abnahme des maximalen exspiratorischen Flow (**PEF**) [normal: 8–10 l/s] und des maximalen mittleren exspiratorischen Flow (**MMEF**) [normal: 4,5–5,5 l/s]
  → Veränderung der Flow-Volumen-Kurve (s. Physiologie der Atmung)
- Abnahme der statischen Compliance (**C**): C < 100 ml/H_2O

Asthma bronchiale

Definition

- **Asthma bronchiale**: variable und reversible Atemwegsobstruktion infolge Entzündung und Hyperreaktivität durch bestimmte Auslöser: physikalische und chemische Reize, Pharmaka (ASS, β-Blocker, Opioide), körperliche Belastung und psychischer Streß
- **chronisches** oder **Dauerasthma**: länger (Wochen bis Monate) anhaltende Asthmasymptome unterschiedlicher Ausprägung
- **Status asthmaticus**: anhaltender (> 24 h) schwerer Asthmaanfall, der mit den üblichen Standardmedikamenten nicht durchbrochen werden kann
- ▶ Obstruktion beim Asthmaanfall wird ausgelöst durch:
  - Bronchospasmus
  - entzündliches Schleimhautödem
  - Verstopfung der Atemwege mit zähem Schleim (Hyper- und Dyskrinie)

Inzidenz

- 5% bei Erwachsenen und 7–10% bei Kindern

Auslöser

- Allergene
- bakterielle und virale Infekte (Bronchokonstriktion über vagovagale Reflexbögen)
- Luftverschmutzung mit chemischen und physikalischen Stoffen
- Medikamente (ASS, nichtsteroidale Antiphlogistika)
- physische und psychische Belastung

Pathophysiologie

- IgE-vermittelte allergische Typ-I-Reaktion, wobei die Produktion der IgE-Antikörper durch B-Lymphozyten aufgrund der Dominanz einer speziellen T-Helfer-Subpopulation (TH2-Zellen) mit IL-4-Produktion noch gesteigert wird
- Freisetzung von Histamin, PGD_2, Leukotriene C_4, PAF nach Antigenstimulation der IgE-Moleküle auf der Mastzellmembran (Sofortreaktion innerhalb der ersten 20 min)
- protrahierte Entzündungsreaktion über Eosinophile, Neutrophile und Makrophagen nach 4–24 h (neutrophiler chemischer Faktor NCF, Leukotriene B_4 und insbesondere der plättchenaktivierende Faktor PAF)

Einteilung des Status asthmaticus nach Blutgaswerten

Stadium I: p_aO_2 normal, p_aCO_2 infolge Hyperventilation $\downarrow$
Stadium II: p_aO_2 : 53–68 mmHg, p_aCO_2 normal
Stadium III: p_aO_2 < 53 mmHg, p_aCO_2 > 49 mmHg, respiratorische Azidose: pH < 7,35

Merke:
Normalisierung eines initial erniedrigten p_aCO_2 und pH-Abfall sind Zeichen der beginnender Erschöpfung!

Klinik

- Giemen, Brummen und Dyspnoe mit verlängertem Exspirium
- auskultatorisch trockene Rasselgeräusche (RG)
- Husten und Auswurf von trockenem, zähem Sekret
- Einsatz der Atemhilfsmuskulatur, paradoxe Atmung mit inspiratorischer interkostaler Einziehung und exspiratorischer Auswärtsbewegung des Abdomens

- Tachykardie, Schwitzen, Unfähigkeit zusprechen
- bei starker Reduktion des Gasflusses → „silent lung"
- ggf. Zyanose

Therapie eines akuten Anfalls bzw. des Status asthmaticus

- vorsichtige **Sedierung**: Promethacin (Atosil) 10–25 -(50) mg oder Midazolam (Dormicum) 2–5 -(10) mg i.v. unter Intubationsbereitschaft
- O_2-Sonde (2–4 l/min) bei starker Zyanose

> **! Cave:**
> Atemantrieb wird über den p_aO_2 reguliert! O_2-Gabe kann infolge der Hemmung des hypoxischen Atemantriebs, der Veränderung des V_A/Q-Verhältnisses durch Aufhebung der hypoxischen pulmonalen Vasokonstriktion zu einer Verschlechterung der Oxygenierung führen!

Glukokortikoide
- antiinflammatorischer Effekt (nach 6–12 h einsetzend), Verstärkung der bronchodilatorischen Wirkung von β_2-Sympathomimetika (bereits nach ca. 1–2 h einsetzend)
- initial: 250 mg Prednisolon (Decortin-H) alle 4–6 h i.v. (bis 2 g/24 h), „rasche" Dosisreduktion auf 10 mg/Tag (bis zum 5./6. Tag)
Kortikoid-Sprays sind beim Status asthmaticus **ineffektiv**

▶ Merke:
1 Hub bei Sanasth**max** = 0,25 mg Beclometason-17,21-dipropionat
1 Hub bei Sanasth**myl**-Dosier-Aerosol = 0,05 mg Beclometasondipropionat
1 Hub Pulmicort = 0,2 mg Budesonid

Bronchospasmolytika
a) **Parasympatholytika**
   - Bronchodilatation über Hemmung cholinerger Rezeptoren (M_3)
   inhalativ:
   - Atrovent-Aerosol: 1 Aerosolstoß enthält 0,02 mg Ipratropiumbromid
   - Berodual-Dosier-Aerosol: 1 Aerosolstoß enthält 0,02 mg Ipratropiumbromid **und** 0,05 mg Fenoterol-HBr

b) β_2-**Sympathomimetika**
   - Dilatation der glatten Bronchialmuskulatur (cAMP↑ und Ca^{2+} ↓)
   - u. a. antiödematös und permeabilitätssenkend, Steigerung der mukoziliaren Clearance und der Zwerchfellkontraktilität
   subkutan:
   - Terbutalin (Bricanyl) 0,25–0,5 mg s.c. alle 4–6 h

inhalativ:
- Salbutamol (Sultanol)
  zur Akutbehandlung plötzlich auftretender Bronchialkrämpfe 1–2 Sprühstöße (= 0,1–0,2 mg) inhalativ;
  zur Dauerbehandlung werden 1–2 Sprühstöße 3- bis 4mal tgl. inhaliert
- Fenoterol (Berotec)
  zur Akutbehandlung 1mal 1 Hub des Dosier-Aerosol (DA) 100 oder 200 µg;
  zur Dauerbehandlung 1–2 Sprühstöße Berotec 100/200 DA
- Reproterol (Bronchospasmin)
  zur Akutbehandlung 2 Sprühstöße (= 0,05 mg/Hub)
  zur Dauerbehandlung: 1–2 Sprühstöße 3–4mal tgl., wobei der Abstand zwischen den Inhalationen mind. 3 h betragen soll

Intravenös:
- Reproterol (Bronchospasmin) 0,09 mg (1 Amp.) langsam i.v., evtl. Repetition nach 10 min oder Perfusorgabe mit einer Dosierung von 0,018–0,09 mg/h
- Salbutamol (Sultanol) 0,25–0,5 mg i.v. und Perfusor mit 1–5 mg/h

c) **Methylxanthinderivate**
- Bronchodilatation infolge cAMP ↑ und Adenosin**ant**agonist
- Theophyllin (Euphylong)
  1. ohne Vorbehandlung: 5 mg/kg als Bolus i.v.,
     anschließend 0,5 mg/kg/h, bei Rauchern 0,8 mg/kg/h, bei niedrigem HZV 0,2 mg/kg/h
  2. mit Vorbehandlung: 0,3 mg/kg/h,
     anschließend intermittierend Spiegelkontrolle (Normalwert: 10–20 µg/ml)
     Cave: Tachykardie, Rhythmusstörungen

> **! Merke:**
> Bei einem „**therapierefraktären**", schweren **Asthmaanfall** kann ggf. durch Ketamin oder Adrenalin eine Beatmung umgangen werden
> - Ketamin (Ketanest) 0,5–1 mg/kg i.v. oder Ketamin S 0,2–1 mg/kg, ggf. höher
>   (**Cave:** Steigerung der Schleimsekretion)
> - Adrenalin (Suprarenin):
>   50–100 µg über Maskenvernebelung oder fraktionierte Boli von 5 bis 10 µg i.v. → Bronchodilatation über β$_2$-Stimulation, aber auch Abschwellung der Bronchialschleimhaut über vasokonstriktorischen α-Effekt
>   (**Cave:** Hypertonie, Arrhythmie)

Weitere experimentelle Ansätze
- hochdosierte Gabe von Magnesium (2,0 g bzw. unter Beatmung mehr) führt zur Relaxation von glatten Muskelzellen → nicht gesicherter Effekt (gegenwärtig noch experimentell)

- inhalative Furosemidapplikation soll ebenfalls bronchodilatorischen Effekt besitzen
- Inhalative Gabe von Helium-Sauerstoff-Gemisch (Heliox). Aufgrund der geringen Dichte des Helium (80–60%)/O_2-Gemisches kommt es zur Reduktion des turbulenten Atemflusses → Atemwegsresistance ↓ → Atemarbeit ↓

Respiratortherapie als Ultima ratio
Indikationen zur Beatmung bei Status asthmaticus:
- Bradypnoe, Schnappatmung, Atemstillstand
- neurologische Komplikationen: Kopfschmerz, Verwirrtheit, Koma
- rascher p_aCO_2-Anstieg (5 mmHg/h und/oder pCO_2-Werte von 55–70 mmHg und respiratorische Azidose)

Anästhesiologisches Management bei CAO

Präoperative Diagnostik

- Anamnese über Anfallshäufigkeit, Dauer, Intensität und Zeitpunkt des letzten Anfalls
- Thoraxröntgen
  - erhöhte Strahlentransparenz (dunkles Bild) und waagrechtverlaufende tiefstehendes Zwerchfell bei Emphysem
  - ggf. horizontalverlaufende Rippen, evtl. prominenter Pulmonalhilus und verstärkte Gefäßzeichnung in den apikalen Lungenfeldern bei pulmonaler Hypertonie
  - rechtsbetonte Herzsilhouette, Einengung des retrosternalen Raums bei Cor-pulmonale, vermehrte bronchovaskuläre Zeichnung bei chronischer Bronchitis (retikulär)
- Lungenfunktion (obligat vor größeren Operationen):
  typische Flow-Volumen-Kurve: siehe Kapitel „Physiologie der Beatmung"
  - bei symptomfreien Asthmatikern: ggf. normale Lungenfunktion
  - bei langjährigem Asthma: z. T. irreversible Veränderungen FEV_1 und VC ↓, während FRC und Resistance ↑
  → Einschätzung des Schweregrades der COPD:

Parameter	Veränderung	- leicht	- mittelgradig	- schwer
TLC (% der Norm)	↑	120–135	135–150	>150
FVC	↓			
FEV1 (l)	↓↓	>2,5	2,5–1	<1
FEV1/FVC (%)	↓↓	65–55	55–45	<54
Resistance (cm H_2O/l/s)	↑	3,5–6	6–12	>12
PEF (l/s)	↓	>5	5–2	2

- infektiologisches Monitoring
  - anamnestisch: Husten, eitriger Auswurf
  - Auskultationsbefund (verlängertes Exspirium, Giemem, Brummen, Pfeifen)
  - laborchemisch: Leukozytenzahl, Diff.-Blutbild (Linksverschiebung), C-reaktives Protein
  - Körpertemperatur
- arterielle Blutgas-Analyse (BGA) bei entsprechender klinischer Symptomatik
  → Bestimmung des Ausmaßes der respiratorischen Insuffizienz
- ggf. echokardiographische Untersuchung zur Beurteilung der kardialen (rechtsventrikulären) Herzfunktion

Anästhesieverfahren

- Bevorzugung von **Regionalanästhesieverfahren**, wenn die Funktion der Atemmuskulatur erhalten bleibt (auch bei Flachlagerung!) → geringere Inzidenz an Bronchospasmus

▶ **Merke:**
  - Fortführung bzw. Optimierung einer suffizienten antiobstruktiven Dauertherapie
  - bei stark eingeschränkter Lungenfunktion Verzicht auf präoperative Sedativa/Anxiolytika → Gefahr der vital bedrohlichen Hypoxie
  - keine elektive Anästhesieeinleitung bei manifestem Asthmaanfall

Bei Narkoseinduktion und mechanischer Beatmung
- **Etomidat** (Hypnomidate), **Propofol** (Disoprivan) oder **Ketamin** (Ketanest oder Ketamin S) → Bronchospasmolyse, **Cave:** Hypersalivation, ggf. Atropingabe vorab; sonst eher zurückhaltende Atropinapplikation wegen Sekreteindickung)
- keine (Oxy- oder Thio)-**Barbiturate** wegen Histaminliberation
- zurückhaltende Muskelrelaxation
  mit nichtdepolarisierenden Muskelrelaxanzien (ndMR) vom Steroidtyp (Vecuronium, Rocuronium, Pancuronium) oder Cis-Atracurium als nicht histaminfreisetzendes Benzylisochinolin → Vermeidung eines Relaxanzienüberhangs (keine MR-Antagonisierung, da die Cholinesterasehemmer (z. B. Neostigmin) zur Bronchokonstriktion und gesteigerter Speichel- und Bronchialsekretion führen.
  Bei notwendiger Crash-Einleitung kein Succinylcholin (gel. Histaminfreisetzung, Speichel- u. Bronchialsekretion ↑), sondern Verwendung von Rocuronium (Esmeron) mit 2–3facher ED_{95}-Dosis
- **Inhalationsanästhesie**
  mit **Halothan** (besonders bronchodilatorisch, in Kombination mit Euphyllin gelegentlich Rhythmusstörungen) **oder Isofluran**
  oder
- **balancierte Anästhesie** ohne histaminfreisetzende **Opioide** (kein Morphin!)

- Intubation mit großem orotrachealem Tubus und bei **ausreichender Narkosetiefe** → Vermeidung von Pressen gegen den Tubus → Gefahr des Rechtsherzversagens bei akuter *rechtsventrikulärer Nachlasterhöhung*
  - ▶ ggf. Gabe von Lidocain 2% vor der Intubation zur Vorbeugung gegen reflexinduzierte Bronchospasmen
- **Frühextubation** nach Wiedererlangung der Schluckreflexe ohne endotracheales Absaugen bzw. **Extubation in tiefer Narkose** → geringere Inzidenz von Broncho- und Laryngospasmus
- ausreichende Volumentherapie → adäquate Vorlast für den hypertrophierten rechten Ventrikel essentiell! → Abnahme der Vorlast durch Überdruckbeatmung und Hypovolämie
- Anwärmung und Befeuchtung der Atemgase
- perioperative Antibiotikatherapie zur Vermeidung von pulmonalen Infekten, die zur akuten respiratorischen Dekompensation infolge Compliancereduktion bei Pneumonie führen können
- postoperative vorsichtige O_2-Zufuhr (2–4 l/min über Nasensonde) → S_aO_2 > 90% bei ausreichenden Hämoglobingehalt oder p_aO_2 > 50–60 mmHg
- postoperative Frühmobilisation und Schmerzfreiheit anstreben (→ bessere Ventilation basaler Lungenbezirke)
- postoperative intensive Atemtherapie (Masken- oder Nasen-CPAP, Lagerungsdrainagen, kein Trigger)
- perioperative Antikoagulation wegen erhöhter Thrombemboliegefahr (abnorme Thrombozytenfunktion und gesteigerte Gerinnungsaktivität) bei COPD-Patienten

Intraoperatives Monitoring

- Kapnographie (Obstruktionsnachweis/-beurteilung)
- Pulsoxymetrie (auch postoperativ)
- Überwachung des Beatmungsdrucks
- invasive Blutdruckmessung → intermittierender BGA
- ggf. ZVD-Messung (Anstieg des ZVD bei Rechtsherzversagen und Spannungspneumothorax!)
- Cuff-Druckmessung

Bei obstruktiven Komplikationen

- 100% Sauerstoffbeatmung
- ggf. Narkosevertiefung mit vorzugweise volatilem Anästhetikum
- weiteres Vorgehen s. „Therapie des akuten Asthmaanfalls"
- ▶ intraoperative Inhalation/Vernebelung erfolgt über Tubusadapter oder spezieller Vernebelungskammer

▶ Vermeidung von Faktoren, welche zur Einschränkung der „Atempumpe" führen:
- Elektrolytstörungen
  (Hypokaliämie, Hypophosphatämie, Hypomagnesiämie, Hypokalzämie)
- hochdosierte Glukokortikoide
- Fieber, kohlenhydratreiche Ernährung → erhöhte CO_2-Produktion
- Dys- und Atelektasen, Ergüsse → erhöhte Atemarbeit

Respiratoreinstellung bei Atemwegsobstruktion
- niedrige Atemfrequenz: 8-10/min
- reduziertes Atemzugvolumen: 7-10 ml/kg (physiologischer Totraum ↑ bei COPD) → Tolerierung höherer p_aCO_2 bei COPD-Patienten (permissive Hyperkapnie mit pH-Werten von 7,15-7,2)
- Atemwegsspitzendruck: < 30-35 mmHg
- bei augmentierenden Beatmungsformen mit dezelerierendem Gasflow sollte der inspiratorische Spitzenflow möglichst hoch sein (≈ 80-100 l/min) → Verlängerung der Exspirationsphase
- bei kontrollierten Beatmungsformen mit konstanter Flowkurve möglichst geringen inspiratorischen Flow einstellen → zur Reduktion des Atemspitzendrucks und Vermeidung von Turbulenzen in den Atemwegen (ggf. Verzicht auf No-flow-Phase) → s. Abbildung 33.2.
- Atemzeitverhältnis: 1:2 bis 1:3 einstellen → Entleerung auch der Alveolen mit langer Zeitkonstante (= C × R)
- F_iO_2-Höhe so einstellen, daß die p_sO_2-Sättigung > 90% beträgt
- keine PEEP-Beatmung bei hohem intrinsic PEEP → Messung des intrinsic PEEP mit der Okklusionsmethode

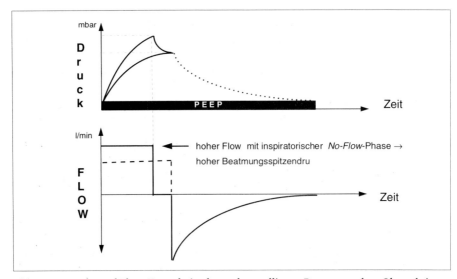

Abb. 33.2. Druck- und Flow-Kurve bei volumenkontrollierter Beatmung ohne Obstruktion

34 Anästhesie bei Niereninsuffizienz

Vorbemerkungen/Grundsätze

- häufige Begleiterkrankungen: renale Hypertonie und Anämie, Perikarditis
- Anamnese: Restausscheidung, letzte Dialyse?, metabolische Azidose
- restriktive Volumentherapie bei Patienten mit deutlich eingeschränkter Diurese oder dialysepflichtiger Niereninsuffizienz (NaCl 0,9%, da meist K^+ ↑)
- Vermeidung von Hypotonie (erhöhte Gefahr des Shuntverschlußes)

▶ **Cave: Shuntarm** in Watte einwickeln und besonders vorsichtig lagern, keine venösen Zugänge, Arterie nur wenn unbedingt notwendig, postop. Überprüfung des Shunts;
auch anderen Arm möglichst schonen, da bei Transplantatabstoßung und Shuntinsuffizienz dieser benötigt wird!

Niereninsuffizienz und Anästhetika

Injektionsanästhetika

- **Thiopental, Methohexital:** aufgrund der hohen Proteinbindung (> 90%) wird nur < 1% unveränderte renal ausgeschieden, aber verminderte Proteinbindung bei urämischen Patienten → eine um 5% geringere Plasmaeiweißbindung bewirkt 50%ige Zunahme der wirksamen Konzentration → **Dosisreduktion** oder anderes Injektionsanästhetikum
- **Etomidat** wird rasch metabolisiert problemlos anwendbar
- **Propofol:** wird in Leber metabolisiert, Ausscheidung **inaktiver** Metaboliten zu 88% über die Niere
- **Ketamin:** nur 4% unveränderte Ausscheidung über die Niere
- **Benzodiazepine:** hohe Proteinbindung von 80-90% → Wirkungsverlängerung bei Niereninsuffizienz → **Dosisreduktion**, evtl. Akkumulation aktiver Metaboliten

Opioide

- **Fentanyl:** unveränderte renale Ausscheidung (≈ 4-6%), **Alfentanil** (nur 0,4%) und **Remifentanil** (5-10%) sind problemlos anwendbar
- **Sufentanil: Cave:** aktiver Metabolit, der renal ausgeschieden wird

- **Pethidin:** weniger als 5% werden renal ausgeschieden ⇒ pH abgängig: Urin-pH < 5 → 25%ige renale Ausscheidung, aber der neurotoxische Metabolit **Norpethidin** ist von der Nierenausscheidung abhängig
- **Piritramid:** 10% unveränderte renale Ausscheidung
- **Morphin:** unveränderte renale Ausscheidung ≈ 1–2%, jedoch Morphin-6-glukuronid akkumuliert bei Niereninsuffizienz

Muskelrelaxanzien

Ohne Probleme anwendbar sind wahrscheinlich
- **Atracurium:** $^1/_3$ Hofmann-Elimination von Leber- und Nierenfunktion unabhängig, jedoch pH- und temperaturabhängig, $^2/_3$ Spaltung durch unspezifische Plasmaesterasen (nicht Pseudocholinesterase!), als Abbauprodukt entsteht u. a. Laudanosin (ZNS-stimulierend und vasodilatierend), das einer renalen Ausscheidung unterliegt
- **Mivacurium:** zu 95–99% rascher Abbau über Plasma-CHE, nur < 5% renale Ausscheidung
- **Cis-Atracurium:** zu 70–80% Abbau über die Hofmann-Elimination und nur zu einen geringen Teil über unspezifische Esterhydrolyse → 80–90% weniger Laudanosin, bei Nierengesunden konnte aber bis zu 15% Cis-Atracurium im Urin nachgewiesen werden → organabhängige hepatische und renale Elimination!

Vorsicht ist geboten bei
- **Succinylcholin:** bei K^+ ↑ Gefahr der Hyperkaliämie
- **Rocuronium:** wird zu 10–30% renal ausgeschieden
- **Vecuronium:** wird zu 40–50% renal ausgeschieden → Intubationsdosis führt zu ≈ 50% Wirkungsverlängerung bei Niereninsuffizienz
- **Alcuronium:** wird zu 80–85% renal ausgeschieden
- **Pancuronium:** wird zu 85% renal ausgeschieden
- **Pipecuronium:** wird > 90% renal ausgeschieden

Inhalationsanästhetika

- **Enfluran:** wird zu 2% metabolisiert (Abbauprodukt Fluorid), normalerweise werden keine nierentoxischen Fluoridwerte erreicht, jedoch **potentiell nephrotoxisch** (Fluoridwerte > 50 µM/l führen zu „high-output renal failure" → nephrotoxisches Potential bei ↑↑ Dosierung)
- **Sevofluran:** Metabolisierungsrate (3–6%), Abbau zu Fluoridionen und reagiert mit Atemkalk zu Compound A mit nephrotoxischem Potential ab 100 ppm. Im klinischen Alltag muß mit max. 40 ppm gerechnet werden. Eine Nephrotoxizität ist bis heute nicht erwiesen, auch nicht bei Niereninsuffizienz
- alle **anderen sind unabhängig von Nierenfunktion**
    - **Isofluran:** geringe Metabolisierung (0,2%)
    - **Halothan:** Metabolisierung ≈ 20% (11–55%)

- **Desfluran:** sehr stabil (Metabolisierung ≈ 0,02–0,03%)
- **Lachgas:** keine Biotransformation

Anästhesie zur Nierentransplantation (NTPL)

- s. Anästhesie in der Urologie

35 Anästhesie bei Leberinsuffizienz

Vorbemerkungen/Grundsätze

Zu beachten sind bei Leberinsuffizienz
- die **veränderten Wirkspiegel** von Anästhetika mit hoher Eiweißbindung und die **verlängerte Wirkdauer** von Anästhetika, die einer ausschließlichen oder überwiegenden hepatischen Elimination unterliegen
- **erhöhtes Aspirationsrisiko** bei Patienten mit Leberveränderungen und portaler Hypertension → Narkoseeinleitung ggf. als „**rapid sequence induction**" aufgrund des erhöhten Aspirationsrisiko infolge Aszites oder reduzierter Vigilanz
- ggf. Verzicht auf eine Magensonde aufgrund erhöhter Blutungsgefahr infolge Ösophagusvarizen
- erhöhte Blutungsgefahr bei Anlage von Gefäßzugängen (z. B. ZVK) bei reduzierter plasmatischer Gerinnung und Thrombozytopenie (Hypersplenismus)
- ggf. Niereninsuffizienz infolge eines hepatorenalen Syndroms
- ggf. eingeschränkte Oxygenierung bei portaler Hypertension mit Aszites → funktionelle Residualkapazität der Lunge (FRC) ↓

> **! Merke:**
> **Kein elektiver** Eingriff bei akuter Hepatitis! (hohe perioperative Komplikationsrate von ca. 10%)

Leberinsuffizienz und Anästhetika

Injektionsanästhetika

- **Thiopental:** erhöhte freie Wirkspiegel aufgrund der bei Leberinsuffizienz geringeren Plasmaeiweißbindung, verlängerte β-HWZ und Reduktion der Leberdurchblutung → nur eingeschränkt anwendbar
- dasselbe gilt für **Propofol** und **Etomidat**
- **Ketamin** bei Leberinsuffizienz von Vorteil → keine Beeinflussung der Leberperfusion oder normale Wirkdauer
- **Benzodiazepine:** verlängerte Wirkdauer bei Substanzen, die einer primären Hydroxylierung unterliegen (wie z. B. Midazolam, Flurazepam) → keine Wirkverlängerung von Lorazepam und Oxazepam

Opioide

- obwohl eine hepatische Elimination aller Opioide stattfindet, tritt nur bei **Alfentanil** eine **Wirkungsverlängerung** bei Leberinsuffizienz auf (dieser Effekt wird durch Erythromycin- und Propofolgabe noch verstärkt → P_{450}-Interaktion)
- Morphin: nur Glukuronidierung zu Morphin-3-glukuronid und Morphin-6-glukuronid im Verhältnis 10:1
- Fentanyl: überwiegende hepatische N-Dealkylierung und Hydroxylierung (nur 6–10% unveränderte renale Elimination)
- Sufentanil: überwiegende hepatische Dealkylierung und O-Methylierung zu Desmethylsufentanil, nur 5–10% unveränderte renale Elimination
- Remifentanil: plasmatischer Abbau durch unspezifische Esterasen

Muskelrelaxanzien

- die Anschlagzeit der nichtdepolarisierenden Muskelrelaxanzien (ndMR) kann ggf. infolge eines erhöhten Verteilungsvolumens verlängert sein
- Wirkungsverlängerung von ndMR, die einer hepatischen Verstoffwechselung unterliegen: Hydroxylierung von Pancuronium und Vecuronium, 70% unveränderte Elimination über die Galle von Rocuronium
- plasmatischer Abbau durch Pseudocholinesterase von Mivacurium und Succinylcholin → ggf. Wirkung verlängert bei **Leberversagen**
(Succinylcholin kann bei **Leberinsuffizienz** uneingeschränkt angewendet werden, da die Restaktivität der **normalen** Pseudocholinesterase für eine Inaktivierung des depolarisierenden Muskelrelaxans völlig ausreicht.
Cave: nur bei atypischer Pseudocholinesterase)
- **keine Wirkverlängerung** bei Atracurium, Cis-Atracurium, Pipecuronium, Doxacurium

Volatile Anästhetika

- Hepatotoxizität der älteren volatilen Anästhetika infolge hoher Metabolisierungsrate → Anstieg der Transaminasen nach 1–3 Tagen
- **Halothan:** hohe hepatische Verstoffwechselung und Gefahr der weiteren Verschlechterung der Leberfunktion durch „Halothanhepatitis", Senkung der Glukoneogeneserate der Hepatozyten und Hemmung der Proteinsynthese, Hemmung der Glukoseaufnahme und Abfall der Faktor-VII-Aktivität
- meist Abnahme der Leberperfusion durch alle volatilen Anästhetika
- allgemein können Inhalationsanästhetika die **Phase-I und -II- Biotransformation** in der Leber hemmen und somit die Clearance von Fentanyl, Ketamin, Lidocain, Pancuronium, Diazepam und Propranolol verlängern
- **Lachgas:** vernachläßigbare Beeinflussung der Leberperfusion, Steigerung der Glykogenolyse infolge Sympathikusstimulation

▶ der Einsatz von Hydroxyethylstärkepräparate sollte bei Patienten mit Leberinsuffizienz vermieden werden, da es durch deren Speicherung in den RES-Zellen der Lebersinusoide zu einer Zellschwellung und negativen Beeinflussung der hepatischen Mikrozirkulation kommen kann

36 Anästhesie bei Adipositas

Definition

- Übergewicht und Adipositas sind definiert als eine Vermehrung des Körpergewichts durch eine über das Normalmaß hinausgehende Vermehrung des Körperfettanteiles. Eine graduierte Klassifizierung der Adipositas ist sinnvoll, um diejenige Personen zu identifizieren, die ein erhöhtes Morbiditäts- und Mortalitätsrisiko haben, und um adäquate Therapiestrategien entwickeln zu können

Beurteilung nach
  - Body Mass Index > 30
  - Überschreitung des Normalgewichtes nach Broca um mehr als 30% oder 50 kg (Normalgewicht = Körpergröße in cm −100)

Body Mass Index (BMI)

Der BMI ist der Quotient aus dem Gewicht und dem Quadrat der Körpergröße

$$\text{BMI} = \frac{\text{Gewicht (kg)}}{\text{Größe}^2 \text{ (m}^2\text{)}}$$

Beispiel: Größe 1,78 m, Gewicht 96 kg

$$\text{BMI} = \frac{96 \text{ (kg)}}{1{,}78^2 \text{ (m}^2\text{)}} = \frac{96 \text{ (kg)}}{3{,}17 \text{ (m}^2\text{)}} = 30{,}3 \text{ kg/m}^2$$

- Übergewicht und Adipositas werden anhand des BMI wie folgt klassifiziert (WHO Report 1995 und 1998):

	BMI (kg/m²)
Normalgewicht	18,5–24,9
Übergewicht	25,0–29,9
Adipositas Grad I	30,0–34,9
Adipositas Grad II	35,0–39,9
Extreme Adipositas Grad III	> 40

Klinische Relevanz der Adipositas
- hohe Koinzidenz von Adipositas mit arterieller Hypertonie, Diabetes mellitus bzw. pathologischer Glukosetoleranz, koronarer Herzkrankheit, kompensierter Herz- und Niereninsuffizienz und plötzlichem Herztod
- erhöhtes Narkoserisiko infolge der obengenannten Grunderkrankungen und der Gefahr einer Aspiration, schwierigen Intubation/Unmöglichkeit der Maskenbeatmung, Obstruktion der oberen Luftwege, intra- und postoperativer Hypoxämie

Merke:
Anästhetikadosierungen bei Adipositas primär nach Normgewicht **und** nach Wirkung!

Veränderungen der Physiologie bei Adipositas

Lunge
- Abnahme aller Lungenvolumina mit Ausnahme des Residualvolumens (RV) → insbesondere die **funktionelle Residualkapazität** (40–75%) ↓↓
- Überschreiten des Closing volume → $AaDO_2$ und venöse Beimischungen (10–25%) ↑ → schnelle Hypoxie auch nach Denitrogenisierung → Hypoventilation in abhängigen Lungenabschnitten
- Reduktion der Gesamtcompliance der Lunge (überwiegende Verminderung der Thoraxcompliance)
- erhöhter O_2-Bedarf infolge hoher Atemarbeit (bis 30%iger Anstieg)→ normaler O_2-Verbrauch der Atemmuskulatur: 1–2% des Gesamtbedarfes
- meist Hypoxämie und Hyperkapnie

Herz/Kreislauf
- Herzarbeit ↑, HZV ↑ (ca. 0,1 l/min/kg Übergewicht)→ erhöhtes Schlagvolumen (jedoch normalen Schlagvolumen**index** und **Arbeit**)
absolutes Blutvolumen ↑, jedoch relatives Blutvolumen erniedrigt
(45 ml/kg → normal 70–75 ml/kg)

Leber
- Fettleber und Leberfunktionsstörungen

Anästhesiemanagement

Prämedikation
- **Cave:** respiratorische Insuffizienz → zurückhaltende bzw. auf Normalgewicht reduzierte pharmakologische Prämedikation
- erhöhtes Aspirationsrisiko (Hiatushernie!): Gabe von H_2-Blockern z. B. Ranitidin (Zantic) 50 mg 1 h vor Narkoseeinleitung i.v. oder Metoclopramid (Paspertin) 10 mg i.v.!

Anästhesiedurchführung
- Ileuseinleitung nach Präoxygenierung mit erfahrener Hilfsperson
- Beatmung mit > 50% F_IO_2
- Muskelrelaxierung (Atracurium empfohlen → normale Pharmakodynamik und -kinetik im Vergleich zum Normalgewichtigen; Erholungszeit für Vecuronium ist verlängert!)
- hohe intraoperative Beatmungsdrücke (→ Pneumothoraxgefahr!)
- PEEP von > 5 cm H_2O zur Vermeidung einer intraoperativen Atelektasenbildung
- **Cave:** volatile Anästhetika, wie Enfluran (Fluoridionen ↑) oder Halothan (Arrhythmie unter Appetitzüglermedikation)
- leichte Anti-Trendelenburg-Lagerung bei der Narkoseausleitung, späte Extubation nach Wiedererlangen der Schutzreflexe
- postoperative suffiziente Analgesie zur Vermeidung von pulmonalen Komplikationen (Hypoventilation mit Hypoxämie und Hyperkapnie)
- Vermeidung eines Anästhetikaüberhangs, frühzeitige postoperative Mobilisation und intensive Atemtherapie (AT)

37 Anästhesie bei Rauchern

Inzidenz

- ungefähr ein Drittel aller Patienten, die sich einem operativen Eingriff unterziehen müssen, sind Raucher
- gesunde jüngere Raucher gehören trotz erhöhter Inzidenz an perioperativen Komplikationen definitionsgemäß zur ASA-Klassifikation I (= keine Systemerkrankung, keine Leistungseinschränkung)

Pathophysiologische Veränderungen bei Rauchern

- **gesteigerte Magensaftsekretion** (erhöhte Aspirationsgefahr, bes. bei Anästhesien in den Nachmittagsstunden)
- **bronchiale Hypersekretion** mit Gefahr der Schleimretention bei **reduzierter Zilientätigkeit**
  - ▶ Raucher weisen eine bis zu 4- bis 6fach höhere perioperative **pulmonale Komplikationsrate** auf (Pneumonierate, Atelektasenbildung, etc.) als **Nichtraucher**!
  - → Bei Oberbauch- und Thoraxeingriffen haben Raucher (>20 Zigaretten/Tag) ein 4fach höhere Inzidenz an postoperativen **Atelektasen**
- **unspezifische Hyperreagibilität** des Bronchialsystems (erhöhte Raten an Bronchospasmen)
  - ▶ erhöhte Rate von Atemwegskomplikationen auch bei Kindern von Rauchern infolge Passivrauchens
- ggf. **obstruktive Ventilationsstörungen** (pathologische Lungenfunktionstests mit z. B. erhöhtem Closing volumen, PEF bzw. PEF_{25} ↓)
- **erhöhte Carboxyhämoglobinwerte** (HbCO 5–10% bei starken Rauchern) mit daraus resultierender Abnahme des Sauerstoffgehalts des Blutes, der Sauerstoffsättigung, einer Linksverschiebung der O_2-Bindungskurve, der Hemmung der Cytochromoxydase und kompenstorischer Polyglobulie (Blutviskösität ↑)
  - → Eine zu mindestens 12- bis 24-stündige Abstinenz führt zu einer Reduktion der Carboxyhämoglobinwerte
    - ▶ endogene CO-Bildung auch durch den Abbau vom Hämoglobin durch die Hämoxidase zu Biliverdin oder durch Degradation bestimmter volatiler Anästhetika am CO_2-Absorber

- **gesteigerte Metabolisierung/Bedarf von Medikamenten**, z. B.:
  - Theophyllin
  - Vecuronium (Verbrauch bei Rauchern um ca. 30% erhöht)
  - Rocuronium (Verbrauch bei Rauchern um ca. 20% erhöht)
  - → ED_{95} für Rocuronium ist bei beiden Gruppen gleich, während die ED_{95} für Vecuronium bei Rauchern um mehr als 20% erhöht ist!
- gesteigerte indirekte sympathomimetische Stimulation (**Tachykardie**, Anstieg des koronararteriellen und systemischen Widerstandes, vermehrte Arrhythmieneigung und ST-Streckenveränderungen) → erhöhte Gefahr der myokardialen Ischämie
- erhöhte Rate an **kardiovaskulären Begleiterkrankungen** (KHK, pAVK)

Anästhesiemanagment

- bei frühzeitigem Prämedikationsgespräch (>6–8 Wochen vor geplantem Eingriff) **absolute Nikotinabstinenz** präoperativ empfohlen! Bei kürzerem Prämedikations-Operations-Intervall (<4 Wochen) Fortführung der üblichen Rauchgewohnheiten bis zum Vortag, dann zur CO-Elimination absolutes Rauchverbot
- ▶ **Cave:** Reduktion der Nikotinmenge sowie kurzfristige Abstinenz innerhalb von 3–4 Wochen vor der Operation erhöht die Inzidenz an perioperativen pulmonalen Komplikationen (bis zu 7fach höhere Rate bei den „ehemaligen Rauchern" im Vergleich zu den kontinuierlichen Rauchern)!
- ggf. erweiteres kardiovaskuläres Monitoring
- intensive postoperative Physiotherapie, adäquate Schmerztherapie
- Einsatz von Sekretolytika

38 Maligne Hyperthermie (MH)

Historie

1900 erste veröffentlichte Berichte über das Problem der Hyperthermie während Narkose
1916 Moschkowitz publizierte eine Übersicht über 12 Fälle mit ungeklärtem postoperativem Temperaturanstieg, welche als Hitzeschlag interpretiert wurden
1960 Erstbeschreibung der MH als **eigenständiges** Krankheitsbild durch **Denborough** und **Lovell**
1966 Etablierung des Schweinemodells in der MH-Forschung durch Hall
1967 Snyder und Mitarbeiter synthethisieren das **Hydantoinderivat Dantrolen** als neue Klasse von Muskelrelaxanzien
1970 Einführung des **Halothan-Koffein-Kontraktionstests (HKKT)** von **Kalow** und **Britt** zum Nachweis einer MH-Disposition
1975 Nachweis der Wirksamkeit von Dantrolen zur Therapie der MH durch Harrison
1979 **Einführung von löslichem Dantrolen-Natrium** in die klinische Praxis
1984 Einführung eines **standartisierten Testprotokolls in Europa** durch die ein Jahr zuvor gegründete European Malignant Hyperpyrexia Group (EMHG)
1987 Einführung eines von der EMHG abweichenden Testprotokolls durch die Nordamerikanische MH-Gruppe
1991 erster Nachweis eines genetischen **Ryanodinrezeptordefekts** (= Kalziumkanal des Skelettmuskels) als MH-Ursache bei **allen** disponierten Schweinen durch Fujii und Mitarbeiter. Der Defekt beruht auf dem Austausch einer einzigen Aminosäure (Arginin durch Cystein) an der 615 AS-Stelle des Rezeptorproteins (Punktmutation der DNA mit Austausch von Cytidin an Position 1843 gegen Tymidin).
Ein ähnlicher Ryanodindefekt konnte im selben Jahr von Gillard EF und Mitarbeiter bei ca. 5–10% der MH-disponierten Personen nachgewiesen werden

Definition

- die maligne Hyperthermie ist eine **pharmakogenetische, subklinische** Erkrankung, mit einer Störung der zellulären Kalziumhomöostase nach Triggerung durch bestimmte Anästhetika und anderer Faktoren (Streß, Lösungsmittel, Drogen, Alkohol)

→ die Störung des myoplasmatischen Kalziumstoffwechsels offenbart sich in einer **hypermetabolischen Stoffwechselentgleisung** mit gesteigerter Glykogenolyse und aerobem Stoffwechsel

Epidemiologie

Die MH tritt auf
- bei allen Menschenrassen
- bei beiden Geschlechtern mit Präferenz zum männlichen Geschlecht (m:w = 3:1)
- in allen Altersklassen (vom Neugeborenen bis zum Greisenalter), jedoch mit Bevorzugung des **Kindesalter** → 60% aller MH-Episoden bei Kindern < 10 Jahre.
- weltweite Verbreitung mit geographischer Häufung (gehäufte MH-Inzidenz z.B. in Bludenz/Österreich oder Palmerston/Neuseeland)

Inzidenz

Die Inzidenz der MH zeigte **große geographische und ethnische Unterschiede!**
- 1:15.000 für Kinder und 1:50.000 für Erwachsene in Nordamerika nach Britt
- 1:60.000 für Deutschland nach Hartung
- 1:33.400 für den Stadtbereich Wien bzw. 1:37.500 für Gesamtösterreich nach Hackl
- 1:250.000 in allen Altersgruppen für die skandinavischen Länder nach Ording
- 1:1300–2600 für das Vorarlberg-Gebiet nach Mauritz
- 1:50 bei Kindern mit Strabismus unter Halothan-Succinylcholin-Narkose nach Caroll
- 1:50–1:100 für das Stadtgebiet Palmerston/Neuseeland nach Pollock

Letalität

- vor Dantroleneinführung in den 70-iger Jahren: 60–70%
- ab Mitte der 80iger Jahren: 20–30% → Rückgang bedingt durch frühere Diagnosestellung und effektivere Therapiemöglichkeit
- gegenwärtige Letalität für die fulminante MH-Krise: ≈ 5–10%

Letalitätsbeeinflussende Faktoren
Die Letalität einer MH-Krise ist nach Mauritz von folgenden Faktoren abhängig:
- Operationsdringlichkeit (bei Elektiveingriffen < Akuteingriffen)
- Narkosedauer (geringere Letalität bei Eingriffen < 60 min vs. Operationen > 60 min) → fraglich längere Expositionszeit der Triggersubstanz
- maximale Temperaturentwicklung (höhere Letalität bei Temperaturen von > 39 °C → spiegelt das Ausmaß der Stoffwechselentgleisung wider!)
- Patientenalter (geringere Letalität bei Patienten < 20 Jahren (8,7%) vs. Patienten älter als 20 Jahren (36,8%)
- kein Einfluß des Gechlechts auf die Mortalität (♀:11,1% und ♂:19,2%)

Merke:
Je später die Diagnose gestellt und die Therapie eingeleitet wird, desto schlechter die Prognose des Patienten!

Pathogenese

- bei der MH nimmt man eine **Störung der Erregungs-Kontraktions-Koppelung** an, welche letztendlich nach Applikation von Triggersubstanzen beim genetisch disponierten Patienten zu einer **Dysregulation der Kalziumhomöostase** mit konsekutiver **Erhöhung der myoplasmatischen Kalziumkonzentration** führt. Zusätzlich wird ein genereller Verlust des Sarkolemms zur Kontrolle von Kalzium-Kanäle während der MH-Krise postuliert
- die erhöhte myoplasmatische Ca^{2+}-Konzentration führt nach Erreichen einer Schwellenkonzentration zu einer **Aktivierung des kontraktilen Apparates** (→ Muskelrigidität, Masseterspasmus) mit **ATP-Verbrauch und Wärmeproduktion**, sowie zur **Aktivierung von Schlüsselenzymen** des Stoffwechsels mit **erhöhter Glykogenolyse** und resultierender nicht Hypoxie bedingter **Hyperlaktatämie**
- **Zusammenbruch der zellulären Energiebereitstellung und Verlust der zellulären Integrität** aufgrund eines erhöhten ATP-Verbrauchs der SR-Kalziumpumpen, einer Laktatazidose und einer intramitochondrialen Kalziumakkumulation mit Entkoppelung der oxidativen Phosphorylierung → Zeichen der Rhabdomyolyse (Kalium ↑, GOT ↑, Myoglobinämie/urie, Kreatinkinase ↑)

Ätiologie

- die maligne Hyperthermie zeigt eine familiäre Häufung infolge eines heterogenetischen **autosomal-dominanten** Erbgangs mit **inkompletter Penetranz** und **unterschiedlicher Expressivität** (beim Schwein autosomal-rezessiv!)
- das genetische Korrelat der malignen Hyperthermie beruht bei 50% der Patienten auf gegenwärtig 17 verschiedenen Punktmutationen innerhalb des Gens, welches den kalziumabhängigen Kalziumkanal des sarkoplasmatischen Retikulums der Skelettmuskulatur kodiert. Die Gensequenz, dieses auch als **Ryanodinrezeptor (RYR1)** bezeichneten Kalziumkanals, liegt auf dem langen Arm des **Chromosoms Nr. 19**
- neben einen Gendefekt des Ryanodinrezeptors auf dem Chromosom 19 wurden bei MH-disponierten Personen auf anderen Chromosomen (17, 7, 3, 1) ebenfalls Veränderungen nachgewiesen, welche letztlich auch zu einer Störung der intrazellulären Kalziumregulation führen. Auf Chromosom 17 befindet sich die Gensequenz des sogenannten **Dihydropyridinrezeptors** des sarkolemmalen T-Systems, der das einlaufende Aktionspotential in einen niedrigen Ca^{++}-Einstrom umwandelt, der wiederum zu einer massiven Kalziumfreisetzung über den sarkoplasmatischen Ryanodinrezeptorkanal führt

- neuerdings gibt es Hinweise auf eine Mitbeteiligung des **Serotonin$_2$(HT$_2$)-Rezeptoren**-Systems des Skelettmuskels bei der Pathogenese der MH, da im Tiermodell durch die Gabe eines Serotoninrezeptor**agonisten** eine MH-Episode induziert und durch die Vorbehandlung MH-sensibler Schweine mit dem Serotonin**antagonisten** Ketanserin der Ausbruch einer MH verhindert werden kann. Die Stimulation des HT$_2$-Rezeptors führt über die Aktivierung der Phospholipase C zur Produktion des Second messengers **Inositoltriphosphat (IP$_3$),** welche eine Ca^{2+}-freisetzende Wirkung aufweist. Ryanodinrezeptor und IP$_3$-Zielrezeptor besitzen, wie 1989 Mignery und Mitarbeiter zeigte, ähnliche Aminosäurensequenz. In der Sklelettmuskulatur von Schweinen und MH-disponierter Patienten konnten desweiteren erhöhte IP$_3$-Werte nachgewiesen werden

Koppelung der MH-Disposition mit bestimmten Muskelerkrankungen
- klinische MH-Episoden bei Patienten mit **verschiedenen Muskelerkrankungen** wie z.B. Dystrophien (Duchenne oder Becker), Myotonien (Myotonia congenita Thompson), Arthrogryposis multiplex congenita, mitochondriale Myopathien, Myadenylatdeaminase-Mangel, SR-Adenosintriphosphat-Defizit-Syndrom sind beschrieben worden. Es gibt jedoch keine nachgewiesene Korrelation der malignen Hyperthermie mit **diesen** Muskelerkrankungen!
- die nachfolgend aufgeführten **beiden** Muskelerkrankungen sind hingegen **immer** mit der MH-Anlage gekoppelt:
    - die autosomal dominant vererbte „**Central Core Disease**" (CCD), bei der die AS Arginin durch Cystein an Position 163 des Ryanodinrezeptors ersetzt ist und welche mit einer generalisierten Muskelschwäche einhergeht
    - das in Australien vorkommende **King-Denborough-Syndrom** (multiple kongenitale Dsymorphien und eine unspezifische Myopathie)
- die **periodische hyperkaliämische Paralyse** kann mit der MH-Disposition gekoppelt sein
▶ Patienten mit **neuromuskulären Erkrankungen** sollten bei Nichtvorhandensein eines Normalbefundes im In-vitro-Kontrakturtest aus Sicherheitsgründen jedoch wie **MHS**-Patienten behandelt werden

MH-Auslöser

- die MH wird durch **pharmakologische** und **nicht-pharmakologische** Trigger ausgelöst. Auf welche Weise die Trigger im Detail bei MH-Disposition eine Krise induzieren, ist gegenwärtig nicht bekannt!

Trigger der malignen Hyperthermie

Triggersubstanzen	Fraglich	Sichere Medikamente

• sämtliche **volatilen Anästhetika** (Halothan, Enfluran, Isofluran, Desfluran, Sevofluran, Methoxyfluran, Chloroform, Äther, Cyclopropan)
• **depolarisierende Muskelrelaxanzien** vom Typ Succinylcholin
• **Psychostimulanzien** wie Cocain und Antidepressiva, Alkohol
• galenische **Hilfsmittel** wie z.B. das in Insulinpräparaten als Lösungsvermittler vorkommende 4-Chlor-m-Kresol
	• physische und psychische Belastungen
	• Phosphodiesterase-III-Hemmer wie z.B. Enoximon
		• Lachgas
		• Xenon
		• **Injektionsanästhetika**
		  – Barbiturate
		  – Benzodiazepine
		  – Etomidat
		  – Propofol
		  – Ketamin (Razemat und S-Ketamin)
		• sämtliche **Opioide** und Opioidantagonisten
		• sämtliche **nicht-depolarisierenden Muskelrelaxanzien**
		• Neuroleptika von Butyrophenon- und Phenothiazintyp (DHB, Haldol)
		• Lokalanästhetika vom Ester- und Amidtyp
		• Cholinesterasehemmer und Parasympatholytika (**Cave:** die Gabe mit Atropin kann besonders bei Kindern infolge Hemmung der Schweißsekretion zum Temperaturanstieg führen)
		• Katecholamine (bei fulminanter Krise jedoch zurückhaltend einsetzen)
		• MAO-Hemmer

- die einzelnen Inhalationsanästhetika besitzen unterschiedliche Triggerpotenz. So ist Isofluran in einer Untersuchung nach Mauritz ein geringerer Trigger als Halothan. Halothan ist mit 70-80% in Kombination mit Succinylcholin die häufigste Ursache einer MH-Auslösung!
- ein MH-ähnliches Krankheitsbild ist nach Einnahme von Butyrophenon- und Phenothiazin-Neuroleptika als **malignes neuroleptisches Syndrom** (MNS) bekannt, daher sollte auf Substanzen wie DHB, Promethazin oder Haloperidol bei MH-Disposition aus differentiladiagnostischen Gründen verzichtet werden!
- **Streß** wird ebenfalls als auslösender Faktor der malignen Hyperthermie diskutiert, obwohl bisher unklar ist, ob die sympathische Hyperaktivität in der akuten Phase ein primäres oder ein sekundäres Phänomen darstellt → adäquate Prämedikation mit Benzodiazepinen zur Vermeidung des Human-stress-Syndroms

Symptome

Das klinische Erscheinungsbild der MH ist äußerst variabel und kann in 4 Kategorien eingeteilt werden:
1. in 57% der Fälle **milde, abortive Verlaufsformen** mit nur geringer MH-Symptomatik (z.B. diskreter Masseterspasmus und postoperatives Fieber)
2. in 21% der Fälle **isolierter Masseterspasmus** als einzige MH-Manifestation
3. **fulminante Krise** mit wenigstens 3 der folgenden Symptome: Hyperkapnie, kardiale Symptome, metabolische Azidose, Temperaturanstieg >38,8 °C und generalisierte Muskelrigidität (unterschiedliche Angaben bzgl. der Inzidenz: 6,5-22% nach Ording und Mauritz)
4. perioperative **ungeklärte Todesfälle / Herzstillstände**
▶ die Ursache der Variabilität liegt wahrscheinlich neben der unterschiedlichen Expositionsdauer und Potenz der Triggersubstanz in einem genetisch determinierten variablem Empfindlichkeitsgrad, sowie dem unterschiedlichem Patientenzustand und Alter

Frühsymptome

- **Masseterspasmus** in 50% der Fälle nach Succinylcholingabe
- in > 80% aller MH-Episoden unklare **Tachykardie/Tachyarrhythmie**, instabile Blutdruckverhältnisse, sowie plötzliche Herzstillstände → Ursache: exzessive Sympathikusaktivierung und endogene Katecholaminausschüttung (HZV↑, SVR↓ während der MH-Krise)
- massive **Steigerung der CO_2-Produktion**:
  → ausgeprägte Hyperventilation unter Spontanatmung
  → Anstieg der $p_{et}CO_2$ (>5 mmHg im Steady state) und abnorm starke Erwärmung des CO_2-Absorbers unter volumenkontrollierter Beatmung, violette Verfärbung des CO_2-Absorbers
- in nur 45-60% der Fälle **generalisierter Rigor der Skelettmuskulatur** → nicht obligates, aber typisches Zeichen der MH
- ausgeprägte **metabolische Azidose**, primär nicht Hypoxie-bedingte **Hyperlaktatämie**, **Hypoxämie** (SaO_2 ↓) und massive **Hyperkapnie** in der BGA
  → bei p_aCO_2 > 60 mmHg und BE > als -5 bis - 7 mmol/l ist eine MH nach Ausschluß anderer Ursachen wahrscheinlich
- **fleckige Rötung** bzw. Marmorierung der Haut, sowie Schwitzen (bedingt durch Katecholaminfreisetzung), **Zyanose** (in 70% der Fälle; bedingt durch Hypoxie und HZV-Abfall)

Merke:
Eine **unklare Zyanose mit Tachykardie** bei einem suffizient beatmeten Patienten ist **pathognomonisch** für die MH!

Spätsymptome

- unterschiedlicher **Anstieg der Körpertemperatur** (von 2 °C/h bis 1 °C/5 min) → jedoch Temperaturen von 37,5–39 °C in 50% der MH-Krisen; > 39 °C in 27% der MH-Krisen
- komplexe Arrhythmien
- **Rhabdomyolyse** mit **Hyperkaliämie, Myoglobinämie und Myoglobinurie, Transaminasen- und CK-Anstieg** im Plasma → CK-Anstiege in nur 50% der MH-Krisen! (durchschnittlich: 350 U/l [92-160.000] nach Hackl)

> **Cave:**
> - Die MH-Symptome können auch in einem größeren zeitlichem Abstand (bis zu 24 h) nach Narkosebeginn auftreten!
> - nicht jeder Kontakt eines MH-Disponierten muß zur klinischen MH-Episode/Krise führen!

Komplikationen in der Spätphase
- Nierenversagen infolge Myoglobinämie, -urie
- zerebrale Krampfanfälle infolge Hirnödem
- generalisierte Blutungsneigung infolge Verbrauchskoagulopathie (DIC)
- Oxygenierungsstörungen infolge Lungenödem
- Leberversagen

Klinische Gradeinteilung der MH-Episoden

- um die Schwere bzw. den Ausprägungsgrad einer MH-Krise objektiv erfassen zu können und um bei retrospektiver wissenschaftlicher Aufarbeitung die verschiedenen MH- Fälle miteinander vergleichen zu können, wurde 1991 von der NAMHG ein Score-System vorgestellt. Hierbei wird die klinische Symptomatik in 6 Bereiche (von ausgeschlossen bis höchst wahrscheinlich) anhand verschiedener Kriterien (Muskelrigidität, Muskelalteration, Azidose, Temperaturerhöhung, Herzrhythmusstörung) eingeteilt

Clinical Grading Scale für MH-Verdachtsfälle nach M. Larach

Parameter	Indikator	Punkte
I. Muskelrigidität	• generalisierte Muskelrigidität	15
	• Masseterspasmus unmittelbar nach Succinylcholingabe	15
II. Muskelalteration	• CK im Serum > 20.000 U/l nach Anästhesie **mit** Succinylcholin	15
	• CK im Serum > 10.000 U/l nach Anästhesie **ohne** Succinylcholin	15
	• colafarbener Urin in der postoperativen Phase	10
	• Myoglobin im Urin > 60 µg/l	5
	• Myoglobin im Serum > 170 µg/l	5
	• Kalium i.S. > 6,0 mval/l (bei normaler Nierenfunktion)	3

Parameter	Indikator	Punkte
III. respiratorische Azidose	• $p_{et}CO_2 > 55$ mmHg unter Normoventilation • $p_aCO_2 > 60$ mmHg unter Normoventilation • $p_{et}CO_2 > 60$ mmHg unter Spontanatmung • $p_aCO_2 > 65$ mmHg unter Spontanatmung • unklare Hyperkapnie (nach Einschätzung des Anästhesisten) • Tachypnoe (nach Ausschluß anderer Ursachen)	15 15 15 15 15 10
IV. Temperaturanstieg	• unverhältnismäßig schneller Temperaturanstieg • Temperatur > 38,8 °C perioperativ aus unklarer Ursache	15 10
V. Herzrhythmusstörungen	• Sinustachykardie • ventrikuläre Tachykardie/Arrhythmie oder Kammerflimmern	3 3
VI. Familienanamnese	• positive Familienanamnese bei Verwandten 1. Grades • positive Familienanamnese bei Verwandten höheren Grades	15 5
VII. weitere Faktoren	• arterieller BE negativer als – 8 mval/l • arterieller pH-Wert < 7,25 • rapide Besserung der Azidose nach i.v.-Dantrolen-Applikation • CK-Wert in Ruhe erhöht (bei Patienten mit positiver MH-Familienanamnese) • positive MH-Familienanamnese zusammen mit weiteren Indikatoren aus der Eigenanamnese in Bezug auf Narkosen (keine CK-Erhöhung in Ruhe)	10 10 5 10 10

Einstufung der MH-Episode

MH-Rang	Punktebereich	resultierende Wahrscheinlichkeit
1	0	ausgeschlossen
2	3–9	unwahrscheinlich
3	10–19	etwas weniger als wahrscheinlich
4	20–34	etwas mehr als wahrscheinlich
5	35–49	sehr wahrscheinlich
6	≥ 50	so gut wie sicher

! Merke:
Die Ranghöhe der klinischen Gradeinteilung läßt jedoch keinen direkten Rückschluß auf eine Veranlagung der MH zu! (geringe Korrelation der Ranghöhe mit dem Ergebnis des nachhinein durchgeführten In-vitro-Kontraktur-Tests!)

Therapie

- bereits der **Verdacht** auf eine intraoperative MH-Krise zwingt zum sofortigen Handeln, da die Prognose des Patienten von einem frühzeitigem Therapiebeginn abhängt, d.h. die Therapie der MH muß am Ort der Diagnosestellung eingeleitet werden → keine inner- oder außerklinische Verlegung des Patienten während der MH-Krise

Sofortmaßnahmen bei klinischem Verdacht auf maligne Hyperthermie

- Zufuhr von **Triggersubstanzen sofort beenden** und Wechsel des Anästhesieverfahrens (TIVA mit triggerfreien Anästhetika, z.B. Propofol, Opioid, nicht-depolarisierenden Muskelrelaxanzien)
- Erhöhung der alveolären **Ventilation** zur Anpassung an den gesteigerten Stoffwechsel (AMV um das 3–4fache erhöhen, reiner O_2-Frischgasflow > 15 l/min → Ziel: $p_{et}CO_2$ ca. 5 Vol.-% und eine funktionelle Sauerstoffsättigung (> 96%)
- sofortige Infusion von **Dantrolen (Initialdosis: 2,5 mg/kg i.v.)** (bei 70 kg Patienten: 175 mg = 8,75 Flaschen Dantrolen!)
→ unverzügliche Repetition von 2,5 mg/kg bei fehlender, primärer Dantrolenwirkung; bei positivem Dantroleneffekt weitere Dantroleninfusion in einer am Erfolg orientierten Dosis (Normalisierung von Herzfrequenz, Atemminutenvolumen, Muskeltonus und pH-Wert der BGA)
ggf. prophylaktische Repetition von 1,0 mg/kg Dantrolen nach 10–12 h oder kontinuierliche Infusion von 10 mg/kg in den folgenden 24 h (nach E. Stubenvoll)
→ in Einzelfällen betrug die bis zum Persistieren der MH-Symptome notwendige Dantrolendosierung 30–40 mg/kg innerhalb von 24 Stunden und lag somit weit über der vom Hersteller angegebenen Höchstdosis von 10 mg/kg/24h, welche in diesen Fällen überschritten werden muß!
→ die Diagnose „MH" sollte überdacht werden, wenn mit Erreichen einer kumulativen Dosis von 10 mg/kg innerhalb von 30 min keine Besserung der klinischen Symptomatik auftritt!
- **Austausch des Beatmungsgerätes**, mindestens der Schläuche und des CO_2-Absorbers und Spülung des Kreissystems (nach 5–10 minütiger Spülung des Kreissystems mit 10–12 l/min O_2 → Halothankonzentration < 1 ppm)
- **Azidoseausgleich** durch Blindpufferung beim fulminaten Verlauf mit 8,4% HCO_3^- (2 mmol/kg) vor erster BGA, sonst nach ermittelten Basendefizit unter pH-Berücksichtigung (pH < 7,1)
- ggf. **antiarrhythmische Behandlung** mit ß-Blockern (Esmolol 0,25 mg/kg i.v.) bei sympathomimetischer Überstimulation oder mit Lidocain 2% (1 mg/kg i.v.) bei ventrikulären Arrhythmien → nicht mit Digitalis (Erhöhung des intrazellulären Kalziumspiegels)
Cave: Calciumantagonisten (Verapamil, Nifedipin, Diltiazem) + Dantrolen → hyperkaliämischer Kreislaufstillstand
- möglichst rasche Beendigung des operativen Eingriffs und Verlegung des Patienten auf die anästhesiologische Intensivstation (ggf. Nachbeatmung notwendig, da die muskelrelaxierende Wirkung durch Dantrolen verstärkt wird)

Sekundärmaßnahmen

- **aktive physikalische Kühlung** mit Eisbeutel und gastraler Instillation von kaltem Wasser (Kühlung bis zu einen Temperaturrückgang auf 38 °C Körperkerntemperatur)
- **Anlage mehrerer venöser Zugänge**, ggf. ZVK-Anlage für die Dantrolenrepetition und arterieller Zugang für Blutgasanalysen
- Anlage eines **Dauerkatheters** und Aufrechterhaltung einer ausreichenden Diurese (> 1,5 ml/kg/h) ggf. mittels Schleifendiuretika
- ggf. Therapie einer vital bedrohlichen Hyperkaliämie mit **Glukose/Insulin**-Infusion (100 ml Glukose 20% + 20 IE Altinsulin)
- ggf. i.v.-Heparinisierung (100–150 IE/kg/24 h) nach Rücksprache mit dem Operateur → Vermeidung einer Verbrauchskoagulopathie
- anschließend **48 h Überwachung** des Patienten auf einer anästhesiologisch geführten Intermediate Care Station oder Intensivstation zur Vermeidung/Therapie einer erneuten MH-Episode (10% Rezidive in den ersten 36 h; typischerweise nach 4–8 h)
- Kontrolle der Kreatinkinase 6–12–24 h nach MH-Episode, sowie Bestimmung weiterer Laborparameter wie Elektrolyte, Glukose, Gerinnungswerte, LDH, Transaminasen, Laktat und Myoglobin

Dantrolen

- einzige pharmakologische Therapiemöglichkeit der MH ist gegenwärtig die Applikation von Dantrolennatrium – eine **orange**farbene **kristalline**, schlecht lösliche Substanz
- 1 Inj. Flasche enthält 20 mg Dantrolen-Natrium, 3 g Mannit und 0,8–1,2 mg Natriumhydroxid → pH der Lösung ca. 9,5 (**Cave: Gewebsnekrosen bei extravasaler Injektion!** → wenn möglich sollte die alkalische Lösung zentralvenös appliziert werden)
- Haltbarkeit: 3 Jahre

WM:
- direkte Wirkung auf die **quergestreifte Muskulatur** infolge Hemmung der sarkoplasmatischen Kalzium**freisetzung!** (genauer Wirkort gegenwärtig nicht bekannt), Reuptake von zytosolischem Kalzium ins sarkoplasmatische Retikulum wird nicht beeinflußt
  - **keine** Beeinflußung der **glatten Muskulatur** oder **Herzmuskulatur!** → entgegen früheren Befürchtungen **keine Beeinflussung der Uterusmuskulatur** der Schwangeren! Wirkort ist nicht der Ryanodinrezeptor!

Pha:
- orale Verfügbarkeit ≈ 70% (sehr variabel!)
  → Versagen einer oralen Dantrolenprophylaxe aufgrund einer unterschiedlichen Resorption und zu geringer Dantrolenwirkspiegel!
- HWZ: 7–8 h
- Elimination: renale Ausscheidung von zum Teil noch aktiven Metaboliten (u. a. 5-Hydroxy-Dantrolen)

Ind:
- Maligne Hyperthermie

Dosis: Initialdosis:
- 2,5 mg/kg i.v.

bei fehlender, primärer Dantrolenwirkung:
- Repetition von 2,5 mg/kg i.v.

bei positivem Dantroleneffekt:
- weitere am Erfolg orientierte Dosis (Normalisierung von Herzfrequenz, Atemminutenvolumen, Muskeltonus und pH-Wert der BGA)

ggf. prophylaktische Repetition
- von 1,0 mg/kg Dantrolen nach 10–12 h

NW:
- hyperkaliämischer Kreislaufstillstand infolge Interaktion von Dantrolen mit Kalziumantagonisten (Verapamil, Nifedipin, Diltiazem)
- Verstärkung der muskelrelaxierenden Wirkung von ndMR durch Dantrolen (→ ggf. Nachbeatmung des Patienten nach höheren Dantrolendosen notwendig)
- „Gefühl der Muskelschwäche" bei wachen Patienten unter Dantrolenwirkung

Screeningverfahren

Gegenwärtig gibt es zum Nachweis der MH-Disposition **keine validen Screening**verfahren!
Unspezifische Hinweise bzgl. einer MH-Veranlagung können sein:
- anamnestisch erhobene, sogenannte **Wachsymptome**
  - rezidivierende Myalgien
  - Muskelkrämpfe
  - grippale Beschwerden
  - unklares rezidivierendes Fieber
- Colafarbener Urin nach körperlicher Belastung als Zeichen der Rhabdomyolyse
- erhöhte **Kreatinkinase**-Werte → als Screeningverfahren können sie aber aufgrund einer geringen diagnostischen Spezifität und Sensitivität (ca. 70%) nicht empfohlen werden! Retrospektiv finden sich zwar bei 50–70% der Patienten mit klinischer MH-Episode erhöhte CK-Werte (80–120 U/l). Jedoch können bei ca. 10–22% gesunder Personen oberhalb des Normbereichs liegende CK-Werte nachgewiesen werden!

Diagnose / Testung

- da der malignen Hyperthermie eine molekulargenetische Heterogenität zugrunde liegt, kann an einem zukünftigen Einsatz von speziellen Gensonden zum Nachweis einer MH-Veranlagung nicht gedacht werden

- der Nachweis eines im Vergleich zum normalen Muskel **gesteigertem Kontraktionsverhalten des MH-Muskels** unter dem **Einfluß von Koffein und Halothan**, ist gegenwärtig die einzige Möglichkeit, eine MH-Veranlagung sicher nachzuweisen
- der Test wird als **Halothan-Koffein-Kontraktur-Test (HKKT)** oder In-vitro-Kontraktur-Test **(IVKT)** bezeichnet

Indikationen zur Durchführung des In-vitro-Kontraktur-Tests (IVKT)
- **alle** Patienten mit MH-suspektem **Narkosezwischenfall** nach einem 3-monatigen Intervall
- **alle** Patienten mit aufgetretenem **Masseterspasmus** bei Narkoseinduktion und postoperativem CK-Anstieg (postoperativer CK-Wert > 20.000 U/l → Wahrscheinlichkeit der MH-Disposition 80–100%)
- Personen mit isolierter, aber **familiärer** CK-Erhöhung
- ggf. möglichst **alle** Blutsverwandte und Nachkommen eines nachgewiesenen Anlageträgers
- Patienten mit bestimmten **hereditären Muskelkrankheiten** im Falle einer Muskeluntersuchung im Rahmen der Grunderkrankung

Muskelbiopsie und Halothan-Koffein-Kontrakturtest
(In-vitro-Kontraktur-Test, IVKT)
Nach Auftreten einer klinisch manifesten malignen Hyperthermie sollte der Patient sich einer Muskelbiopsie in einem der 9 deutschen oder 2 österreichischen (Innsbruck, Wien) MH-Zentren bzw. dem MH-Zentrum in Basel unterziehen.
- Entnahme von **vitalen Muskelgewebe** (Länge 15–25 mm und Durchmesser > 3,5 mm) aus dem Vastus lateralis und medialis des Musculus quadriceps femoris

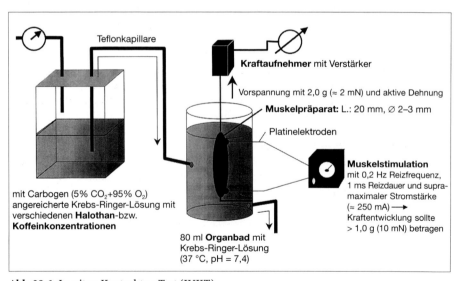

Abb. 38. 1. In-vitro-Kontraktur-Test (IVKT)

- Konservierung des Muskelpräparates in Krebs-Ringer-Lösung bei Raumtemperatur und unverzüglicher Transport ins Testlabor
- Testdurchführung innerhalb von **5 h** nach Muskelentnahme
- operative Gewinnung der **Muskelbiopsie** (Narkoseführung s. unten)
- **Durchführung** von 4 Tests:
  2 statische Koffein- und 2 Halothankontrakturtests, welche beide statisch oder je einer statisch und einer dynamisch durchgeführt werden. Beim dynamischen Test erfährt der Muskel während des Untersuchungsvorganges eine zunehmende Vorspannung infolge kontinuierlicher Dehnung (4 mm/min) bis zu einem Maximum von 30 mN, welche für eine Minute beibehalten wird. Anschließend wird der Muskel innerhalb von 1,5 min auf seine Ausgangsspannung zurückgeführt. Nach einer 3minütiger Pause beginnt der Dehnungszyklus von Neuem
- nach Vorspannung des Muskelstücks mit 2 mN (=0,2 g) werden die Muskelfaserbündel in Europa für jeweils 3 min 7 verschiedenen Koffeinkonzentrationen (0,5; 1,0; 1,5; 2,0; 3,0; 4,0 und 32 mmol/l) und 3 verschiedenen Halothankonzentration (0,11–0,22–0,44 mmol/l bzw. 0,5–1,0–2,0 Vol.%) ausgesetzt. Nach dem Nordamerikanischem Testprotokoll wird nur eine einzige Halothankonzentration getestet (3%)!
- die Sensitivität des In-vitro-Kontraktur-Tests (**IVKT**) ist 99%, die Spezifität liegt bei 93%

Europäische Einteilung nach dem IVK-Ergebnis in 3 Gruppen

MHS (susceptible = MH-Anlage anzunehmen)
- das entnommene Muskelstück entwickelt jeweils eine **Kontraktur** von > 0,2 g (2 mN), wenn es **geringen Halothan-** (≤ 0,44 mmol/l) **oder** geringen **Koffeinkonzentrationen** (≤ 2 mmol/l) ausgesetzt wird → Diagnose MH-Disposition sicher

MHN (nonsusceptible = MH-Anlage ausgeschlossen)
- tritt eine **Spannungsentwicklung** (> 2 mN) **erst bei hohen Konzentrationen** von Halothan (> 0,44 mmol/l) und Koffein (> 3 mmol/l) auf, so gilt die MH-Disposition als ausgeschlossen

MHE (equivocal = MH Anlage ungeklärt)
- tritt die Kontraktur hingegen entweder nur bei der Halothan- (MHEh) oder nur bei der Koffeinschwellenkonzentration (MHEc) auf, so kann eine MH-Veranlagung weder eindeutig bestätigt noch ausgeschlossen werden. Die Häufigkeit dieser Konstellation in Europa beträgt ca. 13% und in Deutschland 10%
  → Patienten mit diesem Ergebnis werden aus Sicherheitsgründen wie solche mit positivem Testergebnis (MHS) beraten und behandelt

Nordamerikanischer Kontraktionstest

Vom Europäischen Untersuchungsprotokoll abweichend, wurde 1987 in Nordamerika folgendes Kontraktionstest-Protokoll eingeführt:
1. **Halothan**-Kontraktur-Test
 mit einer **einzigen** Halothankonzentration (**0,66 mmol/l** bzw. **3,0 Vol.-%**) für 10 min
2. **Koffein**-Kontraktur-Test
 mit 5 oder 6 verschiedene Konzentrationen (0,5-1-2-4 ggf. 8 mmol/l, wenn die Kontraktionskraft bei 4 mmol/l < 1 g ist), für jeweils ≥ 4 min und 32 mmol für ≥ 10 min
3. **Kombinierter Halothan-Koffein**-Test
 mit einer primären Halothaninkubation mit 1,0 Vol.-% für 10 min und anschließend verschiedene Koffeinkonzentrationen für 4 min (0,25–0,5–1–2–4) und 32 mmol/l für 10 min → **positives Testergebnis** bei Kontraktion ≥ 1 g nach Exposition von Koffein ≤ 1 mmol/l
 - die Kontraktionsschwelle beträgt in Nordamerika nicht einheitlich 0,2 g, sondern für den Koffeintest 0,3 g (früher 0,2 g) und für den Halothantest 0,5 g (früher 0,7 g)

Optionale Tests

Um die unbefriedigende Zwischengruppe der **MHE**-Patienten zukünftig eindeutig in die Gruppe MHS und MHN differenzieren zukönnen, werden gegewärtig mehrere Zusatztests validiert, welche in Zukunft ggf. den HKKT bei der MH-Diagnostik ergänzen werden.

Ryanodin-Test
Die kumulative Applikation verschiedener Konzentrationen von **Ryanodin** (0,4–0,8–1,6–10,0 µmol/l), einem aus Tobago stammenden Pflanzenalkaloid, führt im Vergleich zum normalen Muskel bei MHS-Disposition zu einer signifikant **früher** einsetzenden und schnellerern Muskelkontraktion

4-Chlor-m-Kresol-Test (4-CmK)
Kresol, eine als Konservierungsmittel in verschiedenen Insulin-Präparaten enthaltene Substanz, setzt wie Koffein Kalziumionen aus dem sarkoplasmatischen Retikulum frei. Die Applikation von 4-Chlor-m-Kresol in 6 verschiedenen Konzentationen (25–50–75–100–150–200 µmol/l) mit einer Expositionszeit von 6 min führt bei MHS-Patienten in allen Konzentrationen zu einer gegenüber normalen Personen signifikant höheren Kontraktion. Das Ausmaß der Kontraktion unter 75 µmol/l 4-CmK bei MHS entspricht der Kontraktionsstärke desselben Muskels unter dem Einfluß von 2,0 mmol/l Koffein. Alle Muskelbiopsien von MHN-Patienten zeigen erst ab Konzentrationen ≥ 100 µmol/l eine signifikante Kontraktion!

DOI-Test
- die Zugabe eines speziellen **Serotonin** (HT_2)-**Agonisten** [1-(2,5-Dimethoxy-4-iodphenyl)-2-aminopropan] zum Krebs-Ringer-Bad führt bei **allen** Muskel-

proben zu einer Kontraktion, welche in der MHS-Gruppe signifikant **früher** und stärker erfolgt als in der MHN-Gruppe. Hinsichtlich des Kontraktionszeitpunkt gab es keine Überlappung der beiden Patientengruppen
- nach 60minütiger Vorinkubation der Muskelprobe mit DOI kommt es im anschließend durchgeführten Halothantest zu einer **Kontraktionssteigerung** bei MHS-Konstellation, während der Kontraktionsbeginn in der MHN-Gruppe nach Halothanexposition noch verzögert wird

	DOI (0,02 mmol/l)		DOI (0,02 mmol/l) + Halothan-Test	
	MHS (n=22)	MHN (n=17)	MHS (n=22)	MHN (n=17)
Beginn der Kontraktion (min)	16,8 ± 1,7*	66,3 ± 5,6	15,1 ± 1,8*	89,7 ± 5,6
maximale Kontraktion (mN)	12,9 ± 1,1*	5,3 ± 0,6	15,9 ± 0,9*	3,1 ± 0,4

* $p < 0,05$ vs. MHN

Test mit einem Phosphodiesterase-III-Hemmer (Enoximon)
Die kumulative Gabe von Enoximon in 6 verschiedenen Konzentrationen (0,2–1,6 mmol/l) führt zu einer Kontrakturentwicklung der Skelettmuskulatur von normalen Personen, als auch von Patienten mit MH-Veranlagung. Die Kontraktur beginnt bei MHS-Muskeln bei geringeren Enoximonkonzentrationen und ist bei 0,4–1,2 mmol/l Enoximon stärker ausgeprägt als beim normalen Muskel

Anästhesiologisches Vorgehen bei MH-Verdacht

Voruntersuchung und Prämedikation

- ruhiges und informatives Aufklärungsgespräch
- adäquate Prämedikation mit Benzodiazepinen (kein Atropin, ggf. β-Blocker zur Unterdrückung einer streßbedingten Sympathikusaktivierung)
- Umstellung einer Kalziumantagonisten-Dauertherapie auf β-Blocker (lebensbedrohliche Hyperkaliämien nach Dantrolengabe unter Kalziumantagonistentherapie!)
- Absetzen und Verzicht auf Neuroleptika (Haloperidol, DHB) aufgrund differentialdiagnostischer Gründe und Beeinflußung des In-vitro-Kontraktur-Tests
- präoperativ Bestimmung der Transaminasen und des CK-Wertes bei MH-Verdacht als Verlaufskontrolle

Narkoseführung

- **Regional- und Lokalanästhesie** (Anästhesieverfahren der 1.Wahl zur Muskelbiopsie), z.B. SPA / PDA, Plexusanästhesie der oberen Extremität oder 3-in-1-Block (ggf. in Kombination mit einer Infiltrationsanästhesie des N. cutaneus femoris lateralis)
- **triggerfreie Allgemeinanästhesie** (bevorzugt bei Kindern < 10 Jahren). Als **sichere Substanzen** gelten: Barbiturate, Propofol, Benzodiazepine, Opioide, Lachgas und nichtdepolarisierende Muskelrelaxanzien
- die **prophylaktische** intravenöse Gabe von **Dantrolen** (2,5 mg/kg) 45 min vor Op.-Beginn wird gegenwärtig in Europa **nicht mehr empfohlen**! → Hackl konnte 1990 anhand von 30 Fällen aufzeigen, daß auch ohne Dantrolenprophylaxe bei Patienten mit MH eine sichere Anästhesie durchgeführt werden kann. Ording aus Kopenhagen führte bei 119 MH-disponierten Patienten komplikationslose triggerfreie Anästhesien durch.
Die prophylaktische Dantrolengabe im Rahmen einer **Muskelbiopsiegewinnung** führt sogar zu einer negativen Beeinflußung des Kontrakturtests! Die Inzidenz der MH bei Disposition während/nach triggerfreier Narkose lag in einer kanadischen Studie bei 0,6%
- Bereitstellung einer sofort verfügbaren und **ausreichenden Dantrolenmenge** im Falle einer MH-Krise (> 36 Flaschen à 20 mg am Ort der Anästhesieausführung → keine Lagerung in der Zentralapotheke, keine Kooperation mit benachbarten Krankenhäusern). Bereitstellung eines **State-of-the-art-Monitoring** (EKG, MAP, S_aO_2, $p_{et}CO_2$, Temperatur, ggf. arterielle oder venöse BGA)
- Einsatz eines **Narkosegeräts, das nicht mit volatilen Anästhetika kontaminiert ist** → Verdampfer muß entfernt sein. Ist kein Gerät vorhanden: 10minütige Spülung eines mit Halothan kontaminierten Gerätes mit 10-12 l/min O_2 reduziert die Konzentration des volatilen Anästhetikums auf < 1 ppm → am sichersten ist die Verwendung eines Intensiv-Beatmungsgerätes
- Bereitstellung von kalten Infusionslösungen und Cool-Pack's

> **!** Die **Kapnometrie** ist sowohl für die Früh- als auch die Differentialdiagnose das entscheidende Monitoring und bei Patienten mit Disposition zur MH **unverzichtbar**!

Differentialdiagnose MH

Eine ganze Reihe von Ursachen kann zu einem perioperativen Temperaturanstieg, Tachykardie, Arrhythmien führen. Hierzu gehören:
- pyrogene Substanzen / Endotoxine
- allergische Reaktionen auf Medikamente oder Bluttransfusionen (Histaminausschüttung)
- Atropin in der Prämedikation
- Schädel-Hirn-Trauma

- endokrine Störungen, z.B. bedingt durch Phäochromozytom und Thyreotoxikose, Porphyrie
- Überwärmung, besonders von Neugeborenen
- fehlerhafte Geräte, z.B. Befeuchter, Absorber, überheizte Wärmematte
- Hypoxie (Brochospasmus, einseitige Intubation, Lungenembolie)
- flache Anästhesieführung
- Hypovolämie
- Kokainintoxikation
- simultane Gabe von MAO-Hemmern und Pethidin
- Serotoninsyndrome
- malignes neuroleptisches Syndrom (MNS)

Hot-Line für MH-Notfälle
Klinik für Anästhesie und operative Intensivmedizin, Städtisches Krankenhaus Heilbronn,„Rund um die Uhr"-Informationsdienst.
Am Gesundbrunnen 20, D-74024 Heilbronn, Tel. 07131-482050, Fax 07131910849

Internet-Adressen
http://www.emhg.org. (Europäische MH-Gesellschaft)
http://www.smhv.ch (Schweizerische MH-Gesellschaft)
http://www.mhaus.org (Amerikanische MH-Gesellschaft)
http://web.idirect.com/~mha/mhome.html (Kanadische MH-Gesellschaft)

39 Porphyrie

Definition

- Porphyrien sind **genetisch bedingte Defekte** im Porphyrinstoffwechsel (Hämbiosythese)
- für die Anästhesie relevant sind nur die akuten hepatischen Formen:
  1. **akut intermittierende Porphyrie** → Enzym: Uroporphyrinogen-I-Synthetase-Defekt (= Phorphobilinogen-Deaminase) [1: 50.000 in Skandinavien]
  2. **hereditäre Koproporphyrie** → Enzym: Koproporphyrinogen-Oxidase-Defekt
  3. **Porphyria variegata** (vorwiegend in Südafrika: 1:300) → Enzym: Protoporphyrinogen-Oxidase-Defekt
- die chronischen kutanen Porphyrien wie z. B. die Porphyria cutanea tarda sind primär für den Dermatologen von Interesse

Ätiologie und Pathogenese

- die hepatischen Porpyhrien werden **autosomal dominant** vererbt
- die klinischen Symptome der Porphyrie beruhen auf einer **Akkumulation der Porphyrinpräkursoren δ-Aminolävulinsäure und Porphobilinogen**, die zu einer **Stimulation präsynaptischer GABA-Rezeptoren** führen können
- **akute Schübe** können durch **Alkohol, Streß, Fieber, Sexualhormone oder Fasten** ausgelöst werden. Insbesondere kommen jedoch **Medikamente** wie Barbiturate, Sulfonamide und Griseofulvin, Phenytoin, Lidocain, Furosemid, Metoclopramid, Diclofenac und andere als Auslöser in Frage
- bei akuter hepatischer Porphyrie kann durch inadäquate Anästhetikagabe (z. B. Barbiturate) die latente Phase der Erkrankung in einen akuten Schub mit einer Letalität von bis zu 30% übergehen

Symptome

- ein solcher **akuter Schub** ist charakterisiert durch **akute abdominelle Schmerzen** (bedingt durch die autonome Neuropathie), Übelkeit und Erbrechen, **Verwirrungszustände, Psychosen, Krampfanfälle**, motorische Neuropathien und **Hypotension in Kombination mit Tachykardie und Schwitzen**
- die **akut intermittierende** Porphyrie läßt sich in ihrer latenten Phase durch die Bestimmung der **Aminolävulinsäure im Urin** erkennen, die **Porphyria variegata** wird durch die charakteristischen **fäkalen Porphyrine** diagnostiziert

Anästhesiologisches Management

Beurteilung und Prämedikation

- die Diagnose der Porphyrie wurde in der Regel bereits vorher gestellt. Es muß sichergestellt werden, daß eine Narkose absolut notwendig ist. Porphyrine im Urin lassen sich nur während eines akuten Schubes nachweisen. Als Prämedikation zur Streßreduktion kommt z. B. Promethazin in Frage
- die Vorgehensweise beim akuten Schub beinhaltet die Gabe von Kohlenhydraten (400 g/Tag) und ggf. Häm-Arginat (Normosang) → Feedback-Hemmung der ALA-Synthetase, β-Blockern (Propranolol), Analgetika und Flüssigkeit

▶ **Grundsatz:** Vermeide Medikamente, die einer Phase-I-Metabolisierung (Hydroxylierung, Oxydierung) unterliegen und bevorzuge Substanzen, die z. B. nur glukuronidiert werden!

Anästhesiedurchführung

- die Durchführung einer **Regionalanästhesie** reduziert das Risiko der Gabe einer Triggersubstanz. **Bupivacain und Prilocain** gelten als wahrscheinlich sichere Substanzen, **kein Mepivacain (Scandicain), kein Lidocain (Xylocain)**
- im Falle einer Allgemeinanästhesie, müssen Thiopental und andere Barbiturate unbedingt vermieden werden

> **! Sichere Substanzen:**
> - **Analgetika:** Morphin, Fentanyl, Buprenorphin, Paracetamol, Acetylsalicylsäure, Ibuprofen
> - **Einleitungsanästhetika:** Propofol, ggf. Ketamin
> - **Inhalationsanästhetika:** Lachgas, ggf. Isofluran, kein Enfluran oder Halothan
> - **Muskelrelaxanzien:** Succinylcholin, Vecuronium
> - **Psychotrope Substanzen:** Dehydrobenzperidol
> - **Andere:** Atropin, Neostigmin, Propranolol, Penicilline, Cephalosporine, Oxytocin, Etacrynsäure (kein Furosemid!)

Postoperativ

- besonderes Augenmerk sollte postoperativ auf eine **suffiziente Analgesie** gerichtet werden, da schmerzbedingter Streß schubauslösend wirken kann. Falls ein solcher Schub auftreten sollte, muß der Patient auf die Intensivstation verlegt werden, wo eine Beatmungstherapie erforderlich werden kann

Medikamentenliste bei Porphyrie
[Mod. nach Harrisson GG, Meissner PN, Rift RJ (1993) Anaesthesia for porphyric patients. Anaesthesia 48: 417–421]

„Sicher" (kein Risiko)	„Wahrscheinlich sicher" (niedriges Risiko)	„Unsicher" (hohes Risiko)
Injektionsanästhetika		
Propofol, Chloralhydrat, Midazolam	Ketamin, Diazepam →	Barbiturate, Clonazepam, Flunitrazepam, Etomidat
Analgetika		
Morphin, Fentanyl, Remifentanil?, Buprenorphin, Kodein, Paracetamol, Acetylsalicylsäure, Indometacin, Ibuprofen	Pethidin, Alfentanil, Sufentanil	Pentazocin, Diclofenac
Muskelrelaxanzien, Parasympathomimetika, Anticholinergika		
Succinylcholin, Vecuronium, Atropin, Neostigmin	Atracurium, Cis-Atracurium	Pancuronium
Inhalationsanästhetika		
Lachgas, Diäthyläther	Halothan, Sevofluran, Desfluran → ← Isofluran	Enfluran
Lokalanästhetika		
Procain	← Bupivacain, Prilocain,	Lidocain, Mepivacin
Neuroleptika		
DHB, Prometazin		
Antibiotika		
Penicilline, Cephalosporine	Chloramphenicol, Tetrazykline	Sulfonamide, Erythromycin, Griseofulvin
Kardiaka, Sympathomimetika		
β-Blocker (Labetalol, Propranolol), Digoxin, Nitroglycerin, Nitroprussid, Adrenalin, Dopamin	Bretylium	Nifedipin, Verapamil, Phenytoin, Clonidin, Methyldopa
Antiastmatika		
		Theophyllin
Diuretika		
Etacrynsäure, Osmofundin		Furosemid, Spironolacton
Hormone		
Glukokortikoide, Oxytocin, Thyroxin		Östrogene
Sonstige Medikamente, Substanzen		
Heparin, Dicumarol, Naloxon	Cimetidin, Metoclopramid	Danazol, Ergotalkaloide, Äthanol, Sulfonylharnstoffe

Komplikationen

40 Anästhesierisiko

Mortalität

Bei Angaben von Mortalitätszahlen sind folgende Aspekte zu berücksichtigen:
- Gesamtmortalität
- primär patientenbedingte Mortalität
- Operation als beitragender Faktor
- primär operationsbedingte Mortalität
- Anästhesie als beitragender Faktor
- primär anästhesiebedingte Mortalität

Gesamtmortalität und primär anästhesiebedingte Mortalität

	Gesamtmortalität	primär anästhesiebedingte Mortalität
Allgemeinchirurgie	6‰	0,07–0,09‰
Geburtshilfe	0,1–0,2‰	0,013–0,017‰ (6–12% der Todesfälle)

Patientenbedingte 7-Tage-Mortalität nach ASA-Klassifizierung

ASA I	ASA II	ASA III	ASA IV
0%	0,04%	0,6%	8%

Primär anästhesiebedingte Mortalität

vor 1960	1960	1970	1980	1995
0,4‰	0,2‰	0,1‰	0,08‰	0,05‰

Myokardischämie-Raten
- präoperativ: 25%
- intraoperativ: 20–75%
- postoperativ: 30–40%

▶ **Cave:** die meisten Myokardischämien verlaufen stumm und werden nicht registriert!

Komplikationen

Myokardinfarkt-Raten
- Allgemeinanästhesie: 0,1–0,7%
- Gefäßchirurgie: 1–15%

Perioperative Reinfarktrate bei nichtkardiochirurgischen Eingriffen

Zeitintervall nach Myokardinfarkt			Mortalität des	
0–3 Monate (%)	4–6 Monate (%)	> 6 Monate (%)	Reinfarktes (%)	Jahr
37	16	5	66	1972
27	11	4,1	69	1978
5,8	2,3	1–1,7	36	1983
4,3	4,7	5,7	23	1990

! Erhöhtes Risiko für perioperativen Myokardinkarkt bei Patienten mit: arterieller Hypertonie, Linksherzinsuffizienz, bekannter KHK, weniger als 6 Monate zurückliegendem Myokardinfarkt

41 Anaphylaktische Reaktion

Definitionen

- **Anaphylaktische Reaktion:** humorale Allergie vom Soforttyp (Typ I) durch präformierte, membranständige IgE-Antikörper, welche zur Freisetzung von Histamin und anderen Mediatoren führt
- **Anaphylaxie:** Maximalvariante einer akuten allergischen Reaktion
- **Anaphylaktoide Reaktion:** direkte, nichtantikörpervermittelte Reaktion des allergischen Substrates mit der Mastzelle etc. Es ist keine vorhergehende Exposition notwendig!
- Inzidenz schwerer anaphylaktoider Reaktionen während Narkose: 1:6000–1:28.000

Auslösende Agenzien (intraop.)

- Muskelrelaxanzien (ca. 60–70%)
  (pro 1 Mio. Anwendungen: Succinylcholin 38, Alcuronium 33, Atracurium 14, Vecuronium 14, Pancuronium 8)
- Latexallergie ist die zweithäufigste Ursache intraoperativer anaphylaktischer Reaktionen (ca. 18% → zunehmend)
- kolloidale Volumenersatzmittel (ca. 5%)
- Barbiturate, Antibiotika, Kontrastmittel, Protamin, Palakos
- Lösungsvermittler (Cremophor in Propanidid und Althesin, Propylenglykol im früheren Hypnomidate → Osmolalität 4900 mosm/kg ↑, Paraben in LA-Flaschen etc.)

Pathophysiologie

- nach Exposition mit bestimmten Fremdkörpern (auslösendes Agens) kommt es zur Bildung von IgE-Antikörpern, die sich an Mastzellen, basophilen Granulozyten, Endothelzellen und Thrombozyten binden. Durch Reexposition kommt es zur Freisetzung präformierter (z. B. Histamin) und neugenerierter Mediatoren (z. B. Leukotriene, PAF), welche letztlich zu den Symptomen einer anaphylaktischen Reaktion führen

- die eine allergische Reaktion auslösenden tertiären und quartären Stickstoffgruppen von Muskelrelaxanzien kommen auch bei anderen Substanzen (Kosmetika, Nahrungs- und Konservierungsmittel, Desinfektionsmittel,..) vor, sodaß dadurch eine Sensibilisierung durch kreuzreagierende Antikörper erfolgen kann

Präformierte Mediatoren
- **Histamin**
  die Wirkungen von Histamin werden über H_1- und H_2-Rezeptoren vermittelt

Wirkung auf H_1-Rezeptoren
$\Rightarrow$ Bronchokonstriktion
$\Rightarrow$ Konstriktion von Gefäßen > 80 µm, Dilatation von Gefäßen < 80 µm
$\Rightarrow$ Gefäßpermeabilitätszunahme
$\Rightarrow$ Koronararterienkonstriktion
- kurz: cholinerge Wirkung der H_1-Rezeptoren

Wirkung auf H_2-Rezeptoren (cAMP-Messenger-System)
$\Rightarrow$ Tachykardie
$\Rightarrow$ Gefäßpermeabilitätszunahme
$\Rightarrow$ Koronararteriendilatation
$\Rightarrow$ Zunahme der Myokardkontraktilität
$\Rightarrow$ Herzrhythmusstörungen
$\Rightarrow$ Bronchodilatation
$\Rightarrow$ erhöhte gastrale Säuresekretion
- kurz: β-vermittelte Wirkung der H_2-Rezeptoren

H_3-Rezeptoren in der Lunge und histaminergen Nervenendigungen im ZNS
$\Rightarrow$ Funktion bis jetzt unbekannt

- Proteasen (Tryptase, Chymase)
- neutrophiler chemotaktischer Faktor (NCF)

Neugenerierte Mediatoren
- PAF
- Prostaglandine E_2, I_2, $F_{2\alpha}$
- Thromboxan A_2
- Leukotriene C_4, D_4, E_4

Diagnostik

- der Nachweis einer stattgefunden allergischen Reaktion läßt sich nur durch Bestimmung der Plasmahistaminspiegel, das Abbauprodukt Methylhistamin im Urin oder Serumspiegel der Serinprotease Tryptase (HWZ ca. 2 h) stellen

Zur Identifizierung des Allergens stehen verschiedene Tests zur Verfügung
- Prick-Test, Scratch-Test, Intrakutan-Test
- ELISA
- RAST

Symptome

je nach Stadium (s. Tabelle Seite 576)

Therapie

Allgemeinmaßnahmen

- Stoppen der Allergenzufuhr
- O_2-Gabe (bzw. Beatmung mit F_iO_2 von 1,0)
- Volumengabe (500–2000 ml Vollelektrolytlösung oder HES 200-Präparate)
  ▶ Elektrolytlösungen können ein interstitielles Ödem begünstigen, Kolloide können selbst allergische Reaktionen auslösen

Medikamentöse Therapie

unter Berücksichtigung des Allergiestadiums

Katecholamine
Adrenalin (Suprarenin)
- Nutzung der α- und β-mimetischen Wirkung
  (α → Vasokonstriktion, antiödematöse Wirkung, $β_2$ → Bronchodilatation)
- Dosierung je nach Stadium und Wirkung:
  intrabronchial oder inhalativ (Adrenalin-Medihaler)
  oder 1:100 verdünnt 0,5 ml (5 μg)-weise oder kontinuierlich i.v., je nach Wirkung

Dopamin
- Nutzung der dosisabhängigen α- und β-mimetischen Wirkung. Bei einem mit Adrenalin vergleichbaren α-mimetischen Effekt geringere β-mimetische Wirkungen
- 3–7 μg/kg/min!
▶ der therapeutische Vorteil gegenüber Adrenalin ist bisher nur tierexperimentell erwiesen

Noradrenalin (Arterenol)
- Nutzung der α-mimetischen Wirkung
  (α → Vasokonstrtiktion, antiödematöse Wirkung)
- 1:10–1:100 verdünnt (1–100 μg) i.v., wenn mit Adrenalin kein Erfolg zu erzielen ist

Histaminrezeptorenblocker
H$_1$-Blocker
- Dimetinden (Fenistil): 0,1 mg/kg ≈ 1–2 Amp. à 4 mg (4 ml) langsam i.v.
- Clemastin (Tavegil): 0,05 mg/kg ≈ 1–2 Amp. à 2 mg (5 ml) langsam i.v.

H$_2$-Blocker
- Cimetidin (Tagamet): 5 mg/kg ≈ 2 Amp. à 200 mg (2 ml) mg i.v., schnellster Wirkungsbeginn aller H$_2$-Blocker, jedoch Enzymhemmung (Cytochrom P$_{450}$) und zentral wirksam
- ▶ **Merke:**
  Durch Blockierung nur eines Histaminrezeptors (H$_1$ oder H$_2$) kann nur mit einer unvollständigen Blockade der Histaminreaktion gerechnet werden. H$_1$-Blocker immer vor H$_2$-Blocker!

Glukokortikoide
- spezifischer Effekt: Hemmung der Phospholipase A$_2$ über Lipocortin → Leukotriene-Neusynthese ↓, Wirkung erst nach 1–2 h
- unspezifischer Effekt (nicht zweifelsfrei belegt): membranstabilisierend und gefäßabdichtend bereits nach 10–30 min. Hierbei ist die Anzahl der Moleküle und nicht die glukokortikoide Potenz entscheidend!
  z. B. präop.: Methylprednisolon (Urbason) 1 mg/kg p.o.
- Dosis je nach Stadium
  50–250–1000 mg Prednisolon (Solu-Decortin H) i.v. oder
  8–40–120 mg Dexamethason (Fortecortin) i.v.
- ▶ **Cave:** langsam spritzen oder als Kurzinfusion über mind. 5 min!
  Bolusgabe selbst kann Histamin freisetzen!

Theophyllin
- bei schwerer Bronchospastik, die auf β-Mimetika und Kortikoide nicht anspricht
- initial 5 mg/kg i.v., anschließend 0,2–0,8 mg/kg/h (s. S. 530)

▶ **kein Kalzium im Schock**
  - Zellschaden nimmt zu, Myokardkontraktur, irreversibles Kammerflimmern

Prophylaktische Maßnahmen

- aufgrund der Dosisabhängigkeit der unspezifischen Histaminfreisetzung sind **Dosisreduktion** und **langsame Injektion** über 30–60 s wirkungsvolle Maßnahmen zur Verminderung lokaler oder systemischer Histaminwirkungen
- die prophylaktische Gabe von Antihistaminika und Kortikosteroide reduziert ebenfalls die freigesetzte Menge von Histamin. Echte allergische Reaktionen werden weder durch eine langsame Injektion noch durch eine Rezeptorblockade mit Antihistaminika beeinflußt

Medikamentöse Prämedikation bei anaphylaktischer Prädisposition

Antihistaminika (H_1/H_2-Antagonisten), Kortikosteroide

Vorabend:
- Dimetinden (Fenistil) 2 Tbl. à 1 mg oder 1 Ret. Kps. à 2,5 mg und
- Cimetidin (Tagamet) 1 Kps. à 200 oder 400 mg und
- Prednisolon (Decortin H) 1 Tbl. à 50 mg

morgens:
- Dimetinden (Fenistil) 2 Tbl. à 1 mg oder 1 Ret.Kps. à 2,5 mg und
- Cimetidin (Tagamet) 1 Kps. à 200 oder 400 mg und
- Prednisolon (Decortin H) 1 Tbl. à 50 mg

oder vor Einleitung:
- Dimetinden (Fenistil) 0,1 mg/kg ≈ 2 Amp. à 4 mg als Kurzinfusion und
- Cimetidin (Tagamet) 5 mg/kg ≈ 2 Amp. à 200 mg i.v. und
- Prednisolon (Solu-Decortin H) 100–250 mg i.v.

Prophylaktische Gabe empfohlen bei
- Patienten mit anamnestischer Überempfindlichkeit gegenüber Kontrastmittel (10,9% Rezidivrate für schwere Reaktionen) und i.v.-Anästhetika
- Patienten mit allergischer Diathese (15,1% Rezidivrate für schwere Reaktionen beim Asthmatiker)
- bei erhöhtem Plasmahistaminspiegel wie z. B. nach Chemonukleolyse mit Chymopapain bei Bandscheibenvorfall
- während spezieller chirurgischer Eingriffe (Verwendung von Palakos, Operation am Pankreas, nekrot. Gallenblase, Ösophagus, Lunge, Dickdarm), EK-Gabe älteren Datums

Latexallergie

- Latex besteht aus Isoprenmolekülen, welche durch den sogenannten „rubber elongation factor" zu Polyisopren (Naturkautschuk) und anschließend künstlich durch Erhitzen mit Schwefel zu Gummi verarbeitet wird (Vulkanisation)
- 60% der Latexallergien sind Typ-I-Reaktionen und 40% Typ-IV-Reaktionen nach Coombs und Gells
  bei Typ I: Freisetzung von Histamin (> 1 ng/ml) mit Spitzenspiegel schon nach 5–15 min, gelegentlich erst nach 3–8 h
- Reaktion meist beim primären Austasten der Bauchhöhle mit Latexhandschuhen
- ▶ **Cave:** medizinisches Personal hat hohe Sensibilisierungsrate bezüglich Antibiotika oder Latexderivate (-24% bei atopisch veranlagten Patienten, 11% der Zahnärzte oder 30–40% der Patienten mit Spina bifida)

Stadien, Symptome und Therapie anaphylaktischer und anaphylaktoider Reaktionen

Stadium	0	I	II	III	IV
Symptome	lokal begrenzte kutane Reaktion (Quaddeln)	Leichte Allgemeinreaktion disseminierte kutane Reaktionen (Flush, Puritus, generalisierte Urtikaria) Schleinhautreaktionen, Ödeme (Nase, Konjunktivitis) Allgemeinreaktion (Kopfschmerz, Unruhe, Erbrechen)	Ausgeprägte Allgemeinreaktion (pulmonale und/oder kardiovaskuläre Reaktion) Kreislaufdysregulation (Tachykardie, Blutdruckabfall, Rhythmusstörungen) Quincke-Ödem, Kehlkopfödem, Dyspnoe, beginnender Bronchospasmus, Stuhl-Harndrang	Bedrohliche Allgemeinreaktion Schock, Bronchospasmus, Bewußtseinstrübung, -verlust	Vitales Organversagen Atem- und Herz-Kreislauf-Stillstand
Allgemeine Therapie	Stoppen der Allergenzufuhr, Beruhigung evtl. i.v.-Zugang	Stoppen der Allergenzufuhr Beruhigung O$_2$-Gabe i.v.-Zugang Volumengabe (500 ml)	Stoppen der Allergenzufuhr O$_2$-Gabe, rechtzeitige Beatmung i.v.-Zugang Volumengabe (500–1000 ml)	Stoppen der Allergenzufuhr Beatmung mit 100% Sauerstoff i.v.-Zugang Volumengabe (1000–2000 ml)	Stoppen der Allergenzufuhr Beatmung mit 100% Sauerstoff i.v.-Zugang Volumengabe (2000–3000 ml)

Stadien, Symptome und Therapie anaphylaktischer und anaphylaktoider Reaktionen (Fortsetzung)

Stadium	0	I	II	III	IV
Spezielle Therapie			**Katecholamine** Adrenalin-Medihaler inhalativ oder Adrenalin (Suprarenin) 1:100 verdünnt 0,5–5 ml (5–50 µg) i.v. je nach Wirkung	**Katecholamine** Adrenalin-Medihaler inhalativ oder Adrenalin (Suprarenin) 1:100 verdünnt 0,5–5 ml (5–50 µg) i.v. je nach Wirkung **Dopamin** 3–7 µg/kg/min Noradrenalin (Arterenol) 1:10–1:100 verdünnt (10–50 µg) i.v, wenn Adrenalin unzureichend	**Katecholamine** Adrenalin (Suprarenin) 1:10–1:100 verdünnt 1–10 ml (10–1000 µg) i.v. je nach Wirkung Noradrenalin (Arterenol) 1:10–1:100 verdünnt (10–50 µg) i.v, wenn Adrenalin unzureichend
				Kortikosteroide Solu-Decortin 500–1000 mg i.v. od. Fortecortin 80–120 mg i.v.	Solu-Decortin 1000 mg i.v. od. Fortecortin 120 mg i.v.
Kortikosteroide		Kortikosteroide Solu-Decortin 50–250 mg i.v. od. Fortecortin 8–40 mg i.v.	Kortikosteroide Solu-Decortin 250–500 mg i.v. od. Fortecortin 40–80 mg i.v.		
	evtl. Antihistaminika	Antihistaminika je 1–2 Amp. i.v. H$_1$: Fenistil (0,1 mg/kg) H$_2$: Tagamet (5 mg/kg) besonders bei allerg. Disposition oder zu erwarteter Progredienz	Antihistaminika je 1–2 Amp. i.v. H$_1$: Fenistil (0,1 mg/kg) H$_2$: Tagamet (5 mg/kg) **β$_2$-Mimetika** Dosieraerosole (Terbutalin, Fenoterol, Salbutamol) **Theophyllin** Euphylong 0,2–0,4 g i.v. (5 mg/kg)	Antihistaminika je 1–2 Amp. i.v. H$_1$: Fenistil (0,1 mg/kg) H$_2$: Tagamet (5 mg/kg) **Vasopressorgabe** (Akrinor, Effortil, Arterenol) **Theophyllin** Euphylong 0,2–0,4 g i.v. (5 mg/kg)	Antihistaminika je 1–2 Amp. i.v. H$_1$: Fenistil (0,1 mg/kg) H$_2$: Tagamet (5 mg/kg) **Allgemeine Reanimation** A–B–C-Regel

- **Kreuzreaktion** mit Kastanien und Bananen möglich!
- **Risikofaktoren**
  - Spina bifida (60% dieser Patientengruppe)
  - berufliche Latexexposition, medizinisches Personal
  - Allergiker, Asthmatiker
  - bestehende bekannte Nahrungsmittelallergie
  - multiple Medikamentenallergien
  - Patienten mit chronischen Erkrankungen und Zustand nach rezidivierenden Katheteranlagen
▶ nach einer neueren Untersuchung von Brown et al. weisen in zunehmendem Umfang ca. 12,5% aller Anästhesisten eine Latexallergie und 24% eine Kontaktdermatitis auf
▶ bei der Latexallergie weisen jedoch nur 2,4% klinisch Symptome auf und ca. 10% **keine Symptome** bei nachweisbaren IgE-Antikörpern. → Eine Vermeidung von Latexpartikeln kann eine zukünftige klinische Latexallergie in diesen besonderen Fällen vermeiden helfen! Auf jeden Fall sollte die aerogene Sensibilisierung durch an Handschuhpuder haftenden Latexpartikeln vermieden werden

42 Aspiration

Definition: Eindringen von Fremdkörpern in die Trachea
Inzidenz: ≈ 1:3200 bei Allgemeinanästhesien
(1:900 bei Notfalleingriffen, 1:4000 bei Elektiveingriffen)
nur ca. $^1/_3$ davon wird symptomatisch,
≈ 10% benötigen eine Beatmung > 24 h, 4,5% entwickeln ein ARDS
Mortalität: war in den letzten 4 Jahrzehnten konstant
1946 nach Mendelson **3%** und
1993 nach Warner **4,5%**
⇒ 1–3 Todesfälle/100000 Anästhesien

Zeitpunkt der Aspiration
- ≈ $^1/_3$ präoperativ (bei Laryngoskopie)
- ≈ $^1/_3$ postoperativ (bei Extubation)
- ≈ $^1/_4$ intraoperativ (stille Aspiration)
- außerhalb des OP-Saales wird die Aspirationsinzidenz mit 1:25 angegeben

Nachweis einer Aspiration
- saurer pH des abgesaugten Trachealsekretes
- Nachweis einer **Glukosekonzentration** >20 mg/dl im Trachealsekret nach vorangegangener Sondenernährung

Symptome
- 71% Husten, Giemen, Brummen, Zyanose, RR ↓, Tachykardie, Dyspnoe, Tachypnoe bei Spontanatmung
- 50% Infiltratnachweis im Thoraxröntgen (oft erst nach Stunden erkennbar)
- 42% S_aO_2-Abfall > 10%
- 22% Entwicklung eines ARDS

> **! Merke:** Postoperative Beobachtung, da es in den nächsten Stunden (mit Maximum 4–6 h) zu einer pulmonalen Verschlechterung kommen kann

Auswirkungen

- **mechanische Verlegung** der oberen Luftwege durch Nahrungspartikel
- **Mendelson-Syndrom** (1946): Aspiration von saurem Magensaft (chemische Pneumonitis)

- **Aspirationspneumonie** bei Aspiration von saurem Magensaft mit Volumina > 0,4 ml/kg (> 25 ml, in neueren Arbeiten > 0,8 ml/kg) und einem pH-Wert von < 2,5
▶ abzugrenzen von der **chemischen Pneumonitis** ist die sekundäre Aspirationspneumonie

Therapie

- sofortiges blindes Absaugen vor der ersten Beatmung
- Intubation + endotracheal Absaugen
- **keine** blinde Lavage!
- evtl. Bronchoskopie
  nur bei festen Partikeln und Obstruktion indiziert und zur Diagnosesicherung (sonst meistens ineffektive Maßnahme, da das Aspirat sich sofort auf der Trachealschleimhaut verteilt)
- Bronchiallavage nur bronchoskopisch und nur wenn feste Teile mitaspiriert (nicht bei reinem Magensaft → Streuung)
- pH-Bestimmung des Aspirats (falls möglich)
- bei Bronchospasmus: Bronchodilatanzien (Euphylong, Bricanyl)
- ggf. Antibiotikagabe:
  - nicht bei asymptomatischer Aspiration
  - zurückhaltend bei Patienten, die noch nicht lange hospitalisiert sind (erst nach 3–4 Tagen Verlust der physiologischen Rachenflora durch typische gramnegative Krankenhausflora), d. h. Patienten von „zu Hause" eher keine Antibiotikaprophylaxe
  - sichere Aspiration und Symptomatik:
    2. Gen. Cephalosporin (Zinacef, Spizef) + Metronidazol (Clont) oder
    3. Gen. Cephalosporin (Rocephin, Claforan) + Clindamycin (Sobelin) oder Ureidopenicillin mit Betalactamase-Inhibitor (Tazobac)
  - bei Aspiration von Darminhalt:
    Carbapenem (Zienam, Meronem) + Metronidazol (Clont)
- Blutgasanalyse
- Thoraxröntgen
- Überwachung mind. 4–6 h
- Beatmung nicht immer notwendig (im Zweifelsfall „ja")
- wenn Beatmung notwendig, dann nach den Prinzipien des Innsbrucker Stufenschemas

> **! Anmerkung:**
> Untersuchung bei Kindern zeigt konstante pH-Werte des Magensafts mit zunehmender Nüchternzeit bei leicht abnehmendem Magensaftvolumen 1,1 ml/kg (0–4 h); 0,51 ml/kg (4–8 h); 0,28 ml/kg (> 8 h)

Prophylaktische Maßnahmen

- präoperative Nüchternheit (bei Elektiveingriffen > 6 h)
- evtl. Magensonde schon auf Station (z. B. bei Ileus)
- medikamentöse Prophylaxe
- „rapid sequence induction" (Ileuseinleitung)
- evtl. Ballonmagensonde (Aspisafe)

Medikamentöse Prophylaxe bei aspirationsgefährdeten Patienten

am Vorabend:
- Ranitidin (Zantic) 300 mg p.o. oder
- Cimetidin (Tagamet) 400 mg p.o.

45 min präop.:
- Ranitidin (Zantic) 150 mg (3 Amp. à 50 mg) als Kurzinfusion oder
- Cimetidin (Tagamet) 1–2 Amp. à 200 mg (5 mg/kg) als Kurzinfusion

mind. 20 min präop.:
- Metoclopramid (Paspertin) 1 Amp. à 10 mg i.v.

5-10 min präop.: ab 20. SSW
- 3 Kps. Na-Citrat (0,3 molar) = 30 ml oder
- 2,65 g Na-Citrat-Pulver in 20 ml Wasser lösen und p.o.

H_2-Blocker (Zantic, Tagamet)
- Hemmung der Pentagastrin-vermittelten Säuresekretion bzw. der basalen nächtlichen und der Histamin-vermittelten Sekretion, d. h. bei 85–90% der Patienten steigt der pH des Magensaftes über die kritische Grenze von 2,5. Eine Reduktion des Magensaftvolumens ist nur bei vorabendlicher und morgendlicher Applikation erreichbar!
- Wirkdauer bei Cimetidin: 60–120 min

Metoclopramid (Paspertin)
- Erhöhung der gastralen Peristaltik und des unteren Ösophagusverschlußdruckes
- **Kontraindikation:** obstruktiver Ileus, Kinder < 10 Jahren (Parkinsonoid und Akinetosen), manifester Parkinsonismus

Natriumcitrat (Na-Citrat)
- hohe Konzentration (0,3 molar) und Volumen (20–30 ml) für gute Wirkung notwendig! Ebenso wie Timing (mindesten 5, besser 10 min vor Narkoseeinleitung) ⇒ pH ↑ > 2,5, wenn Magensaftvolumen < 250 ml
- Wirkungsdauer: maximal 60 min
- ▶ **Cave:** Versagerquote (pH weiter < 3,0) von 17%

Protonenpumpenblocker (Antra)
- die einmalige vorabendliche Gabe von Omeprazol (Antra) (bis 80 mg p.o.) kann infolge eines hohen Anteils an Non-respondern (bis 35%) zur Aspirationsprophylaxe nicht empfohlen werden!

„rapid sequence induction" (Ileuseinleitung)

Indikation
- nichtnüchterner Patient (Verdacht auf akutes Abdomen, traumatisierte Patienten)
- Ileus, obere gastrointestinale Blutung, Magenatonie, Pylorusstenose, Hiatushernie, Refluxösophagitis, Ösophagusdivertikel, Ösophagusatresie, aufgetriebener Bauch
- Schwangere ab 2. Trimenon
- alkoholisierte, komatöse sowie intoxikierte Patienten
- Urämie
- Patient mit Hirndruck
- manifeste Hypothyreose

Vorgehen
- i.v.-Zugang
- **Magensonde** legen und absaugen
- Magensonde zurückziehen oder ganz entfernen
- Oberkörper hochlagern
- evtl. 2,5–5 mg DHB i.v. (antiemetisch)
- 5–10 min **präoxygenieren** mit hohem Flow
- präcurarisieren
- Sauger laufend bereithalten
- **Krikoiddruck** durch Helfer (Sellick-Handgriff)
- Injektionsanästhetikum und Succinylcholin bzw. Rocuronium rasch nacheinander i.v.
- **keine Zwischenbeatmung** (Vermeidung von gastraler Luftinsufflation bei der Maskenbeatmung ⇒ Gefahr der Magenüberblähung mit Regurgitation)
- immer **mit Führungsstab** unter Krikoiddruck intubieren und sofort blocken

Ballonmagensonde (Aspisafe)

- spezielle Magensonde der Firma Braun (Aspisafe) mit aufblasbarem Ballon zur Anwendung der kontrollierten Kardiaokklusion
- geht auf die 1903 von Kausch vorgestellte Kardiaabschlußsonde zurück
- Kontraindikation für den Einsatz: Hiatusgleithernie, Magentumoren

43 Herzrhythmusstörungen

Differentialdiagnose und Therapie

Bradykarde Rhythmusstörungen

- Frequenz < 60/min, kritische Grenze < 40/min

1. Sinusbradykardie

- Frequenz < 60/min regelmäßig

Ursachen
- physiologisch im Schlaf, Sportler
- ↑ Vagotonus (reflektorisch bei Karotisdruck, ↑ Liquordruck)
- toxisch: Digitalis, β-Blocker, Chinidin
- Sick-sinus-Syndrom

Therapie
- Digitalispause bei ↑ Digitalisspiegel
- Atropin 0,5–1 mg i.v.
- evtl. Orciprenalin (Alupent) 0,5 mg (1:10 verdünnt, 5–10 ml)

2. Sick-Sinus-Syndrom: Bradykardie-Tachykardie
(isoliert oder kombiniert)

a) Sinusbradykardie
b) SA-Block
c) Sinusstillstand
d) SVES mit Tachykardie
e) Vorhofflimmern

Diagnose
- Sinusknotenerholungszeit nach Vorhofstimulation verlängert
- unzureichender Frequenzanstieg nach Atropin; Belastungs-EKG ⇒ Frequenz ↑

Ursache
- ischämische/rheumatische Herzerkrankung

Therapie
- Grunderkrankung
- Schrittmacher bei Symptomen (Schwindel, Synkopen)

3. Reizleitungsstörungen (SA-/AV-Block)

Ursache
- Digitalis oder andere Antiarrhythmika, KHK, Herzinfarkt, Myokarditis

SA-/AV-Block Grad I
EKG: • PQ konstant verlängert > 0,2 s (SA-Block nicht zu sehen)

Therapie
- Digitalisspiegel überprüfen
- Grunderkrankung

SA-/AV-Block Grad II
Typ Wenckebach (I)
EKG: • PQ wird länger, bis eine Überleitung ausfällt

Therapie
- Digitalisspiegel überprüfen
- Atropin 0,5–1 mg i.v.
- evtl. Orciprenalin (Alupent) 0,5 mg i.v. (1:10 verdünnt, 5–10 ml)

Typ Mobitz (II)
EKG: • fixiertes Blockverhältnis 2:1/3:1, PQ konstant (normal oder verlängert)

Therapie
- Digitalis überprüfen
- Schrittmacher
- Atropin 0,5–1 mg i.v.
- evtl. Orciprenalin (Alupent) 0,5 mg (1:10 verdünnt, 5–10 ml)

SA-/AV-Block Grad III (totaler SA-/AV-Block)
Frequenz
- < 40/min Kammerrhythmus
- 40–60/min Knotenrhythmus
- evtl. Adam-Stokes-Anfall, wenn lange Zeit bis Ersatzrhythmus

Therapie
- Schrittmacher

- ggf. Orciprenalin (Alupent) 0,5 mg i.v. (1:10 verdünnt, 5–10 ml)
- Reanimation

Tachykarde Rhythmusstörungen

1. Sinustachykardie

- Frequenz > 90/min (120–140/min), kritische Grenze > 170/min

EKG: • normale P-Welle, PQ normal

Ursachen
- physiologisch: Kinder, körperliche/seelische Belastung
- regulatorisch: RR ↓, Fieber, Anämie, Herzinsuffizienz
- toxisch: Atropin, Kaffee (Coffein), Nikotin, Hyperthyreose

Therapie
- Ursache suchen und beseitigen
- selten Verapamil (Isoptin) 5–10 mg i.v.
- oder β-Blocker: Esmolol (Brevibloc), Metoprolol (Lopresor, Beloc)

2. Paroxysmale supraventrikuläre Tachykardie

- Frequenz 160–220/min (über Minuten bis Stunden)

EKG: • P-Welle nicht immer eindeutig sichtbar
  - QRS normal oder funktioneller Schenkelblock meist RSB (evtl. Rückbildungsstörungen)
  - **DD:** Kammertachykardie

Ursachen
- vegetativ labile Patienten, kongenitale Anomalie (WPW-, LGL-Syndrom)
- Herzerkrankungen (KHK, Infarkt, Myokarditis)

Therapie
- nur bei klinischer Symptomatik
- Vagusreiz (einseitiger Karotisdruck, kalte Getränke, Valsalva-Preßversuch)
- Verapamil (Isoptin) 5 mg langsam i.v., (**Cave:** RR ↓)
- Digitalis bei Herzinsuffizienz (z. B. 0,4 mg Novodigal)
- selten β-Blocker: Esmolol (Brevibloc) 0,5 mg/kg i.v. oder Ajmalin (Gilurytmal) 50 mg langsam i.v. unter EKG-Kontrolle
- Adenosin (Adrekar) 3–6 mg schnell i.v.
- ▶ Ajmalin besonders bei WPW-Syndrom
  kein Verapamil, wenn unklar, ob supraventrikuläre oder ventrikuläre Tachykardie

3. Vorhoftachykardie mit Block

EKG:
- P-Welle deformiert im Gegensatz zu Vorhofflattern isoelektrisch zw. P-Wellen
- wechselnde AV-Überleitungsstörungen 2:1/3:1/totaler AV-Block

Ursache
- meist Digitalis induziert! (evtl. gleichzeitig $K^+ \downarrow$)

Therapie
- Digitalispause (evtl. K^+ auf hochnormale Werte bringen)
- Phenhydan, Zentropil (Phenytoin) 100–150 mg i.v. bei Digitalisüberdosierung
- Digitalis, wenn nicht dadurch ausgelöst

4. Vorhofflattern, Vorhofflimmern

Vorhofflattern: Frequenz: 220–350/min
EKG:
- P-Wellen sägezahnartig

Vorhofflimmern: Frequenz: > 350/min
EKG:
- grobe Flimmerwellen, absolute Arrhythmie

Ursachen
- Mitralvitien, KHK bes. Infarkt, dilatative Kardiomyopathie
- Hyperthyreose, Sick-Sinus-Syndrom

Therapie
1. Frequenzsenkung:
   - Digitalis i.v. (bis 1,6 mg Novodigal/24 h)
   - ▶ **Cave:** Vorhofflattern ohne Digitalisierung (Gefahr der 1:1-Überleitung)
   - oder Verapamil (Isoptin) 5–10 mg i.v
     oder Diltiazem (Dilzem) 25–50 mg i.v.
   - selten β-Blocker (**Cave:** Herzinsuffizienz)
2. Regularisierung:
   - Chinidin-Testdosis 0,2 mg p.o. (Allergie), dann 2,0 mg/Tag
   - oder Propafenon (Rytmonorm) 0,5–1 mg/kg i.v. über 3–5 min
   - evtl. Elektrokonversion
3. Rezidivprophylaxe:
   - 2/3 der Rhythmisierungsdosis für 6 Wo., dann reduziere
   - bei reziidiv. Vorhofflimmern evtl. Dauerprophylaxe

5. Ventrikuläre Tachykardie (VT)

- Frequenz > 160/min

EKG:
- QRS verbreitert (schenkelblockartig),
- fehlende Zuordnung von P-Wellen + QRS-Komplex (AV-Dissoziation)

Ursachen
- meist bei vorgeschädigtem Herzen (KHK, Infarkt, Myokarditis u. a.)

Therapie
bei pulsloser VT
- sofortige Defibrillation (2–3 J/kg)

ansonsten Antiarrhythmika der Klasse Ib (Ia, III)
- Ib Lidocain (Xylocain) 100 mg i.v., ggf. wdh., dann Perfusor mit 2–4 mg/min oder
- Ib Mexiletin (Mexitil) 100–200 mg i.v. oder
- Ia Propafenon (Rytmonorm) 0,5–1 mg/kg i.v. oder
- III Amiodaron (Cordarex) 5 mg/kg i.v. über 20–120 min, dann weitere Aufsättigung mit ≈ 1 g/Tag
- ggf. Defibrillation

6. Kammerflattern, Kammerflimmern

- Kammerflattern Frequenz 180–250/min (Haarnadelkurve im EKG)
- Kammerflimmern Frequenz >250/min

Ursachen
- meist schwere Herzerkrankungen
  ↑ Risiko bei VES höherer Lown-Klassifizierung (Salven, R-auf-T-Phänomen)
- Stromunfall

Therapie
- Defibrillation (wenn nicht möglich, präkordialer Faustschlag)
  + Antiarrhythmika der Klasse Ib (Lidocain) oder III (Amiodaron)
- bei wiederholt erfolgloser Defibrillation ggf. Suprarenin (Adrenalin) 0,5–1 mg i.v.

Arrhythmien

1. Respiratorische Sinusarrhythmien

- Inspiration ↑, Exspiration ↓
- physiologisch bei jungen Patienten

2. Regellose Sinusarrhythmie

- atemunabhängig

Ursachen
- Sick-Sinus-Syndrom (Bradykardie und Tachykardie)
- ischämische Herzerkrankungen

Therapie
- Grunderkrankung
- ggf. Schrittmacher

3. Supraventrikuläre Extrasystolie

EKG:
- **Sinusknoten-ES:** P normal, PQ-Zeit normal, Post-ES-Intervall normal, QRS normal
- **Vorhof-ES:** P deformiert, PQ verlängert, Post-ES-Intervall verlängert
- **AV-Knoten-ES:** mit retrograder Vorhofserregung: P neg. (in II, III)
    - obere: P vor QRS-Komplex, PQ-Zeit verkürzt
    - mittlere: P im QRS-Komplex
    - untere: P nach QRS-Komplex

Ursachen
- KHK, Vitien mit vergrößerten Vorhöfen, Cor pulmonale
- Digitalis
- Hyperthyreose
- Elektrolytstörungen

Therapie
- Behandlung erst, wenn sie gehäuft auftreten, dann möglichst kausal
- Digitalis bei Herzinsuffizienz
- Antiarrhythmika der Klasse Ia (Chinidin, Propafenon)

4. Vorhofflimmern, Vorhofflattern

- s. tachykarde Rhythmusstörungen

5. Ventrikuläre Extrasystolie

EKG:
- QRS deformiert (außer bei Bündelstamm-ES)
- Post-ES: kompensatorische Pause, außer bei
    1. interpolierter VES (nur bei rel. Bradykardie, PQ-Zeit der Post-ES-Erregung ↑)
    2. VES mit retrograder Vorhoferregung (P hinter QRS, P neg. in II,III)

Einteilung nach Lown

Klasse		n : ES	
0	keine ES	1:1	Bigeminus
1	monotope ES < 30/h oder < 1/min	1:2	Trigeminus
2	monotope ES > 30/h oder > 1/min	2:1	2:1-Extrasystolie
3a	multiforme ES (= polytope ES)	n:1	vereinzelte ES
3b	Bigeminus	1:n	Salven
4a	Couplets (gekoppelte ES)		
4b	Salven (gehäuftes Auftreten)		
5	frühzeitig einfallende ES mit R-auf-T-Phänomen		

▶ ab Klasse 4 erhöhte Gefahr von Kammerflimmern

Ursachen
- KHK, Herzinsuffizienz, -infarkt, Myokarditis, Vitien, Hypertonie, Digitalis
- Halothan
- Elektrolytstörungen

Therapie
- monotope ES ohne Krankheitswert: keine Therapie
- monotope ES mit subjektiver Beeinträchtigung:
  mildes „Sedieren" (verbal/medikamentös)
- **ES bei Herzinsuffizienz:** Digitalisierung (Novodigal 0,4 mg i.v.)
- **ES bei Digitalisüberdosierung:**
  Digitalis absetzen, Phenytoin (Phenhydan) initial 125 mg i.v.
  K^+, wenn AV-Block
- **„maligne" ES: gehäufte (>5/min), Salven von ES, polymorphe ES oder frühein-fallende ES (R auf T):**
  Antiarrhythmika der Klasse Ib (Ia, III)
  Ib: Lidocain (Xylocain), Mexiletin (Mexitil)
  Ia: Propafenon (Rytmonorm)
  III: Amiodaron (Cordarex)
  zusätzlich: Magnesium (Magnesiocard) 1–2 Amp. i.v.

44 Hypothermie

Definition der Hypothermie

- Körperkerntemperatur < 35 °C (Meßmethoden s. Monitoring)

Steuerung der Körpertemperatur

Regulation der Körpertemperatur durch den **Hypothalamus** über den engen Bereich (36,5–37,5 °C Kerntemperatur) im Rahmen eines zirkadianen Rhythmus (± 1 °) und bei Frauen noch zyklusabhängig (± 0,5 °C)

Ursachen der Hypothermie

- operative Auskühlung des Patienten durch inadäquate Raumtemperatur und lange Op.-Zeiten, verstärkt durch Verdunstungskälte bei eröffneten Körperhöhlen, Konvektion und Wärmeleitung
- Insufflation von kalten Endoskopiegasen bei laparoskopischen Eingriffen
- Verlust des physiologischen Wärmeschutzes duch Verbrennungen
- Wärmeverluste bei extrakorporalen Kreisläufen (Plasmapherese, kontinuierliche Hämofiltration/Dialyseverfahren etc.)
- zerebrale Temperaturregulationsstörungen
- intravenöse Infusion von kalten Lösungen und Blutprodukten
- Wärmeverluste über den Respirationstrakt bei Beatmung mit kalten inspiratorischen Gasgemischen (besonders bei hohem Frischgasflow)
- durch das **Anästhesieverfahren und Anästhetika**
  - alle Anästhesieverfahren führen über ein **Umverteilungsphänomen** des Blutes vom Körperkern zur dilatierten Körperperipherie, zu einem Abfall der Kerntemperatur mit Maximum in der ersten Stunde (bis 0,8 °C/1 h, dann ca. 0,4 °C/in weiteren 2 h) → Abgabe der Wärme über die Haut via Strahlung und Konvektion
  - unter Allgemeinanästhesie fällt die Körperkerntemperatur ab der 3.–5. Anästhesiestunde meist nicht weiter ab → Wärmeverlust = Wärmeproduktion bzw. thermoregulatorische **Vasokonstriktion** der Peripherie → meist beginnende Fehlfunktion der Pulsoxymetrie

- im Vergleich zur Allgemeinanästhesie kommt es bei der Peridural- u. Spinalanästhesie zu einer kontinuierlichen Wärmeabgabe über den **gesamten Anästhesiezeitraum**
- neben dem Umverteilungsphänomen kommt es unter Allgemeinanästhesie zu einer Erhöhung der Temperaturschwelle für Schwitzen und Vasodilatation um ca. 1 °C und zu einer Erniedrigung der Schwelle für Shivering und Vasokonstriktion um ca. 3 °C
- die Erniedrigung der Schwelle für Shivering und Vasokonstriktion ist für Opioide und Propofol linear, d.h kontinuierliche Abnahme der Temperaturschwelle mit der Anästhetikakonzentration
- unter Anwendung von volatilen Anästhetika kommt es zu einer immer stärkeren Temperaturschwellenabnahme im höheren Konzentrationsbereich!

▶ **Anmerkung:**
Eine Thermogenese durch Shivering wird durch die Allgemeinanästhesie sowohl beim Kleinkind, als auch beim Erwachsenen blockiert!

Klinische Relevanz der Hypothermie

- **verlängerte Wirkung von Anästhetika** durch veränderte Metabolisierung, z. B.
  - Atracurium: chirurgische Wirkdauer↑; Erholungsindex nahezu konstant
  - Propofol: höhere Plasmaspiegel unter Hypothermie infolge Reduktion der Leberperfusion um ca. 30%
- Reduktion der MAC-Werte von Inhalationsanästhetika
- Reduktion der Citratmetabolisierung nach Massivtransfusion
- **Reduktion des Körperstoffwechsels** (Abnahme des Metabolismus um 6–7% pro Grad Temperaturabnahme) bzw. Abnahme des O_2-**Verbrauchs** um 50% vom Ausgangsniveau pro 7 bis 8 °C – Temperaturerniedrigung:

Körperkerntemperatur	O_2-Bedarf in Bezug auf den Ausgangswert von 37 °C = 100%
30 °C	50%
28 °C	40%
25 °C	25–30%
20 °C	20%
10 °C	10%

- **Linksverschiebung der O_2-Bindungskurve** → Verschlechterung der Gewebsoxygenierung infolge verminderter O_2-Abgabe (könnte ggf. der Grund dafür sein, daß SHT-Patienten unter mäßiger Hypothermietherapie einen Anstieg der Serumlipase bzw. eine laborchemische akute Pankreatitis zeigen)

- Veränderung des Säure/Basen-Haushalts (jedes Grad Celsius unter der Körpertemperatur von 37 °C erhöht den pH um 0,015! → bei 37 ° und einem pH von 7,40 bedeutet dies, daß bei 27 °C ein pH von 7,55 zu messen wäre)

- Anstieg der Blutviskosität und des Hämatokrits durch Sequestration intravasaler Flüssigkeit → Blutviskosität steigt pro °C-Temperaturabfall um 2% an
- erhöhte postoperative Katabolie in den ersten Tagen und verminderte Kollagensynthese
- erhöhte intraoperative Blutverluste aufgrund von potentiell reversiblen plasmatischen **Gerinnungsstörungen und Thrombozytenfunktionsstörungen**
  Cave: Gerinnungstest werden bei 37 °C durchgeführt
- erhöhte Rate an Wundinfektionen → Hemmung der Granulozytenfunktion (Abnahme der Mobilität und Phagozytoseaktivität bzw. O_2-Radikalenbildung der Granulozyten) und Abnahme der Hautdurchblutung
- Glukoseverwertungsstörung → meist Hyperglykämien intraoperativ und Hypoglykämien postoperativ
- Kältediurese durch Hemmung der ADH-Freisetzung
- Abnahme der **Atemfrequenz** bei Spontanatmung
- erhöhte Flimmerbereitschaft des Herzens:
  < 30 °C Kerntemperatur: Rhythmusstörungen
  < 28 °C Kerntemperatur: spontanes Kammerflimmern
- Hämolyse unter Hypothermie bei Präexistenz von **Kälteagglutininen** vom IgM-Typ z. B. bei Mykoplasmenpneumonie, Mononukleose mit polyklonaler IgM-Vermehrung oder Morbus Waldenström (Non-Hodgkin-Lymphom mit monoklonaler IgM-Vermehrung)
- Mydriasis in tiefer Hypothermie während der EKZ → Effekt hält nach Wiedererwärmen noch einige Zeit an!
- EKG-Veränderungen
  QRS-Verbreiterung, PQ-Verlängerung, ST-Hebung, T-Inversion, intraventrikuläre Erregungsausbreitungsstörungen (J-Welle im absteigendem Schenkel der R-Zacke)

> **! Merke:**
> Die iatrogen induzierte milde Hypothermie (34–36 °C) scheint bei Patienten mit traumatischer Hirnverletzung (Glasgow-Komaskala 5–7) bezüglich des neurologischen Outcomes von Vorteil zu sein!

Maßnahmen zur Vermeidung von intraoperativen Wärmeverlusten

- Anwendung von Warmluftsystemen (Bair Hugger, Warm Air oder WarmTouch)
- Anästhesien mit reduziertem Frischgasflow (Low-Flow, Minimal-Flow)
- Anwärmen von Infusionslösungen
- Anwendung von Wärme- u. Feuchtigkeitsatemfilter am Tubusansatz
- Anwendung von Wärmematten, wärmereflektierenden Folien (Rettungsgoldfolie), warme Tücher und Infrarotlampen
- Gabe von Aminosäuren → führt zu gesteigertem Energieumsatz und Wärmebildung
- Anwendung von Nifedipin am Operationsvortag → präoperative maximale Vasodilation, welche nicht weiter gesteigert werden kann

Kältezittern (Shivering)

Zur Wärmeproduktion bzw. Temperaturerhaltung reagiert der Körper mit Kältezittern und Vasokonstriktion (das Shivering ist nicht immer gleich erkennbar)

Inzidenz
- 40% der hypothermen Patienten nach Allgemeinanästhesie zeigen Kältezittern

Therapie
- Pethidin (Dolantin) 25–50 mg bzw. 0,3 mg/kg i.v.
  - höhere Effektivität bezüglich der Unterdrückung des Kältezittern durch Pethidin als durch andere Opioide (wahrscheinlich spielt die Interaktion mit κ-Opioidrezeptoren eine Rolle)
- Clonidin (Catapresan) 75–150 µg bzw. 2 µg/kg i.v. (geringere, als die obengenannten Clonidindosen sind oft ineffektiv)
  - keine Beeinflussung der Aufwachzeiten oder der postoperativen Vigilanz
  - **Wirkprinzip:** wahrscheinlich durch ein Resetting der zentralen Schwelle zur Auslösung von Kältezittern,
▶ bei Wiedererwärmung besteht eine erhöhte Gefahr von Myokardischämien durch erhöhten O_2-Verbrauch infolge von Muskelzittern und erhöhten Noradrenalinspiegeln (SVR ↑, PAP ↑).

Cave: bei Säuglingen kann daraus ein R-L-Shunt resultieren (Wiedereröffnung des Ductus botalli und Foramen ovale)

45 TUR-Syndrom

Definition

- Einschwemmung größerer Mengen von hypotoner Spüllösung über den Plexus prostaticus ins Gefäßsystem mit klinischer Symptomatik

Inzidenz

- 2–10% aller TUR-Prostata-Operationen (→ perioperative Mortalität von 0,2–0,8%)

Zusammensetzung der Spüllösung
- früher: isotone nichthämolytische Lösung mit Harnstoff, Glukose oder Mannit
- gegenwärtig werden halbisoosmolare Lösungen wie z. B. Purisole SM verwendet:
  27 g Sorbit und 5,4 g Mannit pro Liter Spüllösung (= 195 mosmol/l)
▶ da die Spüllösungen auch 1,5%iges Glycin (= 212 mosmol/l) enthalten, können nach Einschwemmung von glycinhaltigen Lösungen infolge Stimulation der NMDA-Rezeptoren Krämpfe und Sehstörungen (temporäre Blindheit) auftreten!

Klinik

- **zentralnervöse Störungen** (Unruhe, Übelkeit, Desorientiertheit, Halluzinationen, zerebrale Krämpfe; bedingt durch zunehmendes Hirnödem unter Hypoosmolarität)
- kardial bedingte Symptome (systolische und diastolische arterielle **Hypertonie**, primär Tachykardie, **Reflexbradykardie** und Zentralisation)
- intravasale hypoosmolare Hyperhydratation mit **ZVD-Anstieg** und **Hyponatriämie** (→ Dyspnoe, Hypoxämie bei Lungenödem)
- **Gerinnungsstörungen** (Verdünnungsthrombozytopenie, Aktivierung der plasmatischen Gerinnung durch Einschwemmung von Gewebsthrombokinase)

Ausprägung des TUR-Syndroms ist abhängig von
- Einschwemmvolumen und Einschwemmrate bzw. dem Überschreiten der Kompensationsmöglichkeit (> 230 ml/10 min)
- Druck der Spüllösung (Höhe der Spülflüssigkeit sollte < 60 cm betragen!)
- intravasaler Druck (abhängig vom intravasalen Volumen und Patientenlagerung, z. B. Kopftieflagerung → Abnahme des Druckes im Plexus prostaticus → höhere Einschwemmrate)
- Ausmaß der Adenomresektion
- Resektionsdauer (**Cave:** Resektionszeit > 60 min)
- Erfahrung des Operateurs
- Alter des Patienten (Hydratationsstatus nimmt mit dem Alter ab → hierdurch höhere Einschwemmraten)
- intravesikaler Druck (< 15 cm H_2O) → Entlastung der Blase durch suprapubische Drainage

Intraoperative Überwachung
- ZVD → am besten kontinuierliche Überwachung beim beatmeten Patienten
- Serumnatriumkonzentration → Durchführung intermittierender BGA
  leichtes TUR-S.: Na^+ 135–125 mmol/l
  mittleres TUR-S.: Na^+ 125–120 mmol/l
  schweres TUR-S.: Na^+ 110–120 mmol/l
  sehr schweres TUR-S.: Na^+ < 110 mmol/l
- Zeichen einer intravasalen Hämolyse mit Urinverfärbung, LDH ↑, freies Hb↑, Haptoglobin ↑, Serumkalium ↑, Hkt ↓
- Abfall der Serumosmolarität
- Nachweis exspiratorischer Äthanolkonzentration mit dem Alkometer (2% Äthanol als Marker) ab Einschwemmengen von 100 ml/10 min
- neurologische Überwachung beim wachen Patienten mit rückenmarknaher Anästhesie → beste und einfachste Überwachungsmethode
- Berechnung des absorbierten Volumens nach folgender Formel:

$$\text{reabsorbiertes Volumen} = \frac{\text{präop. Serumnatrium}}{\text{postop. Serumnatrium} \times \text{ECF}} - \text{ECF}$$

$$\text{wobei ECF} = 0{,}2 \times \text{kgKG}$$

Therapie

- schnellstmögliche Beendigung der Operation
- Erhöhung der inspiratorischen O_2-Konzentration
- Einschränkung der Flüssigkeitszufuhr
- Gabe von Schleifendiuretika (Furosemid 20–40 mg i.v.); ggf. Dopaminperfusor, Mannitol
- **Ausgleich des Serumnatriums** mit 3%iger NaCl-Lösung (513 mmol/l) < 100 ml/h bzw. 1,5–2,0 mmol/l/h bis Na^+-Konzentration > 125 mval/l → **nicht** bei asymptomatischen Patienten mit **normaler Osmolarität**

▶ **Cave:** langsamer Elektrolytausgleich! Sonst Gefahr der zentralen pontinen Myelinolyse (osmotisches Demyelinisierungssyndrom); ggf. Substitution von Kalzium und Magnesium nach Serumkonzentration

NaCl-Substitution: Na^+-Bedarf (mval) = $0{,}2 \times (Na^+_{SOLL} - Na^+_{IST}) \times kgKG$

- Ausgleich der metabolischen Azidose mit 8,4%igem Natriumbikarbonat über ZVK
- kardiale Unterstützung (Vorlastsenkung mit Nitroglycerin und Verbesserung der Inotropie mit Katecholaminen [Dobutamin])
- bei respiratorischer Dekompensation: Masken-CPAP, ggf. Intubation und CMV + PEEP

! Merke:
Ein TUR-Syndrom kann auch nach Stunden (–24 h) durch sekundäre Einschwemmung nach Perforation oder nach primärer Einschwemmung ins perivesikale Gewebe und anschließender Reabsorption (z. B. im Aufwachraum) auftreten

46 Übelkeit und Erbrechen

Ursachen

- Irritationen durch Chirurgie bzw. Anästhesie (s. beeinflussende Faktoren)
- Medikamente (z. B. Opioide, Antibiotika, Dopamin)
- Erkrankungen des Magens, des Gallesystems, des Pankreas, bei akuten gastrointestinalen Infektionen, bei Nierenkoliken, bei Hirndruck (frühmorgendliches, schwallartiges Erbrechen), in der Frühschwangerschaft (Vomitus matutinus oder Hyperemesis gravidarum), unter Chemo- oder Strahlentherapie
- psychisch ausgelöstes Erbrechen
- Erbrechen bei Hypotension
- Kinetosen

Pathophysiologie

Erbrechen wird ausgelöst durch:
- direkte Stimulation der chemorezeptiven Triggerzone (**CTZ**) im Bereich der Area postrema am Boden des 4. Ventrikels durch Substanzen wie z. B. Opioide, Herzglykoside, Zytostatika (Cisplatin) oder Stimulation über zentrale dopaminerge (**DA_2**)- Rezeptoren, sowie serotoninerge (**$5\text{-}HT_3$**), histaminerge (**H_1, H_2**) und muskarinische (**M_1**) Afferenzen
- afferente Impulse aus dem Gastrointestinaltrakt → Dehnungsreize und enterale Serotoninfreisetzung (Stimulation von peripheren Serotoninrezeptoren)
- afferente Reize aus den Vestibularisgebieten, welche zu einer Stimulation zentraler muskarinerger M_2-Rezeptoren führt (z. B. bei Kinetosen, nach N_2O-Gabe)
▶ über die Rezeptoren der Chemorezeptortriggerzone (CTZ) werden emetische Stimuli an das Brechzentrum im Hirnstamm in der Nähe des Tractus solitarius (Vagusgebiet) weitergeleitet, wo die muskuläre Koordination des Brechzeizes erfolgt

Inzidenz von PONV („postoperative nausea and vomiting")

- 35–52 % der Patienten klagen über postoperative Übelkeit, davon erbrechen ≈ 25 %

Beeinflussende Faktoren für Inzidenz und Ausmaß von PONV

Patientenabhängige Faktoren
- Alter: pädiatrische Patienten > Erwachsene
 (Maximum der Emesisrate zwischen dem 11.–14. Lebensjahr; Kinder unter 2 Jahren erbrechen selten)
- Geschlecht: Frauen > Männer
 (Maximum bei Frauen in der Menstruationsphase)
- Konstitution: adipöse Patienten > normalgewichtige Patienten
 (größere Speicher für volatile Anästhetika, größeres gastrales Volumen, gesteigerte Refluxneigung)
- Psyche: gefördert durch psychologischen Trigger
 (Zustand nach früherem postoperativen Erbrechen)
- Patienten mit anamnestischer Reise- und Seekrankheit (Kinetosen)

Chirurgische Faktoren
- Art des operativen Eingriffs
 hohe Inzidenz des PONV bei
    - laparoskopischen und/oder gynäkologischen Eingriffen (35% bzw. 60%)
    - abdominelle Eingriffe (bes. Operationen an Gallenwegen, Magen und Duodenum → Dilatation von Hohlorganen als Trigger)
    - Eingriffen im Trigeminusbereich
    - Eingriffe am Auge oder Ohr (bei Kindern: Emesisinzidenz von 50–80%)
    - Zahnextraktionen
    - ESWL
    - gastrale Irritationen (z. B. Blutaspiration)

Anästhesiologische Faktoren
- Medikamente mit emetogenen Effekt
    - Lachgas (Mittelohrdruckveränderungen, Magendistension, Interaktion mit Opioidrezeptoren)
    - Opioide (höhere Emesisinzidenz bei höherer Opioiddosis) → Stimulation der Opioidrezeptoren im CTZ oder Sensibilisierung des Vestibularorgans
    - volatile Anästhetika
    - Ketamin
    - Naloxon
    - Cholinesterase-Hemmer
- nach intraoperativen hypotensiven Phasen
- gastrale Irritationen (z. B. Luftinsufflation bei Maskenbeatmung oder Fehlintubation)
▶ erhöhte Inzidenz von PONV bei Nichtrauchern, Patienten mit positiver PONV-Anamnese

Komplikationen von schwerer postoperativer Übelkeit und Erbrechen

- Dehydratation (bes. bei Kindern)
- Elektrolytstörungen (bes. bei Kindern)
- verzögerte Entlassung aus dem Aufwachraum oder bei ambulanten Patienten nach Hause → Mehrkosten!
- erhöhte Inzidenz von Nahtinsuffizienzen und Nachblutungen (Zustand nach Karotis-Op., Hautlappentransplantation etc.)
- Gefahr der Aspiration
- psychische Belastung

> **! Merke:**
> Die Qualität der geleisteten Anästhesie wird vom Patienten anhand seines **postoperativen Befindens** beurteilt (Schmerzfreiheit, Fehlen von Übelkeit, Erbrechen, Muskelschmerzen nach Succinylcholin!, Punktionshämatomen, sowie z. T. vom Vigilanzstatus)

Prophylaxe

- eine generelle medikamentöse Prophylaxe hinsichtlich der PONV kann nicht empfohlen werden!
- gegebenfalls **Prophylaxe** bei:
  - laparoskopischen Eingriffen im gynäkologischen Bereich
  - Strabismus-Operationen und Operationen im HNO-Bereich
  - Patienten mit vorangegangener PONV
  - Patienten zur ESWL
  - Patienten mit Kinetosen

Therapie bei PONV

Neuroleptika
- WM: Blockade von Dopaminrezeptoren (**DA$_2$**) in der Area postrema mit hoher Affinität
- Butyrophenone:
  - DHB (Dehydrobenzperidol, Droperidol) 1,25 mg i.v. (20–75 µg/kg)
- Phenothiazine:
  - Triflupromazin (Psyquil) 5–10 (-20) mg i.v.
  - Thiethylperazin (Torecan): 1mal 1 Drg. (=6,5 mg) p.o.

Benzamid- und Benzimidazolon-Derivate:
- WM: Blockade der Dopaminrezeptoren, im geringem Ausmaß auch von Histamin- und Serotoninrezeptoren

- Metoclopramid (Paspertin): Erwachsene: 10 mg, Kinder: 0,15–0,25 mg/kg i.v.
  - Hemmung der Pseudocholinesterase durch Metoclopramid → Succinylcholin- und Mivacuriumwirkung theoretisch verlängert!
  - HWZ: 2,5 h
- Bromoprid (Cascapride): 3mal 1 Kps. (= 10 mg) p.o.
- Domperidon (Motilium): 3mal 1 Tbl. (= 10 mg) p.o.
- Alizaprid (Vergentan): 3mal 1 Amp. (à 50 mg) i.v. (ab dem 14. Lebensjahr), NW: Spätdyskinesien

Propofol (Disoprivan)
- guter antiemetischer Effekt für einige Stunden bezüglich PONV bei **kontinuierlicher** Propofolapplikation (> 1 mg/kg/h), kleinere Boli-Gaben bei Narkoseausleitung sind größtenteils ineffektiv
▶ die antiemetische Wirkung von Propofol beruht wahrscheinlich auf:
  - einer dämpfenden Wirkung auf die kortikalen/subkortikalen Afferenzen, einschließlich des Brechzentrums
  - einer unspezifischen Wirkung auf den 5-HT$_3$-Rezeptor und
  - einer Verminderung der Serotoninfreisetzung im ZNS

5-HT$_3$-Rezeptorenblocker (Serotoninrezeptorantagonisten)
- strenge Indikationsstellung bei PONV (sehr teuer)

Präparateübersicht der 5-HT$_3$-Rezeptorenblocker

Präparat	Proteinbindung (%)	HWZ (Std)	Dosierung (mg)	Nebenwirkungen
Ondansetron (Zofran)	70–76	3–3,5	4–8 (Kinder > 4 J.: 50–100 µg/kg; nach Chemotherapie: 150 µg/kg)	Müdigkeit, Kopfschmerzen Transaminasenerhöhung, selten extrapyramidale NW, Plazentagängigkeit und Transfer in Muttermilch
Tropisetron (Navoban)	59–71	7,3–8,6	2–5 Kinder: 100 µg/kg	Pruritus, Kopfschmerzen, Appetitlosigkeit
Granisetron (Kevatril) nur i.v. möglich	65	10,6	1–3 (max. 9 mg/d)	Kopfschmerzen, Obstipation, Flush, epigastr. Wärmegefühl
Dolasetron (Anemet)	70	10 min (Hydrodolasetron: ~8h)	12,5–25	Kopfschmerzen, Bradykardie, Transaminasenerhöhung

▶ Anmerkung:
4 mg Ondansetron ist nach klinischen Untersuchungen beim PONV **nicht** besser wirksam als **1,25 mg Droperidol**, aber **effektiver als 10 mg Metoclopramid**. Im Falle von rezidivierendem PONV sollten mehrere Antiemetika im Sinne einer „balancierten" antiemetischen Therapie angewandt werden!

Akupunktur
- Akupunkturpunkt: Kreislauf-Sexualität 6 (KS 6): zwischen den Sehnen des M. palmaris longus und flexor carpi radialis, ~ 3 cm proximal der Handgelenkbeugefalte

Therapie bei Kinetosen

- **Scopolamin** als Pflaster (Tropanalkaloid) (Scopoderm TTS)
  - nach einer Anfangsdosis von 140 µg wird für ca. 72 h kontinuierlich 5 µg/h Scopolamin freigesetzt!
  - nach Entfernung des Pflasters sinkt der Plasmawirkspiegel innerhalb von 24 h auf ca. 30% des Ausgangswertes ab
- **Antihistaminika**
  - Dimenhydrinat (Vomex): 1–2mal 1 Amp. à 62 mg/Tag i.v., s.c., i.m. oder rektal
  - Meclozin (Bonamine): 1–4mal 1 Tbl. à 25 mg/Tag p.o.
  - Rodavan (Mischung aus 24 mg Chlorphenoxamin, 20 mg Coffein, 16 mg Chlortheophyllin):
    2.–5. Lebensjahr 1–2mal 1 Supp./Tag
    6.–12. Lebensjahr 2–3mal 1 Supp./Tag

Anhang: Serotoninrezeptoren

Einteilung der Serotoninrezeptoren in 4 Gruppen
1. $5\text{-}HT_1$-Rezeptor → Wirkung: Gefäßerweiterung und Tachykardie
   - $5\text{-}HT_{1A}$-Rezeptoragonisten erniedrigen über hemmendes G-Protein die intrazelluläre cAMP-Konzentration → Anxiolyse und antidepressive Wirkung (z. B. Azapirone)
   - Urapidil entfaltet über diesen Rezeptortyp auch seine antihypertensive Wirkung als selektiver Agonist
   - der $5\text{-}HT_{1D}$-Rezeptoragonist Sumatriptan (Imigran) steht seit 1993 als Migränemittel zur Verfügung

2. $5\text{-}HT_2$-Rezeptor → Wirkung: Vasokonstriktion, Schmerzverarbeitung, Regulation von Schlaf- und Sexualverhalten
   - Second messenger des Rezeptors ist IP_3
   - Methylsergid (Deseril) ist ein Antagonist am $5\text{-}HT_{2C}$-Rezeptor und Pizotifen (Sandomigran) ist ein $5\text{-}HT_{2A}$ und $5\text{-}HT_{2C}$-Rezeptorantagonist; beide Präparate sind Migränemittel

3. $5\text{-}HT_3$-Rezeptor: Blockade wirkt antiemetisch, anxiolytisch, antipsychotisch
   - $5\text{-}HT_3$-Rezeptorantagonisten: Ondansetron, Granisetron, Tropisetron und Dolasetron

4. $5\text{-}HT_4$-Rezeptor: G-Protein gekoppelter Rezeptor, der die Acetylcholin-Freisetzung und damit die Darmperistaltik kontrolliert → Agonisten sind Gastrokinetika (z. B. Cisaprid p.o. [Propulsin])

▶ **Anmerkung:**
Das Bundesinstitut für Arzneimittel und Medizinprodukte hat am 28.06.2000 aufgrund lebensbedrohliche Herzrhythmusstörungen das Ruhen der Zulassung für cispridhaltige Arzneimittel angeordnet!

47 Zentrales anticholinerges Syndrom

Ursache

- das zentrale anticholinerge Syndrom (ZAS) wird durch Blockierung zentraler, **muskarin-cholinerger Neurone** bzw. ein vermindertes Angebot von Acetylcholin (ACh) im ZNS ausgelöst
- es führt zu einem unterschiedlichen klinischen Erscheinungsbild mit Symptomen, die von psychomotorischer Unruhe und Agitation bis zu Zeichen eines reduzierten Vigilanzniveaus mit neurologischen Ausfällen reichen

Pathophysiologie

- über die Pathophysiologie der zentralanticholinergen Symptomatik ist bislang aufgrund der Komplexität neuronaler Informationsübertragung und der gegenseitigen inhibitorischen und exzitatorischen Verschaltung verschiedener Neurotransmittersysteme wenig bekannt
- eine Therorie beruht in der Annahme, daß neben den zentralgängigen Anticholinergika durch andere zentral wirksame Pharmaka eine Imbalance in der neurogenen Verschaltung der verschiedenen Transmittersysteme ausgelöst wird, und so an dem relativen Mangel von Ach beteiligt sein können. Die Stimulation des GABA-Systems durch Benzodiazepine soll eine Hemmung der Aktivität cholinerger Neurone bewirken
  Anmerkung: die Einteilung von Pharmaka mit direkter und indirekter anticholinerger Wirkung ist neuropharmakologischer Natur

Auslösende Medikamente

- Anticholinergika (Atropin, Scopolamin, Pirenzepin [Gastrozepin])
- Phenothiazine (z. B. Promethazin), Butyrophenone (z. B. DHB)
- Benzodiazepine
- Opioide
- Injektionsanästhetika (z. B. Ketamin, Propofol)
- H_1 und H_2-Antagonisten
- Inhalationsanästhetika
- Lokalanästhetika
- Alkohol

Häufigkeit
- 2–5% postnarkotisch
- < 5% in der Intensivmedizin
- andere Angaben: 9,4% nach Vollnarkose, 3,3% nach Regionalanästhesie in Kombination mit Sedativa

Symptomatik

Bei der Diagnostik sind **zentrale und periphere Symptome** zu unterscheiden. Die Diagnose eines ZAS wird zusätzlich dadurch erschwert, daß **2 verschiedene Ausprägungen** möglich sind. Es kann sowohl mit Zeichen einer zentralen **Erregung ("agitierte Form")** als auch mit einer **Vigilanzminderung ("komatöse Form")** einhergehen

Symptomatik ZAS

zentrale Symptome (Erregung, aber auch Dämpfung möglich)	periphere Symptome
• Desorientiertheit • Schläfrigkeit (→ Somnolenz → Koma) • Schwindel • Ataxie (motorische Dyskoordination) • Halluzinationen • Erregbarkeit (Hyperaktivität, Unruhe, Angst) • Krämpfe • Störungen des Kurzzeitgedächtnisses • Amnesie • zentrale Hyperpyrexie	• Tachykardie (Arrhythmie) • Mydriasis • Sprachschwierigkeiten • ↓ Schleim- und Schweißsekretion • trockene, rote Haut (Gesichtsrötung) • Hyperthermie • ↓ Speichelsekretion (Mundtrockenheit) • Harnretention • ↓ Magen- und Darmmotorik

Diagnose

- **erst nach Ausschluß** der differentialdiagnostisch genannten Möglichkeiten mit spezieller Beachtung der durch andere Medikamente ausgelösten Psychosen darf die Diagnose eines ZAS in Erwägung gezogen werden. Dies ist z. B. bei inadäqutem verzögertem Erwachen aus der Narkose der Fall (Somnolenz unklarer Genese oder motorische Unruhe und psychische Agitiertheit). Beim Intensivpatienten mit Vigilanzminderung evtl. kombiniert mit neurologischen Defiziten unklarer Ätiologie, v. a. nach längerer Gabe psychovegetativ dämpfender Pharmaka
- zur Sicherung der Diagnose wird mindestens **1 zentrales Zeichen** und mindestens **2 periphere Zeichen** gefordert
- **Diagnosesicherung** nur „ex juvantibus" durch die Gabe von Physostigmin möglich!

▶ **Cave:** nach Narkose und Antagonisierung mit Cholinesterasehemmern (Neostigmin, Pyridostigmin) können die peripheren Zeichen fehlen!

DD: unklarer Vigilanzstörungen und psychischer Verwirrtheitszustände
- Überhang (Opioide, Muskelrelaxans)
- respiratorische Störungen (Hypoxie, Hyperkapnie)
- Störungen im Wasser- oder Elektrolythaushalt
- SHT oder zerebrale Raumforderung
- Störungen der hormonellen Homöostase
- chronische Kortikoidtherapie
- psychiatrische Krankheitsbilder

Therapie

Die Indikation zur Behandlung ist gegeben, wenn die Symptome des ZAS den Patienten vital gefährden oder eine schwerwiegende subjektive Belastung darstellen. Dann ist der zentrale Cholinesterasehemmer Physostigmin (Anticholium) indiziert

Physostigmin (Anticholium)
- zentraler Cholinesterasehemmer
- 1 ml = 1 mg (1 Amp. à 5 ml = 5 mg)

Pha:
- HWZ: 22 min
- Wirkung nach 5–15 min
- Wirkdauer: 20–45 min

Ind:
- ZAS (zentrales Anticholinerges Syndrom)
- akute und chronische Vergiftungen mit Atropin, Phenothiazinen, Antidepressiva, Alkohol

> **Dosis:**
> - **initial:** 2 mg langsam i.v. (0,03–0,04 mg/kg), Kinder 0,5–1 mg
> - nach Wiederauftreten der Symptome (aufgrund der kurzen HWZ) Wdh. 1 mg/20 (30–90) min
> - bei Intensivpatienten evtl. Perfusor mit 1–2 mg/h bis zum Sistieren der Symptomatik

KI:
- Glaukom (→Retinaschäden)
- frisches SHT (hohe ACh-Konz. im ZNS)
- myotone Muskeldystrophie
  (→ Muskelspasmen, respiratorische Insuffizienz)
- Vergiftung mit Alkylphosphaten (Synergismus)
- relativ: Bradykardie, chronisch obstruktive Atemwegserkrankung, M. Parkinson

NW:
- bes. im Falle einer Überdosierung oder zu rascher Injektion
- Bradykardie (aber auch Tachykardien, tachykarde Arrhythmien)
- zerebrale Krämpfe
- überschießende Bronchialdrüsensekretion und Bronchokonstriktion
- Übelkeit und Erbrechen
- Miosis

▶ **Anmerkung:**
eventuelle weitere Wirkungen von Physostigmin:
- Interaktion mit Serotonintransmittern (5-HT$_3$) → spinale Inhibition der Schmerzverarbeitung
- Behandlung einer Opioid-Intoxikation mit Physostigmin → psychomotorisch angenehmer empfunden als nach Naloxon (→ Dysphorie)
- im Tierexperiment verlängert Physostigmin im Falle einer Gehirnhypoxie die Überlebenszeit

48 Intraoperative Wachzustände (Awareness)

Inzidenz

- Gesamtinzidenz: bis zu 2%
- bei herzchirurgischen Eingriffen: 1,1–1,5%
- bei gynäkologischen Eingriffen (insbesondere Sectio caesarea): 4,0%
- Inzidenz **ohne** herzchirurgische und gynäkologische/geburtshilfliche Eingriffe: 0,2%
- bei Polytraumapatienten: **11–43%**
- bei diagnostischen/therapeutischen Eingriffen auf der Intensivstation wie z. B. Bronchoskopien etc.: bis 8%

Ursachen

- **zu flache Narkoseführung bei simultaner Anwendung von Muskelrelaxanzien** (Sectiopatientinnen, Patient mit Hypovolämie oder eingeschränkter kardialer Reserve)
- **Fehlinterpretation** der zur **Beurteilung der Narkosetiefe** herangezogenen Parameter (arterieller Blutdruck, Herzfrequenz, Pupillenweite, Hautfeuchtigkeit, Tränenfluß, Abwehrbewegungen etc.)
- **erhöhter Anästhesiebedarf** (jüngere Patienten, Raucher, Drogenabusus [Alkohol, Opioide, Amphetamine])
- **Gerätedysfunktion** (leerer/defekter Verdampfer, Störung der Zentralversorgung, Infusiomatdefekt)

Begünstigende Faktoren

- weibliches Geschlecht (77%)
- Patienten ASA I-II (68%)
- Alter < 60 Jahre (89%)
- Opioid-N_2O-MR-Narkose **ohne volatile Anästhetika** (87%)
- sowie überraschenderweise Elektiveingriffe

Folgen

- langanhaltende psychische Störungen (Alpträume, Schlafstörungen, Angstzustände, Depression, posttraumatisches Streßsyndrom und Neuroseentwicklung)
- juristisch geforderte Schadensersatzansprüche (Entschädigungssumme in UK > USA [18.000 $] > Finnland)

Maßnahmen zur Vermeidung von intraoperativer Awareness

- Prämedikation mit Benzodiazepinen
- ausreichende Induktionsdosis (über die Schlafdosis hinaus), Repetition des Hypnotikums bei prolongierter Intubationsphase
- **Vermeidung von Muskelrelaxierung, falls möglich** (keine komplette Paralyse)
- Supplementierung der N_2O/Opioid-Anästhesie mit **volatilen Anästhetika** (>0,6fache MAC); bei alleiniger Inhalationsnarkose volatile Konzentration >1,0 MAC verwenden!
- bei notwendiger flacher Narkoseführung intraoperative Applikation von Benzodiazepinen, Ketamin, Inhalationsanästhetika in niedriger Konzentration
- regelmäßige Überprüfung des Narkosegerätes, Verwendung von Infusionspumpen mit Druck- und Volumenalarm
- ggf. Einsatz eines intraoperativen Neuromonitorings (cEEG von Dräger, evozierte Potentiale)

49 Unterdruck-Lungenödem bzw. „negative pressure pulmonary edema" (NPPE)

Pathophysiologie

- sich selbst limitierendes, **nichtkardiogenes Lungenödem**, ausgelöst durch einen kurzzeitigen Verschluß der **oberen Luftwegen** (Mueller-Manöver) bei simultaner **forcierter Inspiration** und Generierung eines ausgeprägten **negativen intrapulmonalen Drucks** (-100 bis -140 cm H_2O) → venöser Rückfluß zum RV ↑, SVR ↑, Output LV ↓, LAP ↑, ITBV ↑, intravaskulärer Druck in den Bronchialarterien und Pulmonalvenen ↑, Verlust der Integrität der pulmonalen Kapillaren mit **Exsudat**bildung

Klinik

- Zyanose und Desaturierung (SpO_2)
- feuchte Rasselgeräusche
- blutig tangiertes, schaumiges Sputum
- ZNS-Störung (Unruhe, Agitiertheit)
- normaler bis niedriger ZVD
- bronchoskopisch sichtbare diffuse punktförmige Schleimhauteinblutungen
- Thoraxröntgen: normale Herzgröße und zentral betonte, diffuse interstitielle Infiltrate

Inzidenz

- seltenes Phänomen (0,05–0,1%)
- überwiegend jüngere, gesunde Patienten mit muskulärem Habitus in Kombination mit **Laryngospasmus**, Verlegung des Hypopharynx (z. B. durch zurückfallende Zunge), Aspiration von Tumor- oder Fremdmaterial, Epiglottitis, Krupp oder nach trachealem Absaugen über Tubuskonnektor

Therapie

- Versuch der CPAP-Masken-Therapie, bei respiratorischer Dekompensation
- kurzfristige maschinelle Beatmung mit PEEP

- intermittiernde tracheale Sekretabsaugung
- (Analgo-)Sedierung
- ggf. Schleifendiuretikum (Furosemid)

50 Nadelstichverletzung

Allgemeine Maßnahmen

- unverzüglich die Blutung aus dem Stichkanal anregen, um alles Fremdmaterial aus der Wunde zu entfernen. Dauer 1–2 min
- Desinfektion des Stichkanals mit Desinfektionsmittel auf alkoholischer Basis, ggf. Spreizung der Wunde durch Hilfsperson. Dauer 2–4 min → Effektivität bzw. Eindringtiefe des Desinfektionsmittel kann nur an der entstehenden Schmerzintensität beurteilt werden!
- Abschätzen der Infektionsgefahr nach Patientenanamnese, Art und Menge des eingebrachten Materials
- Dokumentation des Verletzungsherganges und eingeleitete Maßnahmen im Rahmen der Berufsunfallmeldung
- Antikörperbestimmung aus dem Serum des Patienten bzw. der verletzten Person zum Nachweis der Seronegativität zum Unfallzeitpunkt, Wiederholung der serologischen Kontrollen nach 6 Wochen, 3 und 6 Monaten
- ▶ die entstehenden Kosten werden nach Meldung des Untersuchungsergebnisses von der **gesetzlichen Unfallversicherung** übernommen!

Relevante virale Infektionen

Hepatitis B
- Hepatitis-B-Virus mit **hoher Infektiösität** bei Stichverletzung (in 15–20% Entstehung einer chron. Hepatitis)
- Maßnahmen: wenn kein ausreichender Impfschutz vorhanden ist (Anti-HBs-Titer < 100 mIU/ml) sofortige Nachimpfung (ggf. Durchführung eines „Schnell-Tests").
- bei **Nichtgeimpften Simultanimpfung** mit HBs-Antigen (Gen-H-B-Vax D i.m. oder Twinrix = A+B Hepatitis) **und** HBV-Hyperimmunglobulin (Hepatect 6–10 IE/kgKG i.v.)
- ▶ Hepatitis-B-Impfung „schützt" auch vor **Hepatitis D** (Super- und Simultaninfektion)!

Hepatitis C
- Hepatitis-C-Virus mit geringerer Infektionsgefahr als Hepatitis B (ca. 3–4% nach Nadelstichverletzung)
- HCV-Hyperimmunglobulin oder Chemoprophylaxe sind zur Zeit **nicht** verfügbar.
- in Zukunft vielleicht Interferon-α und Rabavirin nach Exposition

Humanes Immunschwächevirus (HIV)

- humanes Immunschwächevirus mit geringer Infektionsgefahr (< 1% nach Stichverletzung, seit 1992 keine Übertragung von HIV nach Stichverletzung gemeldet). Bei hoher Infektionsgefahr bisherige Empfehlung zur Kombination von 2 **Reverse-Transcriptase-Hemmern,** z. B. Zidovudin (Retrovir) und Lamivudin (Epivir) bzw. das Kombinationspräparat (Combivir) **plus einem Protease-Inhibitor,** z. B. Nelfinavir (Viracept) innerhalb von 30 min (nicht bei Schwangerschaft). Einnahme nach 12 bis max. 24 h ist wenig sinnvoll
- ▶ bezüglich der Unterdrückung der Replikationen (RNA-Nachweis im Blut) scheint neuerdings die Kombination von **2 nukleosidischen Reverse-Transkriptase-**Hemmern mit einem **nichtnukleoside Reverse-Transkriptase**-Hemmer, z. B. Efavirenz (Sustiva) – mit schneller Anflutung, jedoch hohen ZNS-Nebenwirkungen (52%) – von Vorteil zu sein

Präparateübersicht

Reverse-Transkriptase-Hemmer

Substanz	Kürzel	Präparat	Tagesdosis
Zidovudin	AZT	Retrovir	2 × 250 mg oder 3 × 200 mg
Lamivudin	3TC	Epivir	2 × 150 mg
AZT + 3TC		Combivir	2 × 300/150 mg
Zalcitabin	DDC	Hivid	3 × 0,75 mg
Didanosin	DDI	Videx	2 × 100 mg
Stavudin	D4T	Zerit	2 × 40 mg
Abacavir		Ziagen	2 × 300 mg

Proteinase-Inhibitoren

Substanz	Präparat	Tagesdosis
Indinavir	Crixivan	3 × 800 mg
Nelfinavir	Viracept	3 × 750 mg
Saquinavir	Fortovase, Invirase	3 × 1200 mg
Ritonavir	Norvir	2 × 600 mg

Relevante bakterielle Infektionen

- Mykobakterien bei HIV-Patienten, Borrelien, Treponema pallidum

Relevante mykotische Infektionen

- keine, außer Kryptokokkämie beim immunsupprimierten Patienten oder Cryptococcus neoformans (Therapie: Gabe von Fluconazol 400 mg/Tag für maximal 6 Tage)

Vermeidung von Nadelstichverletzungen

Allgemeine Verhaltensregeln

- Bruch- und stichsichere Behälter (z. B. „Sharp-Boxen") mit Abwurfmöglichkeit für geschlossene Blutentnahmesysteme einsetzen
- Abwurfbehälter nur vollständig zusammengesetzt verwenden
- Einwurföffnung der zu 3/4 gefüllten Behälter sicher verschließen

Vorgehen bei Blutentnahmen etc.

- bei Risikopatienten nur erfahrenes Personal einsetzen
- Handschuhe tragen
- Nadeln sofort nach Gebrauch durch Abdrehen/Abziehen am Rand der Einwurföffnung in den Behälter entsorgen
- **Nadeln immer selbst entsorgen**

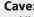
Cave:
- Niemals den Schutzköcher wieder auf die Nadel setzen („Recapping")
- niemals in den Abwurfbehälter greifen
- niemals Abwurfbehälter überfüllen
- niemals Nadeln auf einem Tablett oder einer Nierenschale liegen lassen

Notfallmedizin

51 Polytrauma

Definition

gleichzeitige Verletzung mehrerer Körperregionen oder Organsysteme, wobei wenigstens eine Verletzung oder die Kombination **lebensbedrohlich** ist

Ursachen

- meist Verkehrs- und seltener Arbeitsunfälle (mit stumpfen Organ- und Gewebstraumatisierungen)
- Stürze oder Sprünge aus großen Höhen
- selten Verschüttungen oder Verletzungen durch herabstürzende Gegenstände

Die Mortalität wird beeinflußt
- in der **Frühphase** (< 24 h) durch:
  Verblutung, schweres SHT, schwere respiratorische (z. B. Spannungspneu) oder kardiozirkulatorische Störungen, sowie primär tödliche Verletzung wie z. B. Aortenabriß/-ruptur beim Dezelerationstrauma
- in der **Spätphase** durch:
  primäre oder sekundäre Hirnschädigung,
  Entwicklung eines SIRS und MOV aufgrund der Gewebstraumatisierung und anschließender Freisetzung von Mediatoren (Ischämie-, Reperfusionsschaden)

Verletzungsmuster

Verletzungsart	Erwachsene (rel. %)	Kinder (rel. %)
Extremität	86	86
SHT	65	64
Thorax	49	30
Abdomen	25	44
Becken	31	13
HWS	6	–
BWS	6	–
LWS	4	–

> 100% möglich wegen Mehrfachverletzungen

Die Behandlung eines Polytraumas wird erschwert durch:
- nicht erhebbare oder nur spärliche Anamnese
- nicht offensichtlich erkennbare schwere Verletzungen
- Maskierung vital bedrohlicher Verletzungen durch kleine, optisch eindrucksvollere Begleitverletzungen wie z. B. Skalpierungswunde vs. HWS-Verletzung
- ungünstige primäre Versorgungsbedingungen (z. B. bei eingeklemmten Patienten)

Allgemeine Therapierichtlinien der Primärversorgung

Vorbemerkungen/Grundsätze
- von besonderer Bedeutung ist die **Vermeidung von Früh- und Spätkomplikationen** durch adäquate Primärversorgung des polytraumatisierten Patienten
- Beseitigung eines Ungleichgewichtes zwischen O_2-Angebot (HZV↓, Hb↓ und Hypoxie) und O_2-Bedarf (erhöht infolge Schmerz, Angst und Aufregung)

Suffiziente Analgesie
- Durchführung einer **suffizienten Analgesie** am Unfallort
  Cave: vasodilatierende Analgetika wie Morphin oder Pethidin

Suffiziente Oxygenierung
- frühzeitige **Narkoseeinleitung** und kontrollierte Beatmung (100% O_2) im Falle einer existenten respiratorischen Insuffizienz, einer Bewußtlosigkeit oder SHT mit Glasgow Coma Scale < 7, sowie bei schweren Schockzuständen
  (keine Anästhetika mit α-blockierender Wirkung, z. B. Dehydrobenzperidol)

> **! Merke:**
> - Bei der Intubation des Polytraumatisierten sollte grundsätzlich von einer **Verletzung der HWS ausgegangen** werden → vorsichtige orale Intubation unter Fixierung der HWS in Neutralposition durch einen Helfer oder nach Immobilisation der HWZ durch starre Halskrawatte
> - beim polytraumatisierten Patienten mit niedrigem Hb-Wert kann der **physikalisch gelöste O_2-Anteil** an Bedeutung gewinnen: bei reiner O_2-Atmung unter Atmosphärendruck beträgt der p_aO_2 ca. 650 mmHg, der Anteil des physikalisch gelösten Sauerstoff somit 1,95 ml/100 ml Blut ($p_aO_2 \times 0,003$ ml/100 ml/mmHg) → bei einem Blutvolumen von 5 Litern entspricht dies 100 ml Sauerstoff oder 1/3 des globalen O_2-Bedarfs!

Volumentherapie
- bei **traumatisch-hämorrhagischen Schock** mit Kristalloiden und Kolloiden und ggf. Katecholamintherapie
  (Dopamin 5–10 µg/kg/min oder Noradrenalin 0,05–0,2 µg/kg/min)
- bei primär **nichtstillbarer, präklinischer Blutung** anfangs eher zurückhaltende Volumentherapie mit **permissiver Hypotension** und raschem Kliniktransport (nach Anlage von großlumigen Gefäßkanülen → jedoch „short time on scene")

▶ die Volumengabe wird z. T. kontrovers diskutiert, da in kontrollierten Studien die Letalität nach Volumenzufuhr gerade bei **penetrierenden Thoraxverletzungen** signifikant erhöht war

Art der Volumentherapie
- einige Autoren vertreten die Auffassung, **Kristalloide** seien im Vergleich zu kolloidalen Lösungen bei der Behandlung von traumatisierten Patienten von Vorteil; andere sind der Meinung, die Kristalloide würden infolge einer Permeabilitätsstörung die O_2-Diffusionsstrecke im Gewebe verlängern
- nach Modig et al. ist die **Dextrangabe** beim traumatisierten, schockigen Patienten bezüglich der Lungenfunktion, der ARDS-Prophylaxe und Verbesserung der Mikrozirkulation vorteilhaft
- die Effekte von **hypertoner Kochsalzlösungen** („small volume resuscitation") beim traumatisiertem Patienten werden gegenwärtig in multizentrischen Studien untersucht

▶ **Anmerkung:**
- Hypokaliämie beim polytraumatisierten Patienten bedingt durch ↑ Cortisol, ADH- und Adrenalin-Ausschüttung → β-Stimulation → Kaliumshift von extra- nach intrazellulär

Additive Maßnahmen
- Einsatz von Antischock-Hosen („military anti-shock trousers" = MAST) → vorübergehende Umverteilung des Blutes von der unteren Körperhälfte auf die obere Körperhälfte, Tamponadenwirkung auf untere Extremitäten, Beckenregion und Abdomen → Gefahr der Begünstigung von Blutungen in der oberen Köperhälfte, Verstärkung des Ischämie/Reperfusionsschaden in der unteren Körperhälfte
▶ bei jedem polytraumatisierten Patienten sollte bis zum Beweis des Gegenteils von einer Wirbelsäulen-, Rückenmarkverletzung ausgegangen werden!
⇒ vor Mobilisation des Patienten: Anlegen einer immobilisierenden Halsmanschette (Stiffneck), zur Vermeidung weiterer Gewebsschädigungen Anwendung von Vakuummatratze und Schaufeltrage, Lufttransport für längere Strecken

Therapie bei speziellen Verletzungen

Schädel-Hirn-Trauma (SHT)

- s. Neurochirurgie

Rückenmarktrauma

- s. Neurochirurgie

Abdominaltrauma

- Anamneseerhebung
- vor Analgetikagabe: Untersuchung des Abdomens in allen 4 Quadranten (Druckschmerz, Abwehrspannung, Verletzungszeichen)
- sofortiges Legen mehrerer großlumiger Gefäßzugänge (16–14G Braunülen)
- zügiger Transport in die Klinik bei Verdacht auf intraperitoneale Verletzung (kein sogenanntes „stay and play" am Unfallort)
- frühzeitige Intubation und Beatmung bei Zeichen der respiratorischen Insuffizienz → Beeinträchtigung der Zwerchfellmotilität und Abnahme der funktionellen Residualkapazität (FRC) bei Verletzung der Oberbauchorgane!
- ▶ **Anmerkung:** Verletzung grundsätzlich aller intraabdomineller Organe möglich; in erster Linie Milz- oder Leberruptur, -zerreißung, -quetschung

Thoraxtrauma

- **frühzeitige Beatmung** entsprechend dem Verletzungsmuster (stumpfes oder penetrierendes Thoraxtrauma)
- ggf. Anlage einer Thoraxdrainage
- ▶ in der Klinik obligate **bronchoskopische Kontrolle** des tracheobronchialen Systems bei **allen** Patienten mit Thoraxtrauma!

Verletzungsmuster
Thoraxwand
- Rippenserienfrakturen mit paradoxer Atmung, instabilem Thorax und/oder Pneumothorax → **Cave:** Spannungspneumothorax

Lungenparenchym
- tracheobronchiale Durchtrennungen
- Lungenkontusion ($\approx 20\%$) mit Ventilations-Perfusions-Störungen infolge
  - Mikroatelektasenbildung
  - sekundärem interstitiellem/intraaveolärem Lungenödem (erst nach Stunden) → FRC ↓, Compliance ↓, Synthesestörung von Surfactant, ggf. Diffusionsstörung → Gefahr für die Entwicklung eines ALI oder ARDS
  - pulmonaler Widerstandserhöhung durch freigesetzte Mediatoren sowie Azidose und Hypoxie (Euler-Liljestrand-Reflex)

Pleuraraum
- Pneumothorax ($\approx 18\%$)
- Hämatothorax ($\approx 50\%$)
- offene Thoraxverletzung
- Spannungspneumothorax

Mediastinum
- Ruptur der großen Gefäße ($\approx 2\%$) wie z. B. thorakale Aortendissektion oder Aortenruptur bei axialem Dezelerationstraumata

- Zwerchfellruptur (≈ 4%) → Nachweis von lufthaltigen Darmschlingen im Thorax (meist links)
- Ösophagusruptur → Mediastinalemphysem
- Perikardtamponade → Beck-Trias mit Hypotension (HF ↑, HZV ↓), leisen Herztönen und hohem ZVD bzw. gestauten Halsvenen, atemabhängige Pulsdruckvariabilität mit Pulsus paradoxus, elektrischer Alternans, periphere Niedervoltage → aggressive Volumentherapie zur Füllung des rechten Ventrikel, Vermeidung einer positiven Überdruckbeatmung vor Entlastung des spontan atmenden Patienten
- Myokardkontusion (16%) mit Herzrhythmusstörungen, kardialer Kontraktionsbeeinträchtigung und Enzymanstieg (CK/CK-MB und Troponin T)

Indikation zur Thoraxdrainage (klinische Zeichen)
- Hautemphysem
- instabiler Thorax und geplanter Lufttransport
- hoher Beatmungsdruck
- fehlendes/abgeschwächtes Atemgeräusch (korrekte Tubuslage!) mit folgenden Kriterien:
  - hoher Beatmungsdruck
  - gestaute Halsvenen
  - Hypotonie (< 80 mmHg)
  - Tachypnoe
  - ggf. Rhythmusstörungen vorliegen

! **Merke:**
Bei größeren Blutverlusten über die angelegte Thoraxdrainage: präklinisches Abkemmen der Drainagen (Versuch der Tamponierung), Drainage nur bei Beatmungsproblemen öffnen!

Extremitätenverletzungen

- adäquate Volumentherapie → Schockindex nach Allgöwer > 1 (HF/RR) bei intravasalem Volumenverlust von > 30%
- bei **offenen Frakturen**: sterile Abdeckung mit Metalline-Folie, welche erst im Op. wieder entfernt werden sollte!
- Reposition dislozierter Extremitätenabschnitte (einmaliger Versuch zur Schmerzlinderung und Durchblutungsverbesserung) ggf. nach Analgetika und/oder Hypnotikagabe z. B. 1–2 mg Midazolam und Ketamin in subanästhetischen Dosen (-0,5 mg/kg i.v.)
- möglichst schnelle primäre osteosynthetische Versorgung des polytraumatisierten Patienten → geringere Mortalitätsraten!
- ▶ **Anmerkung: Blutverlust bei geschlossenen Frakturen:**

Oberarm	bis 800 ml	Unterarm	bis 400 ml
Becken	bis 5000 ml		
Oberschenkel	bis 2000 ml	Unterschenkel	bis 1000 ml

Gefäß- und Amputationsverletzungen

- bei traumatischer Amputation bzw. Verletzung großer Gefäße **Blutstillung** durch:
  - Kompression der Arterie proximal der Blutungsquelle
  - direkte Kompression der Blutungsquelle
  - im absoluten Ausnahmefall distales Setzen einer Klemme am Gefäßstumpf
- **Konservierung und Kühlung des Amputates** in sterilen Beuteln, die auf Eiswasser gelegt werden

52 Anästhesie bei Verbrennungen

Definition

keine verbindliche Definition für *Verbrennung*, jedoch um eine schwere Verbrennung handelt es sich bei:
- Verbrennungen 2. Grades, oberflächlich und tiefdermal mit > 15–20% Körperoberfläche (KOF) bei Erwachsenen oder > 10–15% KOF beim Kind
- Verbrennungen 3. Grades: > 10% KOF
- Verbrennnungen im Bereich des Gesichtes, Hand, Fuß, Genitale
- Inhalationstrauma
- elektrische Verbrennungen
- Verbrennungen im Rahmen eines Polytraumas

Inzidenz

- ca. 1000–1500 Patienten pro Jahr

Verbrennungsgrade

1: wegdrückbare Rötung, keine Blasenbildung → nur Epidermis geschädigt
2: Blasenbildung, feuchter Wundgrund, starke Schmerzen nach meist kurzer Hitzeeinwirkung wie z. B. bei Explosionen
   - oberflächlich dermal: Erythem gut wegdrückbar
   - tief dermal: Erythem knapp wegdrückbar
3: trockener Wundgrund, keine Schmerzen, Verlust von Haaren und Nägeln, nichtblutend bei tiefer Inzision (meist nach längeranhaltender Hitzeeinwirkung)
4: zusätzlich zur Hautschädigung Verletzung von Knochen, Sehnen, Muskeln und Nerven z. B. infolge Hochspannungsunfällen → keine Schmerzen!

Schätzung des Verbrennungsausmaßes

- nach **der Neunerregel** von **Wallace** (Handfläche des Patienten ohne die Finger entspricht ca. 1% KOF) oder
- nach dem **Lund-Browder**-Schema bei Kindern

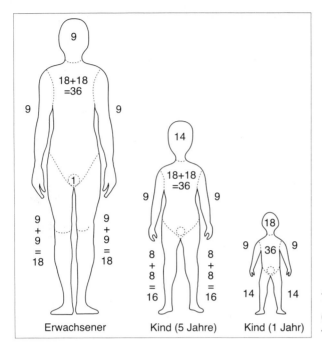

Abb. 52.1. Schätzung des Verbrennungsausmaßes. (Aus *Anästhesist* 2000/ 49:359–370)

Kriterium zur Klinikeinweisung

- Patienten mit Verbrennungen 2. oder 3. Grades mit einem Ausmaß von 15% beim Erwachsenen und 5% beim Kind → schlechte Prognose, wenn die Summe aus Alter und prozentualer Ausdehnung der Verbrennungsfläche > 100 ist; bei > 80 besteht Lebensgefahr; bei < 80 ist ein Überleben des Verbrennungstrauma wahrscheinlich!

Kriterium zur Verlegung in eine Spezialklinik

- Patienten mit Verbrennung 2. Grades >20% KOF oder Verbrennung 3. Grades >10% KOF
- Kinder und ältere Patienten bereits mit Verbrennungen 2. Grades >10% KOF
- Patienten mit Verbrennungen an Gesicht, Händen und Genitalien

Phasen der Verbrennungskrankheit

Reanimations- oder Schockphase

- gesteigerte Permeabilität der Kapillarmembran für 1 bis 2 Tage
- Hypovolämie infolge massiver Elektrolyt- ($Na^+\downarrow$) und Flüssigkeitsverschiebung → Hämkonzentration, Viskostätsanstieg, Sludgephänomen, Frei-

setzung vasoaktiver Substanzen mit konsekutiver Abnahme der Organperfusion
- in der Spätphase Gefahr des Auftretens eines **MODS** mit akutem Nierenversagen oder ARDS sowie Schädigungen des ZNS und des Intestinums

Präklinische Erstmaßnahmen
- **sofortige Kaltwassertherapie** (20–25 °C Wasser) zur Schmerzlinderung und zur Verhinderung des thermischen Insultes in den tieferen Schichten. Dauer der Behandlung (in der Literatur uneinheitliche Empfehlung): Minuten bis maximal eine Stunde → **Cave:** Auskühlung! Vermeidung einer Vasokonstriktion bei Abkühlung < 10 °C
- anschließend **steriles Abdeckung** der Wunde
- **Feststellung des Verbrennungsgrades** sowie weitere Verletzungsmuster
- Beginn der **Infusionstherapie** → Anlage von venösen Zugängen in primär nicht geschädigten Hautarealen
- **Schmerzbekämpfung** mit Pethidin, Piritramid, Ketamin (bis 0,5 mg/kg i.v.), ggf. Sedierung mit Midazolam (1-mg-Boli)
- **Sicherung der Atemwege** und einer adäquaten Oxygenierung

Klinische Erstmaßnahmen
- **Reinigung** der verbrannten Hautstellen von Schmutz und Ruß, meist in Intubationsnarkose bei Verdacht auf Inhalationstrauma: bronchoskopische Untersuchung der Atemwege
- Überprüfung des Tetanusschutzes (ggf. aktive und passive i.m.-Impfung)

Infusionstherapie
- die Zusammensetzung des Flüssigkeitsersatzes wird kontrovers diskutiert:
  - Kolloide sollen zu schwer resorbierbaren Ödemen und Niereninsuffizienz führen
  - aber auch Ringer-Laktat birgt die Gefahr einer Niereninsuffizienz (bei zu kleinem Angebot) sowie die eines Lungenödems
  - hypertone NaCl-Lösungen reduzieren die Ödeme, bewirken aber eine übermässige Na-Belastung
  - mehrheitlich wird der Volumenbedarf nach der **Parkland-Baxter-Formel** berechnet
- ▶ das Infusionsregime richtet sich nach dem Ausmaß der verbrannten Hautfläche; das chirurgische Vorgehen richtet sich nach dem Grad der Verbrennung (ab tief dermale Verbrennungen 2. Grades)

Infusionsregime nach der
- Baxter- oder Parkland-Formel oder
- modifizierte Brooke-Formel
- ▶ bei beiden Infusionsregimes 50% der errechneten Menge in den ersten 8 h, der Rest über 16 h
- nach Shiners Burns Institute Galveston
  (in 24 h 5000 ml pro m² **verbrannte** KOF + 2000 ml/m² KOF [Erhaltungsbedarf]; Zusammensetzung Ringerlaktat und Glukose 50 g/l und Albumine 12,5 g/l)

	Ringer-Laktat	Kristalloide	Elektrolytfreie Lösung
Parkland-Baxter 1.Tag	4 ml/kg × verbrannte KOF		
2.Tag		700–2000 ml oder 20–60% d. kalkulierten Plasmavolumens	Diurese 50–70 ml/h (Erw.) oder 1 ml/kg/h (Kinder)
Modifiziert n. Brooke 1.Tag	2 ml/kg × verbrannte KOF; Kinder < 30 kg: 3 ml/kg		+ Erhaltung Glukose 5% in ½ Elektrolytlösung 2000 ml/m² KOF
2.Tag		0,3–0,5 ml/kg × % verb. KOF	Diurese 30–50 ml/h (Erw.) 1 ml/kg/h (Kinder)

Infusionsregime bei Kindern nach ausgeprägten Verbrennungen

- Erhaltungsmenge 1800 ml/m² Körperoberfläche (KOF) + Substitutionsmenge von 6 ml/kgKG/Prozent verbrannte KOF (davon 50% in den ersten 8 h)
- Therapieziel: Diurese > 1 ml/kg/h und spezifisches Gewicht < 1020 mosmol/l

Steuerung der Flüssigkeitstherapie bei Erwachsenen über folgende Zielgrößen

Herzfrequenz:	< 120/min
MAP:	> 80 mmHg
ZVD:	2–7 mmHg
MPAP:	9–19 mmHg
PCWP:	2–7 mmHg
Herzindex:	> 2,5 l/min × m² KOF
Diurese:	> 0,5–1,0 ml/kg/h Kinder: > 1–2 ml/kg/h bzw. 20–30 ml/m²/h
Hkt:	30–35% (jedenfalls < 50%)

Behandlungs- und Erholungsphase

- Prophylaxe von Streßulzera
- Infektprophylaxe und ggf. antibiotische Therapie bei Zeichen des Wundinfektes nach vorheriger Abstrichentnahme
- frühzeitige enterale Ernährung zur Erhaltung der intestinalen Barrierefunktion
- verminderte Sensibilität auf **nichtdepolarisierende** Muskelrelaxanzien

> **Merke:**
> Infolge einer erhöhten Sensibilität keine **depolarisierenden** Muskelrelaxanzien (auch nicht in den ersten 5 Tagen oder nach 2–3 Monaten) → denervationsähnliches Phänomen mit Ausbreitung der Acetylcholinrezeptoren über die ganze Muskelzelle und nicht nur auf die subsynaptische Membran. Tödliche Hyperkaliämien nach Succinylcholin beschrieben!

Elektrounfall

Elektrothermische Wirkung des Stromes
Niederspannung (< 1000 Volt, < 5 A), z. B. Hausstrom, 90 Volt Telefonnetz
- elektrophysiologische Wirkung des Stromes bei **Niederspannung**: Asytolie, Kammerflimmern, SVES, VES, Überleitungsstörungen, Myokardinsuffizienz

Hochspannung (> 1000 Volt)
- Lichtbogenunfall → rein themische Schädigung
- Unfälle, bei dem der Körper Teil des Stromkreise war → ausgiebige Gewebsschädigung vorwiegend der Muskulatur mit Koagulationsnekrosen, auch kardiale und zerebrale Schädigungen → Myoglobinurie mit Gefahr des ANV
- Therapie
  - 25 g Mannitol initial, gefolgt von 12,5 g/h über 6 h → erleichtert die renale Ausscheidung des Myoglobins
  - Alkalisierung des Harns
  - kontinuierliche Dopaminapplikation in „Nierendosis"

Inhalationstrauma

- Inzidenz: ca. 40%

Klinik
- Rötung von Rachen und Larynx
- Husten mit rußigem Auswurf, Heiserkeit und inspiratorischem Stridor → thermische Schädigung der unteren Luftwege

Therapie
- frühzeitige Intubation bei supraglottischer Stenose infolge Ödembildung und bronchoskopische Kontrolle bei intubierten Patienten zur Beurteilung des Inhalationstraumas
- keine systemischen Glukokortikoide, fraglicher Nutzen von inhalativen Glukokortkoiden wie z. B. Auxiloson-Spray
- Kontrolle von CO- und Methämoglobinkonzentrationen mittels CO-Oxymeter in der Klinik: CO-Vergiftung mit hypoxämischer Hypoxie → Gabe von 100% O_2 (HWZ von HbCO bei einer F_IO_2 von 1,0: 0,5 h)

▶ **Anmerkung:** gelegentlich Begleitintoxikationen mit Cyanidverbindungen

53 Lungenembolie

Defintion Lungenembolie (LE)

Partielle oder komplette Verlegung der pulmonal-arteriellen Strombahn durch thrombotisches Material, Fett, Luft/Gas, Fremdkörper (Katheter) oder Fruchtwasser, welche zu einer **Störung des Gasaustauschs** und der **Hämodynamik** führt

Thrombembolie

Inzidenz

- symptomatische Lungenembolie in den USA: ca. 700.000 Fällen von denen 10% in den ersten Stunden tödlich verlaufen
- in Deutschland ca. 200.000/Jahr mit ähnlicher Mortalität

Letalität

- Abhängig vom Ausmaß der Embolie und vorbestehender kardiopulmonaler Erkrankung; bei manifester rechtsventrikulärer Dilatation und Pumpschwäche ca. **22%**; bei kreislaufstabilen Patienten zwischen **2,5 und 8%**

> **Cave:** Die hohe Frühmortalität zwingt zum **raschen** Handeln (innerhalb von 1-2 h ereignen sich 50–90% aller durch eine LE induzierten Todesfälle)!

> **Merke:** Die Mehrzahl der letalen Embolien verläuft in Schüben mit Schwindelanfällen, kurzfristigen Synkopen, unklarem Fieber und Tachykardie

Ätiologie

- **Meist Phlebothrombose der tiefen Bein- oder Beckenvenen** nach z. T. längerer Immobilisation mit Thrombembolie in die Pulmonalarterie bei erster Mobilisation oder Pressen
- Risikofaktoren für eine Thrombose sind: Adipositas, Operation, Schwangerschaft (Gerinnungsfaktoren ↑ und venöser Blutfluß ↓), orale Antikonzeption,

(bes. in Kombination mit Rauchen), Dehydratation bei Diabetes mellitus oder unter Diuretikatherapie, maligne Tumoren (z. B. Pankreas-Ca), lange Flug- oder Busreisen, AT-III-Mangel, Protein-C- oder -S-Mangel, Thrombozytosen (z. B. nach Splenektomie oder bei essentieller Thrombozytämie) sowie durch Heparin induzierte Thrombozytopenie (HIT) und Faktor-V-Leiden

Pathophysiologie

- primär: mechanische Verlegung der Lungenstrombahn
- sekundär (wahrscheinlich bedeutsamer bezüglich der klinischen Symptomatik): reflektorische und durch Mediatoren (Serotonin, TXA$_2$, Histamin und Zytokine) ausgelöste **Vaso-** und **Bronchokonstriktion** mit akuter Rechtsherzbelastung → PVR ↑, Rückstrom zum linken Herzen ↓ und HZV ↓

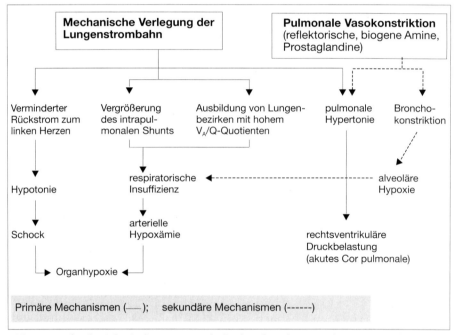

Abb. 53.1. Pathophysiologie der Lungenembolie. (Mod. nach Lorentz)

Klinik

Die klinische Symptomatik variiert sehr stark (von völliger Beschwerdefreiheit bis zur Schocksymtomatik).
- plötzlich auftretende Dyspnoe, Tachypnoe (≈ 85%), Zyanose, Husten (evtl. mit Hämoptoe)

- Thoraxschmerzen (≈ 85%), besonders inspiratorisch mit infradiaphragmaler Schmerzprojektion
- Todesangst (≈ 60%)
- Schwitzen (≈ 30%), Fieber
- hämodynamische Instabilität mit Hypotension, gestaute Halsvenen (hoher ZVD)
- Rhythmusstörungen (z. B. Sinustachykardie, Vorhofflimmern, Extrasystolie)
- evtl. abgeschwächtes Atemgeräusch
- Pleureiben bei Pleuritis oder abgeschwächtes Atemgeräusch bei Atelektasenbildung (infolge Surfactantverlust, nach 3–4 h beginnend) und Pleuraerguß
- auskultatorisch: ggf. permanent gespaltener 2. Herzton mit akzentuiertem Pulmonaliston, ggf. 4. Herzton
- ▶ Cave: Bei entsprechenden klinischen Rahmenbedingung z. B. Immobilisation (Gips, Bettlägrigkeit etc.) und/oder Zeichen der Phlebothrombose immer an eine Lungenembolie denken!

Beurteilung des Schweregrades

Schweregrade der Lungenembolie (nach Grosser)

Stadium	I	II	III	IV
Klinik	leichte Dyspnoe, thorakaler Schmerz	akute Dyspnoe, Tachypnoe, Tachykardie, thorakaler Schmerz	akute schwere Dyspnoe, Zyanose, Unruhe, Synkope, thorakaler Schmerz	zusätzlich Schocksymptomatik, evtl. Reanimationspflichtigkeit
art. RR	normal	erniedrigt	erniedrigt	Schock
MPAP	normal	meist normal	25–30 mmHg	> 30 mmHg
p_aO_2	> 80 mmHg	70–80 mmHg	60–70 mmHg	< 60 mmHg
Gefäßverschluß	periphere Äste	Segmentarterien	ein Pulmonalarterienast (>50% der Lungenstrombahn)	Pulmonalarterienhauptstamm oder mehrere Lappenarterien (>66% der Lungenstrombahn)

Diagnostik

- Klinik! → nur ca. 30% der Lungenembolien werden intravital diagnostiziert!
- Blutgasanalyse (ggf. nicht erklärbare Verschlechterung) p_aO_2 ↓ und meist p_aCO_2 ↑, intraoperativ mit Hilfe der **Kapnometrie** nachweisbare Differenz zwischen $p_{et}CO_2$ und p_aCO_2

- ▶ bei Spontanatmung und nicht ausgeprägter Lungenembolie kann ggf. durch Erhöhung des Atemminutenvolumens infolge zentraler Atemstimulatuion durch Hypoxämie eine Hypokapnie vorliegen
- erhöhte arteriovenöse Sauerstoffdifferenz (avDO_2) und bei erniedrigtem HZV metabolische Azidose
- abrupter **ZVD-Anstieg** oder **hoher ZVD** (>10 mmHg)
- Leukozytose, D-Dimere ↑, FSP ↑, TAT ↑

EKG:
oft nur flüchtige Veränderungen (engmaschige EKG-Kontrollen und Vergleich mit dem Vor-EKG!)
1. Änderung des Lagetyps nach rechts oder S_IQ_{III} -Typ (**Mc-Ginn-White**-Syndrom)
2. ST ↑ in V_1-V_2, terminal negatives T in III, I
3. Rechtsschenkelblock: kompletter/inkompletter (oberer Umschlagspunkt [OUP] > 0,03 s und QRS-Dauer > 0,12 s)
4. evtl. P pulmonale (p > 0,25 mV in II, III, oder aVF bzw. p > 0,15 mV in V_1, V_2)
5. Verschiebung der Übergangszone nach links (S überwiegt bis in V5/6)

Thoraxröngten:
nur in 40% der Fälle typisch positiver Befund! → Vergleich mit Voraufnahmen!
1. Zwerchfellhochstand auf der Embolieseite und verminderte Exkursion des Zwerchfells
2. basale Verschattung, kleine Pleuraergüsse
3. Zeichen des Lungeninfarkts bei simultaner Linksherzinsuffizienz (Inzidenz: ≤ 10%) → segmentale Verschattungen, selten die oft beschriebene dreieckförmige Lungenverdichtung
4. Kalibersprung der Gefäße oder „Hilusamputation" in 30% der Fälle, evtl. „Gefäßlücken" oder periphere Aufhellung nach dem Gefäßverschluß (Westermark-Zeichen)
5. Hyperämie der kontralateralen Seite
6. Herzschattenverbreiterung (Dilatation des rechten Ventrikels)
7. Dilatation der V. azygos und der V. cava superior

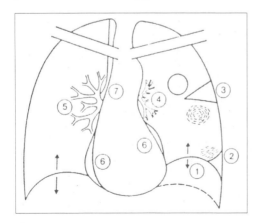

Abb. 53.2 Radiologische Zeichen bei Lungenembolie [Aus Lorentz A. 1997 Komplikation in der Anästhesie. In. List, Osswald (Hrsg), 3. Aufl. Springer-Verlag Berlin Heidelberg New York, S 598]

Lungenembolie

Echokardiographie:
- **Dilatation** des rechten Vorhofs/Ventrikel mit **Septumdeviation** in den linken Ventrikel während der Systole und reduzierter Kontraktilität, ggf. Darstellung des dilatierten Pulmonalarterienstamms und einer Trikuspidalinsuffizienz (Zeichen des pulmonalen Hypertonus) oder in ca. 10% der Fälle direkter Thrombusnachweis im Pulmonalarterienstamm
- pulmonalarterielle Druckmessung → Anstieg des vorher normalen mittleren pulmonalarteriellen Drucks korreliert mit dem Ausmaß der LE:
  ▶ bei kardiopulmonal gesunden Patienten gilt ein MPAP von 40 mmHg als **kurzfristige obere** Belastungsgrenze für den rechten Ventrikel
- **Spiral-CT** oder durch Gadolinium verstärktes **NMR**: beide Verfahren → besitzen eine hohe Sensitivität und Spezifität (Nachweis von Embolien bis auf Ebene der Segmentarterien bis zum Durchmesser von 1 mm) → wird zunehmend als Standardverfahren angesehen!
- **Pulmonalisangiographie** (bisheriger „**golden standard**"): Gefäßabbruch, Füllungsdefekte → sehr hohe Sensitivität und Spezifität
- **Perfusionsszintigraphie** mit radioaktiv markiertem Humanalbumin: hohe Sensitivität (99%), jedoch **geringe Spezifität** ca. 40%
- Erhärtung der Diagnose durch zusätzlichen Nachweis einer Thrombose im tiefen Bein-Becken-Venensystem durch Phlebographie oder Duplexsonographie

Prävention

- Heparingaben s.c. (NMH oder UFH)
- frühzeitige postoperative Mobilisierung
- Kompressionsstrümpfe
- Gabe von Dextranen
- Normovolämie

Therapie

Therapieziel
- hämodynamische Stabilisierung
- Verhinderung eines weiteren appositionellen Thrombuswachstums
- Rekanalisierung des verschlossenen Gefäßes

Allgemeinmaßnahmen
- Hochlagerung des Oberkörpers, absolute Bettruhe, intensivmedizinische Überwachung, vorsichtige Lagerung bei operativer Intervention
- O_2-Sonde (6–10 l/min) bei Spontanatmung, bei respiratorischer Insuffizienz maschinelle Beatmung mit 100% O_2
- Heparin bei fehlender Kontraindikation und LE-Schweregrad **I** und **II** (initial 5000–10.000 I.E. als Bolus, dann 800–1200 I.E./h über Perfusor → PTT ≈1,5- bis 2facher Normalwert) → Senkung der Letalität um 25%

- Volumengabe zur Erhöhung der rechtsventrikulären Vorlast
- wenn Pulmonalarteriendruck ↑ oder klinisch massiv gestaute Halsvenen: Nitro-Perfusor (1–6 mg/h; 0,25–1 µg/kg/min) bei ausreichendem arteriellem Blutdruck
- bei Hypotension: Kombination mit **Noradrenalin** (Arterenol) → Verbesserung der rechtsventrikulären Perfusion (= MAP-RVEDP); früher wurde der Einsatz von Dobutamin empfohlen! (soll im Vergleich zu Dopamin oder Noradrenalin zu keinem weiterem pulmonalarteriellem Druckanstieg führen!)
- Analgesie (Piritramid oder Pethidin) und Sedierung (Midazolam, Valium)

Lyseschemata bei Lungenembolie

Urokinase	Streptokinase	Gewebsplasminogenaktivator (rt-PA)
Standardlyse nach dem UPET-Protokoll[1]:	**Standardlyse** nach dem USPET[2]-Protokoll:	**Standardlyse**
Bolusinjektion von **4400 IE/kg** i.v. über **20 min**, anschließend 4400 IE/kg/h i.v. über 12–72h + **i.v.-Heparinisierung** (1,5- bis 2fache PTT-Verlängerung)	primär 250 mg Prednisolon (Solu-Decortin) vor der Lyse **Bolusinjektion** von **250.000 IE** i.v. über **20 min** anschl. **100.000 IE/h** über 24–72 h (Thrombinzeitverlängerung auf das 2- bis 4fache und Fibrinogenspiegel um ca. 400 mg/dl) und **i.v.-Heparinisierung** (1,5- bis 2fache PTT-Verlängerung)	**100 mg** i.v. über **2 h** und im Anschluß i.v.-Heparinisierung (1,5- bis 2fache PTT-Verlängerung) oder **10-mg-Bolus**, anschl. **50 mg** in der 1. Stunde und **40 mg** in der 2. Stunde
oder	oder	
Kurzlyse nach Goldhaber:	Kurzlyse nach „Infarktprotokoll":	Boluslyse:
1 Mio. IE i.v. über **10 min**, anschließend **2 Mio. IE** bis zum Ablauf der **2. Stunde**	primär 250 mg Prednisolon (Solu-Decortin) vor der Lyse **Bolusinjektion** von **1,5 Mio. IE** i.v. über **30 min** und i.v.-Heparinisierung (1,5- bis 2fache PTT-Verlängerung)	**0,6 mg/kg** i.v. über **2 min** und im Anschluß i.v.-Heparinisierung (1,5- bis 2fache PTT-Verlängerung)

[1] UPET: Urokinase Pulmonary Embolism Trial
[2] USPET: Urokinase, Streptokinase Pulmonary Embolism Trial

- Anlage eines zentralen Zugangs (ZVD-Messung)
- bei Schock oder Reanimationspflichtigkeit: Adrenalin → die Reanimationsmaßnahmen sollten bei LE ausreichend lange durchgeführt werden (mindestens über 2 h)

Spezielle Maßnahmen
- **Lysetherapie** bei massiver oder fulminanter LE mit **hämodynamischer Instabilität und/oder refraktärer Hypoxämie (Stadium III und IV nach Grosser)** mittels Urokinase, Streptokinase oder rt-PA nach Lyseschemata (s. S. 640)
  - ▶ vor Lysetherapie Kreuzblut abnehmen und EK im Falle von Blutungskomplikationen bereitstellen; engmaschige Hb-Kontrolle
  - ▶ die **rt-PA- Lyse** ist aufgrund eines schnelleren Wirkbeginns und doppelter Lyserate bei der fulminanten LE gegenüber der Urokinase oder SK-Lyse von Vorteil
- **notfallmäßige Embolektomie** unter Einsatz der extrakorporalen Zirkulation (EKZ)
  - ▶ die Embolektomie ohne EKZ (Trendelenburg-Op.) ist durch eine hohe Letalitätsrate gekennzeichnet!

Rezidivprophylaxe

- Antikoagulation mit Cumarinen: bei Lungenembolie ≈ 6 Monate–1 Jahr, bei rezidivierenden Lungenembolien > 2 Jahre, ggf. lebenslang
- evtl. Implantation eines Cava-Schirmes (Greenfield- oder Mobin-Uddin-Schirm)
- ▶ wird neuerdings nicht mehr empfohlen aufgrund hoher Raten an Venenthrombosen und weiteren lebensbedrohlichen Komplikationen im Langzeitverlauf

Luftembolie

Definition

Meist perlschnurartiges Eindringen von Luftblasen ins venöse System nach Eröffnung von nichtkollabierten Venen (Vv. epiploicae, Vv. diploicae, Vv. emissariae und Sinus matris, Halsvenen und Strumagefäße) bei vorhandenem Druckgradienten zum rechten Herzen.

- ▶ die dabei aufgenommene Gas/Luftmenge hängt ab vom:
  - Druckgradient zwischen rechtem Herzen und Lufteintrittspforte bzw. Volumenstatus des Patienten
  - Blutflußgeschwindigkeit und Luftblasengröße
  - Gefäßquerschnitt
  - Reibungskräfte der Luftblasen an der Gefäßwand

Operationsarten

- vorwiegend in der Neurochirurgie bei Operationen in sitzender Position, vereinzelt bei Hals- und Strumaoperationen, bei extrakorporaler Zirkulation und während der Gasinsufflation bei laparoskopischen Eingriffen

Einteilung des Schweregrades einer venösen Luftembolie (nach Matjasko 1985)

Grad	Veränderung
1	nur Dopplergeräuschänderung
2	Dopplergeräuschveränderung + zentralvenöse Luftaspiration
3	Symptome wie bei Grad 2 + Abfall des endexspiratorischen CO_2-Anteils
4	Symptome wie bei Grad 3 + Hypotension und/oder Arrhythmien
5	Schocksymptomatik und Reanimationspflichtigkeit

Diagnose

- **dopplersonographischer Nachweis** von eingedrungener Luft im rechten Herzen durch Veränderung des Dopplertones (Plazierung der Dopplersonde im 2./3. ICR rechts) → neben der Echokardiographie sensitivste Methode zum Nachweis einer Luftembolie (**ab 0,01 ml Luft/kg**)
- **Echokardiographie** mit Vierkammerblick (Nachweis auch von paradoxen Embolien; jedoch personal- und kostenintensives Monitoring)
- Stethoskopgeräusch (rauhes systolisches Geräusch bis zum Mühlradgeräusch bei größerer Luftembolie steigernd), Zunahme der Herzfrequenz und paukende Herztöne
- deutliche **ZVD-Erhöhung** bei kontinuierlicher Messung und ggf. Aspiration von Luft über den Katheter → sollte unter Alpha-Kard-Monitoring im Atrium oder an der Übergangszone Atrium/V. cava superior liegen!
- Abfall des endexspiratorischen CO_2 (> 0,4 Vol.-%) und hahnenkammartige CO_2-Kurve in der Kapnometrie (unterschiedlicher CO_2-Anteil der aus den verschiedenen Lungenabschnitten stammenden Exspirationsluft)
- Blutgasanalyse (s. Thrombembolie)

Prophylaxe

- vorsichtige Lagerungsmaßnahmen des Patienten, bei denen sich das Op.-Gebiet oberhalb des Herzniveaus befindet
- ggf. PEEP-Beatmung
- ausreichender Hydratationszustand → ZVD von 5 bis 10 mmHg anstreben → hierdurch Reduktion des Druckgradienten

- bei entsprechendem Risiko keine N_2O-Applikation
- keine Druckinfusion bei Plastikflaschen

Therapie

- manuelle Beatmung mit 100% Sauerstoff mit Valsalva-Manöver
- chirurgisches Abdecken oder Spülen des Operationsgebietes mit 0,9% NaCl
  → Vermeidung eines weiteren Eindringens von Luft
- ggf. Jugularvenenkompression durch Chirurgen/Anästhesisten
- Flachlagerung des Patienten bzw. Kopftief- und **Linksseiten**lagerung
- Luftaspiration bei liegendem zentralem Katheter
- ggf. hyperbare Sauerstofftherapie → Verkleinerung der Gasblasen und Verbesserung der Herzleistung infolge gesteigerter Oxygenierung (p_aO_2 >2000 mmHg)
- medikamentöse Rechtsherzunterstützung (s. Thrombemboliekapitel)
- ggf. kardiopulmonale Reanimation

Fettembolie

Inzidenz

- sehr selten, vorwiegend bei Polytrauma oder bei jungen Patienten mit Frakturen der langen Röhrenknochen, nach chirurgischer Aushöhlung der Markhöhle, nach kardiopulmonaler Reanimation, hoher externer Fettzufuhr, selten bei operativer Absaugung von Fettgewebe

Klinik

Symptome s. auch Thrombembolie
- akute Dyspnoe, die auch in ein ARDS münden kann
- neurologische Störungen (Einschränkung der Vigilanz bis Somnolenz)
- Pleurareiben
- nach 12–72 h **petechiale Hämorrhagien** in der Haut, im Bereich des Gaumens und subkonjunktival
- DIC-Symptomatik (Thrombozytensturz!)
- Fieber

Diagnose

s. auch Thrombembolie
- BAL: Nachweis von Alveolarmakrophagen mit **intrazellulärem Fett** (Cut-off point: > 5% der vorhandenen Leukozyten)

- erhöhte Blutfette
- Fettnachweis im Urin
- Augenhintergrundspiegelung (ggf. Nachweis von Cotton-wool-Herde)
- Schädel-CT meist unauffällig, während das NMR Schädigungsareale aufweist

Pathophysiologie

- Eindringen von Fettpartikeln aus der Markhöhle in die Blutbahn nach Läsion der Blutgefäße
- Zurückhaltung von Fettpartikel in den Lungengefäßen → Abbau durch pulmonale Lipasen zu freien Fettsäuren, welche die kleinen Gefäße und die alveolokapilläre Membran schädigen → Freisetzung vasoaktiver Amine und Prostaglandine
- veränderte Lipide im Serum → Zusammenfluß von Chylomikronen zu größeren Fetttröpfchen
▶ Prävention der Fettembolie: Frühosteosynthese, insbesondere bei Frakturen der langen Röhrenknochen!

Therapie

s. auch Allgemeinmaßnahmen bei Thrombembolie

54 Schock

Definition

- unzureichende Durchblutung vitaler Organe unterschiedlicher Ausprägung mit resultierender Gewebshypoxie und Laktatazidose als Ausdruck eines Mißverhältnisses zwischen Sauerstoffangebot und -bedarf
- Störungen, die dem Schock zugrunde liegen:
  - absolute oder relative ungenügende Herzleistung
  - vermindertes intravasales Blutvolumen
  - Regulationsstörungen der **Makro- und Mikrozirkulation**

Schockformen

1. kardiogener Schock
2. obstruktiver Schock
3. hypovolämischer Schock
4. distributiver Schock

Kardiogener Schock

verminderte Pumpleistung: Cardiac index (CI) < 2,2 l/min/m² und PCWP > 20 mmHg, bedingt durch:
- **systolische Dysfunktion**/Kontraktilitätsminderung infolge Myokardinfarkt, Ischämie oder globaler Hypoxie, ischämische oder dilatative Kardiomyopathie, Herzkontusion, metabolische Störungen wie Hypokalzämie, metabolische Azidose oder Hypophosphatämie, negativ inotrope Medikamente (β-Blocker, Kalziumantagonisten oder andere Antiarrhythmika)
- **diastolische Dysfunktion** infolge Ischämie, ventrikuläre Hypertrophie, **restriktive Kardiomyopathie**, Klappenvitien (Mitralstenose, Endokarditis, Mitral- und Aorteninsuffizienz, Papillarmuskeldysfunktion), Arrhythmien (supraventrikuläre oder ventrikuläre Tachykardien, tachykarde Rhythmusstörungen mit behinderter Ventrikelfüllung)

Obstruktiver Schock

- **Behinderung der Auswurffunktion** des Herzens (fulminante **Lungenembolie**, kritische Aortenstenose, hypertroph-obstruktive Kardiomyopathie [**HOCM**])
- **Behinderung der passiven Ventrikelfüllung** (akute Perikardtamponade, urämische oder konstriktive Perikarditis bei Zustand nach Tuberkulose, erhöhter intrathorakaler Druck (Spannungspneumothorax, massive Pleuraergüsse), erhöhter intraabdomineller Druck (Schwangerschaft, Aszites, paralytischer Ileus mit Distension der Darmschlingen)

Hypovolämischer Schock

herabgesetzter venöser Rückstrom zum Herzen bei normaler Pumpfunktion → meist intravasale Hypovolämie, bedingt durch:
- Hämorrhagien (akute kritische Abnahme des vaskulären Volumens mit Verlust der Sauerstofftransportkapazität)
- gastrointestinal: Ulcera ventriculi et duodeni, Ösophagusvarizen, Hämorrhoidalblutung
- traumatisch: Aortendissektion oder -aneurysma
- osmotische Diurese (Diabetes mellitus)
- gastrointestinale Flüssigkeitsverschiebungen (Ileus, toxisches Megakolon)
- Sequestration von großen Flüssigkeitsmengen wie z. B. bei Verbrennungen

Distributiver Schock

pathologischer Anstieg der Gefäßkapazität bei:
- **Sepsis** bzw. SIRS bei Endotoxinämie
- **anaphylaktische** oder **anaphylaktoide** Reaktionen und Anaphylaxie
  - **anaphylaktische** Reaktion: humorale Allergie vom Soforttyp (Typ I nach Coombs u. Gell) durch präformierte, membranständige IgE-Antikörper (auf Mastzellen, basophilen Granulozyten, Endothelzellen, Thrombozyten), welche zur Freisetzung von Histamin und anderen Mediatoren Leukotriene, PAF) führt.
  - **anaphylaktoide** Reaktion (*Pseudoallergie*): **direkte, nicht antikörpervermittelte** Reaktion des allergischen Substrates mit der Mastzelle, keine vorhergehende Exposition notwendig!
  - **Anaphylaxie**: Maximalvariante einer akuten allergischen Reaktion
- **toxisches Schocksyndrom** (beim TSS durch Staphylokoken oder Streptokokken bedingt)
- **neurogener** bzw. **spinaler Schock**

Therapie

Gemäß der zugrundeliegenden **Schockform**, z. B. bei
- **kardiogem Schock:** Gabe von Katecholaminen, IABP, Akut-PTCA bei Koronarinsuffizienz, etc.
- **obstruktivem Schock:** Perikardpunktion oder Pericardiotomia inferior bei Tamponade
- **distributivem Schock:** differenzierte Volumentherapie, Gabe von Adrenalin bei anaphylaktischem Schock, etc.
- **hypovolämischem Schock:** Volumentherapie, ggf. Gabe von Blut und Blutprodukten nach Ausprägung

Regelmechanismen bei Schock

- Steuerung des Blutdrucks über Dehnungsrezeptoren in A. carotis und Aortenbogens sowie Chemorezeptoren zur Messung der Sauerstoffspannung bzw. H^+-Konzentration → nehmen Einfluß auf das Vasomotorenzentrum in der Pons und Medulla oblongata → sympathikotone Steigerung und Umverteilung des Blutflusses zu lebenswichtigen Organen wie Herz und Gehirn und Abnahme der Perfusion von Haut und Gastrointestinaltrakt
- Zunahme der postganglionären Katecholaminfreisetzung, vermehrte Nebennierenmark- und Rindenhormonsekretion
  (Renin ↑, Angiotensin II ↑, Aldosteron ↑)
- Anstieg der ADH-Sekretion (ADH ↑)
- Abfall des atrial-natriuretischen Faktors (ANF↓)
- über β_1-Rezeptoren: Zunahme der Herzfrequenz und der Myokardkontraktilität

55 Kardiopulmonale Reanimation

Ursachen des Herz-Kreislauf-Stillstands

- eine **ischämische Herzerkrankung** ist die häufigste Ursache des plötzlichen Herztodes beim Erwachsenen in der „industrialisierten Welt"
- weitere Ursachen des Herzstillstands unter speziellen Umständen sind: Trauma, Medikamentenüberdosierung, Hypothermie, Beinahe-Ertrinken, Anaphylaxie, Schwangerschaft oder Hypovolämie etc.

Klinik des Kreislaufstillstands

- Bewußtlosigkeit innerhalb von 10–15 s nach Herzstillstand
- ggf. zerebrale Krämpfe nach 15–45 s
- Atemstillstand, Schnappatmung bei primärem Kreislaufstillstand nach 15–40 s
- Pupillenerweiterung und Verlust der Lichtreaktion nach 30–60 s
- Veränderung des Hautkolorits (unsicheres Zeichen!)

Therapie

nach den Leitlinien
- der **American Heart Association (AHA)** 1992
- des **European Resuscitation Council (ERC)** 1992 und 1998
- des **International Liaison Committee on Resuscitaton (ILCOR)** 1997
- der **Bundesärztekammer (BÄK)** 2000
- „Guidelines 2000" an **International Consensus on Science** (AHA und ILCOR) 2000

Bewertung der Empfehlungen

- **Klasse I**: exzellent uns absolut indiziert – sicher wirksam
  Effektive Wirksamkeit beim Menschen erwiesen; mindestens eine, prospektive, kontrollierte, randomisierte klinische Studie zeigt einen großen Nutzen

- **Klasse IIa:** gut bis sehr – akzeptabel und sinnvoll, „Therapie der Wahl".
  Sehr gute Beweise für Wirksamkeit und Unschädlichkeit für Menschen; viele Experten empfehlen diese Maßnahme; mehrere gute Studien erzielen generell positive Ergebnisse
- **Klasse IIb:** mittelmäßig bis gut – akzeptabel und sinnvoll „Therapieoption"
  Gute Beweise für Wirksamkeit und Unschädlichkeit für Menschen; viele Experten halten sie für eine erlaubte und akzeptable Maßnahme; mehrere gute Studien erzielen generell positive Ergebnisse
- **Klasse „Indeterminate":** „unbestimmbar"
  Keine Empfehlung, da bisher zuwenig Daten für eine klare Zuordnung zu einer anderen Klasse.
  Hier werden auch alle Maßnahmen eingestuft, die seit Jahren empfohlen wurden, eine Überprüfung der unterstützenden Beweise zeigt jedoch, daß die ursprüngliche Annahme wahrscheinlich nicht zu halten ist, z.B. der Routinegebrauch von Vasopressoren bei Asystolie oder Lidocain bei Kammerflimmern (VF) nach erfolglosen Defibrillationen
- **Klasse III:** nicht akzeptabel, nicht wirksam und möglicherweise schädlich

Basismaßnahmen (Basic Life Support)

- zu den Basismaßnahmen der Reanimation zählen neben der **Notfalluntersuchung** und dem **Notruf**, die **Beatmung**, die **Herzdruckmassage** und die **stabile Seitenlage**
- das Vorgehen der Basismaßnahmen ist im nebenstehenden Algorithmus dargestellt

Zeitpunkt des Notrufs

„phone first"	„phone fast"
• Patienten > 8 Jahre	• Patienten < 8 Jahre
• primär kardiales Ereignis – alle Altersstufen (auch Kinder)	• primär respiratorisches Versagen (z.B. Ertrinken, Trauma, Medikamenten-, Drogenintoxikation) – alle Altersstufen

Notfalluntersuchung

- **Bewußtseinskontrolle** durch Reaktion auf laute Ansprache bei fehlender Reaktion: leichtes Schütteln an der Schulter und Umfassen des Unterkiefers
- **Atemkontrolle** nach Reklination des Kopfes
  durch Inspektion von Thoraxbewegungen, Hören von Atemgeräuschen und Fühlen von Luftbewegungen

Sicherung von Helfern und Betroffenen

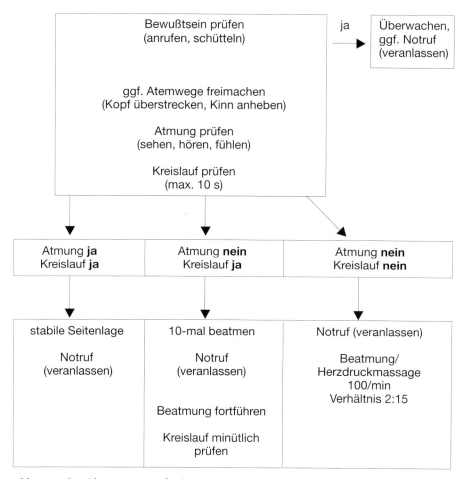

Abb. 55.1. Algorithmus Basismaßnahmen CRP

▶ bei der Atemkontrolle wird nicht grundsätzlich eine Inspektion der Mundhöhle durchgeführt, sondern nur wenn sich die Beatmung als ineffektiv erweist
▶ die BÄK weist eindeutig darauf hin, daß die Atmung mehr als eine Schnappatmung sein muß, wobei dieses Symptom damit erstmals indirekt als ein Zeichen eines Stillstands aufgenommen wurde
- **Kreislaufkontrolle** (max. 10 s)
Palpation über den zentralen Körperarterien (A. carotis oder femoralis) entweder beidseits für je 5 s oder einseitig für max. 10 s. Die Pulskontrolle durch

Laien wird v. a. vom ERC kritisch gesehen, da möglicherweise darauf zu viel Zeit verwendet wird und sollte Laienhelfern nicht mehr gelehrt werden („Guidelines 2000")
▶ die Kontrolle der Vitalfunktionen (Atem- und Kreislaufkontrolle) werden als deutsche Besonderheit im Gegensatz zu den internationalen Empfehlungen ohne Unterbrechung zusammenhängend durchgeführt („**diagnostischer Block**"). Im Gegensatz zum ERC wird **nach der Atemkontrolle keine Beatmung** interponiert, sondern die Reanimation wird entweder als isolierte Beatmung (bei noch vorhandenem Kreislauf) oder als kardiopulmonale Reanimation mit Beatmung und Herzdruckmassage (HDM) als Ein- oder Zwei-Helfer-Methode durchgeführt

Atemwege und Beatmung (einfache Maßnahmen des Airwaymanagement)

- **Atemspende** durch Mund-zu-Mund-Beatmung oder Mund-zu-Nase-Beatmung (die Mund-zu-Nase-Beatmung wird nicht mehr favorisiert) mit der Einschränkung, daß „zuweilen die Mund-zu-Nase-Beatmung vorgezogen wird" (einfachere Technik, natürliche Behinderung des Spitzendrucks)
- eine Revision hat das Atemzugvolumen erfahren und wurde bei Mund-zu-Mund- und Maskenbeatmung von 800–1200 auf rund 700–1000 (10 ml/kg) ml reduziert, wobei das Zeichen für eine korrekte Beatmung das sichtbare Heben des Thorax darstellt. Die Insufflationsdauer von 2 Sekunden soll eine gastrale Insufflation mit Regurgitation vermeiden
- ist eine zusätzliche Sauerstoffgabe möglich ($F_iO_2 > 0,4$), kann bei Maskenbeatmung das Atemzugvolumen auf 400–600 ml (6–7 ml/kg) reduziert werden, wobei Thoraxexkursionen sichtbar sein müssen. Das niedrigere Tidalvolumen bei zusätzlicher O_2-Gabe gewährleistet eine adäquate Oxygenierung und verhindert die Insufflation von Luft in den Magen

Herzdruckmassage

- der Ersthelfer sollte mit der äußeren **Herzdruckmassage (HDM)** auch bei nicht eindeutigen Kreislaufzeichen mit der HDM beginnen. Dies steht in Übereinstimmung mit ERC und ILCOR, die gleichfalls bei keinen eindeutigen Anzeichen einer Herzaktion oder Unsicherheit darüber zum Beginn der HDM raten. Dies ist auch vor dem Hintergrund der durch Laien schwierigen Erkennbarkeit einer Pulslosigkeit zu sehen
- bei der **Durchführung der Herzdruckmassage** hat sich die Technik des Auffindens des Druckpunktes geändert. Es wird nicht mehr der Processus xiphoideus als Orientierungspunkt aufgesucht, sondern die **Stelle, wo „Rippen und Brustbein sich vereinigen"**. Der Mittelfinger lokalisiert diese Stelle, und der Zeigefinger wird daneben gesetzt, um dann den Handballen kopfwärts zu plazieren

- eine Kompressionsrate von 100/min wird beim Erwachsenen angestrebt (mit zeitlich gleichem Kompressions-Dekompressions-Verhältnis)
- **Ein-Helfer-Methode:** Verhältnis von Beatmung zu Herzdruckmassage = 2 : 15
- **Zwei-Helfer-Methode:** Verhältnis von Beatmung zu Herzdruckmassage = 1 : 5
▶ die „Guidelines 2000" empfehlen auch bei der Zwei-Helfer-Methode bis zur Sicherung der Atemwege (Intubation) ein Verhältnis von Beatmung zu Herzdruckmassage von 2 : 15, da der koronare Perfusionsdruck nach 15 Kompressionen ohne Pause höher ist als nach 5 Kompressionen und die eine Beatmung bei 5 Kompressionen schneller und kräftiger durchgeführt wird (erhöhte Gefahr gastraler Insufflation mit Regurgitation und Aspiration). Nach der Intubation können die Kompressionen kontinuierlich (mit Zwischenbeatmung nach 5 Kompressionen) vorgenommen werden
▶ bei **Kindern** sollte laut AHA 2000 von erfahrenen Helfern ein Verhältnis von Beatmung zu Herzdruckmassage von 1 : 5 verwendet werden, unabhängig davon, ob ein oder zwei Helfer beteiligt sind
- die **Drucktiefe** wurde beim Erwachsenen von 3 bis 5 cm enger gefaßt auf 4 bis 5 cm
▶ „Guidelines 2000": bei der Reanimation Neugeborener sollte kein absolutes Maß für die Drucktiefe verwendet werden, sondern sie so gewählt werden, daß ein Puls zu tasten ist bzw. ca. 1/3 der anterior-posterioren Thoraxtiefe
▶ wenn der Reanimierende nicht gewillt oder nicht in der Lage ist eine Mund-zu-Mund Beatmung vorzunehmen, sollen nur Thoraxkompressionen durchgeführt werden (statt überhaupt nicht zu reanimieren, Klasse IIa). Bei telefonischen CPR-Instruktionen nur Kompressionen zu erläutern basiert auf Praktikabilitätsüberlegungen
▶ der Einsatz neuer Techniken muß in wissenschaftlichen Untersuchungen noch weiter überprüft werden:
    - aktive Kompression-Dekompression (ACD)
    - intermittierende abdominelle Kompression (IAC)
    - Kombination ACD/IAC
Zur Zeit gibt es jedoch keine klinischen Daten, die unwidersprochen eine Verbesserung des Ergebnisses zeigen

Spezifische erweiterte Maßnahmen (Advanced Life Support – ALS)

- das Vorgehen bei erweiterten lebensrettenden Sofortmaßnahmen ist in dem allgemeinen Algorithmus (Abb. 55.2., s. S. 659) dargestellt
- Basismaßnahmen können nur einen überbrückenden Charakter haben, weshalb der Einsatz von Elektrotherapie und Medikamenten unabdingbar ist.
- die EKG-Überwachung stellt den Übergang zwischen einfachen und erweiterten lebensrettenden Sofortmaßnahmen dar. Die elektrokardiographische Rhythmusdiagnose muß andererseits immer im klinischen Kontext gesehen werden Bewegungsartefakte, Diskonnektionen und elektrische Interferenzen können Rhythmen widerspiegeln, die mit einem Herzstillstand verwechselbar sind

Atemwege und Beatmung
(erweiterte Maßnahmen des Airwaymanagement)

- zur **Sicherung der Atemwege** und als Applikationsweg für die Notfallmedikation (BÄK) steht die **endotracheale Intubation** an erster Stelle
- dies steht insofern in Übereinstimmung mit den internationalen Empfehlungen, als daß diese einhellig die **Intubation als Klasse-I-Intervention** (nützlich und effektiv) bezeichnen. Der ERC räumt allerdings ein, daß die Technik schwer und manchmal auch gefährlich in der Anwendung sein kann und deshalb regelmäßig Erfahrung und Auffrischungstraining unerläßlich sind
- nur wenn die Intubation nicht durchführbar ist, kommen **Larynxmaske oder Kombitubus** als alternative Techniken als **Klasse IIb** in Frage. Unstrittig erfordern diese Alternativen ein intensives Training und haben ihre speziellen Anwendungsprobleme
- die Oxygenierung der Patienten ist das primäre Ziel der Beatmung deshalb sollte die inspiratorische Sauerstoffkonzentrationen (F_IO_2) 1,0 betragen
- die CO_2-Produktion und der Abtransport des CO_2 zu den Lungen ist während der Initialphase des Herzstillstands limitiert. Beatmungsvolumina von 400–600 ml sind daher ausreichend. (Nach Gabe von CO_2-produzierenden Puffern wie Natriumbikarbonat ist das Atemminutenvolumen ggf. zu erhöhen)

Defibrillation

- die **frühzeitige Defibrillation** ist die entscheidende Maßnahme bei einem Kreislaufstillstand aufgrund von **Kammerflimmern (VF)** oder einer **pulslosen ventrikulären Tachykardie (VT)**
  ▶ diese Patienten haben die beste Prognose, jedoch nimmt die Chance einer erfolgreichen Defibrillation mit jeder Minute ab. Amplitude und Kurvenform des Kammerflimmerns verschlechtern sich rapide und reflektieren die Abnahme der myokardialen Energiephosphatvorräte. Folglich besteht die erste Priorität darin, das Zeitintervall zwischen Beginn des Herzstillstands und der Defibrillation zu verkürzen
- als weitere Indikation zur Defibrillation werden auch noch das Kammerflattern und nicht eindeutige Fälle des zugrundeliegenden elektrischen Zustands sowie bei Asystolie als letzte Möglichkeit genannt
- einheitlich ist die Applikation der **Energiestufen** für die Defibrillation (**erste 3er-Defibillationssequenz mit 200–200–360 J**)
- eine Besonderheit der BÄK stellt die Forderung dar, daß zwischen der nunmehr obligaten 3er-Serie der Defibrillation ein Zeitraum von maximal 1 min liegen soll, wobei der ERC dafür die doppelte Zeit veranschlagt
- **keine Pulskontrolle während der 3er-Defibrillationsserie:** Eine Pulsüberprüfung ist nur erforderlich, wenn eine Kurvenform erreicht wird, die einen Auswurf des Herzens vermuten läßt
- **weitere Schocksequenzen** sollten – wenn erforderlich – mit Energien von **360 J** appliziert werden

▶ wenn ein koordinierter Rhythmus kurzfristig aufgetreten ist, gibt es keinen wissenschaftlichen Beweis dafür, wieder mit 200 J zu beginnen oder mit 360 J fortzufahren, auch wenn eine Myokardverletzung mit steigenden Energien größer ist.
- die **Elektrodenplazierung** erfolgt wenn möglich wie folgt:
  - ein Paddel unter der rechten Klavikula in der Medioklavikularlinie
  - das andere Paddel über dem linken unteren Rippenbogen in der medio-anterioren Axillarlinie
- eine **korrekte Durchführung der Defibrillation** einschließlich der Applikation von **Elektroden-Gel** ist unerläßlich. Dabei hat die **Sicherheit des Reanimationsteams** oberste Priorität. Während der Defibrillation darf niemand in Kontakt mit dem Patienten bleiben. Flüssigkeiten, nasse Kleider oder exzessiv aufgetragenes Elektroden-Gel können Probleme verursachen. Transdermale Pflaster müssen unbedingt entfernt werden, um die Möglichkeit der Ausbildung eines elektrischen Kurzschlusses zu verhindern
  - während manueller Defibrillation muß der Helfer das Kommando (z. B.) „Wegtreten" geben und sicherstellen, daß alle dieses Kommando beachten, bevor die Defibrillation ausgelöst wird
  - von automatischen Systemen wird ein Tonkommando gegeben; alle Mitglieder des Teams müssen sich nach diesem Kommando richten
  - bei einem implantierten Schrittmacher sollten die Paddel 12–15 cm davon entfernt angelegt werden
- häufige Defekte sind:
  - nicht ausreichender Kontakt der Elektroden mit dem Brustkorb
  - schlechte Anwendung oder völliges Versagen der Übertragungsmedien sowie fehlerhafte Paddelpositionierung oder fehlerhafte Paddelgröße
- die zur Zeit am meisten verwendete **transthorakale Defibrillationskurvenform** weist eine gedämpfte Sinuskurve auf. **Neue Techniken**, wie **biphasische Kurvenformen** oder **sequentiell überlappende Schocks**, die eine rasche Verschiebung des elektrischen Vektors während eines Multipulseschocks bewirken, weisen folgende Vorteile auf:
  - geringere Energie und Spannung gegenüber monophasischer Stromkurve
  - höhere Konversionsrate
  - geringere schockinduzierte Dysfunktion am Myokard
▶ obwohl gezeigt werden konnte, daß die Polarität der Elektroden den Erfolg bei internen, implantierbaren Defibrillatoren beeinflußt, ist die Polarität während der transthorakalen Defibrillation offenbar bedeutungslos

Automatischer externer Defibrillator (AED)
die „**Guidelines 2000**" empfehlen
- professionelle Helfer in der Durchführung der Defibrillation auszubilden, mit AEDs auszustatten und zur Anwendung zu autoriesieren
- im Krankenhaus die Verfügbarkeit von AEDs in allen Bereichen (Klasse IIa) mit dem Ziel ein Kollapps-Defibrillations-Intervall von < 3 min zu erreichen (Klasse I)
- die Verfügbarkeit von AEDs an öffentlichen Orten („Public Access Defibrillation"), wo eine Wahrscheinlichkeit von einer AED-Anwendung in 5 Jah-

ren gegeben ist bzw. ein Notruf-Defibrillations-Intervall von < 5 min durch den Rettungsdienst nicht zuverlässig gewährleistet werden kann
- bestimmte Berufsgruppen, wie Polizei, Feuerwehr, Flugbegleiter und Sicherheitsdienstesollen in CPR inkl. AED-Anwendung auszubilden
- AEDs zur Behandlung eines Herzstillstandes bei Kindern > 8 Jahren (>25 kg) außerhalb der Klinik anzuwenden (Klasse IIb), da Kammerflimmernn bei Kindern offenbar häufiger vorkommt als bisher angenommen. Bei Kindern < 8 Jahren wird ihr Einsatz nicht empfohlen (Klasse „Interminate")

Medikamentenapplikation

- die **venöse Applikationsform** bleibt die optimale Methode der Medikamentenapplikation während der CPR
    - ein ZVK kann genutzt werden, wenn er bereits liegt, um schnell Medikamente in die zentrale Zirkulation zu bringen
    - ist ein ZVK nicht verfügbar, bedeuten die Risiken, die mit dieser Technik verbunden sind, daß die Entscheidung zwischen peripherem und zentralem Zugang individuell von der Erfahrung des Anwenders sowie von der Umgebung und dem verfügbaren Instrumentarium abhängig gemacht werden muß
    - wenn man sich für den Versuch einer zentralen Kanülierung entscheidet, darf dies nicht zu einer Verzögerung der Defibrillation, Reanimation oder Atemwegssicherung führen
    - bei Medikamentengabe über eine periphere Vene sollten 20 ml 0,9%ige NaCl-Lösung infundiert werden, um die Medikamente in die Zirkulation zu schwemmen
- die Medikamentenapplikation über einen **Endotrachealtubus** bleibt nur zweite Wahl, weil eine verschlechterte Absorption vorliegt und unvorhersehbare pharmkokinetische Vorgänge auftreten. Die Medikamente, die über diesen Weg ohnehin nur gegeben werden können, sind **Adrenalin, Lidocain und Atropin**
    - die endobronchiale Applikation erfolgt bei Adrenalin, Lidocain und Atropin in 2- bis 3fach höherer Dosierung als bei intravenöser Applikation, **auf 10 ml 0,9% NaCl-Lösung verdünnt.** Nach der Applikation sollten laut BÄK 2–5 Beatmungen erfolgen, um die Verteilung in den distalen Bronchialbaum und damit eine Maximierung der Absorption zu erreichen
- ▶ die **BÄK** empfiehlt die Medikamentenapplikation **zunächst endobronchial** über den möglichst frühzeitig gelegten Endobronchialtubus. Erst später im weiteren Verlauf wird ein i.v.-Zugang geschaffen. Aus diesem Grunde hat auch die Intubation im Atemwegsmanagement einen höheren Stellenwert als im internationalen Vergleich
- ▶ die „**Guidelines 2000**" empfehlen bei Kindern (unabhängig vom Alter), sobald nach angemessener Zeit kein venöser Zugang gelingt, einen intraossären Zugang. „Angemessen" hängt von der Situation ab – die Pediadric-ALS verwenden eine 90 Sekunden Grenze, um bei Herzstillstand einen venösen Zugang zu legen, erlauben jedoch beim stabilen Patienten mehr Felexibilität

Spezielle Medikamente

Vasopressoren

- **Adrenalin** 1 mg (0,01 mg/kg) i.v. galt bisher als das Medikament der Wahl
  - die i.v.-Dosierung von Adrenalin bleibt wie bisher bei 1 mg auf 10 ml verdünnt und wird alle 2-3 min verabreicht (Klasse „Indeterminate")
  - in der Praxis sollte jede Algorithmusschleife für Nicht VF/VT-Rhythmen 3 min dauern und Adrenalin deshalb nach jeder Schleife gegeben werden
  - nach der dritten Injektion von Adrenalin (ca. 10 min nach Beginn der erweiterten Maßnahmen) kann bei ausbleibendem Erfolg eine Steigerung der Dosis auf 0,1-0,2 mg/kg erwogen werden (Klasse IIb)
  - routinemäßige hochdosierte Adrenalingabe (0,1 mg/kg i.v.) führt zu keiner höheren Überlebensrate bei möglicherweise mehr Spätkomplikationen (erhöhter Sauerstoffverbrauch, Myokardnekrosen) als nach einer Standarddosis Adrenalin (Klasse „Indeterminate") und wird daher auch bei Asystolie nicht empfohlen
  - ▶ besondere Vorsicht ist geboten bei der routinemäßigen Applikation von Adrenalin bei Patienten, deren Herzstillstand möglicherweise auf Lösungsvermittlermißbrauch, Kokainmißbrauch oder einen Mißbrauch anderer sympathikomimetischer Medikamente zurückzuführen ist
- **Vasopressin** (40 U i.v.) bei refraktärem Kammerflimmern (VF) bzw. pulsloser ventrikulärer Tachykardie (VT) bewerten die **„Guidelines 2000"** mittlerweile als dem Adrenalin gleichwertig (Klasse IIb). Als Vasokonstriktor erscheint Vasopressin dem Adreanlin (Klasse „Indeterminate", trotz jahrzehntelanger Gabe) gleich effektiv zu sein, bei weniger negativen Wirkungen auf das Herz. Die Wirkung von Vasopressin hält außerdem länger an (10-20 min) und muß daher nur einmal gegeben werden. Die **„Guidelines 2000"** empfehlen eine Adrenalingabe 5-10 min nach nutzloser Vasopressingabe
  - bei Asystolie wird Vasopressin gegenwärtig (noch) nicht empfohlen (Klasse „Indeterminate")

Antiarrhythmika

- der Einsatz von Antiarrhytmika während der CPR (VT/VF) ist nicht ausreichend geklärt
- aufgrund der bisherigen Erfahrungen kann **Lidocain** weiterhin nach Defibrillation und Adrenalingabe bei persistierendem Kammerflimmern oder pulsloser ventrikulärer Tachykardie nach Defibrillation gegeben werden. Die initiale Dosis beträgt 1-1,5 mg/kg (max. 3 mg/kg)
Einige Studien haben vermuten lassen, daß Lidocain die Defibrillationsschwelle im Tierversuch erhöht. Beim Menschen dürfte die Applikation von Lidocain vor der Defibrillation die Energieschwelle zur Defibrillation nicht erhöhen
- **Amiodaron** (Coradrex) wurde von den „Guidelines 2000" zu der Liste der Antiarrhythmika nach Defibrillation bei persistierendem Kammerflimmern

oder pulsloser ventrikulärer Tachykardie aufgenommen (Klasse IIb). Ein Bolus von 300 mg (≈ 5 mg/kg) verdünnt mit 20 ml Glukose 5% sollte primär i.v. gegeben werden. Eine weitere Dosis von 150 mg wird bei Erfolglosigkeit empfohlen, gefolgt von einer kontinuierlichen Infusion von 1 mg/min über 6 h, danach 0,5 mg/min (max. 2 g/Tag; in Europa bisher max. 1,2 g/Tag!)
- **Magnesium** (8 mmol i.v.) wird therapierefraktärem Kammerflimmern bes. im Falle einer Torsade de pointes bzw. einer Hyomagnesiämie empfohlen (Klasse IIb)
- **Bretylium** wurde von den „Guidelines 2000" aus der Liste der zu empfehlenden Antiarrhythmika aufgrund einer hohen Inzidenz von Nebenwirkungen gestrichen (Klasse IIb in III)
- **Atropin** hat einen festen Platz in der Behandlung hämodynamisch wirksamer Bradyarrhythmien und einiger kardialer Blockformen
Bei einer Asystolie wird Atropin in einer Dosis von 3 mg i.v. (6 mg endotracheal) empfohlen, um die Auswirkungen eines hohen Vagotonus zu antagonisieren

Puffersubstanzen

- die Applikation von 8,4%igem Natriumbikarbonat ($NaHCO_3$) zählt nach den aktuellen Empfehlungen der BÄK nicht mehr zur Standardtherapie. Im Gegensatz zu früher soll $NaHCO_3$ überhaupt erst nach einer Reanimationsdauer von mehr als 20 min in der reduzierten Dosis von 0,5 mval/kg gegeben werden
- das ERC sieht die Indikationen bei schwerer Azidose (pH <7,1, BE <−10), Hyperkaliämie oder Überdosierung mit trizyklischen Antidepressiva in einer Dosis von 50 mmol Natriumbikarbonat
- die AHA differenziert weiter:
  - **Klasse I:** bei vorbestehender Hyperkaliämie
  - **Klasse II a:** Bikarbonat-sensitive Azidose, Überdosierung mit trizyklischen Antidepressiva, zur Alkalisierung des Urins bei Intoxikationen, nach Intubation bei länger bestehendem Kreislaufstillstand, nach Wiederherstellung eines Kreislaufs nach langem Stillstand
  - **Klasse III:** hypoxische Laktatazidose

Kalzium

- die Gabe von Kalzium ist nur noch indiziert (Klasse IIb) bei Intoxikationen mit Kalziumantagonisten, nachgewiesener ausgeprägter Hypokalziämie und massiven Hyperkaliämien (**Cave:** Verstärkung des Reperfusionsschadens)
- sonstige Kalziumgaben werden als Klasse III (ungeeignet, möglicherweise schädlich) bewertet

Der universelle Algorithmus

Für die Durchführung einer Reanimation gibt es nunmehr in Übereinstimmung mit den internationalen Empfehlungen einen **universellen Algorithmus** (siehe Abb. 55.2), der nur noch **2 Wege** aufzeigt:
- für **Kammerflimmern (VF)** beziehungsweise **pulslose ventrikuläre Tachykardie (VT)** und
- die **anderen Rhythmen** (Asystolie, elektromechanische Dissoziation = EMD)

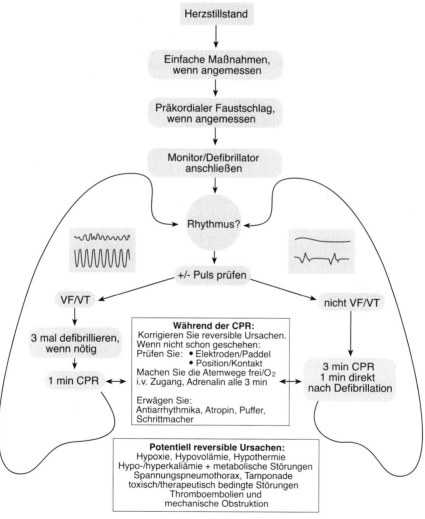

Abb. 55.2. Allgemeiner Algorithmus: erweiterte lebensrettende Sofortmaßnahmen beim Erwachsenen (*CPR* kardiopulmonale Reanimation, *VF* Kammerflimmern, *VT* pulslose ventrikuläre Tachykardie). (Aus *Anästhesist* 2000/49: 121–129)

- im Vorgehen unterscheiden sich beide Wege nur in der Durchführung der Defibrillation
- ein **präkardialer Faustschlag** kann dabei in bestimmten Situationen wie z. B. beim beobachten Herz-Kreislauf-Stillstand unter Monitorkontrolle der Anwendung eines Defibrillators vorausgehen (wenn dieser nicht sofort verfügbar ist). Nach einer Zeit von mehr als 1 min ist nicht mehr mit einem Erfolg dieser Maßnahme zu rechnen
    - in den ILCOR-Empfehlungen ist er bei beobachtetem Stillstand eine Klasse-I-Intervention, während er bei nicht beobachtetem Eintritt des Kreislaufstillstands als Klasse-IIb-Maßnahmen eingestuft wird
- die Defibrillation wird – den internationalen Empfehlungen angepaßt – als 3er-Serie appliziert. Bei der ersten Serie wird mit steigenden Energien 200–200–360 J und ab der zweiten Serie mit unverändert 360 J defibrilliert
▶ jeder Schritt des ALS-Algorithmus geht davon aus, daß der vorhergehende nicht erfolgreich gewesen ist

Kammerflimmern/Kammertachykardie

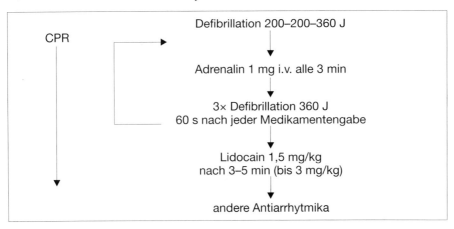

Abb. 55.3. Advanced Life Support bei VF/VT (pulslos)

- der erste defibrillierende Schock muß ohne jede Zeitverzögerung verabreicht werden. Wenn er nicht erfolgreich ist, wird er einmal, wenn nötig, zweimal wiederholt
- die **initiale** Gruppe von **3 Defibrillationsschocks** sollte mit sukzessiv steigenden Energien von **200, 200 und 360 J** verabreicht werden
- **weitere Schocksequenzen** sollten – wenn erforderlich – mit Energien von 360 J appliziert werden
- die Zeit zwischen der 1. und 2. Schocksequenz sollte nicht mehr als 2 min betragen
- Adrenalin wird alle 3 min verabreicht

- während der mechanischen Reanimation können Versuche unternommen werden, erweiterte Maßnahmen des Atemwegsmanagements und der Beatmung, eines venösen Zugangs und der Medikation sicherzustellen
- für den Patienten mit **persistierendem Kammerflimmern** oder persistierender **Kammertachykardie** können mögliche Ursachen oder verschlimmernde Faktoren unter anderem Elektrolytimbalancen, Hypothermie, Medikamente und Giftüberdosierungen sein. Dafür könnten **spezifische Behandlungsmaßnahmen** erforderlich werden
- Antiarrhythmika können nach den ersten 2 Sequenzen von 3 Defibrillationen in Erwägung gezogen werden

▶ **Myokardiales „Stunning":** Auftreten einer isoelektrischen Linie, die nach einer Defibrillation auf dem EKG-Monitoring für einige Sekunden sichtbar wird, ohne daß es sich dabei um eine Asystolie handelt, da ein koordinierter Rhythmus oder ein Umschlagen in Kammerflimmern/Kammertachykardie bald wieder folgen kann.

Nicht-VF/VT-Rhythmen

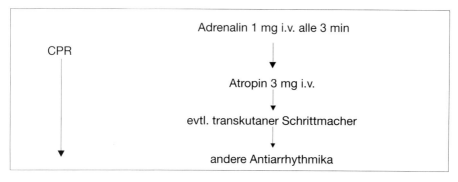

Abb. 55.4. Advanced Life Support bei Asystolie

- wenn Kammerflimmern oder eine Kammertachykardie definitiv ausgeschlossen werden können, ist die Defibrillation als primäre Intervention nicht indiziert und der rechtsseitige Weg des Algorithmus einzuschlagen
- da die Nicht-VF/VT-Rhythmen eine generell schlechtere Prognose haben, ist es umso wichtiger, reversible Ursachen zu erkennen und zu behandeln
- während der Suche nach und der Behandlung dieser möglichen Ursachen sollten mechanische Reanimationsmaßnahmen – zusammen mit erweitertem Atemwegsmanagement, Sauerstoffgabe, Beatmung, Versuch eines venösen Zugangs sowie Applikation von Adrenalin – alle 3 min ergriffen werden
- 3 mg Atropin werden einmal i.v. appliziert.
- nach 3 min mechanischer Reanimation wird der elektrische Rhythmus erneut überprüft

- die **Schrittmachertherapie** kann einen wertvollen Beitrag bei Patienten mit extremen Bradyarrhythmien leisten. Ihre Bedeutung bei der Asystolie ist jedoch fraglich, mit Ausnahme von Fällen eines trifaszikulären Blocks mit noch vorhandenen p-Wellen.

Ein **externer** Schrittmacher mit ventral und dorsal plazierten Klebeelektroden kann dabei überbrückend eingesetzt werden. Die Stimulation sollte mit einer Frequenz von 100/min erfolgen.

> **!** Grundsätzlich sollte nach BÄK-Empfehlungen eine Reanimation „mindestens 20–30 min nach dem Stillstand" fortgeführt werden, es sei denn, es liegen überzeugende Gründe für die Annahme vor, daß die Reanimation erfolglos sein wird

▶ um das neurologische Outcome zu verbessern empfehlen die „**Guidelines 2000**" nach erfolgter Reanimation folgende Maßnahmen:
  - Normoventilation (Klasse IIa) ohne Hyperventilation (Klasse IIb)
  - Temperaturüberwachung und Behandlung einer Hyperthermie (Klasse IIa bei Patienten mit Kopfverletzungen oder vermindertem Cardia output), Zulassen einer milden Hypothermie (Klasse IIb)
  - Behandlung einer postischämische myokardialen Dysfunktion
  - Erhaltung normaler Blutzuckerspiegel

	American Heart Association (AHA)	International Liaison Committee on Resuscitation (ILCOR)	European Resuscitation Council (ERC)	Bundesärztekammer (BÄK) 2000
Medikamenten-applikation	i.v.-Zugang 1. Wahl, nach Medikamentengabe 20 ml Bolus NaCl; 2. Wahl durch den Tubus, Adrenalin, Atropin, Lidocain möglich	i.v. Zugang Klasse I, wenn nicht möglich Adrenalin durch den Tubus	i.v. Zugang optimal, nach Medikamentengabe 20 ml Bolus NaCl; 2. Wahl durch den Tubus, Adrenalin, Atropin, Lidocain möglich	zunächst endobronchiale Gabe empfohlen, Adrenalin, Atropin, Lidocain möglich, im weiteren Verlauf i.v.-Zugang
Endobronchiale Medikamenten-applikation	Dosis: 2- bis 2,5fache i.v.-Dosis, auf 10 ml verdünnt; Applikation mit einem Katheter distal der Tubusspitze, anschließend einige schnelle Insufflationen	Dosis: mindestens doppelte i.v. Dosis (Bem.: Es gibt keinen Hinweis wie tief, ob mit oder ohne Applikationshilfe und ob anschließend gebläht werden soll)	Dosis: 2- bis 3fache i.v.-Dosis, auf 10 ml verdünnt	Dosis: 2- bis 3fache i.v.-Dosis, auf 10 ml verdünnt, anschließend 2 kräftige Insufflationen
Adrenalin	Indikation: alle Formen des Kreislaufstillstandes Klasse „Indeterminate": Adrenalin 1 mg alle 3–5 min Klasse II b: nach der dritten Injektion von Adrenalin (ca. 10 min nach Beginn der erweiterten Maßnahmen) kann bei ausbleibendem Erfolg eine Steigerung der Dosis auf 0,1–0,2 mg/kg erwogen werden	Dosis: mind. 1 mg (0.01 mg/kg) alle 3 min	bei VT/VF alle 2–3 min, bei nicht VT/VF alle 3 min Standarddosis: 1 mg	Indikation: alle Formen des Kreislaufstillstands Dosis: 1 mg alle 2–3 min alternativ: 1 mg – 2 mg – 3 mg – 5 mg – 5 mg – 5 mg
Puffer	Klasse I: bei vorbestehender Hyperkaliämie Klasse IIa: Bikarbonat-sensitive Azidose, Überdosierung mit trizyklischen Antidepressiva, zur Alkalisierung des Urins bei Intoxikationen, nach Intubation bei länger bestehendem Kreislaufstillstand, nach Wiederherstellung eines Kreislaufs nach langem Stillstand Klasse III: hypoxische Laktatazidose	kann in speziellen Situationen in Betracht gezogen werden	bei schwerer Azidose (pH < 7,1, BE <–10), Hyperkaliämie, Überdosierung mit trizyklischen Antidepressiva Dosis: 50 mmol Natriumbikarbonat	Natriumbikarbonat bei länger bestehendem Kreislaufstillstand, nach einer Reanimationsdauer von mehr als 20 min Dosis: 0,5 mval/kg, Wiederholung nach frühestens 10 min in einer Dosierung von 0,5 mval/kg

Physiologische Grundlagen

56 Physiologie der Atmung

Topographie der Lunge

- **rechte Lunge:** 3 Lappen und 10 Segmente
- **linke Lunge:** 2 Lappen und 9 Segmente (Segment 7 fehlt!)

- **linker Hauptbronchus:** 4–5 cm lang, $\varnothing$ 12,2 mm, Abgangswinkel: > 35 °
- **rechter Hauptbronchus:** 1–2,5 cm lang, $\varnothing$ 14 mm, Abgangswinkel: ≈ 22 °, Abgang des rechten Oberlappenbronchus relativ kurz nach der Carina (extrapulmonal)

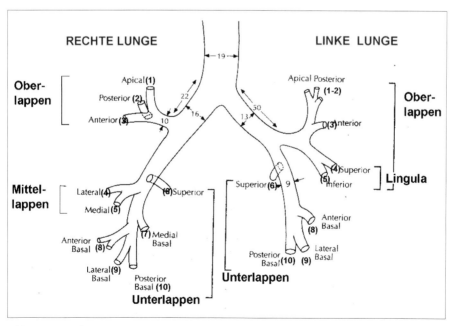

Abb. 56.1. Trachea, Haupt-, Lappen-, Segmentbronchien. (Angabe der Segmentnummern sowie Längen- und Durchmesserangaben in Millimeter)

Einteilung der oberen und unteren Luftwege
- obere Luftwege:
  - Nasopharynx und Larynx
- untere Luftwege:
  - Trachea (Generation: 0)
  - Haupt-, Lappen- und Segmentbronchien (Generation: 1–4)
  - kleine Bronchien (Generation: 5–11)
  - Bronchiolen (Generation: 12–16)
  - respiratorische Bronchiolen (Generation: 17–19)
  - Ductus alveolaris bis Alveolen (Generation: 20–23)

Muskeln der Ventilation

Das **Diaphragma** leistet mit 75% den Hauptanteil an der Gesamtventilation → Höhenveränderung zwischen In- und Exspiration ca. 10–12 cm
- Innervation des Diaphragma: N. phrenicus [C3-4-5-Innervation]
- Innervationsstörung durch:
  - Regionalanästhesieverfahren wie z.B. interskalenäre Plexusblockade nach Winnie → nie beidseitige Punktion!
  - „frost bitten phrenicus" durch Hypothermieschaden nach extrakorporaler Zirkulation (EKZ)
  - Z.n. Aneurysma-Operation mit linksseitiger Störung → N. phrenicus-Verlauf um den Aortenbogen
  - Elektrolytstörungen
  - tumoröse Infiltration des N. phrenicus
  - „critical illness polyneuropathy"
▶ **Anmerkung:** zur Beurteilung der Zwerchfellbeweglichkeit ist eine Röntgen-Durchleuchtung am sinnvollsten

Weitere Atemmuskeln
- **inspiratorisch:** Mm. intercostales **externi**
- **exspiratorisch:** Mm. intercostales **interni** und die Bauchmuskeln bei Obstruktion der Atemwege
- **Atemhilfsmuskeln:** Mm. scaleni, Mm. sternocleidomastoidei, Mm. pectorales (major et minor)
▶ normalerweise erfolgt die Exspiration aufgrund der elastischen Retraktionseigenschaft der Lunge **passiv**!

Innere und äußere Atmung

1. **äußere Atmung (Gasaustausch in der Lunge)** abhängig von:
   - **Ventilation** (Belüftung der Alveole mit Frischgas)
   - **alveolokapillärem Gasaustausch** (Diffusion der Aleolargase ins Blut und umgekehrt aufgrund einer Partialdruckdifferenz → Diffusionsgeschwindigkeit wird durch das Ficksche Gesetz beschrieben:

$$V_{Gas} = \frac{F}{k \times D \times (p_1 - p_2)}$$

V_{Gas} = Austauschrate, F = Austauschfläche, k = Diffusionkonstante, D = Diffusionstrecke, $(p_1 - p_2)$ = Partialdruckdifferenz

- **Lungenperfusion** (→ von besonderer Bedeutung für die Lungenfunktion ist das Ventilations-Perfusions-Verhältnis)

2. **innere Atmung** (Verwertung des Sauerstoffs in der Atmungskette innerhalb des Mitochondrium mit ATP- und CO_2-Bildung)

Ventilation

- die Steuerung der Ventilation erfolgt größtenteils **über** den p_aCO_2 (daneben auch pH- und O_2-abhängig) → Zunahme der Ventilation um 2-3 l/min/mmHg CO_2-Anstieg (bis 60-70 mmHg besteht eine lineare Beziehung)
▶ Ausnahme: z.B. der COPD-Patient mit chronischer Hypoxämie → der Atemantrieb erfolgt dann größtenteils über den p_aO_2 → O_2-Gabe kann bei COPD zu Brady- oder Apnoe mit Hyperkapnie führen (obligates Monitoring der Respiration → angestrebter p_aO_2 von 60–70 mmHg)

1. Alveoläre Ventilation

- ist das eingeatmete Volumen, das am intrapulmonalen Gasaustausch teilnimmt

$AMV_{alv} = f \times (V_T - V_D)$

f = Atemfrequenz, V_T = Atemzugvolumen, V_D = Totraumvolumen

▶ AMV_{alv} ↓ bei sinkendem V_T oder zunehmender Atemfrequenz (AMV_{ex} konstant)

2. Totraumventilation

- ist das eingeatmete Volumen, das **nicht** am intrapulmonalen Gasaustausch teilnimmt

Totraumventilation = Totraumvolumen (V_D) × Atemfrequenz (f)

$V_D \approx$ 2-3 ml/kgKG oder 30% des Atemzugvolumens

- Bestimmung des Totraumanteils (V_D/V_T) nach der Bohr-Gleichung (modifiziert nach Enghoff) unter der Annahme, daß der p_aCO_2 gleich dem p_ACO_2 ist:

$$V_D/V_T = \frac{p_aCO_2 - p_{ex}CO_2}{p_aCO_2}$$

p_aCO_2 = arterieller, $p_{ex}CO_2$ = gemischt-exspiratorischer CO_2-Partialdruck

$$p_{ex}CO_2 = (p_B - p_{H_2O}) \times F_{ex}CO_2$$

F_{ex} = gemischt-exspiratorische CO_2-Konzentration, p_B = Barometerdruck,
p_{H_2O} = Wasserdampfdruck

Rechenbeispiel:

$$\frac{(60 \text{ mmHg} - 14{,}3 \text{ mmHg})}{60 \text{ mmHg}} \approx 0{,}76$$

p_B = 760 mmHg, $F_{ex}CO_2$ = 2 Vol% = 0,02 und p_aCO_2 = 60 mmHg
$p_{ex}CO_2$ = (760 − 47) × 0,02 = 14,26 mmHg

- **funktioneller Totraum** (T_{funkt}) = anatomischer Totraum und alveolärer Totraum → Bestimmung des funktionellen Totraums:

$$T_{funkt} = V_T \times (1 - p_{ex}CO_2 / p_aCO_2)$$

Lungenperfusion

- die Lungenperfusion (Q) ist beim stehenden Menschen nicht gleichmäßig über die Lunge verteilt, sondern nimmt, wie aus Abbildung 56.2 entnommen werden kann, von **apikal (+ 30 cm) nach basal (± 0 cm) zu**
- dasselbe gilt für die Ventilation, die ebenfalls, jedoch in einem etwas geringerem Ausmaß als die Perfusion (Q), von apikal nach basal ansteigt (Grund: Alveolen sind apikal in größerem Ausmaß vorgedehnt → geringe Volumenänderung während der Inspiration in den oberen Lungenbezirken, während die basalen Alveolen im Durchmesser kleiner sind und leichter gedehnt werden können
- ▶ hieraus ergibt sich ein **V_A/Q-Verhältnis** an der Lungenspitze von 1,6–3,0 und basal von 0,4–0,6 (durchschnittliches V/Q-Verhältnis von 0,8)
- der **pulmonale Perfusionsdruck** ergibt sich aus der Differenz von MPAP-LAP (normal: ≈ 10 mmHg) → der pulmonale Gefäßwiderstand ist äußerst gering und beträgt nur 1/10 des systemvaskulären Widerstandes → um 500 ml Blut durch die pulmonale Gefäßbahn zu treiben, ist nur ein Druckgefälle von 1 mmHg notwendig
- bei Steigerung des HZV (z.B. unter Belastung) bleibt normalerweise trotz erhöhtem transpulmonalem Blutstroms der **pulmonale Widerstand** infolge der Eröffnung von weiteren, bis dahin nicht durchbluteten Kapillaren konstant
- **akute Druckerhöhung** in der Pulmonalarterie (z.B. unter Hypoxie, erniedrigtem pH-Wert, Hypoventilation mit Hyperkapnie oder thrombembolischer Verschluß der Gefäßstrombahn) wird vom rechten Ventrikel nur schlecht toleriert

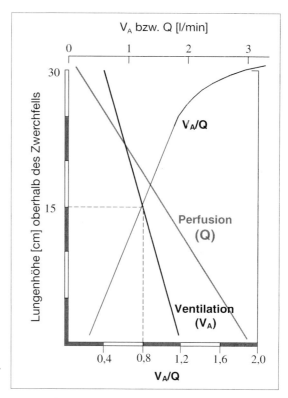

Abb. 56.2. Ventilations-Perfusions-Verhältnis (V_A/Q)

- der **Pulmonalarteriendruck** nimmt beim stehenden Menschen von der Lungenspitze bis zur Basis zu (MPAP apikal ≈ 6 mmHg und basal ≈ 24 mmHg)

Atemarbeit

Arbeit der Atemmuskulatur zur Überwindung folgender Widerstände:
- elastische Widerstände von Lunge und Thorax
- visköse Widerstände infolge der Luftströmung
- Gewebewiderstände

$$W = \int_0^T (p_{AW} - p_{Oes}) \times \dot{V} \times dt$$

($p_{AW} - p_{Oes}$) = transpulmonaler Druck → Registrierung des p_{Oes} mit einer speziellen Sonde am sitzenden Patienten, dessen Spitze im unteren Ösophagusdrittel plaziert sein muß!
V: Volumenänderung, die der transpulmonale Druck erzeugt.
Normalwert: 0,25 J pro Atemzug bzw. 2,5–4,0 J/min bzw. 0,5 J/l (kritische Grenze: 10–15 J/min)

- 75% der Atemarbeit entfällt auf die Überwindung der **elastischen Widerstände** und 25% auf die Strömungswiderstände → AMV↑ → elastische Widerstände↑
- die Atemarbeit ist unter anderem von der Art der **Ernährung** abhängig:
  1 g Kohlenhydrate [KH] (4 kcal/g) erzeugt 0,829 Liter CO_2
  1 g Fett (9,3 kcal/g) erzeugt 1,427 Liter CO_2
  → 1000 kcal in Form von 250 g Kohlenhydrate erzeugen über 8 h 207 Liter CO_2; 1000 kcal in Form von 107 g Fett jedoch nur 153 Liter CO_2! → dies ist bei der Spontanisierung des beatmeten Patienten von Bedeutung!

▶ die Atemarbeit kann z.B. mit Hilfe des Monitorgerätes Bicore CP-100 am Krankenbett bestimmt werden

Wirkungsgrad der Ventilation

$$\text{Wirkungsgrad (\%)} = \frac{\text{Atemarbeit}}{\text{Energieverbrauch}} \times 100$$

Normalwert: 5–10% (d.h. für die mechanischen Arbeit der Atemmuskulatur wird 10- bis 20mal mehr Sauerstoff verbraucht als zur Produktion einer gleichen Menge von Wärmeenergie)

Lungenvolumina und Lungenkapazitäten

(= Summe mehrerer spirometrisch abgrenzbarer Teilvolumina)

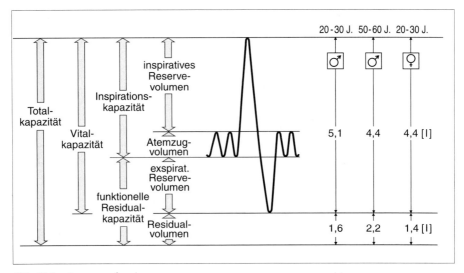

Abb. 56.3a. Lungenvolumina

Physiologie der Atmung

Lungenvolumina / Lungenkapazitäten	durchschnittliche Normalwerte für Erwachsenen
Atemzug-(Tidal)-volumen (V_T)	500 ml ($\approx$ 7 ml/kg)
inspiratorisches Reservevolumen (IRV)	3,0–4,5 l ($\approx$ 45–50% der TLC)
exspiratorisches Reservevolumen (ERV)	1,0–1,2 l ($\approx$ 15–20% der TLC)
Residualvolumen (RV)	1,2–1,8 l ($\approx$ 20–25% der TLC)
Inspirationskapazität (IC)	$\approx$ 3,5 l
funktionelle Residualkapazität (FRC)	$\approx$ 2,4–3,0 l
Vitalkapazität (VC)	$\approx$ 5,1–4,4 l ($\approx$ 75% der TLC) (60–70 ml/kg oder 7 × [Körpergröße (m) -1] in l)
Totalkapazität (TLC)	$\approx$ 5,8–6,7 l

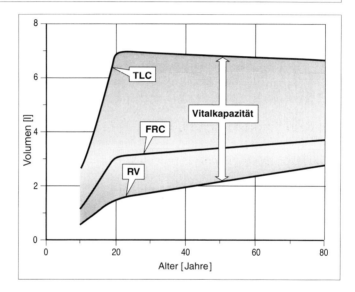

Abb. 56.3b. Altersabhängikeit der Vitalkapazität

Lungenkapazität

1-Sekunden-Kapazität: forciertes exspiratorisches Volumen, das in der 1. Sekunde nach maximaler Inspiration ausgeatmet werden kann	FEV_1	altersabhängig absolute Volumina (mind. > 2,5 l)
relative 1-Sekunden-Kapazität:	FEV_1/FVC	normal: 80% der VC bzw. FVC
Atemgrenzwert: Atemzeitvolumen nach maximaler forcierter willkürlicher Hyperventilation für die Dauer von 10 s mit einer Frequenz von 60–70 Atemzüge pro min	AGW	normal: 100–170 l

Closing volume und Closing capacity
- als **Verschlußvolumen (Closing volume = CV)** wird das Lungenvolumen, bei dem ein Kollaps der kleinen Luftwege beginnt, bezeichnet
- das CV ist abhängig vom
    - Lebensalter (mit zunehmenden Lebensalter → CV ↑)
    - Körperlage (Wechsel vom Stehen zum Liegen: CV ↑)
    - Adipositas (FRC meist < CC, da bei Übergewicht ERV ↓)
    - Rauchen
- Normalwerte für CV:
    - gesunder Jugendlicher: ≈ 10% der Vitalkapazität
    - 65-jährige, gesunde Person: ≈ 40% der Vitalkapazität
- die **Verschlußkapazität (closing capacity, CC)** ist die Summe aus Closing volume (CV) und Residualvolumen (RV)
- aus der Abbildung 56.4 ist zu entnehmen, daß das Closing volume und das Residualvolumen (Summe ≙ CC) im Laufe des Lebens kontinuierlich an Größe zunehmen; während die totale Lungenkapazität (TLC) abnimmt!
- die CC liegt beim Lungengesunden oberhalb des Residualvolumens (RV) und ist in der ersten Lebenshälfte normalerweise kleiner als die funktionelle Residualkapazität (FRC) → Grenzschwelle: 45.–50. Lebensjahr
- von Bedeutung ist das Verhältnis CC/FRC → bei immer größer werdenden Quotienten (> 1) besteht die Gefahr des Air trapping → Folge: intrapulmonale Shuntzunahme, Ventilations-/Perfusions-Störungen, Resorptionsatelektasen

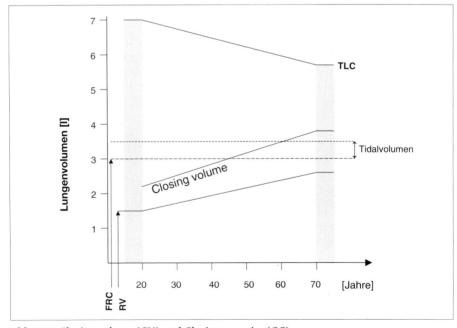

Abb. 56.4. Closing volume (CV) und Closing capacity (CC)

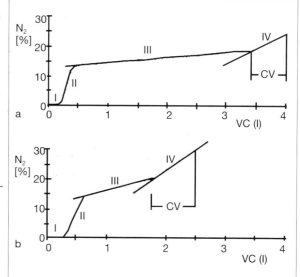

Abb. 56.5a. b. Bestimmung des Closing Volumens anhand der N_2-Auswaschkurve
a: gesunder junger Mann:
Phase I = Totraum 190 ml, Phase II = Mischluftanteil 250 ml, Phase III = Alveolarplateau 3,0 l, Phase IV = Verschlußvolumen 0,6 l; VC = 4,0 l, CV/VC = 15%
b: 50-jähr. Mann mit COPD Phase I = Totraum 300 ml, Phase II = Mischluftanteil 350 ml, Phase III = Alveolarplateau 1,1 l, Phase IV = Verschlußvolumen 0,75 l; VC = 2,5 l, CV/VC = 30%
Je steiler die Phase III verläuft, desto wahrscheinlicher ist eine obstruktive Ventilationsstörung

Bestimmung des Closing volume
1. Fremd-Gas-Bolus-Test (FGB)
   → der Patient atmet ein Inertgas (He, Ar, Xe) als Bolus ein
2. Single-breath-O_2-Methode (SBM)
   → hier atmet der Patient 100% Sauerstoff ein
▶ beide Methoden beruhen darauf, daß nach maximaler Ausatmung (= Residualvolumenniveau) der Patient bei der anschließenden Inspiration reinen O_2 oder ein Inertgas einatmet, welches sich aufgrund des größeren Ventilationanteils **basaler** Lungenbezirke sich zuerst dort anreichert und im weiterem Verlauf in die apikalen Alveolen gelangt → Aufbau eines apikobasale Konzentrationsgradienten mit höheren O_2-Konzentrationen in den unteren Lungenanteilen. Bei der unmittelbar folgenden langsamen Ausatmung wird zuerst der anatomische Totraum (Phase I), dann ein Mischluftanteil (Phase II) und anschließend das Alveolarvolumen (Phase III) entleert. Die exhalierte Luft wird ständig aus den apikalen und basalen Lungenpartien zusammengemischt. Kollabieren die basalen Alveolen, wird die exhalierte Luft bei der SBM nicht mehr durch den erhöhten O_2-Gehalt der basalen Alveolen verdünnt und die exhalierte Luft enthält einen größeren N_2-Anteil

Veränderungen unter Anästhesie

Unter **Allgemeinanästhesie** kommt es auch beim Lungengesunden intraoperativ
- zu einer **Abnahme der FRC** um ca. 450 ml (≈ 20%), unabhängig von der Anwendung nichtdepolarisierender Muskelrelaxanzien

- zu einer **Zunahme des intrapulmonalen R-L-Shunt** → Vermeidung durch intraoperative PEEP-Beatmung; ggf. intermittierendes Blähen der Lunge
- zu einer **Abnahme der Compliance** (normale Compliance: 100 ml/cmH$_2$O)
- zum **Anstieg von V$_D$/V$_T$ und AaDO$_2$**

Postoperative Veränderungen

- **postoperativ** kommt es gerade bei Oberbaucheingriffen, bei Patienten mit Adipositas oder höherem Lebensalter zwischen dem 2.– 5. postop.-Tag zu einem deutlichen Abfall der **FRC** und folgenden Lungenvolumina (→ Gefahr der respiratorischen Dekompensation und Reintubation bei Patienten mit präoperativ grenzwertiger Lungenfunktion!):

	Abnahme gegenüber präoperativem Befund (in Prozent vom Ausgangswert)
IRV	≈ **60%**
ERV	≈ **60%**
VC	≈ **50%**
TLC	≈ **40%**
FRC	≈ **30%**

▶ Anmerkung:
- FRC ↓: bei Adipositas und Schwangerschaft, im Liegen < als im Stehen, infolge Alveolarkollaps, Atelektasenbildung, bei Pneumonie, durch Zunahme des Lungenwassers
- FRC ↑: bei COPD und Lungenemphysem

Messung der Atemmechanik

Pleuradruck

- der **intrapleurale** Druck nimmt in Ruhelage von oben nach unten im Stehen **zu** (-10 cmH$_2$O auf -2 cmH$_2$O → Mittelwert von ≈ - 6 cmH$_2$O)
- im Durchschnitt liegt der intrapleurale Druck am Ende der Exspiration bei etwa 5 cmH$_2$O **subatmosphärisch**, und am Ende der Inspiration bei 8 cmH$_2$O **unterhalb des Atmosphärendrucks**
▶ unter **Spontanatmung** ist normalerweise der **intrapleurale Druck** während des kompletten Atemzyklus **negativ**! Unter kontrollierter Überdruckbeatmung kann der intrapleurale Druck positiv werden

Compliance

- die Compliance ist ein Maß für die Dehnbarkeit (Lunge, Thorax)
- die Bestimmung erfolgt mit Hilfe der Ruhedehnungskurve

$$C_{Lunge} = \frac{\Delta V}{\Delta(p_{pul} - p_{pleu})} \qquad C_{Thorax} = \frac{\Delta V}{\Delta p_{pleu}} \qquad C_{Th+L} = \frac{\Delta V}{\Delta p_{pul}}$$

Δp_{pul} = intrapulmonaler Druck
Δp_{pleu} = intrapleuraler Druck
ΔV = Lungenvolumenänderung
C_L = Compliance der Lunge
C_{Th} = Compliance des Thorax
C_{Th+L} = Compliance von Thorax und Lunge

- wie nachfolgende Zeichnung verdeutlicht, ist die statische Compliance vom intrapulmonalen Volumen abhängig:

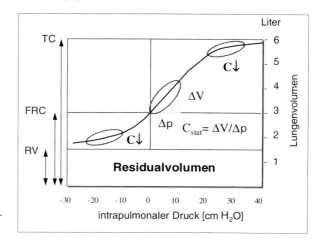

Abb. 56.6. Statisches Druck-Volumen-Diagramm

Elastance

- reziproker Wert der Compliance
- Gesamtelastance = Lungenelastance + Thoraxelastance

$$\frac{1}{C_L + C_{Th}} = \frac{1}{C_L} + \frac{1}{C_{Th}}$$

Resistance bzw. Atemwegswiderstand

- bei laminarer Strömung wird der Widerstand vom Hagen-Poiseuille-Gesetz modifiziert:

$$C = \text{Viskosität } (\varphi) \; \frac{8 \times L}{r^4}$$

r = Radius der Röhre, L = Länge der Röhre

▶ Anmerkung:
- der Großteil des Atemwegwiderstandes ($\approx 80\%$) ist in den oberen Luftwegen und den **ersten 6** Generationen des Tracheobronchialbaumes bzw. in den

Atemwegen mit einem Durchmesser > 2 mm lokalisiert; bei Nasenatmung entfällt wiederum der größte Anteil auf den Nasen-/Epipharynxbereich
- der Atemwegwiderstand ist auch vom Lungenvolumen abhängig!

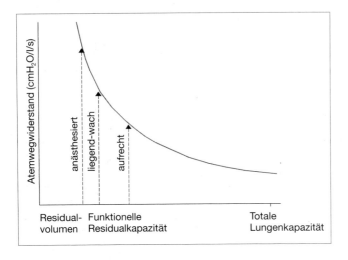

Abb. 56.7. Atemwegwiderstand in Abhängigkeit vom Lungenvolumen

Ventilationstörungen (VS)

	Obstruktive VS	Restriktive VS
Atemwegwiderstand (R)	↑ bis ↑↑ (R > 3,5 cmH$_2$O/l/s)	normal
statische Compliance (C)		↓ (C$_{ST.}$ < 0,1 l/cmH$_2$O)
Vitalkapazität (→ unspezifischer Lungenparameter)	↓	↓↓ (< 80% Soll)
1-Sekunden-Kapazität (FEV$_1$)	↓↓	↓
relative 1-Sekunden-Kapazität (FEV$_1$/FVC)	↓↓ (< 70%)	meist ↑ (> 85%)
totale Lungenkapazität (TLC)	↑ Asthma ↑↑ Lungenemphysen	↓ bis ↓↓ leicht: < 80–65% der Norm mittel: 65-50% der Norm schwer: < 50% der Norm
Residualvolumen (RV)	↑	↓
maximaler exspiratorischer Flow (PEF) [normal: 8-10 l/s]	↓ bis ↓↓	normal
maximaler mittlerer exspiratorischer Flow (MMEF) [normal: 4,5-5,5 l/s]	↓ Früherfassung einer Obstruktion peripherer Atemwege (kooperationsunabhängiger Parameter !)	normal

Flow-Volumen-Kurven

Durchführung eines vollständigen Atemmanövers: vollständige Exspiration, anschließende Inspiration und Beginn des Meßmanövers nach maximaler Inspiration (auf dem Niveau der TLC)

Mit Hilfe der Flow-Volumen-Kurven lassen sich:
- die verschiedenen Ventilationsstörungen unterscheiden
- obstruktive Atemwegveränderungen durch Bestimmung des mittleren exspiratorischen Fluß frühzeitig erkennen (MEF_{50} = Fluß nach Ausatmung von 50% der FVC; Normalwert: 4,5–5,5 l/s)
- sensibler Parameter für den Nachweis einer „**small airway disease**", v. a. bei symptomfreien Rauchern bei noch normaler FEV_1!
  Ist der Quotient PEF/MEF50 >2: obstruktive Ventilationsstörung mit Verdacht auf **exspiratorischen Bronchiolenkollaps**
- ähnliche Ventilationsstörungen noch weiter differenzieren → der inspiratorische Spitzenfluß (MIF) dient zur Differenzierung zwischen Lungenemphysem (MIF normal) und Asthma bronchiale bzw. chronisch-obstruktiver Bronchitis (MIF vermindert)

Beispiele für Kurvenverläufe bei bestimmten Ventilationsstörungen:

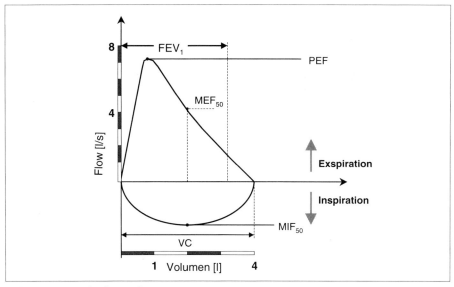

Abb. 56.8. Normale Flow-Volumen-Kurve

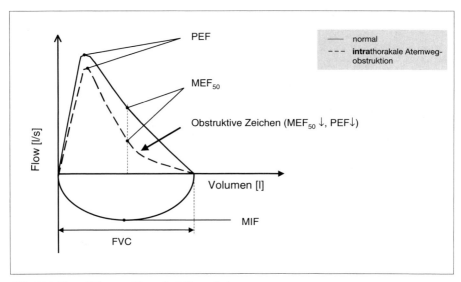

Abb. 56.9. Flow-Volumen-Kurve bei Obstruktion

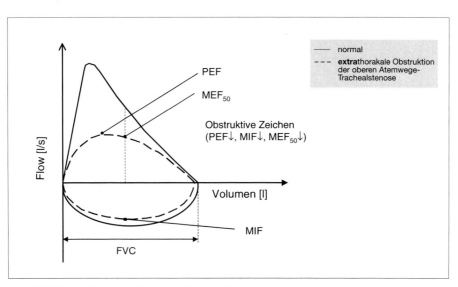

Abb. 56.10. Flow-Volumen-Kurve bei Trachea-Kompression

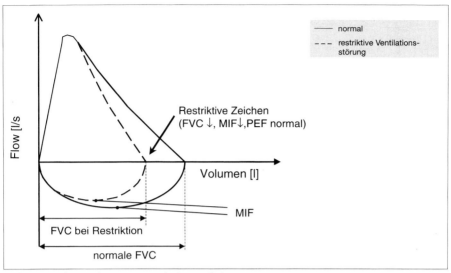

Abb. 56.11. Flow-Volumen-Kurve bei Restriktion

Berechnungen

O_2-Status

O_2-Status des Blutes ist gekennzeichnet durch den p_aO_2, S_aO_2, Hb-Gehalt und C_aO_2

Definitionen

- **Hypoxie:** $p_aO_2\downarrow$
- **Hypooxygenation:** $S_aO_2\downarrow$
- **Hypoxämie:** $c_aO_2\downarrow$ (= Sauerstoffgehalt des Blutes $\downarrow$)
  - hypoxische Hypoxämie: $p_aO_2\downarrow$ und $S_aO_2\downarrow$, normaler Hb-Wert → Störung der Lungenfunktion oder Ventilation
  - anämische Hypoxämie: tHb$\downarrow$, normaler p_aO_2 und normale S_aO_2 → Blutung→ Anämie
  - toxische Hypoxämie: frakt. $S_aO_2 \downarrow$ → COHb$\uparrow$ oder MetHb$\uparrow$
- **Ischämie:**
  - HZV oder Perfusion $\downarrow$, normaler c_aO_2

▶ die verschiedenen Formen der Hypoxämien werden unterschiedlich toleriert: anämische besser als hypoxämische, und diese wiederum besser als toxische Hypoxämien
- die diagnostische Aussagekraft nimmt in folgender Reihenfolge zu:
  p_aO_2 (Sauerstoffpartialdruck) < p_sO_2 (Sauerstoffsättigung) < c_aO_2 (Sauerstoffgehalt)

O_2-Bindungskapazität

Hüfner-Zahl:
- die Menge O_2, die theoretisch maximal an 1 g Hb gebunden werden kann: **1,39 ml O_2 pro 1 g Hb**
- ▶ der Wert wird in den Lehrbüchern nicht einheitlich angegeben → bei neueren Bestimmungen mittels Blutgasanalyse wurden Werte von 1,34–1,36 ermittelt, da neben Desoxy-/Oxyhämoglobin auch Met- und Carboxyhämoglobin existieren, welche kaum Sauerstoff binden. Somit spiegelt die geringere Hüfner-Zahl das Verhalten des zirkulierenden Hämoglobins exakter wider

Sauerstoffgehalt (cO_2)

Die O_2-**Konzentration des Blutes** (cO_2) ergibt sich aus der Summe des an Hämoglobin chemisch gebundenen O_2 und dem in den wässrigen Blutbestandteilen physikalisch gelösten O_2

- **chemisch gebunder O_2 (ml/dl)** = SO_2 (%) × cHb (g/dl) × 1,39 (ml/g)
- **physikalisch gelöster O_2 (ml/dl)** = pO_2 (mmHg) × O_2-Löslichkeit (0,0031)
  - nach dem **Henry-Gesetz** ist das im Plasma gelöste Gasvolumen direkt proportional dem Partialdruck des Gases → 100 ml Blutplasma enthalten bei einem pO_2 von 100 mmHg 0,3 ml Sauerstoff in physikalischer Lösung

$$c_aO_2 = S_aO_2 (\%) \times cHb (g/dl) \times 1{,}39 (ml/g\ Hb) + p_aO_2 (mmHg) \times 0{,}0031 (ml/mmHg/dl)$$

Normalwerte:
c_aO_2 = 20,4 ml/dl (männl.) und 18,6 ml/dl (weibl.)
c_vO_2 = 15 ml/dl
$avDO_2$ = ca. 5 ml/dl

- ▶ **Anmerkung:**
  - die fraktionelle Sättigung (SO_2) gibt den **Anteil des oxygenierten Hämoglobins (HbO_2) am Gesamthämoglobin** (einschl. Dyshämoglobin) an
  - der prozentuale **Anteil des oxygenierten Hämoglobins (HbO_2) am Oxy- und Desoxyhämoglobin** wird als partielle oder funktionelle Sättigung (psO_2) bezeichnet

Arteriovenöse Sauerstoffgehaltsdifferenz ($avDO_2$)

$$avDO_2 = CaO_2 - CvO_2$$

Normalwert: 5 ml/100 ml Blut
- ▶ $avDO_2$-Veränderung > 6% weist bei konstantem Hb, konstantem Shuntvolumen und konstantem VO_2 auf ein vermindertes HZV hin!

O_2-Ausschöpfung (%)

O_2 –Ratio = $(C_a\text{-vDO}_2 / C_aO_2) \times 100$

Normalwert: 20-25%

O_2-Partialdruck (pO_2)

- der **arterielle O_2-Partialdruck**: p_aO_2 in mmHg
- der p_aO_2 bestimmt über die sogenannte O_2-Bindungskurve die zugehörige Sättigung des Hämoglobins (S_aO_2 in %)
- der p_aO_2-Wert unterliegt einer Altersabhängigkeit und kann nach folgenden Formeln berechnet werden:
  1. Formel von Murray

     $p_aO_2 = 100{,}1 - (0{,}323 \times \text{Alter [Jahre]})$

  2. Formel von Reichel und Ulmer:

     – für Männer
     $p_aO_2 = 109{,}4 - 0{,}26 \times \text{Alter} - 0{,}098 \times I_B$
     unterster Grenzwert: berechneter Wert minus 14,1 mmHg

     – für Frauen
     $p_aO_2 = 108{,}86 - 0{,}26 \times \text{Alter} - 0{,}073 \times I_B$
     unterster Grenzwert: berechneter Wert minus 15,1 mmHg

     wobei I_B dem Broca-Index entspricht:
     $I_B = \text{Gewicht} \times 100 / \text{Länge} - 100$

- zu erwartender p_aO_2 bei Lungengesunden ($AaDO_2 = 10$ mmHg) **mittleren** Alters unter verschiedenen F_iO_2-Größen:

F_iO_2	$\approx p_aO_2$ in mmHg
0,21	100
0,4	235
0,6	378
0,8	520
1,0	663

▶ **Anmerkung:** der p_aO_2 des Neugeborenen beträgt unter Raumluft ≈ 40-60 mmHg

Alveolärer Sauerstoffpartialdruck (p_AO_2)

Der alveoläre Sauerstoffpartialdruck (p_AO_2) wird von folgenden Faktoren beeinflußt:
- Barometerdruck
- inspiratorische O_2-Konzentration → eine Erhöhung der inspiratorischen Sauerstoffkonzentration um 10% führt bei Konstanz aller anderen Parametern zu einer Steigerung des p_AO_2 um ≈ 64 mmHg
- Sauerstoffverbrauch
- Herzzeitminutenvolumen → plötzlicher Abfall der Lungendurchblutung → primär geringere pulmonale Sauerstoffaufnahme → $p_AO_2\uparrow$
- ggf. von Konzentrationseffekten (N_2O!)

$$p_AO_2 = (p_B - p_{H_2O}) \times F_iO_2 - \frac{p_aCO_2}{VCO_2/VO_2}$$

vereinfacht: $p_AO_2 = p_iO_2 - (1{,}25 \times p_aCO_2)$

- bei Raumluft: $p_AO_2 = (760-47 \text{ mmHg}) \times 0{,}21 - (40 \text{ mmHg}/0{,}85) = \approx 104 \text{ mmHg}$

Partialdrücke der Atemgase auf Meereshöhe (p_B: 760 mmHg)

Atemgas	Einatemluft (mmHg)	Alveolarluft (mmHg)	Ausatemluft (mmHg)
Sauerstoff (O_2)	159 (149 im Nasopharynx)	104 (≈ 13,3 Vol.-%)	120
CO_2	0,3	40 (≈ 5,5 Vol.-%)	27
Stickstoff (N_2)	597	569 (≈ 75 Vol.-%)	566
H_2O	3,7	47 (≈ 6,2 Vol.-%)	47

▶ $p_{Gas} = p_B \times$ Gasanteil
z.B. Sauerstoff (trocken): Barometerdruck von 760 mmHg $\times$ 0,21 = 159,6 mmHg
- fraktionierter Gasanteil FA_{Gas} = Gaspartialdruck/$p_B - p_{H_2O} \times$ Vol.-%

Beurteilung des transpulmonalen O_2-Austausches

Oxygenierungsindex (Horovitz)

$$\text{Oxygenierungsindex} = \frac{p_aO_2 \text{ (mmHg)}}{F_iO_2}$$

wobei eine F_iO_2 von 100% Sauerstoff = 1,0
- Normwerte: > 450 mmHg
- bei ALI: < 300 mmHg
- bei ARDS: < 200 mmHg

Alveoloarterielle Sauerstoffgehaltsdifferenz (AaDO$_2$)

$$AaDO_2 \text{ (mmHg)} = p_AO_2 - p_aO_2$$

bei der Beurteilung der AaDO$_2$ muß die inspiratorische Sauerstoffkonzentration (F$_i$O$_2$) berücksichtigt werden!
Normalwert: 10–20 mmHg bei Raumluft, 25–65 mmHg bei 100% O$_2$

▶ neuere Untersuchungen geben auch unter reinen Sauerstoffbedingungen einen korrigierten AaDO$_2$-Normalwert von 10–13 mmHg an (Korrektur der Liegezeit der Blutgasanalyse, des Spritzentypus und der Punktionstechnik [Aspiration von Luftblasen])

Vereinfachte Formel für die AaDO$_2$ bei **Lungengesunden** unter Raumluftbedingungen:

$$AaDO_2 = 145 - (p_aO_2 + p_aCO_2)$$

- Zunahme der AaDO$_2$ infolge: alveolokapilläre Diffusionsstörung, Anstieg des intrapulmonalen venoarteriellen R-L-Shunts bzw. Ventilations-/Perfusionsstörungen, intrakardiale anatomische Shunts, langandauernde hohe F$_i$O$_2$-Konzentrationen (Resorptionsatelektasen!)
- ▶ im Rahmen einer **alveolären Hypoventilation** (respiratorisches Pumpversagen) ist der p$_a$O$_2$ meist erniedrigt, der p$_a$CO$_2$ erhöht und die **AaDO$_2$** jedoch **normal**

Quotient nach Benzer

- von der F$_i$O$_2$ unabhängiger Index

$$\frac{AaDO_2}{p_aO_2}$$

Normalwert: 0,1–0,25
> 0,3 pathologisch

Intrapulmonaler Rechts-links-Shunt (Q$_S$/Q$_T$)

Normalwert: 3-5% des HZV (bedingt durch den Zufluß von nichtoxygeniertem Blut über die bronchialen Venen und Venae Thebesii des Herzens)

1. p_aO_2: > 150 mmHg, dann

$$Q_S/Q_T = \frac{AaDO_2 \times 0{,}0031}{AaDO_2 \times 0{,}0031 + avDO_2}$$

wobei avDO$_2$ = c$_a$O$_2$ - c$_v$O$_2$

oder:

$$Q_s/Q_T = \frac{(p_AO_2 - p_aO_2) \times 0{,}003}{(c_aO_2 - c_vO_2) + (p_AO_2 - p_aO_2) \times 0{,}003}$$

2. $p_aO_2 : < 150$ mmHg, dann

$$Q_s/Q_T = \frac{(c_cO_2 - c_aO_2)}{(c_cO_2 - c_vO_2)} \quad \text{(Formel nach Berggren)}$$

wobei c_vO_2 der O_2-Gehalt der Pulmonalarterie (gemischtvenös)
und c_cO_2 der O_2-Gehalt der Pulmonalkapillare (Abnahme bei geblocktem Ballon)

Schätzung der pulmonalen Shuntfraktion

1. nach **Hessel:**
bei $F_iO_2 = 1{,}0$ und $p_aO_2 > 150$ mmHg

$$\text{Shunt (\%)} = \frac{AaDO_2 \text{ (mm Hg)}}{20}$$

2. nach **Nunn:** Bestimmung des Shuntanteils aus einem Nomogramm (s. Abb. 56.12)

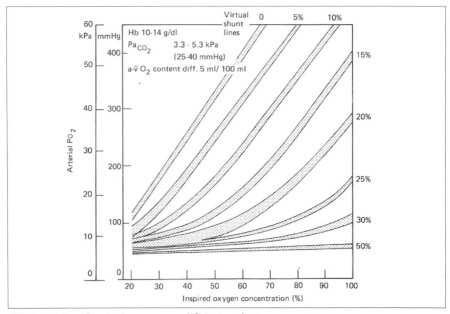

Abb. 56.12. Iso-Shunt-Diagramm modifiziert nach Nunn

▶ ab 25–30% Shuntanteil bezüglich des HZV bewirkt eine F_iO_2-Erhöhung fast keine Zunahme des p_aO_2 mehr!

Sauerstoffangebot (DO_2)

$DO_2 = CaO_2$ (ml/dl) × HZV (l/min)
Normalwert: 800-1000 ml/min oder 600 ± 50 ml/min/m²KOF

Sauerstoffaufnahme/-verbrauch (VO_2)

- nach dem inversen Fickschen Prinzip
$VO_2 = avDO_2$ × HZV (l/min)
Normalwert: ≈ 250 ml/min

Mittels Pulmonalarterienkatheter (PAK) kann durch Bestimmung der arteriovenösen Sauerstoffdifferenz ($avDO_2$) und des Herzzeitminutenvolumens der Sauerstoffverbrauch (VO_2) berechnet werden. Das gemischt-venöses Blut muß dabei aus der A. pulmonalis und nicht mittels ZVK aus der oberen Hohlvene entnommen sein!

- nach **Brody**:
$VO_2 = 10$ × KG (kg)^{3/4} (ml/min)

▶ **Anmerkung:**
- unter Annahme eines **mittleren kalorischen Äquivalent** von 4,85 kcal/l O_2 läßt sich der **Energiebedarf** anhand des Sauerstoffverbrauchs bestimmen:
z.B. HZV = 6,4 l/min, $avDO_2$ = 8 ml/100 ml (= 80 ml/l)
⇒ O_2-Verbrauch 512 ml/min = 30,72 l/h = 737 l/die
⇒ **Energieverbrauch:** 737 × 4,85 = 3574 kcal/die
- umgekehrt kann durch direkte Messung der VO_2 mit Hilfe des Deltatrac Metabolic Monitor das HZV bestimmt werden:

$HZV = VO_2/avDO_2$

und

$VO_2 = AMV × (F_iO_2 - F_{ex}O_2)$

F_iO_2 = inspiratorische Sauerstoffkonzentration
$F_{ex}O_2$ = exspiratorische Sauerstoffkonzentration
AMV = Atemminutenvolumen

CO_2-Produktion (VCO_2)

$$VCO_2 = V_{ex} \times F_{ex}CO_2$$

Normalwert: ≈ 200 ml/min

VCO_2 = Kohlendioxidproduktion
$F_{ex}CO_2$ = exspiratorische CO_2-Konzentration (inspiratorische CO_2-Konzentration wird als null angenommen!)
V_{ex} = exspiratorisches Atemminutenvolumen

Respiratorischer Quotient (RQ)

$$RQ = \frac{VCO_2}{VO_2}$$

Normalwert: ≈ 0,8 (abhängig von Substratstoffwechsel)

O_2-Bindungskurve

Der Zusammenhang zwischen O_2-**Sättigung** (SO_2, %) als Maß für den chemisch (an Hämoglobin) gebundenen Sauerstoff und dem O_2-**Partialdruck** (pO_2, mmHg) wird als O_2-**Bindungskurve** (sigmoidaler Verlauf) bezeichnet

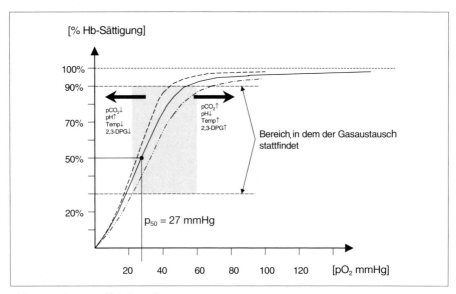

Abb. 56.13. Sauerstoffbindungskurve

- im oberem Bereich hat eine Zunahme oder Abfall der pO_2-Werte einen nur geringen Einfluß auf die O_2-Sättigung → paO_2-Schwankungen werden hier schlecht und nur verzögert erfaßt!

Ursachen der Lageveränderung der O_2-Bindungskurve

← LINKSVERSCHIEBUNG erhöhte Affinität bzw. schlechtere Sauerstoffabgabe, p_{50}* erniedrigt	RECHTSVERSCHIEBUNG → verringerte Affinität bzw. leichtere Sauerstoffabgabe, p_{50}* erhöht
Alkalose (pH ↑)	Azidose (pH ↓)
Hypokapnie (pCO_2 ↓)	Hyperkapnie (pCO_2 ↑)
Temperatur ↓	Temperatur ↑
2,3-DPG ↓ (z.B. bei Austausch- bzw. Massivtransfusion → Neusynthese benötigt 12–24 h)	2,3-DPG ↑
fetales Hämoglobin (HbF) und abnorme Hämoglobine	volatile Anästhetika (2–3 mmHg)
	Anämie (um ca. 3,8 mmHg)
Sepsis und Schwangerschaft	Hbs
Hexokinasemangel	Pyruvatkinasemangel
COHb und MetHb ↑	
Hypokaliämie	Hyperkaliämie, Hypernatriämie

*p_{50}-Normalwert bei einer Temperatur von 37 °C, einem pH von 7,4 und einem BE von ± 0 beträgt **27 mmHg**

Bohr-Effekt

Verschiebung der O_2-Bindungskurve durch Veränderungen der H^+-Konzentration und des pCO_2 → Begünstigung der O_2-Aufnahme in der Lunge und O_2-Abgabe ans Gewebe bzw. Azidose reduziert die Affinität des Hämoglobins für Sauerstoff

Apnoische Oxygenierung (AO)

Unter apnoischer Oxygenierung versteht man die **passive O_2-Zufuhr und Aufnahme trotz Atemstillstand**

- Atemstillstand, z.B. im Rahmen einer längerdauernden Intubation führt zu einer Unterbrechung der O_2-Versorgung des Patienten → O_2-Verbrauch des Erwachsenen von 200–250 ml/min läuft unvermindert weiter

- Frumin et al. zeigte bereits im Jahr 1959, daß ein Atemstillstand von bis zu 55 Minuten Dauer überlebt werden kann, wenn zuvor die intrapulmonalen Speicher (= FRC von ca. 3000 ml beim Erwachsenen) mit reinem Sauerstoff aufgefüllt (**Präoxygenierung**) und **gleichzeitig** der Stickstoff aus der Alveole ausgewaschen worden war (**Denitrogenisierung**) und ein weiteres Eindringen von exogenem Stickstoff in die Lunge verhindert wurde → simultaner p_aCO_2-Anstieg (bis auf 250 mmHg!)

Sauerstoffvorrat

Unter physiologischen Bedingungen (21% Sauerstoff) beträgt der **gesamte Sauerstoffvorrat** bei einem » 65 kg schweren Menschen ca. **1500 ml**, aufgegliedert in
- ≈ 300 ml physikalisch und an **Myoglobin** gebundener Sauerstoff
- ≈ 800 ml an **Hämoglobin** gebundener Sauerstoff (bei 750 g Hb, 1,39 ml O_2/g Hb, p_sO_2 von 100% für arterielles Blut und 85% für venöses Blut)
- ≈ 400 ml **intrapulmonaler Sauerstoff** (bei 3000 ml FRC × 0,135 F_AO_2)

▶ unter reiner Sauerstoffgabe erhöht sich der Gesamtsauerstoffvorrat auf ≈ 4200 ml

Verlauf des O_2- und CO_2-Partialdrücke unter Apnoe beim Erwachsenen

Bei Apnoe kommt es zu:
1. einem **Abfall des Sauerstoffpartialdrucks:**
   - ca. 45–55 mmHg /min. Bei wiedereinsetzender (Be)atmung erfolgt ein weiterer Abfall des p_aO_2 in den ersten 35 s um 30 mmHg durch CO_2- und N_2-Diffusion in die Alveole
   - bei Schwangeren p_aO_2-Abfall von 150 mmHg pro Minute!
2. einem **Anstieg des Kohlendioxidpartialdrucks:**
   - in den ersten 35–60 Sekunden p_aCO_2-Anstieg um ca. 15 mmHg; anschließend ≈ 4 mmHg/min, je nach Stoffwechselaktivität

▶ bei Kindern kommt es infolge einer erhöhten CO_2-Produktion zu schnelleren Veränderungen pro Zeiteinheit

Intrapulmonale O_2-Speicher

Wichtiger als die Präoxygenierung ist die **Denitrogenisierung** des Patienten und die Erhöhung der FRC, die durch Faktoren wie Adipositas oder Schwangerschaft reduziert sein kann oder altersentsprechend sehr gering ist
▶ **Cave:** bei Säuglingen und Kleinkindern **FRC** grundsätzlich ↓ und gewichtsbezogener **Sauerstoffverbrauch** ↑ (≈ 7 ml/kg/min). Hieraus ergeben sich dann unterschiedliche Apnoe-Toleranzen → die intrapulmonalen Speicher sind unter Apnoe erschöpft, wenn die partielle O_2-Sättigung von 98% auf 75% abgefal-

len ist! Ohne Präoxygenierung ist dies bei Kleinkindern nach 20 Sekunden, bei Schwangeren nach 35 Sekunden und bei Erwachsenen nach 60 Sekunden erreicht. Durch eine optimale Präoxygenierung bleibt die partielle Sauerstoffsättigung für die Dauer von 3,5 min beim Kleinkind, 6 min bei der schwangeren Patientin und 9 min beim Erwachsenen konstant.
▶ eine **Präoxygenierung** ist empfohlen bei zu erwartender **schwieriger Intubation** und im Rahmen der **Anästhesie bei Schwangeren** ist sie obligat!

Intrapulmonale Sauerstoffspeicher

				Erwachsene	Schwangere	Kleinkinder
Funktionelle Residualkapazität (FRC) in ml				3000	2400	200
	F_AO_2 (in %)	p_aO_2 (in mmHg)	p_sO_2 (in %)	O_2-Pool (in ml) = FRC × F_AO_2		
Hyperoxie	0,886	670	98	2650	2100	175
Normoxie	0,131	100	98	0400	0320	026
Hypoxie	0,053	040	75	0160	0130	010
Effektiver O_2-Pool (ml) unter Hyperoxie bis p_aO_2 von 98 → 75% (= Hypoxie) abgefallen ist				2250	1780	149
Effektiver O_2-Pool unter Normoxie (ml) bis p_aO_2 von 98 → 75% (= Hypoxie) abgefallen ist				0240	0190	016

57 Wasser-Elektrolyt-, Säure-Basen-Haushalt

Wasserhaushalt

Verteilung der Körperflüssigkeiten

- Neugeborene bestehen zu 70–80% des Körpergewichts (KG) aus Wasser
- Erwachsene: s. Tabelle

Totales Körperwasser

Alter in Jahren	Männer (Anteil in %)	Frauen (Anteil in %)
18–40	61	51
40–60	55	47
> 60	52	46

- Extrazellulärflüssigkeit (ECF)   ≈ 20% des KG
  - interstitielle Flüssigkeit   ≈ 15%
  - Plasmavolumen (Intravasalflüssigkeit)   ≈ 5% (incl. Zellen 7,5%)
- Intrazellulärflüssigkeit (ICF)   ≈ 30–40% des KG

Osmolarität

- die Osmolarität beschreibt das Verhältnis von Wasser zu den darin gelösten Teilchen. Sie ist ein Maß für die **Anzahl der Teilchen** in einem Lösungsmittel
- 1 Mol = 6 × 10^{23} Teilchen, 1 osmol = 1 mol nichtdissozierter Substanz in 1 Liter Lösungsmittel
- die Serumosmolarität beträgt etwa 290–300 mosmol/l (–320)
- ▶ **Annäherungsformel:**
  Osmolalität (mosmol/l) = (Serumnatrium in mval/l + 5) × 2 oder Bestimmung mit dem Osmometer anhand der Gefrierpunkterniedrigung. Desweiteren unter Berücksichtigung der Serumharnstoff- und Glukosekonzentration:

$$2 \times Na^+ \text{ (mmol/l)} + \frac{\text{Glukose (mg/dl)}}{18} + \frac{\text{Harnstoff (mg/dl)}}{6}$$

Osmolalität

Die **Osmolalität** ist die molare Konzentration aller **osmotisch aktiven Teilchen** pro kg Wasser. Extra- und Intrazellulärraum werden haupsächlich durch das osmotische Gleichgewicht extrazellulärer Natrium- und intrazellulärer Kaliumionen konstant gehalten
▶ Osmolarität und Osmolalität können in stark verdünnten Lösungen, wie denen des menschlichen Körpers, gleichgesetzt werden

Kolloidosmotischer Druck

- der kolloidosmotische Druck (KOD) ist ein Sonderfall des osmotischen Drucks; er wird durch Makromoleküle an einer für diese undurchlässige Membran, der Kapillarwand, hervorgerufen
- der **KOD** des Plasmas beträgt 25–28 mmHg (Albuminmoleküle tragen zum KOD ca. 80% bei)
- ein KOD von 18–20 mmHg bzw. eine Gesamteiweiß-Konzentration von 5 g/dl oder ein Albumingehalt von 2,5 g/dl werden als Ödemschwelle angesehen!

Tägliche Wasserabgabe und Flüssigkeitsbedarf

- Perspiratio insensibilis: 900 ml/Tag (200–400 ml Haut, 400–600 ml Lunge)
- Urinausscheidung: 600–1600 ml/Tag

Basis-Flüssigkeitsbedarf

pro kg	ml/kg/h	ml/kg/Tag
1–10 kg	4	100
11–20 kg	2	50
> 20 kg	1	20

Beispiel 1	ml/20 kg/h	ml/20 kg/Tag	Beispiel 2	ml/70 kg/h	ml/70 kg/Tag
1–10 kg	10 × 4	10 × 100	1–10 kg	10 × 4	10 × 100
11–20 kg	10 × 2	10 × 50	11–20 kg	10 × 2	10 × 50
> 20 kg	0 × 1	0 × 20	> 20 kg	50 × 1	50 × 20
20 kg	60 ml/h	1500 ml/Tag	70 kg	110 ml/h	2500 ml/Tag

Flüssigkeitsbedarf bei Operationen

Basisbedarf
+ 4 ml/kg/h: z. B. Operationen an den Extremitäten, Leistenhernien-Op.
+ 6 ml/kg/h: Operationen mittleren Ausmaßes
+ 8 ml/kg/h: Offenes Peritoneum, z. B. bei Hemikolektomien

Flüssigkeitsersatzmittel

- kolloidale Lösungen → Plasmavolumen nimmt zu
- kristalloide Lösungen → Extrazellulärflüssigkeit nimmt zu

Blutvolumina

Männer	7,5% des Körpergewichts	≈ 75 ml/kg
Frauen	6,5% des Körpergewichts	≈ 65 ml/kg
Neugeborene	8,5% des Körpergewichts	≈ 80–85 ml/kg

Kristalloide

Unterscheidung in
- Vollelektrolytlösungen: Na^+ >120 mmol/l
- 2/3-Ektrolytlösungen: Na^+ 91–120 mmol/l
- Halbelektrolytlösungen: Na^+ 61–90 mmol/l
- 1/3-Ektrolytlösungen: Na^+ <60 mmol/l

Vollelektrolytlösungen

Isotone Kochsalzlösungen (NaCl 0,9%)
- Na^+ = 154 mmol/l, Cl^- = 154 mmol/l (**nicht physiologisch**)
- Osmolalität: 308 mmol/l

Ind:
- Flüssigkeitsersatz bei Niereninsuffizienz, Hyperkaliämie
- Trägersubstanz zur Medikamentenverdünnung
- plasmaisotoner Flüssigkeitsersatz

> **Dosis:** Basis-Flüssigkeitsbedarf und Ersatz von geringeren Volumenverlusten

KI:
- Hypervolämie
- Hyperchlorämie, Hypernatriämie

NW:
- Gefahr der hyperchlorämischen Azidose, v. a. bei eingeschränkter Nierenfunktion

Ringer-Lösungen
- Na^+ ≈ 147 mmol/l, Cl^- ≈ 156 mmol/l, K^+ ≈ 4 mmol/l, Ca^{2+} ≈ 2–2,25 mmol/l

Pha:
- HWZ: 20–30 min, Abwanderung ins Interstitium
- Volumeneffekt: 0,2–0,25
- theoret. Osmolalität: ≈ 309 mmol/l

Ind:
- Flüssigkeitsersatz bei isotoner und hypotoner Dehydratation
- Verlust extrazellulärer Flüssigkeit
- plasmaisotoner Flüssigkeitsersatz

> **Dosis:** Basis-Flüssigkeitsbedarf und Ersatz von geringeren Volumenverlusten

KI:
- Hypervolämie
- Hyperkaliämie, Hyperkalzämie

Ringer-Laktat-Lösungen
- $Na^+ \approx 130$ mmol/l, $Cl^- \approx 112$ mmol/l, $K^+ \approx 5\text{-}5,4$ mmol/l, $Ca^{2+} \approx 1\text{-}2,25$ mmol/l, Laktat $\approx 27\text{-}28$ mmol/l
- theoret. Osmolalität: ≈ 280 mmol/l

Pha:
- HWZ 20–30 min, Abwanderung ins Interstitium
- Volumenffekt: 0,2–0,25
- Osmolalität: 308 mmol/l

Ind:
- Flüssigkeitsersatz bei isotoner und hypotoner Dehydratation
- Verlust extrazellulärer Flüssigkeit
- plasmaisotoner Flüssigkeitsersatz

Dosis: Basis-Flüssigkeitsbedarf und Ersatz von geringeren Volumenverlusten

KI:
- Hypervolämie
- Hyperkaliämie, Hyperkalzämie
- Hyperlaktatämie, Hirndruck

▶ bei Blutverlust müssen Kristalloide im Verhältnis 4:1 infundiert werden: z. B. bei 500 ml Blutverlust → 2000 ml Kristalloide

Pädiatrische Fertiglösungen

	Päd-I-Lösg. (für Säuglinge und KK bis zum 2. Lebensjahr)	Päd-II-Lösg. (für Kinder ab dem 3. Lebensjahr)
Na^+	35	70
K+	18	18
Ca^{2+}	2	3
Mg^{2+}	3	4
Cl^-	34	64
Acetat	20	26,5
Malat	3	3

Kolloide (Plasmaersatzmittel, -expander)

Unterscheidungsmöglichkeiten bzgl.
- Volumeneffekt
  Plasmaersatzmittel: (Volumeneffekt = zugeführte Menge)
  Plasmaexpander: (Volumeneffekt > als zugeführte Menge) → onkotischer Effekt
- künstliche und natürliche Kolloide
- Substitutionsgrade bei Hydroxyäthylstärke
- Molekülgröße und Konzentration der Lösung

Künstliche Kolloide

Historie

- 1915   Erster klinischer Einsatz von nativer Gelatinelösung aus tierischem Kollagen durch Hogan
- 1944/45   Erster klinischer Einsatz von Dextranen aus Glukosepolymere pflanzlichem Ursprungs durch Grönwall u. Ingelmann
- 1951   Anwendung der Oxypolygelatine beim Menschen durch Campbell
- 1962   Erste Anwendung von harnstoffvernetzter Gelatine am Menschen durch Schmidt-Thome
- seit 1973 In den USA, Japan und Deutschland Hydroxyethylstärke-Lösungen im Handel

Dextrane
- Polysacharid aus Glukosemolekülen, die über 1–6-glykosidische Bindungen verknüpft sind
- leicht hyperosmotisch
- 6–10%-ige Lösungen

Pha:
- MG: 40.000–70.000
- intravasale Verweildauer: MG 40.000: 2–4 h bzw. MG 70.000: 4–6 h
- Aufspaltung und renale Ausscheidung, keine Speicherung
- initialer Volumeneffekt: 100–130% der applizierten Menge, wobei die 10%ige Lösung einen größeren Volumeneffekt zeigt als die 6%ige Lösung

Ind:
- Volumenersatz (beim Schock)
- Thromboseprophylaxe
- Hämodilution
- Mikrozirkulationsstörungen (Sludgeauflösung) → Dextran 40

Dosis: max. 1,5 g/kg/Tag

KI:
- Gerinnungsstörungen, bes. Dextran 40
- dekompensierte Herzinsuffizienz
- bekannte Allergie

NW:
- allergische Reaktionen (1:70.000–1:200.000) → von Bedeutung sind die präformierten, durch Strukturen von Bakterienkapseln oder Nahrungsbestandteilen induzierte IgG_2-Antikörper, die über eine Vernetzung der infundierten Dextranmakromoleküle eine **Immunkomplex-Anaphylaxie** auslösen können → allergische Reaktion daher bei **erster** Gabe möglich!
- Thrombozytenaggregationshemmung aufgrund einer Umhüllung (Coating) der Thrombozyten
- Verminderung der Aktivität der Faktoren II, V und VIII
- unspezifischer Dilutionseffekt
- starke Erhöhung der Viskosität des Urins → GFR ↓ bis zur Anurie
- erhöhte Eiweißbestimmung nach der Biuret-Methode

WW:
- Blutgruppenbestimmung nach Dextrangabe erschwert
- ▶ Vorgabe eines Dextranhaptens (MG: 1000) seit 1982 (Promit) obligat! → neutralisiert präformierte Antikörper → Dextran-Gabe 1–2 min danach, spätestens 20 min nach Promitgabe!

Dextrane

	Konzentration (%)	Molekulargewicht	Volumeneffekt	Intravasale Verweildauer (h)	Maximale Tagesdosis (hämostaseologisch empfohlen)
Dextran 70	6	70	130%	4–6	1,5 g/kg
Dextran 40	10	40	175%	2–4	1,5 g/kg

Hydroxyäthylstärke

- von Amylopektin abgeleitetes Polysaccharid (Hauptkette 1,4-α-glykosidisch vernetzt), gewonnen aus Kartoffel- oder Getreidestärke
- **Substitutionsgrad:** Anteil der Glukoseeinheiten, der mit Hydroxyethylgruppen besetzt ist: ca. 50–70% (0,5–0,7)
- **Substitutionsmuster:** Verhältnis der in C_2- und C_6-Position substituierten Glukoseeinheiten; das C_2/C_6-Verhältnis ist für die Metabolisierungsrate von Bedeutung → C_6-Verbindungen werden durch die α-Amylase schneller gespalten als C_2-Verbindungen
- die **intravasale Verweildauer** und somit die klinische **Wirkdauer** ist abhängig von der **Molekülgröße** und zusätzlich noch vom **Substitutionsgrad** und dem **Substitutionsmuster**. Das Molekulargewicht ist für den kolloidosmotischen Druck und die Pharmakokinetik von Bedeutung!
- die **initiale Volumenwirkung** der Kolloide ist im wesentlichen proportional der zugeführten **Kolloidkonzentration** (6%HES 200/0,5:100% und 10%HES 200/0,5 bis zu 145%)

Pha:
- Präparate in 3 verschiedene initialen MG-Klassen erhältlich:
  - 450.000–480.000
  - 130.000–200.000
  - 140.000– 70.000
- renale Ausscheidung bis MG 50.000–70.000 nach Spaltung durch die Serumamylase, größere Moleküle werden primär gespalten und renal ausgeschieden, hochmolekulare Substanzen werden im RES für Monate bis Jahre gespeichert! (NW: Juckreiz bei HNO-Patienten mit Tinnitus nach größeren HES-Mengen)
- Osmolalität: 308 mosmol/l

Ind:
- Volumenersatz
- Hämodilution

Dosis: max. 1,2–2,0 g/kg/Tag

KI:
- Nierenfunktionsstörungen
- dekompensierte Herzinsuffizienz
- bekannte Allergie

NW:
- unspezifischer Dilutionseffekt
- Thrombozytenfunktionsstörung nur nach höheren Mengen (> 1,5 l)
- Verminderung des Faktor-VIII-Komplexes sowie verstärkte Fibrinolyse nach größeren, **hochmolekularen** HES-Mengen
- allergische Reaktionen (sehr selten, < 0,1%) und Juckreiz bei längerer Anwendung
- Anstieg der α-Amylase im Serum um bis zum 5fachen (für maximal 7 Tage)
- falsch erhöhte, indirekte Fibrinogenbestimmung
- fragliche Beeinflussung der Funktion der Spenderniere nach Transplantation → höhere Dialyserate post transplantationem
- Zunahme der Viskosität bei Präparaten mit einem MG ≥ 200.000
- ▶ Präparate mit MG nicht größer als 200.000 und Substitutionsgrad von 0,5 beeinflussen die Gerinnung nur wenig!

	Konzentration (%)	Mittleres Molekulargewicht	Volumeneffekt	Intravasale Verweildauer (h)	Maximale Tagesdosis*
HES 450/0,7 Plasmasteril	6	450.000	**145%**	6-8	20 ml/kg (= 1,2 g/kg)
HES 200/0,5 HES-Steril 6% Hemohes 6%	6	200.000	**100%**	3-4	33 ml/kg (= 2,0 g/kg)
HES 200/0,5 HES-Steril 10% Hemohes 10%	10%	200.000	**145%**	3	20 ml/kg (= 2,0 g/kg)
HES 130/0,4 Voluven	6%	130.000	**100%**	3	33 ml/kg (= 2,0 g/kg)

* Hämostaseologisch empfohlen
▶ In den USA ist nur HES 480/0,7 (6% Hespan) erhältlich!

Neuere Präparate
- **Pentafraction (HES 280/0,5)** mit Entfernung der niedermolekularen Anteile (MG < 100.000) durch aufwendige und kostenintensive Diafiltrationsverfahren, **Effekt: Verminderung einer gesteigerten Kapillardurchlässigkeit** (plugging the leaks) und Vermeidung einer Extravasation von Albumin
- **6% HES 130/0,4** aus Wachsmaisstärke; Substitutionsmuster $C_2 : C_6 = 9:1$. Volumenwirksamkeit bis 6 Stunden, intravasale Halbwertszeit bis 3 Stunden **verminderte Gewebseinlagerung** (minus 75% im Vergleich zu HES 200/05), erhöhte renale Ausscheidung, geringere Beeinflussung des Ristocetin und vW-Faktors

Gelatine
- Polypeptid aus dem Kollagenabbau stammend
- 3 Arten:
  - succinylierte Gelatine (Gelafundin)
  - Oxypolygelatine (Gelifundol)
  - harnstoffvernetzte Gelatine (Haemacel [hoher Ca^{2+}-Anteil])
- 3–5,5%-ige Lösungen

Pha:
- MG: 30–35.000
- intravasale Verweildauer: 2–3 h
- initialer Volumeneffekt: 70–80% der applizierten Menge

Ind:
- Volumenersatz
- Hämodilution

Dosis: heutzutage keine Dosislimitierung

KI:
- Nierenfunktionsstörungen
- dekompensierte Herzinsuffizienz
- bekannte Allergie

NW:
- allergische Reaktionen (selten)
- hoher Ca^{2+}-Anteil bei einigen Präparaten
  Cave: bei Digitalis!
- steigert Diurese

WW:
- kaum Beeinflussung der Gerinnung (PTT ↑)
- fragliche Beeinflussung der Immunkompetenz durch Erniedrigung des Fibronektinspiegels (= Opsonin, das die Phagozytose von Abwehrzellen moduliert)

Natürliche Kolloide

Humanalbumin
- 580 Aminosäuren, als Präalbumin von der Leber synthetisiert
- 25–40% intravasal, der Großteil im Interstitium, besonders in der **Haut** gespeichert
- Funktion: intravasales Transportprotein, Aufrechterhaltung des kolloidosmotischen Druckes (23–25 mmHg)
- tägliche Syntheseleistung: 120–200 mg/kg → 10–15 g Albumin am Tag, Gesamtbestand: 300–375 g (4–5 g/kg)
- Humanalbuminlösungen: isoonkotisch 5% oder hyperonkotisch 20–25%

Pha:
- MG: 66.000
- HWZ: 19 Tage

Ind:
- Hypoproteinämie
- ggf. Volumenersatz bei Früh- und Neugeborenen (NaCl - freies Humanalbumni)

KI:
- Nierenfunktionsstörungen
- dekompensierte Herzinsuffizienz

NW: • allergische Reaktionenen seltener

▶ **Anmerkung:**
hyperonkotische Albuminlösungen (HA 20%) sollten erst dann eingesetzt werden, wenn bei intakter Endstrombahn das Dosislimit für künstliche Kolloide ausgeschöpft ist und der KOD nur so auf etwa 15–20 mmHg gehalten werden kann. Bei HA 5% mit einem KOD von 20 mmHg kann kein positiver Effekt auf den KOD des Plasmas erreicht werden

Small Volume Resuscitation

- Mobilisierung interstitieller Flüssigkeit und Zunahme des intravasalen Volumens durch die Gabe kleiner Volumina hypertoner (hyperonkotischer) Lösungen
- **hypertone Elektrolytlösung**
  - alleinige Gabe von 7,2–7,5%iger NaCl-Lösung bewirkt nur eine positiven hämodynamischen Effekt für ca. 30 min
  - die Wirkdauer kann durch die simultane Gabe einer hyperonkotischen Lösung verlängert werden
- **hyperton-hyperonkotische Lösung**
  NaCl 7,5% und hyperonkotische 6% Dextran-70- oder 6–10% HAES-200.000-Lösungen → rasche Normalisierung des intravasalen Volumens, Verbesserung der Mikro- und Makrozirkulation

Selbstherstellung
- 250 ml NaCl 0,9% → 85 ml entfernen und durch 85 ml NaCl 20% ersetzen
  ⇒ ≈ 250 ml NaCl 7,39%

WM: • rasche Erhöhung der Plasmaosmolarität → Einstrom von Flüssigkeit aus Gefäßendothel, Interstitium und Erythrozyten in den Intravasalraum
- → Verbesserung der Mikrozirkulation durch Reduktion der Endothelödems mit nachlastsenkender Wirkung und gleichzeitiger Erhöhung des HZV durch erhöhte Vorlast (Volumeneffekt)
- beim schweren Schädel-Hirn-Trauma → Reduktion des Hirndrucks
- erhöhte Scherkräfte induzieren wiederum eine vermehrte NO-Freisetzung

Ind: • hämorrhagischer Schock
- traumatisch bedingte Hypotension
- septische Patienten (Anstieg von $AaDO_2$)
- Schädel-Hirn-Trauma-Patienten (ICP-Abfall) und ggf. gefäßchirurgische Patienten
▶ Patienten mit Hypotension und schwerem Schädel-Hirn-Trauma zeigen nach small volume resuscitation ein verbessertes Outcome im Vergleich zur Ringer-Laktat-Infusionstherapie

Dosis: 3–4 ml/kg beim Erwachsenen (innerhalb von 2–3 min)

NW:
- bei wiederholter Gaben gefährliche Hypernatriämie und Hyperosmolarität (nach 250 ml Serum-Na$^+$-Anstieg um ca. 9 mmol/l)
- schnelle Infusion führt über erhöhte Prostacyclinspiegel und einem Anstieg des 6-Keto-PGF$_{1\alpha}$/Thromboxan-A$_2$-Verhältnisses zu einem Blutdruckabfall infolge einer Senkung des peripheren Widerstandes (keine myokardiale Depression)

Hypertone-hyperonkotische Infusionslösungen

Handelsname	Zusammensetzung	Land
Plasmadex-Hiper	7,5% NaCl/6% Dextran 70	Brasilien
Hiperton	7,5% NaCl/6% Dextran 70	Mexiko
Macrodex HAT	7,5% NaCl/6% Dextran 70	Argentinien
Osmohes	7,2% NaCl/10% HES 200/0,5	Österreich (1999)
RescueFlow	7,5% NaCl/6% Dextran 70	USA, Zentraleuropa (1999)
Hyperhes	7,5% NaCl/ 6% HES 200/0,60–0,66	Deutschland (2000)

Störungen des Wasserhaushaltes

Hypertone Dehydratation

Hyperosmolarität (> 320 mosmol/l), Hypernatriämie

Therapie
- Glukose 5% über 48 h

$$\text{benötigte Glukoselösung} = \frac{[\text{S-Na}^+ \text{ (mval/l)} - 142 \text{ (mval/l)}] \times \text{kgKG} \times 0{,}2}{142 \text{ (mval/l)}}$$

Hypotone Dehydratation

Hypoosmolarität (< 270 mosmol/l), Hyponatriämie

Therapie
- mval Na$^+$-Defizit = 142 (mval/l) – Na$^+$-Ist (mval/l) × kgKG × 0,1
▶ **Cave:** Hyponatriämie mit normaler Plasmaosmolarität: ⇒ kein Natrium!

Hypotone Hyperhydratation

Hypoosmolarität (< 270 mosmol/l), Hyponatriämie

Therapie
- Diuretika
- Natrium, wenn Natrium < 130 mval/l (ab 130 mval/l kein Natrium mehr)
- evtl. Dialyse

Hypertone Hyperhydratation

Hyperosmolarität (> 320 mosmol/l), Hypernatriämie

Therapie
- Glukose 5% + Diuretika
- evtl. Dialyse

Störungen des Elektrolythaushalts

Kalium

- Normalwert: 3,5–5,5 mval/l
- 98% intrazellulär, 2% extrazellulär

Serum-$K^+\uparrow$	Serum-$K^+\downarrow$
metabolische Azidose (→ Kaliummangel bei normalem Serum-K^+)	metabolische Alkalose
Katabolie, Hypoxie, Oligurie, Anurie, Hämolyse etc.	Anabolie, Glukose-Insulin-Therapie, Tokolyse, Katecholamintherapie, Bronchodilatorische Therapie, Streß, Op., Schleifendiuretika etc.
Na^+-Mangel → H_2O ↓ → Serum-K^+ ↑	Na^+-Überschuß → H_2O ↑ → Serum-K^+ ↓

▶ Anmerkung:
die Stimulation von β-Rezeptoren führt zu einer Verschiebung des Kaliums von extra- nach intrazellulär!

Hypokaliämie (< 3,5 mval/l)

- leichte Hypokaliämie: 2,5–3,5 mval/l
- **schwere Hypokaliämie:** < 2,5 mval/l

Ursachen
- **intrazellulärer Transport:**
  - extrazelluläre Alkalose (hypokaliämische Alkalose) oder intrazelluläre Azidose
  - Kaliumverschiebung durch Glukose-Insulin-Gaben
  - β-adrenerge Substanzen (Adrenalin, Bronchodilatoren)
  - Tokolyse mit β-Rezeptor**agonisten**
  - Anabolismus in der Rekonvaleszenzphase
- **gastrointestinale Verluste:**
  Diarrhö, präoperative anterograde Darmspülungen, Polyposis intestinalis, Morbus Menetriere, Darmfisteln bei M. Crohn, Drainagenverluste und Erbrechen → Kalium im 24-h-Urin meist normal (30–80 mmol/l) und begleitende Hypochlorämie, ein chloridfreier Urin und metabolische Alkalose
- alimentäre Hypokaliämie bei Alkoholismus oder geriatrischen Patienten (→ Kalium im 24-h-Urin meist < 10–15 mmol/l)
- **renale Verluste:**
  - Schleifendiuretika (→ Hypokaliämie und milde Hypochlorämie und chloridreicher Urin, Hypomagnesiämie),
  - Hyperaldosteronismus
  - Glukokortikoidwirkung
  - osmotische Diurese im Rahmen eines Diabetes mellitus, einer Mannitbehandlung, hochdosierter Penicillintherapie oder renal-tubulärerer Azidose
    - Gitelman-Syndrom (renale Tubulusstörung mit gestörter Fähigkeit zur Kaliumretention und Hypokalziurie)
- Pseudohypokaliämie bei extremer Leukozytose (intrazelluläre K^+-Aufnahme)
- weitere seltene Ursachen:
  Conn-Syndrom (primärer Hyperaldosteronismus), familiäre Hypomagnesiämie

Klinik akuter Hypokaliämien
- ggf. Muskelschwäche, Muskelkrämpfe, paralytischer Ileus, verlängerte Wirkdauer von ndMR, orthostatische Hypotension, Tetanie
- kardiale Störungen: Kammerflimmern, Asystolie

EKG:
- flache ST-Senkung, flache T-Welle, ggf. U-Welle
- ⇒ erhöhte Empfindlichkeit für supraventrikuläre Herzrhythmusstörungen (auch ventrikuläre Arrhythmien, Digitalistoxizität ↑)

Therapie
- Kaliumsubstitution (per os z. B. als Kalinor-Brause oder als Infusion)
- kaliumreiche Kost (Bananen, Trockenobst etc.)
- bei Diuretikatherapie: Schleifendiuretika auf kaliumsparende Diuretika umsetzen!

Kalium-Defizit in mval =
(4,5 mval/l − Serum-K^+) × ECF (l) × 2 = (4,5 mval/l − Serum-K^+) × 0,4 × kgKG

▶ **Anmerkung:**
- möglichst nicht mehr als 2–3 mval/kg/Tag
- nicht mehr als 20 mval K$^+$/h (im Notfall 0,5 mval/kg/h vor Narkoseeinleitung über ZVK)
- max. 40 mval K$^+$ in eine Infusion geben, wegen Gefahr versehentlich zu rascher Infusion
- Abfall des Serum-Kalium um 1 mval/l bedeutet ein Gesamtdefizit von 200 mval!

Hyperkaliämie (> 5,5 mval/l)

- lebensbedrohliche Hyperkaliämie: > 6,6 mval/l
- tödliche Hyperkaliämie: > 10–12 mval/l

Ursachen
- **exzessive Freisetzung** aus intrazellulären Kaliumspeichern: Myolyse, Hämolyse, Katabolie, Thrombozytose, Leukozytose
- **Kaliumausscheidungsstörung:**
  - Nierenversagen
  - mineralokortikoide Wirkung
- **erhöhte Kaliumzufuhr:**
  - transfusionsbedingter Kaliumanstieg bei alten EK (25–30 mval/l)
  - Überkorrektur einer Hypokaliämie
- **Medikamentenbedingt:**
  - Gabe von depolarisierendem Muskelrelaxanz
  - Aldosteronhemmende Diuretika wie Spironolacton
  - kaliumsparende Diuretika
  - selten nach der Gabe von Heparin (Hemmung der Aldosteronsynthese → Kaliurese ↓), nichtsteroidalen Antiphlogistika, Pentamidin, Trimethoprim/Sulfamethoxazol (Bactrim) sowie Ciclosporin A (Sandimmun)
- Pseudohyperkaliämie bei hämolytischer Blutabnahme

Klinik akuter Hyperkaliämien
- neuromuskuläre Veränderungen wie Gliederschmerzen, allgemeine Muskelschwäche
- atonische Paralyse
- kardiale Störungen: Kammerflimmern, Asystolie

EKG:
- hohe, spitze T-Welle
- QRS breit durch S-Verbreiterung, AV-Block
- Verlust der P-Welle

Therapie
- Diurese steigern (Diuretika, Osmotherapeutika)
- 100 ml 20% Glukose + 10 I.E. Altinsulin (1 IE/2g) → Wirkung beginnt nach 30 min und hält für circa 4-6 h an
- 20–30 ml Kalziumglukonat 10% → Soforteffekt mit der Dauer von 30 min
- 20–50 ml 7,5% $NaHCO_3$ (1 mmol/ml) → Wirkung beginnt nach 5–10 min und hält für circa 2 h an
- Kationenaustauscher (Aluminium- oder Kalziumserdolit) mehrmals täglich (nicht bei Ileus, Subileus oder Darmatonie)
- Dialyse
- ggf. bei kardialen Problemen Einsatz eines passageren Herzschrittmachers (transvenös oder transkutan [bei Anwendung Sedierung notwendig!])

Kalzium

- Gesamt-Kalzium (Normalwert: 2,2–2,6 mmol/l)
- ionisiertes Kalzium (Normalwert 1,1–1,4 mmol/l)
- Gesamt-Kalzium besteht aus 3 Fraktionen
    - ionisiertes Kalzium (≈ 50%), diffundierbar
    - nichtionisiertes, eiweißgebundenes Kalzium (≈ 45%), nichtdiffundierbar
    - an organ. Säuren gebundenes (≈ 5%), diffundierbar
- ▶ nur Ca^{2+}-Ionen sind biologisch aktiv
  Azidose ⇒ Ionisation ↑, Alkalose ⇒ Ionisation ↓

Hypokalzämie (< 2,2 mmol/l) bzw. ionisierter Anteil < 0,9 mmol/l)

Ursachen
- Massivtransfusion
- Op. mit Herz-Lungen-Maschine
- Hypoparathyreoidismus, Nierenerkrankungen, enterale Absorptionsstörungen (bei Pankreasinsuffizienz), Vitamin-D-Mangel, akute Pankreatitis, Magnesiummangel

▶ Anmerkung:
- die Leber ist normalerweise in der Lage, das 100-fache der normalen Serumcitratkonzentration während einer einzelnen Passage zu metabolisieren. Bei einer Citratüberschwemmung kommt es auch zu einer Hypokalzämie, da Citrat ionisiertes Kalzium bindet
- Hypothermie, verminderte Leberdurchblutung und Hyperventilation erhöhen zusätzlich die Gefahr der Hypokalzämie
- Gesamt-Kalzium-Werte (im Labor gemessen) können irreführend sein
- deutliche Effekte auf die Gerinnung hat die ionisierte Hypokalzämie erst < 0,5 mmol/l
- kardiale Phänomene können schon bei Werten < 0,75 mmol/l Ca^{2+} auftreten

Therapie
- Ca²⁺-Substitution nicht routinemäßig, sondern nur bei erniedrigtem ionisiertem Kalziumspiegel
- Ca²⁺ -Substitution durch Ca-Glukonat oder CaCl₂
  - 10 ml Ca-Glukonat 10% (**0,225 mmol/ml**)
  - 10 ml Ca-Glukonat 20% (0,45 mmol/ml)
  - 10 ml CaCl₂ (**0,5 mmol/ml**)

> **Cave:**
> Ca-Glukonat und CaCl₂ haben verschiedene Molarität, bei CaCl₂ wird mehr ionisiertes Ca²⁺ freigesetzt (nicht an den Lebermetabolismus gebunden)

Hyperkalzämie (> 2,6 mmol/l, bzw. ionisierter Anteil > 1,6 mmol/l)

Ursachen
- primärer HPT, Vit. D-Intoxitation, erhöhter Knochenabbau
- paraneoplastisches Syndrom, Sarkoidose, osteolytische Metastasen
- Hyperthyreose
- iatrogene Hyperkalzämie

EKG:
- Verkürzung der Dauer des Aktionspotentials und der Refraktärzeit
  ▶ Cave: bei Serum-Kalziumwerte > 9 mmol/l wurden Todesfälle infolge Kammerflimmern beschrieben!

Therapie
- Glukose 5%
- hochdosierte Diuretikagabe (Furosemid)
- isotone Natrium-Sulfat-Lösung (1 l alle 3–6 h mit 20–40 mval K⁺)
- EDTA bei bedrohlichen Herzrhythmusstörungen
- evtl. Hämodialyse

Natrium

Hyponatriämie (< 135 mval/l)

- Serum-Natrium: < 135 mval/l
- inadäquat hohe Osmolarität des Urins im Vergleich zum Plasma

Ursachen
- TUR-Syndrom
- postoperativ (v. a. bei Kindern nach großen Wirbelsäulen-Operationen)
- kontinuierliche oder intermittierende Erhöhung der ADH-Spiegel bei Patienten mit malignen Tumoren (paraneoplastische Erscheinung) oder Syndrom der inadäquaten ADH-Sekretion (SIADH)

- ▶ Ursache des SIADH: perioperativer Stress, Schmerzen oder Pharmaka, sowie Erbrechen
- bei Lungenentzündungen, bei ZNS-Erkrankungen

Klinik
- Verwirrtheit, Unruhe, Desorientiertheit, Bewußtseinsstörungen, Ödeme

Therapie
- Absetzen von Opioiden (v. a. Morphinsulfat), Carbamazepin oder Pentamidin
- Wasserrestriktion
- ggf. Natriumgabe, wenn Natrium < 130 mval/l (ab 130 mval/l kein Natrium mehr)
- Gabe von Furosemid bei Überwässerung
- evtl. Dialyse

Hypernatriämie (> 145 mval/l)

- Osmolarität erhöht (> 320–330 mosmol/l), intrazelluläres Volumen vermindert

Ursachen
- Verlust an freiem Wasser > als Zufuhr
- exzessive Wasserdiurese
- nach Hyperalimentation
- nach Gabe von natriumhaltigen Medikamenten (Penicillin, Bikarbonatlösungen, Sedierung mit Gamma-Hydroxybuttersäure)
- Diabetes insipidus
- polyurisches Nierenversagen, (auch in früherer Zeit nach Methoxyflurananästhesien → ADH-resistente Polyurie)
- ausgeprägte Perspiratio insensibilis
- nach Verbrennungen

Klinik
- neurologische Störungen wie Unruhe, Schwäche, Verwirrtheit, gelegentlich Athetosen und choreiforme Bewegungen
- trockene Schleimhäute, ggf. Durstgefühl

Therapie
- Zufuhr von freiem Wasser in Form von Glukose-5%-Lösungen → langsame und nicht vollständige Korrektur

Säure-Basen-Haushalt

Blutgasanalyse

Normalwerte

	arteriell	venös	kapillär	
pO_2	70–100	35–40	> 80	mmHg
O_2sat	95–97	55–70	95–97	%
pCO_2	36–44	41–51	40	mmHg
Standard-HCO_3^-	22–26	22–26	22–26	mmol/l
HCO_3^-	22–26	22–26	22–26	mmol/l
Pufferbasen	44–48	44–48	44–48	mmol/l
BE	± 2,5	± 2,5	± 2,5	mmol/l
pH	7,35–7,45	7,31–7,41	7,35–7,45	

Respiratorische Azidose

pH↓ pCO_2 ↑   BE < –3 HCO_3^- normal od. ↑

Urs: • Hypoventilation (Verlegung der Atemwege, zentr./periph. Atemdepression, ZNS-Schädigung)
Ther: • primär respiratorisch

metabolisch kompensierte respiratorische Azidose

pH normal pCO_2 ↑   BE < –3 HCO_3^- > 25 mmol/l

Respiratorische Alkalose

pH ↑ pCO_2 ↓   BE > +3 HCO_3^- ↓

Urs: • Hyperventilation (SHT, Angst, kontrollierte Beatmung)
Ther: • primär Ursache

metabolisch kompensierte respiratorische Alkalose

pH normal pCO_2 ↓   BE > +3 HCO_3^- < 21 mmol/l

Metabolische Azidose

pH $\downarrow$ pCO$_2$ normal   BE < -3   HCO$_3^-$ $\downarrow$

Urs: • Säurenanhäufung (z. B. bei Diabetes mellitus, renale Bikarbonatverluste, Laktatazidose (anaerober Metabolismus bei Hypoxie))
Ther: • Puffersubstanzen

durch Hyperventilation kompensierte metabol. Azidose

pH normal   pCO$_2$ $\downarrow$ BE < -3   HCO$_3^-$ $\downarrow$

Metabolische Alkalose

pH $\uparrow$ pCO$_2$ normal   BE > +3   HCO$_3^-$ $\uparrow$

Urs: • H$^+$-Verlust (Magensaft, Diuretika, schwerer K$^+$-Mangel, Cortisontherapie)
Ther: • erst bei schweren Alkalosen

durch Hypoventilation kompensierte metabolische Alkalose

pH normal   pCO$_2$ $\uparrow$ BE > +3   HCO$_3^-$ $\uparrow$

Azidoseausgleich

Natriumbikarbonat (NaHCO$_3$)

- NaHCO$_3$ 8,4% (1 ml = 1 mmol)

Dosis: NaHCO$_3$ in ml = (-BE) × kgKG × 0,3

▶ Anmerkung:
zunächst nur die Hälfte der errechneten Puffermenge infundieren, danach BGA und Neuorientierung
- zuerst kausale Therapie der Grunderkrankung
- chronische Azidosen langsam, akute Azidosen schnell ausgleichen
- meistens ist auch bei normalem Serum-Kalium eine gleichzeitige Kalium-Substitution erforderlich (intrazellulärer Kalium-Einstrom bei Korrektur)
- Blindpufferung nur mit Zurückhaltung: z. B. 1–2 mmol/kg nach längerer außerklinischer Reanimation (zunächst max. 100 mmol)

NW: • Na$^+$ $\uparrow$, CO$_2$-Anstieg mit konsekutiver Erhöhung der Atemarbeit

Tris-Puffer

Ind:
- metabolische Azidosen bei gleichzeitiger Hypernatriämie und Hyperkapnie
- wirkt **intra- und** extrazellulär
- inotroper Effekt nach Gabe

Dosis: bei 3- molarer Lösung: ml TRIS = (-BE) × 0,1 kg
bei 0,3- molarer Lösung: ml TRIS = (-BE) × kg

▶ **Anmerkung:** zunächst nur die Hälfte der errechneten Puffermenge infundieren, danach BGA und Neuorientierung

NW:
- Atemdepression
- arteriell vasodilatierend → Abfall des mittleren aortalen und koronaren Perfusionsdrucks → nicht geeignet für Pufferung unter CPR

Alkaloseausgleich

Salzsäure 7,25% (HCl)

- 1 ml = 2 mmol (mval) H$^+$ + 2 mmol (mval) Cl$^-$
- HCl erst ab BE von + 10-12 mmol/l

Salzsäure 7,25% (HCl) 2 molar:

benötigte Dosis: ml HCl 2 molar = $\dfrac{(BE) \times kg \times 0{,}3}{2}$

- **Infusionsgeschwindigkeit** max. **0,2 mmol H$^+$ pro kg/h**
- Trägerlösung: Glukose 5%
- nur über korrekt liegenden ZVK
▶ die Verdünnung richtet sich nach der dem Patienten zumutbaren Wasserbelastung (in der Regel 0,2 molare Lösung)

Beispiel:
BE = 12, Patient 70 kg
12 × 70 × 0,3/2 = 126 ml HCl 2 molar
0,2 mmol/kg/h = 14 mmol/h
- **0,2 molar:** 2 Gaben von » 60 ml HCl 2 molar in 540 ml Glukose 5% mit 70 ml/h
- **0,5 molar:** » 120 ml HCl 2 molar in 380 ml Glukose 5% mit 28 ml/h
- **Perfusor: 1 molar:** (2 Amp. HCl 2 molar à 10 ml + 20 ml NaCl 0,9% oder Glukose 5%) mit 0,1–0,2 ml/kg/h unter BGA-Kontrolle

Anionenlücke

- die Überproduktion von Säuren führt zu einem Anstieg der Anionenlücke → metabolische Azidosen mit normaler Anionenlücke sprechen für einen Alkaliverlust!

> Anionenlücke: $Na^+ - (Cl^- + HCO_3^-)$
> ▶ Normalwert: 5–12 mmol/l

Azidose mit erhöhter Anionenlücke
- Ketoazidosen (Diabetes mellitus, exzessiver Alkoholkonsum, Hunger)
- Laktatazidose (O_2-Mangel, Leberversagen, Biguanide)
- Vergiftungen (Salizylate, Methanol, Äthylenglykol)

Azidose mit normaler Anionenlücke
- tubuläre Nierenfunktionsstörung (tubuläre Azidose, Hypoaldosteronismus, Diuretika)
- Bikarbonatverluste (Durchfall, Enterostomien, Medikamente wie Azetazolamid, Polyposis coli, M. Menetrier, Pankreasfisteln)
- exzessive NaCl-Zufuhr (hyperchlorämische Azidose)

58 Blutgerinnung

Hämostase (Gerinnung, Gerinnungshemmung und Fibrinolyse)

Die Hämostase umfaßt die Blutstillung bei gleichzeitiger Erhaltung der rheologischen Eigenschaften des Blutes (Gleichgewicht der Systeme).
Die Hämostase kann unterteilt werden in
- vaskuläre Reaktion
- Gerinnung (Koagulation)
  - primäre Hämostase
  - sekundäre Hämostase
- Gerinnungshemmung (Antikoagulation)
- Fibrinolyse und Fibrinolysehemmung

Vaskuläre Reaktion

- lokale Kontraktion der Blutgefäße durch Sympathikusstimulation und aus Thrombozyten freigesetztem Thromboxan A_2

Gerinnung (Koagulation)

Primäre Hämostase

- Thrombozytenadhäsion
- **Thrombozytenaktivierung**
  nach Aktivierung setzen die Thrombozyten folgende Substanzen frei:
  - Plättchenfaktor 3, 4 (PF3, PF4) und Plasminogen-Aktivator-Inhibitor (PAI)
  - von Willebrand-Faktor, FV, FXIII, Fibrinogen (FI)
  - Serotonin, ADP, Ca^{2+} und Thromboxan A_2, was die vaskuläre Reaktion unterstützt
- Thrombozytenaggregation

Sekundäre Hämostase

- aus **Prothrombin** (FII) wird zunächst **Thrombin** (FIIa) gebildet, was schließlich **Fibrinogen** zu **Fibrin** vernetzt

- die **Auslösung der sekundären Hämostase** (Aktivierung von Thrombin) kann **durch** das
    - **endogene System** (Intrinsicsystem) oder
    - **exogene System** (Extrinsicsystem) erfolgen

Intravaskuläres (Intrinsicsystem)
durch **Kontakt** mit unphysiologischen Oberflächen und freigesetztem **PF3** wird der Faktor XII aktiviert und die Gerinnungskaskade in Gang gesetzt

Extravaskuläres (Extrinsicsystem)
durch **Gewebsverletzung** wird **Gewebsthromboplastin** („**tissue factor**") freigesetzt, das den Faktor VII aktiviert und so die Gerinnungskaskade in Gang gesetzt

Gerinnungshemmung (Antikoagulation)

Die Hemmung der Gerinnung erfolgt durch eine Vielzahl von Substanzen auf verschieden Ebenen, u. a.

Hemmung der primären Hämostase durch die Endothelzellenfunktion
intakte Endothelzellen begrenzen die Hämostase durch Abgabe von
- EDRF („endothelium-derived relaxing factor"), chemisch dem NO entsprechend. EDRF führt nach Diffusion in die Gefäßmuskelzelle zur Vasodilatation
- Prostacyclin (PGI_2), gebildet aus Arachidonsäure, hemmt die Thrombozytenaggregation und erweitert die Blutgefäße
- Thrombomodulin (auf der Oberfläche der Endothelzelle) aktiviert gemeinsam mit Thrombin das Protein C
- t-PA („tissue plasminogen aktivator") aktiviert die Fibrinolyse

Antithrombin III (AT-III)
- AT-III inaktiviert freies Thrombin durch Bildung eines Thrombin-Antithrombin-Komplexes (TAT), außer Thrombin werden noch weitere aktivierte Proteasen wie Faktor IIa und Xa inhibiert, in geringerem Maße die Faktoren IXa, XIa und XIIa, Trypsin, Plasmin und Kallikrein
- die inhibierende Wirkung wird durch Heparin um das Vielfache gesteigert (> 1000-fach)
▶ Heparin ist ein AT-III-abhängiger Thrombininhibitor

Protein C und S
- Protein C wird durch den Thrombin-Thrombomodulin-Komplex aktiviert. Aktiviertes Protein C inaktiviert zusammen mit Protein S die Faktoren **Va** und **VIIIa**. Dadurch verhindert es, daß weiteres Thrombin entsteht

Medikamente
- Thrombozytenaggregationshemmer, Heparin, Cumarine, Danaparoin, Lepirudin, Prostacyclin

Blutgerinnung 715

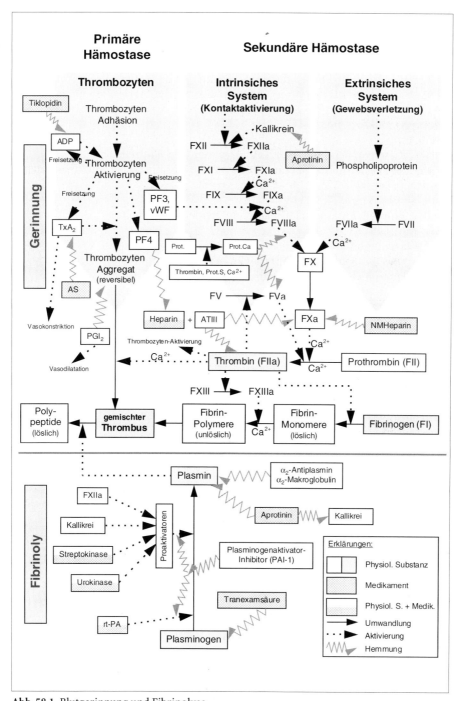

Abb. 58.1. Blutgerinnung und Fibrinolyse

Fibrinolyse

- die Fibrinolyse verhindert ein übermäßiges Anwachsen des Blutgerinnsels und verursacht seine Auflösung
- **Plasminogen** wird unter der Einwirkung von Plasminogenaktivatoren zu **Plasmin**, dem zentralen proteolytischen Enzym der Fibrinolyse umgewandelt

Plasminogenaktivatoren
sind u. a.
- t-PA (Gewebsplasminogenaktivator) aus der Endothelzelle
- physiologische Substanzen und Medikamente (Urokinase, Streptokinase, rt-PA)

Fibrinolysehemmung
die Fibrinolysehemmung erfolgt durch folgende Komponenten
- α_2-Antiplasmin
- α_2-Makroglobulin
- Plasminogen-Aktivator-Inhibitor (PAI-1)
- Medikamente (z.B. Tranexamsäure, Aprotinin)

Plasmatische Gerinnungsfaktoren

Faktor	Synonym	Plasma-konzentration (mg/dl)	kritische Schwelle (mg/dl)	Halbwerts-zeit	Bemerkungen
I	Fibrinogen	200–450 (Schwangerschaft > 400)	50–75	4–5 Tage	Akut-Phase-Protein
II	Prothrombin	5–10	2–4	2–3 Tage	
(III)	Gewebefaktor („tissue factor"), Thromboplastin				
IV	Kalziumionen (Ca^{2+})				
V	Proaccelerin	1,5	0,2–0,4	12–15 h	sehr instabil
(VI)	aktivierter Faktor V				
VII	Prokonvertin	≈ 0,1	0,01	1,5–6 h	
VIII	antihämophiles Globulin A	≈ 0,5–1	0,1–0,4	8–12 h	sehr instabil Akut-Phase-Protein Hämophilie A
IX	antihämophiles Globulin B, Christmas-Faktor	0,5–0,7	0,1–0,2	20–24 h	Hämophilie B
X	Stuart-Power-Faktor	1	0,2–0,25	1–2 Tage	
XI	Plasma-Thromboplastin-Antecedent, Rosenthal Faktor	≈ 0,6	0,1–0,2	2,5–3 Tage	instabil
XII	Hagemann-Faktor	1,5–4,7	0,15–0,4	2–3 Tage	
XIII	fibrinstabilisierender Faktor, Fibrinase	1,0–4,0	0,1–0,4	4–6 Tage	

Weitere Komponenten der Hämostase

weitere Komponenten		Plasma-konzentration (mg/dl)	kritische Schwelle (mg/dl)	Halbwertszeit	Bemerkungen
PF3	Plättchenfaktor 3, partielles Thromboplastin				
PF4	Plättchenfaktor 4, Antiheparin				inaktiviert endogenes Heparin
AT III	Antithrombin III, Heparinkofaktor	22–39	15	1,5–2 Tage	
Plasminogen		11		1,5–2 Tage	
α_2-Antiplasmin		7		1,5–2 Tage	
Protein C		6		1,5–6 h	
Protein S		8		1–2 Tage	
Protein Z		0,2–0,4		2–3 Tage	Vit. K abhängig, Lokalisationsfaktor für Thrombin
Thrombozyten		150–400.000/µl	20–50.000/µl	4–5 Tage	

▶ **Anmerkung:**
- **Serinproteasen** sind Faktoren, die nur aktiviert, aber nicht verbraucht werden (**Faktor II, IX, X, XI, XII**), im Gegensatz dazu werden **Substratfaktoren** (**Faktor I, V, VIII**) verbraucht!
- die Faktoren V und VIII sind in die Thrombozytenmembran integriert und daher bei Lagerung sehr instabil
- Vitamin-K-abhängige Gerinnungsfaktoren sind Faktor II, VII, IX und X, sowie Protein C, S und Z
- **Protein Z** bewirkt, daß Thrombin in einer Ca^{2+}-abhängigen Reaktion an Phospholipidoberflächen ankoppelt und nicht abdiffundiert. Ohne Protein Z findet die Ankopplung nicht statt. Es dient somit als Lokalisationsfaktor für Thrombin, um es am Ort der Gefäßverletzung zu halten.
Protein-Z-Mangel begünstigt eine Blutungsneigung, allerdings ist auch eine Thromboseneigung oder Gerinnungsaktivierung denkbar, da Thrombin nicht am verletzten Endothel gehalten wird, sondern in die Peripherie abdiffundiert

Normwerte und Bewertung einiger Gerinnungstests

Test	Normwerte	Bewertung
PTT (partielle Thromboplastinzeit) Erfassung der **endogenen** Gerinnungsfaktoren (Fakt. VIII, IX, XI, XII, geringer empfindlich: (Fakt. I, II, V, X) Globaltest der plasmatischen Gerinnung	30–45 s (NG: 40–60 s) therapeut. Antikoag. Bereich: 1,5–3-fach ↑	**verkürzt bei:** • Hyperkoagulabilität **verlängert bei:** • Heparintherapie (> 0,2 IE/ml Plasma) • Verbrauchskoagulopathie (DIC) • Hypofibrinogenämie • Faktorenmangel: Faktor VIII (Hämophilie A) Faktor IX (Hämophilie B) • Fibrinogenspaltprodukte > 0,05 g/l Plasma
Quick (Prothrombinzeit) Erfassung der **exogenen** Gerinnungsfaktoren (Fakt. I, II, V, VII, X) Globaltest der plasmatischen Gerinnung	70–130% (NG: > 60%) therapeut. Antikoag. Bereich: ≈ 20–30%	**erniedrigt bei:** • Verminderung des Prothrombinkomplexes • Vit. K-Mangel • Leberzellschaden • Cumarintherapie • Verbrauchskoagulopathie (DIC) • hochdosierte Heparintherapie (> 1 IE/ml Plasma) • Fibrinogenspaltprodukte > 0,05 g/l Plasma
Thrombinzeit (PTZ) Erfassung von **Störungen** der Fibrinbildung (3. Phase der Gerinnung) (Heparin-, Fibrinolysetherapie)	17–24 s (NG: 10–15 s)	**verlängert durch:** • Heparintherapie • Hyperfibrinolyse (↑ FSP) • schwerer Fibrinogenmangel (Hypo-, Afibrinogenämie) • zur Differenzierung Reptilasezeit und Fibrinogen bestimmen

Gerinnungstest	erfaßt Faktor	Zugabe von
PTZ	I	Thrombin
PTT	I II V X VIII IX XI XII	Plättchenfaktor III
Quick	I II V X VII	Gewebefaktor III + Ca^{2+}

Test	Normwerte	Bewertung
Fibrinogen (I) Erfassung des Substrats der plasmatischen Blutgerinnung	150–450 mg/dl (NG: > 160 mg/dl)	**erniedrigt bei:** • Leberparenchymschaden • angeboren • Hyperfibrinolyse • Verbrauchskoagulopathie (DIC) ▶ Blutung infolge isolierter Hypofibrinogenämie erst < 50 mg/dl

Test	Normwerte	Bewertung
Faktor XIII Aktivität des fibrinstabilisierenden Faktors	1–4 mg/dl (70–140%)	erniedrigt bei: • Verbrauchskoagulopathie (DIC) • Leberparenchymschaden • gestörte Wund- und Knochenheilung • Leukämie • Verbrennung und Polytrauma • entzündliche Darmerkrankungen
„activated clotting time" (ACT) (ACT bei Hemochron) Heparintherapie	110 ± 15 s therapeut. Antikoag. Bereich: > 400–500 s 2–3 ml Nativblut	verlängert durch: • Heparintherapie ▶ Aktivator zur ACT-Bestimmung ist Kaolin oder Kieselerde (Hemochron), bei Verwendung von Aprotinin (Trasylol) Hemochron zu ungenau
„ecarin clotting time" (ECT) Hirudintherapie	bis 35 s 2–3 ml Nativblut	verlängert durch: • Hirudintherapie
AT-III Erfassung des wichtigsten Inhibitors der plasmatischen Gerinnung	20 ± 6 mg/dl (75–125%)	erniedrigt bei: • Verbrauch (große Wundfläche, DIC) • Leberschaden • Dilution • Sepsis • Hämodialyse; Hämofiltration
Reptilasezeit (RZ)	18–22 s (NG: bis 24 s)	verlängert durch: • Hyperfibrinolyse (bzw. ↑ FSP) • Hypo-, Dysfibrinogenämie • heparinunabhängig
Fibrinmonomere Erfassung einer **system. Gerinnungsaktivierung** Abgrenzung einer DIC gegen Verdünnungskoagulopathie	< 15 mg/l	erhöht bei: • Verbrauchskoagulopathie (DIC)
Thrombin-Antithrombin-III-Komplex (TAT) Erfassung einer **system. Gerinnungsaktivierung** Abgrenzung einer DIC gegen Verdünnungskoagulopathie	1–4 µg/l	erhöht bei: • Verbrauchskoagulopathie (DIC) mit reaktiver Hyperfibrinolyse • Thrombembolie
Fibrin(ogen)-Spaltprodukte (FSP) Nachweis einer **Hyperfibrinolyse** Abgrenzung einer DIC gegen Verdünnungskoagulopathie	< 300 µg/l	erhöht bei: • Hyperfibrinolyse • Verbrauchskoagulopathie (DIC) mit reaktiver Hyperfibrinolyse • fibrinolytischer Therapie • Thrombembolie • hämolytisch-urämisches Syndrom

Test	Normwerte	Bewertung
D-Dimere Nachweis einer **Hyperfibrinolyse**, Nachweis von Fibrinspaltprodukten Abgrenzung einer DIC gegen Verdünnungskoagulopathie	4–78 µg/l	**erhöht bei:** • Verbrauchskoagulopathie (DIC) mit reaktiver Hyperfibrinolyse • Hyperfibrinolyse • fibrinolytischer Therapie • Thrombembolie • hämolytisch-urämisches Syndrom
Clot observation time (COT)	Gerinnung nach 8–12 min (bei 22°C); keine Gerinnselauflösung 3 ml Nativblut Glasröhrchen	**verlängert/keine Auflösung:** • Prothrombinkomplex-Mangel • niedrig dosiert Heparin **normal – verlängert/ Auflösung in 1 Stunde:** • Hyperfibrinolyse/DIC **Ungerinnbarkeit > 1 Stunde:** • Hearineffekt • extreme Hyperfibrinolyse Verbrauchskoagulopathie (DIC) • Hämophilie **normale Gerinnselbildung/ gestörte Retraktion:** • Thrombopenie/Thrombopathie
Thrombelastogramm (TEG) Globaltest über **Thrombozytenzahl-, funktion, endogene Gerinnung und Fibrinolyse** r-Zeit: Zeit vom Start bis zur ersten Bewegung k-Zeit: Bewegungsbeginn bis zur Amplitudenhöhe 20 mm m_a: Maximale Amplitudenhöhe	r-Zeit: 7–15 min k-Zeit: 2,5–5 min (bis 2 cm-Amplitude) m_a: 45–60 mm Abgangswinkel: 60°	**r-Zeit verlängert:** • Faktorenmangel • Heparinämie • Fibrinogenspaltprodukte **k-Zeit verlängert:** • Faktorenmangel • Heparinämie • Fibrinogenspaltprodukte **m_a verringert:** • Faktorenmangel (FVa, FXIII) • Fibrinogenmangel • Heparinämie • Fibrinogenspaltprodukte • Thrombopenie/-pathie **r-Zeit + k-Zeit verkürzt, m_a erhöht:** • Hyperkoagulabilität
Blutungszeit Globaltest für das **gesamte Gerinnungssystem** • nach **Duke:** Stich am unteren Ohrläppchenrand + Absaugen des Blutes mit Tupfer • nach **Ivy:** Stauung des Oberarms, 2 mm langer und 2 mm tiefer Schnitt an der Innenseite des Unterarms • **subaquale Blutungszeit** nach **Marx**	≈ 4 min ≈ 4 min 1,5–6 min	**Verlängert:** • globale Störung der Gesamtgerinnung • Thrombozytopenie/ Thrombozytopathie • hohe Heparinkonzentration

Test	Normwerte	Bewertung
Rumpel-Leede	keine Petechien bei $RR_{Manschette}$ 15 mmHg über dem RR_{syst} über 5 min	**Petechien bei:** • Angiopathie • Thrombozytopenie/-pathie

Hämorrhagische Diathesen

- **Koagulopathien** (Störungen der plasmatischen Blutgerinnung)
- **Angiopathien** (Störungen der Gefäße, z.B. M. Osler, allergische oder rheumatische Purpura)
- **Thrombopathien** (Störungen der Thrombozyten)
  - Thrombopenien (Bildungsstörungen, gesteigerter Abbau z. B. M. Werlhof)
  - Thrombopathien
    angeboren: z. B. von Willebrand-Jürgens-Syndrom
    erworben: z. B. Medikamente (ASS, andere NSAID,...), Urämie, Leberzirrhose
- **Kombination:** von Willebrand-Jürgens-Syndrom
  (leichter Faktor-VIII-Mangel und Thrombopathie und Angiopathie)

Störungen der Blutgerinnung (Koagulopathien)

- **Defektkoagulopathien**
  angeboren
  - Hämophilie A (Faktor VIII Mangel), Inzidenz 1:10.000–20.000
  - Hämophilie B (Faktor IX Mangel), Inzidenz 1: 100.000
  - Angiohämophilie von Willebrand-Jürgens-Syndrom, Inzidenz 1:10.000–20.000

  erworben
  - Verminderung des Prothrombinkomplexes (FII, VII, IX, X) durch Synthesestörung in der Leber, Vitamin K-Mangel
- **Immunkoagulopathien**
  - Autoantikörper (Kollagenosen, Lebererkrankungen)
  - Isoantikörper (Rh-Inkompatibilität und andere)
- **Verlust-, Verdünnungskoagulopathie**
- **Verbrauchskoagulopathie (DIC)**
- **Hyperfibrinolyse**

Verlust- und Verdünnungskoagulopathie

Verlustkoagulopathie
- Verlust der zellulären und plasmatischen Blutbestandteile durch Blutung

Verdünnungskoagulopathie
- Verdünnung aller plasmatischen Bestandteile des Blutes mit kristalloiden oder kolloidalen Volumenersatzmitteln oder EK

Verbrauchskoagulopathie, disseminierte intravasale Koagulopathie (DIC)

- beide Begriffe werde synonym verwendet
- eine DIC bedeutet den Zusammenbruch des hämostatischen Systems. Es besteht eine Imbalance zwischen Neusynthese und Verbrauch von Thrombozyten und Gerinnungsfaktoren.
  Das **Gerinnungssystem** kann durch verschiedene Ursachen **generalisiert aktiviert** werden. Es kommt zu einer Hyperkoagulabilität. Eine Störung der Mikrozirkulation ist die Folge. Kompensatorisch versucht der Körper die Mikrothromben wieder aufzulösen und reagiert mit einer **gesteigerten Fibrinolyse**. Da aber weiterhin Gerinnungsfaktoren in höherem Maße verbraucht als neusynthetisiert werden, gelingt es schließlich nicht mehr ein normales Gerinnungspotential aufrecht zu erhalten

Ursachen einer DIC

akute DIC	chronische DIC
schweres Trauma	Lebererkrankungen
Schock	maligne Tumoren (Leukämie)
Sepsis	schwere Systemerkrankungen
Verbrennungen	
geburtshilfliche Komplikationen	
akute Pankreatitis	
Hämolyse (Massiv- oder Fehltransfusion)	
Intoxikationen	
Schlangenbiß	

▶ **Anmerkung:**
eine chronische DIC ist meist kompensiert, kann aber sowohl zu Thrombosen als auch zu Blutungen führen

Stadien der Verbrauchskoagulopathie (DIC)/Verlustkoagulopathie

	Stadium I (Hyperkoagulabilität)	Stadium II (kompensierte DIC)	Stadium III (Hyperfibrinolyse, subakute DIC)	Stadium IV (akute DIC)	Verlustkoagulopathie
Gerinnung	↑	↑	↓	↓↓	↑
Verbrauch	↔	↑	↑	↑↑	↑
Fibrinolyse	↔	↔	↑	↑↑	↔
Quick	↔	↔	↓	↓↓	↓-↓↓
PTT	↓	↔	↑	↑↑	↑-↑↑
PTZ	↔	↔-↑	↑	↑↑	↔
Fibrinogen	↑	↔	↓	↓↓	↓-↓↓
Thrombozyten	↔	↔↓	↓	↓↓	↓-↓↓
AT III	↔	↓	↓↓	↓↓	↓-↓↓
FSP	↔	↔-↑	↑	↑↑	↔
Faktor XIII	↑↑	↔	↓	↓↓	↔-↓
TAT	↔-↑	↑	↑↑	↑↑	↔
D-Dimere	↔-↑	↑	↑	↑↑	↔

↔ = normal, ↑ = erhöht bzw. verlängert, ↑↑ = stark erhöht bzw. verlängert, ↓ = erniedrigt bzw. verkürzt, ↓↓ = stark erniedrigt bzw. verkürzt

Therapie der Verbrauchskoagulopathie (DIC)/Verlustkoagulopathie
- Therapie der Grunderkrankung
- Beseitigung der Hyperkoagulabilität
- Unterbrechung der Umsatzsteigerung
- Verhinderung der Mikrothrombosierung
- Beseitigung der Mikrothromben

	Stadium I (Hyperkoagulabilität)	Stadium II (kompensierte DIC)	Stadium III (Hyperfibrinolyse, subakute DIC)	Stadium IV (akute DIC)	Verlustkoagulopathie
Heparin	+	+	(+)?	-?	
FFP		+	+	+	+
Thrombozyten		(+)	+	+	+
AT III		(+)	+	+	(+)
PPSB			(+)	+	(+)
Fibrinogen			-?	(+)	
Aprotinin			+	(+)	
Plasminogen				?	
Fibrinolytika (rt-PA)				?	

+ = indiziert, (+) = bedingt indiziert, -? = frgl. kontraindiziert

▶ **Cave:**
- die Strategie der Substitutionstherapie zielt v. a. auf das Erhalten eines hohen Niveaus an Inhibitoren der Blutgerinnung ab. Daher werden Faktorenkonzentrate (mit überwiegend prokoagulatorischen Substanzen) nur herangezogen, wenn ein ausreichender Hämostaseausgleich durch FFP nicht möglich ist
- kein Heparin bei blutenden Patienten
- Thrombozyten, wenn < 30.000/µl
- Antithrombin III (AT III), wenn < 70%
- PPSB enthält aktivierte Faktoren, daher erst wenn AT III normalisiert bzw. ausreichend substituiert ist (außerdem sollte auf einen ausreichenden Gehalt an Protein C und S geachtet werden)
- Fibrinogen führt zur weiteren Gerinnungsaktivierung
- eine antifibrinolytische Therapie ist bei der DIC grundsätzlich kontraindiziert
  Ausnahme:
  – Überwiegen der reaktiven Fibrinolyse und Blutung →
    Aprotinin (Trasylol) oder ε-Aminocapronsäure (Anvitoff) s. unten

Gerinnungspräparate

PPSB

- Prothrombinkomplex S-TIM 4 200/600, PPSB-Komplex
- Beriplex P/N 250/500
- Präparate sind nur auf den **Gehalt des Faktor IX standardisiert**, die Faktoren II, VII (teils <20%), X, sowie **Protein C, S und Z** unterliegen großen Schwankungen (1 IE ist die Aktivität von 1 ml Plasma beim Gesunden)
- da teils die Gerinnungsfaktoren beim Isolierungsverfahren aktiviert werden, sind den Präparaten **Heparin** (250 IE) und **AT III** (15–30 IE) **zugesetzt**
  (**Cave:** Heparin-induzierte Thrombozytopathie!)

Ind:
- Blutungen und Blutungsneigung bei Faktor II-, VII-, IX- und X-Mangel (angeboren oder erworben)
- orale Antikoagulanzientherapie (Cumarine)
- schwerer Leberparenchymschaden (wenn Quick im kritischen Bereich, z. B. vor Leberbiopsie)
- Vitamin-K-Mangel, der gerinnungswirksam ist (Resorptionsstörungen, lange parenterale Ernährung) → primär Vit.-K-Gabe!
- Protein C-, S-, Z-Mangel
  – Verbrauchskoagulopathie Stadium IV
▶ Gerinnungsfaktoren-Substitution erst bei systemischer Blutungsneigung, nicht nur nach Laborparametern

> **Dosis: Faustregel:**
> Initialdosis (IE) =
> gewünschter Faktorenanstieg (%) × Körpergewicht (KG)
> oder:
> - 1 IE/kg ⇒ Quick-Wert ↑ um 0,8% (0,5–1,0%)
> - 1 IE/kg ⇒ Aktivitätsanstieg von Faktor IX um 0,8% (0,5–1,0%)
> - 1 IE/kg ⇒ Aktivitätsanstieg der Faktoren II, VII und X um 1,6% (1–2%)

▶ Anmerkung:
- bes. bei der akuten Verbrauchskoagulopathie besteht die Möglichkeit, daß die Verbrauchsreaktion durch PPSB verstärkt wird, sodaß im Zweifelsfalle FFP vorzuziehen sind
- langsam in kleinen Portionen i.v.

NW:
- allergische Reaktion
- thromboembolische Komplikationen, wie Thrombophlebitis, akuter Myokardinfarkt, Thrombose, Embolie oder DIC
- Hemmkörperreaktion (Hämophilie B)

> **! Cave:**
> - **Vor PPSB-Gabe** zum Schutz vor thromboembolischen Komplikationen, wenn immer möglich, mit Heparin vorbehandeln. Da die Heparinwirkung Antithrombin erfordert, muß man einen gleichzeitig **bestehenden AT-III-Mangel vor PPSB-Gabe ausgleichen!**
> - bei Heparin-induzierter Thrombopathie (HIT) kein PPSB mit Heparinzusatz

Anm:
- Schwangerschaft und Stillzeit strenge Indikationsstellung
- Gerinnungsfaktoren-Substitution bei Synthesestörung der Leber:
  - Gerinnungsfaktorensubstitution ⇒ Gefahr einer Verbrauchskoagulopathie
  - Gerinnungsfaktoren und AT-III-Substitution ⇒ Gleichgewicht auf höherem Niveau ⇒ Laborwertekorrektur? ⇒ Blutungsneigung nur fraglich verbessert
- in klinischen Studien wurde bisher aufgrund neuerer Herstellungsverfahrens keine Übertragung einer Virusinfektion (Hepatitis, HIV) beobachtet

Antithrombin III (AT III)

- AT III 500/1000, Kybernin HS 500/1000
- α_2-Globulin

WM:
- AT III inaktiviert freies Thrombin durch Bildung eines Thrombin-Antithrombin-Komplexes (TAT), außer Thrombin (FIIa) werden noch weitere aktivierte Proteasen wie FXa inhibiert, in geringerem Maße die Faktoren IXa, XIa und XIIa, Trypsin, Plasmin und Kallikrein

- die inhibierende Wirkung wird durch Heparin um das Vielfache gesteigert (> 1000-fach)

Pha: - HWZ: 65 h ohne und 37 h mit Heparin
Ind: - venöse Thrombosen und Thrombembolien bei pathologischer AT-III-Erniedrigung, z. B. nach Operation
- nephrotisches Syndrom
- akutes Leberversagen
- angeborener AT-III-Mangel
- Gefahr der Mikrothrombosierung bei DIC Stadium III und IV (septische Erkrankungen, Polytrauma u. a.)
- fehlende oder ungenügende Heparinwirkung bei AT-III-Mangel
- ausgeprägtes SIRS (AT III soll > 70% sein)

> **Dosis: Faustregel:**
> 1 IE/kg ⇒ AT-III ↑ von 1–2%
> **Verbrauchskoagulopathie** (1 IE/kg ⇒ AT III ↑ von 1%)
> - wenn AT-III 80% evtl. alle 4–6 h wiederholen
>
> **sonstige AT-III-Mangelzustände:** (1 IE/kg ⇒ AT III ↑ von 2%)
> - initial ≈ 1000–1500 IE (evtl. alle 8–24 h die Hälfte der Initialdosis)

NW: - allergische Reaktion
Anm: - AT III < 70% bedeutet erhöhtes Thromboserisiko
- die Wirkung von Heparin wird durch AT III verstärkt ⇒ Dosisanpassung (PTT)
- in klinischen Studien wurde bisher aufgrund neuerer Herstellungsverfahrens keine Übertragung einer Virusinfektion (Hepatitis, HIV) beobachtet

Fibrinogen (Faktor I)

- Haemocomplettan HS

Ind: - angeborener Fibrinogenmangel (Hypo-, Dys-, Afibrinogenämie)
- erworbene Fibrinogenmangel bei
    - Synthesestörungen (schwerer Leberparenchymschaden)
    - Verbrauchs- Verdünnungskoagulopathie
    - ggf. Hyperfibrinolyse

> **Dosis:** - initial 1–2 g
> - bei schweren Blutungen initial 4–8 g
>
> **Faustregel:**
> erforderliche Fibrinogendosis (mg)
> = erwünschter Anstieg (g/l) × Plasmavolumen (ml) (≈ 40 ml/kg)
> z. B. Anstieg um 1 g/l = 100 mg/dl, Patient 70 kg:
> 1 g/l × 70 kg × 40 ml/kg = 1 mg/ml × 2800 ml = 2800 mg

NW: • allergische Reaktion
Anm: • kritische Grenze des Plasmafibrinogens bei Werten < 50–100 (75) mg/dl
• Fibrinogen führt zur Gerinnungsaktivierung
• Fibrinogen > 500 mg/dl erhöht das Risiko thromboembolischer Komplikationen
• in klinischen Studien wurde bisher aufgrund neuerer Herstellungsverfahrens keine Übertragung einer Virusinfektion (Hepatitis, HIV) beobachtet

Faktor-VII-Konzentrat

• Novoseven 60/120/240 KIE
• humaner rekombinierter Gerinnungsfaktor VII aus Babyhamster-Kidney-(BHK-)Zellen

Ind: • Blutungen oder Blutungsneigung bei angeborener Hämophilie und erworbener **Hemmkörperhämophilie gegen Gerinnungsfaktor VIII und IX**

Dosis: • initial 4,5 KIE/kg
• ggf. 3–6 KIE/kg nach 2–3 h wiederholen, danach Verlängerung der Behandlungsintervalle auf 4, 6, 8 h

NW: • Fieber
• Schmerzen, Erbrechen
• allergische Hautreaktionen
KI: • bekannte Überempfindlichkeit gegen Mäuse-, Hamster- oder Rindereiweiß
Anm: • strenge Indikationsstellung
• Faktor VII aktiviert den Faktor X (gemeinsame Endstrecke des intrinsischen und extrinsischen Systems)

Faktor-VIII-Konzentrat

• Immunate STIM plus/250/500/1000 Faktor-VIII-Hochkonzentrat
• Beriate HS 250/500/1000
• Haemate HS 250/500/1000 (Faktor-VIII und v. Willebrand-Faktor)

Ind: • angeborener und erworbener Blutgerinnungsfaktor-VIII-Mangel (Hämophilie A)
• von Willebrand-Jürgens-Syndrom mit Blutgerinnungsfaktor-VIII-Mangel

Dosis: Faustregel: 1 IE/kg ⇒ Aktivitätsanstieg des Faktor VIII um 1–2%

NW: • Hemmkörperreaktion (Hämophilie A)

Anm:
- enthält z. T. Aprotinin, Heparin, AT III, Humanalbumin
- strenge Indikationsstellung (in der Regel bei schwerer und mittelschwerer Hämophilie oder zur Prophylaxe bei Eingriffen, die zu Blutungen führen können)
- in klinischen Studien wurde bisher aufgrund neuerer Herstellungsverfahrens keine Übertragung einer Virusinfektion (Hepatitis, HIV) beobachtet

Faktor-IX-Konzentrat

- Immunine STIM plus/200/600/1200 Faktor-IX-Hochkonzentrat
- Berinin HS 300/600/1200

Ind:
- Prophylaxe und Therapie von Blutungen bei Hämophilie B
- sonstigen Erkrankungen mit Faktor-IX-Mangel

> **Dosis: Faustregel:** 1 IE/kg ⇒ Aktivitätsanstieg des Faktor IX um 0,8%

NW:
- allergische Reaktion
- Hemmkörperreaktion (Hämophilie B)

Anm:
- als Stabilisatoren sind Heparin (und Antithrombin) enthalten
- bei frischer Thrombose bzw. frischem Herzinfarkt ist das Risiko der Therapie gegenüber der Nichtbehandlung abzuwägen
- in klinischen Studien wurde bisher aufgrund neuerer Herstellungsverfahrens keine Übertragung einer Virusinfektion (Hepatitis, HIV) beobachtet

Bei Hemmkörperhämophilie A und B
- Feiba S-TIM 4/250/500/1000
  1 Durchstechfl. enth.: humanes Plasmaprotein, 100–300 mg/200–600 mg/400–1200 mg (standardisiert auf 250/500/1000 FEIBA-Einheiten)
  (FEIBA= Factor Eight Inhibitor Bypassing Activity)
  Faktoren II, VIII, IX, X und Inhibitoren

Ind:
- Blutungen oder Blutungsneigung bei Hemmkörperhämophilie A und B
- bei schweren Blutungen kann Feiba S-TIM 4 auch zur Behandlung von nichthämophilen Patienten mit erworbenen Inhibitoren gegen die Faktoren VIII, XI und XII eingesetzt werden

> **Dosis:** initial 50–100 Feiba-E/kg i.v., alle 12 h, ggf. 6 h
> max. Tagesdosis von 200 Feiba-E/kg soll nicht überschritten werden

KI:
- bei vermuteter oder nachgewiesener KHK, akuter Thrombose und/oder Embolie darf Feiba nur bei lebensbedrohlichen Blutungen verabreicht werden

NW:
- bei extrem hohen Dosen Hinweise auf eine Verbrauchskoagulopathie (selten)

Faktor-XIII-Konzentrat

- Fibrogammin HS 250/1250

Ind:
- Prophylaxe und Therapie von Blutungen bei Faktor-XIII-Mangel
- Wund- und Knochenheilungsstörungen, die auf einen Faktor-XIII-Mangel zurückgeführt werden können (Faktor-XIII-Aktivität < 30%)

Dosis: Faustregel: 1 IE/kg ⇒ Aktivitätsanstieg des Faktor XIII um 1–2%

NW:
- bisher keine bekannt

Anm:
- bei frischen Thrombosen ist wegen der fibrinstabilisierenden Wirkung Vorsicht geboten
- in klinischen Studien wurde bisher a. g. neuerer Herstellungsverfahrens keine Übertragung einer Virusinfektion (Hepatitis, HIV) beobachtet

Antikoagulanzien

Normales (unfraktioniertes) Heparin (UFH)

- Heparin-Natrium Braun 1 ml = 5000/10.000 IE, Fertigspritzen 0,5 ml = 5000 IE, 0,3 ml = 7500 IE
- Liquemin N 1 ml = 2500/5000/7500/10.000/20.000 IE Fertigspritzen 0,5 ml = 5000 IE, 0,375 ml = 7500 IE
- 1 mg = 100 IE
- 1937 in die Klinik eingeführt

WM:
- AT-III-abhängiger Thrombininhibitor
- körpereigene Substanz (Leber, basophile Granulozyten, Mastzellen), komplexes, lineares polyanionisches Polysaccharid aus ca. 30 Zuckereinheiten Polyschwefelsäureresten

Pha:
- MG: 6000–25.000
- Überwachung mit Hilfe der PTT und/oder ACT
- Proteinbindung: ≈ 90%
- max. Spiegel nach s.c.-Gabe nach 1 h
- **HWZ dosis- und körpertemperaturabhängig:**
  - bei normothermen männlichen Patienten und Gabe von 300 IE/kg HWZ: 100 min, bei 400 IE/kg HWZ: 2,5 h, bei 800 IE/kg HWZ: ≈ 5 h
  - durch niedrige Temperaturen wird die HWZ verlängert
- Metabolisierung über Leber (Heparinasen) und Ausscheidung der inaktiven Stoffwechselmetaboliten über Niere → HWZ ↑ bei Leber- und Niereninsuffizienz! (in höheren Dosen vermehrte renale Ausscheidung von unverändertem Heparin)
- unfraktioniertes Heparin passiert die Plazentaschranke nicht

Ind:
- Thromboembolie-Prophylaxe
- Behandlung von venösen und arteriellen thromboembolischen Erkrankungen
- Gerinnungshemmung bei Einsatz der EKK
- Behandlung der Verbrauchskoagulopathie in hyperkoagulatorischer Phase

---

Dosis: normales (unfraktioniertes) Heparin (UFH):
Thromboseprophylaxe (bei niedrigem und mittlerem Thromboserisiko):
Low-dose ≈ 200 IE/kg/24 h s.c.
- 2 h präoperativ 1 × 5000 IE s.c.
- danach 2–3 × 5000 IE s.c. bis 3 × 7500 IE s.c.

Thromboseprophylaxe (bei erhöhtem Thromboserisiko):
Vollheparinisierung (High-dose) ≈ 400 IE/kg/24 h s.c./i.v.
- 2 h präoperativ 1 × 7500 IE s.c.
- danach 3 × 7500–10.000 IE s.c.
- oder besser 400 IE/kg/24 h i.v.,
  z. B. Perfusor mit 15.000–30.000 IE/24 h i.v. nach PTT

Antikoagulation bei Thrombose (High-dose):
- Initialbolus ≈ 5000–7500 IE i.v. (Kinder: 50 IE/kg)
- anschließend 300–600 IE/kg/24 h i.v. (Kinder: 15,5–25 IE/kg/h),
  z. B. Perfusor mit 20.000–40.000 IE/24 h i.v. (nach PTT)

Hämodialyse:
- Durchspülen und Benetzen der Filter mit 2500–5000 IE Heparin
- initial 20–50 IE/kg in den zuführenden Schenkeln
- anschl. 10–30 IE/kg/h (bei ↑ Blutungsgefahr 5–15 IE/kg/h) nach PTT

Herz-Lungen-Maschine:
- 300 IE/kg als Bolus i.v. und ≈ 5000 IE (2500 IE/l Primingvolumen) in HLM
  Kontrolle des Gerinnungsstatus während der EKZ erfolgt mittels der aktivierten Gerinnungszeit (ACT) oder mittels ACT bei Hemochron (HC)
  Ziel: ACT > 500 s bzw. HC > 400 s

▶ **Überwachung der Heparintherapie** mit Hilfe der **PTT, PTZ** und/oder ACT
- **therapeutischer Bereich PTT 1,5-2(-3)-fach verlängert** (PTZ 2–3-fach) (PTT ≈ 60–90 s, bei ↑ Blutungsgefahr 40–60 s)
- niedrige Heparindosen beeinflussen nur die Thrombinzeit = PTZ (PTT und Quick bleiben normal!), höhere Heparindosen die PTT, extrem hohe Spiegel auch den Quick-Wert

KI:
- Heparinallergie, einschließlich HIT II
  - akute zerebrale Blutungen
  - SPA, PDA, Lumbalpunktion

NW: - allergische Reaktionen
 - Heparin-induzierte Thrombozytopenie (HIT I oder HIT II)
 - Blutungen, selten Hautnekrosen an der Injektionsstelle
 - Alopezie, Transaminasenanstieg, Osteoporose bei Dauertherapie
WM: - Schilddrüsenfunktionstests können verfälscht werden
 (falsch hohe T_3-, T_4-Werte)

Niedermolekulares Heparin (NMH)

Fertigspritzen
- Clivarin 1.750 (0,25 ml = 13,8 mg Reviparin-Natrium)
- Fragmin P (0,2 ml = 15 mg Dalteparin-Natrium)
- Mono-Embolex (0,3 ml = 18 mg Certoparin-Natrium)
- Fragmin P forte (0,2 ml = 30 mg Dalteparin-Natrium)
- Fraxiparin 0,3 (0,3 ml = 28,5 mg Nadroparin-Calcium)
- Innohep 20.000 Anti Xa IE (1 ml = 241 mg Tinzaparin)
- Clexane 20/40 (0,2/0,4 ml = 20/40 mg Enoxaparin)

WM: - Hemmung des Faktor Xa
Pha: - MG: < 10.000 (je nach Präparat mittl. MG 3000–5000, 4000–5000, 4000–6000,...)
 - max. Wirkspiegel nach s.c.-Gabe nach ≈ 3–4 h
 - HWZ: 4–7 h (nach s.c.-Gabe), nach 12 h sind noch 50% der max. Wirkspiegel mit ausreichender antithrombotischer Wirkung vorhanden
 - Überwachung mit Anti-Faktor-Xa-Aktivität (PTT und/oder ACT nicht möglich)
 - die Plazentagängigkeit von NMH ist noch nicht ausreichend untersucht (wahrscheinlich z. T. plazentagängig!)
Ind: - s. Heparin

> **Dosis:** Niedermolekulares Heparin (NMH):
> **Thromboseprophylaxe** (bei niedrigem und mittlerem Thromboserisiko):
> - 2 h präoperativ 1mal s.c.
> - danach 1mal tgl. s.c.
>   z. B. Clivarin 1.750, Fragmin P, Mono-Embolex
>
> **Thromboseprophylaxe** (bei erhöhtem Thromboserisiko):
> - 2 h präoperativ 1mal s.c.
> - danach 1mal tgl. s.c.
>   z. B. Fragmin P forte, Fraxiparin 0,3

▶ Überwachung der NMH-Therapie mit Hilfe der Anti-Faktor-Xa-Aktivität (nicht mittels PTT zu messen)

- therapeutischer Bereich der Anti-Faktor-Xa-Aktivität:

Thromboseprophylaxe	1. Tag ab	0,1 U/ml	Ratio: 3,0–4,0
	4.–5. Tag	0,15–0,35 U/ml	Ratio: 4,0–6,0
Therapeut. Antikoagulation		0,5–0,8 U/ml	Ratio: 6,5–8,5

Blutabnahme in Na-Citrat-Röhrchen 6 h nach der Morgendosis

KI: • s. Heparin
NW: • s. Heparin

▶ **Anmerkung:**
- Kontrolle der Thrombozytenwerte: vor Heparingabe, 3–5 Tage nach Beginn der Therapie und danach wöchentlich bis zur 3. Woche sowie am Ende der Therapie, bei Abfall der Thrombozytenzahl < 100.000/ml oder < 50% des Ausgangswertes ist eine HIT in Betracht zu ziehen

Cumarinderivate: Phenprocoumon (Marcumar), *Warfarin* (Coumadin)

- 1 Tbl. = 3 mg Phenprocoumon
- 1 Tbl. = 5 mg Warfarin

WM: • Vitamin-K-Antagonismus (Reduktase)
→ Hemmung Vitamin-K-abhängiger Gerinnungsfaktoren (II, VII, IX und X), sowie Protein C, S und Z
Pha: • kompetitive Vitamin-K-Hemmung
- hohe Plasmaeiweißbindung, vorwiegend an Albumin (99%) → Verdrängung bestimmter Medikamente aus der Plasmaeiweißbindung
- HWZ: Warfarin (Coumadin): 1,5–2 Tage → Normalwerte (± 20%) 1–3 Tage nach Absetzen
HWZ: Phenprocoumon (Marcumar): 6,5 Tage → normale Gerinnung 7–10 Tage nach Absetzen
- Metabolismus: hepatisch und renal (15% unverändert)
Ind: • Langzeitbehandlung und Prophylaxe von Thrombose und Embolie, wenn ein erhöhtes Risiko für thromboembolische Komplikationen gegeben ist

> **Dosis:** vor Therapiebeginn Ausgangs-Quick-Wert bestimmen
> **Phenprocoumon (Marcumar):**
> - 1.Tag 9–15 mg, 2.+3.Tag 6–9 mg p.o.
> - anschl. 1,5–6 mg nach Quick-Wert
>
> **Warfarin (Coumadin):**
> - 1.Tag 15 mg, 2.+3.Tag 10 mg p.o.
> - anschl. 2,5–10 mg nach Quick-Wert
> ▶ therapeut. Bereich ≈ 20–30%

KI: - erhöhte Blutungsneigung, fixierte und behandlungsrefraktäre Hypertonie
- Schwangerschaft

NW: - Blutungen (Hämaturie, Hämatome nach Bagatellverletzungen, GIB)
- auch lebensbedrohliche Blutungen möglich
- Hautnekrosen unter Cumaringabe und Protein C- und/oder Protein-S-Mangel! (aufgrund kurzfristiger Hyperkoagulopathie bei Therapiebeginn)
- Teratogenität (fetales Warfarinsyndrom), fetale Blutungen, Totgeburten

Anm: - die regelmäßige Kontrolle der Gerinnungsverhältnisse ist unerläßlich
- keine i.m.-Injektion, keine SPA, PDA unter Therapie mit Cumarinen
- Patienten müssen einen Behandlungsausweis bei sich tragen
- vor Operationen 3–4 Tage präoperativ absetzen bzw. Umstellen auf i.v.-Antikoagulation (z. B. Heparin)
- in Notfallsituationen: 10 mg Vitamin K i.v., FFP
- Antidot: Vitamin K (Konakion)
- plazentagängig
- Stillzeit: strenge Indikationsstellung (Übergang in die Muttermilch)

Protamin (Protamin 1000 Roche, Protamin 5000 Roche)

- Heparinantagonist

Ind: - Inaktivierung von Heparin nach EKK
- Blutungen nach Heparingaben

Dosis: je nach Menge des zu antagonisierenden Heparin
1 mg Protamin neutralisiert 100 IE Heparin
- 1–1,3 ml Protamin 1000 inaktiviert 1000 IE Heparin
- 1–1,3 ml Protamin 5000 inaktiviert 5000 IE Heparin
▶ 90 min nach Heparingabe nur 50% (3 h nach Heparingabe nur 25%) der errechneten Menge geben

NW: - selten allergische Reaktionen (Risiko ↑ bei Fischallergie und Patienten, die Insulinpräparate mit Protaminzusatz erhalten)
- bei **rascher Gabe häufig Blutdruckabfall** durch Vasodilatation (vermutlich Histamin-vermittelt)
- **pulmonale Hypertonie** in 0,2–4% (vermutlich Thromboxan-A_2-vermittelt)

▶ Anmerkung:
- die Protamingabe sollte möglichst langsam und über eine peripheren Zugang gegeben werden, da dadurch die hämodynamischen Auswirkungen geringer sind
- Protamin, allein verabreicht, kann als **Antithromboplastin** gerinnungshemmend wirken und u. U. zu Blutungen führen

Heparininduzierte Thrombozytopenie (HIT)

- Synonym: Heparin-assoziierte Thrombozytopenie, -pathie (HAT)
- Einteilung nach Chong in Typ I und Typ II
- Inzidenz: ca. 10% für Typ I und 0,5–5% für Typ II

HIT-Typ I (nichtimmunologisch)

Beginn
- unmittelbar nach Heparingabe

Thrombozytenzahl
- Abfall meist nicht < 100.000/µl

Pathomechanismus
- Heparinbindung an Rezeptoren auf den Thrombozyten (Hemmung der Adenylatcyclase → cAMP ↓ → Thrombozytenaggregation ↑)

Komplikationen
- keine

Labordiagnostik
- keine

Therapie
- keine spezielle Therapie notwendig

HIT-Typ II (immunologisch)

1969 Erstbeschreibung der HIT II durch Natelson

Beginn
- frühestens 6–14 Tage nach erster Heparingabe

Thrombozytenzahl
- < 100.000/µl oder schneller Abfall < 50% des Ausgangswertes

Pathomechanismus
- Antikörper gegen Heparin-PF4-Komplex:
aktivierte Thrombozyten setzen multiple Sekretionsprodukte aus α-Granula und Dense Bodies frei → u.a den heparinneutralisierenden Plättchenfaktor 4 (PF4) mit hoher Affinität zu Heparin (Heparin-PF4-Komplex) → antikoagulatorischer Effekt von Heparin ↓. Der **Heparin-PF4-Komplex** wird von neusynthetisierten Antikörpern der IgG-Klasse gebunden, welche sich an die Thrombozytenmembran binden → Thrombozytopenie

- weder die Art des Heparins (unfraktioniertes oder fraktioniertes Heparin), noch die Menge oder der Applikationsweg (i.v. oder s.c.) spielen bei HIT II eine Rolle!

> **Cave:**
> - Heparin als Bestandteil in arteriellen Spülsystemen und Gerinnungspräparaten (z. B. PPSB), daher kein PPSB mit Heparinzusatz verabreichen
> - bei Anwendung eines Pulmonaliskatheters müssen spezielle heparinfreie Katheter verwendet werden
> - HIT II ist auch bei Anwendung von niedermolekularem Heparin (NMH) beobachtet worden! → jedoch geringere Inzidenz unter NMH

Komplikationen
- Thrombenbildung (weißer Thrombus) im venösen und arteriellen System
- schwere Veränderungen der Mikro- und Makrozirkulation („White-clot-Syndrom")
- Gerinnungsaktivierung (Verbrauchskoagulopathie)
- Hautnekrosen und erythematöse Plaques an der Heparin-Injektionsstelle

Score für die klinische Diagnose einer HIT II (nach H. Magnani)

Kriterium	Score
Thrombozytenabfall von 30–40%	+1
Thrombozytenabfall > 50% des Ausgangswertes	+2
Intervall zw. Therapiebeginn mit Heparin und Thrombozytenabfall >4 Tage	+2
bei Reexposition Thrombozytenabfall nach 5 Tagen	+3
thrombembolische Komplikationen bei Heparinexposition	+1
arterielle **und** venöse Thrombosen	+2
entzündlich-nekrotische Hautreaktionen	+2
White-clot-Syndrom	+1
zunehmende Heparinresistenz	+1
septische Komplikationen bei Diagnosestellung	-1
gleichzeitige Gabe von Medikamenten mit Thrombozytenabfall als Begleitreaktion (z. B. Phosphodiesterase-III-Hemmer etc..)	-1
zurückliegende Zytostatikatherapie	-1
andere Ursachen für einen Thrombozytensturz (mögliche Sepsis etc.)	-1
Blutungen (ohne Überdosierung eines Antithrombotikums)	-1
maximal +15 Punkte, minimal -4 Punkte	
Gesamtpunktzahl	
HIT **sicher:** ≥ 7 wahrscheinlich: 4 bis 6 möglich: 1 bis 3 unwahrscheinlich: 0 bis -4	

Labordiagnostik
- Kontrolle der Thrombozytenzahl im **Citratblut** (kein EDTA-Blut). Thrombozytenaggregationstest mit Heparin vs. Puffer mit Hilfe eines Aggregometer; Nachteil: geringe Spezifität (25–50% werden nicht erfaßt)
- **Funktionelle Tests:**
  - **Serotoninfreisetzung**stest: Markierung der Thrombozyten mit radioaktivem Serotonin und Messung der Lyse nach Heparingabe (>20% ist für HIT II signifikant)
  - **HIPA**-Test (heparin-induzierter Plättchenaggregationstest): Inkubation von Thrombozyten und Heparin auf Mikrotiterplatten → Aggregation bei **geringen** Heparinkonzentrationen (0,1 U/ml) ist für HIT II beweisend! Dauer: 3–4 h
- **Antikörpernachweis** im ELISA-Test
  - Nachweis von **HIT-Antikörpern** mit Hilfe Heparin-PF4-beschichteter Platten

Therapie
- sofortiges Absetzten von Heparin!
  (Normalisierung der Thrombozytenzahl innerhalb von 5 Tagen)

Alternativen zu Heparin bei HIT II

Danaparoin-Natrium (Orgaran)

- Heparinoid
- 10% Kreuzreaktion mit Heparin bei HIT II

Pha:
- lange HWZ (24 h)
- MG: 4000–10.000
- wirkt vorwiegend durch Hemmung des Faktors **Xa** und zu einem geringen Prozentteil auch des Faktors **IIa**

Ind:
- Antikoagulation, insbesondere bei HIT II

Dosis: Thromboseprophylaxe: 2–3mal 750 IE s.c. (= 1 Amp. à 0,6 ml) für 7–10 Tage (bei KG > 95 kg: 3mal 750 IE oder 2mal 1250 IE s.c.)

Antikoagulation bei Thrombose:
- initial 2500 IE i.v.
  (bei KG < 55 kg: 1250 IE, bei KG > 95 kg: 3750 IE)
- zunächst 400 IE/h für 4 h i.v.
- dann 300 IE/h für weitere 4 h
- anschl. 150–200 IE/h als Erhaltungsdosis

Herz-Lungen-Maschine:
- 7000 IE als Bolus i.v. und 7500 IE (Priming) in HLM + 2000 IE/h am Bypass

▶ **Überwachung der Therapie** mit Hilfe der **Anti-Faktor-Xa-Aktivität**, da PTT- und Thrombintests noch nicht evaluiert sind

- **therapeutischer Bereich**: der Anti-Faktor-Xa-Aktivität:

Thromboseprophylaxe	1. Tag ab	0,1 U/ml	Ratio: 3,0–4,0
	4.–5. Tag	0,15–0,35 U/ml	Ratio: 4,0–6,0
Therapeut. Antikoagulation		0,4–0,8 U/ml	Ratio: 6,5–8,5

- Blutabnahme in Na-Citrat-Röhrchen 6 h nach der Morgendosis, bzw. bei therapeut. Antikoagulation 1- bis 3mal tgl. (Empfehlungen der „Fourth ACCP Consensus Conference on Antithrombotic Therapy")

Lepirudin (Refludan)

- Lepirudin ist ein aus Hefezellen hergestelltes **rekombinantes** Hirudinderivat (Hirudin ist ein von Blutegeln abstammender **AT-III-unabhängiger** direkter **Thrombininhibitor** ⇒ Komplexbildung mit Thrombin)
- 1 Amp. à 50 mg Lepirudin

Pha:
- HWZ: ≈ 1–2 h
- komplette renale Ausscheidung ohne Metabolisierung in der Leber, wobei ein geringer Teil inaktiviert wird (**Cave:** bei Serumkreatinin >1,5 mg/dl bzw. Kreatininclearance <60 ml/min). Auch eine vorliegende Leberzirrhose kann die renale Elimination von Hirudin beeinflussen!
- nicht antagonisierbar

Ind:
- HIT II (mit Kreuzreaktion auf Orgaran)

Dosis: Behandlung thromboembolischer Komplikationen:

A. Monotherapie
- initialer i.v.-Bolus: 0,4 mg/kg (50 mg in 10 ml NaCl 0,9% gelöst),
- anschl. 0,1–0,15 mg/kg/h (100 mg in 50 ml NaCl-Perfusor) (Dosierung nach Gewicht bis 110 kgKG)

B. Thrombolyse-begleitende Therapie
- initialer i.v.-Bolus: 0,2 mg/kg (50 mg in 10 ml NaCl 0,9% gelöst),
- anschl. 0,1 mg/kg/h (100 mg in 50 ml NaCl-Perfusor)

zur Prophylaxe
- kontinuierliche i.v.-Infusion: 0,1 mg/kg/h für 2–10 Tage

> **Antikoagulation während EKZ:**
> **Ziel-Plasmaspiegel:** 3,5–5 µg/ml, letzte 30 min an EKZ:
> 2,5–3,5 µg/ml, da nicht antagonisierbar
> - initialer i.v.-Bolus: 0,25 mg/kg
> - Vorbereitung (Priming) der HLM: 0,2 mg/kg
> - zusätzliche Boli von 2,5–5 mg (bei r-Hirudinspiegel <2,5 µg/ml) oder 0,5 mg/min über Perfusor (50 mg/50 ml) → konstanterer Verlauf der Plasmaspiegel, Steuerung über Ecarinzeit (r-Hirudinspiegel >4,5 µg/ml: Perfusorgeschwindigkeit um 10 ml/h reduzieren; r-Hirudinspiegel <3,5 µg/ml: Perfusorgeschwindigkeit um 10 ml/h erhöhen!)
> - Cell-Saver 10 mg
> - Steuerung mit Ecarinzeit (ECT) → sollte oberhalb der Sicherheitsgrenze von 75 s sein!
> - in den letzten 30 min keine Hirudingabe

KI:
- Schwangerschaft und Stillzeit

▶ laut Hersteller **Steuerung der Hirudin-Therapie** über PTT:
Erste Kontrolle der PTT 4 h nach Beginn der Infusion:
wenn PTT oberhalb des Zielbereichs (nach erneuter Bestimmung): Unterbrechung der Infusion für 2 h und danach Reduktion der Infusionsgeschwindigkeit um 50%;
wenn PTT unterhalb des Zielbereichs: Steigerung der Infusionsgeschwindigkeit um 20% → erneute Kontrolle nach 4 h!
- besser steuerbar über **Ecarinzeit (ECT)** → bessere Korrelation
- **therapeutischer Bereich** der Ecarinzeit (ECT):
  - kritische untere Plasmakonzentration an EKZ: 3 µg/ml (entspricht ECT ≈ 75 s)
  - kritische untere Plasmakonzentration postoperativ: ≈ 2 µg/ml (ECT ≈ 40 s)

- Anwendung: wenn möglich auf 10 Tage beschränken

Bei Überdosierung:
- Hämodialyse **oder** Hämofiltration mit sogenannten **High-flux-Dialysemembranen** mit einer Filtrationsgrenze von 50.000 MG (z. B. Polysulfon F60S, Polyamid/Polyflux-11 oder AN/69 HF)

> **! Cave:**
> - bei Niereninsuffizienz verminderte Hirudinausscheidung mit Wirkungsverlängerung und erhöhter Gefahr der Nachblutung
> - thrombolytische Medikation und Hirudininfusion über 2 verschiedene Zugänge! Aufgezogene Medikation ist nach 24 h zu verwerfen!

Desirudin (Revasc)

- **ATIII-unabhängige,** direkte **Thrombinhemmung** wie bei Lepirudin → z. B. Hemmung der Abspaltung der Fibrinopeptide A und B von Fibrinogen durch Thrombin oder thrombinabhängige Thrombozytenaktivierung
- Durchstechflasche mit 15 mg

Ind:
- Prophylaxe tiefer Beinvenenthrombose bei Patienten nach **Hüft- und Kniegelenkersatz** → bessere Thromboseprophylaxe bei nicht höherer Blutungsneigung im Vergleich zu UFH und NMH

Dosis: 2 × 15 mg/dl s.c. über max. 9–12 Tage postop.

KI:
- Überempfindlichkeitreaktionen gegen Hirudin und Desirudin

Weitere zukünftige Alternativen:
Ancrod (Schlangengift), Iloprost (PGI$_2$-Analogon)

Andere gerinnungsbeeinflussende Medikamente

Epoprostenol = Prostacyclin (Flolan)

- 1 Amp. à 500 µg
- Prostacyclin (PGI$_2$)
- potenter Vasodilatator und Thrombozytenaggregationshemmer

Pha:
- wird während der pulmonalen Passage im Gegensatz zu anderen Prostaglandinen nicht metabolisiert
- dosisabhängige Wirkung, sowohl auf Thrombozytenaggregation als auch Vasodilatation
(Thrombozytenaggregation ab 2 ng/kg/min, signifikant ab 4 ng/kg/min)
- ca. 30 min nach Infusionsende verschwinden sowohl die kardiovaskulären Wirkungen als auch die Wirkung auf die Thrombozyten

Ind:
- Alternative zu Heparin bei Hämodialyse
- evtl. pulmonale Hypertonie, therapierefraktäre EPH-Gestose

Dosis: Hämodialyse:
≈ 3–5(-15) ng/kg/min vor und während der Dialyse

NW:
- Hypotonie, Tachykardie, Bradykardie

Vitamin K (Konakion)

- 1 Amp. à 1 ml = 10 mg, 1 Kaudrg. = 10 mg, 1 ml (20 Trpf.) = 20 mg

Ind:
- Blutungen od. Blutungsgefahr infolge Hypoprothrombinämie (Mangel an Vit. K abhängigen Gerinnungsfaktoren II, VII, IX und X)
- Überdosierung von Cumarinderivaten oder andere K-Hypovitaminosen (z. B. bei Verschluß-Ikterus, Leber- und Darmaffektionen, langdauernde Verabreichung von Antibiotika, Sulfonamiden, Salicylsäurederivaten)

> **Dosis:**
> - 1 Amp./Tag langsam i.v. oder als Kurzinf.
> - 10–20 Trpf. oral, Wirkungseintritt erst nach 12–24 h

NW:
- allerg. Reaktion
- fragl. karzinogen bei parenteraler Gabe

Anm:
- i.v. sehr langsam

Desmopressin = DDAVP (Minirin)

- 1 Amp. à 1 ml = 4 µg
- Nonapeptid

WM:
- führt zu einer ↑ Thrombozytenausschwemmung aus dem Knochenmark
- setzt **von Willebrand-Faktor, Faktor VIII** und t-PA aus körpereigenen Speichern **frei** und führt zu einem Anstieg auf ca. das 3-fache des Ausgangswertes im Plasma z. B. von 5% auf 15% oder von 20% auf 60% → fördert die Thrombozytenadhäsion und verkürzt Blutungszeit

Pha:
- HWZ: ≈ 3–3,5 h

Ind:
- Antidiuretikum (zentraler Diabetes insipidus, traumatisch bedingte Polyurie und Polydipsie)
- Antihämorrhagikum (Steigerung der Faktor-VIII-Gerinnungsaktivität bei Hämophilie A und von Willebrand-Jürgens-Syndrom)
- durch ASS und nichtsteroidale Analgetika (Diclofenac oder Piroxicam) induzierte Thrombozytopathie → Wirkmechanismus unbekannt!
- Patienten mit urämischer Thrombozytopathie oder Thrombozytenfunktionsstörung
- Antagonisierungs**versuch** bei Überdosierung von Lepirudin oder Danaparoid-Natrium

> **Dosis: Antidiuretikum:**
> - Erw. 0,5–1 µg; Kdr. 0,1–0,4 µg; Sgl. 0,03 µg (i.m., i.v., s.c.), 3mal tgl.
>
> **Antihämorrhagikum:**
> - 0,3–0,4 µg/kg als KI über 30 min i.v., s.c., Repetition in 6–12-h-Abstand
>
> **Diagnostikum:**
> - Erw. 4 µg; Kdr. 1–2 µg; Sgl. 0,4 µg (i.m., s.c.)
>
> ▶ max. Tagesdosis: 8 µg/24 h, max. Anwendungszeit: 7 Tage

- Gabe vor Plasmaspende (Erhöhung des Faktor VIII beim Spender)
- Schnelltest zur Bestimmung der Nierenkonzentrationsfähigkeit

NW:
- Flush, Kopfschmerzen, Übelkeit und abdominale Krämpfe, Hyponatriämie
- selten Überempfindlichkeitsreaktionen

WM:
- gleichzeitige Anwendung von Oxytocin → Erhöhung des antidiuretischen Effektes und Abschwächung der Uterusdurchblutung möglich
- Clofibrat, Indometacin und Carbamazepin können die antidiuretische Wirkung von Desmopressin verstärken, während Glibenclamid diese vermindern kann

> **! Cave:**
> - Auf Bilanzierung achten!
> - bei repetitiver Gabe kommt es zu einer **Tachyphylaxie** (Entleerung der Speicher)!
> - Desmopressin führt über einen Plasminogenaktivator-Anstieg (t-PA ↑) zu einer **gesteigerten Fibrinolyse** → Kombination mit einem Antifibrinolytikum (z. B. Tranexamsäure (Anvitoff) 5-(10) mg/kg über eine Stunde) bei Nichtverkürzung der Blutungszeit nach der ersten Gabe → bettseitige **Vollblut**messung mit dem Gerät DAPE der Firma Baxter

Thrombozytenfunktionshemmer

Vorbemerkung

Thrombozyten werden von den Megakaryozyten im Knochenmark gebildet und haben eine durchschnittliche Lebensdauer in vivo von 7–10 Tagen. Ein gesundes Knochenmark kann innerhalb von 3 Tagen 30–50% der Thrombozyten ersetzen. Nach Aktivierung setzen die Thrombozyten folgende Substanzen frei:
- Plättchenfaktor 3 und 4 (PF3, PF4) und Plasminogenaktivator-Inhibitor (PAI)
- von Willebrand-Faktor, FV, FXIII, Fibrinogen (FI)
- Serotonin, ADP, Ca^{2+} und Thromboxan A_2

Acetylsalicylsäure (Aspirin, Aspirin protect 100/-300, Miniasal)

- Aspirin 1 Tbl. = 500 mg
- Aspirin protect 100/-300, magensaftres. Tbl., 1 Tbl. = 100/300 mg
- Miniasal 1 Tbl. = 30 mg
- Aspisol 1 Amp. = 500 mg

WM:
- irreversible Hemmung der Thrombozytenfunktion über Inhibition der Cyclooxygenase → Thromboxan-A_2-Synthese↓ → geringere Verstärkung der Thrombozytenwirkung über den TP-Rezeptor auf den Thrombozyten
- Verlängerung der Blutungszeit um ca. 1,5–2 min

- Cyclooxygenasehemmung → Prostaglandin E_2 ↓, → Bradykinin, Histamin und Serotonin können Nozizeptoren schlechter erregen
- Acetylsalicylsäure hemmt irreversibel die Cyclooxygenase in den Thrombozyten für die Lebensdauer der Thrombozyten, die in der Regel 8–10 Tage beträgt
- entzündungshemmend und fiebersenkend

Ind:
- Thrombozytenaggregationshemmung bei
  - instabiler Angina pectoris, akutem Myokardinfarkt, Reinfarktprophylaxe, nach arteriellen gefäßchirurgischen oder interventionellen Eingriffen
  - Prophylaxe von transitorischen ischämischen Attacken (TIA) und Hirninfarkten
- **Schmerztherapie**
  - besonders entzündliche Schmerzzustände
  - Knochen- und Weichteilschmerzen
  - Migräne

Dosis: Prophylaxe kardiovaskulärer Komplikationen:
- 50–100 mg/Tag p.o.

Prophylaxe ischämischer zerebrovaskulärer Komplikationen:
- 100–300 mg/Tag p.o.

Schmerztherapie, akuter Myokardinfarkt:
- 500–1000 mg i.v./p.o.

KI:
- Überempfindlichkeit gegenüber ASS und anderen Salicylaten
- hämorrhagische Diathese
- Magen-Darm-Ulzera

NW:
- gastrointestinale NW (selten Magenblutungen und Magenulzerationen)
- allerg. Reaktion (Bronchospasmus, Analgetikaasthma)
- bei Kindern Reye-Syndrom
- Nierenfunktionsstörungen (Einzelfälle)

Ticlopidin (Tiklyd)

- 1 Filmtbl. = 250 mg

WM:
- geringere ADP-Freisetzung aus den Thrombozyten
- maximaler Effekt erst nach 2–3 Tagen, nach Absetzen des Präparates ist die Ausgangsthrombozytenaggregation erst **nach 1 Woche** wieder erreicht!
- nur In-vivo-Wirkung

Pha:
- HWZ: 7–8 h bei Einmalgabe, nach 3-wöchiger Dauertherapie: ca. 90 h

Ind:
- Thrombozytenaggregationshemmung bei Unverträglichkeit gegenüber acetylsalicylsäurehaltigen Präparaten

---

Dosis: 2 × 1 Tbl./Tag p.o.

KI: • hämorrhag. Diathese, Blutungsneigung, Organläsionen mit Blutungsneigung
• akute Magen-Darm-Geschwüre oder hämorrhagischer apoplektischer Insult in der akuten Phase
NW: • Diarrhö, Magen-Darm-Blutungen, Hautausschlag
• gelegentlich Neutropenie, Agranulozytose, selten Thrombozytopenie
Anm: • Gefahr der Neutropenie

Clopidogrel (Plavix, Iscover)

• Thienopyridin-Derivat
• 1 Filmtbl. = 75 mg

WM: • Thrombozytenaggregationshemmung über **Reduktion der ADP**-abhängigen **Aktivierung** des Glykoproteins IIb/IIIa → Verminderung der Fibrinogenbindung
• hohes antiaggregatorisches Potential bzw. Blutungsrisiko
• nachweisbare Hemmung der Thrombozytenaggregation bereits 2 h nach einer oralen Einzeldosis von 75 mg
Ind: • Prävention von transitorischen ischämischen Attacken (TIA), Hirninfarkt, Myokardinfarkt bei artherosklerotischen Risikopatienten

Dosis: 1 × 75 mg/Tag

KI: • akute Blutung oder hämorrhagische Diathese
Anm: • 7–9 Tage präoperativ absetzen

Abciximab (ReoPro)

• 1 Fl. à 5 ml = 10 mg

WM: • Fab_2-Fragment eines monoklonalen **Antikörpers gegen** den thrombozytären **GP IIb/IIIa-Rezeptor**
• max. Wirkung bereits 2 h nach Gabe, Normalisierung der Blutungszeit erst nach 12 h
Ind: • zusätzlich zur Anwendung von Heparin und ASS zur Vermeidung von ischämischen kardialen Komplikationen bei Hochrisikopatienten, bei denen eine perkutane transluminale Koronarangioplastie (PTCA) durchgeführt wurde

Dosis: 0,25 mg/kg als i.v.-Bolus 10 min vor Durchführung der PTCA, anschl. 10 μg/min über 12 h

KI:
- aktive innere Blutungen
- zerebrovaskuläre Komplikationen in der Vorgeschichte innerhalb der letzten 2 Jahre
- intrakranielle oder intraspinale Operation oder Trauma innerhalb der letzten 2 Monate
- größere Operationen während der letzten 2 Monate
- intrakranielle Tumoren, arteriovenöse Mißbildung oder Aneurysma
- bekannte Blutungsneigung
- schwerer, nicht ausreichend einstellbarer Bluthochdruck
- vorbestehende Thrombozytopenie
- Vaskulitis
- hypertensive oder diabetische Retinopathie
- schwere Leber- oder Nierenfunktionseinschränkung
- Überempfindlichkeit gegen murine monoklonale Antikörper

NW:
- häufig Blutungen innerhalb der ersten 36 h
- Hypotonie, Übelkeit, Erbrechen, Thrombozytopenie, Hämatom, Bradykardie, Fieber und vaskuläre Störungen.

Anm:
- humane Antikörper treten bei 6,5% der Patienten nach 2–4 Wochen auf (üblicherweise mit niedrigem Titer)

Antifibrinolytika/Enzyminhibitoren

Tranexamsäure (Anvitoff)

- 1 Amp. à 5 ml = 250/500 mg
- 1 Kps. = 250 mg
- Tranexamsäure = ε-Aminocapronsäure

WM:
- hemmt die Bildung von Plasminogen zu Plasmin

Ind:
- Prophylaxe und Therapie von Blutungen infolge primär gesteigerter Fibrinolyse
- Antidot bei medikamentös induzierter Fibrinolyse

Dosis:
- 1–3 × tgl. 250–500 mg i.m. oder langsam i.v. (Kinder 10 mg/kg)
- 3–4 × tgl. 1–4 Kps. p.o.

Anw:
- Hämaturien aus den oberen Harnwegen, da die Gefahr einer Gerinnselretention in der Niere oder im Ureter mit nachfolgender Obstruktion der Harnwege besteht

NW:
- Übelkeit, Erbrechen

Anm:
- bei Langzeitbehandlung ist auf Störung des Farbsinns zu achten

Aprotinin (Trasylol)

- Serin-Proteasen-Inhibitor, der aus Rinderlungen isoliert wird und ein wasserlösliches, basisches Polypeptid (58 AS) ist
- 1 Fl. = 500.000 KIE (KIE = Kallikrein-Inaktivator-Einheiten)

WM:
- **High-dose-Aprotinin (2 Mio. KIE):**
  - infolge Bildung von reversiblen Enzym-Inhibitor-Komplexen kommt es zur Hemmung von Trypsin, Plasmin und Gewebe- und Plasma-Kallikrein, sowie Verbesserung der Thrombozytenfunktion → nachweisbare Senkung des postoperativen Blutverlustes bei kardiochirurgischen Patienten
  - Kallikreininhibition → Thrombinsynthese ↓ → weniger t-PA-Synthese vom Endothel bzw. geringere thrombozytäre Freisetzung von PAI-1 → geringerer Abbau des Faktor V → global verbesserte Hämostaseologie
- **Low-dose-Aprotinin (1 Mio. KIE):**
  - nur Hemmung von Plasmin

Ind:
- Einsparung von Blut und Blutprodukten intraoperativ, z. B. bei extrakorporaler Zirkulation (EKZ), Lebertransplantation,...
- Hämorrhagien aufgrund einer hyperfibrinolytischen Hämostasestörung z. B. postoperativ, posttraumatisch, Komplikationen bei der thrombolytischen Therapie

> **Dosis:** wegen des Risikos allergischer oder pseudoallergischer Reaktionen sollte immer eine Dosis von 1 ml (10.000 KIE) mind. 10 min vor der restlichen Dosis gegeben werden
> **bei extrakorporaler Zirkulation (EKZ):**
> - initial 1–2 Mio. KIE
> - zusätzlich 1–2 Mio. KIE in die Herz-Lungen-Maschine
> - evtl. Dauerinfusion 500.000 KIE bis zum Operationsende
>
> **Hyperfibrinolytische Hämorrhagie:**
> - initial 500.000 KIE als langsame Infusion (max. 5 ml/min)
> - danach 200.000 KIE alle 4 h
>
> **Hämostasestörungen in der Geburtshilfe:**
> - initial 1 Mio. KIE
> - dann 200.000 KIE/h bis zum Stehen der Blutung
>
> **Kinder:**
> - 20.000 KIE/kg/Tag

KI:
- bes. Vorsicht bei Patienten, die bereits früher Aprotinin erhalten haben
- Patienten mit allergischer Diathese

NW:
- anaphylaktische oder anaphylaktoide Reaktionen (Häufigkeit < 0,5%) bei wiederholter Anwendung

- unter hochdosierter Aprotinin-Therapie wurde bei Patienten mit Herzoperationen gelegentlich (> 1%) vorübergehender Serumkreatinin-Anstieg beobachtet
- bei Patienten mit wiederholten koronaren Bypass-Operationen Tendenz zum häufigeren Auftreten perioperativer Myokardinfarkte (gegenüber Placebo), jedoch kein Unterschied hinsichtlich der Sterblichkeit
- lokale thrombophlebitische Reaktionen

WM:
- die Wirkung von Thrombolytika, z. B. Streptokinase, t-PA und Urokinase, wird durch Aprotinin dosisabhängig gehemmt

! **Cave:**
- die Zugabe von Trasylol zu heparinisiertem Blut verlängert die nach der Hemochron-Methode oder nach vergleichbaren Fremdoberflächen-Aktivierungsmethoden bestimmte Vollblutgerinnungszeit. Eine verlängerte ACT unter hochdosierter Trasylol-Behandlung liefert daher keine exakte Aussage über den vorhandenen Heparinspiegel
- ACT-Bestimmung unter Verwendung von Kaolin als Aktivator an Stelle von Kieselalgenerde
- aus einer vorläufigen, nichtkontrollierten Studie gibt es Hinweise auf ein gesteigertes Risiko des **Nierenversagens** und auf **erhöhte Mortalität** bei Aprotinin-behandelten Pat. mit kardiopulmonalem Bypass unter **tiefer Hypothermie** und **Kreislaufstillstand**. Daher sollte Aprotinin unter diesen Umständen nur mit besonderer Vorsicht angewandt werden. Hierbei muß eine adäquate Antikoagulation mit Heparin sichergestellt sein

Fibrinolytika

Ind:
- akuter Herzinfarkt, Lungenembolie, arterielle Thrombosen und Embolien

KI:
- manifeste oder kurz zurückliegende Blutungen
- erhöhtes Blutungsrisiko (hämorrhagische Diathese, orale Antikoagulanzien-Behandlung, frische chirurgische Operationen, Aneurysma)
- Hypertonie, Endocarditis lenta, Mitralvitien mit Vorhofflimmern, (Zustand nach Herzmassage)
- frische Magen- Darm-Ulzera, Ösophagusvarizen (3 Monate)
- kurz zurückliegende Punktion größerer, nichtkomprimierbarer Gefäße
- Polytrauma, Sepsis, fortgeschrittenes Malignom
- Schlaganfall oder Schädigung des Zentralnervensystems
- Zerebralsklerose
- Bronchiektasen mit Neigung zu Hämoptysen
- aktive Lungentuberkulose
- schwerer Diabetes mellitus (diabetische Retinopathie Grad III und IV)
- Leberzirrhose
- akute Pankreatitis
- Nephro-, Urolithiasis

- hohes Alter (ab 75 Jahre)
- hoher Antistreptokinasespiegel (Streptokinase)

NW:
- Blutungen
- passagere Temperaturerhöhung, Kopf- und Rückenschmerzen
- anaphylaktische Reaktionen
- bei fibrinolytischen Therapie der akuten Myokardinfarkts: Reperfusionsarrhythmien, Anstieg der Kreatinkinase; selten: Phlebitiden, Embolien, Risiko bei Kurzzeitlyse tiefer Venenthrombosen erhöht

WM:
- erhöhte Blutungsgefahr durch Antikoagulanzien, Thrombozytenaggregationshemmer, nichtsteroidale Antiphlogistika (NSAID)

rt-PA (rekombinanter Tissue-type-plasminogen-Aktivator = Alteplase)

- Plasminogen-Aktivator
- Actilyse 10 mg/-20 mg/-50 mg
- 1 Amp. = 10/20/50 mg

WM:
- aktiviert nur an Fibrin gebundenes Plasminogen und führt dadurch zu einer lokalen Fibrinolyse

> **Dosis: akuter Herzinfarkt (Neuhaus-Schema** oder front-loaded t-PA):
> - Initialbolus (10) – 15 – (20) mg über 1–2 min
> - dann 50 mg bzw. 0,75 mg/kg in 30 min
> - danach 35 mg bzw. 0,5 mg/kg in 60 min
>
> **akute Lungenembolie:**
> - Initialbolus 10 mg in 1–2 min
> - anschließend 90–100 mg über 2 h
>   bzw.
> - 50 mg über 1 h, anschließend 50 mg über die folgende Stunde
>
> **Kurzzeitlyse (akute Lungenembolie):**
> - 0,6 mg/kg über 2 min
>
> ▶ bei Patienten < 65 kg max. 1,5 mg/kg

Urokinase

- Plasminogen-Aktivator
- Urokinase 10.000-/50.000-/100.000-/250.000 HS medac/ Urokinase HS medac/Urokinase HS medac 1.000.000 IE
- 1 Durchstechfl. = 10.000 IE/50.000 IE/100.000 IE/250.000 IE/500.000 IE/1 Mio. IE

WM:
- aktiviert Plasminogen direkt zu Plasmin → Fibrinolyse

> **Dosis: Kurzzeitlyse:**
> **akuter Myokardinfarkt:**
> - 1,5 Mio IE in 60–90 min i.v.
>
> **akute Lungenembolie** (Kurzzeitlyse nach Goldhaber):
> - 1 Mio. IE in 10 min i.v.
> - anschließend 2 Mio. IE über 2 h
>
> **Langzeitlyse** (akute Lungenembolie):
> - Bolusinjektion von **4400 IE/kg** i.v. über **20** min, anschließend 4400 IE/kg/h i.v. über 12–72 h

Streptokinase

- Plasminogen-Aktivator
- Streptokinase Braun 100.000 IE/250.000 IE/750.000 IE/1500.000 IE
- 1 Fl. = 100.000 IE/250.000 IE/750.000 IE/1.500.000 IE hochgereinigte Streptokinase

WM:
- bildet mit Plasminogen einen Komplex, durch den Plasminogen zu Plasmin aktiviert wird → Fibrinolyse

> **Dosis: Kurzzeitlyse:**
> **akuter Myokardinfarkt:**
> - 1,5 Mio. IE in 60 min i.v.
>
> **Myokardinfarkt mit intraarteriellem Katheter:**
> - initial 20.000 IE i.a., Erhaltungsdosis 2000–4000 IE/min i.a. über 30–90 min
>
> **akute Lungenembolie:**
> - 1,5 Mio. IE in 30 min i.v.
> - anschl. evtl. 500.000 IE/h über 2–3 h
>
> **periphere Gefäßverschlüsse:**
> - initial 250.000 IE i.v. über 30 min,
> - anschließend 1,5 Mio. IE/h über max. 6 h (insges. 9 Mio. IE pro Zyklus)
> - ggf. Wiederholungen nach jeweils 18 h (1 Zyklus/Tag, max. 5 Tage)
>
> **Langzeitlyse:**
> **akute Lungenembolie, periphere Gefäßverschlüsse:**
> - initial 250.000 IE i.v. über 30 min
> - anschließend 100.000 IE/h i.v. über 2–3 Tage
>
> ▶ **vor Therapiebeginn Allergieprophylaxe:**
> - Prednisolon (Solu-Decortin) 100–250 mg i.v.
> - Dimetinden (Fenistil) 0,1 mg/kg ≈ 2 Amp. à 4 mg als Kurzinfusion und
> - Cimetidin (Tagamet) 5 mg/kg ≈ 2 Amp. à 200 mg

▶ **Anmerkung:**
- Anwendung nur i.v. oder intraarteriell in verdünnten Lösungen, pH-Bereich: 6,8–7,5! Behandlungsdauer max. 5 Tage
- ↑ Gefahr allergisch-anaphylaktischer Reaktionen
- Kurzzeitlyse nicht bei tiefer Beckenvenenthrombose → ↑ Lungenemboliegefahr
- Fortsetzung der Lysetherapie mit Heparin

Anhang: andere „Antihämorrhagika"

Somatostatin (Somatostatin Ferring)

- 1 Amp. = 3 mg

WM:
- humanes Polypeptid
- Reduktion der Splanchnikusdurchblutung
- Hemmung der Sekretion von Pankreasenzymen, Gastrin, Pepsin

Pha:
- HWZ: 1–3 min

Ind:
- schwere akute gastroduodenale Ulkusblutung
- schwere akute Blutung bei akuter erosiver bzw. hämorrhagischer Gastritis
- adjuvante Therapie zur Hemmung der Sekretion von stark sezernierenden postoperativen Fisteln des Pankreas und des oberen Dünndarms
- Prophylaxe von postoperativen pankreatischen Komplikationen nach Pankreaschirurgie

> **Dosis:**
> - initial 3,5 µg/kg langsam i.v. (über 1 min)
> - Erhaltungsdosis 3,5 µg Somatostatin/kg/h (≈ 250 µg/h)
>   z. B. 1 Amp. à 3 mg in 36 ml NaCl 0,9% (1 ml ≈ 83 µg)
>   initial 3 ml über 1 min (≈ 250 µg), danach 3 ml/h (≈ 250 µg/h)

KI:
- peri- und postnatale Periode

NW:
- initial Blutzuckerabfall, nach 2–3 h Blutzuckeranstieg
- bei insulinpflichtigen Diabetikern bei unverändert fortgesetzter Insulintherapie Hypoglykämie möglich
- Brechreiz, Hitzegefühl (bei zu rascher i.v.-Injektion)

WM:
- nicht mit Glukose- oder Fruktoselösungen mischen

Anm:
- Blutzuckerkontrolle 3–4 stdl.
- Wiederholungsbehandlungen sind zu vermeiden, da ein Sensibilisierungsrisiko prinzipiell nicht ausgeschlossen werden kann
- wegen der kurzen Halbwertszeit des Hormons sollte die Infusion auf keinen Fall länger als 1 min unterbrochen werden
- Anwendungsdauer im Allgemeinen nicht länger als 5 Tage.
  Bei adjuvanter Therapie zur Sekretionshemmung von stark sezernierenden postoperativen Fisteln des Pankreas und oberen Dünndarms nicht länger als 14 Tage, in Einzelfällen bis zu 25 Tage

59 Blut und Blutprodukte

Blutgruppen

ABO-System

- die Blutgruppe richtet sich nach der Antigeneigenschaft der Erythrozyten
- die Blutgruppenantigene A und B des AB0-Systems befinden sich an der Erythrozytenoberfläche. Das Antigen 0 gibt es nicht, man spricht allenfalls vom Merkmal H
- die Blutgruppe A läßt sich in A_1 und A_2 unterteilen. Der Hauptunterschied zwischen den Untergruppen besteht darin, daß die Agglutination von A_1-Erythrozyten bei Kontakt mit Anti-A-Serum wesentlich stärker und rascher verläuft. Für die Transfusion ist diese Unterteilung nicht von Bedeutung, da Antigen-Antikörper-Reaktionen zwischen A_1 und A_2 sehr selten auftreten und nur sehr schwach sind (Verteilung: $A_1 \approx 20\%$, $A_2 \approx 80\%$)

Rhesusfaktor

- der Rhesusfaktor der Erythrozyten wird durch mehrere Antigene (Partialantigene) bestimmt (C, c, D, d, E, e)
- das **Rhesusantigen D** ist wegen seiner starken Immunität das wichtigste und bei Transfusionen stets zu berücksichtigen
- Blut, das **Erythrozyten mit dem Antigen D** besitzt, wird als **Rhesus-positiv (Rh-pos)** bezeichnet. Fehlt dieses Antigen, wird es als Rhesus-negativ (Rh-neg) bezeichnet
- ▶ **Anmerkung:** Rhesusformel Ccddee (als Empfänger Rh-neg, als Spender Rh-pos)

Weitere Blutgruppenantigene

- Antigene: Kell, Duffy, Lewis, Kidd, Lutheran, P und MNSs
- Antikörper gegen diese Antigene werden erst nach Sensibilisierung gebildet
- Patienten, die Antikörper eines dieser Systeme besitzen, dürfen kein Blut mit dem entsprechenden Antigen erhalten

Serumantikörper

Antikörper sind Immunoglobuline und werden in reguläre und irreguläre Antikörper unterteilt

Reguläre Antikörper (Iso-Antikörper)
- **kommen regelmäßig** im AB0-System, d. h. ohne Sensibilisierung vor (z.B. Anti-A, Anti-B). Sie werden jedoch erst im Lauf des ersten Lebensjahres entwickelt, d. h. Neugeborene besitzen in der Regel noch keine Iso-Antikörper des AB0-Systems
- gehören zu der Klasse der **IgM-Antikörper** und sind wegen ihrer Größe nicht plazentagängig
- sie sind fast immer komplementbindend und somit hämolytisch wirksam

Irreguläre Antikörper
- **entstehen erst nach Sensibilisierung** (z. B. nach vorangegangener Transfusion oder nach Schwangerschaft gebildete Antikörper)
- gehören zu der Klasse der **IgM- oder IgG-Antikörper**
- können gegen Untergruppen im AB0-System (A_2, H) oder anderen Systemen (Rhesus, Kell, Duffy, Lewis, ...) gerichtet sein
- wichtig sind **irreguläre Antikörper der IgG-Klasse**. Sie bleiben jahrelang nach Sensibilisierung erhalten und können eine lebensbedrohliche Transfusionsreaktion auslösen, außerdem sind sie plazentagängig, z. B. Rhesus (Anti-D, Anti-C, ...), Kell (Anti-K), Duffy (Anti-Fy[a]), Lewis (Anti-Le[a] Anti-Le[b])
- **irreguläre AK gegen die Untergruppen im AB0-System** (Anti-A_1, Anti-H) besitzen sehr selten hämolytische Eigenschaften und sind somit klinisch nicht bedeutsam
- **irreguläre Antikörper der IgM-Klasse** sind z. B. Kälteagglutinine. Sie sind außer bei tiefer Hypothermie (z. B. in der Kardiochirurgie) ohne klinische Bedeutung, da ihr Temperaturoptimum bei ≈ 20 °C liegt

Blutgruppenhäufigkeiten

Blutgruppe	Häufigkeit (in Westeuropa)
A	43%
0	40%
B	12%
AB	5%
Rh-positiv	85%
Rh-negativ	15%

Blutprodukte

Frisches Vollblut (Frischblut)

- weniger als 72 h altes Konservenblut (bis zu 6 h als Warmblut bezeichnet)
- **Herstellung:** frisches Vollblut einer **Einzelspende** wird **mit** 63–70 ml eines sterilen, pyrogenfreien Stabilisator (CPDA-1) in einem geschlossenen Blutbeutel gemischt
- Volumen: 450–570 ml
- Hämatokrit: 35–38,5% (abhängig vom Spender)
- Leukozyten ≈ 100%, Plasma ≈ 100% (vom Vollblut)
- plasmatisches Gerinnungssystem und Thrombozyten nahezu vollständig erhalten. Die Thrombozyten sind jedoch nach spätestens 72 h nicht mehr funktionsfähig. Ebenso besteht rasch ein Defizit an Faktor V und VIII, da sie am lagerungsinstabilsten sind
- höchste Immunität!
- hohe Infektionsgefahr (HIV, HBV, HCV, Lues → bei Lagerung der Blutkonserve > 72 h und 4 °C sterben Treponemen ab)

Ind: • nur in Ausnahmesituationen, wenn bei fortbestehender lebensbedrohlicher Blutung Blutkomponenten nicht verfügbar sind

Vollblut

- länger als 72 h gelagertes Frischblut (max. 21 Tage)
- Volumen: 450–570 ml
- Hämatokrit: 35–38,5% (abhängig vom Spender)
- Leukozyten ≈ 100%, Plasma ≈ 100% (vom Vollblut)
- nicht mehr funktionsfähige Thrombozytenreste
- Gerinnungsaktivität von Faktor V und VIII weitgehend aufgehoben (nach 10 Tagen noch ≈ 35%, nach 20 Tagen ≈ 25% Aktivität)
- Mikrofilter (10–40 µm) wegen Mikroaggregaten notwendig

Ind: • nur, wenn bei fortbestehender lebensbedrohlicher Blutung Blutkomponenten nicht verfügbar sind (geringere Infektionsgefahr als bei Frischblut)

Stabilisatoren und Additivlösungen für Erythrozytenkonzentrate

Stabilisatoren dienen der Antikoagulation und Membranstabilität von Erythrozyten zur Lagerung

ACD-Stabilisator
- Aqua destillata, Citrat (Acidum citricum, Natrium citricum), Dextrose
- Lagerung bei 2–6 °C (erschütterungsfrei) bis 21 Tage

CPD-A-1-Stabilisator
- Citrat, Natriumdihydrogen-Phosphat, Dextrose, Adenin
- Lagerung bei 2–6 °C (erschütterungsfrei) bis 35 Tage

Additive Lösungen dienen der Aufrechterhaltung des Energiehaushalts und der Membranstabilität von Erythrozyten während der Lagerung und **verlängern die Verwendbarkeit um 10–14 Tage** gegenüber Stabilisatoren

SAG-M-Additivlösung
- Sodiumchlorid (NaCl), Adenin, Glukose, Aqua ad inject., Mannitol
- Lagerung bei 2–6 °C (erschütterungsfrei) bis 42 Tage

PAGGS-M-Additivlösung
- Natrium-mono- und -di-hydrogen-Phosphat, Adenin, Glukose, Guanosin, Sodiumchlorid (NaCl), Aqua ad inject., Mannitol
- Lagerung bei 2–6 °C (erschütterungsfrei) bis 49 Tage

Citrat	→ Antikoagulation (fällt ionisiertes Kalzium aus und hemmt somit Gerinnung)
Phosphat	→ Unterstützung der Erythrozyten-Glykolyse; hebt pH leicht an → mehr 2,3-Diphosphoglycerat bleibt erhalten (bis zu 1 Woche 2,3-DPG normal)
	2,3-DPG ↓ ⇒ Linksverschiebung der O_2-Bindungskurve
	⇒ schlechtere O_2-Abgabe ans Gewebe (analog: pH ↑, CO_2 ↓, Temp. ↓)
Adenin	→ Lagerungsfähigkeitsverlängerung
Dextrose, Glukose	→ Erythrozyten-Glykolyse → die energiereichen Phosphate bleiben erhalten

Lagerung
- Frischblut, Vollblut und EK müssen bei 2–6 °C in geeigneten Kühlschränken oder -räumen mit fortlaufender Temperaturregistrierung gelagert werden. Die Kühlkette soll auch während des Transports nicht unterbrochen werden, sofern sie nicht unmittelbar danach verwendet werden

Erythrozytenkonzentrat (EK)

- alle verfügbaren EK enthalten in Abhängigkeit vom Herstellungsverfahren den größten Teil der Erythrozyten einer Vollbluteinheit
- sie unterscheiden sich im wesentlichen durch den Gehalt an noch verbleibenden Leukozyten und Thrombozyten („buffy coat"), Plasma (incl. Gerinnungsfaktoren) und Zusatz additiver Lösung zur Haltbarkeitsverlängerung
- ▶ **Anmerkung:** 680 µg Ammoniak pro EK!

Buffy-coat-haltiges EK

- **Herstellung:** nach Zentrifugation des **Vollblutes** wird das **Plasma** durch einfache physikalische Verfahren im geschlossenen System teilweise oder weitgehend von den Erythrozyten **getrennt**
- Volumen: 280–320 ml (40–70 ml Plasma und 10 ml Stabilisator)
- Hämatokrit: > 80%
- Leukozyten: ≈ 90%, Plasma: 20–30% (vom Vollblut)

Buffy-coat-freies EK

- **Herstellung:** nach Zentrifugation des **Vollblutes** wird das **Plasma und** der **Buffy-coat** (Leukozyten und Thrombozyten) durch physikalische Verfahren im geschlossenen System teilweise oder weitgehend von den Erythrozyten **getrennt**. Zur Verbesserung der Konservierung wird das EK anschl. mit 40–70 ml Plasma resuspendiert
- Volumen: 250–300 ml (40–70 ml Plasma und 10 ml Stabilisator)
- Hämatokrit: > 80%
- Leukozyten: < 50%, Plasma 20–30% (vom Vollblut)

Buffy-coat-freies EK in additiver Lösung

- **Herstellung:** das Buffy-Coat-freie EK wird in 80–100 ml Additivlösung aufgeschwemmt
- Volumen: 280–350 ml (10–25 ml Plasma)
- Leukozyten: < 20 %, Plasma: < 15% (vom Vollblut)

Leukozytendepletiertes EK (gefiltertes EK)

- **Herstellung:** mittels spezieller Tiefenfilter (Leukozytendepletionsfilter) wird die **Anzahl der Leukozyten weiter reduziert**. Die Anzahl der Restleukozyten sollte $1-5 \times 10^6$ Zellen pro EK nicht übersteigen. Leukozyten-depletierte EK können sowohl aus Buffy-Coat-freien EK, als auch aus Buffy-Coat-freien EK in additiver Lösung hergestellt werden
- **Nachteile:** Kontaminationsgefahr und fehlende Lagerungsfähigkeit bei Eröffnung des geschlossenen Systems: Sie sollten nach Eröffnen möglichst umgehend verwendet werden
- Leukozyten: < 1%, Plasma: < 20% (vom Vollblut)

Ind:
- Prävention einer Alloimmunisierung gegen leukothrombozytäre Merkmale bei absehbarer Langzeitsubstitution und Immunsuppression (auch vor Transplantation)
  - hämatologische Grunderkrankungen (aplastische Anämie, myelodysplastische Syndrome, transfusionspflichtige chronische Anämien, Leukämien)

- Schwangere, wenn CMV-negative EK nicht verfügbar sind (Vermeidung einer intrauterinen fetalen CMV-Infektion) und ggf. HIV-Infizierte
- **herzchirurgische Patienten** mit einem Transfusionsbedarf > 3 EK (seit 1999 in England und der Schweiz praktiziert) → geringe Inzidenz an Infektionen und geringere postoperative Mortalität
- Zustand nach nichthämolytischer, febriler Transfusionsreaktion
- Verhinderung des Refraktärzustandes gegen Thrombozyten
- Reduzierung von intrazellulären, leukozytären Virenübertragung (CMV, HIV)
- Prophylaxe des ARDS bei Massivtransfusion
- evtl. Früh-, Neugeborene und Säuglinge bis zum ersten Lebensjahr

Gewaschenes EK

- **Herstellung:** durch mehrmaliges Aufschwemmen und Zentrifugieren der Erythrozyten wird der **größte Teil des Plasmas, der Leukozyten und Thrombozyten entfernt.**
- Leukozyten: < 5%, Plasma: < 1% (vom Vollblut)
- **Nachteile:** Kontaminationsgefahr und fehlende Lagerungsfähigkeit bei Eröffnung des geschlossenen Systems, sowie waschbedingte Zellschäden

Ind:
- Unverträglichkeit gegen Plasmaproteine, trotz Verwendung von Buffycoat-freien oder Leukozyten depletierten EK in additiver Lösung oder bei Nachweis von Antikörpern gegen IgA oder andere Plasmaproteine

Kryokonserviertes EK

- **Herstellung:** gewaschene EK werden unter Zusatz eines Gefrierschutzmittels (Glycerin) tiefgefroren und bei mindestens -80 °C gelagert. Kryokonservierte EK sind **praktisch frei von Plasma, sowie intakten Leukozyten und Thrombozyten.** Nach dem Auftauen muß das Glycerin wieder ausgewaschen und die EK müssen umgehend verwendet werden
- Leukozyten: < 1%, Thrombozyten: < 1%, Plasma: < 1% (vom Vollblut)

Ind:
- nur bei Patienten mit komplexen Antikörpergemischen oder mit Antikörpern gegen ubiquitäre Antigene, die nicht anders versorgt werden können.

Bestrahltes EK

- **Herstellung:** Bestrahlung mit 30 Gy kurz vor der vorgesehenen Transfusion. Zerstörung immunkompetenter Lymphozyten. Nach Möglichkeit sollten leukozytenarme gefilterte EK bestrahlt werden
- **Nachteil:** der lagerungsbedingte Kaliumaustritt aus den Erythrozyten wird durch Bestrahlung zusätzlich verstärkt

Absolute Indikation
- intrauterine Transfusion
- Neugeborene < 1200 g Geburtsgewicht
- Zustand nach Knochenmarktransplantation
- lymphoproliferative Erkrankungen
- Immundefizit- oder Wiscott-Aldrich-Syndrom
- alle gerichteten Blutspenden aus der engen Familie

Relative Indikation
- Patienten mit Malignom unter Polychemotherapie
- Autoimmunerkrankungen
- Transplantation solider Organe (Immunsuppression)

▶ für Kinder und Patienten **vor/nach Transplantation** sollten nur **CMV-freie** Konserven verwendet werden! (ggf. bestrahlte Konserven)

Präparat	Volumen (ml)	Hämatokrit (%)	Restanteil des Vollblutes (%)		
			Erythrozytenmasse	Leukozyten	Plasma
Vollblut	450–570	35–38,5	100	100	100
Buffy-coat-haltiges EK	280–320	60–80	≈ 90	≈ 90	20–30
Buffy-coat-freies EK	250–300	60–80	≈ 90	< 50	20–30
Buffy-coat-freies EK in additiver Lösung	250–350	50–70	> 80	< 20	< 15
Leukozyten-depletiertes EK	200–350	50–80	> 80	< 1	< 20
gewaschenes EK	200–300	50–70	> 80	< 5	< 1
kryokonserviertes EK	200–300	50–70	≈ 50	< 1	< 1

▶ die Gabe von Fremdblut führt zu einer klinisch faßbaren Immunsuppression bei reduzierter „natural killer cell activity" und reduzierter T-Zell-Entwicklung → verminderte Abstoßungsreaktion nach Nierentransplantation, günstige Beeinflussung des postoperativen Verlaufs von Autoimmunerkrankungen wie z. B. Morbus Crohn, jedoch erhöhte Tumorrezidivrate nach EK-Gabe von Karzinompatienten

Fresh-frozen-Plasma (FFP)

- **Herstellung:** innerhalb von 6 h tiefgefrorenes Plasma, welches aus einer Vollblutspende (≈ 270 ml) oder durch Plasmapharese (≈ 600 ml) gewonnen worden ist
- Antikoagulanzien: Citrat-Phosphat-Dextrose-Adenin (CDPA)
- physiologische Zusammensetzung prokoagulatorischer und profibrinolytischer Faktoren

- **Gerinnungsaktive Qualität von Frischplasmen**
  abhängig von
  - Konzentration beim Spender (große interindividuelle Schwankungen bei Spendern von 0,6–1,4 E/ml jedes Gerinnungsfaktors, dabei entspricht 1 E/ml 100% Aktivität eines Plasmapools)
  - Lagerung (Temperatur)
  - Herstellungsverfahren (Virusinaktivierung durch Methylenblau, Hitze,...)
  - Auftauen (Temperatur und Geschwindigkeit): Soll: 25 min bei 37 °C
    - **Die Aktivität der Gerinnungsfaktoren II, VII, VIII im aufgetauten Plasma soll mind. 70% der individuellen Ausgangsaktivität sein** (also mind. 0,42 E/ml, von BGA vorgeschrieben).
    - Nach dem Auftauen verlieren sie jedoch rasch an Aktivität ≈ 60–70% der Ausgangsaktivität **nach dem Auftauen**, außer Faktor V (≈ 40–50%), da sehr labil → **FFP innerhalb einer ½ h nach dem Auftauen geben!** nach 4 h nur noch 40–50% Aktivität vorhanden, nach 6 h 0%
  - zulässiger Restzellgehalt:
    Erythrozyten: < 1000/µl, Leukozyten: < 500/µl, Thrombozyten: < 20.000/µl
  - Proteinkonzentration: 60 g/l
  - **Lagerung:** bei -30 °C: bis 1 Jahr, bei -40 °C: bis 2 Jahre, bei -70 °C: bis 3 Jahre

Ind:
- Verdünnungskoagulopathie infolge Massivtransfusion
- Verbrauchskoagulopathie
- Lebererkrankungen mit aktiver klinischer Blutung
- angeborener Faktor-V- und -XI-Mangel (es gibt keine Einzelfaktorenpräparate hierfür)
- Plasmaaustausch bei Moschkowitz-Syndrom, thrombotisch-thrombozytischer Purpura
- Notfallindikation beim Hämophiliepatienten
- **Gabe von FFP bei Kindern:**
  - bei Quick < 40%, PTT > 150% der Norm und Fibrinogen < 0,75 g/l bzw.
  - spätestens bei 1–1,5fachen Verlust des geschätzten Blutvolumens

---

Dosis:
Faustregel: 1 ml/kg FFP ⇒ Erhöhung des Faktorengehalts um ≈ 1–2%
Massivtranfusion: • EK: FFP = 3:1 bis notfalls 1:1
Leberausfall: • 10–20 ml/kg, initial 4 Einheiten,
  Tagesbedarf ≈ 8 Einheiten

KI:
- Plasmaeiweißallergie
- Mangel einzelner Gerinnungsfaktoren
- Volumenmangel ohne Gerinnungsstörungen
- Hypervolämie, Hyperhydratation, Lungenödem

NW:
- Überempfindlichkeitsreaktionen
- Herz-Kreislauf-Reaktionen infolge von Citratreaktionen bei Leberfunktionsstörungen, sowie bei Neugeborenen, bes. bei schneller Transfusion
- Immunisierung des Empfängers gegen Plasmaproteine

- transfusionsinduzierte akute Lungeninsuffizienz (TRALI-Syndrom): sehr selten und tritt fast ausschließlich durch Übertragung größerer Mengen Plasma, das **granulozytenspezifische Antikörper** enthält, auf
- mit nichtinaktiviertem Plasma können Erreger von Infektionskrankheiten (z. B. HBV, HCV, CMV, HIV) oder andere Mikroorganismen übertragen werden

▶ **Anmerkung:**
Virusinaktivierung des Plasmas durch
- Hitzebehandlung
- Alkoholfraktionierung
- Einzelplasmabehandlung mit Methylenblau und Lichtexposition
- Behandlung von Poolplasma mit Solvent/Detergent-Verfahren (S/D): Tri-N-butylphosphat → hoher Verlust der Aktivität von Faktor V und VIII
- seit 1.7.1995: Lagerung von 6 Monaten vorgeschrieben → Quarantäneplasma

Blutgruppenkompatible Gabe von FFP

Patient (Empfänger)	kompatible FFP
A	A (AB)
B	B (AB)
AB	AB
0	0 (A, B, AB)

- Plasma der Blutgruppe AB kann im Notfall für Patienten aller Blutgruppen verwendet werden
- das Rhesus-System braucht nicht berücksichtigt zu werden

Thrombozytenkonzentrat (TK)

Herstellung:
- **Einzelspender-Thrombozytenkonzentrat** aus dem Buffy-Coat oder plättchenreichen Plasma einer Einzel-Vollblutspende enthalten bis $\approx 5-8 \times 10^{10}$ Thrombozyten in 50–80 ml Plasma und sind mit bis zu 2×10^8 Leukozyten- und $1-5 \times 10^8$ Erythrozyten verunreinigt
- **Poolthrombozyten** bestehend aus 4–8 Einzelspender-TK
- **Hochkonzentrat (Thrombozytopherese)** enthalten bis $2-4 \times 10^{11}$ Thrombozyten und je nach Herstellungsverfahren $10-500 \times 10^6$ Leukozyten und bis zu 30×10^8 Erythrozyten
- **Leukozytendepletiertes TK**
kann sowohl aus Pool-TK als auch aus Thrombozytopherese-TK durch spezielle Filter hergestellt werden. Eine Leukozyten-Reduktion auf 1×10^4 kann erreicht werden, jedoch dadurch bis 25%iger Verlust von Thrombozyten

Lagerung:
- unter ständiger Bewegung (auf Rüttelmaschine) bei Raumtemperatur (> 22 ± 2 °C) für max. 3–5 Tage haltbar (nicht im Kühlschrank, dies führt zur Plättchenaggration!).
Pool-TK oder in in offenen Systemen gewonnne TK müssen innerhalb von 12 h nach Herstellung verwendet werden

Ind:
- \>100.000/µl nur bei Thrombopathie
- 80–90.000/µl bei großen oder risikobehafteten Operationen (bes. Kardiochirurgie, Neurochirurgie, Augen)
- 50–60.000/µl bei Massivtransfusion
- 50.000/µl Op. und postoperativ bis 4.Tag
- 20–50.000/µl bei Blutung
- 30.000/µl postoperativ 4.-7.Tag
- 10.000/µl Prävention einer Spontanblutung ohne chirurgischen Eingriff (nach LTPL evtl. erst bei <10.000/µl wegen möglicher Sensibilisierung)
- ▶ **Cave:** nicht bei Pseudothrombopenien (fälschlich zu niedrig gemessene Werte durch antikörperinduzierte Verklumpung, z. B. EDTA-abhängige Thrombopenie → Bestimmung im Citratblut)

Dosis: Faustregel: minimaler Thrombozytenbedarf:
Thrombozytenanzahl = gewünschter Thrombozytenanstieg (/µl) × Blutvolumen (ml) (≈ 70 ml/kg) × 1,5
z. B. Anstieg um 50.000/µl, Patient 70 kg:
$50 \times 10^3/\mu l \times 70 \text{ kg} \times 70 \text{ ml/kg} \times 1{,}5 =$
$50 \times 10^3/\mu l \times 4900 \times 10^3\, \mu l \times 1{,}5 = 367 \times 10^9 \approx 3{,}6 \times 10^{11}$

Erfahrungsgemäß führen
- 4–6 Einheiten Einzelspenderthrombozytenkonzentrat oder
- 1 Einheit Poolthrombozyten oder
- 1 Einheit Thrombozytenhochkonzentrat

zu einem Thrombozytenanstieg von ≈ 20.000–30.000/µl

TK-Gabe bei Kindern:
≈ 10 ml/kg Einzelspender-TK mit $5–8 \times 10^{10}$ Thrombozyten ⇒ 20.000–50.000/µl Thrombozytenanstieg

---

▶ **Anmerkung:**
nur 60–70% finden sich in der Blutzirkulation wieder, der Rest wird bei Erstpassage in der Milz abgefangen (daher × 1,5)

Blutgruppenkompatible Transfusion von TK

Patient (Empfänger)	kompatible TK
A	A (0)
B	B (0)
AB	AB (A, B, 0)
0	0
Rh-positiv	Rh-positiv (Rh-negativ)
Rh-negativ	Rh-negativ (evtl. Rh-positiv)

- Übertragung nach Kompatibilität im AB0- und Rh-System wie bei EK, wegen der geringen, aber immer vorhandenen Kontamination mit Erythrozyten
- einem **Rh-neg-Empfänger dürfen Rh-pos-Thrombozyten nur im Notfall transfundiert** werden, da der Empfänger Antikörper bildet, die oft lebenslang erhalten bleiben. Wird einem solchen Patienten erneut Rh-pos-Blut übertragen, kann eine schwere hämolytische Transfusionsreaktion ausgelöst werden. Wenn die Gabe von Rh-pos-Thrombozyten unvermeidlich ist, sollte bei Rh-neg-Frauen im gebärfähigen Alter eine Prophylaxe mit Anti-D-Immunoglobulin (250–300 µg Anti-D i.v.) durchgeführt werden (**Cave:** keine i.m.-Injektion)
- Gabe über ein **spezielles Thrombozytenbesteck** (Filter 170–200 µm), das einen geringeren Thrombozytenverlust im System verursacht
- Therapiekontrolle: Thrombozytenzahl und Thrombozytenfunktion

Transfusion

Indikationen zur Transfusion

- für die Indikation zur Transfusion von EK´s lassen sich keine obligate untere Grenzwerte für Hämoglobin oder Hämatokrit festlegen
- nach neueren Empfehlungen wird bei bestehenden kardialen Kompensationsmechanismen die **minimale Hb-Konzentration bei 6,0 g/dl** angegeben! (= **kritischer Hb-Wert**, bei dem bei Normovolämie und Normoxie die Sauerstoffversorgung des Gewebes noch gewährleistet ist)

Aktuelle Indikationen zur **Transfusion** sind:
1. eine Hb-Konzentrationen < **6,0 g/dl**
2. eine Hb-Konzentrationen zwischen 6,0 und 10,0 g/dl und bei
   - p_vO_2 < 32 mmHg
   - O_2-**Extraktionsrate** > 50%
   - ein um mehr als **50%** von der Ausgangssituation gesunkener **Sauerstoffverbrauch**, der nicht anderweitig geklärt werden kann

- myokardiale und zerebrale **Ischämieanzeichen** trotz ausreichender Isovolämie → ST-Streckensenkungen > 0,1 mV oder ST-Hebungen >0,2 mV für eine Dauer von mind. 1 min in den Ableitungen II und V_5

▶ die restriktive Gabe von Erythrozytenkonzentraten (Hb-Transfusionswert < 7,0 g/dl vs. <10 g/dl) führte in einer von Herbert kürzlich veröffentlichen großen randomisierten Studie zu keiner Zunahme der 30-Tage- und der Krankenhausmortalität.
Bei Fieber und SIRS/Sepsis können individuell Hb-Konzentrationen >10 g/dl sinnvoll sein!
Mehr als 15 Tage lang gelagerte Erythrozytenkonzentrate scheinen ungeeignet zu sein, die globale und lokale O_2-Versorgung beim kritischkranken Patienten zu verbessern!

Maximal tolerabler Blutverlust (MTBV)

$$MTBV = \frac{\text{geschätztes Blutvolumen (70 ml/kg)} \times (Hkt_o - Hkt_{min})}{(Hkt_o + Hkt_{min})/2}$$

Hkt_o = Ausgangshämatokrit, Hkt_{min} = minimaler Hämatokrit

Hb- Hk-Normalwerte und kritische Grenzwerte

Alter	Transfusionsgrenzen		Normalwerte	
	Hb (g/dl)	Hk (%)	Hb (g/dl)	Hk (%)
Frühgeborene	12–14	40–50		
Frühgeborene bis 2 Monate	11–12	36–42		
Neugeborene	10	30–40	15–25	45–65
Säuglinge in der Trimenonreduktion	8	25–28	9–12	30–42
1 Jahr	6–7	20–25	10–15	35–45
6 Jahre	6–7	20–25	10–15	35–45
Gesunder Erwachsener	6–7	20	12–16	40–50
KHK-Patient	10	30		

Grenzwerte werden gegenwärtig nicht einheitlich beurteilt

▶ **Anmerkung:**
für das **Überleben von (Myokard)Gewebe** ist ein unterer **O_2-Gehalt von 6 ml/dl**, was einem **Hb-Wert von 4,4 g/dl unter Raumluft** entspricht, notwendig. Es liegen einzelne Berichte vor, daß Zeugen-Jehovas-Patienten Hb-Werte von 2,4 g/dl und Hkt-Werte von bis zu 4% ohne Organschäden überlebten → das Recht auf Selbstbestimmung (Art. 2 GG) ist bei erwachsenen bewußtseinsklaren Patienten zu respektieren (gegenüber dem Grundsatz der ärztlichen Behandlungs-

freiheit). Anders hingegen bei minderjährigen Kindern, deren Eltern eine Bluttransfusion verweigern. Hier muß über das Vormundschaftsgericht eine Einwilligung zur Transfusion gegen den Willen der Eltern eingeholt werden (§ 1666 BGB). Im Notfall muß die Transfusion erfolgen, da sonst der Tatbestand der unterlassenen Hilfeleistung zugrundeliegen kann

Therapievorschlag

Volumenverlust	Therapie
Blutverlust bis 20% des Blutvolumens	Ersatz mit Kristalloiden und Kolloiden
Blutverlust ab 30% des Blutvolumens	EK-Einsatz nach Hb-Wert FFP-Gabe im Verhältnis 4:1–2:1 (EK:FFP)
ab Verlust des einfachen Blutvolumens	EK-Einsatz nach Hb-Wert FFP-Gabe im Verhältnis 1:1 (EK:FFP)
ab Verlust des 1,5-fachen Blutvolumens	EK-Einsatz nach Hb-Wert FFP-Gabe im Verhältnis 1:1 (EK:FFP) TK-Gabe im Verhältnis 1:1 (EK:TK) bzw. ab 50.000 Thrombozyten/µl

▶ Unter extremer Hämodilution sind Gelatinelösungen aufgrund eines erhöhten Transportvermögens von CO_2 und keiner über das Maß des Hämodilutionseffektes hinausgehende Beeinflussung der Gerinnung zu bevorzugen

Dosis: Faustregel: 3–4 ml/kg EK ⇒ Erhöhung des Hb um ≈ 1 g/dl
oder:

$$\text{erforderl. Vol.} = \frac{\text{Blutvolumen } (\approx 70 \text{ ml/kg}) \times (\text{Hkt}_{Wunsch} - \text{Hkt}_{Aktuell})}{\text{Hkt}_{tranf.Blut}}$$

Hkt_{Wunsch} = gewünschter Hämatokrit
$\text{Hkt}_{Aktuell}$ = aktueller Hämatokrit
$\text{Hkt}_{tranf.Blut}$ = Hämatokrit der transfundierten Konserve (60–80%)

Verträglichkeitstests (Prophylaxe hämolytischer Transfusionsreaktionen)

Vor jeder Transfusion müssen folgende Untersuchungen bzw. Tests durchgeführt werden
- Bestimmung der Blutgruppe und des Rh-Faktors
- Antikörpersuchtest (indirekter Coombs-Test) beim Empfänger und Spender
- Kreuzprobe
- Überprüfung des Blutgruppenbefundes, der Kreuzprobe und der Konserve
- Bedsidetest

Bestimmung der Blutgruppe und des Rh-Faktors

Bestimmung der Blutgruppe

Blutgruppe	Erythrozytenreaktion mit Testserum (Bedsidetest)		Serumreaktion mit Testerythrozyten	
	Anti-A	Anti-B	A-Zellen	B-Zellen
A	+	−	−	+
B	−	+	+	−
AB	+	+	−	−
0	−	−	+	+

Kreuzprobe

Mit der Kreuzprobe soll festgestellt werden, ob sich Antikörper beim Spender oder Empfänger befinden und eine hämolytische Transfusionsreaktion auslösen können. Die Kreuzprobe **besteht aus 3 Stufen**

Stufe 1 = Kochsalztest (= eigentliche Kreuzprobe)
- Erythrozyten des Spenders werden mit Serum des Empfängers (**Majorteil**) und umgekehrt (**Minorteil**) zusammengebracht

Majortest
- Empfängerserum wird auf Antikörper gegen **Spendererythrozyten** untersucht

Minortest
- Spenderserum wird auf Antikörper gegen **Empfängererythrozyten** untersucht
- bes. wichtig bei Neugeborenen und Kleinkindern mit noch nicht ausgereiftem Immunsystem
- ▶ tritt beim Major- oder Minortest nach Inkubation von 5 min bei Raumtemperatur und anschließender Zentrifugation schon eine Agglutination auf, besteht Unverträglichkeit und die weiteren Tests können weggelassen werden

Stufe 2 = Albumintest
- Suche nach kompletten Antikörpern oder Antikörpern, die in Kochsalz keine Agglutination hervorrufen
- Zugabe von 30%-igem Rinderalbumin und Inkubation von 30–45 min bei 37 °C
- nach Zentrifugation wird auf Agglutination untersucht

Stufe 3 = Coombs-Test (direkter Coombs-Test)
- Suche nach inkompletten Antikörpern, die erst durch Zugabe von Coombs-Serum (Antihumanglobulin) eine sichtbare Agglutination bewirken. Die im Coombs-Serum enthaltenen Antikörper bilden eine „Verbindungsbrücke" zwischen inkompletten Antikörpern

Antikörpersuchtest (indirekter Coombs-Test)

bei Empfänger und Spender
- hier werden im Unterschied zur Kreuzprobe gepoolte Testerythrozyten mit einer optimalen Anzahl von Antigenen mit Empfänger- bzw. Spenderserum vermischt
- Aufdeckung der meisten irregulären bzw. inkompletten Antikörper wie z.B: Rhesus, Kell, Duffy, Lewis, Kidd, …..
- eine weitere Identifizierung von irregulären Antikörpern erfolgt dann gegebenenfalls mit speziellen Testerythrozyten

Bedsidetest

- mit dem Bedsidetest sollen Vertauschungen und Verwechslungen bei der Blutabnahme, bei der Kreuzprobe oder bei der Zuordnung der Blutpräparate zum Patienten entdeckt werden
- der Bedsidetest ist unmittelbar vor der Transfusion vom transfundierenden Arzt oder unter seiner Aufsicht durchzuführen, um die AB0-Blutgruppe des Empfängers zu bestätigen. Das Ergebnis ist schriftlich zu dokumentieren
- eine Bestimmung des Rhesusfaktors oder eine Blutgruppenkontrolle des EK („Inhaltskontrolle") ist nicht vorgeschrieben
- bei Eigenblut muß der Bedsidetest vom Empfänger und von der Eigenblutkonserve („Inhaltskontrolle") durchgeführt werden, um Vertauschungen zu vermeiden, da hier keine Kreuzprobe erfolgt

> **! Maßnahmen vor Transfusion**
> **Vor Beginn der Transfusion hat** der transfundierende Arzt persönlich zu überprüfen
> - den **Blutgruppenbefund** des Empfängers und evtl. vorliegende irreguläre Antikörper
> - ob die Konserve für den entsprechenden Empfänger bestimmt ist
> - ob die **Blutgruppe der Konserve** (Konservenetikett) dem Blutgruppenbefund des Empfängers entspricht
> - ob Verträglichkeit besteht (**negative Kreuzprobe**) und die Kreuzprobe noch **Gültigkeit** besitzt (in der Regel 72 h)
> - ob die angegebene **Konservennummer** mit dem Begleitschein übereinstimmt
> - ob die **Konserve unversehrt** und das **Verfallsdatum** nicht überschritten ist
> - Durchführung des **Bedsidetests** (oder unter seiner Aufsicht)

Auswahl von Erythrozytenkonzentraten

Blutgruppenkompatible Transfusion von EK

Patient (Empfänger)	kompatible EK
A	A (0)
B	B (0)
AB	AB (A, B, 0)
0	0
Rh-positiv	Rh-positiv (Rh-negativ)
Rh-negativ	Rh-negativ (evtl. Rh-positiv)

▶ nach Möglichkeit sollte AB0 - und Rh-blutgruppengleich transfundiert werden

- einem **Rh-neg-Empfänger darf Rh-pos-Blut nur im Notfall transfundiert** werden, da der Empfänger Antikörper bildet, die oft lebenslang erhalten bleiben. Wird einem solchen Patienten erneut Rh-pos-Blut übertragen, kann eine schwere hämolytische Transfusionsreaktion ausgelöst werden.

▶ die Gabe von Rh-positivem EK sollte bei Rh-neg-Kindern und Rh-neg-Frauen im gebärfähigen Alter unbedingt vermieden werden

- „**Universalspenderblut 0"**
Erythrozyten der Blutgruppe 0 lassen sich praktisch reaktionslos auf blutgruppenungleiche Empfänger übertragen. Da jedoch in EK der Blutgruppe 0 immer noch ein Plasmaanteil mit Anti-A- und Anti-B-Antikörpern vorhanden ist, ist die Menge der übertragbaren EK begrenzt. Bei größeren Transfusionsmengen werden die Empfängererythrozyten geschädigt, da dann die Verdünnung der Antikörper nicht mehr ausreichend hoch ist.
Bei EK mit geringem Plasmaanteil (gewaschene EK) brauchen die Isoantikörper des AB0-Systems im Spenderplasma nicht berücksichtigt werden. Solche EK können im Bedarfsfall unter Berücksichtigung der Majorkompatibilität im AB0-System unbedenklich übertragen werden

- bei **Austauschtransfusionen an Neugeborenen** muß das für den Austausch herangezogene EK mit der AB0-Blutgruppe der Mutter und des Kindes kompatibel sein

Mikroaggregate und Blutfiltration

- bei der Lagerung von Blutkonserven entstehen durch Alterung der Blutbestandteile Mikroaggregate, die sich durch Stabilisatoren- und Antikoagulanzienzusatz nicht verhindern lassen. Auch in Blutpräparaten mit neueren additiven Lösungen lassen sich Mikroaggregate nachweisen
- sie setzen sich zusammen aus gealterten, zerfallenen oder degenerierten Thrombozyten, Leukozyten, Zellfragmenten, Fibrin, Lipiden und denaturierten Proteinen
- bereits nach wenigen Stunden kommt es zur Thrombozytenaggregation, nach 24–48 h zu stabilen Mikroaggregaten

Die Übertragung von Mikroaggregaten
- spielt eine wichtige Rolle bei der Entwicklung der Posttransfusionslunge
- führt zur Aktivierung körpereigener Thrombozyten mit Sequestration in der Milz (→ Thrombozytopenie 2-4 Tage nach Transfusion)

Blutfiltertypen
Flächenfilter
- sind Siebe aus Polyester mit Poren einer definierten Größe von 10-200 µm. Partikel, die größer als die jeweiligen Poren sind, werden mechanisch abgeschieden. Flächenfilter sind z. B. der Standardfilter (170 µm), PALL-Ultipor SQ 40 (40 µm), Mikrofilter MF 10 (10 µm) oder Microtrans (10 µm)

Kaskadenfilter
- bestehen aus 3-4 hintereinandergeschaltete Flächenfiltern mit zunehmend kleineren Porengrößen. Kaskadenfilter haben aufgrund der großen Gesamtoberfläche schnellere Durchflußzeiten als Standardfilter, z. B.
MF 10 mit den Porengrößen 200, 50, 20 und 10 µm oder
Microtrans mit den Porengrößen 150, 50 und 10 µm

Tiefenfilter
- bestehen z. B. aus Dacronwolle und eliminieren Partikel aus dem Blut vornehmlich durch Adsorption als durch mechanische Trennung. Mit zunehmender Flußgeschwindigkeit werden weniger Partikel adsorbiert bzw. können sich adsorbierte Partikel wieder lösen

▶ **Hinweise**
- ob routinemäßig **Mikrofilter (10-40 µm)** zur Transfusion eingesetzt werden sollen, ist noch umstritten. Sie scheinen jedoch folgende **Vorteile** zu bieten: bei Herzchirurgie mit EKZ, Neonatologie, Massivtransfusion, Patienten mit Thrombozytopenie und bes. gefährdeten Patienten (Polytrauma, pulmonaler Vorerkrankung, Sepsis oder zu erwartender häufiger Transfusion)
- bei der **Autotransfusion** von präoperativ entnommenem Eigenblut scheinen **Standardfilter (170-200 µm)** sinnvoll, wenn das entnommene Blut zur Erhaltung der Thrombozytenfunktion bis zur 6. h bei Raumtemperatur auf einer Rüttelmaschine aufbewahrt wird. Bei durch **Cellsaver** gewonnenem Eigenblut hingegen sollten **Mikrofilter (10-40 µm)** verwendet werden
- ein **Filterwechsel** erfolgt im Allgemeinen nach 4-6 EK, spätestens wenn die Durchflußrate sinkt

Komplikationen bei Transfusionen

Die Häufigkeit von Transfusionszwischenfällen beträgt ca. 1:5000.
Man kann zwischen immunologisch und nichtimmunologisch bedingten Komplikationen unterscheiden

Hämolytische Transfusionsreaktion

Ursache sind Antikörpern gegen Erythrozyten: am häufigsten AB0-Unverträglichkeit, seltener bereits vor Transfusion vorhandene, hämolytisch wirksame Allo-Antikörper
▶ mehr als 80% sind auf menschliches Versagen, also Verwechslung von Patienten und/oder Konserven zurückzuführen

Inzidenz
- 1:9000, tödliche Reaktionen 1:176.000

Symptome
- Schüttelfrost und Fieber, kalter Schweiß
- Tachypnoe, Tachykardie, RR↓, → Schock
- Hämolyse, Hämaturie, diffuse Blutung im Op.-Gebiet

Komplikationen
- DIC, akutes Nierenversagen

Therapie
- **Transfusion sofort abbrechen**
- Blutentnahme für **Labor,** wenn möglich vor weiteren Maßnahmen: Blutgruppenbestimmung, Kreuzprobe und AK-Suchtest wiederholen. Bestimmung von Hämoglobin in Blut und Urin, Haptoglobin, Bilirubin, Kreatinin und Harnstoff, Thrombozyten, Gerinnungsstatus, Fibrinogenspaltprodukte (FSP)
- Hypotonie mit **Volumengabe** und ggf. Katecholaminen behandeln
- hochdosiert **Kortikoide**
- **Diurese steigern** (Volumen, Furosemid, Mannitol, Dopaminperfusor), ggf. frühzeitige Hämodialyse
- Heparinisierung bei beginnender Verbrauchskoagulopathie
- Bereitstellung von kompatiblen EK
- bei bes. schweren Reaktionen Austauschtransfusion

Verzögerte hämolytische Transfusionsreaktion

- unerklärlicher Hb-Abfall nach zunächst unauffälliger Transfusion mit mehr oder weniger ausgeprägten Hämolysezeichen
- **primär niedrige Allo-Antikörpertiter** beim Empfänger (negative Kreuzprobe). Derartige Reaktionen lassen sich also nicht sicher vermeiden
- nach Übertragung anitgentragender Erythrozyten kommt es innerhalb weniger Tage zu einer **verstärkten Antikörperbildung**

Nichthämolytische febrile Transfusionsreaktion (NHFT, Fieberreaktion)

- zytotoxische Reaktion (Antigen-Antikörper-Reaktion) durch präformierte **Antikörper** des Patienten **gegen Leukozyten (Thrombozyten oder Plasmaeiweiße)**, die mit den übertragenen Bestandteilen reagieren (Inzidenz: 0,5–2,5%)
- aber auch eine selten vorkommmende bakterielle Verunreinigung kommt hierfür in Betracht

Posttransfusionspurpura

- akute, isolierte Thromozytopenie mit oder ohne Blutungsneigung etwa 1 Woche nach Transfusion durch **spezifische Antikörper gegen Thrombozyten** (sehr selten)

Allergische Reaktion

- tritt fast ausschließlich bei Empfängern mit Hypogammaglobulinämie (IgA-Mangel) und Immunisierung gegen IgA-Immunoglobuline durch **IgA-Übertragung** auf $\Rightarrow$ Urtikaria, selten schwere Reaktionen
- kommt seit Verwendung plasmaarmer EK nur noch selten vor

Transfusionsinduzierte akute Lungeninsuffizienz (TRALI-Syndrom)

- sehr selten und tritt fast ausschließlich durch Übertragung größerer Mengen Plasma in Form von FFP, das **granulozytenspezifische Antikörper** im Spenderserum enthält, auf

Graft- vs. Host-Reaktion

- wird bei immunsupprimierten Patienten und bei Blutsverwandten nach **Übertragung von proliferationsfähigen Lymphozyten** beobachtet
- durch Bestrahlung der Blutprodukte (30 Gy) zu verhindern

Septischer Schock

- durch **bakterielle Kontamination** (insbesondere gramnegative Keime), meist letal endend

Infektionsübertragung

- Übertragung von intraleukozytären Erregern (CMV, HIV, Ebstein-Barr-Viren, Yersinien)
- Hepatitis B
- Hepatitis C
- Lues (Frischblut bis 72 h)

Infektionsrisiko (EK, TK)

Posttransfusionhepatitis mit HBV	1:20.000–1:40.000
Posttransfusionhepatitis mit HCV	< 1:5000
Risiko für **HIV** seit 1987	1:500.000–1:3.000.000
Gesamtrisiko für Virusexposition	1:20.000
Gesamtmortalität für transfusionsbedingte Viruserkrankungen	1:260.000

▶ **Anmerkung:**
- HIV-Risiko bei **FFP** (Quarantänelagerung) 1:20.000.000
- HIV-Risiko bei **Gerinnungspräparaten** (virusinaktiviert) < 1:20.000.000

Hypervolämie

- fast ausschließlich bei Patienten mit Herz- oder Niereninsuffizienz

Metabolische Probleme

Zitratintoxikation, Hyperkaliämie, Hypothermie
- bes. bei Früh- und Neugeborenen, Massivtransfusion oder ausgeprägter Leberfunktionsstörung zu beobachten
- Vermeidung durch Ca-Glukonat oder $CaCl_2$ und vorherige Erwärmung auf 37 °C

Nebenwirkungen von Leukozytentransfusion

- **nichthämolytische, febrile Transfusionsreaktion (NHFT)**
  Zur Vermeidung der NHFT soll der Anteil transfundierter Leukozyten den Wert von $2,5 \times 10^8$ pro transfundierte Einheit, der auch **CALL-Wert** („Critical Antigenic Load of Leucocytes") genannt wird, nicht überschreiten
- **Alloimmunisierung** gegen HLA-Merkmale der Klasse I (notwendige gleichzeitige Übertragung von Zellen mit HLA-Antigenen der Gruppe II [B-Lymphos, Makrophagen, aktivierte T-Zellen])

Die für die Induktion einer Alloimmunisierung notwendige Dosis transfundierter Leukozyten wird als als **CILL-Wert** („Critical Immunogenetic Load of Leucocytes") bezeichnet und beträgt 5×10^6 pro transfundierter Einheit
- Entwicklung des **Refraktärzustandes** gegen Thrombozyten (inadäquater Anstieg der Thrombozytenzahlen nach Tranfusion)
- **Übertragung von intraleukozytären Erregern** (CMV, HIV, Epstein-Barr-Viren, Yersinien)
- Graft-vs.-Host-Reaktion
- Immunsuppression, -modulation

Restleukozyten in Blutkomponenten

Blutkomponenten	Anzahl Zellen x 10^6
Vollblut	3000
Buffy-coat-haltiges EK	3000
Buffy-coat-freies EK	400–700
Leukozyten-depletiertes EK	< 1–3
FFP	< 150
Einzelspender-TK	10–20
Thrombozytenhochkonzentrat (Plasmapherese)	10–500
Leukozyten-depletiertes TK	< 1–10

Massivtransfusion

Definitionen

nicht einheitlich
- Austausch des einfachen Sollblutvolumens (70 ml/kg) innnerhalb von 24 h
- Austausch des 1,5-fachen Sollblutvolumens innnerhalb von 24 h
- Austausch des halben Sollblutvolumens in 12 h und einer Infusionsrate von > 1,5 ml/kg/min
- (benötigte Transfusion > 10 EK)

Verdünnung der Gerinnungsfaktoren

Verlust des Sollblutvolumens [in %]	Gerinnungsfaktoren [in % der Ausgangsfaktorenkonzentration]
50	60
100	37
150	22
200	14

$\Rightarrow$ exponentieller Verlust der Gerinnungsfaktoren

Auswirkungen

Körpertemperaturabfall
- 25–30 kalte Blutkonserven (4–6 °C) ⇒ Abfall der Kerntemperatur auf 26–29 °C mit Gefahr des Kammerflimmerns
- eine Hypothermie per se löst eine Gerinnungsstörung aus
- daher Erwärmung auf 37 °C, Durchlauferwärmer, Wärmegeräte

Störungen der Blutgerinnung
- Verlustkoagulopathie durch Blutung
- Dilutionskoagulopathie durch Substitution mit kristalloiden oder kolloidalen Volumenersatzmitteln oder EK (zuerst Thrombozyten ↓)
- Koagulopathie durch Verbrauch (Mangel an Faktor V und VIII)
  Labor: PTT ↑, Quick ↓, Fibrinogen ↓, AT III ↓, Protein C ↓
- Hyperkoagulopathie (bei nur mäßiger Aktivierung der Fibrinolyse, D-Dimere ↑)
  Labor: **PTT ↓**

Übertragung von Mikroaggregaten
- ⇒ Mikrofilter mit 10–40 µm verwenden

Citratintoxikation bzw. Hypokalzämie
Kalzium (ionisiertes Kalzium: Normalwert 1,1–1,4 mmol/l)
- die Leber ist normalerweise in der Lage, das 100-fache der normalen Serumcitratkonzentration während einer einzelnen Passage zu metabolisieren. Bei einer Citratüberschwemmung kommt es auch zu einer Hypokalzämie, da Citrat ionisiertes Kalzium bindet
- Hypothermie, verminderte Leberdurchblutung und Hyperventilation erhöhen zusätzlich die Gefahr der Hypokalzämie
- Gesamt-Kalzium-Werte (im Labor gemessen) können irreführend sein
- deutliche Effekte auf die Gerinnung hat die ionisierte Hypokalzämie erst < 0,5 mmol/l
- kardiale Phänomene können schon bei Werten < 0,75 mmol/l Ca^{2+} auftreten
- Ca^{2+}-Substitution nicht routinemäßig, sondern nur bei erniedrigtem ionisiertem Kalziumspiegel, wenn keine Ca^{2+}-Bestimmung möglich ⇒ ≈ 10 ml Ca-Glukonat 10% pro 4 EK oder FFP
- Ca^{2+}-Substitution durch Ca-Glukonat oder $CaCl_2$

> **! Cave:**
> Ca-Glukonat und $CaCl_2$ haben verschiedene Molarität, bei $CaCl_2$ wird mehr ionisiertes Ca^{++} freigesetzt (nicht an den Lebermetabolismus gebunden)

- 10 ml Ca-Glukonat 10% (**0,225 mmol/ml**)
- 10 ml Ca-Glukonat 20% (0,45 mmol/ml)
- 10 ml $CaCl_2$ liefert mehr ionisiertes Ca^{2+} (**0,5 mmol/ml**) als Ca-Glukonat 10%

Hyperkaliämie
- abhängig vom Alter der Konserven (Azidose verstärkt die Hyperkaliämie)

Azidose
- **Cave:** Überkorrektur, da Citrat in Leber zu Bikarbonat metabolisiert wird

2,3-DPG ↓
- mit Linksverschiebung der O_2-Bindungskurve (bei bis zu 5 Tagen alten Konserven unbedeutend)

▶ **Faustregel:**
- nach Transfusion des 6.–8. EK bzw. dem 12.–14. EK ⇒ rasche Gabe von 3–4 FFP anschl. Transfusionsverhältnis **EK:FFP = 3:1**
- pro 4 FFP 10 ml Ca-Glukonat 10% bzw. 5 ml $CaCl_2$
- pro 10 EK 4–6 Thrombozytenkonzentrate

Fremdblutsparende Maßnahmen

Präoperativ

Präoperative Eigenblutspende (EBS)

Ind:
- planbare Operation mit zu erwartendem hohem Blutverlust (> 1000 ml)

KI:
- schwere respiratorische Störungen (z. B. FEV_1 1,5 l, p_aO_2 < 65 mmHg)
- schwere kardiale Störungen (z. B. KHK mit instabiler AP, Herzinfarkt vor weniger als 6 Wochen, hochgradige Aorten-, Mitralstenose)
- Gerinnungsstörungen
- akute Infektionen (Fieber, Leukozytose)
- Anämie (Hb < 11,5 g/dl und Hkt < 34%)

Durchführung
- Op.-Terminplanung, Beginn der EBS ca. 35–40 Tage bis max. 72 h vor Op.
- Entnahme von 400–500 ml Blut je Sitzung
- evtl. Substitution mit Kolloiden (→ weniger kollaptische Zustände)
- **Auftrennung** des gewonnenen Vollblutes **in EK und FFP**
- primär kurze Spendeintervalle (< 1 Woche) → höherer Anstieg des Serumerythropoetins durch Anämisierung
- evtl. Anwendung der Bocksprungtechnik (Retransfusion älterer vorher entnommenen EK bei simultaner weiterer Blutabnahme)
- Überwachung der Patienten für mind. 30–60 min

▶ **Anmerkung:**
- **Eisensubstitution:** oral (300–900 mg Eisen-II-Sulfat ≈ 100–300 mg Fe^{2+} tgl) oder 100–200 mg Eisen**saccharat i.v.** langsam als Kurzinfusion (**Cave:** allergische Reaktionen)

- evtl. Gabe von rh-**Erythropoetin** bei Eigenblutspende (100–150-(400) IE/kg 2mal wöchentlich **s.c.**, ab 2. Lebensjahr) → immer simultane Eisengabe

▶ **Vorteile**
- Ersatz von eigenen Gerinnungsfaktoren durch Eigen-FFP
- möglicher Infektionsschutz durch körpereigene Immunglobuline
- Stimulation der Erythropoese

Präoperative Eigenplasmapherese (PPH)

Ind:
- planbare Operation mit zu erwartenden großen Wundflächen (auch bei anämischen Patienten durchführbar)

KI:
- s. EBS, außer Anämie

Durchführung:
- Op.-Terminplanung
- Entnahme von 600–900 ml (10–15 ml/kg) Plasma je 30–90 min Sitzung
- evtl. Substitution mit Kolloiden (→ weniger kollaptische Zustände)
- Überwachung der Patienten für mind. 30–60 min

▶ **Anmerkung:**
Vorteile:
- Beginn der PPH schon viele Monate vor dem Eingriff möglich
- Ersatz von eigenen Gerinnungsfaktoren
- möglicher Infektionsschutz durch körpereigene Immunglobuline
- Stimulation der Erythropoese
- auch bei sehr alten Patienten ohne Probleme durchführbar

2 Verfahren
- Membranfiltration
- Zentrifugation: höherer Gerinnungsfaktorengehalt und Restthrombozytenzahl als bei Membranfiltration (5000 U/min → thrombozytenarmes Plasma, 3500 U/min → thrombozytenreiches Plasma)

Intra- und postoperativ

Isovolämische Hämodilution

Ind:
- zu erwartender Blutverlust > 1000 ml und Hkt > 34%

KI:
- Koronar- und Herzinsuffizienz (Herzinfarkt < 3 Mo., Herzklappenfehler)
- schwere restriktive und obstruktive Lungenerkrankungen
- Anämie < 11 g/dl
- SIRS, Hypovolämie, Schock
- Fieber
- Eiweißmangel

Durchführung:
- präoperativ Entnahme von bis zu 15 ml/kg Vollblut und Ersatz durch Kolloide

Formel nach Gross:

$$\text{entnehmbares BV} = \frac{\text{geschätztes Blutvolumen} (\approx 70\ \text{ml/kg}) \times (\text{Hkt}_0 - \text{Hkt}_{Ziel})}{(\text{Hkt}_0 + \text{Hkt}_{Ziel})/2}$$

Hkt_0 = Ausgangshämatokrit, Hkt_{Ziel} = Zielhämatokrit

- Entnahme von 350–450 ml pro Beutel
- Transfusion in umgekehrter Reihenfolge der Abnahme
- Lagerung bei Raumtemperatur auf einer Rüttelmaschine zur Erhaltung der Thrombozytenfunktion bis zur 6. h, sonst im Kühlschrank lagern
- Standardtransfusionfilter (170–200 μm) verwenden

▶ **Anmerkung:**
  Vorteile:
  - Verbesserung des postoperativen Gerinnungsstatus, bessere Rheologie
  - keine Schädigung der retransfundierten Erythrozyten durch den Sauger im Vergleich zur MAT

Effekte
- deutliche kardiale Nachlastsenkung: EF↑, SV↑, HZV↑ (über höheres SV), DO_2↓
- verstärkte O_2-Extraktionsrate (kritischer Hb-Wert ohne erhöhte Koronarperfusion 8,8 g/dl und mit gesteigerter Koronarperfusion bei 4,4 g/dl)
- Rechtsverschiebung der O_2-Dissoziationskurve durch Zunahme von 2,3-DPG
- Abnahme der Blutviskosität

Maschinelle Autotransfusion (MAT)

Ind:
- Elektiv- oder Akut-Op. mit zu erwartendem hohem Blutverlust (> 1000 ml)

KI:
- Op. in infektiösen oder kontaminierten Gebieten
- Tumorchirurgie

Durchführung:
- Sammeln von Blut aus dem Wundgebiet in einem sterilen Beutel (Vacufix) oder Reservoir mittels Doppellumensauger (heparinisiertes NaCl läuft über ein Lumen zur Saugerspitze und wird zusammen mit dem Blut über das 2. Lumen wieder aufgesogen), Sog: 80–100 mmHg
- Antikoagulation mit heparinisierter NaCl-Lsg. (15.000 IE Heparin auf 500 ml NaCl 0,9% → Verhältnis zu Blut 1:5–1:10)
- die Aufbereitung (Zellseparation) des in einem Reservoir gesammelten Blutes erfolgt durch einen sogenannten „Cellsaver"

- nach ausreichender Füllung des Reservoirs wird es durch eine Rollerpumpe in eine Zentrifugenglocke gepumpt. Dort wird das leichtere Plasma nach oben gedrängt und in den Abfallbeutel entleert, anschließend erfolgt ein Waschvorgang mit NaCl 0,9%, der mehrfach wiederholt werden kann. Nach Beenden des Waschens wird das Erythrozytenkonzentrat in einen Transfusionsbeutel gepumpt

▶ **Anmerkung:**
- ca. 80% der Erythrozyten können unzerstört zurückgewonnen werden
- Hkt der Ery-Lsg: 55–75% (abhängig von Ausgangs-Hkt des Patienten, Verdünnung im Op.-Gebiet und Anzahl der Waschvorgänge)
- hohe Qualität der Erythrozyten
  (O_2-Transportfunktion, Überlebenszeit und osmotische Resistenz)
- das komplette Plasma, sowie Zellfragmente, freies Hämoglobin, aktivierte Gerinnungsfaktoren, aber auch Heparin werden zum größten Teil ausgewaschen
- Elimination von Medikamenten und Anästhetika
  (**Cave:** bei Phäochromozytom nur ungenügende Auswaschung der Katecholamine)
- bei der Transfusion von durch Cellsaver gewonnenem Eigenblut sollten zur Retransfusion Mikrofilter (10–40 µm) verwendet werden
- in der Regel durch Autotransfusion keine Veränderungen von Gerinnung, Elektrolytgleichgewicht und hämatologischen Werten, außer: bei hohen Autotransfusionsmengen kann es zu meßbaren Veränderungen durch Heparineinschwemmung kommen (heparinisierte Waschlösung). In diesem Fall ist das Heparin durch adäquate Protamingaben zu antagonisieren

Weitere fremdblutsparende Maßnahmen

- gewebeschonende Operationstechnik mit akribischer Blutstillung
- Kontrollierte Hypotension (s. dort)
- Konzept der permissiven perioperativen Anämie
- postoperative Drainagenretransfusion?
- medikamentöse Beeinflussung des Blutverlustes:
  - rechtzeitiges Absetzten von Thrombozytenaggregationshemmern und Umstellen auf Heparinperfusor
  - Antifibrinolytika: Aprotinin (Trasylol) → Hemmung der Fibrinolyse und der durch Thrombozytenaggregationshemmer induzierten Blutungsneigung
  - Desmopressin (Minirin) führt zu einer ↑ Thrombozytenausschwemmung aus Knochenmark

Sauerstofftransportierende Blutersatzmitte (Hämoglobinmodifikationen/Fluorocarbon-Emulsionen)

Indikation für Blutersatzmittel

- blutgruppenunabhängige Transfusion
- ggf. Erhöhung der Gewebsoxygenierung in zuvor minderversorgten Gebieten (kardial oder zerebral)
- ggf. NO-Bindung im Rahmen einer Sepsis
- ggf. zur Verbesserung der Radiosensibilität von Tumoren
- ggf. zur Reduktion eines Reperfusionsschadens
- ▶ für die einzelnen Indikationsgebiete muß ein positiver Effekt erst noch nachgewiesen werden

Bei experimentellen Versuchen mit ungereinigten, nicht modifizierten Hämoglobinlösungen trat eine Reihe von Problemen auf, die letztendlich zur Entwicklung von verschiedenen **Hämoglobinmodifikationen** führten.

Probleme bei Einsatz von unmodifizierten Hämoglobinlösungen

- allergische Reaktionen durch Stroma und Membranreste der Erythrozyten
- abdominelle Beschwerden, passagerer Anstieg von Leber- und Pankreasenzymen
- fragliche **Nephrotoxizität** (Reduktion der GFR und Tubulusobstruktion)
- **kurze intravasale Verweildauer** der Hb-Tetramere, da das Tetramer in Dimere und Monomere zerfällt und dadurch renal schnell ausgeschieden wird (HWZ: 1-4 h)
- **Erhöhung des kolloidosmotischen Drucks (KOD)** durch Hämoglobintetramere und -dimere
- Gerinnungs- und Komplementaktivierung durch Membranfragmente der Erythrozyten
- arterielle und pulmonale Hypertonie und Bradykardie aufgrund von Vasokonstriktion durch Interaktion mit dem endothelial freigesetztem NO (HZV fällt meist ab!)
- **erhöhte O_2-Affinität** (Verlust von intraerythrozytärem 2,3-DPG)
- Methämoglobinämie (Verlust der Hb-Reduktase und hierdurch vermehrte Oxydation von Hb zu Met-Hb)
- Beeinflussung von konventionellen photometrischen Labormeßmethoden (künstliche Hämoglobinlösungen sind farbig)
- verminderter CO_2-Transport (Verlust der Carboanhydrase)
- Dysphagie
- Reduktion des Sauerstoffangebots durch Verringerung des Blutflusses (Vasokonstriktion!)

▶ durch verbesserte Reinigungsverfahren (Ultrapurifikation mittels Säulenchromatographie) sind zur Zeit mehrere **Hämoglobinmodifikationen** in klinischer Erprobung (Phase-II-III-Studien)

Hämoglobinmodifikationen

- **Verlängerung der intravasalen Verweildauer** von Blutersatzmittel auf 16–36 h und Normalisierung der erhöhten KOD durch:
  - **intermolekulares Cross-linking**
  - **Polymerisation** von einzelnen Hb-Molekülen zu Polymeren, z. B. durch Glutaraldehyd
  - **Konjugation** an Makromoleküle, z. B. Polyethylenglykol, Polyvinylpyrrolidon, Dextrane
  - **Liposomemverkapselung** ($\varnothing$ <1 μm)

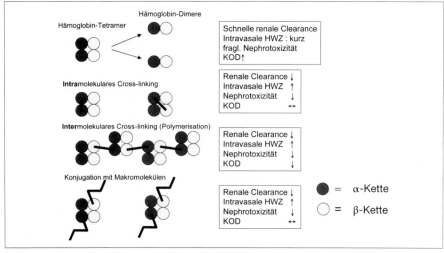

Abb. 59.1. Hämoglobinmodifikationen (mod. nach Standl, AINS 1998, 33:701)

- **Verringerung der Sauerstoffaffinität**
  - erhöhte Sauerstoffaffinität durch 2,3-Diphosphoglycerinverlust → Gabe von Pyridoxal-5-phosphat reduziert Sauerstoffaffinität und wirkt diesem Effekt entgegen (P_{50} ist der Sauerstoffpartialdruck, bei dem 50% des Hämoglobins gesättigt sind. Unter physiologischen Konditionen beträgt P_{50} = 26–28 mmHg, bei 2,3-DPG-Verlust nur noch 12–15 mmHg) → **durch Pyridoxilierung der β-Untereinheit** mit Pyridoxal-5-Phosphat, 2-Nor-2-Formylpyridoxal-5-Phosphat, Di-Pyridoxal-Tetraphosphat → P_{50} **ansteigend** von 12 auf 24 mmHg
- **Verringerung der Nephrotoxizität**
  - durch Abbau von modifizierten Hb-Lösungen im retikuloendothelialen System (RES)

Polymerisiertes ultragereinigtes Rinderhämoglobin (Hempure/USA)

- durch Glutaraldehyd polymerisiertes ultragereinigtes Rinderhämoglobin, dessen reduzierte Sauerstoffaffinität nicht über 2,3-DPG, sondern über Chloridionen kontrolliert wird (Hb: 13 mg/dl und KOD: 15 mmHg)
- die desoxygenierte Form ist bei Raumtemperatur ca. 2 Jahre lagerungsfähig!
- Nebenwirkungen: Anstieg des arteriellen Mitteldruckes um max. 18%, des SVR um bis ca. 40% → bedingt durch Interaktionen der Hämoglobinmoleküle mit dem NO-Stoffwechsel (Unterschiede zwischen Oxy- und Desoxyhämoglobin) infolge der Wirkung von Resten der Erythrozytenmembranen in Form von Phospholipiden (bei anderen nicht hochgereinigten Präparaten nachgewiesen!) → **pulmonale und systemische Vasokonstriktion und konsekutiver Abfall des HZV und vermehrter peripherer Sauerstoffextraktion (PvO_2 ↓)** → reaktive Vasokonstriktion als Antwort auf eine Hyperoxygenierung des Gewebes unter Rinderhämoglobin
- intravasale HWZ: ca. 8,5 h
- Metabolisierung: keine renale Ausscheidung, sondern Speicherung von größeren Molekülen im RES → fraglicher immunsuppressiver Effekt
- veränderte O_2-Sättigungskurve bei Rinderhämoglobin (p_aO_2 von 100 mmHg = 80%, p_aO_2 von 140–150 mmHg = infolge des flachen oberen Kurvenverlaufs nur ca. 85%)
- Dosierung: ca. 0,4 g/kg
- bis jetzt sind keine toxischen Nebenwirkungen bezüglich Blutgerinnung, Leber- und Nierenfunktion in den Phase III-Studien aufgetreten!

Diaspirin-vernetztes Hämoglobin (HemAssist/USA)

- Diaspirin ist eine vernetzte Hämoglobin-Lösung (**DCLHb**) der Firma Baxter
- intramolekulare Vernetzung der α-Untereinheiten von **menschlichem**, hitzeinaktiviertem Hämoglobin mit Diaspirin → Stabilität und ähnliche Sauerstoffbindungskurve wie natürliches Hämoglobin → Verbesserung der Mikrozirkulation (tierexperimentell)
- Lagerung: tiefgefroren oder für 48 h gekühlt
- HWZ: bis 36 h (tierexperimentell)
- P_{50} = 32 mmHg
- **Nebenwirkungen:**
  - Anstieg des MAP (Mechanismus noch nicht aufgeklärt: Sensibilisierung von Endothelinrezeptoren, Freisetzung von Endothelin, NO-Bindung oder Modulation von Adrenorezeptoren) → bei repetitiver Gabe kommt es zu einem geringeren Blutdruckanstieg (Tachyphylaxie)
  - Hyperbilirubinämie und Ikterus
- ▶ Phase-III-Studie wurde aufgrund eines schlechteren Ergebnisses bei hämorrhagischen Patienten eingestellt!

Überblick über die zur Zeit im klinischen Einsatz getesteten Hämoglobinpräparate

Provenienz	Modifikation	Name/Hersteller
Human	Intramolekulares α-α-cross-linking mit Diaspirin (DCLHB)	HemAssist (Baxter, USA)
Human	Glutaraldehyd-Polymerisation	PolyHeme (Northfield, USA)
Human	Intra- und intermolekulares Cross-linking mit O-Raffinose	Hemolink (Hemosol, Kanada)
Bovin	Polyethylenglykol-Konjugation	PEG-Hb (Enzon, USA)
Bovin	Glutaraldehyd-Polymerisation	Hempure (Biopur, USA)
Von E. coli produziertes, rekombinantes	α-Kettenfusion β-Kettenmutation	Optro (Samatogen, USA)

Bis heute unklar:
- Inzidenz von allergischen Reaktionen (Verunreinigung mit Erythrozytenstroma bzw. Bildung von Antikörpern der IgG-Klasse)
- renale Toxizität infolge Tubulusverstopfung mit Hämoglobinmonomeren
- Interaktion mit endogenem NO und anderen vasotonussteuernden Systemen (Freisetzung von Endothelin, Sensibilisierung von peripheren α-Rezeptoren)

Fluorocarbon-Emulsionen

- wasserunlösliche Kohlenstoff-Fluor-Verbindungen, welche in eine Lecithin-Emulsion eingebracht werden (**Cave:** Patienten mit Ei-Allergie!) → Erzeugung von verträglichen Tröpfchen bestimmter Größe
- Abbau erfolgt mit der Aufnahme der Tröpfchen in das retikuloendotheliale System (RES) und Abbau über Tage zu einzelnen Fluorocarbonmolekülen, welche nach Abgabe ans Blut und Bindung an Blutfette zur Lunge transportiert und dort exhaliert werden → kein Metabolismus der Fluorocarbone

NW:
- grippeähnliche Symptome mit Myalgien und Fieber, Erhöhung der Serumamylase und Pankreatitiden, passagerer Thrombozytenabfall um ca. 10–20% vom Ausgangswert zwischen dem 3. und 7. Tag nach Applikation, geringere Transportkapazität für Sauerstoff im Vergleich zu Hämoglobinlösungen

Transfusionsgesetz

- Blut und Blutkomponenten unterliegen in Deutschland dem **Arzneimittelgesetz**

Wesentliche Punkte des Transfusionsgesetzes

- Inkrafttreten am 7.7.1998 mit Ausnahme von § 15 TFG (Qualitätssicherung) und § 22 TFG (epidemiologische Daten). Inkrafttreten von § 15 am 7.7.2001, § 22 am 7.7.2000
- **Dokumentationspflicht** gemäß § 14 für folgende Produkte:
  - **Eigenblut**
  - **Fremdblut** + Komponenten (Erythrozytenkonzentrate etc.)
  - **Blutprodukte** bzw. **Plasmaderivate** (α_1-Proteinaseninhibitoren, (**Albumin**), C1-Inhibitor, **Fibrinkleber**, Fibrinogen, Gerinnunggsfaktoren VII, VIII, IX; Prothrombinkomplex-Präparate (PPSB), **FFP, Immunglobuline**, Interferone, Plasminogen, Plasmaproteinlösung, Protein C, **Serumcholinesterase**, Transferinfaktor, G-CSF im Rahmen der Stammzelltransfusion [sonst nicht dokumentationspflichtig])
  - **Stammzellen**
- Dokumentation auch von **nicht angewandten/applizierten** Blutprodukten (§ 17)
- Überwachung der Einhaltung des TFG durch einen zu benennenden **Transfusionsverantwortlichen** bzw. Bildung einer **Transfusionskommission** in Krankenhäusern mit Spendeeinrichtung oder Transfusionsmedizinischem Institut.
- Meldung des jährlichen Hämostatikaverbrauchs bzw. Anzahl der behandelten Patieneten mit angeborener Hämostasestörung (§ 21)
- Meldung von **unerwünschten Arneimittelnebenwirkungen** (UAW) gemäß § 16
- Implemetierung einer Qualitätssicherung (§ 15)
- ▶ Aufbewahrung der Dokumentation für 15 Jahre

- ▶ weitere Informationen, Links und Orginaltexte finden sich u. a. an folgenden Stellen:
  - www.bundesanzeiger.de (Orginaltext des Transfusionsgesetzes)
  - www.pei.de (Paul-Ehrlich-Institut: Transfusionsgesetz mit Kommentar und Diskussion)
  - www.rki.de (Voten des Arbeitskreis Blut)
  - www.aerzteblatt.de (offizielle Verlautbarungen der Bundesärztekammer)
  - www.dgti.de (Gesellschaft für Transfusionsmedizin und Immunhämatologie)
  - www.gth.de (Gesellschaft für Thrombose und Hämostaseforschung)

60 Kardiovaskulär wirksame Medikamente

Vielzahl von Medikamenten, die unterschiedlichen pharmakologischen Stoffgruppen angehören

Katecholamine

Einteilung
- **natürliche Katecholamine:** Adrenalin, Noradrenalin, Dopamin
- **synthetische Katecholamine:** Dobutamin und Dopexamin, Orciprenalin, Etilefrin, Isoproterenol

Grundstruktur
- Grundstruktur der Katecholamine ist das β-Phenylethylamin → die natürlichen Katecholamine tragen alle an der 4. und 5. Position des Benzolrings eine Hydroxylgruppe (OH)

Wirkung
- über G-Protein gekoppelte Adrenorezeptoren (bzw. über Stimulation der Dopaminrezeptoren bei Dopamin und Dopexamin) → intrazelluläres cAMP ↑ → Aktivierung von Proteinkinasen → intrazelluläre Ca^{++}-Ionenkonzentration ↑
- ▶ gilt nicht für $β_2$-Rezeptoren → Hyperpolarisation → Abnahme des Kalziumeinstroms

Einteilung der Adrenorezeptoren

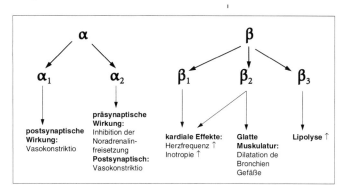

Abb. 60.1. Adrenorezeptoren

Physiologische Grundlagen

Weitere Subtypenunterteilung
- α_1: α_{1A}, α_{1B}, α_{1C}
- α_2: α_{2C2}, α_{2C4}, α_{2C10}
- β: β_1, β_2, β_3

Rezeptorstimulation
- führt bei den **β-Rezeptoren** über Koppelung mit **stimulierenden G-Proteinen** (Gs) zur Aktivierung der **Adenylatzyklase** mit Bildung von cAMP
- führt bei den α_2-Rezeptoren über Interaktion mit hemmenden G-Proteinen (Gi) zur Inaktivierung der Adenylatzyklase → cAMP ↓
- führt bei den α_1-Rezeptoren über eine weitere Variante des G-Proteins (Gq) zur Aktivierung der **Phospholipase C** mit Bildung von Inositol-Triphospat (ITP, welches aus dem sarkoplasmatischem Retikulum Ca^{2+} freisetzt) und Diacyl-Glycerol (DAG)

Down-/Up-Regulation der Adrenorezeptoren
Die Anzahl der Adrenorezeptoren an der Zellmembran ist nicht konstant:
- bei längeranhaltender Stimulation kommt es zu einer Abnahme der Rezeptorendichte an der Zellmembran (**Down-Regulation**) → Wirkverlust von kontinuierlich zugeführten exogenen Katecholaminen → Notwendigkeit der Dosissteigerung, z. B. längeranhaltende hochdosierte Katecholamintherapie nach kardiochirurgischem Eingriff oder chronische Asthmatherapie mit β_2-Sympathomimetika
- bei chronischer Rezeptorblockade kommt es zu einer **Up-Regulation** z. B. unter chronischer β-Blockertherapie → Gefahr von überschießenden Reaktionen bei exogener Katecholamingabe bzw. nach perioperativem Absetzen eines β-Blockers

Indikationen für den Einsatz von Katecholaminen

- akute kardiale Insuffizienz (primär Dobutamin bei erhöhten Füllungsdrücken und niedrigem HZV)
- anaphylaktische Reaktionen höheren Stadiums → fraktionierte Gabe von Adrenalin
- im Rahmen der Reanimation (Medikament der ersten Wahl Adrenalin)
- bei Sepsis (Gabe von Noradrenalin zur Anhebung des erniedrigten Widerstands)
- zur Normalisierung des Perfusionsdruckes (z. B. bei Karotisoperationen oder Stenosen, bei kardialen Risikopatienten mit Hauptstammstenose)
- Nierenprotektion und Verbesserung der intestinalen Perfusion durch Dopexamin und Dopamin (der teils klinisch positive Effekt ist wissenschaftlich nicht belegt!)
- Adrenalin als Kombination mit Lokalanästhetika zur Resorptionsverzögerung oder Ausschluß einer intravasalen Periduralkatheterlage (HF ↑ bei intravasaler Lage)
- als Diagnostikum im Rahmen des Dobutaminbelastungstests beim koronarkranken Patienten

A. Natürliche Katecholamine

Adrenalin, Epinephrin (Suprarenin)

- 1 Amp. à 1 ml = 1 mg
- 1 Fl. à 25 ml = 25 mg

WM:
- dosisabhängige Stimulation von β_1-, β_2-, und α-Rezeptoren: in niedriger Dosierung vornehmlich β-Rezeptoren, in hoher Dosierung fast ausschließlich α-Rezeptoren
  → Anstieg des **systolischen** Blutdrucks, der Herzfrequenz und des Herzminutenvolumens
- über vaskuläre β_2-Rezeptoren kann es zum primären Blutdruckabfall kommen (insbesondere bei Hypovolämie) → Gabe eines Testbolus von 10–20 μg i.v. führt bei Hypovolämie zum Blutdruckabfall und bei kardialer Insuffizienz ggf. zum Blutdruckanstieg oder konstantem arteriellem Druck!

Pha:
- Syntheseweg

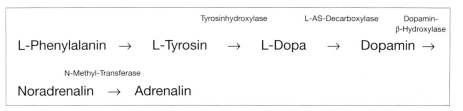

- Syntheseort:
  - Nebennierenmark
- Inaktivierung:
  - neuronale Wiederaufnahme
  - enzymatischer Abbau durch die Enzyme Catechol-O-Methyl-Transferase (**COMT**) zu 3-Methoxytyramin oder zum größten Teil durch Monoaminoxydase (**MAO**) zu 3,4-Dihydroxy-phenylessigsäure (**DOPAC**), die teilweise durch COMT zu Homovanillinmandelsäure (**HVA**) abgebaut wird
- HWZ: 1–3 min

Ind:
- kardiopulmonale Reanimation (Mittel der ersten Wahl)
- Behandlung des ausgeprägten Low-cardiac-output-Syndrom
- anaphylaktische Reaktion

> **Dosis: Boli:**
> - 10–100 μg i.v. zur Inotropiesteigerung
>
> **Perfusor** (z. B. 10 mg auf 50 ml):
> - 0,05–0,2–(0,5) μg/kg/min
>
> **Perfusor Kinder** (3 mg auf 50 ml):
> - initial 0,1 ml/kg/h = 0,1 μg/kg/min

> **Reanimation:**
> - primär 0,01 mg/kg (0,5–1 mg) i.v. oder
> - 2–3-fache Menge mit 0,9% NaCl auf 10 ml verdünnt intratracheal
>
> **anaphylaktische Reaktion:**
> - 10–500 µg i.v. (fraktioniert)

NW:
- verstärkte Arrhythmogenität (bes. bei Halothananästhesie, Hypokaliämie, Hypoxämie, Hypothermie, Hyperkapnie)
- Hyperglykämien (Leberglykolyse ↑ (β_1-vermittelt), Insulinsekretion ↓ (α_1-vermittelt)
- Hyperkoagulabilität (Faktor-V-Aktivität ↑)
- Elektrolytstörungen: die Katecholamine können über β_2-gekoppelte Kaliumpumpen zu einer Verschiebung des extrazellulären Kaliums nach intrazellulär führen! (Hypokaliämie daher meist auch bei Patienten unter β_2- Bronchodilatorentherapie z. B. Fenoterol [Berotec] oder Patientinnen unter Tokolyse mit Fenoterol [Partusisten]!)
- Drosselung der kutanen und mesenterialen Perfusion (Darmischämien bei hohen Dosen!)
- Anstieg des pulmonalarteriellen Drucks und der linksventrikulären Nachlast im oberen Dosierungsbereich

WM:
- **Wirkabschwächung** bei metabolischer Azidose bzw. simultane Infusion von Bikarbonat über denselben venösen Zugang führt zum Wirkverlust → Applikation am besten über separaten ZVK-Schenkel!
- **Wirkverstärkung** durch Glukokortikoide (Rezeptorsensibilisierung) und Applikation von Schilddrüsenhormonen (Up-Regulation von Adrenorezeptoren)

Dopamin

- 1 Amp. à 50 ml = 250 mg

WM:
- Stimulation von Dopaminrezeptoren (DA_1 und DA_2) in **niedriger Dosierung**
- in **mittlerer Dosierung** Stimulation von β_1-Rezeptoren
- in **hoher Dosierung** Stimulation aller Adrenorezeptoren einschließlich α_1-Rezeptoren
- Dopamin stimuliert zusätzlich die Noradrenalinfreisetzung aus den präsynaptischen Vesikeln
- **verschiedene Dopaminrezeptoren**
    - DA_1-Rezeptoren: nur **postsynaptisch**, Stimulation der Adenylatcyclase mit konsekutiver Erhöhung von cAMP, kommen in vielen Gefäßgebieten, v. a. aber in glatten Muskelzellen der renalen Gefäße, des Mesenteriums und den Koronarien vor

- DA_2-Rezeptoren sind **prä- und postsynaptisch** lokalisiert, hemmen die Adenylatcyclase und vermindern die neuronale Noradrenalinfreisetzung
- **Subtypen:**
  - DA_1-Familie: D_1 und D_5 (cAMP ↑)
  - DA_2- Familie: D_{2L}, D_{2S}, D_3, D_4 (cAMP↓)

Pha:
- **Syntheseweg:** s. Adrenalin
- **Syntheseort:**
adrenerge und dopaminerge Neurone (höchste Konzentration in der Substantia nigra des extrapyramidalen Systems) und Zellen des proximalen Nierentubulus (hohe Aktivität der L-Aminosäure-Decarboxylase)
- **Inaktivierung:** s. Adrenalin
- Clearance: 50 ml/kg/min
- HWZ: 1,7–2,9 min (Verteilungsphänomene)

Ind:
- Steigerung der Nieren- und Mesenterialperfusion
- Kreislaufstimulation (Herz, Gefäße)
- Verbesserung der Gewebeoxygenierung aufgrund einer Steigerung des globalen Sauerstoffangebots

---

Dosis: Applikation nur kontinuierlich i.v.
Perfusor (250 mg à 50 ml):
- ≈ 0,5–5 µg/kg/min (dopaminerg + β)
- ≈ 6–9 µg/kg/min (α + β)
- > 10 µg/kg/min (α)

Perfusor Kinder (120 mg auf 50 ml):
- 0,1 ml/kg/h = 4 µg/kg/min

niedrige Dosis ≈ 0,5–5 µg/kg/min:
- Erhöhung des RBF und GFR, Vasodilatation im mesenterialen und koronaren Bereich, SVR leicht ↓ (dopaminerge art. Vasodilatation, Hemmung der tubulären Natriumreabsorption [Natriurese], Steigerung der Diurese)

mittlere Dosis ≈ 6–9 µg/kg/min:
- direkte $β_1$-Adrenorezeptoraktivierung, sowie indirekt über Noradrenalinfreisetzung → positiv inotrope Wirkung, über $β_1$-Rezeptoren vermittelte Tachykardie bzw. reflektorische Tachykardie durch $β_2$-Rezeptoren augelöste periphere Vasodilatation
- Antidiurese infolge gesteigerter β-vermittelter Reabsorption von Natrium und Aktivierung des Renin-Angiotensin-Aldosteron-Systems (RAAS)

hohe Dosierung > 10 µg/kg/min:
- peripherer Widerstandsanstieg durch $α_1$-Stimulation, HZV ↑, RBF ↓, erhöhte Natriumreabsorption

NW:
- Vasokonstriktion über α_1-Rezeptoren und Noradrenalinfreisetzung
- Angina-pectoris-Anfälle infolge Tachykardie, Herzrhythmusstörungen
- Verminderung des Atemantriebs → Blockade der O_2-sensitiven Rezeptoren im Karotis-und Aortenbogenbereich → verminderte Ansprechbarkeit auf Hypoxie!
- Übelkeit und Erbrechen (DA_2-Rezeptor-vermittelt)
- Zunahme des intrapulmonalen R-L-Shunts
- Suppression der hormonellen Regulation der Schilddrüsenfunktion (bes. bei Kindern)
- **Hypoprolaktinämie**, welche zu einer eingeschränkten Lymphozyten- und Makrophagenaktivität führt → immunsupressiver Effekt!
- Verminderung der Konzentration verschiedener **Wachstumshormone** → ggf. Ursache von nicht beeinflußbarer **Katabolie** des Intensivpatienten
- Verringerung der Splanchnikusperfusion und pH_i-Abfall bei **septischen** Patienten
- Abfall des Atemminutenvolumens und der arteriellen O_2-Sättigung, insbesondere bei respiratorisch grenzwärtig kompensierten Patienten mit schwerer Herzinsuffizienz
- Verstärkung von Ulkusblutungen infolge Erhöhung der Splanchnikusperfusion

▶ **Anmerkung:**
- die therapeutische Wirksamkeit von Dopamin zur Vermeidung des perioperativen Nierenversagen und der Mesenterialperfusion ist bislang nicht gesichert!
- bei Patienten mit prärenal-ischämischen und mit toxischen Nierenversagen konnte Chertow (1995) nach zweiwöchiger Dopamintherapie eine erhöhte Dialysepflichtigkeit und nach 3 Wochen eine erhöhte Mortalität gegenüber der nicht mit Dopamin behandelten Gruppe nachweisen!
- verminderte O_2-Aufnahme → parakapilläre Shuntphänomene (in einer kleinen Studie führte dies zum Abfall des intramukosalen pH [pH_i])

Rolle des endogenen Dopamins
- parakrines natriuretisches Hormon
- Stimulation der proteinbedingten Hyperfiltration: GFR-Steigerung nach Proteinzufuhr durch endogene Dopaminfreisetzung und DA_2-Rezeptorenstimulation

Noradrenalin (Arterenol)

- 1 Amp. à 1 ml = 1 mg
- 1 Fl. à 25 ml = 25 mg

WM: • Stimulation von α-Rezeptoren und zu einen geringeren Anteil $β_1$-Rezeptoren (positive Inotropie bei gleichzeitiger Erhöhung der kardialen Nachlast, teils Reflexbradykardie)
• Anstieg des systolischen, diastolischen und mittleren arteriellen Blutdrucks

Pha: • Syntheseweg und -ort: s. Adrenalin
• Elimination hauptsächlich durch Methylierung, Oxidation und neuronale Wiederaufnahme
• HWZ: 1–3 min

Ind: • erniedrigter peripherer Widerstand (z. B. septischer Schock)
• Anhebung des zerebralen Perfusionsdrucks (CPP) bzw. des MAP z. B. bei Hirndruck, SHT oder intraoperativ bei Karotisendarteriektomie

---

Dosis: evtl. initial Bolusgaben:
• 1:10 – 1:1000 verdünnt nach Wirkung (z. B. 5–100 µg i.v.)
Perfusor (z. B. 10 mg auf 50 ml):
• 0,05–0,3 µg/kg/min
Perfusor Kinder (3 mg auf 50 ml):
• initial 0,1 ml/kg/h = 0,1 µg/kg/min

NW: • hypertone Krise, Reflexbradykardie, Hautblässe, RBF ↓ und Diurese ↓
• Erhöhung des pulmonalvaskulären Widerstandes
• Rhythmusstörungen und ggf. Kammerflimmern
• Perfusionsstörungen im Gastrointestinaltrakt mit Ischämiegefahr
• Angst- und Unsicherheitsgefühl, Tremor

▶ **Anmerkung:**
eine subkutane Antikoagulation sollte auf i.v.-Antikoagulation umgestellt werden

B. Künstliche Katecholamine

Dopexamin (Dopacard)

1 Amp. à 5 ml = 50 mg

WM: • Stimulation von Dopamin- (DA_1 und DA_2) und vorwiegend β-Rezeptoren mit einer Selektivität von $β_1/β_2$ von 1:10
• zusätzlich Reuptake-Hemmung der Katecholamine (vorwiegend Noradrenalin) → Steigerung des HZV und Nachlastreduktion bei Patienten mit chron. Herzinsuffizienz über die zahlenmäßig erhöhten $β_2$-Rezeptoren!
• experimentell: Erhöhung der Splanchnikusdurchblutung
• keine Beeinflussung des intrapulmonalen L-R-Shunts nach gegenwärtigen Studien (auch während der Ein-Lungen-Ventilation!)

Pha: • HWZ: 5–7 min, bis ca. 11 min (bei niedrigem HZV)

- Elimination durch
  - Metabolisierung in der Leber zu inaktiven O-Methyl- und O-Sulfatderivaten
  - Ausscheidung > 50% renal, > 20% unverändert oder als Metaboliten über Fäzes

Ind: • Steigerung der Mesenterialperfusion

> **Dosis:** Applikation nur kontinuierlich i.v.
> **Perfusor** (z. B. 100 mg auf 50 ml):
> - 0,5–2–(4) µg/kg/min
>
> **Perfusor Kinder** (z. B. 30 mg auf 50 ml):
> - 0,1 ml/kg/h = 1 µg/kg/min

NW: • im oberen Dosierungsbereich oft Tachykardien und ventrikuläre Arrhythmien

Dobutamin (Dobutrex)

WM: • hauptsächlich Stimulation von β_1-Adrenorezeptoren und schwache β_2-agonistische Wirkung → positive Inotropie und periphere Vasodilatation → LVEDP↓, HF ∅-↑, HZV ↑, SVR ↓

Pha: • Razemat aus R(+) und S(-)-Dobutamin, wobei R(+) ein α_1-Antagonist und S(-) ein α_1-Agonist ist → Wirkung wird gegenseitig aufgehoben (Pseudo-β-Selektivität)
- HWZ: 2–3 min
- Elimination durch Konjugation mit Glukuroniden und Umwandlung zu pharmakologisch inaktiven 3-O-Methyl-Dobutamin durch Metabolismus mittels der **COMT** (keine über MAO)

Ind: • Steigerung der Inotropie

> **Dosis:** Applikation nur kontinuierlich i.v.
> **Perfusor** (z. B. 250 mg auf 50 ml):
> - 2–10–(15) µg/kg/min
>
> **Perfusor Kinder** (150 mg auf 50 ml):
> - 0,1 ml/kg/h = 5 µg/kg/min

NW:
- Hemmung der Thrombozytenaggregation (Vorteil bei KHK-Patienten)
- Zunahme des intrapulmonalen R/L-Shunts bei hoher Dosierung
- bei intravasaler Hypovolämie: Tachykardie und ggf. Blutdrucksenkung
- Arrhythmien

Etilefrin (Effortil)

- N-Ethyl-Analogon von Phenylephrin
- 1 Amp. à 1 ml = 10 mg

WM: • überwiegende β_1-Stimulation (aber auch β_2 und α)
Pha: • HWZ: 2–3min
Ind: • Hypotonie

> **Dosis:** initial 1–2 mg i.v. (1:10 mit NaCl 0,9% verdünnt)

KI: • Klappenstenosen, hypertroph-obstruktive Kardiomyopathie
NW: • Tachykardie

Akrinor

- Mischung aus **Theodrenalin** (Theophyllin und Noradrenalin) und **Cafedrin** (Coffein und Ephedrin) im **Verhältnis 1:20**
- 1 Amp. à 2 ml = 200 mg Cafedrin und 10 mg Theodrenalin

WM: • Stimulation von β_1- und β_2-Rezeptoren mit Blutdruckanstieg durch positive Inotropie ohne Anstieg des peripheren Gefäßwiderstands
  • keine bis nur geringe Beeinflussung der Plazentaperfusion → Einsatz in der Geburtshilfe bei hypotensiven Phasen unter Regionalanästhesie
Ind: • **Hypotonie**

> **Dosis:** initial 1–2 ml einer mit NaCl 0,9% 2:10 verdünnten Lösung i.v.

KI: • Phäochromozytom; Mitralstenose, schwere Schilddrüsenstörung
NW: • pektanginöse Beschwerden, Herzklopfen, ventrikuläre Herzrhythmusstörungen
WW: • mit β-Blockern (Herzfrequenz ↓)
  • bei gleichzeitiger Verabreichung von Halothan kann es zum Auftreten von Herzrhythmusstörungen kommen
  • während und bis zwei Wochen nach Einnahme von MAO-Hemmern soll Akrinor nicht angewendet werden, weil es sonst zu krisenhaften Blutdruckanstieg kommen kann!

Orciprenalin (Alupent)

- 1 Amp. à 1 ml = 0,5 mg, 1 Amp. à 10 ml = 5 mg

WM: • Stimulation der β_1- und β_2-Rezeptoren (Senkung des peripheren Widerstands und des diastolischen Blutdrucks)
Pha: • HWZ: 2 h
  • renale Elimination (unverändert oder nach Konjugation an Schwefelsäure)
Ind: • Sinusbradykardie, bradykarde Erregungsstörungen (AV-Block Grad II)
  • Intoxikation mit β-Blockern
  • ggf. als Bronchospasmolytikum

Dosis: Bolus:
- initial 0,1–0,2 mg i.v. (2–4 ml 1:10 verdünnt)

Perfusor (z. B. 15 mg auf 50 ml):
- 0,1–0,3 µg/kg/min (z. B.: 10–30 µg/min = 2–6 ml/h)

Perfusor Kinder (3 mg auf 50 ml):
- 0,1 ml/kg/h = 0,1 µg/kg/min

KI: • hypertroph-obstruktive Kardiomyopathie (HOCM) oder Aortenstenose
NW: • Tachykardie, ventrikuläre Extrasystolen
• Tremor, Kopfschmerz, Übelkeit

Phosphodiesterase-III-Hemmer bzw. Inodilatoren

WM: • Erhöhung des intrazellulären cAMP-Spiegels durch Blockade von Phosphodiesterasen → intrazellulärer Ca^{2+}-Spiegel↑ → additive Eigenschaften mit Katecholaminen
• Steigerung der kardialen Inotropie und Chronotropie bei simultaner Reduktion der
Nachlast → SV ↑ und HZV ↑, LVEDP und SVR ↓
• keine Erhöhung des myokardialen O_2-Verbrauchs (im Gegensatz zu Katecholaminen)
• lusitroper Effekt (Verbesserung der diastolischen Herzfunktion → Bezeichnung daher als Inodilatoren)
• Wirkung auch bei β-Blockade oder β-Rezeptor-down-Regulation!
Ind: • kurzfristige Therapie der schweren Herzinsuffizienz
KI: • schwere obstruktive Aorten- oder Pulmonalklappenerkrankungen
• hypertrophe obstruktive Kardiomyopathie, ventrikuläres Aneurysma
• schwere, ausgeprägte Hypovolämie, akuter Myokardinfarkt sowie Herzinsuffizienz infolge Hyperthyreose, akuter Myokarditis oder Amyloidkardiomyopathie
• Kinder < 12 Jahren, Schwangerschaft und Stillzeit
NW: • Herzrhythmusstörungen (vorwiegend VES), Hypotonie
• Thrombozytopenie (v. a. bei Milrinon und Enoximon), Fieber, gastrointestinale Störungen, Transaminasen↑, Myalgien, Anämie (bei Amrinon)

! Cave:
Vermehrte Todesfälle bei klinischen **Langzeit**studienpatienten

Gruppeneinteilung

- **Bipyridin**derivate: Amrinon (Wincoram) und Milrinon (Corotrop)
- **Imidazol**derivate: Enoximon (Perfan) und Piroximon (in d. BRD nicht verfügbar)

Amrinon (Wincoram)

- erster selektiver PDE-III-Hemmer → 1983 in die Klinik eingeführt
- 1 Amp. à 20 ml = 100 mg

Pha:
- HWZ: 2,5–6 h
- Maximaleffekt nach 2–5 min
- Wirkdauer für 60 min
- 30% renal unverändert ausgeschieden → **Cave:** bei Niereninsuffizienz und Herzinsuffizienz verlängerte HWZ bis zu 15 h
- Plasmaproteinbindung: 30%

> **Dosis: Perfusor** (z. B. 100 mg auf 50 ml):
> - 5–10 µg/kg/min
>
> **Perfusor Kinder** (z. B. 90 mg auf 50 ml):
> - 0,1 ml/kg/h = 3 µg/kg/min

▶ **Anmerkung:** Dosisreduktion bei Niereninsuffizienz

! **Cave:**
Vorsicht bei primärer Bolusgabe (0,5–1,5 mg/kg) wegen der Gefahr einer ausgeprägten Vasodilatation mit Blutdruckabfall (entgegen der Dosierungsangabe des Herstellers)

Enoximon (Perfan)

- 1991 in die Klinik eingeführt
- 1 Amp. à 20 ml = 100 mg

Pha:
- HWZ: ca. 2 h (bei Herzinsuffizienz > 6 h)
- Maximaleffekt nach 10–30 min
- Wirkdauer für 3–6 h (dosisabhängig)
- Metabolisierung des Enoximons zu 80% zu dem biologisch aktiven Sulfoxidmetaboliten Piroximon (20%ige Restaktivität), der renal ausgeschieden wird (Kumulationsgefahr bei Nierenfunktionseinschränkung)
- Plasmaproteinbindung: 85% für Enoximon und 5% für Piroximon

> **Dosis: Perfusor** (z. B. 100 mg auf 50 ml):
> - 2,5–10 µg/kg/min
>
> **Perfusor Kinder** (z. B. 60 mg auf 50 ml):
> - 0,1 ml/kg/h = 2 µg/kg/min

NW:
- Herzrhythmusstörungen bis zum Kammerflimmern
- Hypotonie, Kopfschmerzen
- Abfall der Thrombozytenzahl, Anstieg der Transaminasen und des Bilirubins

WW:
- Inkompatibilität mit Glukoselösungen!

> **! Cave:**
> - Vorsicht bei primärer Bolusgabe (0,5–1 mg/kg) wegen der Gefahr einer ausgeprägten Vasodilatation mit Blutdruckabfall (entgegen der Dosierungsangabe des Herstellers)
> - enthält Ethanol! (9,8 Vol.-%)

Milrinon (Corotrop)

- seit 1994 in die Klinik eingeführt
- 20 mal stärker wirksam als Amrinon
- 1 Amp. à 10 ml = 10 mg

Pha:
- HWZ: 55 min
  bei eingeschränkter Nierenfunktion: > 3 h, bei Herzinsuffizienz: 2–3 h
- Metabolisierung zu nur 12% in der Leber (Glukuronverbindungen) und zu 80–85% unveränderte renale Elimination (Cave: Niereninsuffizienz!)
- Plasmaproteinbindung: 70%

Dosis: Perfusor (z. B. 10 mg auf 50 ml):
- 0,3–0,75 µg/kg/min
- bei Niereninsuffizienz: (Kreatininclearance 5–50 ml/min)
  Dosis ↓ auf 0,2–0,4 µg/kg/min

Perfusor Kinder (z. B. 6 mg auf 50 ml):
- 0,1 ml/kg/h = 0,2 µg/kg/min

NW:
- schwere Nierenfunktionsstörung, ausgeprägte Hypokaliämien
- Thrombozytopenie (< 100.000/µl), sowie Verminderung der Erythrozytenzahl und/oder Hämoglobinkonzentration
- häufig ventrikuläre Arrhythmien, selten Kammerflimmern

WW:
- gleichzeitige Gabe von Diuretika: diuretische und hypokaliämische Wirkung verstärkt

> **Cave:**
> - Vorsicht bei primärer Bolusgabe (0,05–0,1 mg/kg) wegen der Gefahr einer ausgeprägten Vasodilatation mit Blutdruckabfall (entgegen der Dosierungsangabe des Herstellers)
> - Corotrop-Injektionslösung reagiert chemisch mit Furosemid und Bumetanid → verschiedene intravenöse Zugänge bei gleichzeitiger Anwendung

▶ Anmerkung:
weitere neuere Abkömmlinge der PDE-III-Hemmer (z. B. Levosimendan) sind in klinischer Erprobung → erhöhen zusätzlich die Kalziumsensitivität der Myofilamnete (Ca-Sensitizer)

Übersicht der hämodynamischen Auswirkung von vasoaktiven Medikamenten

Medikamente	SVR	HF	PCWP	CI	MAP	myokardialer VO_2
Dobutamin	↓	↑	↓	↑	↑—↓	↑
Dopamin	↑↓	↑	↑	↑	↑	↑
Adrenalin	↓↑	↑↑	↑	↑	↑	↑
Noradrenalin	↑↑	↑	↑	↑	↑↑	↑
Milrinon	↓	—	↓	↑	—	↓

Anhang

61 Endokarditisprophylaxe

Indikationen zur Endokarditisprophylaxe

Mäßiges Infektionsrisiko
- kongenitale und erworbene Herzvitien (einschließlich bikuspidaler Aortenklappe)
- Mitralklappenprolaps **mit** Insuffizienzzeichen
- hypertrophe obstruktive Kardiomyopathie (HOCM)

Hohes Infektionsrisiko
- prothetischer Herzklappenersatz (einschließlich Bioprothesen und Homografts)
- Zustand nach bakterieller Endokarditis (auch ohne persistierenden Herzfehler)
- Patienten mit bekanntem Herzvitium oder pathologischem Herzgeräusch
- Patienten mit intrakardialem oder systemisch-pulmonalem Shunt (z. B. bei VSD oder Zustand nach aortopulmonaler Shuntanlage)
- Patienten mit klappentragendem Conduit
- Patienten mit Zustand nach Fremdmaterialimplantation im Gefäßsystem

Keine Endokarditisprophylaxe bei
- Mitralklappenprolaps **ohne** Klappeninsuffizienz
- funktionellen Herzgeräuschen
- ASD vom Sekundumtyp
- Schrittmacherträgern
- Patienten mit Zustand nach aortokoronarem Bybass
- > 6 Monate nach chirurgischer Revision eines VSD, ASD

Klinische Ausgangssituation wird in 3 Operationsbereiche gegliedert:
A: zähnärztliche Eingriffe, Operationen an den oberen Luftwegen einschließlich starrer Bronchoskopie, Intubation, endoskopische Eingriffe
B: Operationen an Darm, an Gallenwegen, Urogenitalorganen, bei Zystokopien, Blasenkatheter, Rektoskopien
C: Eingriffe an infektiösen Herden (Abszeßspaltung, Exzision von infiziertem Gewebe)

Therapeutische Richtlinien
Bei vorgeschlagenen Therapiekonzepten bitte individuelle Kontraindikationen beachten!

Standardprophylaxe A: Eingriffe an Zähnen, Atemwegen	
Amoxicillin (Amoxypen) p.o. oder **Ampicillin** (Binotal) i.v.	3 g p.o. 1 h präop. und 1,5 g 6 h danach 2 g i.v. 30 min präop und 1g i.v. 6 h danach
bei Penicillinallergie **Erythromycin** (Erythrocin) p.o./i.v. oder **Clindamycin** (Sobelin) p.o./i.v.	1 g p.o. 2 h präop. (i.v. 30 min) und 0,5 g 6 h danach (auch während der Schwangerschaft nach strenger Indikationsstellung anwendbar!) 300 mg p.o. 1 h präop (i.v. 30 min) und 150 mg p.o. 6 h danach
B: Urogenitale oder gastrointestinale Eingriffe	
Ampicillin (Binotal) i.v. und **Gentamicin** (Refobacin) i.v.	2 g i.v. 30 min präop und 1,5 g Amoxicillin p.o. 6 h danach (Binotal auch während der Schwangerschaft anwendbar!) 1-3 mg/kg i.v. 30 min präop.
bei Penicillinallergie **Vancomycin** (Vancomycin) i.v. und **Gentamicin** (Refobacin) i.v.	 1 g 30 min präop. 1,5 mg/kg i.v. 30 min präop, ggf. nach 8 h Repetition
bei geringem Risiko **Amoxicillin** (Amoxypen) p.o.	3 g p.o. 1 h präop und 1,5 g 6 h danach
C :Kardiochirurgische Eingriffe	
Cephalosporin der 1. oder 2. Generation: z. B. **Cefuroxim** (Zinacef) i.v.	3mal 1,5 g i.v. für 24 h (1. Gabe 30 min präop.)
D: bei Zustand nach rheumatischem Fieber oder rheumatischem Herzfehler (einschließl. Zustand nach Klappenersatz)	
Penicillin V p.o.	LEBENSLANGE Prophylaxe 200.000-300.000 IE/24 h vor dem Essen
bei Penicillinallergie **Erythromycin** (Erythrocin) p.o./i.v.	2- bis 3mal 2 Tbl. á 250 mg oder 500 mg i.v. präop. und 500 mg 6–8 h danach

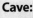

Cave:
1. Orale Antikoagulanzientherapie darf nicht ersatzlos unterbrochen werden (z. B. bei Zahnbehandlungen, Biopsien), sondern bedarf einer Umstellung auf parenterale Antikoagulation
2. Keine i.m.-Injektion bei antikoagulierten Patienten

Endokarditisprophylaxe bei Kindern

Indikationen zur Endokarditisprophylaxe

s. Endokarditisprophylaxe des Erwachsenen

Therapeutische Richtlinien

Bei vorgeschlagenen Therapiekonzepten bitte individuelle Kontraindikationen beachten!

Standardprophylaxe	
Eingriffe an Zähnen, Atemwegen	
Propicillin (Baycillin) p.o./i.v.	50.000 IE/kg p.o./i.v. (max. 2 Mega) 1 h präop
oder	
Amoxicillin (Amoxypen) p.o.	50 mg/kg p.o./i.v. (max. 2 g) 1 h präop
oder	
Ampicillin (Binotal) i.v.	50 mg/kg p.o./i.v. (max. 2 g) 1 h präop
bei Penicillinallergie	
Clindamycin (Sobelin) p.o./i.v.	Lebensalter >4 Wochen: 2-6 mg/kg p.o./i.v., (Säuglinge und Kleinkinder wegen besserer Dosierbarkeit Sobelin Granulat) bei Kindern <10 kg: mind. 2mal ½ Meßl. (37,5 mg)
„Hochrisiko"-Prophylaxe	
Propicillin (Baycillin) i.v.	50.000 IE/kg i.v. (max. 2 Mega) 1 h präop. und 8 h danach
und	
Gentamicin (Refobacin) i.v.	2 mg/kg i.v. (max. 80 mg) 1 h präop. und 8 h danach
bei Penicillinallergie	
Clindamycin (Sobelin) i.v.	Lebensalter > 4 Wochen: 6-15 mg/kg i.v.
und	
Gentamicin (Refobacin) i.v.	2 mg/kg i.v. (max. 80 mg) 1 h präop. und 8 h danach
alternativ	
Vancomycin (Vancomycin) i.v.	20 mg/kg über 1 h (max. 1 g) 1 h präop. und 8 h danach
und	
Gentamicin (Refobacin) i.v.	2 mg/kg i.v. (max. 80 mg) 1 h präop. und 8 h danach

62 Historie auf einen Blick

1543	Belgischer Anatom Andreas Vesalius führt erste endotracheale Intubation durch
1628	Harvey beschreibt den Blutkreislauf
1733	der Pfarrer und Naturforscher Stephen Hales führt als Erster eine invasive Blutdruckmessung bei einem Pferd durch
1772	Joseph Priestley, englischer Wissenschaftler, endeckt das Lachgas (N_2O)
1842	Erster Einsatz von *Äther* zur Anästhesie durch Long (1815–1878); erst 1949 publiziert
1843	Horace Wells demonstrierte eine erfolglose Lachgas-Anästhesie im Massachusetts General Hospital in Boston im Rahmen einer Zahnextraktion
1846	16. Oktober: T.G. Morton demonstriert die erste erfolgreiche Äthernarkose am Patienten Gilbert Abbot im Massachusetts General Hospital in Boston
1847	Chloroformnarkose in der Geburtshilfe durch Simpson
1848	erster dokumentierter Anästhesietodesfall (Hanna Greener) unter Chloroformnarkose
1851	Aufkärung des Wirkmodus von Curare durch Bernard
1853	Snow anästhesiert Königin Victoria mit Chloroform
1862	Felix Hoppe Seyler isoliert durch Kristallisation den Blutfarbstoff Hämoglobin
1884	Lokalanästhesie der Cornea mittels Cocain durch Koller
1888	erste Fingerblockade durch Oberst
1890	Maske zur Äthertropfnarkose durch Schimmelbusch
1891	erste Lumbalpunktion durch Quincke
1898	erste von Bier durchgeführte Lumbalpunktion mit 0,5%iger Cocainlösung in Kiel
1905	erster Einsatz des von Einhorn im selben Jahr synthetisierten Procain während SpA durch den Chirurgen Friedrich Wilhelm Braun
1920	Einteilung der Äthernarkose in Stadien nach Guedel
1923	erster Dreibetten-Aufwachraum am Johns-Hopkins-Hospital für neurochirurgische Patienten
1938	Meperidin-Einführung – erstes synthetisches Opioid
1942	Griffith und Johnson setzten erstmals Tubocurare während einer Appendektomie unter Cyclopropannarkose ein
1948	Alquist: Einteilung der Adrenorezeptoren
1953	Einführung des Facharztes für Anästhesie in der BRD
1955	Einführung von Chlorprocain

1956	erste klinische Anwendung von Halothan durch Johnstone
1957	Einführung des Dibucain-Tests durch Kalow und Genest
1959	Einführung der klassischen NLA durch De Castro und Mundeleer
1960	Erstbeschreibung der malignen Hyperthermie (MH) als eigenständiges Krankheitsbild durch Denborough u. Lovell
1960	Anwendung von Methoxyfluran durch Artusio
1963	Einführung von Bupivacain
1967	Erstbeschreibung des ARDS durch Ashbaugh et al. im Lancet
1970	Swan und Ganz führen den Pulmonaliskatheter in die klinische Praxis ein
1973	Identifikation der Opioidrezeptoren durch Pert u. Snyder
1977	erste kontinuierliche arterio-venöse Hämofiltration (CAVH) durch Kramer in Göttingen
1979	klinische Einführung von Dantrolen zur Behandlung der MH, von Synder synthetisiert und von Harrison zur Therapie der MH vorgeschlagen
1983	Gründung der European Malignant Hyperpyrexia Group (Zusammenschluß von Ärzten aus 8 europäischen Ländern)
1983	Erstbeschreibung der Larynxmaske durch den Briten Brain
1990	klinische Einführung von Sevofluran in Japan
1991	klinische Einführung von Desfluran in den USA
1992	Einführung von Mivacurium
1995	Einführung von Desfluran in der Bundesrepublik Deutschland Einführung von Rocuronium
1996	Einführung von Remifentanil, Cis-Atracurium und Sevofluran in der Bundesrepublik Deutschland
1997	Einführung des Lokalanäsethestikums Ropivacain (Naropin)

Anhang

Orientierung für die Anforderung von Konserven

Allgemeinchirurgie			
Strumaresektion	B	Splenektomie	B
Thyreoidektomie, Parathyreoidektomie	B	Gastroenerostomie	B
Neck-dissection	B	Dünndarm-, Ileozökal-, Sigmaresektion	B
Tracheostoma	B	Proctocolektomie	3
Lungenteilresektion (thorakoskopisch)	B	Subtotale Kolonresektion	2
Lobektomie, Pneumonektomie	2	Hemikolektomie links	2
Ösophagusresektion	4	Hemikolektomie rechts	B
Gastrektomie	3	Anteriore Rektumresektion	2
Magenresektion	2	Abdominal-perineale Rektumexstirpation	3
Hemihepatektomie	4	Kolostomie, AP-Rückverlagerung	B
Portokavaler Shunt	2	Exploratorische Laparotomie	B
Cholecystektomie (LSK, LAP)	B	Bauchwandhernien	B
Pankreatektomie	4	Hiatushernie	B
Adrenalektomie	B	Lebertransplantation (CS)	6

Gefäßchirurgie			
supraaortal (alle Eingriffe)	B	Becken-TEA	2
infrainguinal (alle Eingriffe)	B	Aortenaneurysma, abdominal (CS)	4
Viszeralarterien, Bifurkationsprothese	2	Aortenaneurysma, thorakal (CS)	6

Traumatologie	
TEP/HEP	2

Neurochirurgie			
Angiom	3	Hirntumor (Gliom)	B
Aneurysma	2	Hirntumor (Meningeom)	2
Subduralhämatom (Trepanation)	2	Hypophysentumor	B

Neurochirurgie			
Subduralhämatom (Bohrloch)	B	Laminektomie, Bandscheibenvorfall	B
Epiduralhämatom	2	Chordotomie, Stereotaxie, periphere Nerven	B
Herzchirurgie			
EKK (ACB, Klappe) (CS)	4	Rethorakotomie	3
Thorakales Aortenaneuryma (CS)	6	Schrittmacher	B
Urologie			
Tumornephrektomie (EB)	2	TUR-Blase	B
Tumornephrektomie mit Kavazapfen		radikale Zystektomie (EB, CS)	4
Stadium I-II (EB)	2	Blasenteilresektion	2
Stadium I-IV (EB, CS)	4	TUR-Prostata < 50 g (EB)	B
Nephrektomie	B	TUR-Prostata > 50 g (EB)	2
Nephrolithotomie	B	Prostaadenomektomie (EB, CS)	2
einschl. perkutane Lapaxie (EB)	2	radikale Prostatektomie (EB, CS)	4
Nierenbeckenplastik	B	modifizierte Lymphadenektomie	B
Nierentransplantation	2	radikale Lymphadenektomie (EB)	4
Nierentransplantatentfernung	2	sekundäre Lymphadenektomie	2–4
Harnleiterneueinpflanzung	B		

Erläuterungen: *B* = Blutgruppenbestimmung, *CS* = Cell saver, *EB* = Eigenblutspende (Stand 01/94)

Organspende

Hirntoddiagnostik

- Bewußtlosigkeit (Koma), **Cave:** Barbiturate
- Ausfall der Spontanatmung (Vermeidung von Hypoxie)
- beidseitig lichtstarre Pupillen
- Fehlen des okulozephalen Reflexes
- Fehlen des Kornealreflexes
- Fehlen von Reaktionen auf Schmerzreize im Trigeminusbereich
- Fehlen des Pharyngeal-/Trachealreflexes (**Cave:** Muskelrelaxation)

Beobachtungszeit von 12 h bis 3 Tage
- Abkürzung durch EEG oder Angiographie (neuerdings auch evozierte Potentiale)
- bei Patienten > 2 Jahre: 30-min 8-Kanal-Null-Linien EEG, alternativ angiographisch nachgewiesener Zirkulationsstillstand
- bei Patienten < 2 Jahre muß das EEG nach 24 h wiederholt werden

Multiorganentnahme

Anästhesiologisches Management

- Beatmung mit F_iO_2 1.0; Normoventilation (p_aO_2 > 100 mmHg angestrebt)
- Anästhesie mit Fentanyl, Vecuronium
- hochnormalen ZVD (10–15 mmHg) anstreben
  (ADH ↓, diuretische Therapie, Vasomotorentonus ↓)
  bei zentralem Diabetes insipidus: evtl. Minirin max. 4 IE i.m./8h wegen Vasokonstriktion im Splanchnikusgebiet
- systolischer RR > 100 mmHg halten, MAP > 70 mmHg
- Urinausscheidung soll > 100 ml/h (> 1–1,5 ml/kg/h) sein
- Hb > 10 g%, HK > 30%
- Körpertemperatur > 34° C (Hypothermie ⇒ Herzrhythmusstörungen)
- Katecholamin der Wahl: Dopamin < 10 µg/kg/min (α-Mimetika vermeiden)
- Antibiotika nach Absprache (Kardiochirurgie: Cefuroxim (Zinacef) 1,5 g i.v.)
- Vollheparinisierung 300 IE/kg i.v. kurz vor Kaltperfusion
- Zurückziehen des ZVK vor Abklemmen des Herzens

Sauerstoffkonzentration bei verschiedenen Applikationsformen

Applikationsform	Sauerstofflow (l/min)	F_iO_2
Nasensonde	1	0,24
	2	0,28
	3	0,32
	4	0,36
	5	0,40
	6	0,44
Sauerstoffmaske ohne Reservoir	5–6	0,40
	6–7	0,50
	7–8	0,60
Sauerstoffmaske mit Reservoir	6	0,60
	7	0,70
	ab 8	0,80

Latexgehalt einiger anästhesierelevanter Gebrauchsartikel (ohne Gewähr!)

	Latexhaltiges Produkt	Latexfreies Produkt
Op.-Handschuhe		Neolon von Becton-Dickinson Manex neoderm von Beiersdorf Allergard von Johnson-Johnson
Untersuchungs-handschuhe		Glovex neoderm oder Glovex vinyl oder Dispex von Beiersdorf Ethiparat von Johnson-Johnson Examtex von Ansell Medical
Beatmungs-equipment		Cicero, Cato, Kreisteil Sulla von Dräger, Servo-Ventilator
	Ventilog mit Kinderfaltenbalg	Ventilog mit Erwachsenen-faltenbalg von Dräger, Faltenschläuche aus Plastik, blaue Spiralschläuche, Ulmer Narkoseset
	Schwarze Beatmungsschläuche von Rüsch	
	Schwarze Beatmungsmaske von Rüsch	Durchsichtige Masken von Laerdal, Silikon-Atemmasken von Rüsch, Bonz, ASID
	Schwarzer Beatmungsbeutel von Rüsch, schwarze und blaue Handbeatmungsbeutel von Dräger	Silikonbeutel von Laerdal/Rüsch, Notfallbeatmungsbeutel aus Silikon von Laerdal
Cave: zum Teil Latexbestandteile im Ballon oder Sicherungsband	Oranger Wendeltubus von Rüsch, Tubus mit Lanzballon von Mallinckrodt	Grüner PVC-Wendeltubus von Portex Magill-, Woodbridge- oder Doppellumentubi von Mallinckrodt, Kehlkopfmaske von Logomed, Univent-Tubus von Medimax
Gefäßkatheter Cave: die im Set enthaltenen Spritzenstempel enthalten zum Teil Latex	**Mehrlumen**-ZVK von Arrow, CritiCath R-Pacer 4-Lumen –PAK von Ohmeda, Pulmonaliskatheter Oximetrix von Abbott und Baxter, SM-Katheter von Baxter, Pulmonalisschleuse von Arrow (Abdichtmembran)	Abbocath von Abbott, Einlumen-ZVK von Arrow, Neoflon von Ohmeda

	Latexhaltiges Produkt	Latexfreies Produkt
Perfusor-Systeme und PDA-Sets	Perfusorspritzen von Braun Periduralkatheter von Braun	Perfusorleitung von Braun Periduralkatheter-Set Epistar CSE von Medimax Periduralkatheter-Set Epilong von Pajunk
Infusionslösungen	0,9% NaCl-Plastikflasche von Clintec Tutofusin-Plastikflasche von Pharmacia G5%-Plastikflasche von Delta-Pharm HAES-steril 10%-Plastikflasche von Fresenius Longasteril–Plastikflasche HA20%-Glasflasche von Behring	HA5%-Glasflaschen von Behring, HA5%-Glasflaschen von Alpha therapeutic, NaHCO$_3$-Glasflasche von Braun, Aqua ad injectabile von Braun, Osmosteril-Glasflasche von Fresenius
Sonden	Nona-Latexkatheter/ -Spülkatheter/ -Hämaturiekatheter/ -Tamponadenkatheter von Beiersdorf	PVC-Magensonden von Medipha Ernährungssonden ERUPLAST PVC von Rüsch, Nona-Silikonblasenkatheter von Beiersdorf, Cystofix-Katheter von Braun, Silikomed-Blasenkatheter
Verbandsmaterial	Haftelast von Lohmann Leukoplast/Hansaplast von Beiersdorf Albuplast von Smith	Leuko-silk/-pot/-fix/-flex/-derm sowie Cutiplast/Hansamed von Beiersdorf OpSite V3000 von Smith & Nephew, SteriStrip/Primipore/Transpore/ Tega-derm von 3M
Monitoring	Dinamap-Schläuche RR-Handmeßgeräte mit grünem Gebläseball und schwarzem Blutdruck- manschetten-Polster	Dinamap Critikon Soft von Johnson und Johnson, art. Druckleitung + Druck- transducer + 3-Wegehahn von Ohmeda, EKG-Elektroden von Lang-Leonhardt oder Kontron RR-Handmeßgerät mit schwarzem Gebläseball und transparentem Blutdruck- manschettenpolster Ösophagusstetoskop von Mallinckroth, Fingerclip DS100 und Klebesensoren D25/D20/R15 von Nellcor
Sonstiges		Temperatursonde von Exacon

Nutrisoft-Magensonde?, Rüsch-Guedel-Tuben, Veca-C-Pflaster?

Umrechnungstabellen für Laborwerte – Normalwerte (SI-Einheiten)

Die Einheiten des internationalen Einheitensystems (SI-Einheiten) sind durch das „Gesetz über Einheiten im Meßwesen in Deutschland" verbindlich geworden.
SI = Système International d'Unités = Internationales Einheitensystem
Im geschäftlichen und amtlichen Verkehr dürfen nur SI-Einheiten verwendet werden!

Untersuchungen im Blut

Parameter		Normwerte konventionelle Einheit	SI-Einheit	Umrechnungsfaktor (x)
Hämatokrit	E	♂: 41–50% ♀: 46%		
Erythrozyten	E	♂: 4,5–5,9 Mio./ml ♀: 4,0–5,2 Mio./ml		
Hämoglobin	E	♂: 14–18 g/dl ♀: 12–16 g/dl	♂: 8,7–11,2 mmol/l ♀: 7,5–9,9 mmol/l	0,62
MCH	E	27–34 pg		
MCHC	E	30–36 g/dl		
MCV	E	85–98 fl		
Leukozyten	E	4000–11000/µl		
Differentialblutbild	E			
Granulozyten				
stabkernige neutr. G.		0–5%		
segmentkernige neutr. G.		50–70%		
eosinophile G.		0–5%		
basophile G.		0–2%		
Monozyten		2–6%		
Lymphozyten		25–45%		
Thrombozyten	E	150000–400000/µl		
Retikulozyten	E	4–15‰ (20000–75000/ml)		
BSG (BKS)	Z	♂: 3–10 mm (1h) ♀: 6–20 mm (1h)		
C-reaktives Protein (CRP)	P/S	< 10 mg/l		
Natrium	S	135–145 mmol/l		
Kalium	S	3,5–5,5 mmol/l		
Chlorid	P/S	98–112 mmol/l		
Kalzium (gesamt)	S	2,2–2,6 mmol/l		
Kalzium (ionisiertes)		1,1–1,4 mmol/l		
Magnesium	S	1,75–4 mg/dl	0,7–1,6 mmol/l	0,41
Phosphat	S	0,77–1,55 mmol/l		
Eisen	S	♂: 80–150 µg/dl ♀: 60–140 µg/dl	♂: 14–27 µmol/l ♀: 11–25 µmol/l	0,179
Ferritin	S	30–200 mg/l		
Transferrin	S	200–400 mg/dl	2,0–4,0 g/l	0,01

Umrechnungstabellen für Laborwerte – Normalwerte (SI-Einheiten)

Parameter		Normwerte konventionelle Einheit	SI-Einheit	Umrechnungsfaktor (x)
Blutgase (arteriell) pH	B	7,35–7,45		
pO_2		70–100 mmHg	9,31–13,3 kPa	0,133
pCO_2		36–44 mmHg	4,78–5,85 kPa	0,133
BE		−2,5 bis +2,5 mmol/l		
Standard-Bikarbonat		22–26 mmol/l		
CO-Hb	S	0,5–1,5%, (Raucher 5%)		
Met-Hb	S	0,2–1,5%		
Fibrinogen	P	200–450 mg/dl	5,9–13,5 µmol/l	0,03
Partielle Thromboplastinzeit (PTT)	P	20–45 s		
Thrombinzeit (TZ)	P	17–24 s		
Thromboplastinzeit (Quick)	P	70–130%		
Antithrombin (AT III)	S	75–125%		
Gesamteiweiß	S	6–8,4 g/dl	60–84 g/l	10
Eiweißelektrophorese (Elektrophorese)	S			
Albumin		3,5–5,5 g/dl (45–68,6%)	35–55 g/l	10
α_1-Globulin		0,13–0,39 g/dl (1,4–3,4%)	1,3–3,9 g/l	10
α_2-Globulin		0,54–0,93 g/dl (4,2–7,8%)	5,4–9,3 g/l	10
β-Globulin		0,59–1,14 g/dl (7–10,4%)	5,9–11,4 g/l	10
γ-Globulin		0,58–1,52 g/dl (12,1–17,7%)	5,8–15,2 g/l	10
Immunglobulin A (IgA)	S	0,09–0,45 g/dl	0,9–4,5 g/l	10
Immunglobulin G (IgG)	S	0,8–1,8 g/dl	8–18 g/l	10
Immunglobulin M (IgM)	S	0,06–0,26 g/dl	0,6–2,6 g/l	10
freies Thyroxin (fT_4)	S	0,5–2,3 ng/dl	7–30 pmol/l	14
freies Trijodthyronin (fT_3)	S	3,0–6,0 pg/ml	4,6–9,2 pmol/l	1,53
Thyreoglobulin	S	< 50 ng/ml		
TSH basal	S	0,3–3,5 mU/l		
TBG	S	12–30 µg/ml		
Bilirubin (gesamt)	P/S	0,2–1,1 mg/dl	3,4–18,8 µmol/l	17,1
direkt	P/S	0,05–0,3 mg/dl	0,9–5,1 µmol/l	
indirekt	P/S	< 0,8 mg/dl	< 13,7 µmol/l	
α-Amylase	P/S	< 140 U/l		
Lipase	S	30–180 U/l		
Alkalische Phosphatase (AP)	P/S	65–220 U/l		
LDH	S	120–240 U/l		
GOT	S	♂ : < 18 U/l ♀ : < 15 U/l		
GPT	S	♂ : < 22 U/l ♀ : < 17 U/l		
γ-GT	S	♂ : 6–28 U/l ♀ : 4–18 U/l		
Creatinkinase (CK)	P/S	< 80 U/l		
CK-Isoenzym MB (CK-MB)	P/S	< 6% der CK		
Cholinesterase (CHE)	S	3000–8000 U/l		
Kreatinin	S	0,5–1,2 mg/dl	44–106 µmol/l	88,4
Harnstoff	S	10–55 mg/dl	1,7–9,3 mmol/l	0,17
Harnsäure	S	2,6–6,4 mg/dl	155–384 µmol/l	60
Laktat	S	6–20 mg/dl	0,66–2,22 mmol/l	0,111

Parameter		Normwerte konventionelle Einheit	SI-Einheit	Umrechnungsfaktor (x)
Cholesterin (gesamt)	P/S	120–240 mg/dl	3,1–6,2 mmol/l	0,026
HDL	P/S	> 50 mg/dl	> 1,3 mmol/l	
LDL	P/S	< 150 mg/dl	< 3,87 mmol/l	
Triglyzeride	S	75–200 mg/dl	0,83–2,3 mmol/l	0,0112
Glukose nüchtern	B/S	70–100 mg/dl	3,9–5,6 mmol/l	0,0555
HbA_1	E	5–8% des Hb		
HbA_{1C}	E	< 7% des Hb (< 8–9% bei Diabetikern)		
Osmolalität	S	280–300 mosm/kg		
Ammoniak	P/S	♂: 19–80 µg/dl; ♀: 25–94 µg/dl	♂: 11–48 µmol/l ♀: 15–55 µmol/l	0,59

B = Vollblut, P = Plasma, S = Serum, Z = Zitratblut, E = EDTA-Blut

Untersuchungen im Urin

Parameter		Normwerte konventionelle Einheiten	SI-Einheiten	Umrechnungsfaktor (x)
Chlorid*	U	160–178 mmol/24h		
Kalium*	U	30–100 mmol/24h		
Kalzium*	U	4,0–5 mmol/l		
Natrium*	U	120–220 mmol/24h		
Osmolalität	U	800–1400 mosm/kg		
α-Amylase	U	< 1500 U/l		

U = Urin, * = Werte stark nahrungsabhängig

Parameter		Normwerte konventionelle Einheiten	SI-Einheiten	Umrechnungsfaktor (x)
Kreatinin-Clearance	S/U	90–130 ml/min (altersabhängig)		

Umrechnungstabellen für sonstige Einheiten

Einheiten für Druck und Festigkeit

	Pa*	bar*	cmH$_2$O	at	atm	Torr (mmHg)
1 Pa (=1 N/m^2 = 10 dyn/cm^2)	1	0,00001	1,01972 × 10^{-2}	1,01972 × 10^{-5}	0,98692 × 10^{-5}	0,00750062
1 bar	100 000	1	1019,72	1,01972	0,98692	750,062
1 cmH$_2$O	98,0665	980,665	1	0,001	0,967841 × 10^{-3}	0,735559
1 at (=1 kp/cm^2)	98 066,5	0,980665	1000	1	0,967841	735,559
1 atm	101 325	1,01325	1033,227	1,033227	1	759,9988
1 Torr (= 1 mmHg)	133,3224	0,001333224	1,35951	0,00135951	1,31579 × 10^{-3}	1

Einheiten der Energie, Arbeit und Wärmemengen

	J*	kWh*	kcal
1 J (= 1 Nm = 1 Ws)	1	2,77778 × 10^{-7}	2,38920 × 10^{-4}
1 kWh	3 600 000	1	860,11
1 kcal	4186,8	1,16264 × 10^{-3}	1

Einheiten der Leistung (= Energiestrom, Wärmestrom)

	W*	kW	kcal/s	kcal/h	kp m/s	PS
1 W (= 1 Nm/s = 1 J/s)	1	0,001	2,39 × 10^{-4}	0,860	0,102	0,00135962
1 kW	1000	1	0,239	860	102	1,35962
1 kcal/s	4190	4,19	1	3600	427	5,69
1 kcal/h	1,16	0,00116	0,0002778	1	0,119	0,00158
1 kpm/s	9,81	0,00981	0,00234	8,43	1	0,0133
1 PS	735,49875	0,73549875	0,176	632	75	1

* gesetzliche Maßeinheiten

Flüssigkeitsmaße für Arzneimittel

1 Wasserglas	170–220 cm³
1 Tasse	150 cm³
1 Eßlöffel	15 cm³
1 Dessertlöffel	10 cm³
1 Teelöffel	5 cm³

Stichwortverzeichnis

A

A.-spinalis-anterior-Syndrom 182
AAA (abdominelles Aorten-
  aneurysma) 268
− rupturiertes 272
AaDO$_2$ (alveoloarterielle Sauerstoff-
  gehaltsdifferenz) 685
Abciximab 743
Abdominelles Aortenaneurysma
  (siehe AAA)
Abecarnil 45
ABO-System 751
Abstand
− hyomentaler 160
− thyreomentaler 160
Acarbose 127, 513
ACD-Stabilisator 753
ACE-Hemmer 121
Acetylcholinesterase 87
Acetylsalicylsäure 185, 477, 741
ACT (activated clotting time,
  aktivierte Gerinnungszeit) 415, 719
ACTH-Stimulationstest 523
Activated clotting time (ACT) 415, 719
ACVB (aorto-koronarer-Venenbypass) 424
Adalat 466
Adenin 754
Adenosin 462, 519, 589
Adenotomie 350
Adipositas 543
Adrekar 462, 589
Adrenalin 179, 411, 422, 657, 785
− Umkehr 467
α-Adrenorezeptoren-Blocker 122
Adumbran 44, 125
Advanced Life-Support (ALS) 653
AED (automatische externe
  Defibrillation) 655
AEP (akustisch evozierte Potentiale)
  256, 257
Affentanil 58

α$_2$-Agonisten 120, 126, 262
AGT-Tubus 150
AHA (American Heart Association) 649
AICD (automatischer implantierter
  Cardioverter-Defibrillator) 455
Air trapping 526
Airway Exchange Catheter 165, 170
Airway, difficult 171
Ajmalin 589
α-Kard-System 236
Akrinor 286, 299, 791
Akromegalie 158
Akupunktur 607
Akustisch evozierte Potentiale (AEP) 256, 257
Alcuronium 74, 296
Alfentanil 196, 302
Algorithmus, universell 659
Alizaprid 606
Alkalose
− Ausgleich 711
− metabolische 710
− respiratorische 709
Allen-Test 264, 408
Alloferin 74
Alprostadil 422
ALS (Advanced Life-Support) 653
Alteplase 747
Althesin 46
Altinsulin 127
Alupent 588, 791
Alveolärer Sauerstoffpartialdruck
  (siehe Sauerstoffpartialdruck,
  alveolärer)
Alveoloarterielle Sauerstoffgehalts-
  differenz (siehe Sauerstoffgehalts-
  differenz, alveoloarterielle) 685
Ambulante Operation 469
Ambu-Ventil 133
American Heart Association (AHA) 649
American Society of Anesthesiologists
  (ASA) Klassifizierung 116

Amin
- quartäres 99
- tertiäres 99
Aminoamid 96, 108, 285
ε-Aminocapronsäure 744
Aminoester 95, 108, 286
δ-Aminolävulinsäure 567
Amiodaron 422, 591, 657
Amiphenazol 66
Amitryptilin 489
Amnion–Infektionssyndrom 183
Amrinon 793
Amsorb 20
Amuno supp 342
Amyloidose 158
Anafranil 489
Analgesie, präemptive 474
Anaphylaktische Reaktion 575
Anaphylaktoide Reaktion 575
Anaphylaxie 575
Anästhesie
- Gasmessung 235
- in der Gefäßchirurgie 262
- bei Kindern 323
- Komplikation 157
- low-flow 132
- minimal-flow 132
- bei Querschnittsgelähmten 280
- Risiko 573
- rückenmarknahe 184
- in der Urologie 277
Anästhetik, voltalite 235
Anästhetikakonzentration 235
Anatomie 173
Ancrod 739
Anemet 606
Anexate 45
Angiotensin-II-Rezeptor-Antagonisten (AT_1-Blocker) 121
Anhepatische Phase 434
Anionenlücke 712
Antiarrhythmika 120
Anticholinerges Syndrom, zentrales (siehe zentrales anticholinerges Syndrom)
Anticholinergika 90, 125, 185
Anticholium 611
Antidepressiva, trizyklische 123
Antidiabetika
- metforminhaltige 127
- orale 122
Anti-Faktor-Xa-Aktivität 731, 737
Antifibrinolytika 744

Antihypertensiva 120
Antikoagulanzien 729
- Gabe 184
Antikoagulation (Gerinnungshemmung) 184, 714
Antikonvulsiva 121
Antikörper
- irreguläre 752
- reguläre 752
- Suchtest 765
Antirheumatika, nichtsteroidale 122
Antithrombin III (AT III) 714, 725
Antithrombinplastin 733
$α_1$-Antitrypsinmangel 525
Antra 586
Anvitoff 279
Aortenaneurysma, abdominelles (siehe AAA)
Aortenaneurysma, thorakales (siehe TAA)
Aortenaneurysma, thorakoabdominelles (siehe TAAA)
Aortenchirurgie 268
Aorteninsuffizienz 425
Aortenklemmzeit 420
Aortenstenose 183, 246, 425
Aortokavales Kompressions-Syndrom 284
Apgar-Index 316
Apgar-Wert 296
Apnoeinzidenz 329
Apnoemonitoring 329
Apnoische Oxygenierung (siehe Oxygenierung, apnoische)
Aponal 489
Aprotinin 279, 412, 432, 436, 745
Äquipotenz 57, 488
Äquivalenzdosen 523
Arachnoiditis 182
Arbeitsplatzkontamination 25
Arbeitsplatzkonzentration 26
Arduan 75
Area postrema 603
Arndt 140
Arpilon 75
Arrhytmie 591
Arterenol 640, 788
Arterieller Mitteldruck 249
Arterieller Systemdruck 249
Articain 96, 105
ASA (American Society of Anesthesiologists) 116
Asphyxie, neonatale 315
Aspiration 583
- Gefahr 128

- Pneumonie 584
- Prophylaxe 166
- Risiko 261, 28
Aspisafe 585, 586
ASS 122, 184
Asthma bronchiale 527
Asystolie 659
AT III (Antithrombin III) 714, 725
AT$_1$-Blocker (Angiotensin-II-Rezeptor-Antagonisten) 121
Ataranalgesie 38
Atemalkoholmessung 277
Atemarbeit 671
Atemdepression 196
Atemgrenzwert 673
Atemkalk 18, 134
Atemmuskeln 668
Atemwegserkrankung, chronisch obstructive 525
Atemwegsmanagement 149
Atemzugvolumen 672
Äther (siehe auch Diäthyläther) 12
Atlantookzipitalgelenk 158
Atmung, Physiologie 667
Atosil 126
Atracurium 78, 332
Atropin 90, 126, 658
Atropinsulfat 90
Atrovent-Aerosol 529
Aufklärung 119
Aufwachtest 365
Augenheilkunde 359
Autoimmunhepatitis 14
Automatische externe Defibrillation (AED) 655
Auto-PEEP 526
AV1 (Dräger) 137
avDO$_2$ (arteriovenöse Sauerstoffgehaltsdifferenz) 682
AVK 275
Awareness 295, 613
Azidose
- Ausgleich 710
- metabolische 710
- respiratorische 709
A-δ-Fasern 97, 473

B

BAEP (brain-stem evoked potentials) 257
Bag-in-bottle-Prinzip 137
BÄK (Bundesärztekammer) 649
Ballongegenpulsation, intraaortale 423

Ballonmagensonde 586
Ballonpumpe, intraaortale (siehe IABP)
Barbiturate 30, 125, 377
Barbitursäure 30
Barbotage 176
Baroreflex 329
Basismaßnahmen (Basic life Support) 650
Beck-Trias 627
Becker-Muskeldystrophie
   (siehe Muskeldystrophie, Becker)
Bedsidetest 765
Beißschutz 169
Benumof, Stufenplan
   (siehe Stufenplan nach Benumof)
Ben-u-ron 477
Benzer 685
Benzodiazepin 40, 125, 180, 185
Benzodiazepinantagonist 45
Benzodiazepinpartialagonist 45
Benzylisochinolinderivate 71
Berodual 529
Bezold-Jarisch-Reflex 204
BGA (Blutgasanalyse) 227, 709
Bier-Block 211, 348
Bifemoraler Bypass 271
Biguanide 127, 513
Bioimpedanzmethode 250
Biopumpe 434
BIS (bispektraler Index) 374
Bispektraler Index (siehe BIS)
Blasenatonie 181
Blasenentleerungsstörung 182
Blasenkatheter 254
- suprapubischer 254
- transurethraler 254
Bleomycin 123, 279
3-in-1-Block 209, 217
Blockade
- motorisch 186, 190
- neuromuskulär 70
- sensorisch 186
β- Blocker 120
Blood patch 181
Blue bloater 526
Blut 751
Blut-Gas-Verteilungskoeffizient (VK) 5, 147
Blutdruckautomat 224
Blutdruckmessung 224
- invasive 225
- nach Riva-Rocci (RR) 224
Blutgasanalyse (BGA) 227, 709
Blutgerinnung 713

Blutgruppen 751, 764
- Antigene 751
Blutprodukte 753
Blutungszeit 720
Blutverlust, tolerabler 327
Blutviskosität 417
Blutvolumen 326
Body Mass Index 543
Bolustechnik 515
Boyle-Mariotte-Gesetz 138
Bradykinin 473
Brain-stem evoked potentials (BAEP) 257
Bretschneider 417
Bretylium 658
Brevibloc 466, 589
Brevimytal 32
Bricanyl 529
Broca 543
Brody-Formel 140
Bromoprid 606
Bronchocath-Doppellumentubus 169
Bronchoskop 169
Bronchospasmin 530
Bronchusblocker (Univent) 150, 397
Brooke-Formel 631
Bubbleoxygenator 413
Buck-Faszie 347
Buffy-coat 755
Bullard-Laryngoskop
 (siehe Laryngoskop nach Bullard)
Bumm-Laryngoskop
 (siehe Laryngoskop nach Bumm)
Bundesärztekammer (BÄK) 649
Bupivacain 96, 104, 105, 180, 188, 207, 208,
 301, 302, 345, 568
Buprenorphin 65
BURP-Manöver 161
Busoni 346
Busoni-Zugang 345
Butyrophenon 605
Bypass
- koronarer 424
- partieller 415
- totaler 415
- venovenöser (VVBP) 434
- System 139

C
Ca-Antagonisten 120
Cafergot 495
Ca-Glukonat 437
CALL-Wert 770

Calzitonin 491
Cannizarro-Reaktion 19
Carbachol 182
Carbamat 230
Carbamazepin 490
Carbaminohämoglobin 230
Carbostesin 96
Carboxyhämoglobin 397
- Wert 547
Carlens-Tubus 150, 397
Cascapride 606
Catapresan 126, 197, 264, 463, 492, 598
Cauda-equina-Syndrom 182
CBF (Hirndurchblutung) 368
Ceiling-Effekt 65
Cell-Saver 269
Central Core Disease 552
C-Fasern 97, 473
Chandler-Sonde 451
CHE, atypisch 92
CHE-Hemmer 74
Chemorezeptortriggerzone 603
Chemotherapeutika 123
4-Chlor-m-Kresol-Test 562
Chloralhydrat 45, 331
Chloralhydrat-Rectiole 45
Chloroform 13
Chlorprocain 95, 207, 289, 301, 302
Choanalatresie 158
Cholesteatom 349
Cholinerge Krise 506
Cholinesterase 87
- Hemmer 87, 507
Chylothorax 236, 240
Cicero (Dräger) 137
CILL-Wert 771
Cimetidin 129, 578
Cirrus (Hoyer) 137
Cisaprid 608
Cis-Atracurium 79
Citrat 754
Clamping 269
Clark-Elektrode 229
Clemastin 578
Clomipramin 489
Clonazepam 180, 490
Clonidin 126, 264, 463, 492, 598
Clonidin, epidural 197
Clonidintest 518
Clopidogrel 122, 184, 743
Closing capacity 324, 674
Closing volume 674

Clot observation time (COT) 436, 720
Cluster Headache 497
C_m (Konzentration, minimale) 100
cO_2 (Sauerstoffgehalt) 682
CO_2-Absorber 134
CO_2-Detektor 149
CO_2-Embolie 448
CO_2-Partialdruck, arterieller (p_aCO_2)
CO_2-Resorption 446
CO_2-Speicherkompartiment 447
Cocain 95, 110
Cocainlösung 5-10% 169
Cocaintropfen, 10%ige 166
COLD 525
Combitube 150
Combitubus, ösophago-trachealer 163
Commotio cerebri 387
Compliance 324, 676
Compound A 18, 147
Compound B 19
Contusio cerebri 387
Conus medullaris (Rückenmark) 173
Cook-Stab 165, 170
Coombs-Test
– direkter 764
– indirekter 765
CO-Oxymeter 228
COPA (cuffed oropharyngeal airway) 155
COPD 525
Cordarex 422, 591, 657
Cormack und Lehane-Einteilung 156
Coronary-steal-Syndrom 15, 411
Corotrop 411, 422, 794
Cortisol 521
COT (clot observation time) 436, 720
Coumadin 185, 732
CPD-A-1-Stabilisator 754
C-Peptid 514
CPP (zerebraler Perfusionsdruck) 369
Crawford 273
Crawfordnadel 190
CSE (kombinierte Spinal-,
    Epiduralanästhesie) 195
CSE-Set 195
Cuffed Oropharyngeal Airway (siehe auch
    COPA) 155
Cumarinderivate 732
Cumarine 122, 184, 185
Curshmann-Steinert 512
Cushing Reflex 388
Cushing-Schwelle 521
c-Welle 241

Cyanidion 460
Cyanmethämoglobin 460
Cyclandelat 496
Cyclooxygenase 185, 741
Cyclooxygenase-2 476
Cyproheptadin 521
Cytotect 432

D

Dalmadorm 44, 125
Dalton-Gesetz 4
Dampfdruck 4
Danaparoin-Natrium 736
Dantrolen 557, 558
Daptazile 66
Darmatonie 88
Dauermedikation 120
DBS (Double-burst-Stimulation) 85, 336
DDAVP (Desmopressin) 740
D-Dimere 720
Declamping 271
– shock 271
Decortin 129
Decortin-H 529
Deep brain stimulation 493
Defibrillation 654
Dehydratation
– hypertone 702
– hypotone 702
Dehydrobenzperidol (siehe auch DHB) 48,
    342, 605
Dekamethonium 73
Deltatrac Metabolic Monitor 250
Denitrogenisierung 166, 690
Depolarisationsblock (Phase-I-Block) 71
Deseril 496
Desfluran 8, 20, 147
Desirudin 739
Desmopressin 412, 740
Dexamethason 522, 578
Dexmedetomidin 464
Dextran 697
DHB (Dehydrobenzperidol) 48, 342, 605
Diabetes mellitus (DM) 127, 513
Diathermieimpuls 453
Diathese
– allergische 128
– hämorrhagische 721
Diäthyläther 12
Diazemuls 42
Diazepam 42, 180
Diazoxid 307

Dibenzyran 129, 519
Dibucainzahl 92
DIC (disseminierte intravasale Koagulopathie) 309, 722
Diclofenac 181, 477
Differentialblock 103
Difficult Airway (siehe airway, difficult)
Diffusionshypoxie 23
Diffusionskapazität 396
Digitalis 121
Dihydergot 495
Dihydralazin 307
Dihydroergotamin 495
Dikaliumclorazepat 44, 125
Dilaudid 64
4-Dimethyl-aminophenol (DMAP) 461
Dimenhydrinat 342, 607
Dimetinden 129, 578
Dinatriumedatat (siehe auch EDTA) 36
Dinoprost 309
Dipidolor 62
Disoprivan 34, 606
Disseminierte intravasale Koagulopathie (DIC) 309, 722
Dissoziationskonstante des LA, pKA-Wert 99
Distributiver Schock (siehe Schock, distributiver)
Diuretika 122
DM (Diabetes mellitus) 127, 513
DMAP (4-Dimethyl-Aminophenol) 461
Dobutamin 411, 422, 790
Dobutrex 411, 422, 790
DOI-Test 562
Dolantin 62, 126, 598
Dolasetron 606
Domperidon 606
Dopacard 789
Dopamin 786
Dopexamin 789
Doppellumenintubation 262
Doppellumenkatheter 242
Dopplersonographie, transkranielle 267
Dopram 66
Dormicum 43, 125
Doryl 182
Double-burst-Stimulation (DBS) 85, 336
Down-Regulation 784
Doxacurium 81
Doxapram 66
Doxepin 489
Dräger 135, 137

Dräger Vapor 19.n. 139
Dräger-Ventilog 137
Droperidol 48, 605
Dualblock (Phase-II-Block) 71, 93
Duchenne (siehe Muskeldistrophie Duchenne)
Duke 720
Duranest 96
Durant-Manöver 386
Duraperforation 181, 195
Duraverletzung 192
Durogesic 56, 487
Dynorphin 474
Dyshämoglobin 228, 229
Dysostosis mandibulofacialis 158
Dystrophia myotonica 512

E
Ebrantil 307, 461, 519
Ecarin clotting time (ECT) 719
Ecarinzeit 738
ECT (Ecarin clotting time) 719
EDRF (endothelium-derived relaxing factor) 402, 714
Edrophonium 90, 505
EDTA (Dinatriumedatat) 36
Effortil 790
Eigenblutspende 412, 773
Eigenplasmapherese 412, 774
Ein-Helfer-Methode 653
Ein-Lungen-Ventilation 404
Ein-Sekunden-Kapazität 526
– forcierte 394
Einwilligung 119
Einzelreiz 84
EK (Erythrozytenkonzentrat) 754
EKG-Monitoring 221
Eklampsie 157, 304
Elastance 677
Elektrokautering 453
Elektrolythaushalt 693, 703
Elektromagnetische Dissoziation 659
Elektrounfall 633
ELSA (Engström) 138
Eltanolon 47
EMLA-Crème 111, 334
EMO (Esterasemetabolisierte Opioide) 60
Encephalomyelitis disseminata 510
Endokarditisprophylaxe 129, 800
Endokarditisrisiko 129
Endokrinologische Erkrankungen 513

Endothelium-derived relaxing factor
  (EDRF) 402, 714
Enfluran 15, 147
Engström 138
Engström ER 300 137
Enolase, neuronenspezifische (siehe NSE)
Enoximon 793
Enzephalopathie 432
Enzyminhibitoren 744
Ephedrin 286
EPH-Gestose 304
Epiduralanästhesie, kombiniert mit Spinal-
  anästhesie) 195
Epidurales Opioid 302
Epiglottitis 158
Epinephrin 785
Epistaxis 351
Epontol 46
Epoprostenol 739
Erbrechen 196, 603
ERC (European Resuscitation Council) 649
Ergotamintartrat 495
Erythrozytenkonzentrat (EK) 754
– Leukozytendepletiertes 755
Esmeron 76
Esmolol 466, 589
Esterasemetabolisierte Opioide (EMO) 60
Esterhydrolyse 79
Ethrane 15
Etidocain 96, 105, 207, 302
Etilefrin 790
Etomidat 33
Etomidat-Lipuro 33
Euler 401
Euphylong 530
European Resuscitation Council (ERC) 649
Eventerationssyndrom 261
Evozierte Potentiale 256
Extrakorporale Zirkulation 412
Extrakorporaler Kreislauf 412
Extrinsicsystem 714

F
Faktor I (Fibrinogen) 718, 726
Faktor XIII 719
Faktor-VII-Konzentrat 727
Faktor-VIII-Konzentrat 727
Faktor-IX-Konzentrat 728
Faktor-XIII-Konzentrat 729
Farbverdünnungstechnik 250
Fast-track-Anästhesie 410
Faustschlag, präkardial 660

Fenistil 129, 578
Fenoterol 287, 313
Fentanyl 56, 196, 302, 332
Fentanyl TTS 487
Fentanyl-Janssen 56
Ferguson-Regel 4
Fettembolie 643
FEV 526
FFP (Fresh-frozen-Plasma) 757
FGB (Fremd-Gas-Bolus-Test) 675
Fibrin(o)gen-Spaltprodukte (FSP) 719
Fibrinmonomere 719
Fibrinogen (Faktor I) 718, 726
Fibrinolyse 716
– Hemmung 716
Fibrinolytika 746
Fibroplasie, retrolentale 325
Fick-Diffusionsgesetz 287
Ficksches Prinzip 250
Flolan 308
Floppy-infant-Syndrom 288
Flowgesteuertes System ohne Ventil 133
Flow-Volumen-Kurve 679
Flumazenil 45
Flunarizin 496
Flunitrazepam 43, 125
Fluocarbon-Emulsion 780
Fluoridionen 147, 536
Fluothane 13
Flurazepam 44, 125
Flüssigkeitsbedarf 694
Folsäure 23
Foren 14
Fortecortin 522, 578
Fortral 65
Franceschetti-Zwahlen 158
Fremd-Gas-Bolus-Test (siehe FGB)
Fresh-frozen-Plasma (FFP) 757
Frischblut 753
Frischgaseinleitung 137
Frischgasflow 134
Frost bitten phrenicus 418, 668
Fruchtwasserembolie 310
Frühkomplikation 179
FSP (Fibrin(o)gen-Spaltprodukte) 719
Fußblock 214, 219

G
Gabapentin 490
GABA-Rezeptor 40
Ganciclovir 432
Ganglion-stellatum-Blockade 494

Gasreservoir 137
Gastroschisis 321
Gasversorgung
– dezentrale 138
– zentrale 138
GCS (siehe Glasogow Coma Scale)
Geburtshilfe 284
Geburtshilfliche PDA (siehe
  Periduralanästhesie, geburtshilfliche)
Geburtsverlauf 291
Gefäßwiderstand
– pulmonaler 252
– systemischer 252
Gelatin 700
Geriatrischer Patient 442
Gerinnung (Koagulation) 713
Gerinnungshemmung (Antikoagulation) 184, 714
Gerinnungspräparate 724
Gerinnungstest 718
Gerinnungszeit, aktivierte (siehe ACT)
Gewebsplasminogenaktivator 640
Gewebstoxizität 103
Gilurytmal 589
Gilustenon 459
Glasgow Coma Scale (GCS) 387
Gleichgewichtssystem (total geschlossenes System) 131, 134
Glibenclamid 122
GLOA (ganglionäre, lokale Opioidanalgesie) 494, 499
Globalinsuffizienz 395
Glukokortikoid 578
– Dauermedikation 521
– Substitution 521
Glukosetoleranz, pathologische 442
Glykogenose 158
α_1-Glykoprotein 95
Glykoprotein, á$_1$-saures 101
Glykopyrronium 91, 126
GP IIb/IIIa-Rezeptor 743
Graft- vs. Host-Reaktion 769
Granisetron 606
Grosser 637
Guedel 12
Guedel-Tubus 156
Guidelines 2000 649
Gynäkologie 284

H

H_1-Blocker 578
H_1-Rezeptor 576

H_2-Blocker 578, 585
H_2-Rezeptor 576
H_2-Rezeptorantagonist 294
Halbgeschlossene Systeme (Rückatmungssysteme) 131, 133
Halboffene Systeme 131, 132
Haldane-Effekt 230
Haloalkene 146
Halothan 13, 146, 339
Halothanhepatitis 14, 339, 540
Halothan-Koffein-Kontraktionstest 549, 560
Hals-Nasen-Ohren-Heilkunde 349
Häm-Arginat 568
Hämatom
– epidurales 180
– spinales 180
Hämatothorax 239
Hämodialyse 730
Hämodilution, isovolämische 774
Hämoglobin
– desoxygeniertes 222, 223
– Diaspirin-vernetztes 779
– fetales 229
– Modifikation 777
– oxygeniertes 222, 223
Hämophilie A 721
Hämophilie B 721
Hämostase 713
Häm-Oxymeter 228
Harnretention 196
Hashimoto-Thyreoiditis 517
Hauptstrom 232
– Verfahren 235
HCl (Salzsäure 7,25%) 711
HDM (Herzdruckmassage) 650, 652
HELLP-Syndrom 183, 298, 304, 305
Hemochron 415
Henry-Gesetz 4
Heparin 714
– unfraktioniertes (UFH) 279
– niedermolekulares (NMH) 185, 731
Heparininduzierte Thrombozytopenie (HIT) 734
Heparin-induzierter Plättchenaggregationstest (HIPA) 736
Heparinisierung, intraoperativ 185
Hepatect 432
Hepatitis B 617
Hepatitis C 617
Hepatorenales Syndrom 539
Herpes labialis 303

Herzbeuteltamponade 427
Herzdruckmassage (HDM) 650, 652
Herzfehler 326
Herzgeräusch 326
Herzindex 326
Herz-Kreislauf-Stillstand, totaler 420
Herz-Lungen-Maschine 412, 730
Herzminutenvolumen (siehe HZV)
Herzrhythmusstörung 587
Herzschrittmacher 449, 450
- antitachykarde Systeme 455
Herztransplantation 427
Herzzeitvolumen (siehe HZV)
Hexafluorisopropanol 18
HFJV (siehe Hochfrequenz-Jet-Ventilation)
High-opiat-Technik 410
High-volume-low-pressure(Lanz)-Tubus 150
Hinterwurzel 186
HIPA-Test (heparin-induzierter Plättchenaggregationstest) 736
Hiperton 702
Hirndurchblutung (siehe CBF)
Hirnnervenparese 182
Hirnprotektion 420
Hirntoddiagnostik 806
Hirschel 206
Histamin 576
- Rezeptorenblocker 578
HIT (heparininduzierte Thrombozytopenie) 734
- Typ I 734
- Typ II 734
Hochfrequenz-Jet-Ventilation (HFJV), transtracheale 165
Hofmann-Elimination 78, 79
Horner-Syndrom 182, 199, 204, 206
Horovitz 684
Host- vs. Graft-Reaktion 769
Hoyer 137
HPV (hypoxische pulmonale Vasokonstriktion) 401
Humanalbumin 700
Hydantoinderivat Dantrolen 549
3-Hydroxy-Vecuronium 76
5-Hydroxyindolessigsäure 520
Hydrocortison 521, 522
Hydromorphon 64
γ-Hydroxybuttersäure 39
Hydroxyäthylstärke 697
Hyomentaler Abstand (siehe Abstand, hyomentaler)

Hyperhes 702
Hyperhydratation
- hypoosmolare 599
- hypotone 702, 703
Hyperkaliämie 509, 705
Hyperkalzämie 707
Hypernatriämie 708
Hyperthermie
- Auslöser 552
- maligne 253, 362, 508, 509, 549
Hyperthyreose 516
Hypertonalum 307
Hypertonie, portale 431
Hypertonus, pulmonaler 183
Hypnomidate 33
Hypokaliämie 703
Hypokalzämie 706
Hyponatriämie 707
Hypophysektomie 521
Hypotension
- kontrollierte 457
- permissive 624
Hypothermie 595
Hypothyreose 416
Hypotonie 182
Hypovolämischer Schock
  (siehe Schock, hypovolämischer)
Hypoxische pulmonale Vasokonstriktion
  (siehe HPV)
HZV (Herzminutenvolumen) 250, 252, 326

I
i.v-Regionale 211, 218
IABP (intraaortale Ballonpumpe) 423
ICP-Messung 255
IHSS (idiopathische hypertrophe Subaortenstenose) 425
ILCOR (International Liaison Committee on Resuscitation) 649
Ileumconduit 278
Ileuseinleitung 261, 294, 585, 586
Ilioinguinalblockade 348
Iloprost 739
Imigran 495
Imipramin 489
Impfung 330
Indometacin 477
Infrarotlicht 232
- Absorption 235
Infrarotnahe Spektroskopie (NIRS) 255
Infusion, intraossäre 334
Infusionsregime 328

Infusionstechnik 515
Infusionsthorax 239
Inhalationsanästhetika 3, 146, 339
– ideal 9
Inhalationseinleitung 331
Inhalationstrauma 633
Injektionsanästhetika 30
Injektionsschmerz 181
Inodilatoren 72
Inspirationskapazität 672
Insulin 513
International Liaison Committee on Resuscitation (ILCOR) 649
Interskalenusblock 200
Intraokularer Druck 360
Intraparenchymatöser Gewebssauerstoffpartialdruck ($p_{ti}O_2$) 255
Intravasaler Shunt 266
Intravenöse regionale Sympathikusblockade (siehe IVRSB)
Intrinsicsystem 714
Intrinsin-PEEP 526
Intubation 149
– blind nasale 162, 167
– blinde orale 162
– bronchoskopische 168
– fiberoptische 162
– Kriterium 149
– Management bei erwarteter schwieriger 166
– nasotracheale 149
– orotracheale 149
– Reiz 151
– retrograde 165, 166
– schwierige 156
– Versuch, retromolarer 162
In-vitro-Kontraktur-Test 560
Ischämie, transmural 221
Ischiadikusblockade 209, 217
Iscover 122, 184, 743
Iso-Antikörper 752
Isofluran 14, 147
IVRSB (intravenöse regionale Sympathikusblockade) 501
Ivy 720

J

Jackson-Position 161
Juckreiz 196
Jugularvenöse O_2-Sättigung ($S_{vj}O_2$) 255, 371

K

Kalium 703
Kallikreininhibition 745
Kälteagglutinin 597
Kältezittern 598
Kalzium 706
Kammerflattern 591
Kammerflimmern (VF) 591, 654
Kanülentypen 203
Kapnographie 234
Kapnometrie 335, 564, 637
Kapnoperitoneum 446
Kardiochirurgie 407
Kardiogener Schock (siehe Schock, kardiogener)
Kardioplegie 417
Kardiotoxizität 107
Karinasporn 397
Karotis-TEA (Karotischirurgie) 265
Karzinogenität 25
Karzinoid 520
– Syndrom 520
Katecholamine 783
– künstliche 789
– natürliche 785
3-in-1-Katheter 209
Kaudalanästehsie 197, 346
Kernikterus 329
Ketamin 37, 331, 530
– S(+)-Ketamin 38
Ketanest 37, 530
Ketanest S 37
Kevatril 606
Kiefergelenkankylose 158
King-Denborough-Syndrom 552
Kleiber-Formel 140
Klippel-Feil 158
Knochenmarkaplasie 23
Knochenmarkdepression 23
Koagulation (Gerinnung) 713
Koagulopathie 721
Kohlenmonoxid 21
Koinduktion 43
Koller, Carl 95
Kolloide 696
– natürliche 700
Kolloidosmotischer Druck 694
Koma
– hyperosmolares 514
– ketoazidotisches 514
Kombinierte Spinal-, Epiduralanästhesie (CSE) 195

Komplikation, postoperative 181
Konakion (Vitamin K) 733, 739
Koniotomie 166, 168
Konzentration, minimale, C_m 100
Konzentrationseffekt 7
Kopfschmerz, postspinaler 181
Koproporphyrie, hereditäre 567
Korotkoff-Geräusch 224
Kortikosteroid 523
Kortisolsynthese 34
Kreislaufstillstand 649
Kreissystem 135
Kreuzprobe 764
Krikoiddruck 165
Krikothyreotomie, perkutane dilatative 166
Kristalloide 695
Kuhn 133, 150
– System 334
Kulenkampff 204

L
LA (Lokalanästhetika)
– Dissoziationskette (PKA-Wert) 99
– hyperbare 188
– Intoxikation 212, 218
– isobare 188
Labetalol 307
Lachgas (N_2O) 22, 235, 411
– Sperre 139
Laktatazidose 122, 515
Lambert-Eaton-Syndrom 507, 512
Laroxyl 489
Laryngektomie 352
Laryngoskop nach Bullard 161, 162
Laryngoskop nach Bumm 161, 162
Laryngoskop nach McCoy 161
Laryngoskop nach McIntosh 162
Laryngoskopie, schwierige 156
Laryngoskoptypus 161
Laryngospasmus 342, 615
Larynxkarzinom 158
Larynxmaske (LMA) 151
Larynxtubus 154
Laserchirurgie 353
Lasertubus 150
Lateralsklerose, amyotrophe 512
Latexallergie 244, 579
Latexgehalt 808
Laudanosin 78
Leberinsuffizienz, Anästhesie bei 539
Lebertransplantation 431
Lente 127

Lepirudin 737
Leriche-Syndrom 275
Leukozytendepletiertes EK 755
Levobupivacain 96
Lidocain 96, 104, 167, 168, 180, 188, 207, 212, 301, 302, 422, 568
Liljestrand 401
Linker Vorhof, Mitteldruck 249
Lippen-Kiefer-Gaumenspalte 158, 357
Liquidepur N 488
Liquor cerebrospinalis 175
Liquordruck 175
Liquorverlust 181
Lithium, Spiegel 123
LMA (Larynxmaske) 151
L-Methadon 66
Lokalanästhetika 95, 289, 344
– amidartig 290
– esterartig 289
Longitudinalblock 103
Löslichkeit 5
Loss of resistance (Widerstandsverlust-
  methode) 173, 191
Lowe-Formel 141
Low-flow-Anästhesie 132, 139, 141
Lown 593
Low-output-Syndrom 249
L-Polamidon 66
L-Thyroxin 517
Luftembolie 236, 385, 641
Lumbalpunktion 173
Luminal 33, 125
Luminalette 33
Lund-Browder-Schema 629
Lund-Konzept 389
Lungenembolie 636
– Lyseschemata bei 640
– Schweregrade nach Grosser 637
Lungenemphysem 525
Lungenkapazität 672
Lungenperfusion 670
Lungenvolumina 672
Lyseschemata bei Lungenembolie
  (siehe Lungenembolie, Lyseschemata)
Lysthenon 72

M
MacIntosh-Spatel 161
Macrodex HAT 702
MAC-Wert 7, 147
Magill 150
Magnesiocard-Injektionslösung 467

Magnesium 307, 313, 467, 530, 658
Magnetring 454
MAK Wert 26
Makroglossie 158, 517
Makrognathie 158
Maligne Hyperthermie
 (siehe Hyperthermie, maligne)
Malignes neuroleptisches Syndrom 123
Malignes neuroleptisches Syndrom
 (siehe MNS)
Mallampati-Klassifikation der Atemwege
 nach Samsoon und Young, modifizierte
 159
Mallampati-Stadium 159
Mallinckrodt (Bronchocath)-Tubus 150
Mallinckroth-Bronchocath 333
Mannitol 377
Mapleson A-C 133
Mapleson-System D 334
Marcumar 185, 732
Marx, subaquale Blutungszeit 720
Maskenbeatmung 156
Massenspektrometrie 232
Masseterspasmus 554, 560
Massivtransfusion 771
McCoy-Laryngoskop (siehe Laryngoskop
 nach McCoy)
McGinn-White-Syndrom 638
McIntosh-Laryngoskop (siehe Laryn-
 goskop nach McIntosh)
Meaverin 96
Medianer Zugang 190
Megamed 700 137
MEGX (Monoethylglycin-xylidid) 96
– Test 96
Mehrwellenlängenoxymeter 228
Mehrwellenoxymeter 228
Mekoniumaspiration 319
Membrana cricothyreoidea 168
Membranoxygenator 413
Membranpotential 97
Mendelson-Syndrom 294, 583
Meningitis 182
MEP (motorisch evozierte Potentiale) 256,
 257
Meperidin 62
Mepivacain 96, 104, 188, 208, 304, 568
Messverfahren 232
Mestinon 89, 506
Metamizol 477
Methadon 126
Met-Hämoglobin 110

Methämoglobinämie 212
Methämoglobinbildner 96
Methergin 286, 313
Methioninsynthase 23
Methohexital 32, 331
Methoxyfluran 16
Methylenblau 212
Methylenblau 2% 110
Methylergometrin 286, 313
Methylparaben 96, 107
Methylprednisolon 385, 522
Methylxanthinderivat 530
Methysergid 496
Metoclopramid 342, 585, 606
Metoprolol 307
Mexiletin 591
Mexitil 591
Meyer-Overton-Regel 4
MHE (MH-equivocal) 561
MHN (MH-nonsusceptible) 561
MH-Notfall, Hot-Line 565
MHS (MH-susceptible) 561
MicroNefrin 342
Midazolam 43, 125
– Saft 331
Migräne 494
Mikrognathie 158
Miller-Spatel 161
Milrinon 411, 422, 794
Minimal-flow-Anästhesie 132, 139, 141
Minimal-invasive Chirurgie 445
Minipress 129, 519
Minirin 412, 740
Minprog 422
Minprostin $F_{2\alpha}$ 309
Mitosehemmung 23
Mitralinsuffizienz 246, 426
Mitralstenose 246, 426
Mivacron 79
Mivacurium 79, 332
Mivazerol 126, 464
MLAEP (AEP mit mittlerer Latenz
 10–50 ms) 257
MNS (malignes neuroleptisches Syndrom)
 553
Mobitz 588
Modulus (Ohmeda) 137
Molsidomin 120
Monitoring 221
– neuromuskulär 83
Monoaminooxydase-(MAO)-Hemmer 123
Monoethylglycin-xylidid (MEGX) 96

Montevideo-Einheit 285
Morbus Addison 521, 524
Morbus Basedow 516
Morbus Bechterew 158
Morbus Down 158
Morbus Sudeck 500
Morphin 55, 196, 302
Morphin Merck 55
Mortalität, anästhesiebedingte 573
Mosegor 496
Motilium 606
Motorisch evozierte Potentiale (MEP) 256, 257
Movicol 488
MR (Muskelrelaxanzien)
– depolarisierend 71
– nichtdepolarisierend 71
MSI Mundipharma 55
MST 55
Mueller-Manöver 615
Mühlradgeräusche 642
Mukopolysaccharidose 158
Multiorganentnahme 807
Multiple Sklerose 510, 512
Mundbodenphlegmon 158
Mund-Kiefer-Gesichtschirurgie 355
Murphy 150
Muskeldystrophie 508
– progressive 508
Muskeldystrophie Becker 552
Muskeldystrophie Duchenne 508, 512, 552
Muskelrelaxanzien 69
Muskelrigidität 53, 61, 554
Myasthenia gravis 505, 512
Myasthenie, paraneoplastische 507
Myasthenische Krise 506
Myelinolyse, zentrale pontine 601
Myoglobinämie 555
Myoglobinurie 555
Myokardbiopsie 238
Myokardischämie 221
Myotonia congenita Thompson 552
Myotonia dystrophica 508
Myotonie 508
Myxödem 158, 517

N
N. medianus 213, 218
N. radialis 213, 219
N. ulnaris 212, 218
Na-Citrat (Natriumcitrat) 294, 585
Nadelstichverletzung 617

$NaHCO_3$ (Natriumbikarbonat) 318, 710
Nalador-500 309
Nalbuphin 67
Nalmefene 68
Naloxon 67, 303
Narcanti 67
Narkose mit geschlossenem System 132
Narkosegasbelastung 24
Narkosegeräte, Sicherheitsvorschriften 139
Narkosespiromat 656 137
Narkosesysteme 131
– offene 132
Narkosetheorie 3
Naropin 96
NASCI II Schema 385
Nasivin 166
Natrium 707
Natriumbikarbonat ($NaHCO_3$) 710
Natriumcitrat (siehe auch Na-Citrat) 294, 585
Natriumdisulfit 107
Natriumnitroprussid 519
Natriumthiosulfat 461
Navoban 606
Nebenschilddrüsen-Operation 262
Nebenstrom 232
– Verfahren 235
Neck dissection 352
Negative pressure pulmonary edema (siehe NPPE)
Neoblase 278
Neoflon 334
Neostigmin 74, 88
Neostigmin 0,5/1,0 88
Nephrolitholapaxie 278
Nepresol 307
Nervenblockade, periphere 199, 212
Nervenstimulation (Relaxometrie) 83, 202, 336
Nervenstimulator 202
Nesacain 95
Neugeborenes
– Erstversorgung 315
– Reanimation 317
Neuhaus-Schema 747
Neunerregel 629
Neurochirurgie 367
Neurodestruierendes Verfahren 494
Neuroleptika 48, 123
Neurologisches Monitoring 266
Neuromonitoring 255
Neuromuskuläre Blockade 70

Neuromuskuläre Erkrankung 505
Neuromuskuläre Übertagung 69
Neuromuskuläres Monitoring 83, 253
Neuronenspezifische Enolase (NSE) 257
Neurotoxizität 103
New York Heart Association (NYHA)
  Klassifizierung 117
Nichtdepolarisationsblock 70, 98
Nichtopioidanalgetika 475
Nichtrückatmungssysteme (halboffene
  Systeme) 131, 132
Niedermolekulares Heparin (NMH) 185, 731
Niedrigflußnarkose 141, 142
Niedrigflusstechniken (Low-flow,
  Minimal-flow) 132, 139, 141
Niereninsuffizienz, Anästhesie bei 535
Nierentransplantation 279
Nifedipin 383, 466
Nimbex 79
Nimodipin 382
Nimotop 382
Nipruss 459
NIRS (infrarotnahe Spektroskopie) 255
Nitrate 120
Nitroglycerin 411, 422, 459
Nitrolingual 459
Nitroprussidnatrium 459
NMDA(n-Methyl-D-Aspartat)-Rezeptor 473
N-Methyl-D-Aspartat (NMDA)-Rezeptor
  (siehe NMDA-Rezeptor) 473
NMH (Niedermolekulares Heparin) 185, 731
– low-dose 184
NO, inhalatives 422
Non shivering-thermogenesis 324
Nonsteroidal anti-inflammatory drug
  (siehe NSAID)
Noradrenalin 640, 788
Norcuron 76
Normosang 568
Norpethidin 62
Noscapin 311
Notfall-Krikothyreotomie 168
Notsectio 293
Nottracheotomie 166
Novalgin 477
Novesine 352
Novesine 1% 167, 168
Novocain 95
NPPE (negative pressure pulmonary
  edema) 615
NSAID (nonsteroidal anti-inflammatory
  drug) 184, 185, 475, 483

NSE (neuronenspezifische Enolase) 257, 374
Nubain 67
Nüchternheit 330
Nuromax 81
Nu-Trake 166
NYHA (New York Heart Association) 117
– Klassifikation 262

O
O_2-Ausschöpfung 683
O_2-Bindungskapazität 682
O_2-Bindungskurve 688
O_2-Partialdruck (pO_2) 683
– arterieller (p_aO_2) 229
Oberflächenanästhesie 168
Obstruktiver Schock (siehe Schock,
  obstruktiver)
OELM-Manöver 161
Ohmeda 137
Ohmeda TEC 4,5-6 139
Ohmeda-Beatmungssystem 7800 137
Okulokardialer Reflex 359, 360
Omphalozele 321
Ondansetron 342, 606
ONK (Oxford-non-kinking) 150
Opioid 51, 126, 478
– epidurale 196, 302
Opioidanalgesie, ganglionäre, lokale
  (siehe GLOA)
Opioidrezeptoren 51
Orciprenalin 588, 791
ORG 21465 47
Organspende 806
Orgaran 736
Ornipressin (POR 8) 101, 102
Oropharyngealtubus 155
Orthopädie 363
Ortho-Toluidin 96
Osmodiuretika 377
Osmohes 702
Osmolalität 694
Osmolarität 693
Ösophagusatresie 320
Ösophagusverletzung 154
o-Toluidin 110
Otriven 166
Oxagenierung, apnoische 689
Oxametrie, spektrometrische 222
Oxazepam 44, 125
Oxford-non-kinking (ONK) 150
Oxybuprocain 167, 168, 352
Oxycodon 63

Oxygenierungsindex 684
Oxygesic 63
Oxymetazolin-Tropfen 167
Oxytocin 286, 297, 313
Ozonschicht 25

P
PAGGS-M-Additivlösung 754
PAK (Pulmonaliskatheter) 242
Palakos-Reaktion 364
Palladon 64
Pancuronium 75
Pancuronium Organon 75
Pansinus-Operation 351
Pantocain 95
Pantolax 72
Paraaminobenzoesäure 95, 107
Paracetamol 332, 477
Paramedialer (lateraler) Zugang 190
Parästhesien 193
Parazentese 350
Parkinson-Mittel 121
Parkland-Baxter-Formel 631
Parotidektomie 351
Partialdruck 4
Partialinsuffizienz 395
Partielle Thromboplastinzeit (PTT) 718
Partusisten 287, 313
Paspertin 585, 606
Patient controlled analgesia (siehe PCA)
Patient controlled epidural analgesia (siehe PCEA)
Patil-Test 160
Paukenröhrchen 350
PCA (patient controlled analgesia) 479
PCEA (patient controlled epidural analgesia) 302, 480
PCWP (Verschlußdruck) 247
PDA (siehe auch Periduralanästhesie) 173, 189, 269
– Indikationen 176
– Kontraindikation 183
– zur Sectio 302
– thorakale 190, 194
Pencil-point-Nadel 187
Pencil-Point-Spinalnadel 303
Peniswurzelblock 347
Pentazocin 65
Penthrane 16
Perfan 793
Perfusionsdruck, zerebraler (siehe CPP)
Periduralanästhesie 173, 189, 269

– geburtshilfliche 301
– lumbale 345
Periduralkatheter 177
– Tunneln 193
Periduralraum 175
Peritol 521
Perivaskulärblock 204
Pethidin 62, 126, 598
Pfaundler-Hurler 158
PGE_1 422
PGE_2 309
$PGF_{2\alpha}$ 313
PGI_2-Analogon 739
Phantomschmerz 474
Phäochromozytom 129, 518
Pharmaka auf den Feten 288
Pharynxabszeß 350
Pharynxverletzung 154
Phase-I-Block (Depolarisationsblock) 71
Phase-II-Block (Dualblock) 71, 93
Phenobarbital 33, 125
Phenothiazine 126, 605
Phenoxybenzamin 129, 519
Phenprocoumon 185, 732
Phentolamin 467, 519
Phenytoin 490
Phone fast 650
Phone first 650
Phosphodiesterase-III-Hemmer 792
Phrenicusparese 199, 204
pH-Wert 231
– intramukosaler (pHi) 231
Physostigmin 611
PI (Pulsatilitätsindex) 255
Pierre-Robin 158
– Syndrom 357
Pink puffer 526
Pipecoloxylidid-Derivate 96
Pipecuronium 75
Piritramid 62
Pizotifen 496
PKA-Wert (Dissoziationskonstante des LA) 99
Plasma-CHE 80
Plasmadex-Hiper 702
Plasmaesterase 78
Plasmin 716
Plasminogen 716
– Aktivatoren 716
– – Inhibitor 713
Plättchenfaktor 713
Plavix 122, 184, 743

Plazentalösung, vorzeitige 309
Plazentapassage 287
Plethysmographie 222
Plexublockade, axilläre 348
Plexus chorioideus 175
Plexus lumbosacralis (3-in-1-Block) 209
Plexusblockade 207
- axilläre 199, 206, 216
- interskalenäre (Winnie) 203, 215
- supraklavikuläre 199, 204, 215
- vertikale infraklavikuläre 216
- zervikale 266
Plexus-brachialis-Blockade (C5-Th1) 200
Plexus-cervicalis-Blockade 198
Pneumoperitoneum 445
Pneumothorax 204, 239
- Gefahr 206
pO_2 (O_2-Partialdruck) 683
Polar-Tubus 150
Polyarthritis, primäre chronische 158
Polytrauma 623
PONV (postoperative nausea and vomiting) 341, 603
Poor man's V_5 EKG 221
POR 8 (Ornipressin) 101, 102
Porphobilinogen 567
Porphyrie 310, 567
- akut intermittierende 567
Posttetanic count (PTC) 84, 336
Posttetanische Potenzierung 84
Posttetanische Zahl 84
Potenzierung, posttetanische 84
PPSB 724
Präeklampsie 157, 304
Prämedikation 115, 185
Präoxygenierung 166
Prazosin 129, 519
Prednisolon 129, 522, 529, 578
Pregnanolon 47
Prilocain 96, 104, 207, 208, 212, 568
Procain 95, 105
Prognathie 158
Promethazin 126, 568
Propafenon 590
Prophyria variegata 567
Propofol 34, 331, 377, 606
Propofol-Lipuro 34
Propanidid 46
Propulsin 608
Prostacyclin (PGI_2) 305, 714, 739
Prostaglandinsynthesehemmer 261
Prostatektomie, radikale 278

Prostigmin 88
Protamin 423, 733
Protein C 714
Protein S 714
Protein Z 717
Proteinase-Inhibitor 618
Prothrombinzeit (Quick) 718
Protonenpumpenblocker 586
Pseudo-Cholinesterase 72, 87
Psoas-Kompartmentblock 210
Psyquil 126, 605
PTC (posttetanic count) 84, 336
PTT (partielle Thromboplastinzeit) 718
PTZ (Thrombinzeit) 718
Pulmonalarteriendruck 249
Pulmonalarterienruptur 247
Pulmonaler Shunt 396
Pulmonaliskatheter (siehe PAK)
Pulmonalkapillardruck 249
Pulsatilitätsindex (PI) 255
Pulskonturanalyse 251
Pulsoxymeter 222
Pulsoxymetrie 334
Purisol SM 599
Pyridostigmin 74, 89, 506

Q
Quick (Prothrombinzeit) 718
Quick-Trach 166
Quincke-Nadel 187
Quinke-Ödem 158
Quotient nach Benzer 685

R
Radialblock 103
RAE 350
- Tubus 150
Raman-Spektrometrie 232
Rapacuronium 77
Rapid sequence induction (Ileuseinleitung) 261, 294, 585, 586
Raplon 77
Raucher, Anästhesie bei 547
Reanimation 649
Rechter Vorhof, Mitteldruck 249
Recombinanter Tissue-type-plasminogen-Aktivator (rt-PA) 747
Red cap syndrome 252
Reduktionsblock 103
Reflexdystrophie, sympathische 500
Reflexionspulsoxymeter 222

Refludan 737
Regionalanästhesie
– bei Kindern 343
– rückenmarknahe 173, 184
Regitin 467, 519
Reithosenanästhesie 182
Reiz, tetanischer 84
Rekurrensparese 204
Rekurrensphase 199
Relaxometrie (Nervenstimulation) 83, 202, 336
Remifentanil (Ultiva) 60, 196
Rendell-Baker 334
ReoPro 743
Reperfusionskoagulopathie 436
Reproterol 530
Reptilasezeit (RZ) 719
RescueFlow 702
Reservevolumen, inspiratives 672
Reservoir 137
Residualkapazität, funktionelle 672
Residualvolumen 672
Resistance 677
Respiratorischer Quotient (siehe RQ)
Retard 127
Retard-Insulin 127
Revasc 739
Reverse-Transkriptase-Hemmer 618
Revex 68
Reye-Syndrom 339
5-HT$_3$-Rezeptorenblocker 606
κ-Rezeptoren 51
μ-Rezeptoren 51
Rhabdomyolyse 509, 555
Rhesusfaktor 751
Rinderhämoglobin, polymerisiertes ultragereinigtes 779
Ringer-Laktatschule 328
Ringknorpelfraktur 168
Ro 48-6791
Robertshaw-Tubus 150, 397
Robinul 91
Robivacain 207
Rocuronium 76
Rohypnol 43, 125
Ropivacain 96, 104, 105, 301, 302
Rosner 389
Routineuntersuchung 118
RQ (respiratorischer Quotient) 688
rt-PA (recombinanter Tissue-type-plasminogen-Aktivator) 747
Ruben-Ventil 133

Rückatmungsanteil 235
Rückatmungssysteme (halbgeschlossene Systeme) 131, 133
Rückenmark (conus medullaris) 173
Rumpel-Leede 721
Rüsch-Doppellumentubus 150, 333
Rüsch-Laser-Tubus 353
RVEF (Rechtsventrikuläre (Ejektionsfraktion) 252
Ryanodin-Test 562
Rytmonorm 590
RZ (Reptilasezeit) 719

S
SAG-M-Additivlösung 754
Sakralblock 197, 346
Salbutamol 530
Salzsäure 7,25% (HCl) 711
Sandomigran 496
Saroten 489
Sattelblock 189
Sauerstoffangebot 687
Sauerstoffaufnahme 687
Sauerstoffgehalt (CO_2) 682
Sauerstoffgehaltsdifferenz
– alveoloarterielle ($AaDO_2$) 685
– arteriovenöse ($avDO_2$) 682
Sauerstoffpartialdruck
– alveolärer 684
Sauerstoffsättigung
– fraktionelle (SO_2) 228
– funktionelle 223
– gemischtvenöse (S_VO_2) 229
– partielle (p_SO_2) 222, 223
Sauerstoffverbrauch 687
Säure-Basen-Haushalt 693, 709
SBM (single-breath-O_2-Methode) 675
Scandicain 96, 568
Schädel-Hirn-Trauma (siehe SHT)
Schilddrüsenhormon 122
Schimmelbusch-Maske 132
Schlaf-Apnoe-Syndrom 196
Schlagarbeitsindex
– linksventrikulär 252
– rechtsventrikulär 252
Schlagvolumen 252
Schlangengift 739
Schmerztherapie 473
– chronische 482
Schock 645
– distributiver 646
– hypovolämischer 646

– kardiogener 645
– obstruktiver 646
Schrittmachertherapie 662
Schwangerschaft 284
Second-gas-Effekt 7
Sectio 293
Sectio caesarea 189, 292
Sectioschema 296
1-Sekunden-Kapazität 673
Sellick-Handgriff 296, 586
Serinprotease 717
– Inhibitor 745
Serotonin 473
– Freisetzungstest 736
– Rezeptor 552, 607
Serumantikörper 752
Servo Anästhesiesystem (Siemens) 138
Severinghaus-Formel 140
Sevofluran 8, 17, 147, 339
Sevorane 17
Sheridan-I-Tubus 150, 397
Shivering 62, 180, 598
SHT (Schädel-Hirn-Trauma) 386
Shuntarm 535
Sibelium 496
Sick-Sinus-Syndrom 587
Siemens 137, 138
Siemens Vaporizer 139
Single breath 331
Single-breath-O_2-Methode (siehe SBM)
$S_I Q_{III}$-Typ 638
Small volume resuscitation 625, 701
Solu-Decortin 578
Solu-Decortin H 522
Somatosensorisch evozierte Potentiale (SSEP) 256, 266
Somatostatin 749
Sombrevin 46
Somsanit 39
SPA (siehe auch Spinalanästhesie) 173, 186, 303, 345
– Indikation 176
– Kontraindikation 183
Spannungskopfschmerz 496
Spasmocyclon 496
Spatel (siehe MacIntosh- und Miller-Spatel)
Spektroskopie, infrarotnahe 267
Spinal cord stimulation 493
Spinalanästhesie (SPA) 173, 186, 303, 345
– kombiniert mit Epiduralanästhesie 195
– totale 179

Spinalkanüle 187
Spinalnadel 181
Sprotte-Nadel 181, 187, 195
SSEP (somatosensorisch evozierte Potentiale) 256, 266
Stabilisatoren 753
Stapesplastik 349
Status asthmaticus 527
Staxel Respirator 137
Stellatumblockade 204
Stenose, subglottische 168
Steroidderivate 71
Stethoskop, präkordiales 335
Stewart-Hamilton-Gleichung 250
Stickoxydul 22
Stiff joint syndrome 515
Stock 140
Streptokinase 640, 748
Stridor 158
ST-Streckenveränderung, ischämisch 221
Stufenkanüle 414
Stufenplan nach Benumof 404
Stuhlinkontinenz 182
Stumpfdruckmessung 266
Stunning, myokardial 661
Subaortenstenose, idiopathische hypertrophe (siehe IHSS)
Substanz P 473
Succinyl-Asta 72
Succinylcholin 72, 161
Sudden infant death syndrome 329
Sufenta 58
Sufenta epidural 303
Sufentanil 58, 196, 302
Sulfonylharnstoffe 122, 127, 513
Sulla 800 135, 137
Sulla 900 (Dräger) 137
Sulproston 309
Sultanol 530
Sumatriptan 495
Suprane 20
Suprarenin 411, 422
Suxamethonium 72
Sympathikolyse 177
Sympathikus, präganglionär 176
Sympathikusblockade 186, 195
– total 179
Sympathischer Nerv 176
Syntocinon 286, 313

T

TAA (thorakales Aortenaneurysma) 271

TAAA (thorakoabdominelles
  Aortenaneurysma) 273
Tachykardie, ventrikuläre (siehe VT)
Tagamet 129, 578, 585
TAT (Thrombin-Antithrombin-III-
  Komplex) 719
Tavegil 578
Taylor-Zugang 187
TCD (transkranielle Dopplersonographie)
  255
TEE (siehe auch transösophageale
  Echokardiographie) 252
TEG (Thrombelastogramm) 720
Temgesic 65
TENS (transkutane elektrische
  Nervenstimulation) 492
Tensilon 90
– Test 505
Teratogenität 25, 310
Terbutalin 529
Testdosis 192, 196
Tetracain 95, 105, 188
THAM 378
Theophyllin 122, 530
Thermodilutionsmethode 251
Thermodilutionstechnik 250
Thiethylperazin 605
Thiopental 32, 180
Thompson (siehe auch myotonia
  congenita Thompson) 552
Thorakales Aortenaneurysma
  (siehe TAA)
Thorakoabdominelles Aortenaneurysma
  (siehe TAAA)
Thoraxchirurgie 393
Thoraxrigidität 340
Thrombektomie, venöse 276
Thrombelastogramm (TEG) 720
Thrombembolie 636
Thrombin-Antithrombin-III-Komplex
  (TAT) 719
Thrombininhibitor 737
Thrombinzeit (PTZ) 718
Thrombomodulin 714
Thromboplastinzeit (siehe PTT)
Thromboseprophylaxe 730, 731
Thromboxan TXA_2 305
Thrombozytenaggregationshemmer 122
Thrombozytenfunktionshemmer 741
Thrombozytenkonzentrat 759
Thymektomie 506
Thymol 13

Thyreomentaler Abstand
  (siehe Abstand, thyreomentaler)
Thyreostatika 122
Tic douloureux 499
Ticlopidin 122, 184, 742
Tiklyd 122, 184, 742
Tissue plasminogen Aktivator (t-PA) 714
TOF (Train-of-Four) 85, 336
– Guard 86
– Quotient 85
– Watch 85
Tofranil 489
Tokolyse, intravenöse 287
Tokolytikum 287
Tolbutamid 122
Toluidinblau 110
Tonsillektomie 350
Tonsillenabszeß 350
Torecan 605
Total geschlossenes System
  (Gleichgewichtssystem) 131, 134
Totalkapazität 672
Totraum 324
– Ventilation 669
Toxiferinderivat 71
Toxizität 25
t-PA (Tissue plasminogen Aktivator) 714
Tracheaverlagerung 158
Trachlight 162, 167
Tracrium 78
Train-of-Four (TOF) 85, 336
TRALI-Syndrom 759, 769
Tramadol 63
Tramal 63
Trandate 307
Tranexamsäure 279, 744
Tranquilizer 40
Transfusion 761
– Komplikationen 767
Transfusionsgesetz 781
Transfusionsreaktion
– hämolytische 768
– nichthämolytische febrile 769
Transfusionsverantwortlicher 781
Transfussionskommission 781
Transilluminationstechnik 162
Transkranielle Dopplersonographie
  (TCD) 255
Transkutane elektrische Nervenstimulation
  (siehe TENS)
Transmissionspulsoxymeter 222

Transösophageale Echokardiographie
  (siehe TEE)
Tranxilium 44, 125
Trapanal 32
Trasylol 279, 412, 432, 436, 745
Traumatologie 363
Treacher-Collins 158
Trendelenburg-Lagerung 179
Trichloräthanol 45
Trichlorethylen 13
Trifluoracetylchlorid 14
Trifluoressigsäure 14
Triflupromazin 126, 605
Trigemino-vagaler Reflex 360
Trigeminusneuralgie 499
Trigeminusneuropathie 500
Tris-Puffer 318, 711
Tropfen, hängend 191
Tropisetron 606
Tube-Interponat 271
Tubusgröße 151, 333
Tumeszenz-Lokalanästhesie 105
Tumornephrektomie 278
Tumorschmerz 474
Tuohy 173
Tuohy-Nadel 173, 181, 190, 195
TUR-Blase 278
TUR-Prostata 277
TUR-Syndrom 278, 599
Two-stage-Kanüle 414
– Technik 414
Tympanoplastik 349
Typ-II-Cholinesterase 87

U
Übelkeit 196, 603
Überschuß-Systeme 131
Übertragung, neuromuskulär 69
UFH (unfraktioniertes Heparin) 729
– high-dose 184
– low-dose 184
– normal 184
Ulmer Narkosesystem 334
Ultracain 96
Ultralente 127
Ultraschallflussmessung 250
Umintubation 169
Unfraktioniertes Heparin (UFH) 729
Univent (Bronchusblocker) 150, 397
Unterdruck-Lungenödem 615
Up-Regulation 784
Urapidil 307, 461, 519

Urbason 385, 522
Ureterorenoskopie (siehe URS)
Urinausscheidung 254
Urokinase 640, 747
URS (Ureterorenoskopie) 278
Uteroplazentarer Kreislauf 284
Uterusrelaxation 14, 15
Uterusruptur 300
Uvulopalatopharyngoplastik 351

V
800 V (Dräger) 135, 137
V.anonyma 238
V.basilica 240
V.femoralis 240
V.jugularis externa 240
V.jugularis interna 237
V.subclavia 239
V_A/Q-Verhältnis 670
Valium 42
Valpoinsäure 490
Vanillinmandelsäure 518
Vasokonstriktion, hypoxische pulmonale
  (siehe HPV)
Vasopressin 446, 657
Vasopressor 179
Vecuronium 76, 332
Vena-cava-Kompressions-Syndrom 179
Venendruck zentraler 249
Venenkatheter, zentraler (siehe ZVK)
Venovenöser Bypass (VVBP) 434
Vent 414
Ventil, flowgesteuertes System ohne 133
Ventilation 668
– alveoläre 669
– Störung 678
– transtracheale 165
Ventilator 711 (Siemens) 137
Ventilgesteuerte Systeme 133
Ventrikeldruck
– linker 249
– rechter 249
Ventrikuläre Tachykardie (siehe VT,
  pulslose)
Venturi-Effekt 166
Venturisystem 139
Verbrauchskoagulopathie 722
Verbrennung 629
– Grad 629
– Krankheit 630
Verdünnungskoagulopathie 722
Vergasersystem 139

Vergentan 606
Verlustkoagulopathie 722
Verschlußkapazität 674
Verschlußvolumen 674
Vertikale infraklavikuläre Plexusblockade (VIB) 205
Vertikaler infraklavikulärer Block 200
Verzögerungsinsulin 127
Vetren 335
VF (Kammerflimmern) 591, 654
VIB (vertikale infraklavikuläre Plexusblockade) 205
Vital Capacity Inhalational Induction 331
Vitalkapazität 672
Vitamin K (Konakion) 733, 739
V.cephalica 240
Vollblut 753
Vollheparinisierung 185
Voltaren 477
Vomex 607
Von Willebrand-Jürgens-Syndrom 721
Von Willebrandt-Faktor 213
Vorderwurzel 186
Vorhofflattern 590
Vorhofflimmern 590
VT (ventrikuläre Tachykardie) 590, 654
VVBP (venovenöser Bypass) 434
– pulslos 654
v-Welle 241

W

Wachintubation 167
Walking epidural 303
Warfarin 185, 732
Wasserhaushalt 693, 702
Wave-Cuff-Tubus 150
Wedensky-Block 102
Wedgedruckmessung 247
Wedgemitteldruck 249

Wenckebach 588
Westermark-Zeichen 638
West-Zone 248
Whitacre-Nadel 181, 187
Whitacre-Spinalnadel 195
White-clot-Syndrom 735
White-Tubus 150, 397
WHO-Stufenschema bei chronischen Tumorschmerzen 482
Widerstandsverlustmethode (loss of resistance) 173, 191
Wilson-Index 160
Wincoram 793
Winnie 203, 215
Wirbeldeformation 183
Woodbridge 150, 350

X

Xenon 26
Xylocain 96, 568
Xylocain Pumpspray, 4% 167, 168
Xylones 96
Y-Welle 241

Z

Zangenextraktion 309
Zantic 585
Zeitkonstante 144
Zentrales anticholinerges Syndrom 609
Zofran 606
Zugangsweg 237
Zungengrundkarzinom 158
ZVD-Messung 240
ZVD-Welle 241
ZVK (zentraler Venenkatheter) 235
Zwei-Helfer-Methode 653
Zwerchfellhernie, kongenitale 320
Zyanotische Vitien 427
Zystektomie 278